W0253905

Interdisziplinäre Gastroenterologie

Herausgeber: J. R. Siewert und A. L. Blum

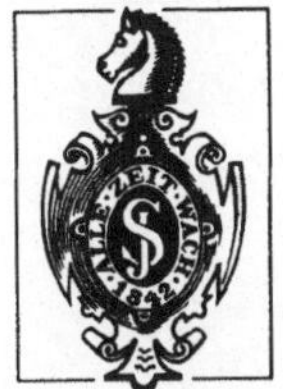

Ulcus-Therapie

Ulcus ventriculi und duodeni: Konservative und operative Therapie

Zweite, völlig neubearbeitete Auflage

Herausgegeben von

A. L. Blum und J. R. Siewert

Unter Mitarbeit von

R. Arnold, L. Bapst, H. Bauer, H. D. Becker, A. Berstad, A. L. Blum, W. Brühlmann, S. Domschke, W. Domschke, K. Ewe, E. H. Farthmann, G. Feifel, G. E. Feurle, C. J. Fimmel, M. Fischer, M. Frey, A. Fritsch, W.-P. Fritsch, K. Gyr, F. Halter, E. Hentschel, Ch. Herfarth, W. Höchter, A. H. Hölscher, A. Hollinger, K.-H. Holtermüller, B. Horisberger, L. Kayasseh, R. Kirchner, F. Largiadèr, W. Lorenz, H. Lorenz-Meyer, S. Martinoli, N. Merkle, S. A. Müller-Lissner, R. Ottenjann, F. Pace, H.-J. Reimann, W. Rösch, M. Rothmund, R. Schiessel, Th. Scholten, E. Seifert, D. Sierp, J. R. Siewert, A. Sonnenberg, G. Stacher

Springer-Verlag Berlin Heidelberg New York 1982

Prof. Dr. André Louis Blum
Medizinische Klinik, Stadtspital Triemli,
Birmensdorferstraße 497, CH-8063 Zürich

Prof. Dr. Jörg Rüdiger Siewert
Direktor der Chirurgischen Klinik und Poliklinik
der Technischen Universität München,
Klinikum rechts der Isar,
Ismaninger Straße 22, D-8000 München 80

Mit 156 Abbildungen

CIP-Kurztitelaufnahme der Deutschen Bibliothek
Ulcus-Therapie: ulcus ventriculi u. duodeni, konservative und operative Therapie/hrsg. von A. L. Blum u. J. R. Siewert. Unter Mitarb. von R. Arnold ... – 2., völlig neubearb. Aufl. – Berlin; Heidelberg; New York: Springer, 1982.
(Interdisziplinäre Gastroenterologie)

ISBN-13: 978-3-642-68478-4 e-ISBN-13: 978-3-642-68477-7
DOI: 10.1007/978-3-642-68477-7

NE: Blum, André L. [Hrsg.]; Arnold, Rudolf [Mitverf.]

Softcover reprint of the hardcover 2nd edition 1982

2121/3130-543210

Vorwort zur zweiten Auflage

Die raschen Fortschritte der Ulcustherapie und der Erfolg der ersten Auflage haben innerhalb von 4 Jahren eine komplette Neubearbeitung dieses Themenkreises notwendig gemacht. Dabei mußte einerseits der Umfang des Buches beträchtlich erweitert werden – Themata wie die Klinik der Ulcuskrankheit, neue Medikamente und das wichtige Krankheitsbild der akuten gastroduodenalen Läsion sind neu aufgenommen worden. Andererseits haben wir uns bemüht, den ursprünglichen Charakter des Buches durch einheitlichen Aufbau der Kapitel, klare Formulierung der Problemstellungen und Zusammenfassungen am Schluß der Abschnitte zu bewahren. Wir hoffen, daß die Synthese zwischen einem Ratgeber für den praktisch tätigen Arzt und einem Nachschlagewerk für den an speziellen Problemen der Ulcuskrankheit Interessierten gelungen ist. Besondere Relevanz erlangt der hier vorgelegte Therapieplan durch die Tatsache, daß er von Chirurgen und Internisten gemeinsam entworfen worden ist.

Zürich A. L. Blum
München J. R. Siewert

Vorwort zur ersten Auflage

Die Ulcuskrankheit stellt einen Modellfall für ein interdisziplinäres Gespräch dar, weil zwischen eindeutig chirurgischen und internistischen Indikationen eine sehr weite Grenzzone liegt – mehr noch, chirurgische und medizinische Prinzipien sind hier konkurrierende Verfahren mit vergleichbaren Erfolgsaussichten geworden. Dadurch besteht ein weites Feld zur Manipulation von Behandlungsergebnissen. Beispielsweise wird ein chirurgisches Behandlungsprinzip besonders günstige Ergebnisse zeitigen, wenn die Indikation bis weit ins internistische Lager vorgeschoben wird, auf der anderen Seite kann der Internist viele Erfolge verbuchen, wenn er ungünstige Fälle möglichst rasch an den Chirurgen überweist. Auch das Ergebnis randomisierter kontrollierter Studien wird weitgehend von der Indikationsstellung bestimmt. Beim Vergleich einer wirksamen mit einer weniger wirksamen Behandlung wird der Unterschied verwässert, wenn beide Gruppen entweder zuviel prognostisch günstige Patienten mit rascher Spontanheilung oder viele prognostisch schlechte, in jedem Fall therapierefraktäre Patienten enthalten. Kontrollierte Studien in der heute üblichen Form sind demnach Voraussetzung für ein Gespräch, können aber dieses Gespräch nicht ersetzen.

Dem Aufbau dieses Buches sind die drei Schritte des interdisziplinären Gesprächs zugrunde gelegt worden. Zunächst werden durch klare Definitionen, epidemiologische Beobachtungen und pathogenetische Überlegungen die Grundlagen für eine Verständigung geschaffen.

In einem zweiten Schritt erfolgt eine Bestandsaufnahme der therapeutischen Prinzipien. Da die chirurgische Therapie nur die Fortsetzung der internistischen Therapie mit anderen Mitteln ist, müssen beide Verfahren nach gemeinsamen Maßstäben beurteilt werden. Optimales Ergebnis einer Behandlung ist eine Heilung ohne Nebenwirkungen. Der Wirkungsmechanismus eines therapeutischen Prinzips ist für seine Anwendung von sekundärer Bedeutung – seine Kenntnis ist beruhigend, aber nicht unabdingbar.

Im dritten Schritt werden die Indikationen zur Anwendung der verschiedenen therapeutischen Prinzipien festgelegt. Dieser Entscheidung müssen die Therapieergebnisse, bezogen auf die Gesamtzahl aller Patienten, mit einem Ulcus zugrunde gelegt werden. Ebenso wichtig wie das Beherrschen einer Behandlungstechnik ist die Kenntnis der Grenzen dieses Verfahrens und geeigneter Alternativen. Somit müssen sich bei der Ulcuskrankheit Chirurgen und Internisten darauf besinnen, daß sie Gastroenterologen sind, von gleichen Überlegungen zur Behandlung der Ulcuskrankheit ausgehen und sich nur in der Wahl der Mittel unterscheiden. Auf diese Weise kommt ein in der Praxis anwendbarer Therapieplan zustande.

A. L. Blum
J. R. Siewert

Inhaltsverzeichnis

Grundlagen

Klinik der Ulcuskrankheit

Prinzipien der konservativen Therapie

Prinzipien operativer Therapie

Notwendige Diagnostik

Praktische Therapie des unkomplizierten Ulcus

Praktische Therapie der Ulcuskomplikationen

Praktische Therapie des postoperativen Rezidivulcus

Prophylaxe und Therapie gastroduodenaler Läsionen

Mitarbeiterverzeichnis

ARNOLD, R., Prof. Dr.
Zentrum für Innere Medizin,
Abteilung für Gastroenterologie und Stoffwechsel, Philipps-Universität,
Mannkopffstr. 1,
D-3550 Marburg

BAPST, L. lic. oec
Interdisziplinäres Forschungszentrum für die Gesundheit,
Rorschacherstr. 103c,
Ch-9007 St. Gallen

BAUER, H., Prof. Dr.
Kreiskrankenhaus Altötting,
Chirurgische Abteilung,
Mühldorfer Str. 16a,
D-8262 Altötting

BECKER, H.-D., Prof. Dr..
Klinik und Poliklinik für Allgemeinchirurgie, Klinikum der Universität,
Robert-Koch-Str. 40,
D-3400 Göttingen

BERSTAD, A., Dr.
Medical Department,
Lovisenberg Hospital,
Oslo 4, Norwegen

BLUM, A. L., Prof. Dr.
Medizinische Klinik, Stadtspital Triemli, Birmensdorferstr. 497,
CH-8063 Zürich

BRÜHLMANN, W., Dr.
Röntgendiagnostisches Zentralinstitut, Universitätsspital Zürich,
Rämistr. 100,
CH-8091 Zürich

DOMSCHKE, S., Priv.-Doz. Dr.
Medizinische Universitätsklinik,
Krankenhausstr. 12,
D-8520 Erlangen

DOMSCHKE, W., Prof. Dr.
Medizinische Universitätsklinik,
Krankenhausstr. 12,
D-8520 Erlangen

EWE, K., Prof. Dr.
I. Medizinische Klinik und Poliklinik der Johannes Gutenberg-Universität,
Abt. Gastroenterologie,
Langenbeckstr. 1,
D-6500 Mainz

FARTHMANN, E. H., Prof. Dr.
Abteilung für allgemeine Chirurgie der chirurgischen Universitätsklinik,
Hugstetterstr. 55,
D-7800 Freiburg

FEIFEL, G., Prof. Dr.
Abteilung Allgemeine Chirurgie,
Chirurgische Universitätsklinik,
D-6650 Homburg/Saar

Feurle, G. E., Prof. Dr.
Klinikum der Universität,
Medizinische Poliklinik, Hospitalstr. 3,
D-6900 Heidelberg

Fimmel, C. J., Dr.
Medizinische Klinik, Stadtspital
Triemli, Birmensdorferstr. 497,
CH-8063 Zürich

Fischer, M., Priv.-Doz. Dr.
Zentrum für Operative Medizin I,
Abteilung Allgemeine Chirurgie
der Philipps-Universität,
Robert-Koch-Str. 8,
D-3550 Marburg

Frey, M., Dr.
FMH Innere Medizin,
Magen-Darmkrankheiten,
Hirschmattstr. 40,
CH-6003 Luzern

Fritsch, A., Dr.
Medizinische Klinik und Poliklinik der
Universität, Klinik D, Moorenstr. 5,
D-4000 Düsseldorf 1

Fritsch, W.-P., Prof. Dr.
Medizinische Klinik und Poliklinik der
Universität, Klinik D, Moorenstr. 5,
D-4000 Düsseldorf 1

Gyr, K., Priv.-Doz. Dr.
Kantonsspital Basel, Gastro-
enterologische Abteilung,
CH-4031 Basel

Halter, F., Prof. Dr.
Inselspital Bern, Abteilung für
Gastroenterologie,
CH-3010 Bern

Hentschel, E., Dr.
I. Medizinische Abteilung des
Hanusch-Krankenhauses,
Heinrich-Collin-Str. 30,
A-1140 Wien

Herfarth, Ch., Prof. Dr.
Klinikum der Universität,
Chirurgische Klinik,
Im Neuenheimer Feld 110,
D-6900 Heidelberg

Höchter, W., Dr.
1. Medizinische Abteilung, Städtisches
Krankenhaus München-Neuperlach,
Oskar-Maria-Graf-Ring 51,
D-8000 München 83

Hölscher, A. H., Dr.
Chirurgische Klinik und Poliklinik der
Technischen Universität München,
Klinikum rechts der Isar,
Ismaninger Str. 22,
D-8000 München 80

Hollinger, A., Dr.
Chirurgische Klinik A, Universitäts-
spital, Rämistr. 100,
CH-8091 Zürich

Holtermüller, K.-H., Prof. Dr.
I. Medizinische Klinik und Poliklinik
der Universität, Langenbeckstr. 1,
D-6500 Mainz

Horisberger, B., Dr.
Interdisziplinäres Forschungszentrum
für die Gesundheit,
Rorschacherstr. 103c,
CH-9007 St. Gallen

Kayasseh, L., Priv.-Doz. Dr.
Klinik Sonnenrain, Socinstr. 59,
CH-4051 Basel

Kirchner, R., Priv.-Doz. Dr.
Chirurgische Universitätsklinik,
Hugstetterstr. 55,
D-7800 Freiburg

Largiadèr, F., Prof. Dr.
Chirurgische Klinik A, Universitäts-
spital, Rämistr. 100,
CH-8091 Zürich

LORENZ, W., Prof. Dr.
Zentrum für Operative Medizin I,
Abteilung für Theoretische Chirurgie,
Philipps-Universität,
Robert-Koch-Str. 8,
D-3550 Marburg

LORENZ-MEYER, H.,
Medizinische Klinik der Philipps-Universität,
Mannkopffstr. 1,
D-3550 Marburg

MARTINOLI, S., Dr.
Reparto di chirurgia, Ospedale civico,
CH-6900 Lugano

MERKLE, N., Dr.
Klinikum der Universität,
Chirurgische Klinik,
Im Neuenheimer Feld 110,
D-6900 Heidelberg

MÜLLER-LISSNER, S. A., Dr.
Medizinische Klinik Innenstadt der
Universität München, Gastroenterologie, Ziemssenstr. 1,
D-8000 München 2

OTTENJANN, R., Prof. Dr.
I. Medizinische Abteilung,
Städtisches Krankenhaus
München-Neuperlach, Oskar-Maria-Graf-Ring 51,
D-8000 München 83

PACE, F., Dr.
Medizinische Klinik, Stadtspital
Triemli, Birmensdorferstr. 497,
CH-8063 Zürich

REIMANN, H.-J., Priv.-Doz. Dr.
II. Medizinische Klinik und Poliklinik
rechts der Isar der Technischen
Universität München,
Ismaninger Str. 22,
D-8000 München 80

RÖSCH, W., Prof. Dr.
Medizinische Klinik am Krankenhaus
Nordwest der Stiftung Hospital zum
heiligen Geist, Steinbacher Hohl 2–26,
D-6000 Frankfurt/Main 90

ROTHMUND, M., Prof. Dr.
Chirurgische Universitätsklinik und
Poliklinik, Langenbeckstr. 1,
D-6500 Mainz

SCHIESSEL, R., Dr.
I. Chirurgische Universitätsklinik,
Alser Str. 4,
A-1090 Wien

SCHOLTEN, TH.,
Medizinische Klinik und Poliklinik der
Universität, Klinik D, Moorenstr. 5,
D-4000 Düsseldorf 1

SEIFERT, E. Prof. Dr.
Städtisches Krankenhaus Kemperhof,
I. Medizinische Klinik,
D-5400 Koblenz

SIERP, D., Dr.
Smith Kline Dauelsberg Gmbh & Co.,
Sapporobogen 6–8,
D-8000 München 80

SIEWERT, J. R., Prof. Dr.
Chirurgische Klinik und Poliklinik der
Technischen Universität München,
Klinikum rechts der Isar,
Ismaninger Str. 22,
D-8000 München 80

SONNENBERG, A., Dr.
Medizinische Einrichtungen der
Universität Düsseldorf, Medizinische
Klinik und Poliklinik,
Gastroenterologische Ambulanz,
Moorenstr. 5,
D-4000 Düsseldorf 1

STACHER, G., Prof. Dr.
Psychophysiologisches Laboratorium,
Psychiatrische Universitätsklinik,
Währinger Gürtel 74–76,
A-1097 Wien

Grundlagen

Kapitel 1

Problemstellung

A. L. Blum und J. R. Siewert

Pathophysiologische Überlegungen sind für die praktische Medizin von Interesse, wenn sie therapeutisch nutzbar sind. Für einen potentiellen Nutzen muß mindestens bekannt sein, ob ein pathophysiologisches Prinzip auch beim Menschen schlüssig belegt ist, ob es eine Ursache und nicht etwa eine Folge der Erkrankung darstellt und ob es im Rahmen der Gesamtpathogenese von entscheidender oder eher untergeordneter Bedeutung ist. Im übrigen soll die Pathophysiologie immer gemeinsam mit der Epidemiologie und der Kenntnis des natürlichen Krankheitsverlaufes betrachtet werden, da alle drei Gesichtspunkte wichtige Hinweise auf eine mögliche neue Behandlung bieten können.

Durch die Entwicklung der Histaminantagonisten sind unserer Kenntnis über die Grundlagen der Ulcuskrankheiten wesentliche Impulse zugekommen. Es ist klinisch und experimentell erstmals möglich geworden, die Auswirkungen einer gezielten und ausgeprägten Reduktion der Säuresekretion auf das Ulcus zu untersuchen. Zudem haben die kontrollierten klinischen Studien – und mit ihnen neue Erkenntnisse über Epidemiologie und Spontanverlauf – einen bei der Ulcuskrankheit bisher nicht gekannten Aufschwung genommen. Im folgenden wird die Fülle des neuen Materials gesichtet. Von besonderem Interesse ist dabei, was die Sekretion der Säure und ihre Hemmung *nicht* vermögen: Hier liegen die wichtigsten zukünftigen Forschungsziele.

Kapitel 2

Epidemiologie und Genetik der Ulcuskrankheit

A. SONNENBERG, R. ARNOLD und A. FRITSCH

1 Definitionen

1.1 Epidemiologie

Die *Epidemiologie* der Ulcuskrankheit gibt Auskunft über die Verbreitung des Ulcus duodeni und Ulcus ventriculi in einer Stadt, einem Land oder einem Erdteil. Der Begriff „Verbreitung" läßt sich noch exakter definieren durch Einführung der beiden Termini: Incidenz und Prävalenz. Unter *Incidenz* versteht man das Auftreten eines floriden Ulcus in einem definierten Teil einer Bevölkerung (Stadt, Land, Stamm) innerhalb eines bestimmten Zeitintervalls (z. B. innerhalb eines Jahres). Als *Prävalenz* bezeichnet man demgegenüber den Prozentsatz von Patienten mit einem floriden oder solchen mit einem zu einem früheren Zeitpunkt nachgewiesenen Ulcus in einem definierten Teil der Bevölkerung. Darüber hinaus gibt die Epidemiologie Auskunft über die Mortalität sowie über die Umwelteinflüsse, welche das Auftreten eines Ulcus duodeni oder Ulcus ventriculi begünstigen (z. B. sozioökonomische Faktoren), und über chronologische Trends, inwieweit sich Incidenz, Prävalenz oder Mortalität, über einen längeren Zeitraum gesehen, verändern. Grundlage epidemiologischer Untersuchungen sind Krankenhausstatistiken, Obduktionsstatistiken, Fragebogenaktionen.

1.2 Genetik

Sowohl das Ulcus duodeni als auch das Ulcus ventriculi sind Erkrankungen, die nicht auf einen simplen ätiologischen Faktor zurückgeführt werden können. Untersuchungen zur Genetik der Ulcuskrankheit versuchen, den Vererbungsmodus des Ulcus duodeni und Ulcus ventriculi zu erklären, indem sie das Auftreten eines Ulcus duodeni oder ventriculi mit dem Vorhandensein oder Fehlen bestimmter genetisch determinierter Merkmale setzen. Zu diesen besonderen Merkmalen zählen u. a. die Zugehörigkeit zu einer bestimmten Blutgruppe, die Fähigkeit oder das Fehlen der Fähigkeit, diese Blutgruppenantigene in den Speichel zu sezernieren (sog. „secretor-status"), sowie das Vorhandensein bestimmter Lymphocytenoberflächenantigene.

2 Kritik an bisherigen epidemiologischen und genetischen Untersuchungen

Epidemiologische und genetische Untersuchungen zur Ulcuskrankheit setzen eine klare Unterscheidung zwischen Ulcus ventriculi und Ulcus duodeni voraus, da, wie in den folgenden Kapiteln dargestellt, beiden Krankheitsbildern verschiedene pathogenetische Mechanismen zugrunde liegen. Leider wurde in der Vergangenheit bei epidemiologischen Untersuchungen häufig auf eine sorgfältige Trennung in die beiden Ulcustypen verzichtet. In anderen Fällen erfolgte die Unterscheidung mit Methoden, deren Validität als fragwürdig bezeichnet werden muß. Die Einführung der Endoskopie in die Diagnostik von Oberbauchbeschwerden hat gezeigt, daß es unmöglich ist, aus einer bestimmten Beschwerdesymptomatik auf ein Ulcus duodeni oder Ulcus ventriculi zu schließen [29]. Epidemiologische Untersuchungen, die auf der Diagnose eines Ulcus ventriculi oder Ulcus duodeni allein aufgrund eines „typischen" Beschwerdebildes basieren, sind daher nur mit Einschränkung verwertbar. Die Deutung epidemiologischer Befunde beim Ulcus duodeni und Ulcus ventriculi wird jedoch noch durch eine Reihe weiterer Faktoren erschwert:

1. Nicht bei jedem Patienten, der einmal an einem Ulcus erkrankt war, entwickeln sich nachfolgend Ulcusrezidive. Im letzten Fall würde man von einer Ulcusdiathese oder einer chronischen Ulcuskrankheit sprechen. Es muß bezweifelt werden, ob für einen Patienten, der nur einmal in seinem Leben an einem Ulcus duodeni oder Ulcus ventriculi erkrankt, die gleichen pathogenetischen Überlegungen zutreffen wie für einen Patienten mit einer chronischen Ulcuskrankheit. Daran knüpft sich die Frage, wieweit es berechtigt ist, bei Untersuchungen zur Epidemiologie der Ulcuskrankheit Patienten mit einem einmal aufgetretenen Ulcus und solche mit einer chronischen Ulcuskrankheit als einheitliches Kollektiv zu betrachten.
2. Epidemiologische und genetische Untersuchungen an Ulcuspatienten basieren häufig auf der Auswertung eines chirurgischen, also eines vorselektionierten Krankengutes. Nun sind aber das Ulcus duodeni wie auch das Ulcus ventriculi Erkrankungen, welche durch eine hohe Selbstheilungstendenz gekennzeichnet sind. Chirurgische Statistiken erfassen je-

doch überwiegend Patienten mit chronischer Ulcuskrankheit, bei denen die Ulcussymptome besonders ausgeprägt sind. Es ist daher zweifelhaft, ob epidemiologische Untersuchungen an einem ausschließlich chirurgischen Krankengut als repräsentativ für die Gesamtzahl der Ulcuserkrankungen gelten dürfen. Beispielsweise weisen neuere, auf chirurgischen Statistiken basierende epidemiologische Untersuchungen auf eine Abnahme der Zahl der Ulcuserkrankungen hin [12, 22, 54, 68]. Dies muß nicht notwendigerweise eine Abnahme der Gesamtzahl an Ulcuserkrankungen bedeuten, da sich die Manifestationsweise, d.h. der natürliche Verlauf des Ulcus duodeni und Ulcus ventriculi, geändert haben könnte, so daß ein chirurgisches Eingreifen weniger häufig notwendig wird.

3. Ohne die Kenntnis und Berücksichtigung besonderer Umweltfaktoren bleibt jede epidemiologische Studie unvollständig. So wurde in Australien erstmals gegen Ende der dreißiger Jahre dieses Jahrhunderts eine auffallende Häufung von Ulcera ventriculi bei jüngeren Frauen beobachtet. Diese Zunahme an Ulcuserkrankungen konnte mit einem hohen Verbrauch aspirinhaltiger Medikamente in Zusammenhang gebracht werden [17, 18]. Die Beobachtung, daß z.Z. unter Gastarbeitern in Mitteleuropa und unter der werktätigen schwarzen Bevölkerung Südafrikas Ulcera duodeni zunehmend häufiger auftreten [14, 30, 41–43, 46, 52, 57, 67], unterstreicht darüber hinaus die Bedeutung sozioökonomischer und psychosozialer Faktoren bei epidemiologischen Untersuchungen.

3 Epidemiologie des Ulcus duodeni und Ulcus ventriculi

3.1 Epidemiologisch wirksame Einflüsse

Tabelle 1 zeigt diejenigen Faktoren, denen bislang ein Einfluß bei der Epidemiologie der Ulcuskrankheit zugesprochen wurde. Anhand zahlreicher epidemiologischer Studien aus Afrika, Indien, Japan, USA und Europa ist bereits gut dokumentiert worden, daß die Incidenz, die Prävalenz, der Zeitverlauf, die Verhältnisse Männer/Frauen und Ulcus ventriculi/duodeni großen *geographischen Schwankungen* unterworfen sind [2, 4, 7–10,

Tabelle 1. Epidemiologische Faktoren, die den Verlauf und die Incidenz der Ulcuskrankheit beeinflussen sollen. Unklar ist, wie die Faktoren miteinander wechselwirken und welche Faktoren einen mittelbaren bzw. unmittelbaren Einfluß ausüben

Alter – Geschlecht – Rasse – Begleitkrankheit (Bronchitis, Lebercirrhose)
Soziale Herkunft und Klasse – Beruf – Streß
Jahreszeit – Klima – Geographie
Nahrungsgewohnheiten – Alkohol – Nicotin

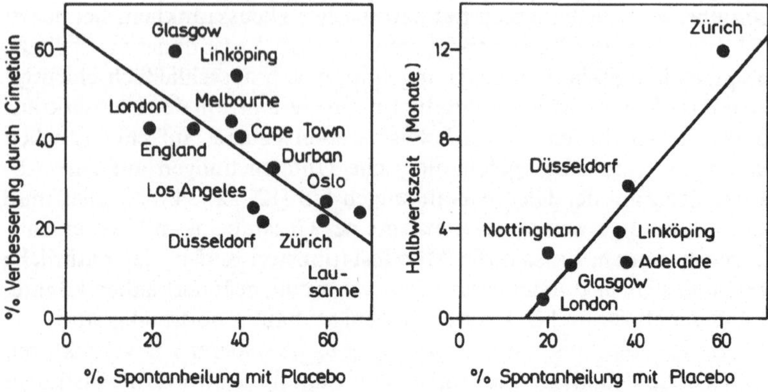

Abb. 1. *Links:* Korrelation zwischen Spontanheilung und zusätzlicher Verbesserung der Heilung durch Cimetidin, ausgedrückt als Prozent der geheilten Patienten mit Ulcus duodeni. *Rechts:* Korrelation zwischen Spontanheilung und Halbwertszeit, d.h. der Zeit, bis 50% der Patienten erneut ein Ulcus duodeni entwickelt haben [5, 56]

12, 14, 19, 20, 23, 36–38, 40–46, 51–57, 59, 61–64, 67]. Unterschiedliche Rassen, sozial geordnete Gesellschaftsstrukturen, Klimata, Ernährung, Konsum von Genußmittel, wie Nicotin, Alkohol, Gewürze u. a., könnten für die geographischen Variationen verantwortlich sein [59]. Beispielsweise soll faserreiche Kost die Magenentleerung und damit die rasche Ansäuerung des Duodenums verhindern, einen Teil der Magensäure abpuffern und durch notwendiges intensiveres Kauen die Speichelsekretion mit ihren alkalischen Valenzen stärker stimulieren [61]. Auch schleimhautprotektive Faktoren in der Nahrung selbst wurden diskutiert [61]. Die kontrollierten Studien zur Cimetidinwirkung bei der Abheilung des Ulcus duodeni haben gezeigt, daß selbst innerhalb Europas große regionale Schwankungen hinsichtlich der Spontanheilung und der Rezidivneigung bestehen [5, 57]. In Zentraleuropa, d. h. vor allem in Deutschland und in der Schweiz, ist die Tendenz zur Spontanheilung größer und zum Rezidivulcus kleiner als in Nordeuropa (Abb. 1). Beim Ulcus ventriculi und Ulcus duodeni neigen *schlecht heilende Ulcera* allgemein rascher zum Rezidiv [27, 56]. In Deutschland und in der Schweiz heilen die Ulcera duodeni besonders gut bei *Frauen*, in England scheint eher das Gegenteil der Fall zu sein [44, 57]. *Nicotin* begünstigt die Entstehung von Ulcera ventriculi und duodeni und verzögert deren Abheilung [28, 57]. Moderater *Alkoholkonsum* (weniger als 20–60 g/Tag) übt keinen Einfluß aus, möglicherweise begünstigt er sogar die Ulcusabheilung [57]. Die Ulcusincidenz ist angeblich besonders hoch im Frühjahr und im Herbst, sie ist höher in Regionen mit feuchtem als mit trockenem Klima [59]. So alt wie das Studium des Magens selbst ist die Spekulation um den Einfluß der *Psyche* auf die Magenphysiologie und die Ulcusentstehung [65]. Eine aggressive Grundstimmung, Ärger und eine dauernde starke emotionale Belastung sollen die Ulcusentstehung fördern [65], ebenso das Gefühl des Ausgeliefertseins [41, 65]. Bisher konnten jedoch dafür keine überzeugenden Beweise erbracht werden, vor allem weil die Begriffe wie „Streß“, „emotionale Belastung“ und „Urbanisation“ so umfassend und schlecht definierbar sind, daß sie sich einer experimentellen oder epidemiologischen Untersuchung entziehen.

3.2. Historische Entwicklung

Unter Berücksichtigung der in Abschn. 2 dargelegten Einschränkungen zeigen epidemiologische Untersuchungen der letzten hundert Jahre bemerkenswerte Änderungen in Incidenz, Prävalenz und geographischer Verteilung des Ulcus duodeni und Ulcus ventriculi.

Nach Autopsiebefunden zu urteilen, bildete bis in die Mitte des 19. Jahrhunderts das Ulcus ventriculi den Hauptanteil an peptischen Ulcuserkrankungen, die überwiegend Frauen betrafen [36]. Beginnend mit dem ausgehenden 19. Jahrhundert stieg die Zahl der peptischen Ulcuserkrankungen plötzlich sprunghaft an. Insbesondere nahm die Zahl der Ulcus-duodeni-Erkrankungen zu, überflügelte zahlenmäßig das Ulcus ventriculi und wurde in den dreißiger Jahren dieses Jahrhunderts als volkswirtschaftlich ernstzunehmende Erkrankung erkannt, da sie bevorzugt unter Arbeitern und Soldaten auftrat [40]. Im gleichen Zeitraum verschob sich das Verhältnis der an einem Ulcus duodeni oder Ulcus ventriculi erkrankten Männer und Frauen zugunsten der Männer. Tabelle 2 zeigt die Zunahme der Ulcuserkrankungen an einer aus England und Wales stam-

Tabelle 2. Anzahl der zum Zeitpunkt ihres Todes an einem Ulcus ventriculi leidenden Männer und Frauen in England und Wales am Ende des 19. und Beginn des 20. Jahrhunderts [36]

Alter	1867[a]	1912	1918	1924
Jünger als 35 Jahre				
Männer	18	182	167	151
Frauen	96	338	214	109
Männer/Frauen	0,2/1	0,5/1	0,8/1	1,4/1
Älter als 35 Jahre				
Männer	42	691	900	1219
Frauen	43	635	713	620
Männer/Frauen	1,0/1	1,1/1	1,3/1	2,0/1

[a] Ausschließlich Ulcusperforationen

Tabelle 3. Abfall der ambulant behandelten männlichen (m) und weiblichen (w) Ulcusfälle einer amerikanischen Versicherungsgesellschaft [63]. Die Zahlen entsprechen den Ulcusfällen pro 1000 Mitglieder

Jahr	Ulcus duodeni			Ulcus ventriculi		
	m	w	Total	m	w	Total
1967	21,0	9,4	13,7	5,7	3,5	4,6
1973	6,6	1,8	4,1	2,6	1,8	2,2

menden Aufstellung, in der die Zahl der Männer und Frauen dargestellt wurde, die im Jahre 1867 an einem perforierten Ulcus ventriculi verstarben bzw. in einem Zeitraum bis 1924 zum Zeitpunkt des Todes an einem Ulcus ventriculi litten. Von der Zunahme der Ulcus-ventriculi-Erkrankungen waren insbesondere die über 35jährigen betroffen, wobei auffällt, daß sich das Verhältnis Männer zu Frauen änderte. Betrug das Verhältnis Männer/Frauen 1867 noch 1/1, so war 1924 die Zahl der erkrankten Männer doppelt so hoch wie die der Frauen [36, 37]. Auch das Ulcus duodeni wird bevorzugt bei Männern angetroffen und betrifft, wie das Ulcus ventriculi, bevorzugt Patienten jenseits des 45. Lebensjahres [7, 8].
Neue epidemiologische Untersuchungen zeigen seit etwa zwei Jahrzehnten wieder eine Abnahme der Ulcushäufigkeit, während gleichzeitig die Zahl entzündlicher Darmerkrankungen und das irritable Colonsyndrom zunehmen [40]. So wurde innerhalb einer Zeitspanne von 1960 bis 1972 unter *amerikanischen* Arbeitnehmern und Streitkräften ein Rückgang der Ulcera duodeni um etwa 50% beobachtet [40]. Zwischen 1955 und 1975 ist laut amerikanischen Statistiken die Mortalität der Ulcuskrankheit von 5,9 auf 3,2 Todesfälle pro 100000 Einwohner und Jahr abgefallen [20]. Anhand einer Studie an 220000 Versicherungsteilnehmern einer großen regionalen Versicherungsgesellschaft im amerikanischen Bundesstaat Oregon wurde ein gleichzeitiger Abfall der stationär und ambulant behandelten Ulcusfälle beobachtet [63]. Der Abfall war stärker beim Ulcus duodeni als beim Ulcus ventriculi und bei Männern stärker als bei Frauen (Tabelle 3). Auch die Anzahl der ulcusbedingten partiellen Gastrektomien und Vagotomien ist in den Vereinigten Staaten 1973–1979 von 120000 auf 80000 gesunken [22]. Schon vor der Einführung des Cimetidins 1977 wurde zwischen 1965 und 1975 eine Abnahme der Ulcusoperationen um 35% beschrieben [54]. Entsprechend wurde 1970–1978 in Amerika auch ein Rückgang bei den stationären Behandlungen des Ulcus duodeni um ungefähr 40% und des Ulcus ventriculi um 10% beobachtet. Bei beiden Ulcustypen sind die stationären Einweisungen männlicher Patienten deutlicher als diejenigen weiblicher Patienten zurückgegangen [20].

Tabelle 4. Anzahl der über 15jährigen Patienten, die zwischen den Jahren 1958 und 1975 wegen eines Ulcus ventriculi oder duodeni in England und Wales stationär aufgenommen wurden [12, 37]

Zeitraum	Patienten mit einem nicht perforierenden		Patienten mit einem perforierenden	
	Ulcus duodeni	Ulcus ventriculi	Ulcus duodeni	Ulcus ventriculi
1958–1960	99082	73693	17060	7705
1961–1963	100335	67848	15905	7022
1964–1966	97733	57026	15425	5437
1967–1969	98261	54056	16344	5449
1970–1972	89916	47192	14370	4334
1973–1975	77868	44166	13437	4263
Prozentuale Abnahme	21	40	21	45

Zu ähnlichen Ergebnissen kam eine *englische* Studie, in der die Zahl der im Zeitraum von 1958–1975 wegen eines Ulcus duodeni oder Ulcus ventriculi hospitalisierten Patienten analysiert wurde (Tabelle 4) [12, 37]. Gegenüber 1958 nahm die Zahl der wegen eines perforierenden und wegen eines nicht perforierenden Ulcus duodeni aufgenommenen Patienten um 21% ab. Wesentlich eindrucksvoller sind die Zahlen für das Ulcus ventriculi. Hier betrug die Abnahme der nichtperforierten Ulcera 40%, die der perforierten Ulcera 45%. Die Abnahme kommt vor allem durch die sinkende Ulcusincidenz bei jüngeren Männern zustande [37]. Auch in England wird das peptische Geschwür zunehmend weniger operiert. Allerdings ist für die letzten Jahre seit 1977 die Interpretation besonders schwer, weil sich dem Abwärtstrend noch der Rückgang der Operationszahlen durch die Einführung des Cimetidins auflagert [3, 68].

Beobachtungen über relativ lange Zeiträume liegen schließlich aus *Dänemark* zum perforierten Ulcus vor [10]. Zwischen 1930 und dem Ende der vierziger Jahre stieg die Incidenz von 4 auf 14 Perforationen pro 100000 Einwohner und Jahr. Seitdem schwankt sie bis heute um einen konstanten Wert von 11 [10]. Bonnevie hat auch die Ergebnisse dreier Studien zwischen 1950 und 1968 aus Norwegen, England und Dänemark zur Incidenz des Ulcus duodeni und Ulcus ventriculi zusammengefaßt [7, 8, 10, 45, 55]. Demnach hat vor allem die Incidenz des Ulcus duodeni bei den Männern deutlich abgenommen, während die Incidenz des Ulcus duodeni bei den Frauen und die Incidenz des Ulcus ventriculi bei beiden Geschlechtern weitgehend konstant geblieben ist (Abb. 2).

Diesen Beobachtungen aus Europa stehen Befunde aus *Südafrika* gegenüber, die eine deutliche Zunahme der Ulcus-duodeni-Erkrankungen aus-

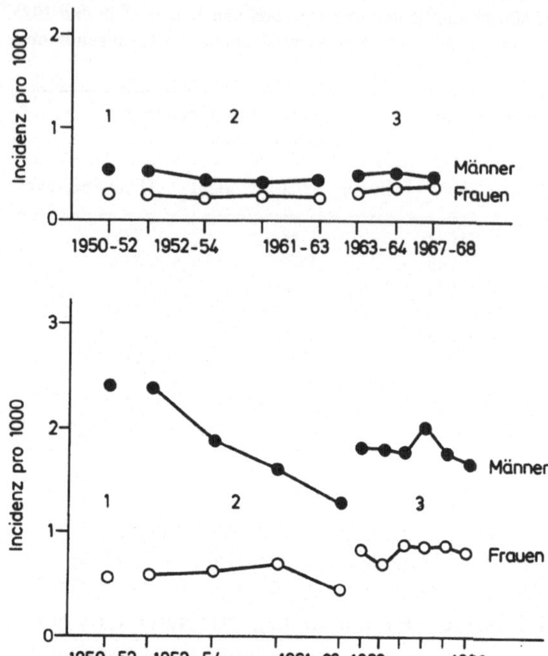

Abb. 2. Jährliche Incidenz neuer Fälle von Ulcus ventriculi *(oben)* und Ulcus duodeni *(unten)*, entsprechend den Zahlenangaben aus den Studien von *1* Sponheim, *2* Pulvertaft und *3* Bonnevie. (Umgezeichnet nach [10])

schließlich unter der schwarzen Bevölkerung Südafrikas zeigen (14, 41–43, 52]. Noch in den zwanziger Jahren dieses Jahrhunderts war das Duodenalulcus unter der schwarzen Bevölkerung Südafrikas eine Seltenheit [4]. Eine erhöhte Anfälligkeit für ein Ulcus duodeni wurde des weiteren bei jüngeren, ungelernten *Gastarbeitern* in der Schweiz und in Deutschland nachgewiesen [30, 46, 67]. Die Deutung dieser Befunde ist schwierig; Susser hat spekuliert, daß die Zunahme der Ulcushäufigkeit gegen Ende des 19. und zu Beginn des 20. Jahrhunderts in Europa mit dem „Urbanisationsprozeß" zusammenhinge [59, 60]. Für diese These spricht, daß Ulcuserkrankungen häufiger in der Stadt als auf dem Lande anzutreffen waren. Dieser Prozeß der Urbanisation gilt jetzt als abgeschlossen. Die Bevölkerung dürfte sich an die Erfordernisse und den Streß einer Industrie- und Leistungsgesellschaft weitgehend adaptiert haben. Die Schwarzafrikaner Südafrikas und möglicherweise auch die Gastarbeiter in den hochindustrialisierten Staaten Westeuropas durchlaufen demgegenüber erst jetzt einen Prozeß, den die übrige Bevölkerung in den Großstädten bereits hinter sich hat. Die Hypothese Sussers läßt jedoch einige Fragen offen. So bleibt unklar, worin das pathogenetische Bindeglied zwischen Urbanisation, Streß und Ulcuserkrankung besteht und wie der Adaptationsprozeß vor sich gehen soll.

3.3 Gegenwärtiger Stand

Eine 1956 an Autopsiematerial vorgenommene multizentrische Studie aus England ergab, daß 2,5% der männlichen Bevölkerung zwischen dem 25. und 44. Lebensjahr und 3,5% zwischen dem 45. und 75. Lebensjahr zum Zeitpunkt ihres Todes an einem Ulcus duodeni litten [40]. Zu derselben Zeit wurde eine auf klinischen und radiologischen Befunden basierende Studie durchgeführt, nach der etwa 7% der arbeitenden männlichen Bevölkerung Englands Ulcera duodeni aufwiesen [40]. Frauen, die neben ihrer Berufstätigkeit noch den Haushalt zu versorgen hatten, erkrankten gegenüber solchen ohne häusliche Verpflichtungen 2,5mal häufiger an Ulcera duodeni. Weiter erkannte man, daß in den Vereinigten Staaten die Morbidität und Letalität an Ulcera duodeni bei der weißen Bevölkerung, in Großstädten und im Osten Amerikas größer war als bei der schwarzen Bevölkerung, auf dem Land oder in den Südstaaten der USA.
In Tabelle 5 sind die Beobachtungen über die Incidenz des Ulcus duodeni in Mittel- und Nordeuropa aus den drei letzten Jahrzehnten zusammen-

Tabelle 5. Incidenz des Ulcus duodeni und des Ulcus ventriculi in einigen europäischen Ländern

Autor	Periode	Land	Zahl der Patienten	Incidenz pro 1000	Männer : Frauen
I. Ulcus duodeni					
Alstedt (1953)	1940	Dänemark	141	0,38	4,1:1
Alstedt (1953)	1948	Dänemark	407	1,00	2,6:1
Sponheim (1960)	1950–1952	Norwegen	458	1,50	4,2:1
Pulvertaft (1959)	1952–1957	York	862	1,33	3,5:1
Litton (1963)	1957–1959	Schottland	810	2,63	4,2:1
Dunlop (1968)	1962	Schottland	259	2,70	3,4:1
Bonnevie (1975)	1963–1968	Dänemark	1475	1,32	2,2:1
II. Ulcus ventriculi					
Schanke (1946)	1941–1944	Norwegen	119	1,14	3,2:1
Alstedt (1953)	1948	Dänemark	136	0,34	2,1:1
Pulvertaft (1959)	1952–1957	York	257	0,40	1,7:1
Sponheim (1960)	1950–1952	Norwegen	139	0,45	1,9:1
Litton (1963)	1957–1959	Schottland	134	0,34	1,2:1
Dunlop (1968)	1962	Schottland	44	0,44	1,9:1
Bonnevie (1975)	1963–1968	Dänemark	496	0,44	1,3:1

gefaßt und den Daten, die aus dem gleichen Zeitraum für das Ulcus ventriculi ermittelt wurden, gegenübergestellt [2, 7, 8, 19, 38, 45, 51, 55]. Danach steht das Ulcus duodeni gegenwärtig in der Häufigkeit deutlich vor dem Ulcus ventriculi und wird bei Männern 2- bis 3fach häufiger als bei Frauen beobachtet. Demgegenüber ist der geschlechtsspezifische Unterschied bei Patienten mit Ulcera ventriculi weniger ausgeprägt. Die letzte größere epidemiologische Studie an Ulcus-duodeni-Patienten wurde in der Stadt Kopenhagen durchgeführt [8]. In einem Kollektiv von 1475 Patienten betrug das mittlere Erkrankungsalter 49 Jahre, die größte Ulcusincidenz lag in der Altersgruppe zwischen dem 35. und 55. Lebensjahr. Gleichwohl sind sowohl das Ulcus duodeni [8] als auch das Ulcus ventriculi [7] Erkrankungen des höheren Lebensalters. Bezieht man das Auftreten eines Ulcus duodeni nicht auf die Gesamtbevölkerung, sondern auf ein bestimmtes Lebensalter, so erkrankten in der Kopenhagener Studie in der Altersgruppe zwischen dem 70. und 75. Lebensjahr drei von 1000 Einwohnern, in der Altersgruppe zwischen dem 35. und 40. Lebensjahr dagegen nur 1,8 von 1000 Einwohnern an einem Ulcus duodeni. Das gleiche gilt für das Ulcus ventriculi [7].

3.4 Situation in der Bundesrepublik Deutschland

Die Daten zur Epidemiologie der Ulcuskrankheit in Deutschland wurden aus den Publikationen des Statistischen Bundesamtes in Wiesbaden und des Bundesverbandes der Ortskrankenkassen in Bonn zusammengestellt [23]. In der Bundesrepublik ist die Mortalität des Ulcus duodeni und des Ulcus ventriculi 1952–1978 bei den Männern abgefallen, während bei den Frauen die Mortalität beider Ulcustypen angestiegen ist (Tabelle 6). Die Gesamtmortalität der Ulcuskrankheit ist nur geringfügig von 7,0 auf

Tabelle 6. Epidemiologie der Ulcuskrankheit in der Bundesrepublik Deutschland 1952–1978. Die Mortalität bezieht sich auf 100000 männliche (m) oder weibliche (w) Einwohner der BRD, die Arbeitsunfähigkeit(AU)-Fälle und die Krankenhaus(KH)-Fälle auf 1000 männliche oder weibliche Pflichtmitglieder der Allgemeinen Ortskrankenkassen [23]

		Ulcus duodeni		Ulcus ventriculi		Beide Ulcera		Total
		m	w	m	w	m	w	
Mortalität	1952	3,4	0,4	8,9	1,9	12,3	2,3	7,0
	1978	2,5	1,3	5,2	3,4	7,7	4,7	6,2
AU-Fälle	1956	–	–	–	–	13,3	4,6	10,2
	1978	11,6	5,0	6,7	3,1	18,5	8,2	14,9
KH-Fälle	1956	–	–	–	–	4,7	1,5	3,5
	1978	1,9	0,7	1,5	0,6	3,4	1,3	2,6

Tabelle 7. Prävalenz der Ulcuskrankheit in der Bundesrepublik Deutschland. Ergebnisse der Mikrozensusbefragungen [15, 58]

Zeitpunkt	Männlich	Weiblich	Total
Oktober 1970	3,9	1,8	2,8
Oktober 1972	3,1	–	1,9
Oktober 1973	2,9	–	1,8
April 1974	2,8	1,4	2,1
Mai 1976	2,0	1,2	1,6
Mittelwert	2,9	1,5	2,0

6,2 Todesfälle pro 100000 Einwohner und Jahr abgefallen. Das mittlere Sterbealter ist bei Männern und Frauen 1952–1978 kontinuierlich angestiegen: in der Männergruppe von 53 auf 68 Jahre beim Ulcus duodeni und von 58 auf 68 Jahre bei Ulcus ventriculi, in der Frauengruppe von 57 auf 73 Jahre beim Ulcus duodeni und von 64 auf 75 beim Ulcus ventriculi. Abgesehen von der Gruppe weiblicher Patienten mit Magengeschwür im Jahre 1978 starben die Ulcuspatienten 1952–1978 stets signifikant jünger als die übrige Bevölkerung der BRD. Die Arbeitsunfähigkeitsfälle wegen Ulcuskrankheit haben in der BRD 1956–1978 bei den Frauen stärker als bei den Männern zugenommen. Es wurden mehr Patienten wegen eines Ulcus duodeni als wegen eines Ulcus ventriculi krankgeschrieben. Der Zeitverlauf der Anzahl stationär behandelter Ulcusfälle zeigt 1956–1978 nur eine schwach fallende Tendenz, die von starken temporären Schwankungen überlagert ist. Die Aufenthaltsdauer im Krankenhaus betrug 1956 im Mittel 31 Tage und 1978 nur noch 21 Tage. Die Prävalenz der Ulcuskrankheit in der Bundesrepublik beträgt ungefähr 2%, das Verhältnis Männer/Frauen ist 2/1 (Tabelle 7). Weitere Zahlenangaben zur Epidemiologie der Ulcuskrankheit in der BRD finden sich auf Seite 140. Wie die Mortalität und die Anzahl der Krankenhausfälle vermuten lassen, ist die Incidenz und die Schwere der Ulcuskrankheit in der Bundesrepublik in den letzten 25 Jahren nur geringfügig abgefallen. Die zeitlichen Veränderungen der Arbeitsunfähigkeit sind wahrscheinlich nicht durch die Ulcuskrankheit selbst, sondern durch eine veränderte ärztliche Einstellung der Ulcuskrankheit und ihrer Therapie gegenüber sowie durch eine veränderte soziale Umwelt bedingt. Männer werden von der Ulcuskrankheit häufiger als Frauen befallen, allerdings zeigen alle untersuchten Parameter eine relative Zunahme der Erkrankung bei den Frauen. Das Ulcus duodeni tritt ungefähr doppelt so häufig wie das Ulcus ventriculi auf, jedoch verursacht das Ulcus ventriculi ungefähr die gleiche Anzahl von Krankenhauseinweisungen und die doppelte Anzahl von Todesfällen (Tabelle 6). Es stellt eindeutig die gefährlichere Erkrankung dar.

Das mittlere Sterbealter ist beim Ulcus ventriculi höher als beim Ulcus duodeni. Das Ulcus ventriculi entspricht demnach mehr als das Ulcus duodeni einer Alterserkrankung, insbesondere bei den Frauen.

3.5 Zusammenfassung

Die Prävalenz der Ulcuskrankheit in Deutschland entspricht derjenigen in den übrigen Staaten Europas und in den Vereinigten Staaten. In den westlichen Industrienationen sind während der letzten 20–30 Jahre die Mortalität und die Hospitalisation wegen Ulcuskrankheit zurückgegangen, wahrscheinlich wegen einer fallenden Prävalenz der Ulcuskrankheit selbst. Aufgrund der vorliegenden Daten ist jedoch nicht sicher auszuschließen, daß die Erkrankung z. Z. blander verläuft, mehr Patienten ambulant versorgt werden und wegen einer besseren Therapie weniger Patienten an ihrer Ulcuskrankheit sterben. Der Rückgang betrifft vor allem Männer jüngeren Alters und möglicherweise das Ulcus duodeni stärker als das Ulcus ventriculi. Der Anteil weiblicher Ulcuspatienten hat deshalb relativ zugenommen. Das mittlere Sterbealter hat sich ins höhere Lebensalter verlagert [20, 23, 37]. In Deutschland hat ein kleinerer Abfall der Mortalität und Hospitalisation als in Amerika und England stattgefunden. Ein Grund dafür könnte in der Zunahme der Ulcusincidenz in der Fremdarbeiterbevölkerung liegen. Die zeitlichen Verschiebungen spielen sich in einem kurzen Zeitraum ab. Sie haben keine genetische Ursache, sondern sind wahrscheinlich durch Umweltfaktoren bedingt. Ihre Ursache ist jedoch nach wie vor unklar. In Deutschland und in der Schweiz heilen im Mittel 50% aller Ulcera duodeni innerhalb von 4 Wochen spontan ab (s. a. S. 124). Diese Spontanheilungsrate ist deutlich besser als in England oder Skandinavien (Abb. 1) [57, 64]. In Deutschland und in der Schweiz selbst hatte die Nationalität, d.h. Fremdarbeiter oder Einheimische, keinen Einfluß auf die Abheilung oder das Rezidivverhalten von Ulcera duodeni.

Ein Teil der epidemiologisch bedeutsamen Faktoren, wie Alter, Geschlecht, Nicotinkonsum, Nahrungsgewohnheiten, Jahreszeit und ethnische Herkunft, hat für die klinische Praxis eine unmittelbare Bedeutung. Epidemiologische Untersuchungen können ferner einen wichtigen Beitrag zur immer noch ungelösten Ätiologie der Ulcuskrankheit leisten.

4 Genetik des Ulcus duodeni und Ulcus ventriculi

4.1 Beweise für eine genetische Disposition

Ein *familiär gehäuftes Auftreten* von Ulcera duodeni und ventriculi beweist, daß genetische Faktoren eine ätiologische Rolle beim Entstehen einer Ulcuskrankheit spielen. Ebenso wie Verwandte von Patienten mit einem Ulcus ventriculi häufiger ebenfalls an einem Ulcus ventriculi erkranken, haben Angehörige von Trägern eines Ulcus duodeni eine um das 2- bis 3fach höhere Disposition zum Ulcus duodeni [16]. Daraus wurde geschlossen, daß die Anlagen zum Ulcus duodeni und zum Ulcus ventriculi unabhängig voneinander vererbt werden. Sogar die Anlage für das gleichzeitige Auftreten von Ulcera duodeni und ventriculi bei demselben Patienten unterliegen einer eigenen Vererbung. Dieser ursprünglich von Doll und Kellock ermittelte Vererbungsmodus scheint durch die Daten von Bonnevie bestätigt zu werden [9, 16]: Bonnevie hat nämlich nachgewiesen, daß Ulcera duodeni und ventriculi zusammen 20mal häufiger auftreten als aus dem Auftreten der beiden einzelnen Ulcusformen geschlossen werden kann.

Durch *Zwillingsstudien* läßt sich die Genetik der peptischen Läsionen weiter aufklären: Von einer ausschließlich genetisch bedingten Erkrankung werden im Fall monozygoter Zwillinge stets beide Zwillinge (100prozentige Konkordanz) befallen, während im Fall dizygoter Zwillinge die Konkordanz kleiner ausfällt. Von einer ausschließlich durch Umweltfaktoren ausgelösten Erkrankung werden monozygote ebenso häufig wie dizygote Zwillinge befallen. Tatsächlich beträgt die Konkordanz monozygoter Zwillinge 53% und dizygoter Zwillinge 36% [25]. Diese Zahlen beweisen einen genetischen Einfluß; gleichzeitig zeigen sie, daß für die Ausbildung des peptischen Geschwürs noch zusätzlich Umweltfaktoren verantwortlich sind.

Einen zusätzlichen Beweis für die Bedeutung genetischer Faktoren liefert das Zusammengehen der peptischen Läsionen mit *wohldefinierten genetischen Markern* wie das AB0-Blutgruppensystem, das HLA-System und bekannten Enzympolymorphien: Die beiden Ulcustypen lassen sich durch serologische Befunde voneinander abgrenzen. So haben Träger der Blutgruppe 0 ein um das 1,3fach höhere Risiko, an einem Duodenalulcus zu erkranken, als Träger anderer Blutgruppen [1], während sich eine genetische Prädisposition zum Ulcus ventriculi aufgrund der Zugehörigkeit zu einer bestimmten Blutgruppe bislang nicht genügend sichern läßt. Auch die Beobachtung, daß die Blutgruppenantigene von Ulcus-duodeni-Patienten seltener in den Speichel sezerniert werden („non-secretor") als von Ulcus-ventriculi-Patienten, unterstützt die genetische Heterogenität der beiden Ulcuskrankheiten [13].

Neuere Befunde zur Häufigkeit bestimmter Lymphocytenoberflächenantigene (HLA) bei Ulcuspatienten haben ergeben, daß ein Ulcus duodeni signifikant häufiger bei Trägern des HLA-Antigens B 5 auftritt. Das Vorhandensein dieses genetischen Merkmals bedeutet eine um das 2,9fach stärkere Prädisposition zum Ulcus duodeni gegenüber jemanden, der HLA-B 5-negativ ist [49]. Auch das HLA-Antigen B 12 und das HLA-An-

Tabelle 8. Subklinische Merkmale der Ulcuskrankheit. *UV* Ulcus ventriculi, *UD* Ulcus duodeni

Merkmal	Befund	Ulcustyp
Physiologische Merkmale		
– Magenentleerung	Verzögert	UV
	Beschleunigt	UD
– Säuresekretion	Anzahl der Haupt- und Belegzellen erhöht	UD
	Erhöhte BAO und MAO	UD
	Erniedrigte BAO und MAO	UV
	Erhöhte Gastrinempfindlichkeit	UD
	Erhöht nach Mahlzeiten	UD
– Pepsinogen I	Serumspiegel erhöht	UD
– Duodenogastraler Reflux	Erhöht	UV
– Gastrinsekretion	Nach Mahlzeiten erhöht	UD
– Geschmacksempfindlichkeit	Für Propylthiouracil und Phenylcarbamid verstärkt	UD
Genetische Merkmale		
– AB0-Blutgruppensystem	Prävalenz der 0-Blutgruppe erhöht	UD
– HLA-System	Prävalenz der Antigene HLA B5, B12, BW 35 erhöht	UD
– „secretor-status“	ABH-Antigene werden nicht im Speichel sezerniert	UD
– Acetylcholinesterase	Aktivität in den Erythrocyten und im Serum erniedrigt	UD
– α_1-Antitrypsin	Aktivität erniedrigt	UD
– Glucose-6-phosphat-Dehydrogenase	Aktivität erniedrigt	UD

tigen BW 15 sollen gehäuft bei manchen Ulcus-duodeni-Patienten auftreten [21, 26]. Weiterhin ist das Ulcus duodeni gehäuft mit einer verminderten Aktivität des α_1-Antitrypsins assoziiert (1,4- bis 3,0fach höheres Risiko gegenüber merkmalsfreien Trägern), mit einer erniedrigten Acetylcholinesteraseaktivität im Serum und in den Erythrocyten sowie mit einer erniedrigten Glucose-6-Phosphat-Dehydrogenase-Aktivität [35, 47] (Tabelle 8).

4.2 Multifaktorielle (polygenetische) Vererbung oder genetische Heterogenität?

Zwei mögliche Vererbungsformen werden beim peptischen Geschwür diskutiert: Bei der multifaktoriellen (polygenetischen) Vererbung werden mehrere einzelne, für die Pathogenese des Geschwürs bedeutsame Eigenschaften (Faktoren) getrennt vererbt. Ob jemand ein peptisches Geschwür entwickelt oder nicht, hängt allein davon ab, wieviele der ererbten, ulcerogenen Faktoren bei einer Person zusammentreffen. Wenn eine hinreichende genetische Disposition vorliegt und gleichzeitig exogene Faktoren die Ulcusentstehung begünstigen, wird eine „Ulcusschwelle" überschritten [48]. Bei diesem Modell entspricht das Ulcus dem Ende einer Reihe von pathophysiologischen Ereignissen, die kausal miteinander verbunden sind. Vererbung und Umwelt beeinflussen einzelne Glieder einer einzigen Kausalkette. Borg und Andrén beispielsweise haben die interessante Hypothese aufgestellt, daß eine Herpes-simplex-Infektion der Schleimhaut im oberen Gastrointestinaltrakt der Ausgangspunkt für die Entwicklung einer peptischen Läsion ist und alle anderen genetischen und exogenen Faktoren nur den Verlauf und die Lokalisation der Erkrankung modifizieren [11]. Ihre Hypothese stützt sich u. a. darauf, daß eine Herpes-simplex-Infektion gehäuft Männer und Träger der Blutgruppe 0 befällt, eine jahreszeitliche Schwankung aufweist, meist am Übergang zweier Epithelzonen auftritt und stets an gleicher Stelle rezidivert, und umschriebene Läsionen setzt, die jedoch schwer abheilen, insbesondere wenn sie ständig aggressiven Faktoren ausgesetzt sind. Kirk hat eine ähnliche Hypothese dahingehend aufgestellt, daß ein Ulcus stets an der Übergangszone von Duodenal- und Magenschleimhaut auftritt und daß alle scheinbaren physiologischen Unterschiede zwischen Ulcus duodeni und ventriculi hinsichtlich Gastrinausschüttung, Gastrinempfindlichkeit der Säuresekretion, Säuresekretionsvermögen und Serumspiegel von Pepsinogen I nur Ausdruck der wechselnden Grenzlage zwischen beiden Epithelformen im Magencorpus, -antrum, Pylorus oder im Duodenum sind [32].

Die Hypothese einer genetischen Heterogenität besagt, daß ein Ulcus nur das gleichförmige Endstadium einer Reihe verschiedener Erkrankungen ist, deren genetische Disposition völlig unabhängig voneinander vererbt wird [47, 48]. Mehrere, unabhängige pathophysiologische Kausalketten führen in einer Wechselwirkung von ererbter Disposition und Umweltfaktoren zum einheitlichen Bild eines Magen- oder Duodenalgeschwürs. Die Annahme einer genetischen Heterogenität der Ulcuskrankheit beruht auf drei Sachverhalten: 1. Obwohl eine familiäre Häufung auftritt, läßt sich ein einfacher Vererbungsmodus der Ulcuskrankheit nicht entsprechend den Regeln von Mendel ableiten. 2. Das Ulcus ventriculi und insbesondere das Ulcus duodeni weisen keine einheitliche pathophysiologische Störung auf. Nur ein Teil der Ulcus-ventriculi-Patienten beispielsweise zeigt duodenogastralen Reflux, andere Patienten haben gegenüber Normalpersonen eine erniedrigte Säuresekretion, und bei einer weiteren Gruppe ist das Ulcus in einer gastritisch veränderten Schleimhaut lokalisiert [6, 24, 66]. Beim Ulcus duodeni gibt es Patientengruppen mit einer erhöhten Säuresekretion [31, 66], mit einer beschleunigten Magenentleerung [39, 47] und mit erhöhtem Pepsinogen-I-Serumspiegel [50].

Tabelle 9. Klassifikation der peptischen Läsionen nach den bislang bekannten ätiologischen und genetischen Gesichtspunkten [47]

1. Ulcus im Zusammenhang mit seltenen Erbkrankheiten
   a) Werner-Syndrom
   b) Mastocytose
   c) Ulcus-Tremor-Nystagmus-Syndrom
2. Oesophagitis mit Ulcerationen
3. Magengeschwür
   a) Mit chronischer Gastritis
   b) Nach Aspirin oder Indometacin
4. Kombiniertes Magen- und Duodenalgeschwür
5. Duodenalgeschwür mit erhöhter Serumkonzentration von Pepsinogen I
   a) Ohne postprandiale Hypergastrinämie
   b) Mit postprandialer Hypergastrinämie
   c) In Zusammenhang mit einem „excluded antrum"
   d) In Zusammenhang mit einem „short bowel"
6. Duodenalgeschwür mit normwertigem Serumspiegel von Pepsinogen I
   a) Ohne beschleunigte Magenentleerung
   b) Mit beschleunigter Magenentleerung
7. Duodenalgeschwür im Kindesalter
8. Ulcus, das zusammen mit anderen chronischen Erkrankungen auftritt
   a) Ulcus und chronische, unspezifische Lungenerkrankungen
   b) Ulcus und Urolithiasis (ohne Hyperparathyreoidismus)
   c) Ulcus und Arteriosklerose (Coronarsklerose)
   d) Lebercirrhose
9. Meckel-Divertikel

3. Wenn das Ulcus einer multifaktoriellen bzw. polygenetischen Vererbung unterliegt, sollte die Mehrzahl der Ulcuspatienten hinsichtlich ihrer physiologischen Störungen, ihrer immunologischen und serologischen Merkmale als einheitliche Gruppe imponieren. Statt dessen ergeben die bislang bekannten Merkmale nur Untergruppen innerhalb der Ulcuspopulation. Dieses Argument bedeutet jedoch nicht, daß jedes Merkmal einen eigenen Ulcustyp anzeigt; es ist durchaus möglich, daß einzelne heterogene Ulcustypen multifaktoriell vererbt werden. Rotter hat eine Klassifikation aller peptischen Läsionen nach den bislang bekannten ätiologischen und genetischen Gesichtspunkten versucht [47] (Tabelle 9).

Als weitere Argumente für eine genetische Heterogenität gilt die Assoziation des Ulcus duodeni mit seltenen Erbkrankheiten, sowie die ethnische und klinische Variabilität beider Ulcustypen: Das Ulcus duodeni tritt regelmäßig beim autosomal-dominant vererbten multiplen endokrinen Adenom Typ 1 (Synonyma: MEA, endokrine Polyadenomatose, Werner-Syndrom) auf, bei der rezessiv oder dominant vererbten Mastocytose und beim autosomal-dominant vererbten Ulcus-Tremor-Nystagmus-Syndrom [47]. Das Verhältnis Ulcus duodeni/ventriculi beträgt in den westlichen Nationen ungefahr 3/1, in Indien 19/1 und in Japan 1/2. In Europa sind Blutungen die häufigste Komplikation des Ulcus duodeni, in Indien dagegen die Magenausgangstenose [61]. Klinisch imponiert eine Untergruppe der Ulcus-duodeni-Patienten durch ihr junges Alter, eine positive Familienanamnese, eine Frequenz der 0-Blutgruppe wie in der Normalbevölkerung, eine Symptomarmut und eine gastrointestinale Blutung als Erstmanifestation [34]. Allerdings unterliegen die letzgenannten Faktoren, wie das Verhältnis Ulcus duodeni/ventriculi, die Komplikationsrate und -art, das Manifestationsalter, relativ kurzfristigen historischen Schwankungen, so daß sie nicht unbedingt als Beweis für eine Heterogenität der Ulcuskrankheit gewertet werden können.

4.3 Zusammenfassung

Eine familiäre Prädisposition zum Ulcus duodeni oder Ulcus ventriculi darf heute als gesichert gelten. Beide Anlagen werden getrennt voneinander vererbt. Für das Ulcus duodeni müssen darüber hinaus die Blutgruppe 0, der „non-secretor-status" und das Vorhandensein bestimmter HLA-Antigene als prädisponierend gelten. Bei Patienten mit Ulcera ventriculi konnten dagegen solche genetischen Faktoren bislang nicht nachgewiesen werden. Die bisherigen genetischen Befunde zeigen damit, daß die Vererbung der Ulcuskrankheit nicht einem einfachen Modus folgt, sondern daß die Ulcusdisposition über verschiedene Gene vermittelt wird. Insbesondere für das Ulcus ventriculi sind diese genetischen Faktoren noch ungenügend definiert.

Die Diskussion um eine multifaktorielle Vererbung oder genetische Heterogenität wird sich möglicherweise in einigen Jahren als rein semantisches Problem lösen lassen. Es ist z. Z. nicht eindeutig zu klären, ob nur eine oder mehrere unabhängige Kausalketten zum Ulcus führen. Abgesehen von wenigen seltenen Erbkrankheiten scheint es aber, daß für die Mehrzahl der Ulcustypen weiterhin das Wechselspiel von aggressiven und protektiven Faktoren sowie von ererbter Disposition und Umweltbelastung entscheidend sein wird. Dieses Netz von Kausalbeziehungen zwischen Schleimhauttyp, Zusammensetzung des sezernierten Mucus, Gastrinausschüttung, Säuresekretion, Pepsinsekretion, Schleimhautresistenz und gastroduodenaler Motilität mag dann ebenso als polygenetisch oder genetisch heterogen angesehen werden, je nachdem wie stark pathophysiologische Querverbindungen zwischen den verschiedenen Ulcera betont oder vernachlässigt werden.

Danksagung: A. Sonnenberg wurde durch den Minister für Wissenschaft und Forschung des Landes Nordrhein-Westfalen unterstützt.

Literatur

1. Aird, I., Bentall, H.H., Mehigan, J.A., Roberts, J.A.F.: The blood groups in relation to peptic ulceration and carcinoma on colon, rectum, breast, and bronchus. Br. Med. J. *1954 II*, 315–321
2. Alstedt, G.: The incidence of peptic ulcer in Denmark. Danish Sciences Press, Kopenhagen 1953
3. Bardhan, K.D., Hinchliffe, R.F.C.: The effect of cimetidine on surgery for duodenal ulcer. Lancet *1981 II*, 38
4. Beyers, C.F.: Incidence of surgical diseases among the Bantu races of South Africa. J. Med. Assoc. S. Afr. *1*, 606–612 (1927)
5. Blum, A.L., Siewert, J.R., Halter, F.: Ulkustherapie mit Cimetidin. Dtsch. Med. Wochenschr. *103*, 135–139 (1978)
6. Blum, A.L., Sonnenberg, A., Müller-Lissner, S.A.: Der duodenogastrale Reflux, ein Grenzphänomen zwischen Physiologie und Pathophysiologie des Magens. In: Magen und Magenkrankheiten. Domschke, W., Wormsley, K.G. (Hrsg.), S. 58–69. Stuttgart: Thieme 1981
7. Bonnevie, O.: The incidence of gastric ulcer in Copenhagen county. Scand. J. Gastroenterol. *10*, 231–239 (1975)
8. Bonnevie, O.: The incidence of duodenal ulcer in Copenhagen county. Scand. J. Gastroenterol. *10*, 385–393 (1975)
9. Bonnevie, O.: The incidence in Copenhagen county of gastric and duodenal ulcers in the same patient. Scand. J. Gastroenterol. *10*, 529–536 (1975)
10. Bonnevie, O.: Peptic ulcer in Denmark. Scand. J. Gastroenterol. [Suppl. 63] *15*, 163–174 (1980)
11. Borg, I., Andrén, L.: Herpes simplex as a cause of peptic ulcer. Scand. J. Gastroenterol. [Suppl. 63] *15*, 56–61 (1980)
12. Brown, R.C., Langman, M.J.S., Lambert, P.M.: Hospital admissions for peptic ulcer during 1958–1972. Br. Med. J. *1976 I*, 35–37
13. Clarke, C.A., Cowan, W.K., Edwards, J.W., Howel-Evans, A.W., McConnel, R.B., Woodrow, J.C., Sheppard, P.M.: The relationship of the AB0 blood groups to duodenal and gastric ulceration. Br. Med. J. *1955 II*, 643–646
14. Cooke, S.A.R.: Perforated duodenal ulcer in the black population of Central Johannesburg. Br. J. Surg. *64*, 791–794 (1977)
15. Daten des Gesundheitswesens, Ausgabe 1977. Bonn: Bundesminister für Jugend, Familie und Gesundheit
16. Doll, R., Kellock, T.D.: The separate inheritance of gastric and duodenal ulcers. Ann. Eugen. *16*, 231–240 (1951)
17. Douthwaite, A.H., Lintott, G.A.M.: Gastroscopic observations of the effect of aspirin and certain other substances on the stomach. Lancet *1938 II*, 122–124
18. Duggfan, J.M.: Aspirin in chronic gastric ulcer: An Australian experience. Gut *17*, 378–384 (1976)
19. Dunlop, J.M.: Peptic ulcer in Central Scotland. Scott. Med. J. *13*, 192–201 (1968)
20. Elashoff, J.D., Grossman, M.I.: Trends in hospital admissions and death rates for peptic ulcer in the United States from 1970 to 1978. Gastroenterology *78*, 280–285 (1980)
21. Ellis, A., Woodrow, J.C.: HLA and duodenal ulcer. Gut *20*, 760–762 (1979)
22. Fineberg, H.V., Pearlman, L.A.: Surgical treatment of peptic ulcer in the United States. Trends before and after the introduction of cimetidine. Lancet *1981 I*, 1305–1307
23. Fritsch, A., Sonnenberg, A., Erckenbrecht, J.: Epidemiologie der Ulkuskrankheit in der Bundesrepublik Deutschland 1952–1978. Z. Gastroenterol. *19*, 493 (1981).
24. Gear, M.W.L., Truelove, S.C., Whitehead, R.: Gastric ulcer and gastritis. Gut *12*, 639–645 (1971)

25. Gotlieb-Jensen, K.: Peptic ulcer: Genetic and epidemiologic aspects based on twin studies. Copenhagen: Munksgaard 1972
26. Gough, M.J., Giles, G.R.: HLA antigens in duodenal ulceration. Gut *20*, A919 (1979)
27. Hanscom, D.H., Buchman, E.: Chapter 4 – The follow-up period (of the VA hospitals study on gastric ulcer). Gastroenterology *61*, 585–591 (1971)
28. Harrison, A.R., Elashoff, J.D., Grossman, M.I.: Cigarette smoking and ulcer disease. In: Smoking and health. A report of the Surgeon General, pp. 9.3–9.21. DHEW Publication No. 79–50066. Maryland: Bethesda 1979
29. Hess, H., Würsch, T.G., Killer-Walser, R. et al.: How often does peptic ulcer produce „typical" ulcer symptoms? Acta Hepatogastroenterol. (Stuttg.) *27*, 57–61 (1980)
30. Horn, J., Herfarth, C.: Das Gastarbeiterulkus. Med. Klin. *73*, 1417–1421 (1978)
31. Isenberg, J.I.: Gastric secretion in ulcer disease. In: Advances in ulcer disease. Holtermüller, K.-H., Malagelada, J.-R. (eds.), pp. 243–254. Amsterdam, Oxford, Princeton: Excerpta Medica 1980
32. Kirk, R.M.: Are gastric and duodenal ulcers separate diseases or do they form a continuum? Dig. Dis. Sci. *26*, 149–154 (1981)
33. Kubickova Z., Veseley, K.T.: The value of investigation of the incidence of peptic ulcer in families of patients with duodenal ulcer. J. Med. Genet. *9*, 38–42 (1972)
34. Lam, S.K., Ong, G.B.: Duodenal ulcers, early and late onset. Gut *17*, 169–179 (1976)
35. Lancet Editorial: Duodenal-ulcer inheritance. Lancet *1979 I*, 650–651
36. Langman, M.J.S.: Gastric ulcer: Natural history and treatment. Aust. N. Z. J. Med. [Suppl. 1] *6*, 22–25 (1976)
37. Langman, M.J.S.: The tide of peptic ulcer. Scand. J. Gastroenterol. [Suppl. 63] *15*, 149–156 (1980)
38. Litton, A., Murdoch, W.R.: Peptic ulcer in south-west Scotland. Gut *4*, 360–266 (1963)
39. Malagelada, J.-R., Larach, J.-R.: Gastric motor function in ulcer disease. In: Advances in ulcer disease. Holtermüller, K.-H., Malagelada, J.-R. (eds.), pp. 255–272. Amsterdam, Oxford, Princton: Excerpta Medica 1980
40. Mendeloff, A.I.: What has been happening to duodenal ulcer? Gastroenterology *67*, 1020–1022 (1974)
41. Moshal, M.G., Schlemmer, L., Naidoo, N.K.: Social mobility in African patients with duodenal ulcers. Br. Med. *1978 II*, 1788
42. Moshal, M.G., Schlemmer, L., Mason, J., Naidoo, N.K.: A study of occupational status, responsibility and authority in patients with duodenal ulcers, other gastrointestinal diseases and controls. Scand. J. Gastroenterol. [Suppl. 54] *14*, 31–37 (1979)
43. Moshal, M.G., Spitaels, J.M., Robbs, J.V., MacLeod, I.N., Good, C.J.: Eight-year experience with 3392 endoscopically proven duodenal ulcers in Durban, 1972–1979. Gut *22*, 327–331 (1981)
44. Peden, N.R., Boyd, E.J.S., Wormsley, K.G.: Women and duodenal ulcer. Br. Med. J. *1981 I*, 866
45. Pulvertaft, C.N.: Comments on the incidence and natural history of gastric and duodenal ulcers. Postgrad. Med. J. *44*, 597–602 (1968)
46. Quaquish, I.,Burkhard, H.U., Heilmann, K.L.: Magenerkrankungen bei ausländischen Arbeitnehmern in der Bundesrepublik Deutschland. M. M. W. *121*, 1563–1565 (1979)
47. Rotter, J.I., Grossman, M.I.: Genetic aspects of ulcer disease. In: Advances in ulcer disease. Holtermüller, K.-H., Malagelada, J.-R. (eds.), pp. 7–26. Amsterdam, Oxford, Princeton: Excerpta Medica 1980
48. Rotter, J.I., Rimoin, D.L.: Peptic ulcer disease – a heterogeneous group of disorders? Gastroenterology *73*, 604–607 (1977)
49. Rotter, J.I., Rimoin, D.L., Gursky, J.M., Terasaki, P., Sturdevant, R.A.L.: HLA-B 5 associated with duodenal ulcer. Gastroenterology *73*, 438–440 (1977)

50. Rotter, J.I., Petersen, G.M., Samloff, I.M., McConnell, R.B., Ellis, A., Spence, M.A., Rimoin, D.L.: Genetic heterogeneity of familial hyperpepsinogenemic I and normopepsinogenemic I duodenal ulcer disease. Ann. Intern. Med. *91*, 372–377 (1979)
51. Schanke, K.: Behaviour of gastric and duodenal ulcer in fishing district in north of Norway. Acta. Chir. Scand. [Suppl. 115] *94*, 1–157 (1946)
52. Segall, I., Dubb, A.A., Ou Tim, L., Solomon, A., Sottomayor, M.C.C.G., Zwane, E.M.: Duodenal ulcer and working-class mobility in an African population in South Africa. Br. Med. J. *1978 I*, 469–472
53. Segi, M., Fujisaku, S., Kurichara, M.: Mortality of duodenal and gastric ulcer and its geographical correlation to mortality of gastric and intestinal cancer. Schweiz. Z. Allg. Pathol. *22*, 777–782 (1959)
54. Smith, M.P.: Decline in duodenal ulcer surgery. J. A. M. A. *237*, 987–988 (1977)
55. Sponheim, N.: Incidence and prevalence of peptic ulcer in a part of the country. Nord. Med. *63*, 377–385 (1960)
56. Sonnenberg, A., Kiene, K., Weber, K.B. et al.: Rezidivprophylaxe des Ulcus duodeni mit Cimetidin. Dtsch. Med. Wochenschr. *104*, 725–730 (1979)
57. Sonnenberg, A., Müller-Lissner, S.A., Vogel, E. et al.: Predictors of duodenal ulcer healing and relapse. Gastroenterology *81*, 1061–1067 (1981)
58. Statistisches Bundesamt Wiesbaden (Hrsg.) (1978) Gesundheitswesen – Kranke und unfallverletzte Personen 1976, Ergebnis des Mikrozensus Mai 1976. Wirtsch. Stat. *2*, 113–114, 125–129 (1978)
59. Susser, M.: Causes of peptic ulcer. A selective epidemiologic review. J. Chronic Dis. *20*, 435–456 (1976)
60. Susser, M., Stein, Z.: Civilisation and peptic ulcer. Lancet *1962 I*, 115–119
61. Tovey, F.I.: Peptic ulcer in India and Bangladesh. Gut *20*, 329–347 (1979)
62. Tovey, F.I., Tunstall, M.: Duodenal ulcer in black populations in Africa south of the Sahara. Gut *16*, 564–576 (1975)
63. Vogt, T.M., Johnson, R.E.: Recent changes in the incidence of duodenal and gastric ulcer. Am J. Epidemiol. *111*, 713–720 (1980)
64. Winship, D.: Cimetidine in the treatment of duodenal ulcer. Gastroenterology *74*, 402–406 (1978)
65. Wolf, S.: The psyche and the stomach. A historic vignette. Gastroenterology *80*, 605–614 (1981)
66. Wormsley, K.G., Grossman, M.I.: Maximal histalog test in control subjects and patients with peptic ulcer. Gut *6*, 427–435 (1965)
67. Würsch, T.G., Hess, H., Walser, R. et al.: Die Epidemiologie des Ulcus duodeni. Dtsch. Med. Wochenschr. *103*, 613–619 (1978)
68. Wyllie, J.H., Clark, C.G., Alexander-Williams, J., Bell, P.R.F. Kennedy, T.L., Kirk, R.M., MacKay, C.: Effect of cimetidine on surgery for duodenal ulcer. Lancet *1981 I*, 1307–1308

Kapitel 3

Pathogenese des Ulcus ventriculi

F. HALTER

Unser Wissen über die Pathogenese des Ulcus ventriculi ist trotz intensiver, weltweiter Forschung bis heute bruchstückhaft. Eine einfache, stichhaltige Theorie, welche die Ursache dieser häufigen Leiden klärt, gibt es nicht. Wir kennen jedoch viele Einzelfaktoren aggressiver und defensiver Natur (Abb. 1), deren Bedeutung in der Folge kritisch geprüft werden soll.

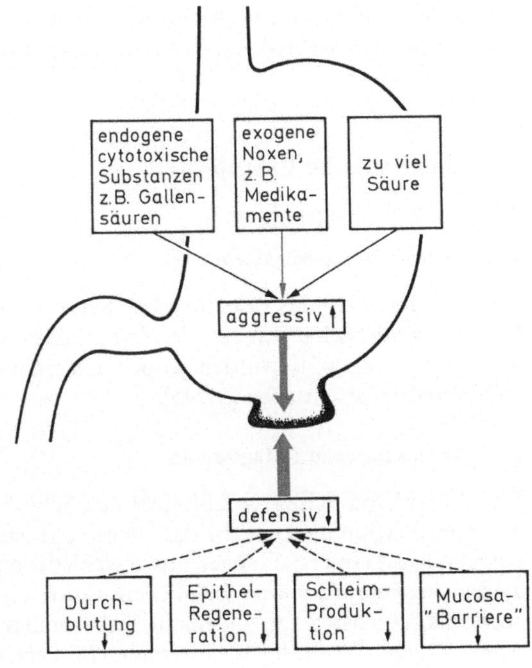

Abb. 1. Pathogenese des Ulcus ventriculi. Gesicherte Mechanismen sind *rot*, fragliche *gestrichelt*, mögliche *schwarz* ausgezogen

Tabelle 1. Einteilung des Ulcus ventriculi nach Johnson et al. [49]

Typ 1	Lokalisation des Ulcus an kleiner Kurvatur und/oder hochsitzend Magensaft: oft hypacid
Typ 2	Ulcus ventriculi + Ulcus duodeni Magensaft: oft hyperacid
Typ 3	Präpylorisches Ulcus Magensaft: oft normacid-hyperacid

1 Definitionen

Ulcus ventriculi: Defekt der Magenschleimhaut, der durch die Muscularis mucosae hindurch bis in die Submucosa reicht. Nach Johnson et al. [49] werden 3 Typen von Ulcus ventriculi unterschieden (Tabelle 1).
Erosion: Defekt der Magenschleimhaut, welcher die Muscularis mucosae nicht durchdringt.
Chronisches Ulcus, chronisch-callöses Ulcus ventriculi: Klinische, schlecht definierte Ausdrücke, mit denen die langsame Abheilung bzw. die entzündlich-bindegewebige Reaktion der Ulcusumgebung beschrieben werden soll.

2 Pathogenetische Prinzipien

2.1 Prinzip I: Magensäure

2.1.1 Argumente pro Magensäure

Schwartz hat 1910 das Prinzip „ohne Säure kein Ulcus" aufgestellt [70]. Dieser Grundsatz hat den Test der Zeit für das Ulcus duodeni voll bestanden. Ganz vereinzelt wurden jedoch Ulcera ventriculi bei gesicherter Achlorhydrie beschrieben [31, 45].

2.1.2 Argumente contra Magensäure

Das Prinzip von Schwartz läßt nicht den Schluß zu, daß eine vermehrte Säureproduktion die Ursache des Ulcus ventriculi sei. Vielmehr hat sich aufgrund von Untersuchungen aus verschiedenen Ländern erwiesen, daß die Magensäureproduktion beim Ulcus ventriculi im Durchschnitt niedriger ist als beim Magengesunden und insbesondere als beim Ulcus duodeni [1, 49, 72, 78]. Wormsley u. Grossman [78] haben allerdings gezeigt, daß sich die individuellen Säurewerte in den drei erwähnten Gruppen stark überschneiden und daß es durchaus auch Ulcera im Bereiche des Magen-

corpus gibt, die mit einer massiven Hyperacidität einhergehen können. Gesamthaft weisen jedoch nur etwa 10% aller Ulcus-ventriculi-Patienten eine Hyperacidität auf [40]. Johnson et. al. [49] haben aufgrund von Untersuchungen der Magensäuresekretion an 5000 Patienten mit Ulcus ventriculi drei verschiedene Typen unterschieden (Tabelle 1). Typ I (57% aller Fälle) entspricht dem klassischen Ulcus ventriculi mit Lokalisation im Bereich der kleinen Kurvatur. Diese Patienten weisen im Mittel hypacide Werte auf, im Gegensatz zu den Ulcera von Typ II – Patienten mit kombiniertem Ulcus duodeni und Ulcus ventriculi – und Typ III – Patienten mit präpylorischem Ulcus.
Diskutiert wurde in den letzten Jahren, ob die Aciditätsverminderung als eine Folge der – auch im Tierexperiment nach Mucosaschädigung beobachteten – Rückdiffusion von Säure (s. Abschn. 2.2) – zu betrachten sei. Da jedoch die Patienten mit Ulcus ventriculi fast obligat an einer chronischen Gastritis leiden (s. Abschn. 2.3), ist eine Verminderung der Parietalzellen als Ursache der Hypacidität eine viel näherliegende Erklärung. Würde die Säurerückdiffusion bei der Pathogenese des Ulcus ventriculi eine wesentliche Rolle spielen, so wäre zu erwarten, daß die Acidität nach der Heilung des Ulcus gegenüber der Sekretion im Schub zunehmen würde. Boyle et al. [10], welche dieser Frage speziell nachgegangen sind, fanden indessen keine Unterschiede in der Magensäuresekretion innerhalb und außerhalb des Schubes eines Ulcus ventriculi.

2.1.3 Synopsis

Wir nehmen an, daß der Magensäure bei der Ätiologie des Ulcus ventriculi keine primäre Rolle zukommt. Sie ist vielmehr eine notwendige Voraussetzung zur Ulcusentstehung und kann als permissiver Faktor gewertet werden.

2.1.4 Therapeutische Konsequenzen

Es wird immer wieder argumentiert, daß eine Reduktion der Magensäure beim Ulcus ventriculi kein sinnvolles Konzept darstelle, da die Acidität bei dieser Patientengruppe sowieso erniedrigt sei. Man kann andererseits auch postulieren, daß die beim Magenulcus durch die chronische Gastritis geschädigte Schleimhaut auf die Säurennoxe besonders anfällig und deshalb eine Säureausschaltung speziell erforderlich sei. In diesem Sinne spricht die Beobachtung, daß Ulcera ventriculi weniger gut auf eine Cimetidintherapie ansprechen als Ulcera duodeni [40]. Die Beobachtungen von Scheurer et al. [67], daß die Magenulcera dieselbe spontane Heilungsgeschwindigkeit aufweisen wie Duodenalgeschwüre, spricht jedenfalls dafür, daß zumindest die Spontanheilungsrate nicht in direkter Abhängigkeit zum Aciditätsgrad steht.

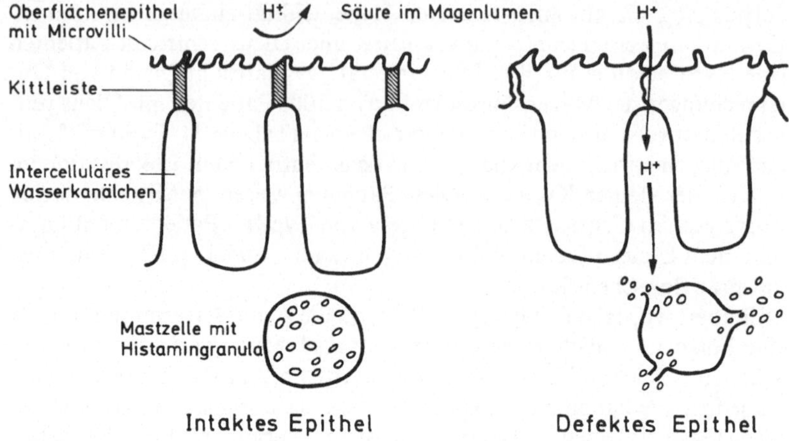

Abb. 2. Schematische Darstellung der Zellen des Oberflächenepithels im Magencorpus mit intakten bzw. defekten Kittleisten. Der Defekt bewirkt eine erhöhte Durchlässigkeit für Säure (H^+)

2.2 Prinzip II: Magenschleim – Schleimhautbarriere – Rückdiffusion von Säure (Abb. 2)

2.2.1 Argumente pro Magenschleim und Schleimhautbarriere als Schutzfaktor

2.2.1.1 Magenschleimproduktion und Cytoprotektion

Verschiedene Faktoren können die Resistenz der Schleimhaut gegen endogene und exogene Noxen schützen, u. a. die Schleimproduktion durch die Oberflächenzellen der Mucosa. Die Schutzwirkung des Magenschleims ist jedoch noch weitgehend ungeklärt. Claude Bernard vermutete bereits 1856 [2], daß die Magenschleimhaut über die Mucosa eine Schutzschicht bilde, die für Säure und andere Noxen gleich undurchlässig sei wie Porzellan. Spätere Studien haben jedoch gezeigt, daß Säure und Pepsin, vor allem bei tiefem pH, durch den Mucus penetrieren können, daß aber diese Diffusion verzögert erfolgt [11]. Der Magenschleim ist ein Polymer aus vier Glykoproteinuntereinheiten [13]. Depolymerisation, entweder durch peptische Digestion oder durch Aufsplitterung der Sulfhydrylbrücken verunmöglichen eine Gelbildung dieser Glykoproteine. Wir wissen heute auch, daß die schleimproduzierenden Oberflächenzellen auch in der Lage sind, Bicarbonat zu sezernieren [36]. Die Bicarbonatabgabe dürfte zur Stabilisierung des Gels beitragen [11]. Es gibt zunehmende Anhaltspunkte dafür, daß Prostaglandine bei der Schleimproduktion von wichtiger Bedeutung sind. Prostaglandine, vor allem vom Typ des Prostacyclins, werden innerhalb der Magenschleimhaut in großen Mengen produziert [66]. Verschiedene Prostaglandine sind imstande, die Magensäuresekretion bei parenteraler und peroraler Applikation stark zu hemmen [65]. Sie sind aber auch in der Lage, die Magenschleimhaut gegen eine Reihe von exogenen Noxen, wie Hitze, konzentrierten Alkohol, konzentrierte Säure und Baselösungen, zu schützen [66]. Obwohl die Mechanismen dieses als Cytoprotektion bekannten Phänomens nicht voll geklärt sind, wissen wir, daß eine orale Gabe von Prostaglandinen die Schleimsekretion stark stimuliert [8]. Offen ist allerdings die Frage, ob diese Schleimsekretion lediglich ein Begleitphänomen der Prostaglandinapplikation oder ein zentrales Moment der Cytoprotektion darstellt. Feststeht, daß die Cytoprotektion nicht an die säureninhibierende Wirkung der Prostaglandine gebunden ist, da dieser Effekt auch mit Dosen nachweisbar ist, die nicht imstande sind, die Säuresekretion zu verändern. Auch können Prostaglandine cytoprotektiv wirken, die nicht in der Lage sind, die Magensekretion zu inhibieren [66].

2.2.1.2 Schleimhautbarriere

Einen weiteren wichtigen antiaggressiven Schutzfaktor stellt die spezifische Struktur des Schleimhautoberflächenepithels dar.

Die Zellen des Oberflächenepithels besitzen lumenwärts eine zu Mikrovilli aufgeworfene, für Wasserstoffionen kaum durchlässige Zellmembran, während die Membranen der Seitenwände, welche die intercellulären Wasserkanälchen umschließen, gut durchlässig sind. Zwischen Oberfläche und Seitenwänden liegen die Kittleisten, welche die Zellen miteinander verbinden und den Ort des passiven Ionenaustausches darstellen. Im Magencorpus sind die Kittleisten für Ionen geringgradig, im Antrum etwas stärker durchlässig (Abb. 2). Die relative Undurchlässigkeit ist von großer Wichtigkeit, weil dadurch das Rückwandern von Säureionen aus dem Lumen in die Schleimhaut auf ein Minimum beschränkt wird. Dies ist beim Konzentrationsgradienten der Acidität von Magenlumen zum Blut von 1:1 000 000 von großer Wichtigkeit. Die kontinuierliche Schleimsekretion der Oberflächenzellen reduziert zudem die Schädigung der Zellen durch Reduktion der Kontaktzeit der Säure mit der Zelloberfläche [23]. Von großer Bedeutung ist auch die dauernde Erneuerung der Oberflächenzellen, deren Lebensdauer bloß 4 Tage beträgt [76].

Davenport [20, 21] zeigte am Hundemagen, daß Fettsäuren, Acetylsalicylsäure, Harnstoff und Gallensalze die Schleimhautbarriere schädigen und eine Rückdiffusion von Säure bewirken. Gleichzeitig ließen sich unter diesen experimentellen Bedingungen profuse Blutungen aus der Magenschleimhaut beobachten. Davenport nimmt an, daß die rückdiffundierte Säure die Mastzellen schädigt, was zu einer Histaminfreisetzung und in der Folge zu einem Ödem und zu Blutungen in der Schleimhaut führt. Infolge ihrer detergierenden Wirkung zerstören die Gallensäuren

die lipidlösliche Schleimhautbarriere. Besonders mucosaschädigend ist als weiterer Bestandteil der Galle das Lysolecithin [22], das durch Hydrolyse aus Lecithin entsteht.
Overholt u. Pollard [61] fanden als erste Hinweise dafür, daß die Magensäure beim Ulcuspatienten im Gegensatz zum Gesunden durch die Magenschleimhaut rückresorbiert werden kann. Chapmann et al. [12] stellten eine leichte Abnahme des Grades der Rückdiffusion nach Heilung des Ulcus fest. Ivey et al. [46] prüften die Frage der Mucosaschädigung als erste und so weit bekannt als einzige an gesunden Versuchspersonen. Sie instillierten 200 ml 5–5,5 mmol Lösungen von angesäuerter Galle in den Magen. Während die Kontrollen im Durchschnitt 1,4 mmol Säure produzierten, führte die Galleinstallation zu einer H^+-Ionen-Rückdiffusion von 3,12 mmol.

2.2.2 Argumente contra Schleimhautbarriere

2.2.2.1 Argumente contra Magenschleim als Schutzfaktor

Obwohl der Schleim als Schutzfaktor und das Phänomen der Cytoprotektion ein potentiell wichtiges pathopysiologisches Prinzip darstellen, gibt es keine Beweise, daß eine Störung der Schleimsekretion bzw. der Cytoprotektion bei der Entstehung eines chronischen Ulcus ventriculi eine direkte Rolle spielen. Insbesondere gibt es keine Hinweise für eine lokalisierte Störung des cytoprotektiven Prinzips, welche ja vorhanden sein müßte, um die umschriebene Entstehung des Ulcus ventriculi erklären zu können.

2.2.2.2 Argumente contra Säurerückdiffusion

Neuerdings wird die Rolle der Rückdiffusion von Säure beim Menschen stark angezweifelt. Thyodleifsson u. Wormsley [74] und auch Whitfield u. Hobsley [77] vermuten, daß der Säureverlust eher durch Reflux von Duodenalinhalt mit entsprechenden Dilutions- und Neutralisationseffekten zu erklären ist.

2.2.3 Synopsis

Die attraktive Hypothese einer Schleimhautschädigung durch verstärkte Säurerückdiffusion ist beim Menschen unbewiesen. Falls der Mechanismus überhaupt eine wichtige Rolle spielt, stellt er höchstens ein Glied in der Kette dar, welche mit dem Einwirken einer Noxe vom Magenlumen her beginnt. Die Hypothese der verstärkten Rückdiffusion hängt somit eng mit der Gallenrefluxhypothese zusammen (s. Abschn. 2.3). Eine andere Alternative wäre eine primäre Störung der Schleimproduktion und Zellteilung, wodurch eine minderwertige Barriere entstünde. Primäre Störungen dieser Art sind nicht bekannt.

2.2.4 Therapeutische Konsequenzen

Aus verschiedenen kontrollierten Studien geht hervor, daß das Liquiritiumderivat Carbenoxolon Ulcera ventriculi beschleunigt zur Abheilung bringen kann [25, 26, 43]. Obwohl der Wirkungsmechanismus des Carbenoxolon noch nicht voll geklärt ist, konnte gezeigt werden, daß diese Substanz den bei der Ulcuskrankheit erhöhten Zell-turnover des Oberflächenepithels weitgehend normalisiert und daß die Schleimproduktion verbessert werden kann. Beide Faktoren sollen die Abwehr gegen die Säure und andere Noxen fördern [27,28]. Offen ist allerdings die Frage, ob die Änderung des Zell-turnovers und der Schleimproduktion wirklich antiulcerogen ist oder ob es sich dabei um zufällige Nebeneffekte der Carbenoxolontherapie handelt. Jedenfalls gibt es auch unter der Carbenoxolontherapie viele Versager. Es wäre wünschenswert zu prüfen, ob sich die Heilungseffekte von Histamin-H_2-Antagonisten und von Carbenoxolon beim Ulcus ventriculi potenzieren.
Medikamente, welche möglicherweise die Schutzfaktoren fördern, sind das – allerdings klinisch nicht verwendete – Amylopectinsulfat [79] und das Trikalium-dictrato-wismutat [58]. Vor allem aus der Erforschung der Wirkungsweise von Wismutsalzen dürften sich neue Einsichten in die Ulcuspathogenese ergeben. Neuerdings wird vermutet, daß sowohl Carbenoxolon wie auch Wismutsalze imstande sind, cytoprotektive Mechanismen in Gang zu setzen. Dieses letztlich eindeutig zu belegen, dürfte schwierig sein, solange die Grundmechanismen des cytoprotektiven Prinzips ungeklärt sind [57].

2.3 Prinzip III: Gallenreflux – Pylorusinsuffizienz – chronische Gastritis/Refluxtheorie nach Du Plessis (Tabelle 2)

2.3.1 Argumente pro Gallenreflux

Bei Patienten mit Ulcus ventriculi wird häufiger ein Reflux von Galle und Lysolecithin in den Magen angetroffen als beim Gesunden [4, 14, 15, 32, 40]. So fand Du Plessis [32] bei Kontrollpersonen im allgemeinen Gallenkonzentrationen unter 5 mg pro 100 ml, währenddem beim Ulcuspatienten Werte von 50 mg pro 100 ml z. T. überschritten werden. Ähnliche Resultate erzielten später verschiedene Arbeitsgruppen [4,64]. Gallensäure und das unter der Wirkung von Phospholipase aus Lecithin gebildete Lysolecithin sind cytotoxische Substanzen.
Für den Gallenreflux wurde verschiedentlich eine Inkompetenz des Pylorus verantwortlich gemacht. Valenzuela et al. [75] fanden einen erniedrigten Basaldruck des Pylorussphincters bei Patienten mit Magenulcus. Fisher et al. [33–35] machten ein vermindertes Ansprechen des Pylorus auf exogenes oder endogenes Secretin und Cholecystokinin für die Pylorus-

Tabelle 2. Reflux- und Rückdiffusionstheorie. Gesicherte Mechanismen sind rot, mögliche schwarz ausgezogen

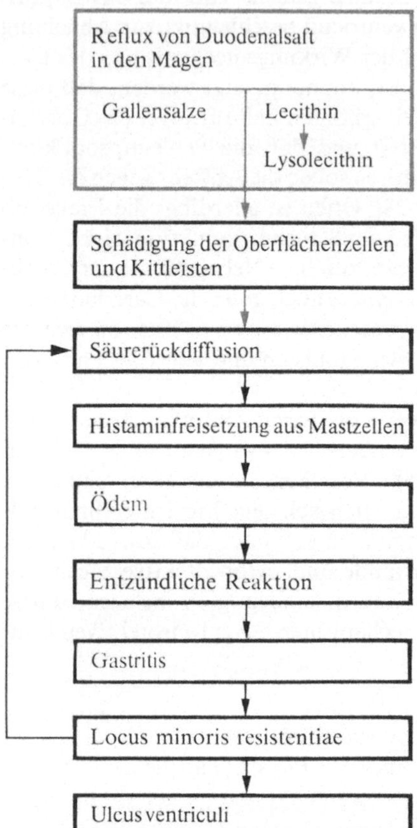

dysfunktion verantwortlich. Nach Heilung des Ulcus fanden sie eine partielle Normalisierung. Nach Acidifikation des Duodenums ließ sich der Pylorus durch intraduodenale Applikation von Aminosäuren und Oleaten stimulieren, was im akuten Ulcusschub nicht möglich war [33]. Diese Autoren vermuten deshalb, daß das beim Ulcus ventriculi im allgemeinen erhöhte Serumgastrin im Duodenum die Freisetzung von Cholecystokinin und Secretin hemmt.

Die Folge des Gallenrefluxes ist möglicherweise eine vom Pylorus nach cranial aufsteigende Gastritis. Das Prädominieren einer Gastritis in Resektionspräparaten von Ulcusmägen war bereits in der ersten Hälfte dieses Jahrhunderts bekannt [51]. Es ist das spezielle Verdienst von Du Plessis [32], als erster die Frage eines möglichen Zusammenhangs zwischen

Gallenreflux und chronischer Gastritis bei der Pathogenese des Ulcus ventriculi systematisch erforscht zu haben. In 55 von 75 Resektionsmägen fand er eine chronische Gastritis. Seine Beobachtungen ergaben, daß das Magenulcus nicht in normaler Schleimhaut vorkommt, sondern fast immer im Übergangsbereich Corpus-Antrummucosa bzw. unmittelbar distal dieser Zone. Die Gastritis war im Antrum stärker ausgeprägt als im Corpusbereich und erreicht den höchsten Grad bei kardianahen Ulcera. Entsprechend war die Magensekretion um so niedriger, je näher das Ulcus zur Kardia lokalisiert war. Da er bei diesen Patienten einen vermehrten Gallenreflux fand, äußerte er die Vermutung, daß die Gastritis mit der Regurgitation von Galle ursächlich im Zusammenhang stehe und sich vom Pylorus in Richtung Kardia ausbreite. Die Beobachtung von Du Plessis [32] wurde mittels endoskopischer Stufenbiopsien bei 200 Patienten mit Ulcus ventriculi von Stadelmann et al. bestätigt [72]. Bei 176 Untersuchungen der Schleimhaut um das Ulcus fanden diese in keinem Fall Fundusmucosa. Bestätigt wurde auch die pylorokardiale Expansion der Gastritis. So wurde eine atrophische Gastritis beim Ulcus im Angulusbereich nur in 16% der Fälle angetroffen, beim Ulcus im mittleren Corpus betrug dieser Prozentsatz 64% und in der subkardialen Region 83%.
Diese Beobachtungen sind mit der bereits 1959 von Oi et al. [59] gemachten Feststellung zu vereinbaren, daß die Lokalisation des Ulcus ventriculi nicht von Zufallskriterien abhängt, sondern stets im Bereich der Übergangszone zwischen Corpus und Antrumschleimhaut erfolgt, wobei diese Grenzlinie, je nach Ausmaß der Gastritis, relativ pylorusnahe oder bereits hoch oben in der Nähe der Kardia liegen kann. Oi et al. schließen aus ihren Beobachtungen, daß die Übergangszone einem Locus minoris resistentiae entspricht. Dieselbe Arbeitsgruppe fand, daß der Magen in dieser Übergangszone durch das Überkreuzen von Muskelfasern vermehrt mechanisch belastet wird [60].
Alle diese Beobachtungen lassen sich mit der Gallenrefluxtheorie von Du Plessis in Einklang bringen.

2.3.2 Argumente contra Gallenreflux

Kein einziges Argument der Gallenrefluxhypothese ist unwidersprochen. Obwohl der Gallenreflux beim Patienten mit Ulcus ventriculi angeblich im Mittel höher liegt als bei Kontrollpersonen, wurden doch bei manchen Ulcusträgern auch normale Werte gefunden [4, 32, 64]. In einigen Studien wurde überhaupt kein erhöhter duodenogastraler Reflux bei Patienten mit Ulcus ventriculi beobachtet [7]. Black et al. [4] haben im übrigen festgestellt, daß die Menge des Gallenrefluxes nach der Ulcusheilung nicht abnimmt – ein weiteres gewichtiges Argument gegen die Bedeutung dieser Mechanismen.

Eine angebliche Pylorusinkompetenz wurde bisher entweder mit grobradiologischen Methoden oder mit manometrischen Techniken von fragwürdiger Zuverlässigkeit und klinischer Relevanz nachgewiesen [50]. Grundsätzlich ist die Frage, ob dem Pylorus beim Menschen eine eigentliche Pylorusfunktion zukommt, sicher noch offen. Ungeklärt ist ferner, ob Gallensäuren und Lysolecithin bei der Ulcuspathogenese bzw. bei der Entstehung der chronischen Gastritis kausal beteiligt sind. Beim Hund führt eine chronische Applikation von Galle zu wesentlich geringeren Schleimhautschädigungen als die akute Exposition. Dies bedeutet, daß Adaptionsmechanismen bestehen, wahrscheinlich im Sinne eines cytoprotektiven Mechanismus [66]. In diesem Sinne spricht auch die Entwicklung einer der Mucosa fest anhaftenden dicken Schleimmembran bei Hunden mit Cholecystogastrostomie [69].
Trotz erfolgreicher Umkehr der Peristaltik durch Retropacing ist es der Arbeitsgruppe von Code (1977, persönliche Mitteilung) nicht gelungen, beim Hund Magenulcera zu erzeugen. Am Menschen ist die Produktion einer chronischen Gastritis durch duodenogastralen Reflux bisher nie schlüssig belegt worden. Gear et al. [37] fanden zudem, daß die Gastritis nach Abheilung des Ulcus weiterbesteht bzw. auch zunehmen kann. Auch erklärt die Refluxtheorie nicht, warum Ulcera im Magencorpus bei Status nach Gastroenterostomie oder nach partieller Gastrektomie nur selten auftreten. Hoare et al. [42] fanden bei solchen Patienten keine Korrelation zwischen dem Grad des Refluxes von Gallensäuren und der Ausdehnung der Gastritis. Sollte der Reflux wirklich für die Ulcuskrankheit verantwortlich sein, so wäre auch zu erwarten, daß die Ulcera eher multipel auftreten würden. Diese Hypothese ist schwer mit der, den Endoskopikern geläufigen Beobachtung [41] zu vereinbaren, daß bei multiplen Magenulcera das eine abheilen und das andere an Größe zunehmen kann. Schließlich fehlt beim Ulcus ventriculi die Gastritis gelegentlich, so in 7 von 43 operierten Patienten in der Studie von MacDonald [56] und bei 5 Corpusulcera in einer endoskopischen Studie von Lechner u. Harbisch [52]. Es gilt auch zu bedenken, daß die Incidenz der chronischen Gastritis im Alter zunimmt [71] und daß Magengeschwüre vor allem bei älteren Patienten gefunden werden. Die Gastritis könnte somit aufgrund ihrer altersbedingten Häufigkeit ein bei Ulcuskranken scheinbar typischer Befund sein. Möglicherweise verursacht der Reflux keine Gastritis, sondern ein Schleimhauterythem [42].

2.3.3 Synopsis

So interessant die Gallenrefluxtheorie ist und so viele Argumente auch immer für sie aufgeführt werden können, so läßt sie doch viele Fragen offen, so daß zum jetzigen Zeitpunkt nur der Schluß zulässig ist, daß diese Hypothese letztlich als unbewiesen zu betrachten ist.

2.3.4 Therapeutische Konsequenzen

Ein therapeutischer Angriffspunkt ergibt sich durch Inaktivierung der Galle mittels des Chelatbildners Colestyramin. Ein kontrollierter klinischer Versuch mit dieser Substanz fiel indessen negativ aus, möglicherweise deshalb, weil Colestyramin bei saurem pH nicht voll wirksam ist [5]. Metoclopramid vermindert den Gallenreflux. Diese Substanz hat sich beim Ulcus ventriculi in einigen kontrollierten Studien als wirkungsvoll erwiesen [44]. Angesichts der zahlreichen Angriffspunkte von Metoclopramid ist es jedoch nicht bekannt, ob seine Antirefluxwirkung von therapeutischem Nutzen ist.

2.4 Prinzip IV: Gastrale Stase

2.4.1 Stasetheorie nach Dragstedt (Tabelle 3)

Eine der ältesten Theorien der Pathogenese des Ulcus ventriculi ist die Stasetheorie nach Dragstedt et al. [29, 30]. Diese Autoren vermuten eine gestörte Magenentleerung mit konsekutiver Hypergastrinämie und Hyperacidität als Ursache des Magenulcus (Tabelle 2). Dieser Hypothese liegen Beobachtungen nach trunculärer Vagotomie ohne Pyloroplastik zugrunde, wobei 23 von 148 Patienten eine gestörte Magenentleerung aufwiesen. In 7 Fällen entwickelte sich ein Ulcus ventriculi [30]. Es ist möglich, daß diese Mechanismen unter besonderen Umständen, so beim Vorliegen einer Pylorusstenose als Folge eines Ulcus duodeni (Typ II nach Johnson), sekundär am Auftreten eines Ulcus ventriculi beteiligt sind. Vieles spricht jedoch dafür, daß ein gewöhnliches Ulcus nicht auf dieser Grundlage entsteht. Es sei erinnert (s. Abschn. 1.1), daß die Acidität des Ulcus ventriculi im allgemeinen eher vermindert ist. Zwar sind die Serumgastrinwerte erhöht, doch ist die Hypergastrinämie eine Folge der verminderten Säuresekretion, die ihrerseits mit einer Abnahme der Parietalzellen als Folge der chronischen Gastritis im Zusammenhang steht. Auch ist die Magenentleerung beim unkomplizierten Ulcus ventriculi kaum gestört [39, 46, 63].

2.4.2 Pyloroantrale Wandabnormität als Ulcusursache (Hypothese nach Liebermann-Meffert und Allgöwer) (Tabelle 4)

Diese Arbeitsgruppe beobachtete bei systematischer anatomischer Untersuchung der Magenwand an 77 Resektionspräparaten von Patienten mit Ulcus ventriculi im Antrum und Pylorusbereich eine unregelmäßig ausgebildete Verdickung aller Wandschichten (Tabelle 4). Diese Veränderun-

Tabelle 3. Gastrale Stase-Theorie. Gesicherte Mechanismen sind rot, fragliche gestrichelt, mögliche schwarz ausgezogen

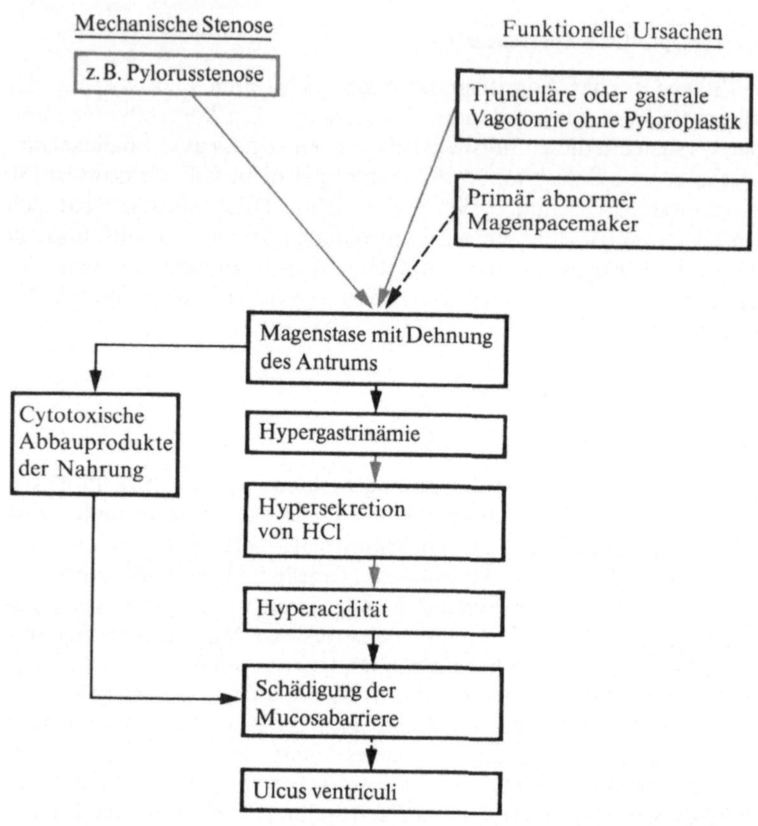

gen betreffen vor allem das Muskelgewebe, wobei zudem herdförmige Narben gefunden wurden, bei denen die Autoren annehmen, daß es sich um ein ischämisches Geschehen als Folge zu starker Muskelkontraktionen handle. Gleichzeitig wurden degenerative Veränderungen an den intramuralen Ganglienzellen mit Reduktion der Zahl bis zur Hälfte festgestellt [53, 54].

Da die Verdickung der Antralwand i. allg. herdförmig und bei Patienten mit einer eigentlichen Pylorussklerose weniger ausgeprägt war, lassen sich die Befunde nicht zur Stützung der Dragstedt-Hypothese verwenden. Ob sie überhaupt mit einer Motilitätsstörung vergesellschaftet sind und nicht einfach die organische Folge der Ulcuskrankheit darstellen, ist vorderhand unbekannt.

Tabelle 4. Gestörte Motilität und pyloroantrale Wandabnormität als Ulcusursachen. Gesicherte Mechanismen sind rot, fragliche gestrichelt, mögliche schwarz ausgezogen

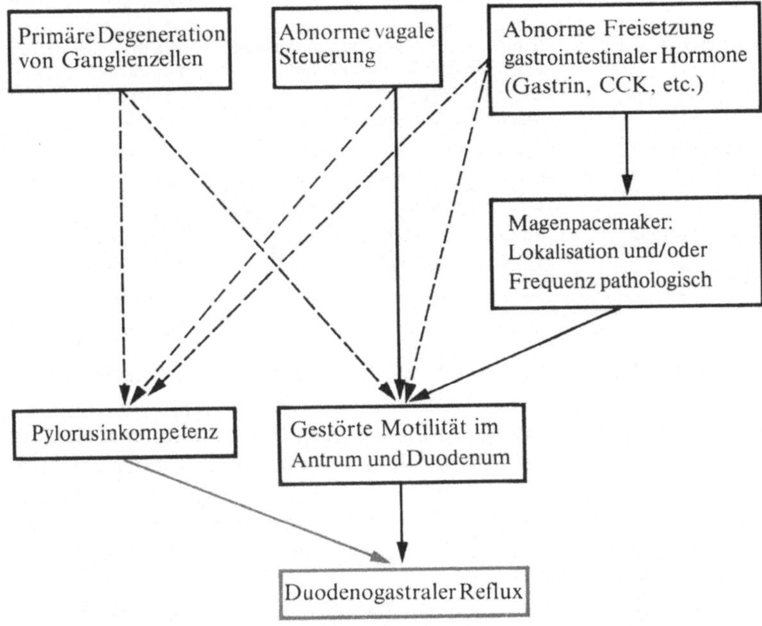

2.5 Prinzip V: Medikamente und andere exogene Noxen (Tabelle 5)

2.5.1 Medikamente

Einer Vielzahl von Medikamenten wird nachgesagt, für die Entstehung peptischer Geschwüre verantwortlich zu sein. Die wichtigsten sind Corticosteroide, Indometacin, Phenylbutazon und Salicylate. Es gilt aber zu bedenken, daß das Ulcusleiden eine besondere häufige Erkrankung darstellt, so daß es schwierig ist, den Beweis zu erbringen, daß eine Assoziation kausal und nicht zufällig ist. Für die Salicylate ist ein kausaler Zusammenhang am wahrscheinlichsten. Aspirin wurde für die Entstehung eines speziellen Ulcustyps verantwortlich gemacht. Die von MacDonald [56] beschriebenen Magenulcera bei Patienten ohne Antrumgastritis (s. Abschn. 1.3.4) wurden bei Patienten mit Aspirinabusus gefunden. An der Ostküste Australiens, wo besonders viele Salicylate konsumiert werden, ist die Ulcusincidenz bei den aspirinkonsumierenden Frauen besonders hoch [3, 38]. Es ist wahrscheinlich, daß sich die Magenschleimhaut i. allg. gegen chronische Aspirinexposition besser schützen kann als gegen eine akute Einwirkung, wahrscheinlich als Folgeentwicklung von cyto-

Tabelle 5. Ulcerogene Medikamente

Medikament	Art der Schädigung	Klinische Relevanz
1) Acetylsalicylsäure	Hemmung der Prostaglandinsynthese, Zerstörung der Kittleisten und Zellmembranen, Störung der Schleimzusammensetzung	Wichtig bei akuten hämorrhagischen Erosionen
2) Indometacin	Grundsätzlich ähnlich wie bei 1)	Umstritten
3) Corticosteroide	Hemmung der Zellregeneration, evtl. Störung der Schleimzusammensetzung?	Umstritten
4) Phenylbutazon	Unbekannt, ähnlich wie 1)?	Umstritten
5) Reserpin	Unbekannt; Mastzelldegranulation?	Umstritten

protektiven Mechanismen [62]. Die Erhöhung der Cytoprotektion durch perorale Applikation von kleinen Prostaglandindosen vom Typ E_2 scheint in der Lage zu sein, die Incidenz von Streßulcusblutung nach langzeitiger Applikation von Aspirin [17] und Indometacin [47] wesentlich zu verringern.

Bei den anderen oben erwähnten Medikamenten scheint eine Assoziation zwischen Auftreten von Magenulcera und dem betreffenden Pharmakon eher zufällig zu sein [19]. Insbesondere gilt dies für die Corticosteroide, die während langer Zeit als besonders ulcerogen betrachtet wurden [18].

2.5.2 Ulcus, eine Viruskrankheit?

Von dänischen Autoren [9] wurde die Vermutung geäußert, daß es sich bei der Ulcuskrankheit um ein Leiden handeln könnte, das durch eine Herpes-simplex-Virusinfektion bedingt sei. Diese Hypothese basiert auf der Beobachtung, daß peptische Ulcera, ähnlich wie der Herpes simplex labialis, praktisch immer an der gleichen Stelle rekurrieren. Gleich wie die Herpesläsion bleibt die Läsion praktisch immer lokal begrenzt, verläuft aber in Schüben. Obwohl die Herpesläsion auf der Haut praktisch nur oberflächliche Läsionen macht, steht fest, daß Ulcerationen entstehen, wenn eine solche Läsion mit korrodierenden Substanzen behandelt wird, welche histologisch sehr an peptische Ulcera erinnern. Es dürfte sich lohnen, diese Hypothese weiter zu evaluieren.

2.5.3 Rolle des Rauchens

Doll et al. [24] fanden eine signifikante Assoziation zwischen Ulcus ventriculi und Nicotinabusus mit verzögerter Heilungstendenz. Es ist deshalb anzunehmen, daß das Rauchen als ein zusätzlicher Risikofaktor beim Ulcus ventriculi zu betrachten ist.

3 Schlußfolgerungen

Hypacidität, Gallenreflux und chronische Gastritis sind wohldokumentierte Phänomene beim Ulcus ventriculi. Vieles spricht dafür, daß es sich dabei um Begleiterscheinungen der Ulcuskrankheit handelt, die zwar interessante Aspekte zur Ulcuspathogenese aufzeigen, ohne daß sie erklären, warum das Ulcus letztlich entsteht und warum es häufig ohne Therapie abheilt, um später fast obligat zu rezidivieren. Bei diesem bruchstückhaften Wissen erstaunt es nicht, daß wir heute noch weit entfernt sind von einer definitiven Lösung der therapeutischen Probleme des Ulcus ventriculi.

Mögliche therapeutische Angriffspunkte aus unserem Wissen über die Ulcuspathogenese ergeben sich in der Kontrolle der Säuresekretion, der Beeinflussung der Schutzfaktoren der Magenmucosa und der Kontrolle des Gallenrefluxes.

Literatur

1. Aukee, S.: Gastritis and acid secretion in patients with gastric ulcers and duodenal ulcers. Scand. J. Gastroenterol. *7*, 567–574 (1972)
2. Bernard, C.: Leçons de physiologie expérimentale appliqué à la médicine, vol. II, pp. 406–418. Paris: Bailliere 1856
3. Billington, B.P.: Gastric ulcer, age, sex and a curious retrogression. Aust. Ann. Med. *9*, 111–112 (1960)
4. Black, R.B., Roberts, G., Rhodes, J.: The effect of healing on bile reflux in gastric ulcer. Gut *12*, 552–558 (1971)
5. Black, R.B., Rhodes, J., Davies, G., Gravelle, H., Sweetman, P.: A controlled clinical trial of colestyramine in the treatment of gastric ulcers. Gastroenterology *61*, 821–825 (1971)
6. Blum, A.L. Siewert, J.-R., Halter, F.: Ulcustherapie mit Cimetidin. Deutsch. med. Wochenschr. *103*, 135–139 (1978)
7. Blum, A.L., Sonnenberg, A., Müller-Lissner, W.: Der duodenogastrale Reflux, ein Grenzphänomen zwischen Physiologie und Pathophysiologie des Magens. In: Magen- und Darmkrankheiten. Domschke, W., Wormsley, K. Stuttgart: Thieme 1981
8. Bolton, J.P., Palmer, C., Cohen, M.M.: Stimulation of mucus and nonparietal cell secretion by the E_2-prostaglandins. Dig. Dis. *23*, 359–364 (1978)
9. Borg, L., Andrén, L.: Herpes simplex virus as a cause of peptic ulcer. Scand. J. Gastroenterol [Suppl. 63], *15*, 56–61 (1980)
10. Boyle, J.M., Hurwitz, A.L., Jones, R.S., Mansbach, Ch.M.II: Gastric ulcer of healing on gastric acid secretion and fasting serum gastrin levels. Am. J. Dig. Dis. *22*, 1037–1039 (1977)
11. Carter, D.C.: Aetiology of peptic ulcer. In: Scientific Foundations of gastroenterology. Sircus, W., Smith, A.N. (eds.), pp. 344–375. Philadelphia: Saunders 1980
12. Chapman, W.M., Werther, J.L., Rudick, Y., Janowitz, H.: Pentagastrin infusion – glycine instillation as a measure of acid absorption in the human stomach: Comparison to an instilled acid load. Gastroenterology *63*, 962–972 (1972)
13. Clamp, J.R., Allen, A., Gibbons, R.A., Roberts, G.P.: Chemical aspects of mucus. Br. Med. Bull. *34*, 28–33 (1978)

14. Clémençon, G., Bürgi, W., Kaufmann, H.: Lysolecithin im Mageninhalt. Z. Gastroenterol. *75*, 1–4 (1975)
15. Clémençon, G., Bürgi, W.: Hämolysierende Substanzen im Magensekret, Häufigkeit des Lysolecithin-Nachweises. Schweiz. Med. Wochenschr. *107*, 952–956 (1977)
16. Gestrichen
17. Cohen, M.M., Cheung, G., Lyster, D.M.: Prevention of aspirin-induced faecal blood loss by prostaglandin E_2. Gut *21*, 602–606 (1980)
18. Conn, H., Blitzer, B.: Non-association of adrenocorticosteroid therapy and peptic ulcer. N. Engl. J. Med. *294*, (1976)
19. Cooke, A.R.: Drugs and peptic ulceration. In: Gastrointenstinal disease. Sleisenger, M.; Fordtran. J. (eds.), pp. 642–656. Philadelphia, London, Toronto: Saunders 1973
20. Davenport, H.W.: Gastric mucosal injury by fatty and acetylsalicylic acids. Gastroenterology *46*, 245–253 (1964)
21. Davenport, H.W.: Destruction of the gastric mucosal barrier by detergents and urea. Gastroenterology *54*, 175–181 (1968)
22. Davenport, H.W.: Effect of lysolecithin, digitonin, and phospholypase A upon the dog's gastric mucosal barrier. Gastroenterology *59*, 505–509 (1970)
23. Davenport, H.W.: Why the stomach does not digest itself. Sci. Am. *226*, 54–93 (1972)
24. Doll, R., Jones, S.A., Pygott, F.: Effect of smoking on the production and maintenance of gastric and duodenal ulcers. Lancet *1958 I*, 657–662
25. Doll, R., Hill, I.D., Hutton, T., Underwood, D.J.II: Clinical trial of triterpenoid liquorice compound in gastric and duodenal ulcer. Lancet *1962 II*, 793–796
26. Doll, R., Hill, I.D., Hutton, D.F.: Treatment of gastric ulcer with carbenoxolone sodium and estrogenes. Gut *6*, 19–24 (1965)
27. Domschke, W., Domschke, S., Hagel, J., Demling, L., Croft, D.N.: Gastric epithelial cell turnover, mucus production and healing of gastric ulcers with carbenoxolone. Gut *18*, 817–820 (1977)
28. Domschke, W., Domschke, S., Demling, L.: "Defective lines of defense" in gastric ulceration. Acta hepatogastroenterol. (Stuttg.) *24*, 129–130 (1977)
29. Dragstedt, L.L.: Pathogenesis of gastroduodenal ulcer. Arch. Surg. *44*, 438–451 (1942)
30. Dragstedt, L.L., Woodward, E.R.: Gastric stasis a cause of gastric ulcers. Scand. J. Gastroenterol. [Suppl.] *6*, 243–252 (1970)
31. Duberstein, D.L., Efrusy, M.E.: Benign gastric ulceration with pentagastrin-fast achlorhydria (first reported case). Gastroenterology *72*, 1369–1370 (1977)
32. DuPlessis, D.J.: Pathogenesis of gastric ulceration. Lancet 1965 I, 974–978
33. Fisher, R.S., Boden, G.: Reversibility of pyloric-sphincter dysfunction in gastric ulcer. Gastroenterology *69*, 591–597 (1975)
34. Fisher, R.S., Cohen, S.: Plyoric-sphincter dysfunction in patients with gastric ulcer. N. Engl. J. Med. *288*, 273–276 (1973)
35. Fisher, R.S., Lipshutz, W., Cohen, S.: The hormonal regulation of pyloric-sphincter function. J. Clin. Invest. *52*, 1289–1296 (1973)
36. Garner, A., Heylings, J.R.: Stimulation of alkaline secretion in amphibian-isolated gastric mucosa by 16, 16-dimethyl PGE_2 and $PGF_{2\alpha}$. A proposed explanation for some of the cytoprotective actions of prostaglandins. Gastroenterology *76*, 497–503 (1979)
37. Gear, M.W.L., Truelove, S.C., Whitehead, R.: Gastric ulcer and gastritis. Gut *12*, 639–645 (1971)
38. Gillies, M., Skyring, A.: Gastric and duodenal ulcer. The association between aspirin ingestion, smoking and family history of ulcers. Med. J. Aust. *2*, 280–285 (1969)
39. Grossman, M.I.: Physiology and pathophysiology of gastrin. Clin. Gastroenterol. *3*, 533–538 (1974)
40. Grossman, M.I.: Peptic ulcer: the pathophysiological background. Scand. J. Gastroenterol. [Suppl. 58], *15*, 7–16 (1980)

41. Halter, F.: Unpublizierte Beobachtung (1978)
42. Hoare, A.M., Chapel, H.M., Alexander-Williams, J.: Aetiology of gastritis occurring after surgery for peptic ulcer. Gut *8*, A955 (1977)
43. Horwich, L., Galloway, R.: Treatment of gastric ulceration with carbenoxolone sodium; clinical, and radiological evaluation. Br. Med. J. *1965 II*, 1274–1277
44. Hoskins, E.O.L.: Metoclopramide in benign gastric ulceration. Postgrad. Med. J. [Suppl.], 95–98 (1973)
45. Isenberg, J.I., Spector, H., Hootkin, L.A., Pitcher, J.L.: An apparent exception of Schwartz's dictum "no acid – no ulcer". N. Engl. J. Med. *285*, 620 (1971)
46. Ivey, K.J., DenBesten, L., Clifton, J.A.: Effect of bile salts on ionic movement across the human gastric mucosa. Gastroenterology *59*, 683–690 (1970)
47. Johannson, C., Kollberg, B., Nordemar, R., Samuelson, K., Bergström, S.: Protective effect of prostaglandin E_2 in the gastroduodenal tract during indomethacin treatment of rheumatic disease. Gastroenterology *78*, 479–483 (1980)
48. Johnson, A.G., McDermott, S.J.: Lysolecithin: A factor in the pathogenesis of gastric ulceration? Gut *115*, 710–713 (1974)
49. Johnson, H.D., Love, A.H.G., Rogers, N.C., Wyatt, A.B.: Gastric ulcer blood groups and acid secretion. Gut *5*, 402–411 (1964)
50. Kaye, M.D., Mehta, S.J., Showalter, J.P.: Manometric studies of the human pylorus. Gastroenterology *70*, 477–480 (1976)
51. Konetzny, G.E.: Chronische Gastritis und Duodenitis als Ursache des Magen-Duodenalgeschwürs. Beitr. Pathol. Anat. *71*, 595–618 (1923)
52. Lechner, H.G., Harbisch, E.: Untersuchungen über die Beziehung zwischen Magengeschwür und Gastritis. Z. Gastroenterol. *15*, 670–675 (1977)
53. Liebermann-Meffert, D., Allgöwer, M.: Zur Pathogenese des Magenulkus: Die pyloroantrale Wandabnormität. In: Ulkus ventriculi. Chirurgisch-Gastroenterologisches Symposium Göttingen. Becker, H.E., Peiper, H.J. (Hrsg.). Stuttgart: Thieme 1977
54. Liebermann-Meffert, D., Allgöwer, M.: The morphology of the antrum and pylorus in gastric ulcer disease. Prog. Surg. *15*, 109–139 (1977)
55. Lipkin, M.: Carbenoxolone sodium and the rate of extrusion of gastric epithelial cells. In: Carbenoxolone sodium. Baron, J.H., Sullivan, F.M. (eds.). London: Butterworths 1970
56. MacDonald, W.: Correlation of mucosal histology and aspirin intake in chronic gastric ulcer. Gastroenterology *65*, 381–389 (1973)
57. Marks, I.N.: Current therapy in peptic ulcers. Drugs *20*, 283–299 (1980)
58. Moshal, M.G.: A double-blind gastroscopic study of a bismuth-peptide complex in gastric ulceration. S. Afr. Med. J. *48*, 1610 (1974)
59. Oi, M., Yoshida, K., Shugimura, S.: The location of gastric ulcer. Gastroenterology *36*, 45–56 (1959)
60. Oi, M., Ito, Y., Kumagi, F., Yoshida, Y., Tanaka, K., Yoshikawa, K., Miho, O., Kijima, M.: A possible dual control mechanism in the origin of peptic ulcer. A study on ulcer location as affected by mucosa and musculature. Gastroenterology *57*, 280–293 (1969)
61. Overholt, B.F., Pollard, H.M.: Acid diffusion into the human gastric mucosa. Gastroenterology *54*, 182–189 (1968)
62. Rees, W.D., Turnberg, L.A.: Aspirin and gastric damage. Letter to the editor. Lancet *1980 II*, 1030
63. Rhodes, J.: Etiology of gastric ulcers. Gastroenterology *63*, 171–182 (1972)
64. Rhodes, J., Barnardo, D.S., Philips, S.F., Rovelstad, R.A., Hofmann, A.F.: Increased reflux of bile into the stomach in patients with gastric ulcer. Gastroenterology *57*, 241–252 (1969)

65. Robert, A.: Gastric antisecretory and anti-ulcer properties of PGE_2 15-methyl PGE_2 and 16,16-dimethyl PGE_2. Gastroenterology *70*, 359–270 (1976)
66. Robert, A.: Cytoprotection by prostaglandins. Gastroenterology *77*, 761–767 (1979)
67. Scheurer, U., Witzel, L., Halter, F., Keller, H.M., Huber, R., Galeazzi, R.: Gastric and duodenal ulcer healing under placebo treatment. Gastroenterology *72*, 838–841 (1977)
68. Scheurer, U., Schlegel, J., Kelly, D., Code, C.F.: Bile exposure increase resistence of gastric mucosal barrier to rupture. Gastroenterology *72*, A 104 (1977)
69. Scheurer, U., Schlegel, J.F., Kelly, D.G., Code,C.F.: Chronic bile exposure increases resistance of canine gastric mucosa to bile. Scand. J. Gastroenterol. (to be published)
70. Schwartz, K.: Über penetrierende Magen- und Jejunalgeschwüre. Beitr. Klin. Chir. *67*, 96+-128 (1910)
71. Siurala, M.: Gastritis. In: Klinische Gastroenterologie, Demling, L. (Hrsg.). Stuttgart: Thieme 1972
72. Stadelmann, O., Elster, K., Stolte, M., Miederer, S.E., Dehyle, P., Demling, L., Siegenthaler, W.: The peptic gastric ulcer – Histotopographic and functional investigations. Scand. J. Gastroenterol. *6*, 613–623 (1971)
73. Symposium on mucus. Gut *12*, 417–420 (1971)
74. Thjodleifsson, B., Wormsely, K.G.: Back-diffusion – fact or fiction? Digestion *15*, 53–72 (1977)
75. Valenzuela, Y., Defilippi, C., Csendes, A.: Manometric studies of the human pyloric sphincter: Effect of cigarette smoking metoclopramide and atrophine. Gastroenterology *70*, 481–483 (1976)
76. Walsh, J.: Control of gastric secretion. In: Gastrointestinal disease. Sleisenger, M., Fordtran, J. (eds.), pp. 144–162. Philadelphia, London, Toronto: Saunders 1973
77. Whitfield, P.F., Hobsley, M.: Failure to detect back-diffusion in human gastric aspirate. Gut *18*, A 947 (1977)
78. Wormsley, K.G., Grossman, M.I.: Maximal histalog test in control subjects and patients with peptic ulcer. Gut *6*, 427–435 (1965)
79. Zimmon, D.S., Mazzola, V.: Amylopectin sulphate (SN 263) coats the gastric mucosal surface. Gut. *14*, 847–849 (1973)

Kapitel 4

Das pylorische Ulcus

F. PACE und S. A. MÜLLER-LISSNER

1 Definition

Unter einem pylorischen Ulcus verstehen wir ein Ulcus, das maximal 2 cm proximal des Pylorus gelegen ist und/oder bis in den Pylorus hineinreicht [1, 7, 12]. Eine Trennung von intra- und präpylorischen Ulcera scheint uns überflüssig [2]. Synonyme für das pylorische Ulcus sind präpylorisches Ulcus [10], Ulcus ventriculi vom Typ 3 nach Johnson [8, 9] und juxtapylorisches Ulcus [17].

2 Begriffsentwicklung

Der offensichtlichen Heterogenität der Ulcera ventriculi versuchte Johnson 1957 [8] durch eine Klassifikation in die Gruppen I–III gerecht zu werden. Diese Einteilung wurde vielfach übernommen [3, 12, 18]. Aufgrund pathophysiologischer Gemeinsamkeiten wurden pylorisches Ulcus und Duodenalulcus als pathogenetisch einheitlich betrachtet [10, 17] und z. T. identisch behandelt [2, 15]. Nach neueren Ergebnissen scheint es jedoch erforderlich, dem pylorischen Ulcus wieder eine eigene Identität gegenüber dem Duodenalulcus zuzugestehen [2, 3, 11, 12].

3 Charakteristika

3.1 Relative Häufigkeit

Der Anteil der pylorischen Ulcera an allen Magenulcera liegt zwischen 21 [10] und 29% [16]. Sie sind häufiger mit Duodenalulcera assoziiert als Magenulcera anderer Lokalisation [13].

3.2 Größe

In einer prospektiven Studie der Veterans Aministration Study Group wurden 637 Ulcera ventriculi röntgenologisch untersucht [16]. Dabei wurde eine negative Beziehung zwischen dem Durchmesser des Ulcus und seiner Entfernung vom Pylorus gefunden. Während 63% der pylorischen Ulcera einen Durchmesser $\leq$ 10 mm hatten, waren es bei den restlichen Magenulcera nur 32% ($\chi^2=83{,}3$, df=24, $p<0{,}005$). Bei 581 Patienten konnten die Autoren auch die Ulcustiefe messen: Pylorische Ulcera waren weniger tief als die im restlichen Magen ($\chi^2=50{,}9$, df=18, $p<0{,}005$).

3.3 Gastritis

Beim pylorischen Ulcus ist eine histologische Gastritis seltener bzw. weniger ausgedehnt als bei den übrigen Magenulcera [6, 14]. In 25% der Patienten mit pylorischem Ulcus wurde überhaupt keine Gastritis gefunden, während alle anderen Magenulcera von einer Gastritis begleitet waren [14]. Eine Schleimhautatrophie fand sich bei pylorischen Ulcera nur ausnahmsweise und, wenn vorhanden, nur im Antrum. Dagegen wiesen 50% der Mägen mit Corpusulcus eine diffuse Atrophie aus [14].

3.4 Säuresekretion

Ob die Säuresekretion beim pylorischen Ulcus diejenige einer Kontrollpopulation übersteigt, ist kontrovers. Sie liegt jedoch sicher höher als jene von Patienten mit im Corpus gelegenem Ulcus ventriculi [5, 9, 10, 12, 16] (Abb. 1) und im gleichen Bereich wie die von Patienten mit Ulcus duodeni [14, 18]. Somit scheint das pylorische Ulcus bez. der Säuresekretion näher beim Ulcus duodeni als beim Ulcus ventriculi (vom Typ I) zu liegen.

3.5 Magenentleerung

Ein weiterer Punkt, in dem sich die pylorischen Ulcera von den Corpusulcera unterscheiden, ist die Magenentleerung. Halbfeste [3] und feste Speisen [12] werden von Patienten mit Corpusulcus langsamer entleert als von Normalpersonen. Das pylorische Ulcus dagegen geht mit normaler [3] bis beschleunigter [12] Entleerung einher (Abb. 2).

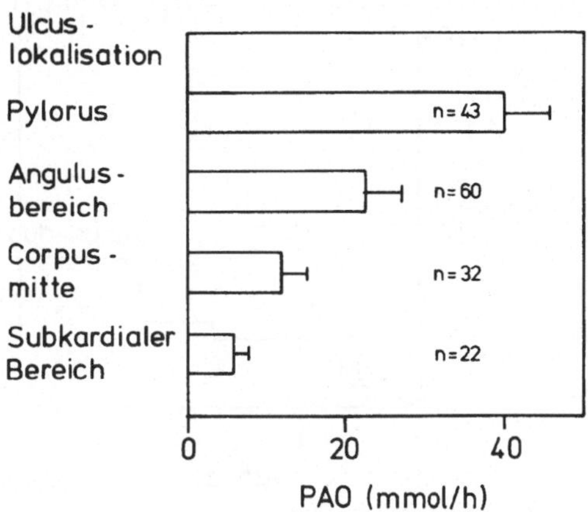

Abb. 1. Peak acid output *(PAO)* bei Ulcus ventriculi in Abhängigkeit von der Ulcuslokalisation. Mittelwerte ± Standardabweichung. (Nach Stadelmann et al. [14])

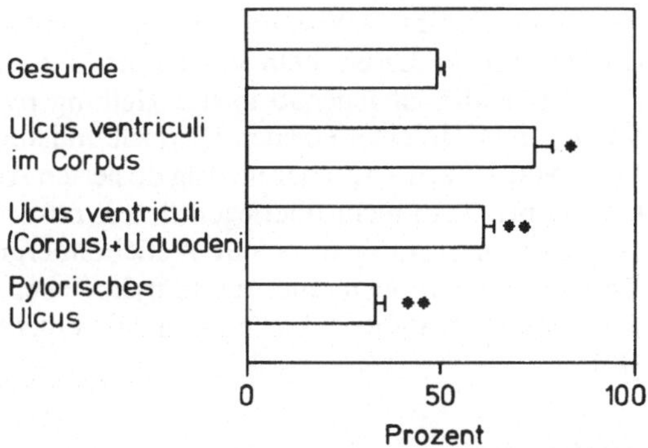

Abb. 2. Entleerung einer festen Mahlzeit aus dem Magen von 10 gesunden Kontrollpersonen, 10 Patienten mit Ulcus ventriculi vom Typ I (im Corpus) und je 8 Patienten mit Ulcus ventriculi vom Typ II (Corpusulcus + Ulcus duodeni) bzw. III (pylorisches Ulcus). Dargestellt ist der Prozentsatz der Isotopenmenge, mit der die Mahlzeit markiert war, der nach 90 min noch im Magen nachweisbar war. Mittelwerte ± s.e.m., * = $p < 0{,}05$, ** = $p < 0{,}02$ im Vergleich zu den Kontrollpersonen. (Nach Morguelan et al. [12])

3.6 Heilung

Pylorische Ulcera heilten in der Veterans Administration Study (aus der Vor-Cimetidinaera) unter kombinierter Antacida- und Anticholinergicatherapie ähnlich gut wie die restlichen Magenulcera (76% vs. 68% Sechswochenheilung) [7]. In einer neueren Studie heilten Corpusulcera mit

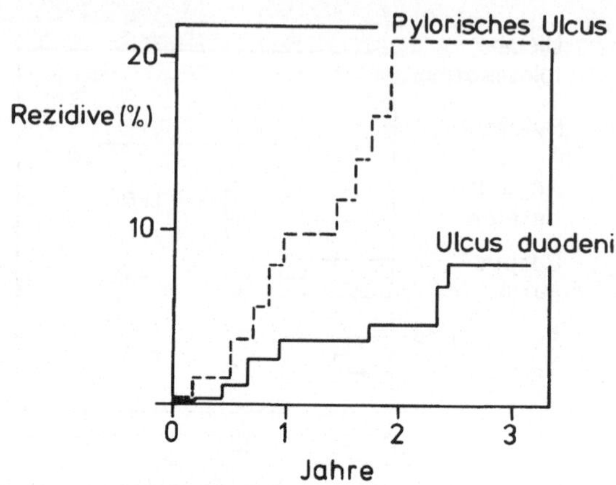

Abb. 3. Rezidivwahrscheinlichkeit nach SPV in Abhängigkeit von der Ulcuslokalisation bei 214 Patienten mit Ulcus im Bulbus duodeni und 59 Patienten mit pylorischem Ulcus. (Nach Andersen et al. [2])

Trikalium-Dicitrato-Wismutat besser als mit Placebo, während sich bei den pylorischen Ulcera kein Vorteil der Wismut-Therapie feststellen ließ [11]. Cimetidin ist Placebo in der Heilung pylorischer Ulcera offenbar überlegen [4]. In einer eigenen Doppelblindstudie war Cimetidin in einer Dosis von 1 g pro Tag einer niedrig dosierten Antacidum-Therapie (72 ml Gelusil pro Tag) nicht überlegen (Pace, unveröffentlichte Mitteilung). Antacida in Kombination mit Anticholinergica waren Placebo in der Therapie von Duodenalulcera und pylorischen Ulcera überlegen. Die pylorischen Ulcera unterschieden sich dabei nicht von den Duodenalulcera [15].

3.7 Rezidivneigung

Pylorische Ulcera rezidivierten in der Veterans Administration Study in 33% der Fälle innerhalb 2 Jahren und damit gleich häufig wie die restlichen Magenulcera (32%) [7]. Ein überraschendes Ergebnis brachte der Aarhus Country Vagotomy Trial an 273 Patienten [2]: Nach selektiv proximaler Vagotomie (SPV) war die Rezidivwahrscheinlichkeit pylorischer Ulcera 2- bis 3mal höher als die von Duodenalulcera (Abb. 3). Nach selektiv gastrischer Vagotomie mit Drainageoperation unterschieden sich die Rezidivhäufigkeiten dagegen nicht. Vergleichbare Resultate ergab eine Studie aus Basel (Müller, persönliche Mitteilung): Nach SPV rezidivierten innerhalb 5 Jahren 73/524 Ulcera duodeni (14%), 4/52 Ulcera ventriculi (8%), aber 25/94 pylorische Ulcera (27%) ($\chi^2=10{,}9$, df$=2$, $p<0{,}005$). Diese Sonderstellung des pylorischen Ulcus in bezug auf die Rückfallneigung, insbesondere nach SPV ohne Pyloroplastik, ist allerdings nicht unumstritten (Emas, persönliche Mitteilung). In einer randomisierten Studie aus Schweden mit dreijähriger Nachbeobachtungszeit schnitten SPV, SPV mit Pyloroplastik und selektiv gastrischer Vagotomie mit Pyloroplastik etwa gleichgut ab.

3.8 Genetik

Beim pylorischen Ulcus überwiegt die Blutgruppe 0, die Incidenz gegenüber den drei anderen Blutgruppen beträgt 1,58 [9, 10]

4 Schlußfolgerungen

Das pylorische Ulcus scheint eine besondere pathogenetische Einheit darzustellen. Vom Magenulcus anderer Lokalisation unterscheidet es sich hinsichtlich Größe, Säuresekretion, Heilungstendenz und Magenentleerung, vom Duodenal- und Magenulcus hinsichtlich seiner Rezidivneigung nach SPV. Es sollte in zukünftigen therapeutischen Studien mit keiner der beiden anderen genannten Ulcustypen gemeinsam klassifiziert werden.

Literatur

1. Amdrup, E., Andersen, D., Hostrup, H.: The Aarhus County Vagotomy Trial. I. World J. Surg. *2*, 85–90 (1978)
2. Andersen, D., Hostrup, H., Amdrup, E.: The Aarhus County Vagotomy Trial. II. World J. Surg. *2*, 91–100 (1978)
3. Buckler, K.G.: Effects of gastric surgery upon gastric emptying in cases of peptic ulceration. Gut *8*, 137–147 (1967)
4. Collen, M., Stubrin, S., Hanan, M., Maher, J., Rent, M.: Cimetidine vs. placebo in prepyloric gastric ulcer therapy. Acta Gastroenterol Latinoam. *10*, 199 (1980)
5. Fiddian-Green, R.G., Marks, I.N., Bank, S., Louw, J.H.: Maximum acid output and position of peptic ulcers. Lancet *1976 II*, 1370–1373
6. Gear, M.W.L., Truelove, S.C., Whitehead, R.: Gastric ulcer and gastritis. Gut *12*, 639–645 (1971)
7. Grossman, M.I.: V A Cooperative Study on gastric ulcer. Gastroenterology *61*, 635–640 (1971)
8. Johnson, H.D.: The classification and principles of treatment of gastric ulcers. Lancet *1957 II*, 515–517
9. Johnson, H.D.: Gastric ulcers: Classification, blood group characteristics, secretion patterns and pathogenesis. Ann. Surg. *162*, 996–1004 (1965)
10. Johnson, H.D., Love, A.H.G., Rogers, N.C., Wjatt, A.P.: Gastric ulcers, blood group and acid secretion. Gut *5*, 402–411 (1964)

11. Lam, S.K., Koo, J., Cheng, C.H., Ho, J., Ong, G.B.: Treatment of corpus and prepyloric ulcers with tripotassium dicitrato bismuthate (De-Nol). Gastroenterology *80*, 1202 (1981)
12. Morguelan, B., Ippoliti, A., Sturdevant, R.: Gastric emptying in patients with gastric ulcers. Gastroenterology *74*, 1070 (1979)
13. Rumball, J.M.: Coexistent duodenal ulcer (from V A Cooperative Study on gastric ulcer). Gastroenterology *61*, 622–627 (1971)
14. Stadelmann, O., Elster, K., Stolte, M., Miederer, S.E., Deyhle, P., Demling, L., Siegenthaler, W.: The peptic gastric ulcer-Histotopographic and functional investigations. Scand. J. Gastroenterol. *6*, 613–623 (1971)
15. Ström, M., Gotthard, R., Bodemar, G., Walan, A.: Antadic/anticholinergic, cimetidine, and placebo in treatment of active peptic ulcers. Scand. J. Gastroenterol. *16*, 593–602 (1981)
16. Sun, D.C.H., Stempien, S.J.: Site and size of the ulcer as determinants of outcome (from V A Cooperative Study of gastric ulcer). Gastroenterology *61*, 576–584 (1971)
17. Vesely, K.T., Kubickova, Z., Dvorakova, M.: Clinical data and characteristics differentiating types of peptic ulcer. Gut *9*, 57–68 (1968)
18. Wormsley, K.G., Grossman, M.I.: Maximal histalog test in control subjects and patients with peptic ulcer. Gut *6*, 427–435 (1965)

Kapitel 5

Pathogenese des Ulcus duodeni

R. ARNOLD

1 Definitionen

Unter einem Ulcus duodeni versteht man einen runden, ovalen oder elliptischen Schleimhautdefekt, der kraterförmig über die Lamina muscularis mucosae hinaus in die Duodenalwand penetrieren kann. Im Gegensatz dazu besteht eine Erosion aus einer umschriebenen oberflächlichen, die Lamina muscularis mucosae nicht überschreitenden Nekrose.
Akute gastroduodenale Läsionen (vgl. Kap. 6, 14, 56–60) können im Duodenum *akut* nach großen Operationen und Verbrennungen, im Zusammenhang mit schweren internistischen und neurologischen Krankheitsbildern, im Rahmen einer Schocksymptomatik (sog. Streßulcera) sowie während einer Therapie mit Analgetica auftreten. Von diesen sind die rezidivierenden Ulcera der *chronischen Ulcuskrankheit* zu unterscheiden, die in Abhängigkeit von der Rezidivhäufigkeit und der Größe der Ulcera zu einer Deformierung des Bulbus duodeni führen. Akute und chronisch-rezidivierende Duodenalulcera werden in der Regel von einer diffusen, unspezifischen *entzündlichen Infiltration* der oberflächlichen Schleimhautschichten des Bulbus mit Rundzellen, neutrophilen und eosinophilen Leukozyten („Duodenitis") begleitet.
Das Ulcus duodeni ist eine gutartige Erkrankung mit hoher Selbstheilungstendenz. In der Regel heilt jedes Ulcus innerhalb von 2 bis 8 Wochen ab.

2 Die drei pathogenetischen Prinzipien

Nach unseren heutigen Vorstellungen ist ein Ulcus duodeni auf eine zu hohe Säure- und Pepsinkonzentration im Bulbus (Prinzip I) und auf eine verminderte Resistenz der Duodenalschleimhaut gegenüber diesen „aggressiven" Faktoren (Prinzip II) zurückzuführen (Abb. 1). Während der

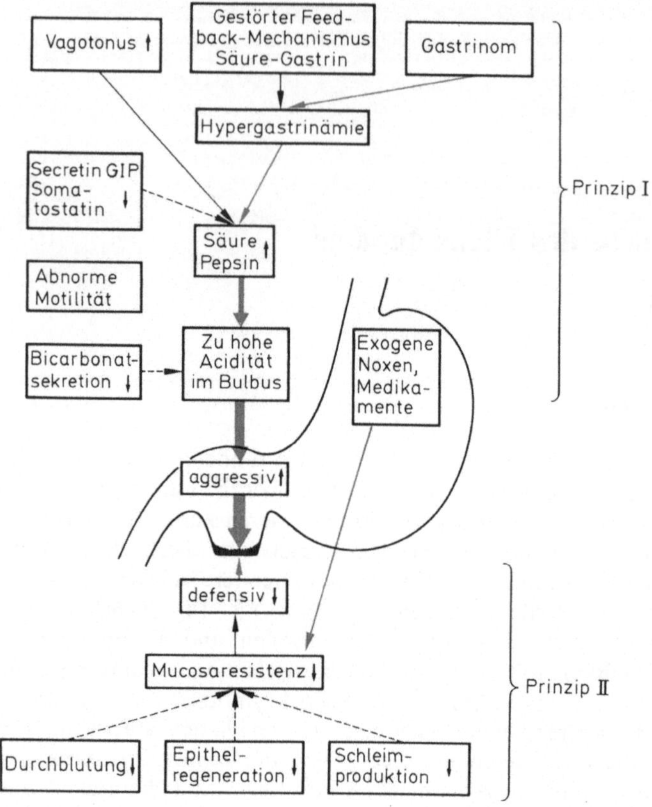

Abb. 1. Pathogenese des Ulcus duodeni. Zuordnung des Prinzips I (zuviel Säure und Pepsin im Bulbus duodeni) und des Prinzips II (Resistenzschwäche der Duodenalschleimhaut). Einzelheiten im Text. Exogene Noxen wirken über Prinzip I und II. Die gesicherten Mechanismen sind rot, die möglichen schwarz und die fraglichen gestrichelt gezeichnet

Begriff der verminderten Mucosaresistenz, der als die Summe der Faktoren aufzufassen ist, welche die Duodenalschleimhaut vor der aggressiven Wirkung von Säure und Pepsin schützen, schlecht definiert ist, ist seit langem unbestritten, daß entsprechend dem von Schwartz im Jahre 1910 formulierten Axiom *„ohne sauren Magensaft kein peptisches Geschwür"* entstehen kann [45]. Diese These wird durch zwei Schlüsselexperimente der Natur gestützt. So ist die Säurehypersekretion beim Zollinger-Ellison-Syndrom in über 90% der Fälle mit dem Auftreten peptischer Ulcera verbunden. Andererseits werden bei Krankheitsbildern mit Achlorhydrie, wie beispielsweise der perniziösen Anämie, niemals Ulcera duodeni beobachtet.

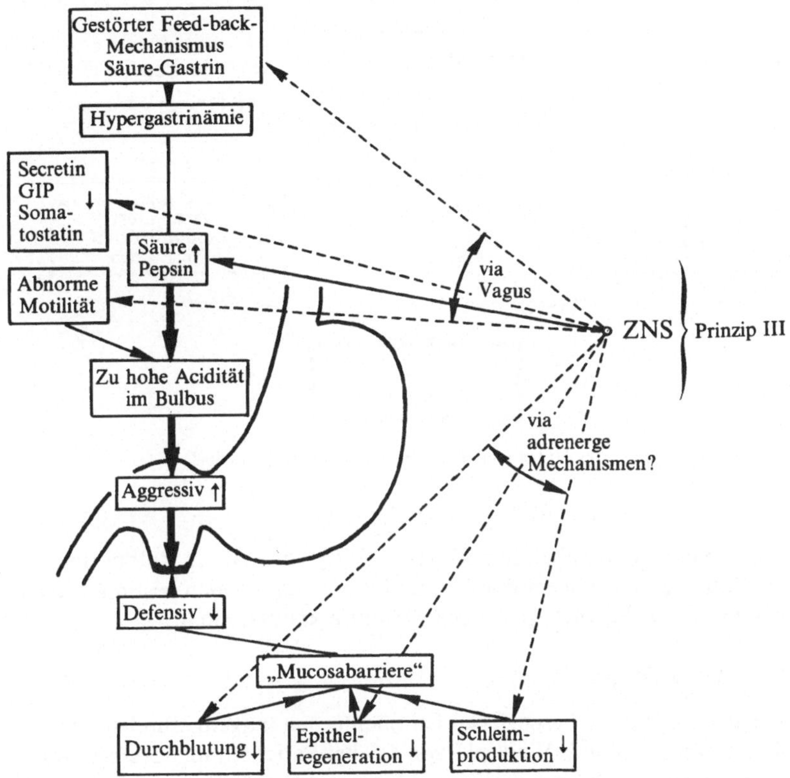

Abb. 2. Pathogenese des Ulcus duodeni. Zuordnung des Prinzips III (Störungen des Zentralnervensystems). Wichtige Mechanismen sind schwarz ausgezogen, untergeordnete Mechanismen gestrichelt, die drei pathogenetischen Faktoren sind rot dargestellt

Die Rolle, die das zentrale Nervensystem in der Pathogenese der Ulcuskrankheit spielt, ist nur unvollständig bekannt und läßt sich nicht ohne weiteres den genannten Prinzipien I und II zuordnen (Abb. 2). Das zentrale Nervensystem als mitverantwortlicher Faktor in der Ulcuspathogenese soll daher gesondert (Prinzip III) besprochen werden.

2.1 Prinzip I: Zuviel Säure und Pepsin im Bulbus duodeni

Seit über 100 Jahren steht dieses Prinzip im Mittelpunkt aller pathophysiologischen Überlegungen und wurde nie ernsthaft in Frage gestellt (Abb. 3). Verschiedene Arbeitsgruppen haben versucht, dieses Prinzip zu

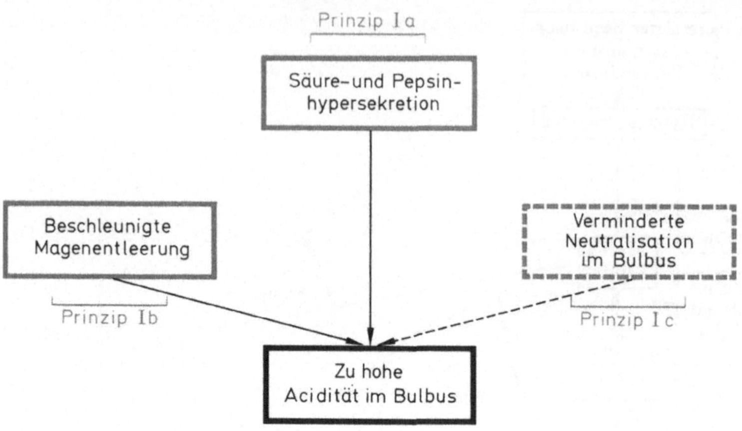

Abb. 3. Pathogenese der Hyperacidität im Bulbus duodeni (Prinzip I)

objektivieren und haben den Säure- und Pepsingehalt im Bulbus duodeni bei Patienten mit Ulcera duodeni und Kontrollpersonen bestimmt. Hierbei wurden z.T. widersprüchliche Befunde erhoben [55].

2.1.1 Argumente pro

Archambault et al. beschrieben bei nüchternen magengesunden Probanden im Bulbus duodeni ein pH von 4,5, bei Patienten mit Ulcus duodeni dagegen ein mit 2,5 wesentlich niedrigeres pH [1]. Postprandial fanden Atkinson u. Henley intraduodenal bei Ulcuspatienten ein pH von 1,8, welches von dem bei Kontrollpersonen gemessenen Wert von 2,5 deutlich abweicht [3]. Rhodes u. Prestwich [38] sowie Malagelada et al. [31] konnten darüber hinaus zeigen, daß bei Ulcus-duodeni-Patienten die Säuerung im Bulbus duodeni nach einer Mahlzeit länger als bei Magengesunden anhält. Für diese basale und postprandiale Übersäuerung des Bulbus wurden folgende Ursachen verantwortlich gemacht (Abb. 3), die gesondert besprochen werden sollen: eine Hypersekretion von Säure und Pepsin im Magen (Prinzip Ia; Abschn. 2.2); eine beschleunigte Magenentleerung (Prinzip Ib; Abschn. 2.3); eine gestörte Säureneutralisation im Duodenum (Prinzip Ic; Abschn. 2.4).

2.1.2 Argumente contra

Atkinson u. Henley fanden, verglichen mit Magengesunden, bei Ulcuspatienten im Nüchternzustand kein erniedrigtes duodenales pH [3]. Des weiteren konnten Rhodes u. Prestwich auch postprandial bei Magengesunden und Ulcuspatienten keine pH-Unterschiede nachweisen, wenn auch bei ihren Ulcus-duodeni-Patienten das postprandiale pH länger im sauren Bereich blieb [38].

2.1.3 Synthese

Die widersprüchlichen Angaben über die Acidität im Bulbus duodeni sind in erster Linie auf methodische Schwierigkeiten zurückzuführen. Dies gilt insbesondere für die Erfassung des postprandialen pH und für die Bestimmung der Pepsinkonzentration.

Angenommen, daß sich die von einigen Autoren beschriebenen Befunde, nach denen im Bulbus von Ulcuspatienten postprandial und nüchtern kein niedrigeres pH vorliegt, durch technische Mängel erklären ließen, daß also bei Ulcuspatienten tatsächlich eine erhöhte Säure- und Pepsinkonzentration im Bulbus oder eine verlängerte Kontaktzeit mit diesen „aggressiven Faktoren" bestünde, bliebe die Bedeutung des erhöhten duodenalen Säure- bzw. Pepsingehaltes für die Ulcusentstehung immer noch strittig. Zu beantworten wäre nämlich zunächst die entscheidende Frage, ob das basale und postprandiale pH im Bulbus duodeni im Stadium des Ulcus von dem im ulcusfreien Intervall abweicht. Denkbar ist, daß die Hyperacidität im Bulbus Folge und nicht Ursache der Ulcuskrankheit ist. Das Ulcus könnte selbst Motilitätsveränderungen bewirken, die zu einer beschleunigten Entleerung von Säure und Pepsin in das Duodenum oder über eine veränderte Duodenalmotorik zu einer mangelhaften postprandialen Säureneutralisation im Bulbus führen. Vorstellbar wäre aber auch, daß eine normale basale und postprandiale Säure- und Pepsinkonzentration bei nicht verlängerter Kontaktzeit dann ihre „aggressiven" Qualitäten entfalten könnte, wenn die Duodenalschleimhaut eine „Resistenzschwäche" aufweist (Prinzip II; Abschn. 2.5).

2.1.4 Therapeutische Konsequenzen

Unabhängig von der Beantwortung dieser offenen Fragen ist die Säureneutralisation bzw. die Reduktion der Acidität im Bulbus das entscheidende therapeutische Prinzip in der Behandlung des Duodenalulcus und die logische Konsequenz der Beobachtung, daß ohne Säure kein peptisches Geschwür entstehen kann. Der Befund, daß zur Aktivierung von Pepsinogen Säure notwendig ist, ein pH-Wert von über 5 Pepsin inaktiviert, ein pH-Wert von 7 Pepsin irreversibel zerstört, ist ein weiteres wichtiges Argument für dieses Therapiekonzept. Allerdings war bis vor kurzem strittig, ob medikamentös die Magensäure wirksam neutralisiert bzw. ihre Sekretion gehemmt werden kann. Durch die Entdeckung der H_2-Receptor-Antagonisten ist nun eine zuverlässige Hemmung der Säurebildung möglich.

2.2 Prinzip I a: Hypersekretion von Säure und Pepsin

2.2.1 Argumente pro

Über die basale und stimulierte Säure- und Pepsinsekretion von Ulcuspatienten liegt eine Vielzahl von Untersuchungen vor. Diese stimmen darin überein, daß Ulcuspatienten im Kollektiv gesehen sowohl basal als auch nach Stimulation signifikant mehr Säure und Pepsin sezernieren als magengesunde Kontrollpersonen (Lit. bei [55]).

In einer kürzlich publizierten, an 144 gesunden Medizinstudenten durchgeführten prospektiven Studie konnten Fiddian-Green et al. zeigen, daß das Risiko, an einem peptischen Ulcus zu erkranken, mit der Höhe der stimulierten Säuresekretion eng korreliert [13]. Für den einzelnen gilt aufgrund dieser Untersuchungen, daß die Wahrscheinlichkeit, einmal im Leben ein Duodenalulcus zu erwerben, mit der Höhe der Säuresekretion zunimmt und daß andererseits eine sehr niedrige stimulierte Säuresekretion vor einem Duodenalulcus schützt.

Einige Studien haben sich darüber hinaus mit der Sekretion im akuten Ulcusschub und in der Remission befaßt. So sollen Patienten mit einem floriden Ulcus mehr Pepsin als solche in der Remission sezernieren [12]. Diese Beobachtung ist ein wichtiges Argument für die These, daß ein Ulcusrezidiv durch eine vermehrte Bildung aggressiver Faktoren ausgelöst wird.

2.2.2 Argumente contra

Im Einzelfall erlaubt es die Kenntnis der Säuresekretion nicht, auf einen potentiellen Ulcusträger zu schließen, da die Einzelwerte für die basale und stimulierte Säuresekretion in den verschiedenen Kollektiven sich zu sehr überlappen. Dies belegt eindrucksvoll u. a. eine Studie von Wormsley u. Grossmann, aus der die Abb. 4 entnommen wurde [56].

Falls die Aussage, daß die Ulcusanfälligkeit mit der Höhe der Säuresekretion parallel geht, in jedem Fall stimmen würde, müßte auch die umgekehrte Aussage zutreffen, daß nämlich die Normalisierung der Sekretion die erhöhte Ulcusanfälligkeit beseitigt. Dies ist jedoch nicht der Fall. Bei Ulcuspatienten bleibt eine gewisse Rezidivneigung auch dann bestehen, wenn die Sekretion medikamentös oder chirurgisch auf subnormale Werte vermindert wird. Sogar nach Vagotomie und Antrektomie, also nach Eingriffen, welche die Säuresekretion maximal supprimieren, treten unabhängig vom Ausmaß der postoperativen Säurereduktion in 5–10% der Fälle Rezidive auf [13]. Diese Beobachtung zeigt deutlich, daß mindestens bei einem Teil der Kranken das Ausmaß der Säure- und Pepsinsekretion eine eher untergeordnete Bedeutung besitzt, und unterstreicht die Bedeutung anderer, durch Vagotomie und Antrektomie nicht beeinflußbarer Faktoren der Ulcuspathogenese.

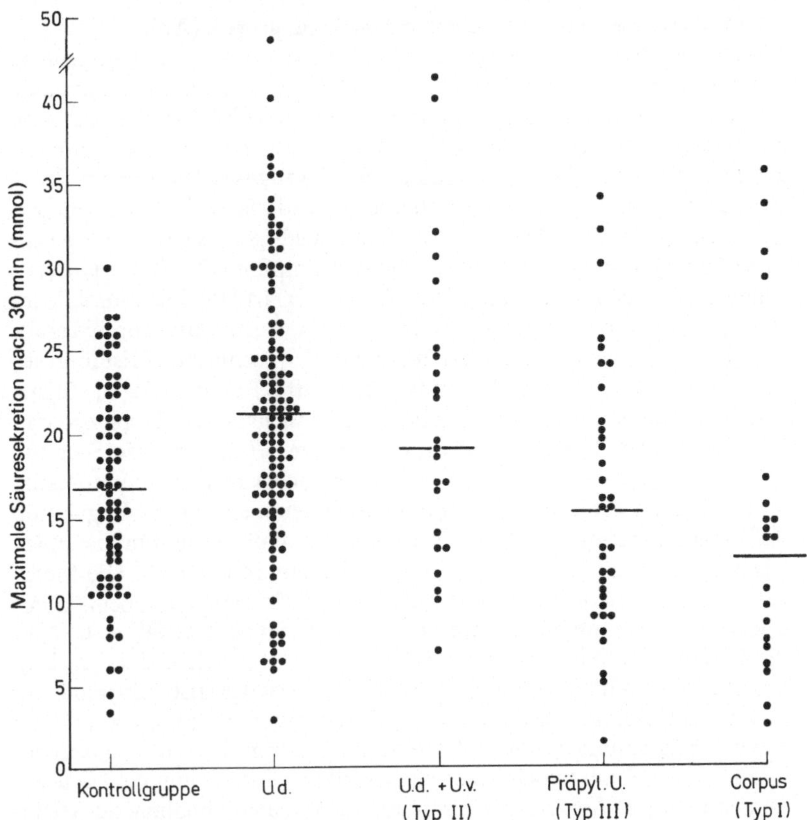

Abb. 4. Maximale Säuresekretion nach Stimulation mit Histalog bei Magengesunden und Patienten mit Ulcus duodeni (U. d.), Ulcus duodeni + Ulcus ventriculi (U. d. + U. v.), präpylorischem Ulcus und Ulcus im Corpus ventriculi. Ulcus-duodeni-Patienten sezernieren nach Stimulation mit Histalog *im Mittel* mehr, Patienten mit einem Ulcus im Corpus ventriculi weniger Säure als Mangengesunde. Im Einzelfall ist aber eine Zuordnung nach dem Ausmaß der Säuresekretion zu einem der verschiedenen Ulcusgruppen nicht möglich. (Nach Wormsley u. Grossman [56])

2.2.3 Synthese

Die Hypersekretion von Säure und Pepsin als entscheidender pathogenetischer Faktor ist in den letzten Jahren nicht widerlegt worden. Die Beobachtungen, daß Ulcuspatienten im Kollektiv mehr Säure und Pepsin produzieren, daß die Ulcusincidenz mit der Höhe der stimulierten Säuresekretion eng korreliert und daß die Pepsinsekretion im Ulcusschub erhöht ist, müssen zum Anlaß genommen werden, die Regulation der Säure- und Pepsinsekretion beim Ulcus duodeni ausführlich zu besprechen.

2.2.3.1 Pathogenese der Hypersekretion beim Ulcus duodeni (Abb. 5)
Durch viele Befunde ist belegt, daß Ulcus-duodeni-Patienten eine größere Parietalzellmasse und eine höhere Parietalzelldichte als Magengesunde und Ulcus-ventriculi-Patienten aufweisen [9, 28, 44]. Diese Parietalzellen sezernieren nach einer Stimulation mit Pentagastrin oder einer Testmahlzeit mehr Säure als die Parietalzellen von Magengesunden. Die zur Erreichung einer halbmaximalen Stimulation erforderliche Pentagastrindosis ist bei Ulcus-duodeni-Patienten signifikant niedriger als bei Magengesunden (Abb. 6). Dies wird mit einer erhöhten Empfindlichkeit der Parietalzellen des Ulcuskranken gegenüber Gastrin erklärt [36]. Die säurebildenden Parietalzellen werden nerval durch den Vagus, humoral durch das antrale Hormon Gastrin und lokal durch das Gewebshormon Histamin stimuliert. Bestehen über die Bedeutung dieser drei Faktoren für die Steuerung der Säuresekretion heute keine Zweifel mehr, so ist die physiologische Rolle einer Reihe von gastrointestinalen Hormonen wie Secretin, GIP, VIP und des ebenfalls als Gewebshormon wirkenden Somatostatin, welche exogen verabfolgt die Säurebildung hemmen, für die Regulation der Magensekretion ungeklärt. Es ist denkbar, daß sie die stimulierenden Eigenschaften des Vagus, Gastrin und Histamin modulieren. Die Mehrzahl der Untersuchungen zur Regulation der Säuresekretion beim Ulcus duodeni hat sich mit dem Vagus und dem Gastrin beschäftigt. Auch über die Histaminbildung und den Histaminabbau beim Ulcus duodeni liegt eine Reihe von Untersuchungen vor [30, 50]. So ist der Histamingehalt der Corpusschleimhaut bei Patienten mit Ulcus duodeni um etwa 30% im Vergleich zu gesunden Kontrollpersonen erniedrigt. Histamin, das in der Corpusschleimhaut in den Mastzellen gebildet wird, scheint bei Ulcuspatienten vermehrt freigesetzt zu werden, was zu einer Abnahme der Histaminspeicher führt [50]. Ein verstärkter Histaminabbau über eine gesteigerte Histamin-Methyltransferase-Aktivität scheidet aus, da die Aktivität dieses Enzyms bei Patienten mit Ulcus duodeni ebenfalls vermindert ist [4]. Dagegen stehen Untersuchungen aus, die sich mit der Frage beschäftigen, ob ein Somatostatinmangel an der Säurehypersekretion mancher Ulcuspatienten beteiligt ist. Die bisher zu dieser Frage vorliegenden Mitteilungen sind widersprüchlich [7, 33]. Eine Analyse der Säuresekretion des Ulcuspatienten unter Berücksichtigung aller die Funktion der Parietalzellen beeinflussenden Faktoren ist daher auch heute noch nicht möglich. Im folgenden sollen daher nur weitgehend gesicherte Ergebnisse zur Hypersekretion beim Ulcus duodeni referiert werden.

2.2.3.1.1 Humorale Regulation der Parietalzellen beim Ulcus duodeni. Die basalen Serumgastrinspiegel von Ulcus-duodeni-Patienten sind, verglichen mit denen bei Magengesunden, nicht erniedrigt, obgleich das in Anbetracht der Säurehypersekretion eigentlich zu erwarten wäre. Die mei-

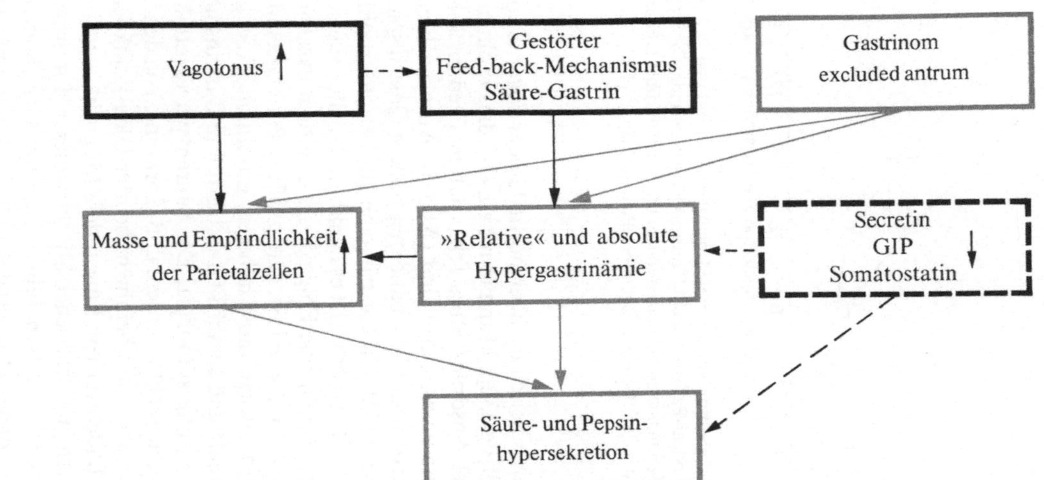

Abb. 5. Pathogenese der Säurehypersekretion (Prinzip I a). Wichtige Mechanismen sind schwarz ausgezogen, untergeordnete Mechanismen gestrichelt dargestellt. Die drei pathogenetischen Faktoren sind rot, noch nicht gesicherte schwarz dargestellt.

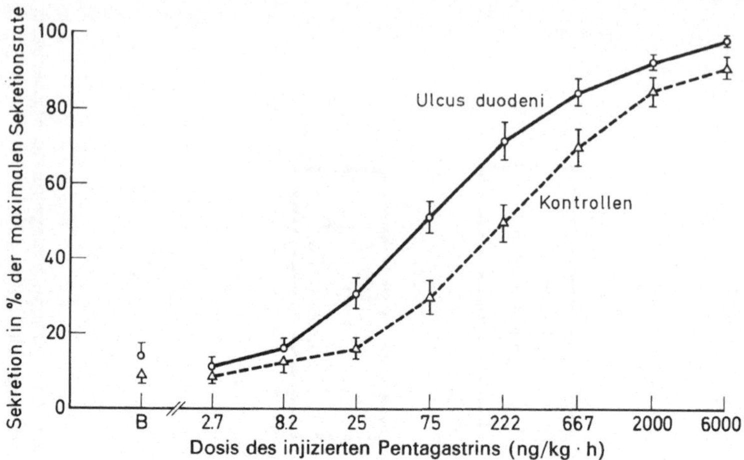

Abb. 6. Nach Injektion von verschiedenen Pentagastrindosen (8,2–2000 ng/kg h) sezernieren Ulcus-duodeni-Patienten mehr Säure als Magengesunde. Dies reflektiert einmal die größere Parietalzellmasse beim Ulcus duodeni und weist darüber hinaus auf eine erhöhte Empfindlichkeit der Parietalzellen gegenüber Pentagastrin hin [26]

sten Autoren berichten über normale oder sogar erhöhte Serumgastrinspiegel (Lit. bei [32]). Man nimmt an, daß die erhöhten basalen Serumgastrinspiegel Ausdruck eines fehlerhaften Feed-back-Mechanismus zwischen Säure und Gastrin sind (Abb. 5). Auch nach einer Nahrungsaufnahme wurden bei Ulcuspatienten höhere Gastrinspiegel beobachtet als bei Gesunden [32]. Da Gastrin eine gut belegte trophische Wirkung auf die Parietalzellen besitzt, ist es denkbar, daß die größere Parietalzellmasse des Ulcuspatienten eine Folge dieser erhöhten basalen und postprandialen Serumgastrinspiegel ist. Die größere Parietalzellmasse des Ulcuspatienten wird infolge ihrer höheren Empfindlichkeit gegenüber Gastrin durch normale und verstärkt durch erhöhte Gastrinspiegel zu einer höheren Säureleistung stimuliert. Die Säurehypersekretion könnte auch dadurch mitverursachte werden, daß Hormone, von denen bekannt ist, daß sie die Säuresekretion hemmen, bei der Ulcuskrankheit fehlen oder vermindert gebildet werden. Eine andere Möglichkeit wäre, daß die Parietalzellen auf den inhibitorischen Stimulus dieser Hormone weniger empfindlich reagieren. Zu diesen zählen Secretin, GIP, Somatostatin und VIP. Von keinem dieser Hormone sind bislang allerdings verminderte basale und postprandiale Hormonspiegel bei Ulcuspatienten nachgewiesen worden [2, 47]. Die GIP-Spiegel sind beim Ulcus duodeni postprandial sogar erhöht [2, 35].

2.2.3.1.2 Nervale Regulation der Parietalzellen beim Ulcus duodeni. Auf einen erhöhten Vagotonus als Ursache der Säurehypersekretion hat bereits Günzburg im Jahre 1852 aufmerksam gemacht [20]. Die Vorstellung, daß eine erhöhte Aktivität des Vagus für die gesteigerte Magensekretion verantwortlich ist, basiert auf der Beobachtung, daß Ulcus-duodeni-Patienten nachts mehr sauren Magensaft produzieren als Magengesunde [24, 52]. Auch die erhöhte Säuresekretion während einer Scheinfütterung, einer besonderen Form der vagalen Stimulation, ist ein wichtiges Argument für einen erhöhten Vagotonus [32, 34]. Die erhöhte Empfindlichkeit der Parietalzellen gegenüber Gastrin und Nahrung ließe sich ebenfalls am besten damit erklären, daß die Parietalzellen unter einem erhöhten „Vagotonus" stehen und daß sie „konditioniert" sind und somit auf einen zweiten Stimulus (Gastrin, Nahrung) besser ansprechen. Diese These ist bislang experimentell nicht belegt. Es liegen aber indirekt Hinweise vor, die für einen erhöhten Vagotonus sprechen, der nicht nur die Parietalzellen, sondern auch andere Zielorgane des Gastrointestinaltraktes, u. a. die Gastrinzellen (G-Zellen), latent stimuliert. Elektronenoptisch zeichnen sich nämlich die antralen Gastrinzellen von Ulcuspatienten durch eine hohe Aktivität aus: Sie sind „leer" [10]. Dies spricht dafür, daß sie ihr Hormon nicht speichern, sondern in das Blut abgeben. In Gegenwart von saurem Magensaft würde man eigentlich „ruhende" und „volle" Sekretgranula erwarten, die Gastrin nicht sezernieren, um die Parietalzellen nicht noch zusätzlich zu stimulieren. Die natürliche Bremse der Gastrinfreisetzung ist nämlich die Säure, ihr stärkster Stimulus das neutrale pH. „Volle", ruhende Granula besitzen die Gastrinzellen von Magengesunden. Die hochaktiven antralen Gastrinzellen des Ulcuspatienten könnten deren normale bis erhöhte Serumgastrinspiegel erklären, sie würden auch den vermehrten postprandialen Anstieg von Ulcuskranken verständlich machen. Eine naheliegende Erklärung für den abnormen Aktivitätszustand der G-Zellen von Ulcuspatienten ist die Annahme eines den hemmenden Säureeffekt überspielenden übergeordneten stimulierenden Zentrums. Hierfür käme eigentlich nur der Vagus in Betracht.

2.2.3.2 Die antrale G-Zellüberfunktion: Eine besondere Form der Ulcuskrankheit?

Die Möglichkeit, bei Patienten mit schwerer rezidivierender Ulcuskrankheit nicht nur die Magensäuresekretion, sondern auch den basalen Serumgastrinspiegel routinemäßig bestimmen lassen zu können, hat die Aufmerksamkeit und das besondere Interesse des endokrinologisch interessierten Gastroenterologen auf eine zugegebenermaßen kleine Gruppe von Patienten gelenkt, die folgende Gemeinsamkeiten aufweisen:

a) Rezidivierende, zu Komplikationen (Perforation, Blutung) neigende Ulcuskrankheit,

b) Keine Beeinflussung des Krankheitsverlaufs durch Vagotomie,
c) Hochnormale bis hohe basale Säuresekretion, wenn auch nicht so exzessiv wie beim Zollinger-Ellison-Syndrom (Gastrinom), keine Reduktion durch Vagotomie,
d) Hohe basale Serumgastrinspiegel, welche im Bereich derer von Patienten mit Gastrinom liegen,
e) Ausschluß eines Gastrinoms,
f) Exzessiver Anstieg des postprandialen Gastrins,
g) Bevorzugung des männlichen Geschlechts,
h) *Nicht obligat:* Vermehrung der antralen G-Zelldichte.

Ursache und Pathomechanismus der antralen G-Zellüberfunktion, die sich klinisch kaum vom Gastrinom unterscheidet, sind nicht bekannt. Möglicherweise liegt diesem Krankheitshild eine Störung im feedback-System von Säure und antralen gastrinproduzierenden Zellen zugrunde. Trotz hochnormaler bis hoher Säuresekretion sezernieren die antralen gastrinproduzierenden (G-) Zellen ungebremst, quasi autonom, Gastrin. Dies führt zu deutlich, wenn auch nicht exzessiv erhöhten basalen Serumgastrinspiegeln, wie man sie sowohl nach selektiv-proximaler Vagotomie, als auch beim Gastrinom finden kann (Abb. 7). Charakteristisch ist weiter die vermehrte Ansprechbarkeit der antralen G-Zelle auf einen Nahrungsstimulus. Der postprandiale Gastrinanstieg bei Patienten mit antraler G-Zellüberfunktion übertrifft deutlich den Gastrinanstieg bei normogastrinämischen Ulcuspatienten vor und nach selektiv-proximaler Vagotomie. Ungeklärt ist allerdings die Frage, inwieweit die antrale G-Zellüberfunktion Folge einer antralen G-Zellhyperplasie ist. Bei 9 vom Autor untersuchten Patienten mit antraler G-Zellüberfunktion lag die G-Zelldichte in Stichproben der Atrummucosa entweder an der oberen Grenze der G-Zellkonzentration, die man auch bei Patienten mit normogastrinämischer Ulcuskrankheit findet, oder deutlich darüber. Auf die Möglichkeit einer G-Zellüberfunktion ohne gleichzeitig bestehende erhöhte G-Zelldichte wiesen kürzlich Lamers et al. hin [29]. Es ist also nicht ausgeschlossen, daß es sich bei der antralen G-Zellüberfunktion nur um eine besondere Variation der bereits bei der „normalen" Ulcuskrankheit diskutierten Störung im feedback von Säure und Gastrin handelt.

2.2.4 Therapeutische Konsequenzen

Die Prinzipien der heute üblichen konservativen und chirurgischen Ulcusbehandlung basieren weniger auf den dargestellten Überlegungen zum Mechanismus der Säurehypersekretion, sondern darauf, daß für die Säurebildung die stimulierenden Einflüsse des Vagus, des Gastrins und des Histamins erforderlich sind. Ausfall einer dieser drei Komponenten oder

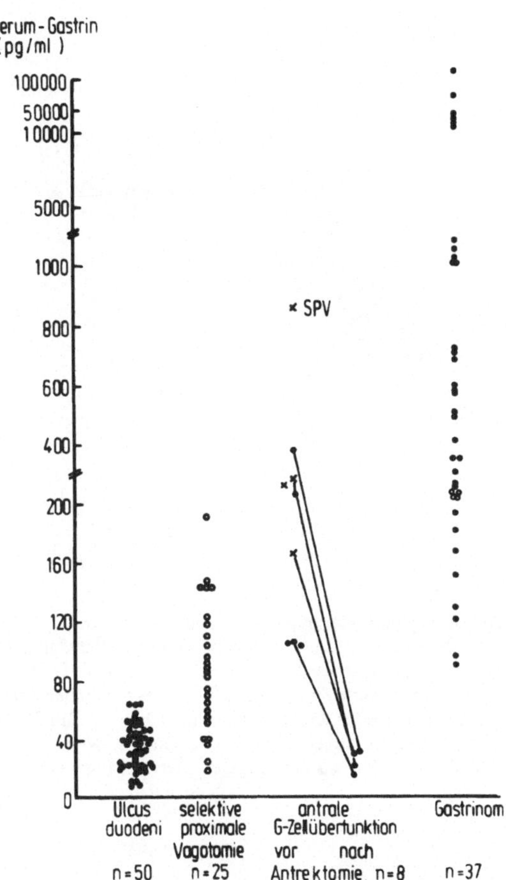

Abb. 7. Basale Serumgastrinspiegel bei Patienten mit Zollinger-Ellison-Syndrom und antraler G-Zellüberfunktion im Vergleich zu Patienten mit unkomplizierter Ulcuskrankheit und Patienten nach selektiv proximaler Vagotomie wegen rezidivierender Ulcuskrankheit

Blockierung der Histamin- und Acetylcholinreceptoren an der Parietalzelle (Lit. bei [46]) führen zu einer drastischen Reduktion der Säuresekretion. Dies kann alternativ durch Ausschaltung des Vagus (Vagotomie, Anticholinergica), des Histamins (H_2-Receptorantagonisten) oder des Gastrins (Antrumresektion) erreicht werden. Die resezierenden Verfahren entfernen darüber hinaus noch einen Teil der bei der chronischen Ulcuskrankheit erhöhten Parietalzellmasse und führen dadurch zu einer weiteren Reduktion der Säurebildung.

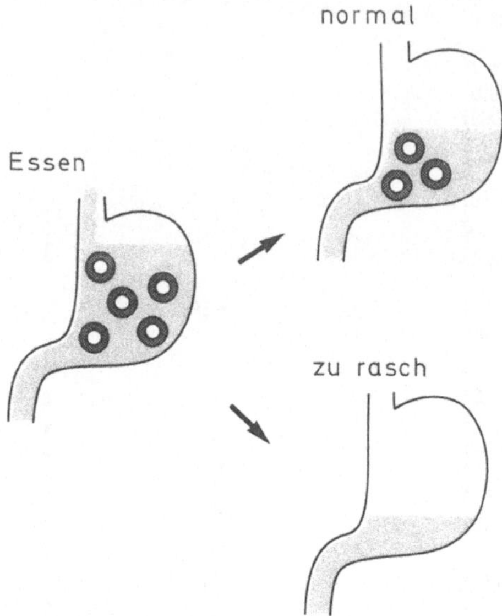

Abb. 8. Eine erhöhte Säure- und Pepsinkonzentration könnte im Bulbus duodeni dadurch entstehen, daß Säure und Pepsin bei zu kurzer Verweildauer des Speisebreis infolge einer beschleunigten Magenentleerung nur ungenügend mit diesem im Magen durchmischt werden. Nicht neutralisierte Säure und aktives Pepsin befinden sich noch im Magen, wenn der „Nahrungspuffer" breits den Pylorus passiert hat und führen dementsprechend postprandial zu einer inadäquat langen Säuerung des Bulbus. Weiße Scheiben symbolisieren die Nahrung, schraffierte Höfe den nahrungsgepufferten Magensaft.

2.3 Prinzip I b: Abnorme Magenentleerung

Eine erhöhte Säure- und Pepsinkonzentration im Bulbus duodeni setzt nicht notwendigerweise eine erhöhte Sekretion dieser Faktoren im Magen voraus (Abb. 3). Denkbar wäre auch, daß die aufgenommene Nahrung beim Ulcuskranken beschleunigt in den Bulbus entleert wird. Dadurch, daß Säure und Pepsin infolge zu kurzer Verweildauer des Speisebreis im Magen nur ungenügend durch diesen neutralisiert bzw. inaktiviert werden, könnte im Duodenum postprandial eine erhöhte und sogar länger andauernde Säuerung entstehen. Abbildung 8 verdeutlicht, wie eine beschleunigte Magenentleerung zur vorzeitigen Verarmung an abpuffernder Nahrung und zur Übersäuerung des Bulbus duodeni führen kann. Allerdings wird in der Literatur die Frage, ob beim Ulcus duodeni die Magenentleerung tatsächlich beschleunigt ist, unterschiedlich beurteilt.

2.3.1 Argumente pro

Unter Verwendung sublimer Techniken wurde in den letzten Jahren mehrfach über eine beschleunigte Entleerung von Nahrung und Magensaft in den Bulbus duodeni berichtet [6, 15, 18, 31]. Besonders bemerkenswert sind in diesem Zusammenhang die bereits zitierten Befunde von Malagelada et al., die zeigen, daß Ulcus-duodeni-Patienten ihren Mageninhalt nicht nur schneller entleeren, sondern daß postprandial das duodenale pH auch länger im sauren Bereich bleibt [31]. Diesen Vorgang spiegelt das in Abb. 8 dargestellte Schema wider.

2.3.2 Argumente contra

Andere Autoren haben allerdings mit unterschiedlicher Registrierung der Magenentleerung und einer anderen Testmahlzeit keine beschleunigte Magenentleerung festgestellt [16, 25].

2.3.3 Synthese

Gerade die neueren Befunde scheinen die These einer beschleunigten Magenentleerung beim Duodenalulcus zu bestätigen. Es ist zu hoffen, daß die verbesserten Techniken, die uns heute zur Bestimmung der Magenentleerung zur Verfügung stehen, bald eine endgültige Antwort auf die Frage geben, inwieweit der quantitative Effekt einer Verarmung an Nahrungspuffer infolge beschleunigter Magenentleerung tatsächlich zur verstärkten und verlängerten Säuerung des Duodenums führt. Jedenfalls stellt dieses Modell ein einleuchtendes Konzept zur Erklärung der Hyperacidität im Duodenum beim Ulcus duodeni dar und setzt nicht notwendigerweise auch eine Hypersekretion von Säure und Pepsin im Magen voraus (Abb. 3).

2.3.4 Therapeutische Konsequenzen

Angenommen, beim Ulcus-duodeni-Kranken besteht tatsächlich eine beschleunigte Entleerung von Nahrungspuffer, so würde eine Therapie mit Pharmaka, welche die Magenentleerung beschleunigen, diesen Mechanismus zusätzlich verstärken. Vielleicht beruht darauf das Versagen der Therapie mit Metoclopramid. Dagegen sollten Substanzen, welche die Magenentleerung verzögern, die Ulcusheilung beschleunigen. Hier würde sich in erster Linie eine fettreiche Kost und der Einsatz von Anticholinergica anbieten. Eine realistische therapeutische Konsequenz ist die Gabe eines Antacidums eine Stunde nach dem Essen, weil dann die Pufferkapazität des Nahrungsbreis verstärkt und verlängert wird.

2.4 Prinzip I c: Gestörte Säureneutralisation im Bulbus duodeni

Die aus dem Magen über den Bulbus in das Duodenum gelangende Säure und das Pepsin werden durch den bicarbonatreichen Saft des Pankreas neutralisiert bzw. inaktiviert. Distal der Einmündung des Pankreasganges liegt das Duodenale pH nüchtern sowie postprandial etwa bei pH 6 [41]. Die Bicarbonatsekretion wird, wie durch neuere radioimmunologische Befunde bestätigt werden konnte, durch das Hormon Secretin reguliert [21]. Das stärkste Stimulans für die Secretinsekretion ist der in den Bulbus und das anschließende Duodenum gelangende Magensaft. Eine fehlerhafte Säureneutralisation im Bulbus duodeni könnte also Folge einer verminderten Bicarbonatsekretion und diese wiederum Folge einer verminderten Secretinfreisetzung sein. Desgleichen könnte aber auch eine Störung der Motilität durch zu langsamen Weitertransport der Säure dazu führen, daß die Schleimhaut im Bulbus duodeni inadäquat lange der Säure ausgesetzt ist.

2.4.1 Argumente pro

Experimentell in das Duodenum verabfolgte Salzsäure soll bei Ulcuspatienten zu einer geringeren Bicarbonatsekretion führen als bei Kontrollpersonen [51, 54]. Aus diesen Befunden wurde gefolgert, daß die hormonale und nervale Steuerung der Bicarbonatsekretion beim Ulcuspatienten fehlerhaft sein müsse [55].

2.4.2 Argumente contra

Alle bislang radioimmunologisch erfaßbaren Hormone des Duodenums werden bei Ulcuskranken sogar vermehrt freigesetzt. Die höchsten basalen Secretinspiegel sind bei Patienten mit Zollinger-Ellison-Syndrom und Ulcuspatienten mit besonders hoher Säuresekretion beschrieben worden [47]. Auch das gastric inhibitory polypeptid (GIP) wird bei Patienten mit Ulcera duodeni sowohl basal als auch postprandial vermehrt freigesetzt [2]. Es müßte daher zunächst erst bewiesen werden, daß das bereits unter basalen Bedingungen bei hyperaciden Ulcuspatienten vermehrt gebildete endogene Secretin nicht zur entsprechenden Bicarbonatstimulation in der Lage ist. Dies scheint aber nicht der Fall zu sein. Petersen konnte zeigen, daß Ulcuspatienten nach Stimulation mit exogen verabfolgtem Secretin eher vermehrt Bicarbonat produzieren [37]. Gegen eine verminderte Bicarbonatsekretion als Ursache der Hyperacidität im Bulbus spricht zudem als „Naturexperiment" der chronischen Pankreaseinsuffizienz. Hier ist die Ulcushäufigkeit trotz drastischer Reduktion der Bicarbonatsekretion offenbar nicht erhöht.

Eine verminderte Motilität des Bulbus als Ursache einer längeren Verweildauer von Säure ist bislang nicht belegt. Der gelegentlich beim Ulcus duodeni zu beobachtende duodenogastrische Reflux sollte die Säureneutralisation und Pepsininaktivierung im Bulbus aber eher fördern als vermindern.

2.4.3 Synthese

Somit ist die gestörte Säureneutralisation als pathogenetisch für die Ulcusentstehung wichtiger Faktor zwar ein attraktives, praktisch aber wenig fundiertes Denkmodell. Die Mehrzahl der Befunde spricht gegen diese Hypothese.

2.4.4 Therapeutische Konsequenzen

Ursprünglich in der Vorstellung, einen endogenen Secretinmangel zu substituieren, wurde von verschiedenen Seiten vorgeschlagen, Secretin in die Behandlung der Ulcuskrankheit einzuführen [19]. Neben der durch die Bicarbonatstimulation bewirkten Säureneutralisation und Pepsininaktivierung spricht für Secretin dessen direkt hemmender Effekt auf die Säurebildung der Parietalzelle. Der entscheidende Nachteil des Secretins ist aber, daß es bisher nur parenteral applizierbar ist und eine ausreichend langwirkende Depotform nicht zur Verfügung steht. Bislang ließ sich ein die Ulcusabheilung beschleunigender Effekt des Secretins nicht nachweisen [23]. Secretin als Infusion wird derzeit in der Behandlung der hämorrhagischen Gastritis und in der Prophylaxe des akuten („Streß"-)Ulcus auf Intensivstationen erprobt. Hier scheint es den Antacida ebenbürtig zu sein.

2.5 Prinzip II: Resistenzschwäche der Duodenalschleimhaut

2.5.1 Argumente pro

Daß bei der chronischen Ulcuskrankheit Rezidive häufig an der gleichen Stelle entstehen, ist nur mit der Vorstellung vereinbar, daß ein lokaler Faktor die Ulcusentstehung begünstigt. So könnten eine ungenügende Schleimhautdurchblutung, eine verminderte oder fehlerhafte Regeneration des Schleimhautepithels und eine verminderte oder fehlerhafte Schleimsekretion die Schleimhaut im Bulbus duodeni ihrer Schutzfunktion gegenüber den „aggressiven Faktoren" Säure und Pepsin (einschließlich exogenen Stoffen, wie Medikamente) berauben.
In jüngster Zeit wurden körpereigene Faktoren bekannt, die beachtliche cytoprotektive Eigenschaften besitzen. Ein Fehlen dieser Faktoren könnte die postulierte Resistenzschwäche der Duodenalschleimhaut bei Ulcus-

patienten gut erklären. Ihre Bedeutung für die Regenerationsfähigkeit des Schleimhautepithels im Magen-Darm-Trakt und ein sich daraus möglicherweise ergebender therapeutischer Einsatz bei der Ulcuskrankheit wird derzeit von mehreren Forschungsgruppen untersucht. Zu diesen cytoprotektiven Substanzen gehören u. a. die Prostaglandine, der Epidermal Growth Factor (EGF), der Fibroblast Growth Factor (FGF), wahrscheinlich auch die Somatomedine und das Insulin. Prostaglandine sind langkettige, mehrfach ungesättigte Fettsäuren, die aus der Vorstufe Arachidonsäure über verschiedene Zwischenstufen synthetisiert werden und wahrscheinlich in jeder Säugetierzelle vorkommen. Prostaglandine der Gruppe A und E hemmen nicht nur die Säuresekretion des Magens, sondern wirken exogen verabfolgt auch cytoprotektiv, letzteres in Dosen, die wesentlich niedriger liegen als die zur Säuresuppression erforderliche Menge [39]. Beispielsweise besitzen Prostaglandine die geradezu unglaubliche Eigenschaft, die Magenschleimhaut im Tierexperiment vor der Wirkung von kochendem Wasser, absolutem Alkohol, konzentrierter Salzsäure oder starken Laugen zu bewahren, wenn sie unmittelbar vor Instillation des schädigenden Agens verabfolgt werden [40]. Die Art, wie Prostaglandine diese erstaunliche Wirkung erzielen, liegt allerdings noch weitgehend im dunkeln.

Der Epidermal Growth Factor (EGF) ist ein aus 53 Aminosäuren bestehendes Polypeptid, das zunächst aus der Glandula submaxillaris von Mäusen extrahiert wurde und mit hoher Wahrscheinlichkeit identisch ist mit dem ursprünglich im Urin von Schwangeren nachgewiesenen Urogastron, einem Polypeptid, welches die Abheilung experimentell induzierter Ulcera beim Tier beschleunigt [17, 42]. Im Magen-Darm-Trakt wurde es in den Brunner-Drüsen des Duodenums nachgewiesen [22]. Es besitzt einen ausgeprägten trophischen Einfluß auf das Wachstum der Magenschleimhaut und hemmt darüber hinaus auch die Magensekretion [27]. Ähnliche trophe Eigenschaften werden dem Fibroblast Growth Factor (FGF), einem basischen Protein, welches bei der Wundheilung eine Rolle spielt, sowie den Somatomedinen zugeschrieben. Letztere sind Polypeptide, die in der Leber, dem Fettgewebe und der Muskulatur gebildet werden und unter der Kontrolle des aus der Hypophyse stammenden Wachstumshormons stehen.

2.5.2 Argumente contra

Einschränkend muß allerdings betont werden, daß bislang nicht gezeigt werden konnte, daß die Ulcusentstehung auf eine verminderte Produktion eines oder mehrerer der in Abschn. 2.5.1 diskutierten Faktoren bezogen werden muß. Dies liegt vor allem darin, daß, bedingt durch methodische Schwierigkeiten, diese Faktoren nur schwer qualitativ und quantita-

tiv zu erfassen sind. Eine Resistenzschwäche der Duodenalschleimhaut bei der Ulcuskrankheit ist letztlich also nicht bewiesen.
Auch die von verschiedenen Autoren geäußerte Ansicht, daß Medikamente, denen ein unbewiesener schleimhautprotektiver Effekt nachgesagt wird (Carbenoxolon-Na und Wismutsalze), einen günstigen therapeutischen Effekt besitzen, ist nicht als schlüssiges Argument für eine Resistenzschwäche der Duodenalschleimhaut bei der Ulcuskrankheit anzusehen.
Selbst das Argument, daß in Gegenwart eines Ulcus häufig eine Duodenitis zu finden ist, spricht nicht für die Resistenzschwäche. Es ist nämlich offen, ob die Duodenitis dem Ulcus vorausgeht oder eine Folge des Ulcus ist [8, 36, 48, 49, 55]. Ähnliches gilt für die Beschaffenheit des Schleims, für die Schleimhautdurchblutung und für die sog. Mucosabarriere, jenen aus der Pathogenese des Ulcus ventriculi bekannten Begriff, mit dem man die Fähigkeit der Schleimhaut umschreibt, sich vor aggressiven, mit der Schleimhaut im ständigen Kontakt stehenden Substanzen wie Salzsäure, Pepsin, Gallensäure und Lysolecithin zu schützen [11].

2.5.3 Synthese

Zusammenfassend sind unsere Kenntnisse über jenen Lokalfaktor, der dazu führt, daß ein Ulcus rezidivierend entweder an der gleichen oder an verschiedenen Stellen der Schleimhaut des Bulbus duodeni auftritt, äußerst mangelhaft. Daran sollte man sich stets erinnern, wenn man die Rolle der übrigen Faktoren in der Ulcuspathogenese, d.h. im wesentlichen den Stellenwert der Säure- und Pepsinsekretion diskutiert.

2.5.4 Therapeutische Konsequenzen

Therapeutische Implikationen sind infolge unserer Unkenntnis der Pathogenese der Resistenzschwäche der Duodenalschleimhaut nur begrenzt möglich. Auf den unbewiesenen Effekt von Carbenoxolon-Na und Wismutsalzen auf die Schleimhautregeneration wurde bereits hingewiesen. Selbstverständlich sollten potentiell ulcerogene Substanzen während der Ulcusabheilung gemieden werden. Das Rauchverbot hat für Ulcuskranke insofern Bedeutung, als Nicotin zu einem vermehrten duodenogastrischen Reflux führt, wodurch „aggressive“ Stoffe wie Lysolecithin und Gallensäuren in den Ulcusgrund gelangen. Des weiteren soll es die Bicarbonatsekretion des Pankreas hemmen.
Vor dem Hintergrund der Befunde, daß Prostaglandine der Gruppe A und E nach intravenöser Verabfolgung die Säuresekretion des Magens hemmen und zum anderen in noch niedrigeren Dosen cytoprotektive Eigenschaften entfalten, wurde in den letzten Jahren verstärkt am klinischen Einsatz von Prostaglandinen in der Ulcustherapie gearbeitet. Da

Prostaglandine durch Enzyme des Magensaftes schnell inaktiviert werden, wurden Modifikationen am Prostaglandinaufbau vorgenommen. Dabei ergab es sich, daß durch Einführung von Methylgruppen am Kohlenstoffatom 15 und 16 die Inaktivierung durch den Magensaft verhindert werden kann. Oral verabfolgt, vermögen beim Menschen 16,16-Dimethyl-PGE_2, 15(S)-15-Methyl-PGE_2 und 15(R)-15-Methyl-PGE_2 die basale sowie alle Formen der stimulierten Säuresekretion zu hemmen. Berücksichtigt man ferner die cytoprotektiven Eigenschaften der Prostaglandine, so scheint sich hier eine universelle Erweiterung unseres ansonsten „säurelastigen" Ulcustherapiekonzepts anzubahnen.

2.6 Prinzip III: Störungen des zentralen Nervensystems

Der Stellenwert des zentralen Nervensystems in der Ulcuspathogenese wird besonders in paramedizinischen Kreisen hoch angesetzt. Es ist üblich, als selbstverständlich anzuerkennen, daß „Streß", „Aufregung", „berufliche Überbelastung", also Attribute unserer Leistungsgesellschaft, „ulcerogen" sind. Diese populäre Vorstellung einem der beiden Prinzipien I und II zuzuordnen, ist nicht ohne weiteres möglich. Es hat sich nämlich gezeigt, daß das Zentralnervensystem die Magensekretion und die Ulcusentstehung noch über andere Mechanismen als allein über den Vagus beeinflussen kann (Abb. 2).

2.6.1 Argumento pro

Tierexperimentell ließ sich zeigen, daß speciesabhängig die Stimulation der anterioren Hypothalamusabschnitte zu einem Anstieg der Säuresekretion führt. Chronische Stimulation des anterioren Hypothalamus bewirkt beim Hund darüber hinaus eine Verdoppelung der Parietal- und Hauptzellmasse [5]. Auch Ulcera und Erosionen im Gastrointestinaltrakt wurden nach Stimulation des Hypothalamus beobachtet. Das Auftreten dieser Ulcera korreliert jedoch nicht mit einem Anstieg der Säuresekretion [5]. Dieser letzte Befund zeigt, daß die ulcerogene Wirkung des Zentralnervensystems nicht allein über den Vagus vermittelt wird. Weiter lassen sich bei Ratten und Affen durch Immobilisation oder Kälteexposition, also durch besonders wirksame Arten der Streßprovokation, Erosionen und Ulcerationen im Gastrointestinaltrakt erzeugen. Die Säuresekretion ist hierbei sogar vermindert. Die Befunde weisen damit ebenfalls auf eine Dissoziation zwischen einer Ulcusentstehung im Gefolge einer Alteration des Zentralnervensystems und dem Ausmaß der Säuresekretion hin. Es ist möglich, daß in diesem Fall, vielleicht über adrenerge Mechanismen, die „Resistenz" der Schleimhaut durch eine verminderte Schleimhautdurchblutung, eine verzögerte Epithelregeneration oder fehlerhafte Schleimproduktion herabgesetzt wird (Abb. 2).

Beim Menschen wurde der Einfluß des Zentralnervensystems auf das Verhalten der Magensekretion vielfach untersucht. Erwähnt werden sollen hier nur die Studien von Wolf u. Wolff, die an einem mit einer Magenfistel versehenen Probanden den Einfluß verschieden gefärbter Emotionen auf die Magensekretion überprüfen konnten. Sie fanden, daß beispielsweise eine aggressive Gemütslage zu einem Anstieg der Magensekretion führte, während andererseits Angst oder eine depressive Stimmungslage die Sekretion hemmten [33]. Hypnose kann die Säuresekretion zum Versiegen bringen. Szasz et al. machten die interessante Beobachtung, daß durch Vagotomie der Einfluß einer psychischen Erregung auf die Magensaftsekretion aufgehoben werden kann [43]. An Ulcuspatienten durchgeführte psychopathologische Untersuchungen haben mehrfach gezeigt, daß einem neu auftretenden Ulcus oder einem Ulcusrezidiv in einem hohen Prozentsatz Streßsituationen verschiedener Ursachen oder besondere emotionale Erregungen vorausgingen (Lit. bei [14]).

2.6.2 Argumente contra

Gegen das Zentralnervensystem als wesentliches Prinzip der Ulcuspathogenese spricht die Tatsache, daß nicht jeder Streß oder eine andere längergehende Alteration des vegetativen Nervensystems zum Ulcus führen. Auch liegt bislang keine Studie vor, die zeigen konnte, daß Ulcuskranke unter allen Formen des Streß mehr Säure als Gesunde sezernieren. Es ist unmöglich, bei Ulcuspatienten ein Rezidiv allein aufgrund einer bestimmten Konfliktsituation vorherzusagen. Ein weiteres Argument gegen das Zentralnervensystem als für die Ulcusentstehung wesentliches Prinzip ist die Erfahrung, daß es bislang nicht gelang, eine typische Ulcuspersönlichkeitsstruktur zu charakterisieren.

2.6.3 Synthese

Aufgrund einer Reihe von experimentellen Befunden am Tier und Menschen besteht kein Zweifel, daß das Zentralnervensystem die Magensäuresekretion sowohl zu stimulieren als auch zu hemmen vermag und daß es unabhängig davon unter bestimmten Umständen Ulcera und Erosionen hervorrufen kann. Die im Tierexperiment offensichtliche Dissoziation zwischen Säureverhalten und Ulcusentstehung überrascht nicht, da die Säure nur ein Prinzip der Ulcusentstehung darstellt. Es ist wahrscheinlich, daß die ulcerogene Potenz des Zentralnervensystems beim Menschen nicht allein über den Vagus, sondern über andere, methodisch bislang nicht erfaßtbare Wege vermittelt wird, die beispielsweise die Schleimhautdurchblutung, Schleimbildung und Motilität beeinflussen. Ob hierbei adrenerge Mechanismen eine Rolle spielen, wie in Abb. 2 postuliert, ist allerdings noch hypothetisch.

2.6.4 Therapeutische Konsequenzen

Es überrascht daher nicht, wenn Versuche unternommen worden sind, Ulcuspatienten über eine Beeinflussung des Zentralnervensystems zu behandeln. Tatsächlich konnte gezeigt werden, daß Psychopharmaka aus der Gruppe der Benzodiazepinderivate die Nüchtern- und die nächtliche Magensekretion zu hemmen vermögen [5]. Darüber hinaus haben Pharmaka aus dieser Stoffgruppe einen günstigen Einfluß auf die Schmerzsymptomatik des Ulcuspatienten [5]. In einer kontrollierten Studie mit allerdings kleiner Fallzahl beschleunigte ein tricyclisches Antidepressivum die Ulcusheilung (vgl. S. 297). Die Rolle der Psychotherapie wird in Kap. 8 (S. 187ff.) diskutiert.

3 Schlußfolgerungen

Unser heutiges Konzept der Ulcuspathogenese lastet zweifellos, in erster Linie aus methodischen Gründen, übermäßig und unangemessen stark auf dem Prinzip Säure. Damit soll der Stellenwert der Säure keinesfalls geschmälert werden. Die Bedeutung anderer, schwerer definierbarer Faktoren der Ulcusentstehung wie die Schleimhautresistenz oder die Rolle des Zentralnervensystems dürfen deshalb jedoch nicht unterbewertet werden. Die Säurelastigkeit unseres heutigen Ulcuskonzeptes spiegelt sich eindrucksvoll in dem gegenwärtigen Therapiekonzept wider, das ausschließlich die Reduktion der Säure (Sekretionshemmer, Neutralisation, Resektion) zum obersten Primat hat. Es ist klar, daß es pathophysiologisch ebenso sinnvoll wäre, die Resistenz der Duodenalschleimhaut zu stärken oder die ulcerogene Potenz des Zentralnervensystems zu hemmen. Die Lückenhaftigkeit unseres Verständnisses der Ulcuspathogenese zeigt sich auch darin, daß über die Pathophysiologie der Rezidivauslösung so gut wie nichts bekannt ist. Die heute geübte Praxis der Rezidivprophylaxe (Cimetidin, Vagotomie, Resektion) fußt daher auf vergleichsweise primitiven, keineswegs idealen Maßnahmen.

Literatur

1. Archambault, A.P., Rovelstad, R.A., Carlson, H.C.: In situ pH of duodenal bulb contents in normal and duodenal ulcer subjects. Gastroenterology *52*, 940–947 (1967)
2. Arnold, R., Creutzfeldt, W., Ebert, R., Becker, H.D., Börger H.W., Schafmeyer, A.: Serum gastric inhibitory polypeptide (GIP) in duodenal ulcer disease; relationship to glucose tolerance, insulin and gastrin release. Scand. J. Gastroenterol *13*, 41–49 (1978)
3. Atkinson, M., Henley, K.S.: Levels of intragastric and intraduodenal acidity. Clin. Sci. *14*, 1–14 (1955)

4. Barth, H, Troidl, H., Lorenz, W., Rhode, H.: Histamine and peptic ulcer disease: Histamine methyltransferase activity in gastric mucosa of control subjects and duodenal ulcer patients. Agents Actions *6*, 75–79 (1977)
5. Birnbaum, D.: Peptic ulcer and the central nervous system-aetiology and management. Clin. Gastroenterol. *2*, 245–257 (1973)
6. Cano, R., Isenberg, J.: Demonstration of increased duodenal acid load in duodenal ulcer patients. Clin. Res. *23*, 97(A) (1975)
7. Chayvialle, J.A.P., Descos, F., Bernard, C., Martin, A., Barbe, C., Partensky, C.: Somatostatin in mucosa of stomach and duodenum in gastroduodenal disease. Gastroenterology *75*, 13–19 (1978)
8. Classen, M., Koch, H., Demling, L.: Duodenitis. Significance and frequency. Bibl. Gastroenterol. *9*, 48–69 (1970)
9. Cox, A.J.: Stomach size and its relation to chronic peptic ulcer. Arch. Pathol. *54*, 407–422 (1952)
10. Creutzfeldt, W., Arnold, R., Creutzfeldt, C., Track, N.S.: Mucosal gastrin concentration, molecular forms of gastrin, number, and ultrastructure of G-cells in patients with duodenal ulcer. Gut *17*, 745–754 (1976)
11. Davenport, H.W.: The gastric mucosal barrier. Digestion *5*, 162–165 (1972)
12. Elder, J., Smith, I.: Gastric acid output, pepsin output and lean body mass in normal and duodenal ulcer subjects. Lancet *1975 I*, 1000–1003
13. Fiddian-Green, R.G., Bank, S., Marks, I.N., Louw, J.H.: Maximum acid output and risk of peptic ulcer. Lancet *1976 II*, 1367–1369
14. Fordtran, J.S.: The psychosomatic theory of peptic ulcer. In: Gastrointenstinal disease. Sleisenger, M.H., Fordtran, J.S. (eds.), Pp. 163–172. Philadelphia, London: Saunders 1973
15. Fordtran, J. Walsh, J.: Gastric acid secretion rate and buffer content of the stomach after eating. J. Clin. Invest. *52*, 645–657 (1973)
16. George, J.D.: New clinical method for measuring the rate of gastric emptying: The double sampling test meal. Gut *9*, 237–242 (1968)
17. Gregory, H.: Isolation and structure of urogastrone and its relationship to epidermal growth factor. Nature *257*, 325–327 (1975)
18. Griffith, G., Owen, G., Campbell, H., Shields, R.: Gastric emptying in health and gastroduodenal disease. Gastroenterology *54*, 1–7 (1968)
19. Grossman, M.I.: Treatment of duodenal ulcer with secretin: A speculative proposal. Gastroenterology *50*, 912 (1966)
20. Günzburg, F.: Zur Kritik des Magengeschwürs, insbesondere des perforierenden. Arch. Physiol. Heilkd. *11*, 516–527 (1852)
21. Haecki, W.H., Blooms, S.R., Mitznegg, P., et al.: Plasma secretin and pancreatic bicarbonate response to exogenous secretin in man. Gut *18*, 191–195 (1977)
22. Heitz, P.U., van Noorden, S., Polak, J.M., Kasper, M., Gregory, H., Pearse, A.G.E.: Urogastrone in man, light and electron microscopical localization. Gut *19*, A 436 (1978)
23. Henn, R., Selcon, S., Denberg, J., Sturdevant, R., Cano, R., Grossman, M.: Experience with synthetic secretin in treatment of duodenal ulcer. Clin. Res. *23*, 98 A (1975)
24. Henning, N., Norpoth, L.: Untersuchungen über die sekretorische Funktion des Magens während des nächtlichen Schlafes. Arch. Verdau. Kr. *53*, 64–87 (1933)
25. Hunt, J.N.: Influence of hydrochloric acid on gastric secretion and emptying in patients with duodenal ulcer. Br. Med. J. *1967 I*, 681–684
26. Isenberg, J., Grossman, M., Maxwell, V., Walsh, J.: Increased sensitivity to stimulation of acid secretion by pentagastrin in duodenal ulcer. J. Clin Invest. *55*, 330–337 (1975)
27. Johnson, L.R., Guthrie, P.D.: Stimulation of rat oxyntic gland mucosal growth by epidermal growth factor. Am. J. Physiol. *238*, 645–649 (1980)

28. Lam, S.K., Sircus, W.: Vagal hyperactivity in duodenal ulcer: With and without excessive acid secretion. Rend. Gastroenterol. *7*, 5–9 (1975)
29. Lamers, C.B.H., Ruland, C.M. von, Joosten, H.J.M., Verkooyen, H.C.M., van Tongeren, J.H.M., Rehfeld, J.F.: Hypergastrinaemia of antral origin in duodenal ulcer. Am. J. Dig. Dis. *23*, 998–1002 (1978)
30. Lorenz, W., Troidl, H., Barth, H., Rhode, H.: Histaminic, gastric secretion and peptic ulcer disease: An attempt to define special sources of error and problems in clinicalbiochemical findings. In: International Symposium on Histamine H_2 Receptor Antagonists. Creutzfeldt, W. (ed.), pp. 6–36. Amsterdam: Excerpta Medica 1978
31. Malagelada, J.R., Longstreth, G.F., Deering, T.B., Summerskill, W.H.J., Go, V.L.W.: Gastric secretion and emptying after ordinary meals in duodenal ulcer. Gastroenterology *73*, 989–994 (1977)
32. Mayer, G., Arnold, R., Feurle, G., Fuchs, K., Ketterer, H., Track, N.S., Creutzfeldt, W.: Influence of feeding and sham feeding upon serum gastrin and gastric acid secretion on control subjects and duodenal ulcer patients. Scand. J. Gastroenterol. *9*, 703–710 (1974)
33. McIntosh, C., Arnold, R., Bothe, E., Becker, H.-D., Köbberling, J., Creutzfeldt, W.: Gastrointestinal somatostatin: Extraction and radioimmunoassay in different species. Gut *19*, 655–663 (1978)
34. Noring, O.: Studies on the cephalic phase of gastric secretion in normal subjects and ulcer patients. Gastroenterology *18*, 413–418 (1951)
35. O'Dorisio, T.M., Mekhjian, H.S., Crockett, S., Cataland, S.: Abnormal gastric inhibitory polypeptide (GIP) and insulin release in duodenal ulcer patients. Gastroenterology. Im Druck
36. Palmer, E.D.: Common duodenitis – of any clinical import? J. A. M. A. *230*, 599 (1974)
37. Petersen, H.: Relationship between gastric and pancreatic secretion in patients with duodenal ulcer. Scand. J. Gastroenterol. *5*, 321–326 (1970)
38. Rhodes, J., Prestwich, C.V.: Acidity of different sites in the proximal duodenum of normal subjects and patients with duodenal ulcer. Gut *7*, 509–514 (1966)
39. Robert, A.: Antisecretory, antiulcer, cytoprotective and diarrheogenic properties of prostaglandins. Adv. Prostaglandin Thromboxane Res. 507 (1975)
40. Robert, A., Nezamis, J.E., Lancaster, C., Hanchar, A.J.: Cytoprotection by prostaglandins in rats. Prevention of gastric necrosis produced by alcohol, HCl, NaOH, hypertonic NaCl and thermal injury. Gastroenterology *77*, 433–443 (1979)
41. Rune, S.J.: pH in the human duodenum. Its physiological and pathophysiological significance. Digestion *8*, 261–268 (1973)
42. Savage, S.R. jr., Inagami, T., Cohen, S.: The primary structure of epidermal growth factor. J. Biol. Chem. *247*, 7612–7621 (1972)
43. Szasz, T.S., Kirsner, J.B., Levin, E., Palmer, W.L.: The role of hostility in the pathogenesis of peptic ulcer: Theoretical considerations with the report of a case. Psychosom. Med. *9*, 331 (1947)
44. Schmidt-Wilcke, H.A., Haake, U., Riecken, E.O.: Investigations on the relationship between maximal acid output and parietal cells in gastric mucosal biopsies with special reference to duodenal ulcer. Acta Hepatogastroenterol. (Stuttg.) *21*, 297–302 (1974)
45. Schwartz, K.: Über penetrierende Magen- und Jejunalgeschwüre. Bruns Beitr. Klin. Chir. *67*, 96–128 (1910)
46. Soll, A.H.: The interaction of histamine with gastrin and carbamylcholine on oxygen uptake by isolated mammalian parietal cells. J. Clin. Invest. *61*, 381–389 (1978)
47. Straus, E., Yalow, R.S.: Hypersecretinemia associated with marked basal hyperchlorhydria in man and dog. Gastroenterology *72*, 992–994 (1977)
48. Thompson, H., Holme, G.: The diagnosis of duodenitis. Gut *15*, 842–844 (1974)

49. Thomson, W.O., Joffe, S.N., Robertson, A.G., Lee, F.D., Imric, C.W., Blumgart, L.H.: Is duodenitis a peptic myth? Lancet *1977 I*, 1197–1198
50. Troidl, H., Lorenz, W., Rhode, H., Häfner, G., Ronzheimer, M.: Histamine and peptic ulcer: A prospective study of mucosal histamine concentration in duodenal ulcer patients and in control subjects suffering from various gastrointestinal diseases. Klin. Wochenschr. *54*, 947–956 (1976)
51. Wilhelmj, C.M., Sachs, A., Slutzky, B., Barak, A.: The acis reducing mechanisms of the normal human duodenum and an observation on duodenal ulcer. Gastroenterology *16*, 731–742 (1950)
52. Winkelstein, A.: One hundred and sixty-nine studies in gastric secretion during the night. Am. J. Dig. Dis. *1*, 778–782 (1935)
53. Wolf, S., Wolff, H.G.: Human gastric function. New York. Oxford University Press 1943
54. Wormsley, K.G.: Response to duodenal acidification in man. III. Comparison with the effects of secretin and pancreozymin. Scand. J. Gastroenterol. *5*, 353–360 (1970)
55. Wormsley, K.G.: The pathophysiology of duodenal ulceration. Gut *15*, 59–81 (1974)
56. Wormsley, K.G., Grossman, M.: Maximal histalog test in control subjects and patients with peptic ulcer. Gut *6*, 427–435 (1965)

Kapitel 6

Pathogenese der akuten gastroduodenalen Läsion („Streßulcus“)

W. LORENZ, H.-J. REIMANN und M. FISCHER

1 Definitionen

1.1 Stressor

Nach Hensel [15] ist ein Stressor ein äußerer oder innerer Faktor, der langfristig kontinuierlich oder diskontinuierlich auf den Organismus einwirkt, wobei dieser mit Adaptaten reagiert, die dem Effekt des Stressors entgegenwirken. Dadurch kommt es zur Kompensation einer zunächst unter der Wirkung des Stressors abgewichenen physiologischen Größe (Abb. 1) [15]. Oft erfolgt die Kompensation nicht aperiodisch, sondern in Form einer gedämpften Schwingung. Diese wird durch das Ausmaß der sogenannten unspezifischen Begleitreaktionen im Vorgang der Adaptation entscheidend mitbestimmt.

1.2 Streß

Dieser Begriff ist in der Physiologie weniger exakt definiert. Teilweise wird unter ihm eine durchschnittliche Belastung im Leben verstanden, teilweise aber auch eine übermächtige Belastung, die zu Adaptationskrankheiten führt [40]. Adaptationskrankheiten sind nach Selye z. B. Herz-Kreislauf-Erkrankungen, gehäufte Infektionen sowie die Entstehung von akuten Läsionen der Magenduodenalschleimhaut.

1.3 Akute gastroduodenale Läsion, Streßulcus

Unter einem „Streßulcus“ im weitesten Sinne versteht man eine akute gastroduodenale Läsion, die eine verschiedene Tiefe in der Magenwand erreicht. Hierzu gehören die Erosion, die die Muscularis mucosae nicht überschreitet, wie auch das echte akute Ulcus bis hin zur Ulcusperforation.

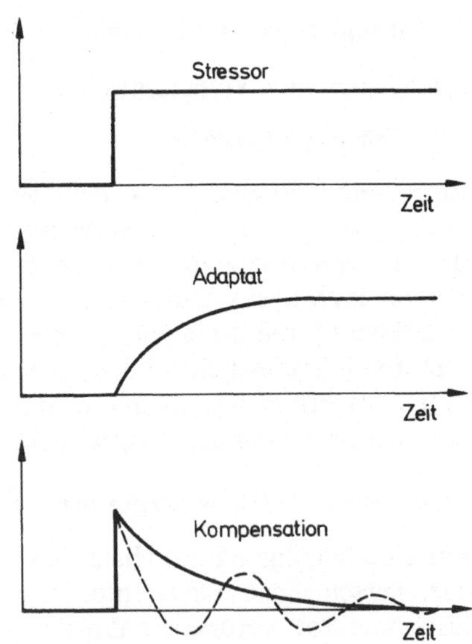

Abb. 1. Stressor, Adaptat und Kompensation. Die Pfeile am Ende der jeweiligen Ordinate bedeuten eine kontinuierliche Zunahme von Stressorintensität, von sich adaptierender und von zur Norm zurückkehrender physiologischer Größe. Als einfaches Beispiel sei die Höhenanpassung genannt: Der Stressor ist der plötzliche Höhenunterschied, wenn ein Flachlandbewohner ins Gebirge kommt. Dieser Stressor dauert während der ganzen Urlaubszeit an. Das Adaptat ist die Zunahme der roten Blutkörperchen, die nach etwa 3 Wochen einen optimalen Wert erreicht hat. Die zu Beginn der Stressorwirkung sich verändernde Größe ist die Pulsfrequenz, die in der Höhe schlagartig zunimmt. Sie kehrt im Verlauf des Urlaubs zur Norm, d.h. zum Ausgangswert, zurück. Leider geschieht dies nicht in gleichmäßiger Form, sondern mit „Hochs" und „Tiefs". Diese Schwingungen sind aber nicht nur für den Urlaub, sondern auch für die Verweilzeit in einer Intensivstation nach Operationen charakteristisch. (Nach Hensel [15])

Das Streßulcus tritt bei schweren Belastungen des Organismus auf, so bei Verbrennungen von über 15% der Körperoberfläche (Curling-Ulcus, nur im Duodenum), nach schweren Traumen und Blutverlusten, nach ausgedehnten chirurgischen Eingriffen, besonders bei Carcinomkranken, sowie bei respiratorischer und kardialer Insuffizienz. Ferner treten Streßulcera bei septischen Krankheitsbildern auf, bei Tetanus, Typhus und Pneumonien. Schließlich wird eine weitere Form des perakuten Ulcus auch als Cushing-Ulcus bezeichnet. Es tritt bei Hirntumoren, Poliomyelitis, nach Schädeltraumen und nach neurochirurgischen Eingriffen auf. Auch in der Transplantationschirurgie ist das Auftreten von Streßulcera eine gefürchtete Komplikation [25].

2 Pathogenetische Prinzipien

2.1 Magensäure, Hypersekretion

2.1.1 Erhöhter Vagustonus

Ein erhöhter Vagustonus kommt bei Eingriffen am Gehirn oder bei Erkrankungen des zentralen Nervensystems durch Reizung vom Vaguszentrum im Hypothalamus zustande. Er stimuliert die Säure- und Pepsinsekretion des Magens. Durch anticholinerge Substanzen ließen sich im Tierexperiment Streßulcera zum größten Teil verhindern [1, 3, 36]. Auch die Vagotomie erwies sich bei der Vermeidung von Streßulcera im Tierexperiment als erfolgreich [25] und wird inzwischen auch bei Nierentransplantationen prophylaktisch angewendet.

2.1.2 Gesteigerte Histaminfreisetzung oder Histaminbildung

Für eine Beteiligung des Histamins bei der Streßulcuspathogenese sprechen verschiedene Argumente: (1) Histamininjektion beim „augmented histamine test" verursacht akute Läsionen beim Menschen [16]. (2) Intra- und postoperativ treten beim Menschen Histaminspiegel im Plasma auf, die denen beim Histamintest entsprechen [29, 39]. Erst in jüngster Zeit gelang es durch Entwicklung einer empfindlichen Bestimmungsmethode für Histamin im menschlichen Plasma [26], erhöhte Plasmahistaminspiegel bei streßulcusgefährdeten Patienten nachzuweisen [11]. Hierzu gehören vor allen Dingen Patienten mit Polytrauma und Sepsis [11]. Im Verlauf von abdominellen Operationen, so nach Laparotomie wegen Cholelithiasis, wird in das Pfortaderblut ebenfalls vermehrt Histamin abgegeben [47]. Dieses erreicht allerdings unter Normalbedingungen, d. h. bei einer gesunden Leber, nicht die periphere Zirkulation [47]. Klinische Bedingungen, unter denen Histaminfreisetzungen beobachtet werden konnten, sind in Tabelle 1 zusammengefaßt. (3) H_2-Receptorantagonisten, wie Cimetidin, hemmen die Ausbildung von Streßulcera [11]. Sie verhindern die Wirkung von Histamin am Receptor und beschleunigen seine Inaktivierung [23]. Hemmstoffe der Histaminbildung, wie das (+)-Catechin und das NSD 1055, verhindert ebenfalls die Bildung von hämorrhagischen Erosionen beim Tier [22, 31, 32]. Auch die Streßulcusprophylaxe durch Kälteadaptation, wie sie in einem weiteren Abschnitt dieser Arbeit berichtet wird, läßt sich mit Histamin als wesentlichem Faktor gut erklären: (1) Histaminfreisetzung erzeugt bei der Ratte Streßulcera, was mit 48/80 und Polymyxin B bereits nachgewiesen wurde [8]. (2) Kälteexposition führt bei der Ratte zur Histaminfreisetzung, was im Plasma nachgewiesen werden konnte [9]. (3) Wiederholter Kältereiz führt zur Tachyphylaxie, wie dies auch bei anderen Histaminliberatoren, z. B. 48/80, beobachtet wurde [27]. (4) Die Kinetik für die Ausbildung von Tachyphylaxie

Tabelle 1. Histaminfreisetzung unter klinischen Bedingungen. Anordnung nach drei Gruppen zueinander gehörender Krankheitsbilder. Die intestinale Ischämie[a] und die Lebertransplantation[b] konnten bisher nicht beim Menschen untersucht werden, sondern nur beim Schwein, Hund und Kaninchen [19–21] bzw. allein am Schwein [28, 29]. Unter Arzneimitteln in Chirurgie und Anaesthesie werden Narkotica, Muskelrelaxanzien, Blutersatzmittel usw. verstanden [23, 24]

Sepsis	Bauchchirurgische Eingriffe
Polytrauma	Nierentransplantation
Ileus	Lebertransplantation[b]
Intestinale Ischämie[a]	Extracorporale Zirkulation
Pankreatitis	
Mastocytose	Arzneimittel in Chirurgie und Anaesthesie
Kälteurticaria	

umfaßt dabei mehrere Tage, was mit der Kinetik der Kälteadaptation gut übereinstimmt.

Daß auch die Histaminbildung in der Magenschleimhaut bei starken Belastungen des Organismus beeinträchtigt wird, zeigen verschiedene Untersuchungen. Nach Reimann et al. [34] kommt es während verschiedener Phasen eines Immobilisationsstresses zu erhöhten Histaminspiegeln in der Magenschleimhaut. Diese Erhöhung folgt einer gesteigerten Aktivität der Histidindecarboxylase, wie dies von Schauer et al. [37] gefunden wurde.

Histaminfreisetzung beim Menschen stellt vor und nach Operationen sowie bei Trauma und respiratorischer Insuffizienz ein häufiges Ereignis dar. Nach Narkotica wird z. B. eine Incidenz von mehr als 60% erreicht, nach Blutersatzmitteln eine Incidenz von mehr als 20% [24, 30]. Histamin entfaltet dabei am Magen verschiedene Reaktionen, wie sie aus Untersuchungen am Menschen bereits bekannt wurden [23]. Es führt in der Mikrozirkulation zur Vasodilatation und damit zum Versacken von Blut. Außerdem erhöht es die Gefäßpermeabilität und stimuliert die Säuresekretion des Magens.

2.1.3 Andere Mechanismen der Hyperacidität beim Streßulcus

Nicht nur der Vagus und Histamin, sondern auch verschiedene andere Mechanismen werden als Ursache der Hyperacidität beim Streßulcus diskutiert. Hierzu gehören die gesteigert freigesetzten Steroide, die zu einer erhöhten Magensaft- und Säuresekretion führen könnten. Dies wurde bei verschiedenen Säugetieren nachgewiesen, ist allerdings beim Menschen nicht gesichert [4]. Ferner werden vermehrt Catecholamine freigesetzt. Adrenalin wirkt einerseits sekretionshemmend und führt andererseits über eine Stimulierung von β_2-Receptoren im Antrum zu einer Gastrinfreisetzung, die zur Stimulierung der Säuresekretion führen kann [10].

Da sich akute gastroduodenale Läsionen überwiegend im Corpus- und Antrumbereich nachweisen lassen, ist es nicht wahrscheinlich, daß eine gestörte Motilität und Entleerung des Magens einen wesentlichen Anteil an der Entstehung dieser Läsionen hat (zu schnelle Entleerung von Säure in das Duodenum, wie z. B. beim Ulcus duodeni!).

2.1.4 Synthese

Bei akuten gastroduodenalen Läsionen ist eine gesteigerte Magensaft- und Säuresekretion nicht immer nachweisbar. Im Gegenteil, bei Sepsis und bei Polytrauma wird oft eine Hemmung der basalen Säuresekretion entdeckt, unter Umständen ist eine Schleimhaut während geringgradiger Säuresekretion sogar verletzlicher als während starker Sekretion (vgl. S. 91). Säure ist aber zur Ausbildung von peptischen Läsionen in der Magenschleimhaut unbedingt vonnöten. Der Satz „ohne Säure kein Ulcus" gilt auch in überragender Weise beim Streßulcus. Aus diesem Grunde ist es auch nicht verwunderlich, daß alle Maßnahmen, die zu einer Verminderung der Säuresekretion oder zu einer nahezu vollständigen Trokkenlegung der Magenschleimhaut führen, auch als Prophylaxe beim Streßulcus eine bisher günstige Wirkung aufwiesen. Hierzu gehört beispielsweise die Antacida- und Cimetidintherapie bei Tetanuskranken auf der Intensivstation und eine prophylaktische Vagotomie bei Nierentransplantationen.

2.2 Duodenogastrale Reflux

Bei der Pathogenese des Streßulcus wird in jüngster Zeit auch dem Reflux von Duodenalinhalt in den Magen besondere Bedeutung zugemessen [2, 14]. Bei Patienten einer chirurgischen Intensivstation wurde der duodenogastrale Reflux von Schumpelick u. Rauchenberger [38] untersucht. Schwerkranke Intensivpatienten zeigten einen gegenüber gesunden Normalpersonen vielfach gesteigerten Reflux. Sein Ausmaß korrelierte mit der Häufigkeit von Erosionen oder Streßulcera. Nach den Autoren ist der Reflux offenbar einer von drei Faktoren (neben Ischämie und Säuresekretion), deren Synergismus zur Entstehung streßbedingter Magenschleimhautläsionen führt.

2.3 Zellregeneration, „Schleimhautbarriere"

Eine vermehrte Freisetzung von adrenocorticotropem Hormon unter Streßbedingungen bedingt eine erhöhte Glucocorticoidkonzentration im

Blut. Sie erreicht so hohe Werte, daß sie den Konzentrationen nach Verabreichung von Steroiden entspricht.
Eine Folge einer erhöhten Sekretion von Corticosteroiden ist eine verminderte *Zellregeneration* der Magenschleimhaut. So wurde in der Mucosa des Hundes nach Zufuhr von Cortison eine Verminderung der Zellregeneration nachgewiesen [12]. Bei der Maus und beim Meerschweinchen wurde sie nach Streß durch Immobilisation beobachtet [17, 32]. Auch beim Curling-Ulcus wurde sie von Kirksey et al. [18] beschrieben.
Eine entscheidende Rolle spielt möglicherweise die Struktur der *Zellmembran*. Gewebshormone, beispielsweise Prostaglandine, könnten Eiweiße und andere Membranbestandteile in eine „Abwehr"-Konfiguration überführen, während der Mangel von Gewebehormonen die Zellmembran in eine offene, „verletzliche" Konfiguration umwandelt. Eine von der Säuresekretion unabhängige „cytoprotektive" Wirkung der Prostaglandine unter Streß ist mehrfach beobachtet worden (vgl. S. 91). Gewebehormone und Membrankonfiguration könnten auch bei der Adaptation eine wichtige Rolle spielen (vgl. Abschn. 2.6).
Eine Verminderung der *Schleimproduktion* der Magenschleimhaut und Veränderungen in der Zusammensetzung der Mucoproteide des Magensaftes wurde ebenfalls unter dem Einfluß von ACTH beobachtet. Unter erhöhten Spiegeln von Glucocorticoiden wird weniger Schleim gebildet, so daß die Schleimbarriere der Magenwand an einzelnen Stellen, vor allem im Antrum, Defekte aufweist [33]. An diesen Orten kommt es dann zur Andauung durch das peptische Gemisch.
Auch die *Qualität der Mucoproteide* ist unter einer Glucocorticoidspiegelerhöhung verändert. Es kommt zu einer Verschiebung des Verhältnisses von Zuckeranteil zu Proteinanteil zugunsten des letzteren [5]. Weiterhin ist der Gehalt an Sialinsäure in den Mucoproteiden vermindert [33]. Nach Gottschalk [13] ist z. B. das Rindersubmandibularismucin nur so lange durch Trypsin nicht angreifbar, wie es Sialinsäure enthält. Es scheint deshalb möglich, daß eine Abnahme des Sialinsäuregehaltes in Mucoproteiden der Schleimbarriere einen Angriff auf den Proteinanteil der Mucoproteide durch die proteolytischen Enzyme des Magensaftes erleichtert. Der Schleim spielt jedoch eher eine untergeordnete Rolle. Die Alkalisekretion wird auf S. 89 und 92 besprochen.

2.4 Schleimhautischämie

Neben der vermehrten Säuresekretion wird eine Störung der Schleimbarriere und die Schleimhautischämie als Ursache der Streßulcuspathogenese diskutiert. Vorstellungen über die Schleimhautischämie wurden vor allen Dingen aus der Tatsache entwickelt, daß bei Schockzuständen eine gestörte Mikrozirkulation beobachtet wird [44]. Eine entsprechende Therapie ist das Auffüllen des Blutvolumens, speziell mit Blutersatzmitteln, die einer Gerinnungsneigung entgegenwirken, z. B. mit Dextran. Die Vasotransmitter, die bei Schleimhautischämie in besonderem Maße diskutiert werden, sind die Kinine und das Serotonin. In Anwesenheit von Kininen oder Histamin kann es zur Dilatation im Bereich der Arteriolen und Capillaren kommen, während das Serotonin im Venolenbereich zur Vasoconstriction führt. Die Folge ist das Platzen von Blutgefäßen und der Austritt von Erythrocyten in das umgebende Gewebe. Dieses ertrinkt gewissermaßen in einem Blutsee [43, 44]. Die Folgen der Hypoxie bzw. Anoxie im Gewebe sind dann eine irreversible Stoffwechselstörung, die zum Zelltod innerhalb der Mucosa führt. In einem derartigen nekrotischen Bereich führt das Säure-Pepsin-Gemisch zur Andauung und damit zur hämorrhagischen Erosion. Näheres vgl. S. 86ff.

2.5 Erhöhter Sympathicotonus

Hinweise auf die Bedeutung eines erhöhten Sympathicotonus bei der Pathogenese des Streßulcus ergeben Befunde, nach denen α-Methyldopa und Guanethidin die Entstehung von Streßulcera weitgehend verhindern können [6, 7]. Auch Salbutamol, ein β_2-adrenerger Antagonist, kann Versuchstiere gegenüber Streßulcera vollständig schützen [10] (vgl. Abschn. 2.1.3).

2.6 Adaptative Vorgänge bei der Streßulcuspathogenese

Im Rahmen der Adaptationsforschung kann das Streßulcus auf drei Arten interpretiert werden: (1) Man kann es als Folge überschießender Begleitreaktionen auf einen übermächtig wirkenden Stressor bei Adaptationsvorgängen auffassen. Dies bedeutet, daß ein mäßig wirkender Stressor zu Anpassungsreaktionen führt. In dem Moment aber, wo die Stressorintensität so groß wird, daß Begleitreaktionen, wie Catecholaminfreisetzung, ein so hohes Maß annehmen, daß Schädigungen entstehen, resultiert anstelle der Adaptation die Adaptationskrankheit. (2) Das Streßulcus kann als Folge einer Fehladaptation aufgefaßt werden. In diesem Falle versucht sich der Organismus an den übermächtig wirkenden Stressor anzupassen, allerdings um den Preis einer Fehlregulation, die wiederum zur Krankheit führt. (3) Das Streßulcus kann die Folge einer qualitativ ungenügenden oder quantitativ nicht ausreichenden Adaptation sein. Ob diese Vorstellungen tatsächlich zutreffen und welche im einzelnen den verschiedenen Streßulceraformen zugrunde liegen, wurde experimentell untersucht.

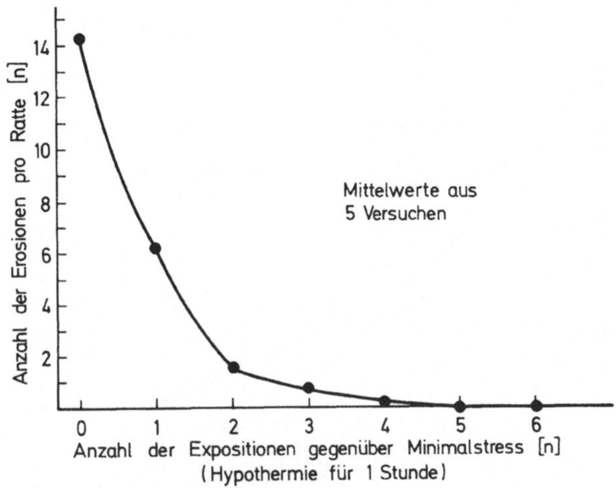

Abb. 2. Adaptation der Ratte an maximale Immobilisation durch wiederholten Minimalstreß. Sprague-Dawley-Ratten (Hannover) wurden durch einen Gipspanzer immobilisiert. Es wurden jeweils pro Versuch 2 Kontroll- und 6 Adaptationsgruppen zu je 5 Tieren gebildet. Die Kontrolle 1 erhielt nur einen Futterentzug für 20 h, die Kontrollgruppe 2 (Maximalstreß) wurde für 20 h immobilisiert. Die Adaptationsgruppen 1–6 wurden 1- bis 6mal einem Minimalstreß von 2 h Immobilisation im 2-Tage-Rhythmus vor dem Maximalstreß am 13. Tag unterzogen. Die Ermittlung der Läsionen erfolgte nach Entnahme des Magens unmittelbar nach dem Töten der Tiere, Betupfen der Schleimhaut mit 1 mol Perchlorsäure und Zählen der Läsionen mit der Lupe durch zwei voneinander unabhängige Beobachter. Jeder einzelne Wert ist das arithmetische Mittel aus Läsionen von 5 Tieren in demselben Käfig. (Weitere Details s. Reimann et al. [34, 35])

Bei weiblichen Sprague-Dawley-Ratten wurden akute hämorrhagische gastroduodenale Läsionen durch Immobilisation oder Hypothermie erzeugt [35]. In parallelen Serien wurde versucht, Tiere durch kurzfristige Exposition so an den Stressor zu gewöhnen, daß nach etwa 14 Tagen eine langdauernde Belastung toleriert wurde, ohne daß sich mehr Streßulcera entwickeln konnten. Wie die Abb. 2 und 3 zeigen, war sowohl eine Adaptation an eine maximale Immobilisation möglich, wie auch eine Adaptation an eine maximale Hypothermie. Nach dem 5. bzw. 4. Minimalstreß traten auch bei maximaler Exposition keine Streßulcera bei den Ratten mehr auf [35]. Am bemerkenswertesten war es aber, daß auch eine Kreuzadaptation gegenüber beiden Stressoren bestand. Die Tiere, die an Immobilisation adaptiert waren, entwickelten auch bei maximaler Hypothermie kaum mehr Streßulcera, wie auch die Tiere, die an Hypothermie adaptiert waren, kaum mehr Ulcera nach Immobilisation ausbildeten [35]. Damit war der adaptive Charakter der Streßulcuspathogenese wenigstens bei Ratten eindeutig nachzuweisen. Für den Kliniker ergeben

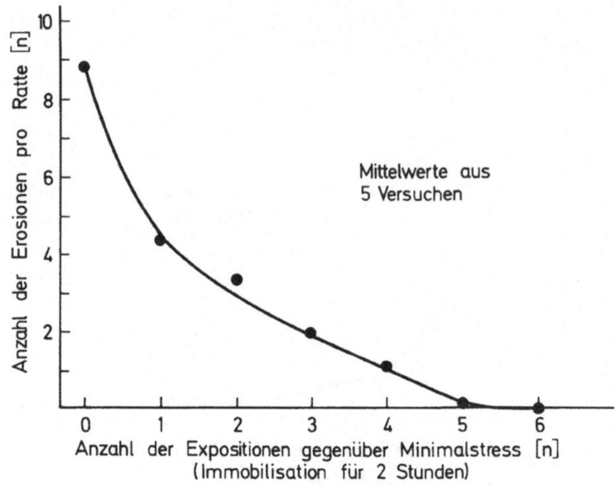

Abb. 3. Adaptation der Ratte an maximale Hypothermie durch wiederholten Minimalstreß. Die Tiere wurden bei −10 °C Kühlraumtemperatur einzeln in jeweils 5 aneinandergebundenen Käfigen gehalten. Der Maximalstreß betrug 5 h Hypothermie, während der Minimalstreß nur 1 h Hypothermie ausmachte. Für Kontroll- und Adaptationsgruppen gelten dieselben Bedingungen wie in Abb. 2. Beachte den längeren Zeitraum bis zur Adaptation. Weitere Details siehe Reimann et al. [34, 35]

sich daraus insoweit Konsequenzen, als durch minimale Exposition von Patienten vor größeren chirurgischen Eingriffen eine Adaptation an einen Operationsstreß möglich sein müßte, so daß auf diesem Wege eine wirksame Streßulcusprophylaxe durchgeführt werden kann.

2.7 Pathophysiologische Rückschlüsse aus der Epidemiologie der Streßulcera

Für die Streßulcuspathogenese gibt es bestimmte Risikofaktoren, die bereits bei der Darstellung und Definition des Streßulcus zu Beginn dieser Arbeit dargestellt wurden. Dagegen konnten in einer prospektiven Studie keine besonderen epidemiologischen Gesichtspunkte für die Streßulcuspathogenese entdeckt werden [42]. So war eine jahreszeitliche Häufung oder eine bestimmte Verteilung in einem Krankengut verschiedener Hospitäler in Zürich nicht zu finden. Auch zwischen den Geschlechtern und der entsprechenden Ulcusvorgeschichte oder der Therapie mit Anticoagulantien konnte keine Beziehung hinsichtlich der Streßulcusentstehung hergestellt werden. Dagegen bestand ein erhöhtes Risiko besonders im hohen Alter, bei multiplen Verletzungen, bei Operationen am zentralen

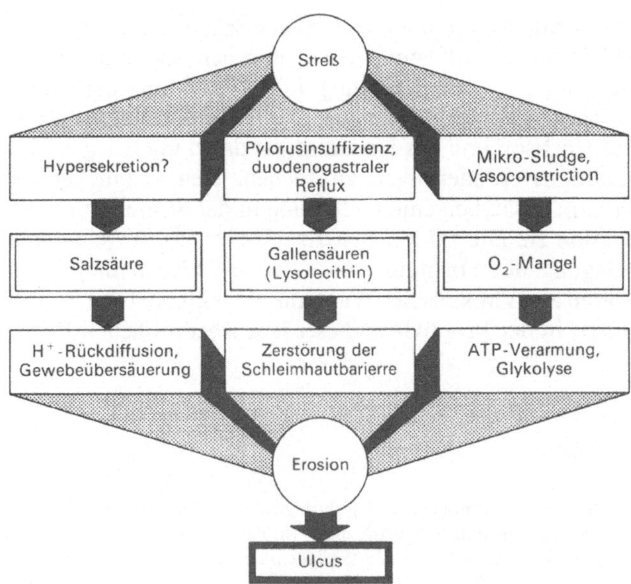

Abb. 4. Schematische Darstellung der derzeitigen Vorstellungen vom Mechanismus der Streßulcusentstehung (nach Schumpelick u. Rauchenberger [38]). Bei der Hypersekretion, die bei verschiedenen Streßulcusformen nach wie vor sehr hypothetisch ist, wirkt die Salzsäure nicht nur im peptischen Gemisch, sondern auch durch Rückdiffusion und damit bedingte Gewebsübersäuerung. Die bei Gewebsübersäuerung wirksam werdenden Kathepsine oder auch das Pepsin selbst können aus dem im Interstitium befindlichen Kininogen Kinine freisetzen. Der Sauerstoffmangel wirkt sich in erster Linie nicht auf die Schleimhautbarriere, sondern auf die tieferen Gewebsschichten aus, wo ja die Ischämie durch Einbluten zustande kommt. Die ATP-Verarmung führt schließlich zum Zelltod, wodurch eine umschriebene Nekrose erklärlich wird

Nervensystem und im besonderen Maße postoperativ bei Hypovolämie, Sepsis, Fettembolie, Antirheumatikatherapie sowie einer Reoperation innerhalb von 72 h. Welche Faktoren speziell in diesen Risikogruppen zu einer erhöhten Streßulcushäufigkeit führen, sind nicht bekannt. Im Sinne der Adaptationsforschung ist allerdings bei Risikopatienten jede Belastung leicht als eine übermächtige Belastung aufzufassen.

3 Schlußfolgerungen

Die derzeitige Vorstellung vom Mechanismus der Streßulcusentstehung ist nach der Abb. 4 von Schumpelick u. Rauchenberger folgendermaßen zu erklären: Hypersekretion oder Magensaftsekretion sowie der duodenogastrale Reflux und die Gewebeischämie führen zusammen zu einer H^+-Ionenrückdiffusion, Zerstörung der Schleimhautbarriere und einer ischämischen Zellschädigung. Diese führt über die Erosion der Magenschleimhaut zum Streßulcus. Die Rolle des Vagus, der Catecholamine, des Cortison und des Histamins ist dabei überwiegend in den Mikrozirkulationsveränderungen zu suchen. Dem Vagus und dem Histamin kommt zusätzlich eine Bedeutung in der Stimulierung der Magensaftsekretion zu. Die zahlreichen Argumente, die für eine entscheidende Beteiligung des Histamins bei der Streßulcuspathogenese sprechen, erklären auch in kausaler Weise die Wirksamkeit der H_2-Receptorantagonisten in der Prophylaxe dieser lebensbedrohlichen Komplikation.

Literatur

1. Bonfils, S., Lambling, A.: Psychological factors and psychopharmacological actions in the restraint-induced gastric ulcer. In: Pathophysiology of peptic ulcer. Skoryna, S.C., Bockus, H.L. (eds.), p. 153. Philadelphia: Lippincott 1963
2. Braun, S.A., Samson, R.H., Norton, L., Eisemann, B.: Bile reflux in experimental stress ulcer. Surgery *73*, 521 (1973)
3. Brodie, D.A., Hanson, H.M.: A study of the factors involved in the production of gastric ulcer by the restraint technic. Gastroenterology *38*, 353 (1960)
4. Cooke, A.R.: Role of adrenocortical steroids in the regulation of gastric secretion. Gastroenterology *52*, 272 (1967)
5. Desbaillets, L., Menguy, R.: Inhibition of gastric mucosa secretion by ACTH. Am. J. Dig. Dis. *12*, 582 (1967)
6. Djahanguiri, B., Hemmati, S., Sadeghi, D., Firouzabadi, A.: The prevention of acute gastric ulcer in the rat by α-methyldopa. Med. Pharmacol. Exp. *17*, 427 (1967)
7. Emås, S.: Gastric acid secretion in sympathectomized gastric fistula cats, before and after reserpine treatment, and in gastric fistula cats during guamethidine treatment. Acta Physiol. Scand. *60*, 57 (1964)
8. Feifel, G.: Gastro-duodenale Ulzera und Erosionen. In: Chirurgie der Gegenwart, Bd. II, S. 1–84, 1976
9. Feifel, G., Lorenz, W., Huhnd, A., Zboralski, B.: Die Bedeutung von Histamin bei der Pathogenese akuter Erosionen im Rattenmagen. Result. Ges. Exp. Med. *157*, 206–207 (1972)
10. Fielding, L.P., Raute, M., Curwain, B.P.: Effect of salbumatol on acute gastric ulceration induced by indomethacin in the rat. Eur. Surg. Res. *9*, 252–257 (1977)
11. Fischer, M., Lorenz, W., Reimann, H.-J., Troidl, H., Rohde, H., Schwarz, B., Hamelmann, H.: Cimetidine prophylaxis of acute gastroduodenal lesions in patients at risk, pp. 280–289. Amsterdam: Excerpta Medica 1978
12. Gerard, A.: Histochemical studies of the fundic mucosa of the stomacid in dogs treated by ulcerogenic drugs. C. R. Soc. Biol. (Paris) *159*, 1473 (1965)
13. Gottschalk, A.: Sialic acids: Their molecular structure and biological function in mucoproteins. Bull. Soc. Chim. Biol. *42*, 1387 (1960)
14. Guilbert, J., Bonnous, G., Gurd, F.N.: Role of the intestinal chyme in the pathogenesis of gastric ulceration following experimental hemorrhagic shock. J. Trauma *9*, 723 (1969)

15. Hensel, H.: Grundbegriffe und neuere Aspekte der physiologischen Adaptation. In: Kolloquien des Sonderforschungsbereiches Adaptation und Rehabilitation (SFB 122), Bd. II, S. 1–8. 1974
16. Katz, D., Siegel, H.J.: Erosive gastritis and acute gastrointestinal mucosal lesions. Prog. Gastroenterol. *1*, 67 (1968)
17. Kim, Y.S., Kerr, R., Lipkin, M.: Cell proliferation during the development of stress erosions in mouse stomach. Nature *215*, 1180 (1967)
18. Kirksey, C.T., Moncrief, J.A, Pruitt, B.A., O'Neill, J.A.: Gastrointestinal complications in burns. Am. J. Surg. *116*, 627 (1968)
19. Kusche, J., Richter, H., Schmidt, J., Hesterberg, R., Friedrich, A., Lorenz, W.: Diamine oxidase in rabbit small intestine: Separation from a soluble monoamine oxidase, properties, and pathophysiological significance in intestinal ischemia. Agents Actions *5*, 431 (1975)
20. Kusche, J., Stahlknecht, C.-D., Lorenz, W., Reichert, G., Richter, H.: Diamine Oxidase activity and histamine release in dogs following acute mesenteric artery occlusion. Agents Actions *7*, 81–84 (1977)
21. Kusche, J. Stahlknecht, C.-D., Lorenz, W., Jostarndt, L., Dietz, W.: Involvement of the histamine-diamine oxidase system in acute intestinal ischemia. Fed. Proc. *37*, 392 (1978)
22. Levine, R.J., Senay, E.C.: Histamine in the pathogenesis of stress ulcer in the rat. Am. J. Physiol. *214*, 892 (1968)
23. Lorenz, W.: Histamin H_2-Rezeptorantagonisten. Dtsch. Aerztebl. *75*, 173 (1978)
24. Lorenz, W., Doenicke, A.: Histamine release in clinical conditions. Mt. Sinai J. Med. *45*, 357–386 (1978)
25. Lorenz, W., Feifel, G.: Neue Gesichtspunkte zur Pathogenese des Streß- und Steroidulkus. Dtsch. Med. Wochenschr. *95*, 1848–1850 (1970)
26. Lorenz, W., Benesch, L., Barth, H., et al.: Fluorometric assay of histamine in tissues and body fluids. Choice of the purification procedure and identification in the monogram range. Z. Anal. Chem. *252*, 94–98 (1970)
27. Lorenz, W., Barth, H., Kusche, J., et al.: Histamine in the pig. Determination, distribution, release and pharmacological actions. Eur. J. Pharmacol. *14*, 155–175 (1971)
28. Lorenz, W., Hell, E., Boeckl, O., et al.: Histamine release during orthotopic homologous liver transplantation in pigs. Eur. Surg. Res. *5*, 11–20 (1973)
29. Lorenz, W., Boeckl, O., Struck, E., et al.: Significance and causes of histamine release during orthotopic homologous liver transplantation in the pig. Agents Actions *3*, 2–11 (1973)
30. Lorenz, W., Seidel, W., Doenicke, A., et al.: Elevated plasma histamine concentrations in surgery: Causes and clinical significance. Klin. Wochenschr. *52*, 419–425 (1974)
31. Lorenz, W., Reimann, H.-J., Kusche, J., et al.: Effects of (+)-catechin on several enzymes of histamine metabolism and on stress ulcer formation in the female rat. Naunyn Schmiedebergs Arch. Pharmacol. [Suppl.] *287*, 62 (1976)
32. Ludwig, W.M., Lipkin, M.: Biochemical and cytological alterations in gastric mucosa of guinea pigs under restraint stress. Gastroenterology *56*, 895 (1969)
33. Menguy, R., Masters, Y.F.: Effect of cortisone on mucoprotein secretion by gastric antrum of dogs: Pathogenesis of steroid ulcer. Surgery *54*, 19 (1963)
34. Reimann, H.-J., Lorenz, W., Fischer, M., Frölich, R., Meyer, H.-J., Schmal, A.: Histamine and acute haemorrhagic lesions in rat gastric mucosa. Prevention of stress ulcer formation by (+)-catechin, an inhibitor of specific histidine decarboxylase in vitro. Agents Actions 7, 69–73 (1977)
35. Reimann, H.-J., Meyer, H.-J., Schmal, A., Fischer, M., Lorenz, W.: Adaptation und Kreuzadaptation an Kälte und Restraint zur Vermeidung von Streßulkusbildung bei der weiblichen Ratte. Z. Phys. Med. *6*, 22–23 (1977)

36. Rosenberg, A.: Production of gastric lesions in rats by combined cold and electrostress. Am. J. Dig. Dis. *12*, 1140 (1967)
37. Schauer, A., Kunze, E., Feifel, G., Permanetter, W., Fraps, P.: Increased histidine and dopa decarboxylase activity in the rat stomach during restraint ulcer formation. Digestion *11*, 12 (1974)
38. Schumpelick, V., Rauchenberger, B.: Duodenogastraler Reflux und Streßulkus. Dtsch. Med. Wochenschr. *101*, 1647–1649 (1976)
39. Seidel, W., Lorenz, W., Doenicke, A., Mann, G., Uhlig, R., Rohde, H.: Histaminfreisetzung beim Menschen und Streßulcuspathogenese, Z. Gastroenterol. *11*, 297–300 (1973)
40. Selye, H.: The alarm reaction and the diseases of adaptation. Ann. Intern. Med. *29*, 403, (1948)
41. Thermann, M., Lorenz, W., Jostarndt, L.: Anaesthesist
42. Weber, E., Akovbiantz, A., Landolt, M., Koeltz, H.R., Nussbaumer, U., Peter, P., Blum, A.L.: Prospektive Studien über die postoperative Streßblutung. I. Epidemiologie. Dtsch. Med. Wochenschr. *102*, 152–155 (1977)
43. Weiner, R., Altura, B.M.: Serotonin-bradykinin synergism in the mammalian capillary bed. Proc. Soc. Exp. Biol. Med. *124*, 494 (1967)
44. Zweifach, B.W.: The behavior of the vascular barrier during tissue injury. Bibl. Anat. (Basel) *4*, 21 (1964)

Kapitel 7

Protektive Mechanismen der Magen- und Duodenalschleimhaut und ihre Beziehungen zur akuten Läsion

R. SCHIESSEL

Wenn wir davon ausgehen, daß Schleimhautläsionen des Magens und Duodenums dann entstehen, wenn das Gleichgewicht zwischen den aggressiven und protektiven Faktoren gestört ist, erscheint es zweckmäßig, jene Mechanismen näher zu analysieren, die trotz der hohen HCl-Konzentration im Lumen eine Unversehrtheit der Zellen gewährleisten. Verschiedene Arbeitsgruppen haben sich daher bemüht, die protektiven Mechanismen der Schleimhaut näher zu untersuchen.

1 Rolle der H^+-Rückdiffusion bei der Entstehung akuter Ulcera

Schon Teorell [32] nahm an, daß der H^+-Verlust aus sauren Lösungen im Magen durch H^+-Rückdiffusion zustande kommt. Neutralisation durch HCO_3^- schloß er aus, da sich der pCO_2 in der Lösung nicht änderte. Die H^+-Rückdiffusion ist ein passiver Vorgang, der immer von der Höhe der luminalen Konzentration abhängt. Eine Reihe von Substanzen, wie Aspirin, Gallensäuren, Lysolecithin, Alkohol etc., steigern die Permeabilität der Magenschleimhaut für H^+.

Zweifel an der Existenz der H^+-Rückdiffusion [33] konnten durch pH-Messungen in der Lamina propria der Magenschleimhaut entkräftet werden [6].

Man kann mit einer Mikroelektrode tatsächlich die Ansäuerung der Mucosa durch H^+-Rückdiffusion nachweisen. In der Fundusschleimhaut treten Ulcera dann auf, wenn der intramurale pH von etwa 7,4 auf 6,9 abfällt. Im Antrum treten Ulcera ab einem pH von 6,5 auf [6, 18]. Der Zusammenhang zwischen H^+-Rückdiffusion und Ulceration kann als gesichert gelten. Auch Moody u. Aldrete [21] konnten nachweisen, daß Erosionen der Magenschleimhaut als Folge der H^+-Rückdiffusion auftreten und nicht als deren Ursache.

Die Permeabilität der Schleimhaut für H^+ ist sicher ein wichtiger protektiver Mechanismus. Kaninchenfundus hat eine sehe hohe Permeabilität für H^+ und ulceriert bereits bei Perfusion mit 100 mmol HCl, Antrum derselben Species ist nur gering permeabel und ulceriert erst ab 225 mmol HCl [6, 18]. Substanzen, die die Permeabilität der Schleimhaut erhöhen, begünstigen auch die Ulceration.

2 Blutfluß

Die von mehreren Arbeitsgruppen gemachte Beobachtung, daß die Reduktion des Blutflusses im hämorrhagischen Schock zu akuten Ulcerationen führen kann [12, 20], weist auf die wichtige Rolle der Durchblutung für die Integrität der Schleimhaut hin. Die Frage, warum ein reduzierter Blutfluß zu Ulcera führt, war lange Zeit unklar. Menguy [19] vertrat die Ansicht, daß das fehlende Angebot von O_2 und Substraten durch die daraus folgende Störung des Energiestoffwechsels die Ursache für Ulcera sei. Dagegen spricht, daß im Schock keine Schleimhautläsionen auftreten, wenn die luminale Säure gepuffert wird (unpublizierte eigene Ergebnisse). Der Blutfluß hat aber wahrscheinlich neben dem Abtransport von O_2 und Substraten noch andere Funktionen:

1. Abtransport von rückdiffundierenden H^+ und
2. Antransport von Puffer.

So konnte beispielsweise gezeigt werden, daß im Schock bei konstanter H^+-Rückdiffusion, der intramurale pH offenbar infolge des reduzierten Blutflusses absinkt und es schließlich zu Ulceration kommt [18]. Das heißt also, daß nicht nur eine gesteigerte H^+-Rückdiffusion zur Ulceration führt, sondern bereits ein Absinken der Durchblutung bei eher verminderter H^+-Rückdiffusion genügt, um eine schwere Acidose der Mucosa mit nachfolgender Ulceration zu erzeugen.
Weitere Untersuchungen dienten dazu, die Wechselbeziehungen zwischen H^+-Rückdiffusion, intramuralem pH und Schleimhautdurchblutung festzustellen. Wurde der Kaninchenfundus mit Lösungen verschiedener H^+-Konzentrationen perfundiert, so fand sich bis zu 80 mmol ein linearer Anstieg des Blutflusses (Abb. 1). Der pH der Lamina propria blieb unverändert. Wurde der Durchblutungsanstieg bei 80 mmol HCl durch Vasopressin blockiert, sank der intramurale pH ab und es traten Ulcera auf [30]. Die Ergebnisse deuten darauf hin, daß die Magenschleimhaut ähnlich wie das Gehirn eine Autoregulation der Durchblutung besitzt, die von der luminalen H^+-Konzentration und der von ihr abhängigen H^+-Rückdiffusion beeinflußt wird. Die Autoregulation könnte so funktionie-

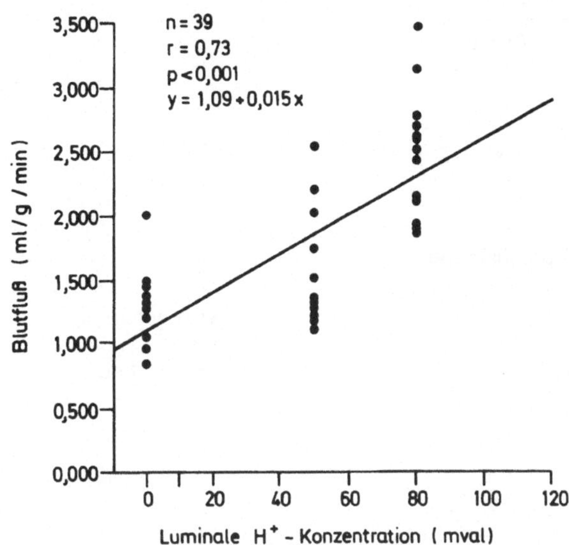

Abb. 1. Lineare Korrelation zwischen Blutfluß und luminaler H^+-Konzentration in der Fundusschleimhaut

ren, daß jedes Absinken des pH in der Magenschleimhaut zu einer Vasodilatation führt, die solange anhält, bis der Ausgangs-pH wieder erreicht wird. Wird dieser Mechanismus blockiert (Vasopressin, Schock) oder durch zu hohe H^+-Konzentrationen überfordert, kommt es zur Ulceration (Abb. 2).

Wie kann der Blutfluß den intramuralen pH beeinflussen?

1. Durch Abtransport rückdiffundierender H^+-Ionen.
2. Antransport von Puffersubstanzen, in erster Linie HCO_3^-, da es in relativ hoher Konzentration verfügbar ist und von den Zellen als intracellulärer Puffer aufgenommen werden kann (s. unten).

Die Fortsetzung dieser Untersuchungen im eigenen Labor hat gezeigt, daß auch die Schleimhautdurchblutung des Duodenums durch Perfusion des Lumens mit Säure stimuliert werden kann.

3 Intracelluläre Pufferung von H^+ durch HCO_3^-

Angesichts des großen Gradienten in der H^+-Konzentration zwischen dem Magenlumen und den Zellen an der Oberfläche der Mucosa von et-

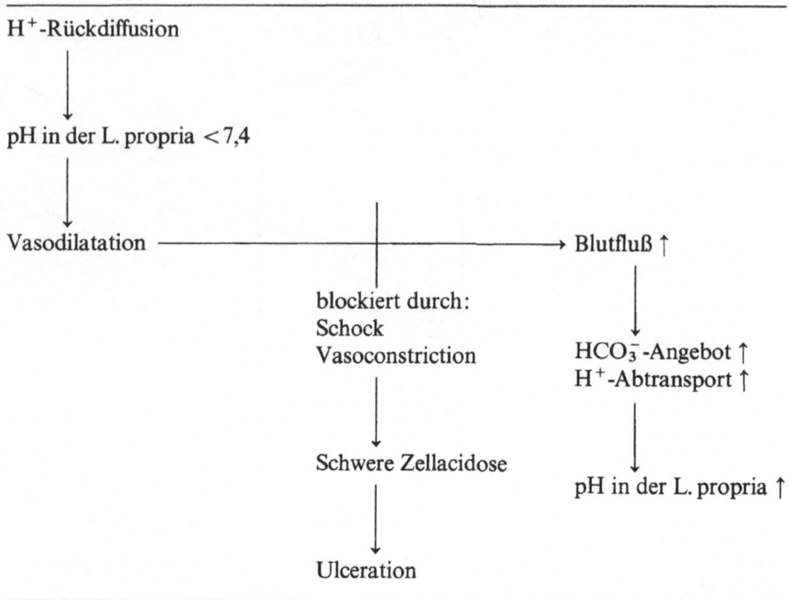

Abb. 2. Hypothese zur Regulation der Magendurchblutung

wa 1:10^6 stellt sich die Frage, wie diese Zellen ihren intracellulären pH konstant halten können. Aufgrund methodischer Probleme gibt es derzeit nur Informationen darüber, wie Riesenzellen (Axon des Tintenfisches, Schneckenneuron) H^+-Ionen intracellulär puffern können. Experimente an solchen Zellen haben ergeben, daß H^+-Ionen durch Aufnahme von extracellulären HCO_3^--Ionen gepuffert werden können. Untersuchungen an isolierter Froschmucosa sprechen dafür, daß auch die Magenschleimhaut einen ähnlichen Mechanismus besitzt. Es gibt auch Hinweise darauf, daß, wenn dieser Mechanismus gestört wird, Ulcerationen auftreten. – Gastric sacs aus isolierter Schleimhaut, deren luminaler pH 2 beträgt, ulcerieren immer dann, wenn HCO_3^- aus dem Inkubationsmedium entfernt wird und durch andere Puffer wie PO_4^{3-}, TES, MES oder HEPES ersetzt wird. Ulcerationen treten nicht auf, wenn der luminale pH auf 7 gepuffert wird [7]. Wird allerdings die in der Magenschleimhaut in hoher Konzentration vorkommende Carboanhydrase [22] durch Acetazolamid blockiert, so geht die protektive Wirkung von HCO_3^- verloren.

Auch die Blockade des Anionentransports durch SITS führt zum Verlust der Wirkung von HCO_3^-, ein weiterer Hinweis darauf, daß HCO_3^- offenbar nur dann wirksam ist, wenn es in die Zellen aufgenommen werden kann.

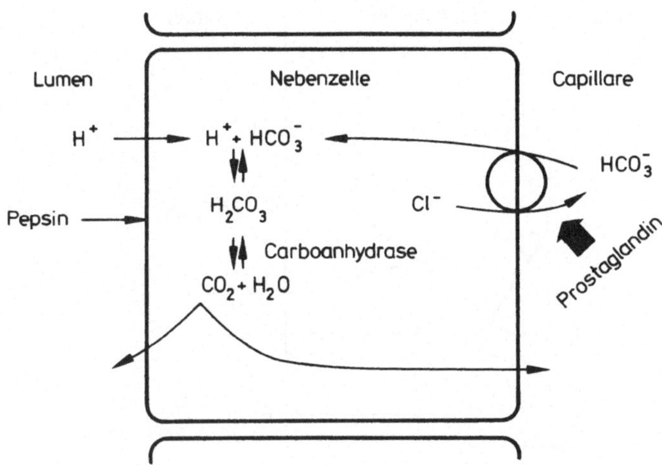

Abb. 3. Intracelluläre Pufferung von H^+ in den Nebenzellen. Möglicher Angriffspunkt von Prostaglandin

Diese Befunde stützen eine Hypothese, nach der HCO_3^- aus dem Blut oder Inkubationsmedium aufgenommen und für die intracelluläre Pufferung von H^+ verwendet wird, wobei diese Reaktion durch Carboanhydrase katalysiert wird und nach der Gleichung $H^+ + HCO_3^- = H_2O + CO_2$ abläuft [7] (Abb. 3).
Kürzlich konnten wir auch an der Ratte nachweisen, daß die intraarterielle Gabe von HCO_3^- in einem Schockmodell protektiv auf die Magenschleimhaut wirkt und akute Ulcerationen verhindern kann [30].

4 Alkalisekretion

Hollander [14] erkannte bereits, daß der Magensaft eine alkalische und saure Komponente besitzt. Da die Alkalisekretion des Magens wesentlich geringer ist als die Säuresekretion und somit ihre Messung nicht einfach ist, war bis vor kurzem darüber relativ wenig bekannt. Erst die Möglichkeit der absoluten Hemmung der H^+-Sekretion mit H_2-Receptorenblokkern erlaubte genauere Studien der Alkalisekretion. Flemström [7] konnte an isolierter Froschmucosa zeigen, daß sowohl die Metiamide-behandelte Fundusschleimhaut als auch das Antrum Alkali produzieren, wobei im Fundus die produzierte Menge von etwa 0,5 μmol/cm²/h nur 10% der H^+-Sekretion pro cm² in derselben Zeit beträgt. In-vivo-Studien [10] haben gezeigt, daß es sich um Bicarbonat handelt. Die Alkalisekretion des

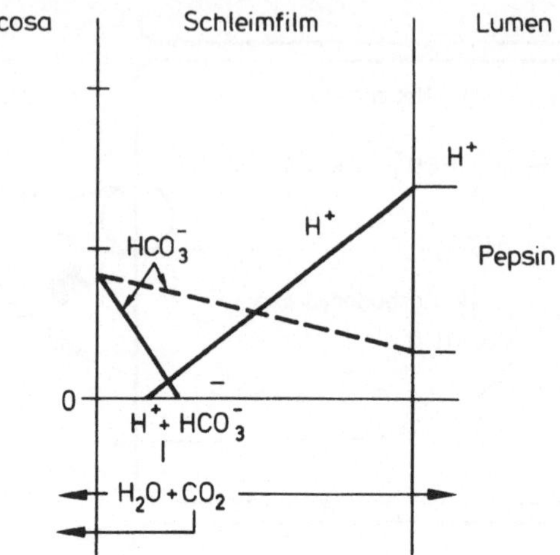

Abb. 4. Konzept der protektiven Wirkung der Alkalisekretion im Magen

Magens kann durch Acetazolamid und Aspirin gehemmt werden und wird durch Calcium und Carbachol stimuliert. Aufgrund der geringen Menge, die produziert wird, erhebt sich die Frage, inwieweit die Alkalisekretion des Magens überhaupt ein protektiver Mechanismus sein kann. In diesem Zusammenhang wird angenommen, daß der Schleimfilm an der Schleimhautoberfläche eine wichtige Rolle als Diffusionsbarriere durch Bildung einer Schicht verminderter Durchmischung hat. Diese Schicht soll einerseits die Rückdiffusion von H^+ verlangsamen und andererseits das von der Schleimhaut produzierte HCO_3^- immobilisieren, so daß die geringe HCO_3^--Produktion ausreichen könnte, H^+ an der Schleimhautoberfläche nach der Gleichung $H^+ + HCO_3^- = H_2O + CO_2$ zu puffern und so die Zellen zu schützen (Abb. 4) [8]. Gestützt wird diese Hypothese durch Untersuchungen an künstlichen Membranen [34], die zeigen, daß Schweinemucus die H^+-Diffusion verlangsamt.

Dagegen sprechen Befunde von Code [4], der nachweisen konnte, daß die HCO_3^--Produktion ein rein passiver Vorgang ist, d. h. durch Diffusion zustande kommt. Davenport [5] wieder hat gezeigt, daß die H^+-Rückdiffusion in Heidenhain-Pouches vor und nach Entfernung des Magenschleims durch Na-Acetylcysteamin unverändert war.

Auch die Duodenalschleimhaut kann HCO_3^- produzieren. Diese Sekretion kann durch Prostaglandine stimuliert werden [9].

Während an der Existenz der HCO_3^--Sekretion kein Zweifel besteht, ist allerdings der Beweis noch nicht erbracht worden, daß dies tatsächlich ein protektiver Mechanismus ist.

5 Sekretionsstatus

Hemmung der H^+-Sekretion verändert die Toleranz der Fundusschleimhaut gegenüber luminaler Säure. Perfusion des Kaninchenfundus mit 100 mol HCL führt immer zur Ulceration, wenn die Sekretion durch einen H_2-Receptorenblocker gehemmt ist. Ulcerationen treten nicht auf, wenn die Sekretion durch Histamin stimuliert wird [6]. In vitro tritt bei Metiamide-behandelter Froschmucosa ein Abfall der Potentialdifferenz und ein Kurzschlußstrom auf, der durch eine hohe HCO_3^--Konzentration an der Serosaseite verhindert werden kann [28].
Der Cl^--Transport in inhibierter Fundusschleimhaut bricht sofort zusammen, wenn HCO_3^- aus dem Inkubationsmedium entfernt wird. In histaminstimulierten Geweben wird der Cl^--Transport bei Wegnahme von HCO_3^- unverändert aufrecht erhalten. Diese in vitro erhobenen Befunde sprechen dafür, daß das während der H^+-Sekretion von den Parietalzellen produzierte HCO_3^- von anderen Zellen (vermutlich Nebenzellen) verwertet werden kann und damit eine wichtige Schutzfunktion innehat. Ein „recycling" von HCO_3^- wäre von der Anordnung der Capillaren her möglich, da sie von den Drüsen an die Magenoberfläche verlaufen. Jedenfalls ist der pH in der Lamina propria der Schleimhaut bei stimulierter H^+-Sekretion höher als bei Sekretionshemmung [6].

6 Prostaglandine

Es ist seit längerer Zeit bekannt, daß Substanzen, die die Prostaglandinsynthese hemmen, die Magen- und Darmschleimhaut schädigen. Dazu gehören Indometacin und Aspirin. Robert konnte zeigen, daß exogen zugeführtes Prostaglandin die schädigende Wirkung dieser Substanzen aufhebt [24]. Er konnte weiter nachweisen, daß eine kurzfristige Vorbehandlung der Magenschleimhaut diese für schwere Noxen wie 0,6 mol HCl, 0,2 mol NaOH und absoluten Alkohol unempfindlich macht [25]. Diese Wirkung war unabhängig vom antisekretorischen Effekt und wurde daher als cytoprotektive Wirkung der Prostaglandine bezeichnet. Der Wirkungsmechanismus ist bisher nicht aufgeklärt worden. Diskutiert werden eine Stimulation der Alkalisekretion [11, 15], die wir an der Froschmucosa nicht bestätigen konnten [27]. Weiter konnte nachgewiesen werden, daß „gastric sacs" in vitro ohne HCO_3^- in wesentlich geringerer Frequenz ulcerieren, wenn sie mit 16,16'-Dimethyl-Prostaglandin-E_2 vorbehandelt wurden [2]. Die protektive Wirkung des Prostaglandins in diesem Modell ist offenbar an eine Stimulation des Cl^--Transportes gebunden. – Blockierte man nämlich den Chloridtransport, ging auch die protektive Wirkung des Prostaglandins verloren [26]. Auch eine Hemmung der H^+-Sekretion

durch Metiamide führte zu einem Wirkungsverlust des Prostaglandins. Es ist denkbar, daß das Prostaglandin über eine Stimulation des Austausches von HCO_3^- gegen Cl^- an der Basalmembran der Nebenzellen eine optimale Versorgung mit HCO_3^- bewirkt, so daß auch in Mangelsituationen ausreichend Bicarbonat für die Zellen vorhanden ist (Abb. 3). Prostaglandine steigern auch die Schleimproduktion des Magens [3].
Die bisher erhobenen Befunde haben zweifellos eine Fülle von Information über Prostaglandine ergeben. – Das von Robert beobachtete Phänomen der gesteigerten Schleimhautresistenz gegenüber Substanzen, die bereits durch kurzen Kontakt die Mucosa schädigen können, ist wahrscheinlich weder durch gesteigerte Alkali- oder Mucussekretion, aber wahrscheinlich auch nicht durch gesteigerte Resistenz gegenüber intracellulärer Acidose ausreichend zu erklären. Gegenwärtig kann auch die Frage nicht beantwortet werden, ob Prostaglandine eine physiologische Schutzfunktion im Magen haben.

7 Intraluminale Pufferung

Sie spielt im Magen keine Rolle, da, wie schon erwähnt, die Alkaliproduktion zu gering ist. Für das Duodenum, das normalerweise im Bulbus einen pH von ca. 3–4 und postbulbär von 6–7 hat [1, 23], gelten somit ganz andere Bedingungen als für den Magen. Die Neutralisierung der HCl aus dem Magen erfolgt durch große Mengen HCO_3^- aus dem Pankreas und HCO_3^- aus den Brunner-Drüsen, aber auch der drüsenfreie Abschnitt des Duodenums unterhalb der Papille produziert HCO_3^-.
Genaue Untersuchungen über das Schicksal der H^+-Ionen im Duodenum gibt es nur für den infrapapillären Abschnitt. In diesem Teil des Duodenums werden 67% der HCl durch intraluminäre Pufferungen inaktiviert, der Rest der H^+-Ionen diffundiert in die Schleimhaut und wird dort 1:1 gegen Natrium ausgetauscht [6, 13].
Auch die protektiven Mechanismen des Duodenums können durch Säureperfusion im Experiment überfordert werden [29], wobei nach eigenen Untersuchungen HCl (100 mmol) + Pepsin ausreichen, um akute Ulcera zu erzeugen.

8 Schlußfolgerungen

Die Rolle der H^+-Rückdiffusion in der Entstehung akuter Ulcera kann als gesichert gelten.
Es ist anzunehmen, daß von den beschriebenen protektiven Mechanismen nicht nur einer, sondern mehrere zusammen die Integrität der Schleimhaut gewährleisten.

Am besten abgesichert sind die Faktoren Blutfluß und HCO_3^- als intracellulärer Puffer, da ihr Ausfall im Experiment immer zur Ulceration führt. Unklar ist die Rolle der Alkalisekretion im Magen und die physiologische Rolle der Prostaglandine. Die intraluminale Pufferung im Duodenum ist sicher ein wesentlicher Bestandteil beim Schutz vor der Ulceration, allerdings gibt es noch keine Information über das Zusammenwirken der verschiedenen Komponenten und ihre Beziehungen zur akuten Ulceration.

Literatur

1. Andersson, S., Grossman, M.I.: Profile of pH, pressure and potential difference at gastroduodenal junction in man. Gastroenterology *49*, 364–371 (1965)
2. Barzilai, A., Schiessel, R., Kivilaakso, E., Matthews, J.B., Fleischer, L.A., Bartzokis, G., Silen, W.: Effect of 16–16 dimethylprostaglandin E_2 on ulceration of isolated amphibian gastric mucosa. Gastroenterology *78*, 1508–1512 (1980)
3. Bolton, J.P., Cohen, M.M.: Stimulation of non-parietal cell secretion in canine Heidenhain pouches by 16,16-dimethylprostaglandin E_2. Digestion *17*, 291–299 (1978)
4. Code, C.F., Dayton, M.T., Schlegel, J.F.: Search for mechanism of HCO_3^- production by canine gastric mucosa. Gastroenterology *78*, 1151 (1980)
5. Davenport, H.W.: Protein loosing gastropathy produced by sulfhydryl reagents. Gastroenterology *60*, 870–879 (1971)
6. Dorricott, N.J., Fiddian-Green, R.G., Silen, W.: Mechanisms of acid disposal in canine duodenum. Am. J. Physiol. *228*, 269–275 (1975)
7. Flemström, G.: Active alkalinization by amphibian gastric fundic mucosa in vitro. Am. J. Physiol. *233*, E1–E12 (1977)
8. Flemström, G.: Effect of catecholamines, Ca^{++} and gatrin on gastric HCO_3^- secretion. Acta Physiol. Scand. [Suppl.] 81–90 (1978)
9. Flemström, G.: Stimulation of HCO_3^- transport in isolated proximal bullfrog duodenum by prostaglandins. Am. J. Physiol. *239*, 4198–4203 (1980)
10. Garner, A., Flemström, G.: Gastric HCO_3^- secretion in the guinea pig. Am. J. Physiol. E535–E541 (1978)
11. Garner, A., Heylings, J.R.: Stimulation of alkaline secretion in amphibian isolated mucosa by 16–16 dimethylprostaglandin E_2 and $PGF_2\alpha$. A proposed explanation for some of the cytoprotective actions of prostaglandins. Gastroenterology *76*, 497–503 (1979)
12. Harjola, R.T., Sivula, A.: Gastric ulceration following experimentally induced hypoxia and hemorrhagic shock in vivo study of pathogenesis in rabbits. Ann. Surg. *163*, 21–28 (1966)
13. Harmon, J.W., Woods, M., Gurll, N.J.: Different mechanism of hydrogen ion removal in stomach and duodenum. Am. J. Physiol. *235*, E693–E698 (1978)
14. Hollander, F.: The two-components mucous barrier. Arch. Intern. Med. *94*, 107–120 (1954)
15. Kauffmann, G.L., jr., Reeve, J.J., jr., Grossmann, M.I.: Gastric bicarbonate secretion; effect of topical and intravenous 16,16-dimethylprostaglandin E_2. Am. J. Physiol. *239*, G44–G48 (1980)
16. Kivilaakso, E., Fromm, D., Silen, W.: Effect of the acid secretory state on intramural pH of rabbit gastric mucosa. Gastroenterology *75*, 641–648 (1978)
17. Kivilaakso, E., Barzilai, A., Schiessel, R., Crass, R., Silen, W.: Ulceration of isolated amphibian gastric mucosa. Gastroenterology *77*, 31–37 (1979)

18. Kivilaakso, E., Barzilai, A., Schiessel, R., Fromm, D., Silen, W.: Experimental ulceration of rabbit antral mucosa. Gastroenterology *80*, 77–83 (1981)
19. Menguy, R., Desbaillets, L., Masters, Y.F.: Mechanism of stress ulcer: Influence of hypovolemic shock on energy metabolism in the gastric mucosa. Gastroenterology *66*, 46–55 (1974)
20. Mersereau, W.A., Hinchey, E.F.: Effect of gastric acidity on gastric ulceration induced by hemorrhage in the rat, utilizing a gastric chamber technique. Gastroenterology *64*, 1130–1135 (1973)
21. Moody, F.G., Aldrete, J.S.: Hydrogen permeability of canine secretory epithelium during formation of acute superficial erosions. Surgery *70*, 154–160 (1971)
22. O'Brien, P., Rosen, S., Trencis-Buck, C., Silen, W.: The distribution of carbonic anhydrase within the gastric mucosa. Gastroenterology *72*, 870–874 (1977)
23. Rhodes, J., Prestwich, C.J.: Acidity at different sites in the proximal duodenum of normal subjects and patients with duodenal ulcer. Gut *7*, 509–514 (1966)
24. Robert, A.: Antisecretory, antiulcer, cytoprotective and diarrheogenic properties of prostaglandins. Adv. Prostaglandin Tromboxane 507–520 (1976)
25. Robert, A., Nezamis, J.E., Lancaster, C., Hanchar, A.J.: Cytoprotection by prostaglandins in rats. Prevention of gastric necrosis produced by alcohol, HCl, NaOH, hypertonic NaCl and thermal injury. Gastroenterology *77*, 433–443 (1979)
26. Schiessel, R., Matthews, J., Barzilai, A., Merhav, A., Silen, W.: PGE_2 stimulates gastric chloride transport: Possible key to cytoprotection. Nature *283*, 671–673 (1980)
27. Schiessel, R., Allison, J.G., Barzilai, A., et al.: Failure of 16–16dimethyl-prostaglandin E_2 to stimulate alkaline secretion in the isolated amphibian gastric mucosa. Gastroenterology *78*, 1513–1517 (1980)
28. Schiessel, R., Merhav, A., Matthews, J.B., Fleischer, L.A., Barzilai, A., Silen, W.: Role of nutrient HCO_3- in protection of amphibian gastric mucosa. Am. J. Physiol. *239*, G536–G542 (1980)
29. Schiffrin, M.J., Warren, A.A.: Some factors concerned in the production of experimental ulceration of the g.i. tract in cats. Am. J. Dig. Dis. *9*, 205–209
30. Starlinger, M., Schiessel, R., Hung, C, Silen, W.: H^+ back diffusion stimulating gastric mucosal blood flow in the rabbit fundus. Surgery *89*, 232–236 (1981)
31. Starlinger, M., Jakesz, R., Matthews, J.B., Yoon, C., Schiessel, R.: The relative importance of HCO_3^- and blood flow in the protection of rat gastric mucosa during shock. Gastroenterology *81*, 732–735 (1981)
32. Teorell, T.: On the primary acidity of the gastric juice. J. Physiol. *97*, 308–315 (1940)
33. Thjodleifsson, B., Wormsley, K.G.: Back diffusion – Fact or fiction. Digestion *15*, 53–72 (1977)
34. Williams, S.E., Turnberg, L.A.: Retardation of acid diffusion by pig gastric mucus: A potential role in mucosal protection. Gastroenterology *79*, 299–304 (1980)

Kapitel 8

Pathogenese und klinische Bedeutung der Gastritis

W. Rösch

1 Einleitung

Bei der Gastritis sollte eine akute Form, die mehr oder weniger von klinischen Symptomen geprägt ist und bei der sich pathologisch-anatomisch allenfalls erosive Oberflächendefekte nachweisen lassen, von einer chronischen Form unterschieden werden, die irreversibel ist und im Verlaufe von etwa 20 Jahren aus einer Oberflächengastritis in eine chronisch atrophische Gastritis mit oder ohne intestinale Metaplasie übergeht. Eine akute Gastritis geht nicht in eine chronische Form über, sondern heilt bei Wegfall der Noxe innerhalb weniger Tage aus.

2 Akute Gastritis

2.1 Ätiopathogenese

In Verbindung mit einer Enteritis dürfte die akute Gastritis zu den häufigsten Erkrankungen des Verdauungstrakts zählen. Genaue Zahlen über die Häufigkeit derartiger Infekte liegen nicht vor. Fallbeobachtungen aus jüngster Zeit über eine epidemische Gastritis mit Hypochlorhydrie [16, 28] haben übereinstimmend gezeigt, daß sich histologisch eine oberflächliche entzündliche Infiltration aus neutrophilen Granulocyten, Lymphocyten und Histiocyten nachweisen läßt, während der spezifische Drüsenkörper morphologisch intakt erscheint. Die seltene phlegmonöse Gastritis wird durch hämolysierende Streptokokken, seltener durch E. coli, Proteus vulgaris oder Staphylokokken hervorgerufen [14], eine Variante der akuten nekrotisierenden Gastritis stellt die emphysematöse Gastritis dar [11]. Von größerer Bedeutung ist die akute exogene Gastritis, hervorgerufen durch übermäßigen Alkoholgenuß [6], die Einnahme magenschleimhautschädigender Medikamente oder verdorbener Nahrungsmittel. Schwerwiegender sind Verätzungen der Magenschleimhaut durch versehentlich, meist von Kindern verschluckte Säuren und Laugen.

2.2 Pathologische Anatomie

Schleimhautödem und Blutfülle der Gefäße, Erythrodiapedese und degenerative Veränderungen des Oberflächenepithels sind neben einer Leukozyteninfiltration die Zeichen einer akuten Gastritis. Die Übergänge zum Bild der akuten Erosion bzw. der hämorrhagisch-erosiven Gastritis sind fließend, lediglich bei der Verätzung kommt es zu membranartigen Nekrosen, die abgestoßen werden, während sich in der Tiefe ein Granulationsgewebe mit Bindegewebsproliferation ausbildet, das letztlich zu narbigen Stenosen, vor allem im Antrum führt.

2.3 Klinik

Epigastrischer Schmerz, Übelkeit, Völlegefühl, Erbrechen und grippale Symptome, häufig in Verbindung mit Durchfällen, gelten als typische Beschwerden der epidemischen Gastritis. Leitsymptom der medikamenteninduzierten Schleimhautschädigung ist die gastrointestinale Blutung neben den Magenschmerzen. Auf die Ingestion ätzender Substanzen weisen Fibrinbeläge in der Mundhöhle und Schluckstörungen hin, bei gleichzeitigem Glottisödem kommt eine Dyspnoe hinzu.

2.4 Diagnostik

In den meisten Fällen einer akuten Gastritis wird auf eine Diagnostik verzichtet werden können. Lediglich bei einer akuten gastrointestinalen Blutung ist eine endoskopische Untersuchung indiziert, desgleichen bei der akuten Verätzung, wobei hier wegen der Perforationsgefahr besonders vorsichtig instrumentiert werden sollte. Magensekretionsstudien zeigen bei der epidemischen Gastritis eine Normalisierung der Säuresekretion nach 2–8 Monaten.

2.5 Therapie

Bei der banalen akuten Gastritis sind spezifische Maßnahmen nicht erforderlich; zumeist verschwinden die Symptome nach 1- bis 2tägiger Nahrungskarenz. Anhaltender Brechreiz läßt sich durch Triflupromazin oder Metoclopramid dämpfen, bei dyspeptischen Beschwerden oder dem endoskopischen Nachweis akuter Erosionen empfiehlt sich die Gabe von

Antacida. Liegt eine Medikamentenschädigung der Schleimhaut zugrunde, sollte eine „Magenschutztherapie", z. B. mit Pirenzepin durchgeführt werden. Bei Verätzungen ist in jedem Fall eine stationäre Einweisung indiziert. Als Sofortmaßnahme wird bei einer Laugenverätzung Trinken von Haushaltsessig (100 ml verdünnt mit 400 ml Wasser) oder Zitronensaft, bei Säureverätzung Milch empfohlen [13]. In der Klinik muß der Patient hinsichtlich einer möglichen Perforation überwacht werden; neben einer parenteralen Ernährung, einer Antibioticaprophylaxe und der Gabe von 100 mg Prednisonäquivalent/Tag sind kurzzeitige endoskopische Kontrollen erforderlich, um insbesondere einer narbigen Stenosierung der Speiseröhre durch frühe Bougierung begegnen zu können.
Die Prognose der phlegmonösen Gastritis ist mit einer Mortalität von 30% belastet; hochdosierte Antibiose und frühzeitige Laparotomie sind in jedem Fall erforderlich.

3 Chronische Gastritis

3.1 Ätiopathogenese

Die chronische Gastritis ist kein einheitliches Krankheitsbild; sie ist auch, entgegen früheren Annahmen, keineswegs diffus und in gleicher Intensität im gesamten Magen nachweisbar [7]. Mechanische (Tachyphagie, Polyphagie, heiße Getränke) und chemische Schädigungen (Alkohol, Nicotin) spielen wahrscheinlich keine Rolle, der Reflux von Duodenalsaft wird für entzündliche Veränderungen im Antrum und im Bereich der kleinen Kurvatur verantwortlich gemacht. Autoimmunphänomene (Parietalzellantikörper, Intrinsicfactor-Antikörper) werden in unterschiedlicher Häufigkeit beobachtet, antinucleäre Faktoren sind hingegen in der Regel bei Patienten mit chronischer Gastritis nicht nachweisbar [12]. Möglicherweise handelt es sich bei der chronischen Gastritis auch nur um einen physiologischen Alterungsprozeß der Magenschleimhaut mit einer jährlichen Frequenzzunahme an atrophischer Gastritis von 1,25% [25], doch läßt sich immerhin bei 13,5% aller über 70jährigen Patienten eine normale Magenschleimhaut nachweisen. Genetische Faktoren scheinen eine gewisse Rolle zu spielen, bei Verwandten 1. Grades von Perniciosapatienten findet sich z. B. gehäuft eine einfache atrophische Gastritis [32]. Die Gastritis nach Magenresektion wird in Abschnitt 3.3.1 besprochen.
Epidemiologische Studien [34] machen eine multifaktorielle Genese wahrscheinlich, wobei soziale und biologische Faktoren in Analogie zum Magencarcinom eine entscheidende Rolle zu spielen scheinen.
Aus klinischen Erwägungen hat sich die Klassifikation der chronischen Gastritis nach Strickland weitgehend durchsetzen können [30]. Dabei

Tabelle 1. Pathogenese der chronisch-atrophischen Gastritis

Parameter	Chronische Gastritis	
	Typ A	Typ B
Häufigkeit	1	10
Perniciosa	+	∅
Achlorhydrie	+	Hypo.-Achlorhydrie
Parietalzellantikörper	+	∅
Intrinsic-Faktor AK	+	∅
Serumgastrin	Erhöht	Normal
Ulcus ventriculi	∅	+
Nach Magenresektion	∅	+
Genetische Disposition	+	?
Assoziierte Erkrankungen wie Hashimoto-Struma, Hypothyreose, Hyperthyrose, Morbus Addison, Vitiligo	+	∅

wird eine Gastritis vom Perniciosatyp, charakterisiert durch eine isolierte Atrophie der Corpusschleimhaut bei morphologisch intaktem Antrum, als Typ A einem Typ B gegenübergestellt, bei dem der Entzündungsprozeß im Antrum beginnt und sich im Sinne einer pylorokardialen Expansion in Richtung Kardia ausbreitet (Tabelle 1).

3.2 Pathologische Anatomie

Aufgrund des histologischen Befundes werden eine Oberflächengastritis mit den Intensitätsvarianten gering, mäßig und stark ausgeprägt und eine chronisch atrophische Gastritis mit und ohne intestinale Metaplasie differenziert, wobei den anatomischen Gegebenheiten entsprechend Antrum-, Corpus- und Kardiaschleimhaut ein unterschiedliches Bild bieten. Atrophie bedeutet in der Corpusregion einen Ersatz der Hauptdrüsen durch mucoide Drüsen, ohne daß damit eine Reduktion der Schleimhautdicke einhergehen muß. Auf der anderen Seite ist eine intestinale Metaplasie in der pylorusnahen Schleimhaut physiologisch und nicht Ausdruck eines Atrophisierungsprozesses. Daraus geht hervor, daß eine exakte Klassifikation der entzündlichen Veränderungen nur bei genauer Lokalisation des Entnahmeortes möglich ist. Ohne topographische Zuordnung ist z. B. eine Oberflächengastritis der Intermediärzone nicht von einer beginnenden Atrophie des Drüsenkörpers im Corpus zu unterscheiden.

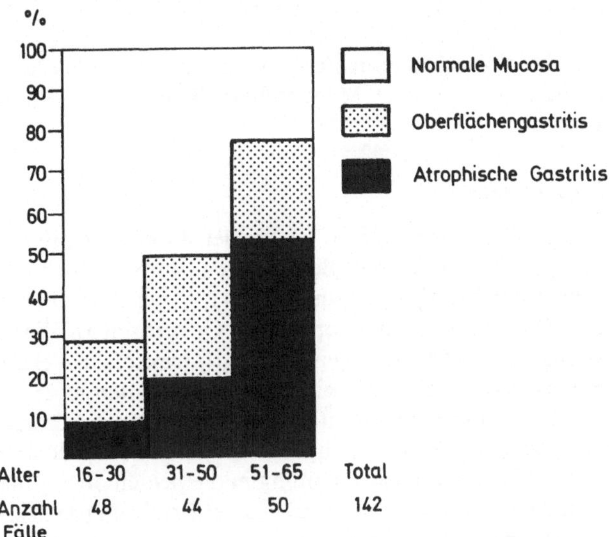

Abb. 1. Incidenz der Gastritis in einer finnischen, nach Zufallskriterien ausgewählten Bevölkerung. (Nach Siurala)

3.3 Klinik

3.3.1 Symptomatologie

Bei der hohen Prävalenz der chronischen Gastritis in der Bevölkerung, ein entsprechendes Beispiel aus Finnland ist in Abb. 1 wiedergegeben, nimmt es nicht Wunder, daß Korrelationen zwischen klinischen Symptomen, wie Völlegefühl, epigastrischer Schmerz, Nahrungsunverträglichkeit und eine Neigung zu Magenverstimmung, nicht herzustellen sind [24]. Auch die Betonung einer isolierten Antrumgastritis mit speziellen dyspeptischen Beschwerden [27] erscheint zweifelhaft, so einleuchtend die Gallerefluxtheorie auch für manchen Autoren sein mag.

3.3.2 Sekretion

Jede entzündliche Infiltration der Schleimhaut und insbesondere die Reduktion des spezifischen Drüsenkörpers der Corpusmucosa gehen mit einer Einschränkung der sekretorischen Leistung einher. Bereits bei der Oberflächengastritis ist eine deutliche Reduktion des Säureoutputs von 22–24,4 mval auf 7,4–10 mval nachweisbar [12]. Beim Typ B wird jedoch offensichtlich nie ein Stadium einer pentagastrinrefraktären Achlorhydrie erreicht, wie es für den Typ A kennzeichnend ist. Zumindest in unseren Breiten scheint eine recht enge Korrelation zwischen Funktion und Morphe zu bestehen, während z. B. in einer chinesischen Population kein Unterschied zwischen Patienten mit chronisch atrophischer Gastritis und Patienten mit normaler Magenschleimhaut im Sekretionsverhalten nachweisbar war [4].

3.3.3 Immunologie

Belegzellantikörper gegen ein in der Mikrosomenfraktion lokalisiertes Antigen, das strukturelle Beziehungen zum Schilddrüsenantigen aufweist, finden sich bei Magengesunden in 11%, bei einer Oberflächengastritis in 22–41% und bei einer atrophischen Gastritis in 57% [3]. Bei der Perniciosa sind sie in 85% nachweisbar [21]. Intrinsicfaktor-Antikörper kommen hingegen praktisch nur bei Perniciosapatienten in 25–75% vor [12]. Bei der Typ-B-Gastritis konnten darüber hinaus Antikörper gegen gastrinproduzierende Zellen nachgewiesen werden [31], doch muß betont werden, daß diese strenge Trennung in die beiden oben genannten Gastritisformen willkürlich ist und daß unserer Erfahrung nach sich eine B-Gastritis auf eine Perniziosakonstellation aufpfropfen kann, so daß normale Serumgastrinspiegel bei entsprechenden entzündlichen Veränderungen im Antrum resultieren [19].

3.3.4 Hämatologie

Die von einigen Autoren aufgestellte Behauptung, daß eine enge Beziehung zwischen chronischer Gastritis und Eisenmangelanämie bestünde und daß es nach einer Eisensubstitutionstherapie zu einer Normalisierung der Schleimhaut komme [18], läßt sich nicht länger aufrecht erhalten. Eigene Untersuchungen zeigen keine Korrelation zwischen Serumeisenspiegel und Morphologie der Magenschleimhaut, finnische Autoren sahen bei Patienten mit chronischer Gastritis und hypochromer Anämie nach einer 6monatigen Eisensubstitutionstherapie keine Änderung des Magenschleimhautbefundes [10].

3.3.5 Beziehung Gastritis – Ulcus ventriculi

Enge Beziehungen scheinen zwischen der chronischen Gastritis Typ B und dem Magengeschwür zu bestehen. Henning et al. [8] haben bereits 1954 darauf hingewiesen, daß für das Ulcus duodeni eine morphologisch intakte Corpusschleimhaut kennzeichnend ist, während im Antrum durchaus eine Oberflächengastritis nachweisbar sein kann. Die Lokalisation des Ulcus ventriculi hingegen wird vom Ausmaß der gastritischen Veränderungen im Magen bestimmt [29]. Je ausgedehnter die chronische Gastritis und damit je stärker eingeschränkt die sekretorische Leistung, desto kardianaher ist das Geschwür lokalisiert (Abb. 2). Da das Geschwür immer an der Grenze zur säureproduzierenden Schleimhaut loka-

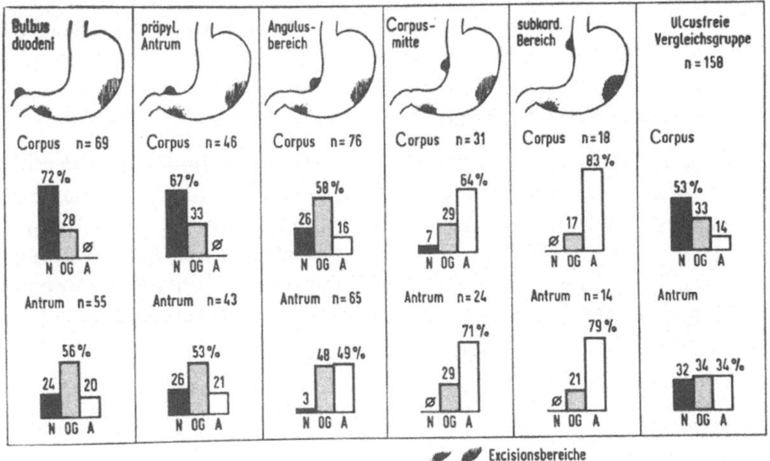

Abb. 2. Schleimhautbefunde in Corpus und Antrum bei Geschwüren unterschiedlicher Lokalisation. Atrophische Gastritis und beginnende Atrophie zusammengefaßt (Nach Stadelmann [29]). N = normal, OG = Oberflächengastritis, A = beginnende Atrophie, Atrophie

lisiert ist, sind die gastritischen Veränderungen proximal des Geschwürs geringer ausgeprägt oder fehlen ganz. Verlaufsbeobachtungen bei Ulcuspatienten über 15 und mehr Jahre zeigen darüber hinaus, daß es bei einem Teil der Patienten zu einem kontinuierlichen Hochwandern des Ulcusrezidivs, parallel zur Ausbreitung der Gastritis, kommt [22].

3.3.6 Beziehung Gastritis – Magentumoren

Noch unklar sind die Beziehungen zwischen chronischer Gastritis und Magenpolypen bzw. Magencarcinom, da hier bislang eine Differenzierung in die unterschiedlichen Gastritisformen nicht vorgenommen wurde. Wohl ist bekannt, daß bei der Perniciosa gehäuft Magenpolypen und Carcinome auftreten. Untersuchungen von Weingart et al. [33] zeigten jedoch, daß bei *Antrumpolypen* nur in 36%, bei *Corpuspolypen* nur in 48,5% eine chronisch-atrophische Gastritis vorlag. 15% der Patienten mit Corpuspolypen und 20% der Patienten mit Antrumpolypen boten in der unmittelbaren Nachbarschaft eine normale Schleimhaut.
Ähnlich liegen die Verhältnisse beim *Magencarcinom.* Differenziert man hier in den intestinalen und den diffusen Typ, dem Vorschlag von Laurén folgend, so zeigt sich, daß in unmittelbarer Nachbarschaft des diffusen Carcinoms sich relativ häufig eine normale oder oberflächengastritisch veränderte Schleimhaut findet, während beim Intestinalzellkrebs in 70%

eine chronisch-atrophische Gastritis nachweisbar ist [2]. Auf die prospektive Potenz der chronisch-atrophischen Gastritis in bezug auf das Magencarcinom soll später noch eingegangen werden.

3.3.7 Gastritis im operierten Magen

Nach einem postoperativen Intervall von 10 Jahren findet sich im Billroth-II-Magen, bei dem präoperativ eine normale Schleimhaut nachgewiesen wurde, in 75% eine chronisch-atrophische Gastritis. Diese Refluxgastritis soll sich im B-II-Magen rascher entwickeln als bei einer B-I-Anastomose [33]. Nach proximal selektiver Vagotomie scheint dieser Umbauprozeß nach ersten Untersuchungen nicht wesentlich verzögert abzulaufen [17].

3.4 Diagnose

Für die Routinediagnostik der chronischen Gastritis reichen je 2 getrennt entnommene Biopsien aus Antrum und Corpus aus. Die Beurteilung der Schleimhaut aufgrund makroskopischer Kriterien ist problematisch [5], auch wenn transparente Gefäße, der Nachweis einer insulinären intestinalen Metaplasie und der Befund von Lipidflecken für eine atrophische Gastritis sprechen. Führt man Stufenbiopsien entlang der großen und kleinen Kurvatur durch [15], ist man überrascht über die Häufigkeit fleckförmiger Veränderungen („patchy gastritis“), wobei in der Regel die kleine Kurvatur von dem Entzündungsprozeß stärker betroffen ist als die große Kurvatur.

3.5 Therapie

Nachdem es sich bei der chronischen Gastritis um einen therapeutisch nicht zu beeinflussenden, progredienten Prozeß in Richtung Schleimhautatrophie handelt, sollte bei entsprechenden Beschwerden, die auf die Gastritis bzw. motorische Begleitphänomene wie eine verzögerte Magenentleerung zurückgeführt werden, mit Medikamenten therapiert werden, die möglichst wenig Nebenwirkungen aufweisen. Bewährt haben sich zum einen Antacida, die eigentümlicherweise auch bei Patienten ansprechen, die kaum noch oder gar keine Säure mehr produzieren, zum anderen Spasmolytica oder Motilitätsregulatoren. Die Gabe von Pharmaka, die wie Cortison, Azathioprin oder Carbenoxolon direkt in den Entzündungsprozeß bzw. die gesteigerte Zelldesquamation eingreifen, ist wegen der bekannten Nebenwirkungen und der „Harmlosigkeit der Erkrankung“ nicht gerechfertigt. Ebensowenig sinnvoll ist ein Versuch der Säuresubsti-

Tabelle 2. Langzeitstudien der Gastritis von Siurala

Histologischer Befund	Ursprüngliche Zahl von Patienten	Überlebende bei der letzten Nachuntersuchung	Mittlere Beobachtungszeit in Jahren	Magencarcinome	Polypöse Veränderungen
Normale Mucosa	168	136	17	–	–
Oberflächengastritis	93	84	17	1[a]	–
Atrophische Gastritis	116	82	20	10	7[b]

[a] 1952 Oberflächengastritis, 1961 atrophische Gastritis, 1969 Carcinom
[b] 3 Adenome, 3 hyperplastische und 1 entzündlicher Polyp

tution bei eingeschränkter oder aufgehobener Salzsäureproduktion. Zur Erzielung physiologischer Verhältnisse müßten nach Untersuchungen von Buchs [1] 510 Tropfen der Pharmakopoe-üblichen Salzsäure pro Mahlzeit zugeführt werden. Sämtliche handelsüblichen Präparate sind, was ihre Säuresubstitutionskapazität anlangt, als logische Placebos einzustufen und greifen allenfalls den Zahnschmelz an, eine Verdauungsleistung ist ihnen jedoch abzusprechen. Schließlich muß man dabei bedenken, daß Salzsäure und Pepsin im Magen allenfalls 15% des Nahrungseiweißes anzudauen vermögen und daß beim Ausfall dieser Leistung die Bauchspeicheldrüse diese Aufgabe ohne Schwierigkeiten zu übernehmen vermag. Aus diesem Grund ist auch die Gabe von Pankreasfermentpräparaten bei Achlorhydrie nicht indiziert.

3.6 Prognose

Aufgrund von Computerberechnungen scheint der Übergang einer Oberflächengastritis in eine chronisch-atrophische Gastritis durchschnittlich 18,9 Jahre in Anspruch zu nehmen [25]. Neuere Verlaufsbeobachtungen machen es jedoch wahrscheinlich, daß es sich hierbei nicht um einen kontinuierlich progredienten Prozeß, sondern um einen Vorgang handelt, bei dem in jeder Phase der chronischen Gastritis eine Spontanremission möglich ist [23]. Ein Trend in Richtung Schleimhautatrophie mit zunehmendem Lebensalter ist jedoch nicht zu übersehen. Am eindrucksvollsten sind die Langzeitbeobachtungen von Siurala et al. [26], die Prognose der chronisch-atrophischen Gastritis im Vergleich zur Oberflächengastritis und der normalen Magenschleimhaut betreffend. Die in Tabelle 2 wiedergegebenen Ergebnisse zeigen, daß zumindest bei Patienten, bei denen sich in

Tabelle 3. Chronisch-atrophische Gastritis und Magencarcinom. (Literatur in [20])

Autor	Jahr	n	Beobachtungs-zeitraum (Jahre)	Carcinomincidenz Zahl der Fälle	[%]
Findley	1950	100	5	0	–
Fairley	1955	32	5	0	–
Irie	1970	100	3–4	9 (+2 Polypen)	7,8
Walker	1971	40	9–21 (15)	5 (+4 Polypen)	5,0
Cheli	1973	65	6–11	4	10,0
Segal	1973	684	6–11	16	2,3
Irvine	1974	90	6	0	–
Siurala	1974	116	20	10 (+3 Polypen)	8,6
Rösch	1979	65	10–17	9 (+5 Polypen)	13,8

jüngerem Alter eine atrophische Gastritis nachweisen läßt, ein gewisses Krebsrisiko besteht. Diesen Untersuchungen, wie den in Tabelle 3 zusammengestellten Literaturrecherchen, fehlt jedoch eine exakte Differenzierung zwischen der chronischen Gastritis Typ A und dem Typ B, zudem beruht die Diagnose der atrophischen Gastritis auf blind entnommenen Saugbiopsien. Es erscheint nicht unwahrscheinlich, daß sich hier eine Anzahl von Perniciosapatienten, bei denen das Krebsrisiko schon um den Faktor 3–21 erhöht ist [9], verbergen.

4 Schlußfolgerungen

Die chronische Gastritis stellt kein einheitliches Krankheitsbild dar. Aus praktischen Erwägungen sollte eine Differenzierung in die Typen A (Perniciosakonstellation) und B (pylorokardiale Expansion) erfolgen. Dies läßt sich durch getrennte Biopsien aus Antrum und Corpus erreichen. Therapeutische Konsequenzen ergeben sich aus dem Befund einer chronischen Gastritis nicht. Bei der Gastritis vom Perniciosatyp besteht wahrscheinlich ein erhöhtes Krebsrisiko; hier empfehlen sich, insbesondere bei Patienten im jüngeren Lebensalter, endoskopische Vorsorgeuntersuchungen in 3- bis 5jährigem Intervall.

Literatur

1. Buchs, S.: Zur Problematik der Säure- und Fermentsubstitution bei Magenleiden. Dtsch. Med. Wochenschr. *96*, 1925 (1971)
2. Elster, K., Thomasko, A.: Klinische Wertigkeit der histologischen Typen des Magenfrühkarzinoms – eine Analyse von 300 Fällen. Leber Magen Darm *8*, 319 (1978)

3. Fixa, B., Krentz, K., Roemer, G.B.: Chronische Gastritis, eine immunologische Studie. Med. Klin. *64*, 2414 (1969)
4. Fung, W.P., Lee, S.K., Tye, C.Y.: Pentagastrin-stimulated gastric acid secretion in acute and chronic gastritis. Am. J. Gastroenterol. *64*, 347 (1975)
5. Göbel, D.: Die chronisch-atrophische Gastritis aus klinischer Sicht. Med. Klin. *72*, 1246 (1977)
6. Gottfried, E.B., Korsten, M.A., Lieber, C.S.: Alcoholinduced gastric and duodenal lesions in man. Am. J. Gastroenterol. *70*, 587 (1978)
7. Heinkel, K., Parpoulas, S., Henning, N., Landgraf, J., Elster, K.: Verlauf der chronischen Gastritis im Corpus ventriculi. Saugbioptisch-histologische Untersuchungen. Z. Gastroenterol. *3*, 101 (1965)
8. Henning, N., Heinkel, K., Elster, K.: Ergebnisse bioptischer und gastroskopischer Untersuchungen der Magenschleimhaut bei Ulcus duodeni. Klin. Wochenschr. **32**, 1088 (1954)
9. Hitchcock, C.R., MacLean, L.D., Sullivan, W.A.: Secretory and clinical aspects of achlorhydria und gastric atrophy as precursors of gastric cancer. J. Natl. Cancer Inst. *18*, 795 (1957)
10. Ikkala, E., Salmi, H.J., Siurala, M.: Gastric mucosa in iron deficiency anaemia. Results of follow-up examinations. Acta Haematol. (Basel) *43*, 228 (1970)
11. Kempmann, G., Becker, H.: Die emphysematöse Gastritis. ROEFO *129*, 310 (1978)
12. Lambert, R.: Chronic gastritis. Digestion *7*, 83 (1972)
13. Miederer, S.E., Lindstaedt, H., Mayershofer, R., Krück, F.: Die Gastritis: Verlegenheitsdiagnose oder akademisches Interesse? Dtsch. Aerztebl. *76*, 3297 (1979)
14. Miller, A.I., Smith, B., Rogers, A.I.: Phlegmonous gastritis. Gastroenterology *68*, 23 (1975)
15. Ottenjann, R., Rösch, W., Elster, K.: Ist die Gastritis ein diffuser Prozeß? Klin. Wochenschr. *49*, 27 (1971)
16. Ramsay, E.J., Carey K.V., Peterson, W.L., et al.: Epidemic gastritis with hypochlorhydria. Gastroenterology *76*, 1449 (1979)
17. Rehner, M., Soehendra, N., Mitschke, H.: Mittelfristige funktionelle und bioptisch morphologische Kontrollstudie nach selektiver gastraler Vagotomie. Dtsch. Med. Wochenschr. *98*, 2440 (1973)
18. Rentsch, I., Sievers, S.: Untersuchungen über Beziehungen von Eisenmangelanämien zur Salzsäureproduktion des Magens. Med. Welt *22*, 1390 (1971)
19. Rösch, W.: Morphologische und funktionelle Untersuchungen bei Perniziosa. In: Fortschritte der Endoskopie. Ottenjann, R. (Hrsg.). Stuttgart, New York: Schattauer 1974
20. Rösch, W.: Chronische Gastritis – Mythen und Fakten. Med. Welt. *10*, 332 (1979)
21. Rösch, W.: Chronische Gastritis. Z. Gastroenterol. *18*, 237 (1980)
22. Rösch, W., Kinzler, E., Demling, L.: Das Ulcusrezidiv – Langzeitbeobachtungen. In: Das peptische Ulkus. Pathophysiologie, Diagnose, Therapie. Demling, L., Moser, K., Rösch, W. (Hrsg.). Stuttgart, New York: Schattauer 1973
23. Rösch, W., Elster, K., Demling, L.: Is chronic gastritis reversible? Follow-up of gastritis by stepwise biopsy. Acta Hepatogastroenterol. (Stuttg.) *22*, 252 (1975)
24. Siurala, M.: Gastritis: Krankheit oder Alterserscheinung? Med. Welt *25*, 498 (1974)
25. Siurala, M., Varis, K., Wiljasalo, M.: Studies of patients with chronic atrophic gastritis. Scand. J. Gastroenterol. *1*, 40 (1966)
26. Siurala, M., Isokoski, M., Varis, K., Kekki, M.: Prevalence of gastritis in a rural population. Scand. J. Gastroenterol. *3*, 21 (1968)
27. Siurala, M., Isokoski, M., Varis, K., Kekki, M.: Sind chronische and atrophische Gastritis Präkanzerosen? Praxis *4*, 82 (1973)
28. Sonnenberg, A., Bartmess, J., Kern, L., Siebenmann, R.E., Joris, F., Blum, A.L.: Hypochlorhydrie bei akuter Gastritis. Dtsch. Med. Wochenschr. *104*, 1814 (1979)

29. Stadelmann, O., Elster, K., Stolte, M., Miederer, S.E., Deyhle, P., Demling, L., Siegenthaler, W.: The peptic gastric ulcer – histotopography and functional investigations. Scand. J. Gastroenterol. *4*, 613 (1971)
30. Strickland, R.G., Mackay, I.R.: A reappraisal of the nature and significance of chronic atrophic gastritis. Dig. Dis. *18*, 426 (1973)
31. Vandelli, C., Bottazzo, C.F., Doniach, D., Franceschi, F.: Autoantibodies to gastrin-producing cells in antral (type B) chronic gastritis. N. Engl. J. Med. *300*, 1406 (1979)
32. Varis, K.: A family study of chronic atrophic gastritis. Scand. J. Gastroenterol. [Suppl.] *6*, 13 (1971)
33. Weingart, J., Busse, R., Kunert H., Mühling, H., Ottenjann, R.: Histotopographie der chronischen Gastritis bei umschriebenen Magenwandprozessen und im Stumpfmagen. M. M. W. *120*, 57 (1978)
34. Wolff, G.: Epidemiologische Untersuchungen über die Ätiologie der chronischen Gastritis. Med. Habilitation, Universität Berlin 1967

Kapitel 9

Konsequenzen

A. L. BLUM und J. R. SIEWERT

1 Epidemiologie und Genetik der Ulcuskrankheiten

Seit der 1. Auflage dieses Buches mehren sich die Hinweise darauf, daß die Incidenz des Ulcus duodeni im Abnehmen begriffen ist. Dies gilt vor allem für Zentraleuropa und hier vor allem für die männliche Bevölkerung, während die Incidenz des Ulcus duodeni bei den Frauen und die Incidenz des Ulcus ventriculi bei beiden Geschlechtern konstant bleibt. Die Beobachtungen aus Europa bekommen beim Vergleich mit Berichten aus anderen Erdteilen eine besondere Bedeutung. Beispielsweise ist das Ulcus duodeni bei den Schwarzen Südafrikas von einer Rarität zu einer häufigen Erkrankung geworden. Diese und manche andere Beobachtungen illustrieren den *Einfluß der Umwelt* auf die Ulcuspathogenese.
Andererseits hat die Erforschung *genetischer Faktoren* Fortschritte gemacht. Beispielsweise sind Ulcus-duodeni-Familien mit erhöhten und solche mit normalen Serumwerten von Pepsinogen I identifiziert worden. Ein einfacher Vererbungsmodus der Ulcuskrankheit läßt sich jedoch zur Zeit nicht definieren. Aufgrund von solchen Beobachtungen ist die Hypothese aufgestellt worden, daß sowohl Ulcus duodeni als auch Ulcus ventriculi eine Gruppe von heterogenen Erkrankungen darstellen, die sich nur aufgrund des letztlich sichtbaren peptischen Defektes ähnlich sind.

2 Pathogenese des Ulcus ventriculi

Hier sind keine wesentlichen Fortschritte erzielt worden. Das Dictum „ohne Säure kein Ulcus“ gilt weiterhin — Ausnahmen bestätigen die Regel. Die normale bis erniedrigte Säuresekretion der Patienten mit Ulcus ventriculi hat indessen die Suche nach anderen pathogenetischen Faktoren stimuliert. Die zur Zeit populärste Alternative, der duodenogastrale Reflux von Galle in den Magen, kann als entscheidender Mechanismus nicht befriedigen. Selbst die ausgesprochensten Befürworter dieser These können einen abnorm starken Reflux nur bei einem Teil ihrer Patienten beobachten; in unserer eigenen Serie hatten die Patienten mit Ulcus ventriculi – auch solche mit hochsitzenden Läsionen – keinen erhöhten Reflux. Die Hoffnung, pathogenetische Rückschlüsse aufgrund der Anwendung cytoprotektiver Medikamente ziehen zu können, hat sich nicht erfüllt. Medikamente mit angeblich protektiver Wirkung haben sich bisher beim Ulcus ventriculi weniger gut bewährt als beim Ulcus duodeni.

3 Pylorisches Ulcus

Es steht heute fest, daß sich intrapylorische Ulcera und pylorusnahe Magenulcera von der Magenulcera anderer Lokalisation hinsichtlich Größe, Säuresekretion, Heilungstendenz und Magenentleerung unterscheiden. Vom Duodenalulcus differieren sie hinsichtlich der relativ ungünstigen Therapieergebnisse sowohl mit Sekretionshemmern als auch mit der proximal gastrischen Vagotomie.

4 Ulcus duodeni

Die Faktoren, welche bei gewissen Patienten mit Hypersekretion zum Ulcus duodeni führen, sind weiterhin hypothetisch. Noch größere Unsicherheit herrscht über die Genese des Ulcus duodeni bei Individuen mit normaler Magensekretion. Fest steht einzig, daß eine Senkung der Acidität die Ulcusheilung beschleunigt und Rezidive verhütet. Ob allerdings zur Erziehung eines optimalen Effektes bloß das Unterschreiten einer kritischen Grenze notwendig ist oder ob eine möglichst vollständige Sekretionshemmung angestrebt werden soll, bleibt weiterhin unbekannt. Ebenso kann aufgrund von pathophysiologischen Überlegungen bisher nicht gesagt werden, ob gewisse vor Beginn der Behandlung einfach zu identifizierende Patientengruppen besser auf Sekretionshemmer, andere wiederum besser auf protektiv wirkende Medikamente ansprechen. Festzuhalten gilt es, daß auch heute noch ca. 10% der Ulcera duodeni mit Sekretionshemmern nicht zur Abheilung gebracht werden können.

5 Akute gastro-duodenale Läsionen, „Streßulcera“

Die älteren Ansichten zur Pathogenese der Streßulcera sind im Kap. 6, die neueren im Kap. 7 zusammengefaßt. Die z. Z. plausibelste Hypothese der Streßulcusgenese nimmt ein Zusammenwirken von Säurerückdiffusion in die Magenschleimhaut und Durchblutung der Schleimhaut an. Auch im normalen Magen diffundiert Säure in die Schleimhaut zurück, wird aber durch die Blutzirkulation der Schleimhaut sofort weggeschafft. Im Streß wird die Schleimhautdurchblutung gedrosselt – entweder durch Vasoconstriction oder Hypovolämie –, oder die Integrität der Oberflächenzellen wird geschädigt, so daß mehr Säure rückdiffundiert. Beide Mechanismen bewirken eine Ansäuerung der Schleimhaut, die ihrerseits die celluläre Integrität weiter schädigt und einen Circulus vitiosus bewirkt. Zahlreiche experimentelle Untersuchungen und die therapeutischen Erfolge mit Sekretionshemmern und Hemmern einer Vasoconstriktion sprechen für diesen Mechanismus.

Klinik der Ulcuskrankheit

Kapitel 10

Problemstellung

A. L. Blum und J. R. Siewert

Eine adäquate Ulcustherapie ohne detaillierte Kenntnis der Symptomatologie und des natürlichen Verlaufs der Ulcuskrankheiten ist nicht möglich. Die spontane Heilungstendenz, das Risiko von Komplikationen sowie die medizinischen und wirtschaftlichen Kosten der Erkrankung und ihrer Therapie sind wichtige Größen in diesem Kalkül. Dieses Postulat soll anhand von zwei Beispielen illustriert werden.

- Angesichts der Treffsicherheit moderner diagnostischer Verfahren wie Fiberendoskopie und Doppelkontrastradiologie hängt die korrekte Diagnosestellung nicht mehr vom Verfahren selbst, sondern von der Indikationsstellung beim Verordnen der Untersuchung ab. Je besser der Arzt mit den Symptomen der Ulcuskrankheit vertraut ist, desto häufiger wird die von ihm angeordnete Untersuchungsmethode ein positives Resultat zeitigen und desto seltener wird er seinen Ulcuspatienten in Verkennung der Situation den diagnostischen Test vorenthalten und eine inadäquate Therapie verordnen.
- Die Frage, ob zur Erfolgskontrolle einer Ulcustherapie das Erfassen der subjektiven Beschwerden genügt oder ob der Behandlungserfolg auch endoskopisch oder allenfalls radiologisch objektiviert werden soll, ist von großer praktischer Relevanz. Zur Beantwortung dieser Frage muß die Beziehung zwischen subjektiven Beschwerden und Ulcusheilung bekannt sein.

Die akute gastroduodenale Läsion kann heute durch eine medikamentöse Prophylaxe wirksam verhütet werden. Somit interessiert in erster Linie, wie sich ein Risikopatient rechtzeitig – vor Ausbildung der Läsion – erkennen läßt, und in zweiter Linie, wie sich eine bereits etablierte Läsion klinisch manifestiert.

Kapitel 11

Symptomatik des peptischen Ulcus

S. A. Müller-Lissner

1 Das „typische" Beschwerdebild des peptischen Ulcus

„Die Symptome des Duodenalulcus sind eindeutig und nicht leicht zu mißdeuten. Unmittelbar nach einer Mahlzeit verspürt der Patient Erleichterung; wenn zuvor Schmerzen oder Unwohlsein bestanden, so bessert die Mahlzeit diese und beseitigt sie für eine Weile völlig... Viele Patienten berichten spontan, daß die Schmerzen beginnen, ‚sobald sie anfangen, hungrig zu werden', und ich schlug deshalb in einer meiner früheren Publikationen den Begriff ‚Hungerschmerz' zur Beschreibung dieses Symptoms vor. Es ist sehr charakteristisch für den Schmerz, daß er den Patienten nachts weckt; und als Zeit des Erwachens wird regelmäßig 2 Uhr angegeben... Viele Patienten tragen ein Stück Zwieback mit sich herum oder haben zu bestimmten Zeiten ein Glas Milch oder ein Butterbrot bereitstehen, um es beim Auftreten der Schmerzen zu sich zu nehmen... Erbrechen ist sehr selten ... Dies sind die charakteristischen Symptome, die der Patient in der Anamnese beschreibt. Aus ihnen allein kann das Duodenalulcus mit Zuverlässigkeit diagnostiziert werden. Das sicherlich charakteristischste Zeichen, aus dem die Diagnose chronisches Duodenalulcus gestellt werden kann, ist die Periodizität der Symptome und ihr Wiederkehren von Zeit zu Zeit in ‚Attacken' sowie ihr völliges Fehlen in den Intervallen... Im Sommer fehlen die Symptome fast immer."

Diese Beschreibung Moynihans von 1910 [35] umfaßt viele der bis heute zum typischen Beschwerdebild der peptischen Ulcuskrankheit gerechneten Symptome. Als typisch angesehen werden vorwiegend epigastrische Schmerzen [1, 8, 13, 18, 25] und Nüchternschmerz mit zeitlichem Bezug zur Nahrungszufuhr [5, 8, 13, 16, 18, 22, 25]. Beim Magenulcus sollen die Beschwerden unmittelbar postprandial auftreten, beim Duodenalulcus erst 1–4 h später („Spätschmerz") [8, 16]. Als typisch gelten weiterhin eine Besserung nach Einnahme von Antacida [5], nächtliches Erwachen vor Schmerz [1, 5, 8, 22] und schubweiser Verlauf der Schmerzperioden mit Häufung im Frühjahr und Herbst [1, 8, 13, 22]. Die Dauer eines Beschwerdeschubs soll wenigstens eine, in der Regel 3–5 Wochen betragen [8, 16, 18]. Übelkeit und Erbrechen werden als seltene Symptome betrachtet. Ihre Anwesenheit soll eine Stenosierung des Pylorus anzeigen [1, 8, 16, 22]. Alle genannten Charakteristika sollen beim Magenulcus weniger ausgeprägt und zuverlässig sein als beim Duodenalulcus [1, 8, 16].

Diese auf klinischer Erfahrung beruhende Auffassung ist natürlich dadurch geprägt, daß sich nur der Ulcuspatient dem Arzt vorstellt, der Beschwerden hat. Den beschwerdefreien Ulcuspatienten sieht der Arzt nicht, es sei denn, das Ulcus blutete. Leider besteht aber auch das oben geschilderte Beschwerdebild bei den meisten symptomatischen Patienten mit Ulcus pepticum nicht, wie aus zahlreichen systematischen Untersuchungen hervorgeht.

2 Das tatsächliche Beschwerdebild des peptischen Ulcus

Naturgemäß sind in den meisten Studien zum Beschwerdebild des peptischen Ulcus nur Patienten mit Symptomen enthalten. Die in diesen Studien ermittelten Symptome und ihre Häufigkeit sind in Tabelle 1 aufgeführt. Es zeigt sich, daß Schmerzen in dieser Patientengruppe fast immer vorhanden sind. Aber nur in gut der Hälfte der Fälle sind sie epigastrisch lokalisiert. Nur beim Ulcus duodeni hat die Mehrzahl der Patienten nächtliche Schmerzen. Es gibt offenbar keinen typischen Schmerzcharakter [11]: Von Ulcus-duodeni-Patienten wurde der Hauptschmerzcharakter als „krampfartig“ (28%) oder „bohrend“ (16%), weiterhin als „unbeschreibbar“, „schneidend/stechend“, „brennend“ oder „ziehend“ be-

Tabelle 1. Häufigkeit der Symptome bei Patienten mit Ulcus duodeni (*UD*) bzw. Ulcus ventriculi (*UV*)

Symptom	Häufigkeit UD in %	Referenz	Häufigkeit UV in %	Referenz
Schmerz	87, 88	[11, 41]	93, 93	[11, 41]
Epigastrischer Schmerz	56, 86	[11, 20]	46, 66	[11, 20]
Nächtlicher Schmerz	50, 70, 88	[10, 11, 20]	32, 43	[11, 20]
Beziehung zur Nahrungsaufnahme	47, 49, 50	[10, 20, 31]	26, 52	[20, 31]
– Besserung	31, 63	[11, 20, 31]	16, 49	[11, 20, 31]
– Verschlechterung	8, 10	[11, 31]	10, 20, 23	[11, 20, 31]
Besserung durch				
– Antacida	82, 94	[11, 44]	87	[11]
– Placebo	88	[44]		
Nausea	49, 59	[11, 20]	54, 70	[11, 20]
Erbrechen	25, 38, 55, 57	[11, 20, 26, 41]	38, 46, 57, 73	[11, 20, 26, 41]
Blutung	12, 22, 24, 31, 35	[4, 10, 13, 27, 41]	24, 32, 39	[4, 10, 41]
Gewichtsverlust	44	[20]		

schrieben, von Ulcus-ventriculi-Patienten als „krampfartig“ (33%) oder „schneidend/stechend“ (18%), weiterhin als „bohrend“, „unbeschreibbar“ oder „ziehend“.

Eine zeitliche Beziehung der Beschwerden zur Nahrungsaufnahme besteht nur in etwa der Hälfte der Fälle, wobei das Essen bei Magen- und Duodenalgeschwür die Schmerzen sowohl bessern als auch aggravieren kann. Entsprechend fand sich ein „typisches“ Beschwerdebild (definiert als epigastrische Schmerzen mit zeitlichem Bezug zur Nahrungsaufnahme) nur in 50 [13] bzw. 31% [18] der Patienten mit Ulcus duodeni und in 21% der Patienten mit Ulcus ventriculi [18]. Auch auf die Besserung der Beschwerden durch Antacida – die sich zudem ohne wesentlichen Wirkungsverlust durch Placebo ersetzen lassen – ist nur bedingt Verlaß (Tabelle 1).

Die Ansicht, die Ulcussymptome seien beim Magenulcus weniger ausgeprägt und zuverlässig als beim Duodenalulcus, ist nur beschränkt haltbar. Nächtliche Schmerzen sind bei symptomatischen Ulcus-duodeni-Patienten die Regel, bei solchen mit Magenulcus nicht (Tabelle 1). Zwar treten tatsächlich beim Magenulcus Schmerzen eher früh nach einer Mahlzeit auf und beim Ulcus duodeni oft erst nach mehr als 2 h [11, 20, 22]. Dieser Unterschied ist aber nicht zuverlässig und keinesfalls differentialdiagnostisch zu verwerten.

Im „typischen Beschwerdebild“ dagegen nicht enthaltene, aber häufige Symptome sind Übelkeit und Erbrechen: Sie fanden sich bei etwa der Hälfte der Ulcera duodeni und bei bis zu zwei Dritteln der Ulcera ventriculi, ohne daß bei diesen Patienten eine Stenosierung des Pylorus bekannt gewesen wäre.

Die beim peptischen Ulcus ebenfalls beobachteten Symptome wie Sodbrennen und saure Regurgitation [1, 10, 11] sind Ausdruck einer gastrooesophagealen Refluxkrankheit, die mit der Ulcuskrankheit überzufällig oft assoziiert ist [14].

Die Ansicht, die Schübe der Ulcuskrankheit häuften sich im Frühjahr und Herbst, beruht offenbar ausschließlich auf dem klinischen Eindruck und läßt sich durch konkrete Zahlen weder stützen noch widerlegen. Dasselbe gilt für die angeblich die Ulcusschübe begleitende spastische Obstipation [8, 16, 22].

Da die relative Häufigkeit symptomatischer Ulcera mit zunehmendem Alter abnimmt, verdient das peptische Ulcus im höheren Lebensalter („Altersulcus“) besondere Erwähnung: 27% der Magen- und 24% der Duodenalulcera gegenüber 44 bzw. 53% bei den unter 60jährigen Patienten waren schmerzlos [41]. Auch die „typische“ Symptomatik ist im Alter seltener: Nur 25% der über 60jährigen klagten über sie, aber 50% der jüngeren Patienten [18]. Der Anteil der Blutungen im höheren Alter ist besonders hoch: 58% der über 50jährigen Patienten [17] bzw. 46% der über

60jährigen Patienten mit Magen- und 50% der Patienten mit Duodenalulcus [41] bluteten.
Patienten mit Magenulcus haben eine signifikant längere Anamnese, wenn zusätzlich ein Narbenbulbus vorliegt [30]. Ob die Kombination von Ulcus ventriculi und Ulcus duodeni die Komplikationsrate erhöht, ist kontrovers [18, 30].

3 Spezifizität der Beschwerden

Die Spezifizität eines Symptoms für eine Erkrankung gibt an, welcher Prozentsatz der Patienten mit dem Symptom tatsächlich die Erkrankung hat. Je größer die Spezifizität eines Symptoms, mit desto größerer Sicherheit kann man also auf das Vorliegen der Erkrankung schließen.
Nun haben bei weitem nicht alle Patienten, die sich mit den oben geschilderten Beschwerden präsentieren, auch ein peptisches Ulcus (s. auch S. 576). Bei ihnen spricht man, soweit andere organische Ursachen für die Beschwerden ausgeschlossen worden sind, von „non ulcer dyspepsia". In größeren Serien von Patienten mit „Ulcusschmerzsyndrom" oder „Dyspepsie" ohne andere organische Ursache fanden sich 47 bzw. 36% Ulcera duodeni und 11 bzw. 9% Ulcera ventriculi [11, 31]. Somit bestand bei 42 bzw. 55% eine non ulcer dyspepsia. Eine differenzierte Analyse der Symptome erlaubte keine Trennung der drei Gruppen [11, 20]. Die Spezifizität der Beschwerden für das peptische Ulcus ist also nur mäßig.
In anderen Studien wurde die Spezifizität von Symptom*enkombinationen* errechnet. Es fand sich eine Voraussagewahrscheinlichkeit von 0,90 für das Vorliegen eines Ulcus duodeni [38], wenn nächtliche Schmerzen und anfallsweises Auftreten der Schmerzen gleichzeitig vorlagen. Die Kombination von epigastrischen Schmerzen mit zeitlichem Bezug der Schmerzen zur Nahrungsaufnahme erbrachte eine Spezifizität von 96% für ein peptisches Ulcus [18]. Wenn epigastrischer Nüchternschmerz, Besserung nach Nahrungsaufnahme und Auftreten in Schüben mit Häufung im Frühjahr und Herbst gleichzeitig vorlagen, war die Spezifizität für eine Ulcus-duodeni-Krankheit 81% [13]. Das Vorliegen der genannten Symptomen*kombinationen* – und damit des „typischen" Beschwerdebildes – hat also eine hohe Spezifizität.

4 Sensitivität der Beschwerden

Die Sensitivität eines Symptoms für eine Erkrankung gibt an, welchen Prozentsatz der Patienten mit der Erkrankung man erfaßt, wenn man sich

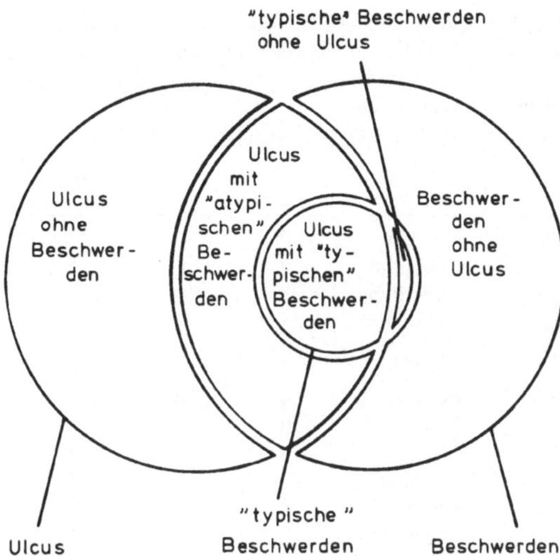

Abb. 1. Relative Häufigkeit von peptischen Ulcera ohne Beschwerden, von peptischen Ulcera mit typischen bzw. atypischen Beschwerden sowie von ulcusartigen Beschwerden ohne Ulcus. Der große linke Kreis enthält alle Ulcuspatienten, der rechte alle Patienten mit Beschwerden. Die beiden Kreise überlappen sich gegenseitig etwa zur Hälfte. Der kleine Kreis enthält nur Patienten mit „typischen" Ulcusbeschwerden. Er liegt fast vollständig innerhalb des Kreises der Ulcera, d. h. fast alle Patienten mit typischen Beschwerden haben ein Ulcus. Die Ulcera mit „typischen" Beschwerden machen umgekehrt aber nur etwa ein Drittel der symptomatischen Ulcera und nur etwa ein Sechstel aller Ulcera aus

allein auf dieses Symptom verläßt. Mit der Sensitivität der Ulcusbeschwerden sieht es schlechter aus als mit der Spezifizität. Verläßt man sich auf das „typische" Bild, so erfaßt man nur 50 bzw. 28% der peptischen Ulcera in einem *symptomatischen* Kollektiv [13, 18]. Nicht mit erfaßt sind hier also Ulcera bar jeden Symptoms. Solche „silent ulcers" sind aber häufig: Ein unausgewähltes Krankengut wurde einer Anamneseerhebung und einer Röntgenuntersuchung des Magens und Duodenums unterzogen. Der anamnestischen Erhebung entgingen 49% der peptischen Ulcera [9]. In pathologisch-anatomischen Untersuchungen fand man, daß 59 bzw. 38% der chronischen Ulcera keine Beschwerden gemacht hatten [15, 42]. Das Streßulcus macht nur sehr selten Beschwerden und manifestiert sich, wenn überhaupt, durch die Blutung (s. Kap. 14). Daß Ulcus und Beschwerden sich nur teilweise decken, ist in Abb. 1 schematisch dargestellt. Aus den zitierten Angaben der Literatur läßt sich abschätzen, daß die Häufigkeiten von asymptomatischem Ulcus, symptomatischem Ulcus und non ulcer dyspepsia in derselben Größenordnung liegen.

Tabelle 2. Häufigkeit der Diskordanz von Ulcusheilung und Beschwerdefreiheit am Ende von Therapiestudien. *UV* Ulcus ventriculi, *UD* Ulcus duodeni

Ulcus-art	Verwendetes Medikament	Anzahl Patienten	Geheilt + Beschwerden		Nicht geheilt + keine Beschwerden		Referenz
			n	%	n	%	
UV	Placebo	20	0	0	2	10	[12]
	Cimetidin	19	8	42	1	5	
UV	Cimetidin	28	10	36	1	4	[29]
	Sucralfat	27	7	26	2	7	
UV	Summe	94	25	27	6	6	
UD	Placebo	20	0	0	4	20	[32]
	TDB[a]	30	0	0	8	27	
UD	Placebo	29	0	0	15	52	[33]
	Sucralfat	30	2	7	7	23	
UD	Placebo	18	3	17	4	32	[7]
	Duogastrone	16	5	31	2	13	
UD	Cimetidin	56	1	2	13	23	[21]
	Antacida	24	1	4	5	21	
UD	Cimetidin	28	6	21	3	11	[29]
	Sucralfat	29	12	41	5	17	
UD	Cimetidin oder Placebo	23	2	9	7	30	[6]
UD	Summe	303	32	11	73	24	
UV + UD	Summe	397	57	14	79	20	

[a] TDB = Trikalium-dicitrato-bismutat

5 Ulcusheilung und Beschwerden

In Therapiestudien peptischer Ulcera werden in der Regel nur symptomatische Patienten aufgenommen. Vergleicht man am Ende der Studie den Therapieerfolg bez. der Ulcusheilung mit dem bez. der Beschwerdefreiheit, so finden sich ein Drittel diskordanter Fälle (Tabelle 2). Aus der Beschwerdefreiheit am Ende der Studie kann also nicht auf die Ulcusheilung geschlossen werden (und vice versa). Dabei scheint keine Abhängigkeit von der Art des zur Ulcusheilung eingesetzten Medikamentes und der Ulcuslokalisation zu bestehen. Beschwerden und Ulcus gehen auch bei einer Langzeitbeobachtung nicht Hand in Hand: Von 38 Patienten mit geheiltem Ulcus duodeni hatten nach einem Jahr 5 Schmerzen, aber kein Ulcusrezidiv und einer hatte ein schmerzloses Rezidiv [43]. In anderen Serien wurden bei Patienten mit Narbenbulbus ohne aktive Ulceration in 49 bzw. 15% typische Beschwerden gefunden [13, 18].

6 Wie kommen die Beschwerden zustande?

Diese Frage datiert auf den Beginn des Jahrhunderts zurück [34]. Die seit langem umstrittene These, die Reizung des Geschwürsgrundes durch Säure sei für die Entstehung des Ulcusschmerzes verantwortlich, ist nicht haltbar. Zwar fanden einige Autoren, daß Schmerzen bei Ulcus duodeni-Patienten nur bei saurem bulbärem pH angegeben wurden [2, 37]. Intragastrale Instillation von Salzsäure führte aber nur bei 69 bzw. 35% der Patienten mit floridem Ulcus duodeni und bei 67 bzw. 50% der Patienten mit Ulcus ventriculi zu Schmerzen [24, 39]. In neueren Studien, in denen kleine Volumina von Säure endoskopisch direkt auf das Ulcus aufgebracht wurden, war sogar nur in 9% der Ulcera duodeni und in 0 bzw. 20% der Ulcera ventriculi eine Schmerzantwort vorhanden [23, 45].

Da nach Gabe von Antacida im Bulbus duodeni nur minimale pH-Änderungen eintreten [28], ist ihre unzuverlässige Wirkung auf die Schmerzen bei Ulcus duodeni [19, 40] kein Beweis gegen die Säurehypothese. Beim Magenulcus sollten Antacida allerdings regelmäßig wirken, tun es aber nicht [19].

Daß die Säurehypothese nicht zutrifft, ist im Grunde nicht erstaunlich: Jeder Endoskopiker weiß, daß das Biopsieren von Magen- und Duodenalschleimhaut schmerzlos ist. Selbst das Durchschneiden der Magenwand und Aufbringen von Salzsäure auf die Schnittstelle verursacht keine Beschwerden, wie ein an der Genese des Ulcusschmerzes interessierter Operateur am 3.12.1945 bei einer Laparotomie in Lokalanaesthesie feststellte [3].

Größere Wahrscheinlichkeit hat die Hypothese für sich, daß Ulcusschmerzen durch Motilitätsstörungen des oberen Gastrointestinaltraktes verursacht werden können. Daß Spasmen der glatten Muskulatur schmerzhaft sind, ist unzweifelhaft. In einer sorgfältig durchgeführten, aber unkontrollierten Studie wurden 66 Patienten mit peptischem Ulcus röntgenologisch nach Gabe von saurem Bariumbrei untersucht [39]. Bei 27 von ihnen traten während der Untersuchung Schmerzen auf, die mit einer Verzögerung der Magenentleerung trotz Hyperperistaltik assoziiert waren. Ende der Hyperperistaltik bedeutete auch Verschwinden der Schmerzen. Bei den 39 schmerzfreien Patienten fielen dagegen keine Abnormitäten der Magenmotorik auf. In weiteren Untersuchungen derselben Autoren unterbrachen Anticholinergica Peristaltik und Schmerzen, und Cholinergica induzierten Hypermotilität und Schmerzen. Andere Autoren machten ähnliche Beobachtungen mittels intragastraler und intraduodenaler Manometrie [36], jedoch gibt es auch abweichende Mitteilungen [2].

Daß die Beschwerden nicht an die Anwesenheit des Ulcus gebunden sind, wurde in Abschn. 5 bereits dargelegt. Dies ist vereinbar mit einer die

Schmerzen verursachenden (und das Ulcus überdauernden) Motilitätsstörung, nicht aber mit der Säurehypothese.

7 Schlußfolgerungen

Das „typische" Beschwerdebild des peptischen Ulcus findet sich bei nur etwa einem Drittel der symptomatischen Ulcuspatienten. Liegt es aber vor, so ist die Diagnose Ulcus pepticum so gut wie sicher. Nach groben Schätzungen hat nur rund die Hälfte der Ulcuspatienten überhaupt Beschwerden. Eine ähnlich große Anzahl von Patienten hat Beschwerden, aber kein Ulcus. Eine morphologische Diagnostik bei Patienten mit den in Tabelle 1 aufgeführten Symptomen ist damit zwingend. Ebenso ist die Beurteilung der Ulcusheilung nur morphologisch möglich.
Die Beschwerden sind nicht durch Reizung von Nervenendungen im Ulcusgrund durch Säure bedingt, sondern wahrscheinlich Ausdruck einer Motilitätsstörung des oberen Gastrointestinaltraktes im Rahmen der Ulcuskrankheit. Eine Abheilung des Ulcus beseitigt diese Störung nicht regelmäßig; umgekehrt können die Beschwerden trotz Persistierens des Ulcus verschwinden.

Literatur

1. Bockus, H.L.: Symptomatic and physical diagnosis of uncomplicated gastric and duodenal ulcer. In: Peptic ulcer. Sandweiss, D.J. (ed.), pp. 199–208. Philadelphia, London: Saunders 1951
2. Bonney, G.L.W., Pickering, G.W.: Observations on the mechanism of pain in ulcer of the stomach and duodenum. Part I – The nature of the stimulus. Clin. Sci. *6*, 63–90 (1946)
3. Bonney, G.L.W., Pickering, G.W.: Observations on the mechanism of pain in ulcer of the stomach and duodenum. Part II – The location of the pain nerve endings. Clin. Sci. *6*, 91–111 (1946)
4. Chinn, A.B., Weckesser, E.C.: Acute hemorrhage from peptic ulceration: An analysis of 322 cases. Ann. Intern. Med. *34*, 339–351 (1951)
5. Clarke, M., Halil, T., Salmon, N.: Peptic ulceration in man. Epidemiology and medical care. Br. J. Prev. Soc. Med. *30*, 115–122 (1976)
6. Collen, M.J., Hanan, M.R., Maher, J.A., Rent, M., Stubrin, S.E., Arguello, J.F., Gardner, L.: Cimetidine vs placebo in duodenal ulcer therapy. Six-week controlled double-blind investigation without any antacid therapy. Dig. Dis. Sci. *25*, 744–749 (1980)
7. Davies, W.A., Reed, P.I.: Controlled trial of duogastrone in duodenal ulcer. Gut *18*, 78–83 (1977)
8. Demling, L., Rösch, W.: Peptisches Ulcus. In: Handbuch der inneren Medizin, 5. Aufl. Bd. 3/2: Magen. Demling, L. (Hrsg.), pp. 659–772. Berlin, Heidelberg, New York: Springer 1974
9. Dunn, J.P., Etter, L.E.: Inadequacy of the medical history in the diagnosis of duodenal ulcer. N. Engl. J. Med. *266*, 68–72 (1962)

10. Earlam, R.: A computerized questionnaire analysis of duodenal ulcer symptoms. Gastroenterology *71*, 314–317 (1976)
11. Edwards, F.C., Coghill, N.F.: Clinical manifestations in patients with chronic atrophic gastritis, gastric ulcer, and duodenal ulcer. Q. J. Med. *37*, 337–360 (1968)
12. Frost, F., Rahbek, I., Rune, S.J., et al.: Cimetidine in patients with gastric ulcer. Br. Med. J. *2*, 795–799 (1977)
13. Frühmorgen, P., Jenny, S., Classen, M., Bauerle, H., Koch, H.: Anamnese bei Ulkus und Narben im Bulbus duodeni. Dtsch. Med. Wochenschr. *97*, 188–193 (1972)
14. Gäumann, N., Jost, L., Müller-Lissner, S.A., Schmid, P., Jenny, S., Blum, A.L.: Refluxoesophagitis und Ulcuskrankheit – Koinzidenz? Schweiz. Med. Wochenschr. (im Druck)
15. Gibbs, J.O.: A study of 219 cases of peptic ulcer in series of 2301 consecutive necropsies. Q. Bull. Northwest. Univ. Med. Sch. *20*, 328–338 (1946)
16. Hafter, E.: Praktische Gastroenterologie, 6. Aufl. Stuttgart: Thieme 1978
17. Hajdu, I., Balogh, I., Forgacs, S.: Gastroduodenales Altersulkus. Klinik und Röntgenbild. M. M. W. *12*, 532–537 (1972)
18. Hess, H., Würsch, T.G., Killer-Walser, R., et al.: How often does peptic ulcer produce "typical" ulcer symptoms? Acta Hepatogastroenterol. (Stuttg.) *27*, 57–61 (1980)
19. Hollander, D., Harland, J.: Antacids vs placebos in peptic ulcer therapy. A controlled double-blind investigation. J. A. M. A. *226*, 1181–1185 (1973)
20. Horrocks, J.C., Dombal, F.T. de: Clinical presentation of patients presenting with "dyspepsia". Detailed symptomatic study of 360 patients. Gut *19*, 19–26 (1978)
21. Ippoliti, A.F., Sturdevant, R.A.L., Isenberg, J.I., et al.: Cimetidine versus intensive antacid therapy for duodenal ulcer. Gastroenterology *74*, 393–395 (1978)
22. Ivy, A.C., Grossman, M.I., Bachrach, W.H.: Peptic ulcer. Philadelphia, Toronto: Blakiston 1950
23. James, O., Kenefick, J.S.: Pain in peptic ulcer. Proc. R. Soc. Med. *68*, 286–287 (1975)
24. Kasich, A.M., Fein, H.D., Boleman, A.P.: Pain in peptic ulcer. Experimental observations on the factors involved in the pain mechanism. Am. J. Med. Sci. *241*, 111–115 (1961)
25. Krag, E.: The pseudo-ulcer syndrome. A clinical, radiographic and statistical follow-up study in patients with ulcer symptoms but no demonstrable ulcer in the stomach or duodenum. Dan. Med. Bull. *16*, 6–9 (1969)
26. Kratzsch, K.-H., Fürstenau, M., Zimmermann, S.: Ulkusanamnese und gastoduodenoskopischer Befund – ein Beitrag zur Symptomatologie des gastroduodenalen Ulcus. Z. Ges. Inn. Med. *34*, 530–534 (1979)
27. Lam, S.K., Lam, K.C., Lai, C.L., Yeung, C.K., Yam, L.Y.C., Wong, W.S.: Treatment of duodenal ulcer with antacid and sulpiride. A double-blind controlled study. Gastroenterology *76*, 315–322 (1979)
28. Lawson, H.H., Rovelstad, R.A.: Continuous recording of pH in the duodenal bulb after food and alkali. Gut *10*, 215–218 (1969)
29. Marks, I.N., Wright, J.P., Denyer, M., Garisch, J.A.M., Lucke, W.: Comparison of sucralfate with cimetidine in the short-term treatment of chronic peptic ulcers. S. Afr. Med. J. *57*, 567–573 (1980)
30. McCray, R.S., Ferris, E.J., Herskovic, T., Winawer, S.J., Shapiro, J.H., Zamchek, M.N.: Clinical differences between gastric ulcers with and without duodenal deformity. Ann. Surg. *168*, 821–823 (1968)
31. Möllmann, K.-M., Bonnevie, O., Gutbrand-Höyer, E., Wulff, H.R.: A diagnostic study of patients with upper abdominal pain. Scand. J. Gastroenterol. *10*, 805–809 (1975)
32. Moshal, M.G.: The treatment of duodenal ulcers with TDB: A duodenoscopic double-blind cross-over investigation. Postgrad. Med. J. [Suppl. 5] *51*, 36–40 (1975)

33. Moshal, M.G., Spitaels, J.M., Khan, F.: Sucralfate in the treatment of duodenal ulcers. S. Afr. Med. J. *57*, 742–744 (1980)
34. Moynihan, B.G.A.: On duodenal ulcer: With notes of 52 operations. Lancet *1905 I*, 340–346
35. Moynihan, B.G.A.: Duodenal ulcer, pp. 101–121. Philadelphia, London: Saunders 1910
36. Patterson, T.L., Sandweiss, D.J.: The relationship between gastroduodenal motility phases and symptoms associated with duodenal ulcer in the human. Am. J. Dig. Dis. *9*, 375–383 (1942)
37. Rhodes, J., Apsimon, H.T., Lawrie, J.H.: pH of the contents of the duodenal bulb in relation to duodenal ulcer. Gut *7*, 502–508 (1966)
38. Rinaldo, J.A., Scheinok, P., Rupe, C.E.: Symptom diagnosis. A mathematical analysis of epigastric pain. Ann. Intern. Med. *59*, 145–154 (1963)
39. Ruffin, J.M., Baylin, G.J., Legerton, C.W., Texter, E.C.: Mechanism of pain in peptic ulcer. Gastroenterology *23*, 252–269 (1953)
40. Rune, S.J., Zachariassen, A.: Acute relief of epigastric pain by antacids in duodenal ulcer patients. Scand. J. Gastroenterol. [Suppl. 58] *14*, 41–53 (1980)
41. Sheppard, M.C., Holmes, G.K.T., Cockel, R.: Clinical picture of peptic ulceration diagnosed endoscopically. Gut *18*, 524–530 (1977)
42. Smith, V.M., Feldman, M.: Silent peptic ulcer: A clinical and pathologic study. Gastroenterology *38*, 978–979 (1960)
43. Sonnenberg, A., Kiene, K. Weber, K.B., Pelloni, S., Peter, P., Wienbeck, M., Strohmeyer, G., Blum, A.L.: Rezidivprophylaxe des Ulcus duodeni mit Cimetidin. Dtsch. Med. Wochenschr. *104*, 725–730 (1979)
44. Sturdevant, R.A.L., Isenberg, J.I., Secrist, D., Ansfield, J.: Antacid and placebo produced similar pain relief in duodenal ulcer patients. Gastroenterology *72*, 1–5 (1977)
45. Weithofer, G., Langbein, G., Lübke, H., Bloch, R.: Zur Bedeutung der Magensäure für den Ulkusschmerz. Z. Gastroenterol. *19*, 237–241 (1981)

Kapitel 12

Natürlicher Verlauf der Ulcuskrankheit

K.-H. HOLTERMÜLLER

1 Einleitung

Die peptische Ulcuserkrankung ist eine häufige Erkrankung. Die Prävalenz wird im Mittel für das Ulcus ventriculi mit 0,86% und für das Ulcus duodeni mit 7,7% angegeben [33]. Die Incidenzrate liegt für das Ulcus ventriculi bei 0,3/1 000 pro Jahr und für das Ulcus duodeni bei 2,89/1 000 pro Jahr [33]. Diese bei Ärzten in Massachusetts erhobenen Incidenzraten stimmen mit den Befunden aus der Grafschaft York in England gut überein [39]. Interessant ist in diesem Zusammenhang, daß in den letzten Jahrzehnten auf beiden Seiten des Atlantiks eine Abnahme der Häufigkeit der Ulcuserkrankungen festgestellt wurde, deren Ursache letztlich ungeklärt ist [30, 33, 39, 48]. Befunde aus der Schweiz [51] belegen bei jungen, männlichen Gastarbeitern eine deutliche Häufung an Ulcera duodeni im Vergleich zur Schweizer Bevölkerung. Diese Zunahme der Ulcuserkrankung wird mit Assimilationsschwierigkeiten in einer sozial und kulturell unterschiedlichen Umwelt erklärt. In Südafrika dagegen wurde in den Städten keine Häufung der Ulcuskrankheit bei den niedrigsten sozialen Schichten beobachtet, sondern erst bei der schwarzen Bevölkerungsgruppe, die in besser bezahlten Berufsgruppen tätig ist [43]. Diese Unterschiede in den epidemiologischen Befunden machen weitergehende Untersuchungen zur Beantwortung der Frage erforderlich, warum nur bestimmte Formen von „Streß" möglicherweise die Ausbildung peptischer Läsionen begünstigen. In einer vergleichenden Untersuchung konnten Thomas et al. [50] keinen Unterschied in der psychischen, gesundheitlichen und finanziellen Belastung von Patienten vor und während eines akuten Ulcusschubs im Vergleich zur Allgemeinbevölkerung stellen. Diese Konkordanz der „Streßfaktoren" schließt jedoch nicht aus, daß individuelle Patienten unterschiedlich auf Streß reagieren. Diese kurzen epidemiologischen Hinweise zeigen, daß die Häufigkeit der Ulcuserkrankung aufgrund genetischer, sozioökonomischer, umweltbedingter und geographischer Faktoren unterschiedlich ist. Die Häufigkeit der Erkrankung macht es wahrscheinlich, daß auch in Zukunft jeder praktizierende Arzt Patienten mit einem peptischen Ulcusleiden betreuen wird. Die Kenntnis des natürlichen Krankheitsverlaufes ist die Voraussetzung für die Entscheidung, ob eine Erkrankung therapiert werden soll.

2 Verlauf der Ulcuskrankheit

2.1 „Spontanheilung" und Bedeutung der Ulcusabheilung für den natürlichen Verlauf der Ulcuserkrankung

Die Ulcuserkrankung ist charakterisiert durch eine hohe Spontanheilungsquote und eine Rezidivneigung. Scheurer et al. [42] konnten zeigen, daß unter einer „Placebotherapie" 83% der Magenulcera und 73% der Duodenalulcera spontan in 6 Wochen abheilten. Die Halbwertzeit für die Abheilung betrug für das Ulcus ventriculi 1,7 Wochen und für das Ulcus duodeni 1,9 Wochen. Die Dauer des Heilungsprozesses hängt von der Größe der Ulcera ab. Kleinere Ulcera heilen schneller als größere [42]. Diese und andere Untersuchungen [6, 9, 10, 15, 19, 21, 28, 29, 31, 35, 36, 44, 45] belegen übereinstimmend die große Tendenz des Ulcusleidens zur Spontanremission. Die Spontanheilungsquote schwankt in den verschiedenen geographischen Regionen außerordentlich stark. Die Heilung unter Placebotherapie, die in den zitierten, kontrollierten Studien immer Behandlung mit Antacida einschloß, wird in diesem Kapitel als sog. „Spontanheilung" bezeichnet, wobei wir uns bewußt sind, daß die Begleitbehandlung mit Antacida in den verschiedenen Ländern unterschiedlich durchgeführt wird [1, 9, 11, 12, 16, 19, 28, 29, 34, 35, 44, 45]. Die Analyse der Spontanheilungsrate muß außerdem berücksichtigen, daß den Antacida ein therapeutischer Nutzen zugesprochen wird [21, 23, 36] und daß die therapeutisch erforderliche Dosis an Antacidum beim Patienten mit Ulcus ventriculi niedriger ist als beim Patienten mit Ulcus duodeni. Da weiterhin in den publizierten klinischen Studien eine Standardisierung der adjuvanten Therapie nicht vorgenommen wurde, können eine Reihe von Variablen, die nicht erfaßt wurden, die Spontanheilung beeinflußt haben. Trotz einer Fülle klinischer Studien zur Wirksamkeit verschiedener Ulcustherapeutica auf die Ulcusheilung wurde z. B. dem Einfluß des Rauchens auf die Ulcusheilung nur wenig Beachtung gegeben. Bei ambulant behandelten Patienten mit Ulcera duodeni verzögert Rauchen die Ulcusheilung, bei stationär behandelten Patienten mit Ulcera ventriculi ließ sich kein Einfluß des Rauchens auf die Ulcusheilung nachweisen [8, 36, 46, 47].

Die endoskopisch festgestellte Spontanheilungsquote innerhalb von 4 Wochen schwankt für das Ulcus duodeni zwischen 29 und 79% [29, 34].

Die mittlere Spontanheilungsrate liegt in Deutschland, Norwegen, der Schweiz und in den Vereinigten Staaten von Nordamerika bei etwa 50% [1, 15, 19, 21, 28, 29, 35, 36, 44, 45]. In England und Schottland dagegen wird sie mit 20–30% angegeben [9, 11, 16, 34]. In Deutschland und in der Schweiz konnte von verschiedenen Untersuchern bei unterschiedlichen Patientengruppen eine große Tendenz zur Spontanheilung sowohl unter ambulanter wie auch unter stationärer Therapie für das Ulcus ventriculi ebenso wie für das Ulcus duodeni belegt werden [15, 19, 28, 29, 35, 45]. Die Konkordanz der Ergebnisse in Mitteleuropa und die Unterschiede zu Großbritannien sind vereinbar mit einer Heterogenität der Ulcuserkrankung.

Bei der großen Tendenz zur Spontanheilung stellt sich die Frage, ob eine vollständige Abheilung des Geschwürs den natürlichen Krankheitsverlauf, d. h. die Neigung zu Rezidiven, beeinflußt. Beim Magengeschwür ist die vollständige Abheilung des „Indexulcus“ für den weiteren Erkrankungsverlauf von Bedeutung. Piper et al. [38] haben 83 Patienten mit chronischem Magengeschwür über einen Zeitraum von 4 Jahren nachuntersucht. Nach stationärer Entlassung war bei 50 Patienten das Ulcus (sog. „Indexulcus“) vollständig abgeheilt, bei 33 Patienten dagegen persistierte das Ulcus. Die kumulative Rezidivrate lag bei 26% nach vollständiger Abheilung des Indexulcus, während die Rezidivrate bei nicht abgeheiltem Ulcus ventriculi bei 61% lag [38]. Diese australischen Ergebnisse konnten durch endoskopische Befunde von Miyake et al. [32] bestätigt werden. Die Rezidivrate ist nach vollständiger Abheilung („weiße Narbe“) wesentlich geringer als nach unvollständiger Abheilung („rote Narbe“) [32]. Ob beim Ulcus ventriculi die Abheilungsgeschwindigkeit des Geschwürs Aussagen über die Rückfallneigung erlaubt, ist umstritten. Ältere, auf radiologischen Kontrollen beruhende Arbeiten konnten keinen solchen Zusammenhang finden [27], während in endoskopisch kontrollierten Studien das Rezidiv nach rascher Abheilung später auftrat als nach langsamer [32]. Beim Ulcus duodeni scheint die Abheilungsgeschwindigkeit während des akuten Schubs einen prognostischen Indikator für die Rezidivneigung darzustellen (vgl. S. 6, Abb. 1); eine ungewöhnlich langsame Abheilung spricht für eine große Rückfalltendenz. Die Verlängerung einer Cimetidintherapie über den Zeitpunkt der Heilung des Ulcus duodeni hinaus kann die Rückfallneigung nach Abbruch der medikamentösen Therapie nicht senken [41].

2.2 Zeitpunkt und Häufigkeit der Komplikationen

Krause [26] und Littman [27] konnten bei einem Krankengut von stationären Ulcuspatienten nachweisen, daß nur etwa 6–7% aller Ulcuspatien-

ten während des ersten Ulcusschubes oder während eines zunächst unkomplizierten Rezidives einer chirurgischen Behandlung zugeführt werden mußten. Berücksichtigt man auch Ulcuspatienten, die ausschließlich ambulant behandelt werden konnten, so läßt sich für Patienten mit Ulcera duodeni eine Häufigkeit von Komplikationen mit etwa 1% pro Jahr nach Diagnosestellung annehmen. Für das Ulcus ventriculi lassen sich keine genauen Angaben machen, da vor Einführung der Endoskopie zahlreiche Patienten bei geringer Heilungstendenz zum Ausschluß eines Malignoms bereits operiert wurden.
Die Häufigkeit und das Risiko zur Manifestation von Komplikationen können aus Langzeitbeobachtungen festgestellt werden. Werden 100 Patienten über 10 Jahre nachuntersucht, so läßt sich das Risiko von Blutungen oder Perforationen für diesen Erkrankungszeitraum berechnen [39]. Die Häufigkeit von Komplikationen während eines Beobachtungszeitraumes wird dabei wesentlich vom Alter des Patienten sowie von der Tatsache bestimmt, ob die Erstmanifestation der Ulcuskrankheit durch klinische Symptome oder durch Komplikationen charakterisiert war. Bei männlichen Patienten unter 50 Jahren mit ausschließlich klinischen Symptomen zum Zeitpunkt der Diagnosestellung der Ulcuskrankheit beträgt das Risiko, in 10 Jahren eine Blutung oder eine Perforation zu entwickeln, 11 bzw. 4%. Bei männlichen Patienten über 50 Jahre steigt das Risiko einer Blutung bzw. einer Perforation auf 24 bzw. 9% an. Für Frauen, die jünger als 50 Jahre sind, liegt das Risiko für das Auftreten einer Blutung bzw. einer Perforation im Verlauf von 10 Jahren bei 13 bzw. 3%. Jenseits des 50. Lebensjahres steigt die Incidenzrate auf 24 bzw. 7% an [39]. Wenn jedoch eine Blutung Erstmanifestation der Ulcuskrankheit ist, so liegt die Incidenzrate einer weiteren Blutung bei Männern zwischen 64 und 75% und bei Frauen zwischen 30–52%. Das Risiko für Patienten, deren Erstsymptom eine Perforation war, eine Blutung zu entwickeln, ist nicht höher als das der Patienten, deren Erkrankung erstmals aufgrund klinischer Symptome diagnostiziert wurde [39]. Manifestiert sich die Ulcuserkrankung initial mit einer Perforation, so liegt die Häufigkeitsrate für die Ausbildung einer weiteren Perforation zwischen 13 und 15%. Eine vorausgegangene Blutung erhöht die Incidenz von Perforationen nicht [39]. Die Art der Erstmanifestation der Ulcuskrankheit hat für den weiteren Erkrankungsverlauf erhebliche Konsequenzen und muß somit bei allen therapeutischen Überlegungen berücksichtigt werden.

2.3 Zeitpunkt und Häufigkeit von Rezidiven

Charakteristisch für die Ulcuserkrankung ist die Neigung zum Rezidiv. Die Häufigkeit von Rezidivulcera läßt sich aus retrospektiven und weni-

Tabelle 1. Natürlicher Verlauf der Ulcuskrankheit (Ulcus ventriculi). Die in Klammern angegebenen Jahre entsprechen der Dauer der Nachuntersuchungsperiode. *M* Männlich, *W* Weiblich

Autor	Zahl	Rezidive	Operationen	Mortalität[a]
		[in %]		
Krause (25 Jahre)	247 M 134	M 67,9	M 38,1	M 3,7
	W 113	W 61,9	W 27,4	W 8,9
Fry (15 Jahre)	53 M 28	M 68	M 18	M 0
	W 25	W 74	W 20	W 0
Krag (17–27 Jahre)	58 M 38	M 76	M 22	M 8
	W 20	W 50	W	W
Littman (2 Jahre)	638 M 638	M 42	M 11	M 0

[a] Die Mortalitätsrate schließt die operative Mortalität ein

Tabelle 2. Natürlicher Verlauf der Ulcuskrankheit (Ulcus duodeni). Die in Klammern angegebenen Jahre entsprechen der Dauer der Nachuntersuchungsperiode. *M* Männlich, *W* Weiblich

Autor	Zahl	Rezidive	Operationen	Mortalität[a]
		[in %]		
Krause (25 Jahre)	349 M 258	M 88,7	M 57,4	M 3,9
	W 91	W 83,5	W 53,8	W 4,4
Fry (15 Jahre)	212 M 176	M 45	M 16	M 0,4
	W 36	W 41	W 14	W 0
Krag (17–27 Jahre)	251 M 190	M 74	M 39	M 8
	W 61	W 57	W	W

[a] Die Mortalitätsrate schließt die operative Mortalität ein

gen prospektiven Studien ermitteln. Da in den retrospektiv angelegten Untersuchungen der röntgenologische Nachweis des Rezidivulcus nicht immer geführt werden konnte, wurden klinische Kriterien für die Auswertung in Tabellen 1 und 2 als vereinbar mit einem Rezidivulcus angenommen: Arbeitsunfähigkeit wegen der Ulcuserkrankung, Rehospitalisierung wegen der Ulcuserkrankung und manifeste, obere gastrointestinale Blutung. Basierend auf diesen Kriterien und der Rate röntgenologisch nachgewiesener Rezidivulcera wurde die in den beiden Tabellen angegebene Rezidivhäufigkeit ermittelt. Krause [26] untersuchte 620 Patienten mit peptischem Ulcus über einen Zeitraum von 25 Jahren nach, die wegen ihrer Ulcuserkrankung erstmals zwischen 1925 und 1934 in der Medizinischen Klinik Uppsala betreut wurden. Davon hatten 247 Patienten ein Magengeschwür, 349 Patienten ein Zwölffingerdarmgeschwür und

24 Patienten sowohl ein Magen- wie Zwölffingerdarmgeschwür. Alle Patienten wurden während der Erstmanifestation stationär behandelt. Die Nachuntersuchung zeigte, daß die Häufigkeit eines Rezidivulcus bei vorbestehendem Ulcus ventriculi bei Männern 67,9% und bei Frauen 61,9% betrug. Für Patienten mit Ulcera duodeni lagen diese Zahlen bei 88,7 und 83,5% (Tabellen 1 und 2). Etwa 40% der Patienten hatten ihr erstes Rezidivulcus im ersten Jahr der Nachbeobachtungsperiode, wobei die Incidenz für das Ulcus ventriculi und Ulcus duodeni gleich war. Bei 70% der Patienten trat mindestens ein Rezidivulcus bis zum 5. Jahr der Erkrankung auf. Nach 10 Jahren wurde ein erstes Rezidivulcus noch bei 15% der Patienten beobachtet. Diese Langzeituntersuchung zeigt, daß die Ulcuskrankheit einen Verlauf von etwa 10–15 Jahren nimmt, wobei aufgrund der Heterogenität der Erkrankung auch günstigere Verläufe anzunehmen sind [26]. Berechnet man unter Berücksichtigung dieser speziellen Ergebnisse (stationäre Patienten) das prozentuale Risiko für einen Patienten, innerhalb eines bestimmten Zeitraumes ein Rezidivulcus zu entwickeln, so ergeben sich folgende Ergebnisse: Nach einem Jahr beträgt das Risiko 26–27% und sinkt nach 5 Jahren auf 7–11% und nach 10 Jahren auf 3–6%. Die Befunde von Krag [25] aus Dänemark, die ebenfalls an einer zunächst stationär behandelten Ulcuspopulation ermittelt wurden, belegen die hohe Rezidivneigung des Ulcus ventriculi wie auch des Ulcus duodeni (Tabelle 1 und Tabelle 2). In dieser über 17 Jahre angelegten Nachuntersuchung konnte gezeigt werden, daß die Intensität der Ulcuserkrankung in den ersten 5–10 Jahren des Erkrankungsverlaufes am größten war. Nach einem Zeitraum von 15 Jahren zeigte die Ulcuskrankheit eine deutliche Tendenz zur Besserung, wobei in dieser Studie die Prognose für Patienten mit einem Magenulcus günstiger war als für Patienten mit einem Duodenalulcus. Einen gutartigen Verlauf hatten 33% der Patienten mit Ulcera ventriculi und 21% der Patienten mit Ulcera duodeni [25]. 21% der Patienten mit Magengeschwüren und 25% der Patienten mit Zwölffingerdarmgeschwüren entwickelten gastrointestinale Blutungen und bei 5,6% der Patienten mit Ulcera duodeni kam es zur Perforation. Bei Patienten mit Ulcera ventriculi trat in diesem Kollektiv keine Perforation auf [25]. Beide oben angeführten Untersuchungen [25, 26] zeigen den natürlichen Erkrankungsverlauf von Patienten auf, die zum Zeitpunkt der Diagnose der Erkrankung stationär behandelt wurden. Fry [14] legte 1964 den natürlichen Krankheitsverlauf von Ulcuspatienten dar, die zwischen 1948 und 1957 in seiner Allgemeinpraxis gesehen wurden. Die kumulative Prävalenzrate für die Ulcuserkrankung in dem Einzugsgebiet dieser Allgemeinpraxis lag bei 5,3% und die Incidenzrate betrug 4,2/1 000. In Tabellen 1 und 2 sind die Häufigkeit von Rezidivulcera und die Rate von operativen Eingriffen bei Patienten mit Ulcera ventriculi bzw. Ulcera duodeni dargestellt. Komplikationen wie Blutungen traten bei

14% und Perforationen bei 5,6% der Patienten auf. Weiterhin ist in den Ergebnissen dieser Untersuchung bemerkenswert, daß die Ulcuserkrankung nach 10 Jahren eine Tendenz zur Remission zeigte. Nach dieser Zeit bestand nur noch bei etwa 5% der Patienten die Notwendigkeit zu einer weiteren medikamentösen Behandlung. Die maximale Intensität der Ulcussymptome wurde bei Patienten mit Ulcera ventriculi nach 6,5 Jahren Erkrankungsdauer und bei Patienten mit Ulcera duodeni nach 7,5 Jahren Erkrankungsdauer erreicht. Der natürliche Verlauf wurde durch die zum damaligen Zeitpunkt angewandte medikamentöse Therapie nicht beeinflußt, ein Befund, der auch durch neuere Ergebnisse belegt wird [20]. Ergebnisse einer weiteren retrospektiven Langzeituntersuchung aus Kopenhagen bei Patienten mit Ulcera duodeni [17] bestätigen die Befunde von Fry [14]. Nach 13 Jahren hatten 80% der Patienten keine oder nur sehr geringfügige Ulcussymptome, wobei ¾ der Patienten angaben, daß sich der Erkrankungsverlauf in den zurückliegenden 5 Jahren nicht geändert habe. Ein weiteres wesentliches Ergebnis dieser Untersuchung [17] ist die Tatsache, daß eine im Krankenhaus gestellte Diagnose auf einen schwerwiegenderen Verlauf hinweist. So wurde bei 38% der hospitalisierten Patienten eine Operation erforderlich, während nur 18% der ambulant behandelten Patienten operiert werden mußten [17].

Prospektive Untersuchungen bestätigen ebenfalls die Neigung der Ulcuskrankheit zu Rezidiven. Bei 638 männlichen Patienten mit Ulcera ventriculi, die initial über 3 Wochen stationär behandelt wurden, fand sich eine röntgenologisch nachgewiesene Rezidivrate von 42% (Tabelle 1) [27]. Mehr als die Hälfte dieser Rezidivulcera trat bereits in den ersten 6 Monaten der zweijährigen Nachuntersuchungsperiode auf. Neuere Langzeittherapiestudien bei Patienten mit Ulcera duodeni zeigen in der Placebogruppe eine Rezidivrate von 53,5% innerhalb eines Jahres [7] (Abb. 1). Bei einem Viertel der Patienten handelte es sich um asymptomatische Rezidivulcera. Die Tatsache des Auftretens ebenso wie die Häufigkeit asymptomatischer Rezidivulcera stimmt gut mit älteren Angaben überein, die erstmals auf die Diskrepanz zwischen klinischen Symptomen und objektiven Befunden hinwiesen [25].

Die angeführten Langzeituntersuchungen belegen die große Tendenz der Ulcuskrankheit zu einem langandauernden, rezidivierenden Verlauf. Im allgemeinen wird die Erkrankung 10–15 Jahre fortbestehen, bevor eine Tendenz zur Remission nachweisbar ist. Etwa 70% aller Patienten erkranken mindestens einmal an einem Rezidivulcus.

Von besonderer Bedeutung bei der Beurteilung des natürlichen Verlaufes ist ferner, daß 11–38%, im Mittel 22% der Patienten mit einem Magengeschwür wegen Versagens der medikamentösen Therapie operiert werden mußten (Tabelle 1). Bei Patienten mit Ulcera duodeni liegen diese Zahlen (Tabelle 2) zwischen 14 und 57% und im Mittel bei 39%. Die

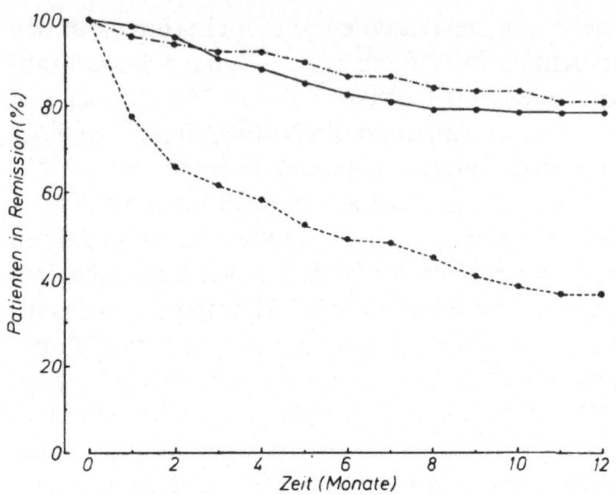

Abb. 1. Prozentualer Anteil der Patienten, die nach einem abgeheilten Ulcus duodeni rezidivfrei blieben. Die Behandlung bestand in Cimetidin 400 mg 2 mal täglich (●—·—·—●) oder in Cimetidin 400 mg vor dem Einschlafen (●——●) oder in Placebo (●- - - - -●). 53,5% der Patienten der Placebogruppe hatten innerhalb eines Jahres ein symptomatisches Rezidivulcus entwickelt (Nach [7])

Analyse der Ergebnisse zeigt ferner, daß Patienten, die ausschließlich ambulant behandelt werden können, eine günstigere Prognose aufweisen als Patienten, deren Erkrankung Krankenhausaufenthalte erforderlich machte. Die Mortalität der Ulcuserkrankungen in diesen Untersuchungen [14, 25, 26] einschließlich der operativen Mortalität schwankte zwischen 0 bzw. 8,9% bei Patienten mit Ulcera ventriculi und zwischen 0 und 8% bei Patienten mit Ulcera duodeni (Tabellen 1 und 2; s. a. Abschn. 3 dieses Kapitels).

2.4 Wertigkeit prognostischer Faktoren zur Beurteilung des Krankheitsverlaufs

Über Faktoren, die den natürlichen Krankheitsverlauf beeinflussen, ist noch weniger bekannt als über den Erkrankungsverlauf selbst. Die in Tabelle 3 und 4 angeführten Merkmale werden häufig als prognostische Faktoren für die Ausbildung von Rezidivulcera benannt. Wie aus den beiden Tabellen ersichtlich ist, ist die Wertigkeit einzelner prognostischer Faktoren umstritten oder sie sind nicht ausreichend belegt. Nach den Untersuchungen von Krag [25] soll die Ulcuserkrankung – sowohl Ulcus ventriculi wie Ulcus duodeni – bei Frauen einen günstigeren Verlauf nehmen, d. h. weniger zu Rezidiven neigen. Von anderen Autoren wird dies jedoch bestritten [18, 37]. Ältere Untersuchungen haben weiterhin impliziert, daß eine Manifestation der Ulcuserkrankung bei jüngeren Patienten

Tabelle 3. Übersicht über die prognostischen Faktoren und ihre Wirkungen auf die Rezidivhäufigkeit bei Patienten mit Ulcera ventriculi

	Erhöhtes Rezidivrisiko	Keinen Einfluß	Vermindertes Rezidivrisiko
Geschlecht des Patienten		Piper	Weibliches Geschlecht (Krag)
Alter des Patienten bei Erstmanifestation	Jüngere Patienten (Swynnerton)	Krag, Littman, Piper	
Dauer der Erkrankung	Langjährige Erkrankung (Krag)		
Vollständige Heilung des Indexulcus			Littman, Miyake, Piper
Ulcusgröße	Größere Ulcera (Piper)	Littman	
Säuresekretion	Höhere Sekretionsrate (Krag)		
Rauchen		Piper	

Tabelle 4. Übersicht über die prognostischen Faktoren und ihre Wirkung auf die Rezidivhäufigkeit bei Patienten mit Ulcera duodeni

	Erhöhtes Rezidivrisiko	Keinen Einfluß	Vermindertes Rezidivrisiko
Geschlecht des Patienten	Männliches Geschlecht [25]	[18]	
Alter des Patienten bei Erstmanifestation		[25, 26]	
Dauer der Erkrankung	Langjährige Erkrankung [13, 22, 25]	[13, 41]	
Vollständige Heilung des Indexulcus		[41]	
Ulcusgröße			
Säuresekretion	Erhöhte Säuresekretion [25]	[24, 41]	
Rauchen	[46]		

einen ungünstigeren Verlauf anzeigt [49]. Diese Annahme konnte jedoch durch weitere Untersuchungen nicht bestätigt werden [25, 27, 37]. Eine längerdauernde Ulcusanamnese dagegen scheint eine größere Tendenz zu Rezidiven anzuzeigen (s. Tabelle 3 und 4) [13, 23, 25]. Dies wird auch durch Ergebnisse bestätigt, die einen ungünstigeren Krankheitsverlauf nach vorausgegangener Hospitalisierung bei Patienten mit Ulcera duodeni aufzeigen konnten [17]. Auf die Bedeutung der vollständigen Abheilung des Ulcus bei Patienten mit Magengeschwüren für die Rezidivrate wurde von verschiedenen Untersuchern hingewiesen [32, 38] (vgl. Abschn. 2.1 dieses Kapitels). Umstritten ist noch, ob die Ulcusgröße eine prognostische Aussagekraft für den natürlichen Krankheitsverlauf hat [27, 37]. Zahlreiche Untersuchungen wurden in der Vergangenheit durchgeführt, um zu klären, ob der Säuresekretionsrate bei Patienten mit Geschwüren eine Bedeutung für die weitere Prognose zukommt. Lange Zeit wurde angenommen, daß die Wahrscheinlichkeit einer Exacerbation um so größer ist, je höher die basale und stimulierte Säuresekretionsraten sind [3, 25]. Vergleichende Untersuchungen von Patienten mit einem Ulcus duodeni und einer Basalsekretion von weniger als 6 mmol/h und Patienten mit einer Basalsekretion von mehr als 15 mmol/h zeigten keinen Unterschied im Hinblick auf den klinischen Verlauf der Ulcuserkrankung [24]. Unter den exogenen Faktoren kommt dem Rauchen die größte Bedeutung zu. Rauchen verzögert nicht nur die Abheilung von Ulcera, sondern begünstigt auch die Neigung zu Ulcusrezidiven [46, 47]. Bei nicht abgeheiltem „Indexulcus" entwickelten 8/17 Nichtrauchern (47%) und 12/16 Rauchern (75%) ein Rezidivulcus. Dieser Unterschied war jedoch statistisch nicht signifikant [38]. Die Übersicht (Tabellen 3 und 4) der verschiedenen prognostischen Faktoren zeigt, daß die unterschiedlichen Ergebnisse die Wertigkeit dieser Faktoren für die Prognose des individuellen Krankheitsverlaufes einschränken. Analysiert man die Befunde, so scheinen eine längerdauernde Ulcusanamnese, eine unvollständige Abheilung der Ulcera bei Patienten mit Ulcera ventriculi und Rauchen das Auftreten von Rezidiven zu begünstigen.

Alkohol dagegen fördert nicht das Auftreten von Rezidivulcera. Andere Faktoren, wie Diät, berufliche Tätigkeit und Streß, von denen allgemein angenommen wird, daß sie den Erkrankungsverlauf beeinflussen, konnten bisher als prognostische Faktoren nicht belegt werden. Die Heterogenität der Ulcuserkrankung ist nachgewiesen [40], jedoch ist bis jetzt nicht geklärt, ob unterschiedlich genetisch determinierte Ulcustypen den natürlichen Erkrankungsverlauf beeinflussen.

Das Ziel weiterer Studien sollte sein, die Wertigkeit prognostischer Faktoren in den verschiedenen Ulcuspopulationen prospektiv zu untersuchen, um so dem natürlichen Krankheitsverlauf angepaßte Therapiekonzepte entwickeln zu können.

3 Ulcuskrankheit als Todesursache

Epidemiologische Untersuchungen aus Kopenhagen [4] haben gezeigt, daß bei 11% der Patienten mit peptischem Ulcus die Ulcuskrankheit die

Tabelle 5. Zwischen 1963–1972 verstarben in Kopenhagen von 1905 Patienten mit peptischem Ulcus 235 Patienten. Bei 26 Patienten (=11%) war die Ulcuserkrankung die unmittelbare Todesursache. (Abgeändert nach Bonnevie, O. [4])

Klinisches Bild	Gesamtzahl	Ulcus ventriculi	Ulcus duodeni	Ulcus ventriculi et duodeni
Perforation	5	1	2	2
Starke Blutung	8	0	8	0
Postoperative Komplikationen nach elektiver Chirurgie	9	2	6	1
Magenausgangsstenose/ Emaciation	4	2	2	0
Summe	26	5	18	3

primäre Todesursache war (Tabelle 5). Im Gegensatz dazu war die Ulcuserkrankung nur bei 0,7% der Gesamtbevölkerung die Todesursache. 50% der ulcusspezifischen Todesfälle traten nach chirurgischer Behandlung im Zusammenhang mit Komplikationen der Ulcuserkrankung oder nach elektiven Operationen wegen Versagens der medikamentösen Therapie ein. Andere Erkrankungen, die bei Ulcuspatienten häufiger auftraten als bei der Allgemeinbevölkerung, waren chronische Bronchitis und Emphysem, Lebercirrhose und Pankreascarcinom. Die Assoziation der beiden letztgenannten Erkrankungen mit der Ulcuserkrankung war nur bei Patienten mit Ulcera duodeni nachweisbar. Bei Frauen mit Ulcuserkrankung war die Mortalität, die durch Herz-Kreislauf-Erkrankungen hervorgerufen wird, niedriger als in einem Vergleichskollektiv [4]. Aufgrund der nachgewiesenen Assoziation der Ulcuskrankheit mit anderen Erkrankungen und der durch diese Erkrankungen hervorgerufenen Beeinflussung der Lebenserwartung der Patienten kann der Einfluß der Ulcuserkrankung allein auf die Lebenserwartung des Patienten nur berechnet werden, wenn sowohl ulcusspezifische Todesfälle als auch die Mortalität im Vergleich zu einem Kontrollkollektiv analysiert werden [5]. Das kumulative Neunjahresrisiko, an den Folgen einer Ulcuserkrankung zu sterben, betrug 1,8%, wobei das Risiko für Patienten mit Ulcera duodeni bei 1,2–2,2% und für Patienten mit Ulcera ventriculi bei 0,6–3,6% lag. Dreiviertel der Todesfälle wurden in den ersten 12 Monaten verzeichnet, unabhängig vom Geschlecht und der Ulcuslokalisation. Die Lebenserwartung war nur im ersten Jahr nach Stellung der Diagnose geringfügig verkürzt, im Vergleich zur statistisch ermittelten Lebenserwartung. Die Lebenserwartung von Ulcuspatienten wurde wesentlich von ihrem Alter beeinflußt. Patienten, die älter als 50 Jahre waren, wiesen mit zunehmendem Alter bei Stellung der Diagnose ein erhöhtes Letalitätsrisiko auf [5].

Die erwartete Neunjahresüberlebensrate betrug 90% bei Patienten im Alter von 50–59 Jahren, dagegen betrug die Überlebensrate bei Ulcuspatienten derselben Altersstufe 85%. Die Letalitätsrate bei gleichzeitig vorkommendem Magen- und Duodenalulcus betrug 4,2% und war auch während des 2., 4. und 6. Jahres der Erkrankung deutlich gegenüber dem Risiko bei solitärem peptischem Geschwür erhöht [5].

4 Sozioökonomische Bedeutung der Ulcuskrankheit

Bei einer Prävalenz von 10/1 000 pro Jahr und 6 Todesfällen pro 100 000 pro Jahr muß die Ulcuserkrankung erhebliche sozioökonomische Rückwirkungen haben. Die wirtschaftlichen Kosten einer Erkrankung lassen sich an drei Parametern ablesen: Minderung des Sozialproduktes durch Todesfälle und durch Arbeitsausfall sowie Belastung der Volkswirtschaft durch Ausgaben für die medizinische Versorgung der Patienten. Blumenthal [2] errechnete für die Vereinigten Staaten 1963 einen wirtschaftlichen Verlust von einer Milliarde Dollar aufgrund der Ulcuserkrankung. Etwa 80% dieser Summe entfielen je zur Hälfte auf volkswirtschaftliche Verluste, die durch Todesfälle oder Arbeitsunfähigkeit bedingt waren. Die verbleibenden 20% entfielen auf die Kosten für die medizinische Versorgung der Patienten. Die gastrointestinalen Erkrankungen verursachten 1963 in den Vereinigten Staaten insgesamt 8,1% der gesamtwirtschaftlichen Kosten, die durch Erkrankungen ganz allgemein hervorgerufen wurden. Mit 13% der durch Erkrankungen des Verdauungssystems verursachten Kosten nahm die peptische Ulcuskrankheit als heilbare Erkrankung einen erheblichen Anteil am gesamtwirtschaftlichen Verlust ein, der durch eine Erkrankung hervorgerufen wurde.

5 Schlußfolgerungen

Die peptische Ulcuskrankheit ist eine chronische Erkrankung mit hoher Rezidivneigung. Etwa 19% der Patienten mit Ulcus ventriculi und 15% der Patienten mit Ulcus duodeni, die ausschließlich ambulant behandelt werden, müssen wegen Versagens der medikamentösen Therapie operiert werden. Bei hospitalisierten Patienten dagegen müssen 22% der Patienten mit Ulcera ventriculi und 39% der Patienten mit Ulcera duodeni im Verlauf der Ulcuskrankheit operiert werden. Prognostische Faktoren, die eine Neigung zu Rezidiven erkennen lassen, sind langjährige Ulcusanamnese, unvollständige Ulcusheilung und Rauchen, während die Wertigkeit anderer Faktoren bisher nicht belegt ist. Bei 11% der Ulcuspatienten ist die Ulcuserkrankung die Todesursache. Das peptische Ulcusleiden selbst erhöht die Sterblichkeit *nur* geringfügig im ersten Jahr der Erkrankung im Vergleich zur statistisch erwarteten Letalität. Die Lebenserwartung wird jedoch vom Alter des Patienten zum Zeitpunkt der Diagnosestellung bestimmt. Patienten, die bei Erstmanifestation der Ulcuskrankheit älter als 50 Jahre sind, haben eine gegenüber dem Vergleichskollektiv erhöhte Letalität. Die Kenntnis des natürlichen Krankheitsverlaufes, des Einflusses der Erkrankung auf die Lebenserwartung der Patienten und die sozioökonomische Bedeutung der Ulcuserkrankung belegen die Notwendigkeit einer wirksamen, medikamentösen Therapie des peptischen Ulcusleidens.

Literatur

1. Binder, H.J., Cocco, A., Crossley, R.J., et al.: Cimetidine in the treatment of duodenal ulcer. A multicenter double blind study. Gastroenterology *74*, 380–388 (1978)
2. Blumenthal, I.S.: Digestive disease as a national problem. III. Social cost of peptic ulcer. Gastroenterology *54*, 86–93 (1968)
3. Bodemar, G., Walan, A.: Two-year follow-up after one year's treatment with cimetidine or placebo. Lancet *1980 I*, 38–39
4. Bonnevie, O.: Causes of death in duodenal and gastric ulcer. Gastroenterology *73*, 1000–1004 (1977)
5. Bonnevie, O.: Survival in peptic ulcer. Gastroenterology *75*, 1055–1060 (1978)
6. Bowers, J., Forbes, J., Feston, J.: Effect of nighttime anisotropine methyl bromide (AMB) on duodenal ulcer (DU) healing: A controlled trial (abstract). Gastroenterology *72*, 1032 (1977)
7. Burland, W.L., Hawkins, B.W., Beresford, J.: Cimetidine treatment for the prevention of recurrence of duodenal ulcer: On international collaborative study. Postgrad. Med. J. *56*, 173–176 (1980)
8. Cooke, A.R.: Environmental aspects of ulcer disease. In: Advances in ulcer disease. Holtermüller, K.-H., Malagelada, J.-R. (eds.), pp. 27–37. Amsterdam, Oxford, Princeton: Excerpta Medica 1980
9. Davies, W.A., Reed, P.I.: Controlled trial of duogastrone in duodenal ulcer. Gut *18*, 78–83 (1977)
10. Dölle, W.: Histamin-H_2-Rezeptor-Antagonisten in der Kurz- und Langzeitbehandlung des Magenulcus. In: Pathogenese und Therapie der Ulcuserkrankung. Holtermüller, K.-H., Malagelada, J.-R., Herzog, P. (Hrsg.), S. 235–239. Amsterdam, Oxford, Princeton: Excerpta Medica 1981
11. Doll, R., Hill, I.D., Hutton, F.C.: Treatment of gastric ulcer with carbenoxolone sodium and oestrogens. Gut *6*, 19–24 (1965)
12. Doll, R., Hill, I.D., Hutton, C., Underwood, D.J.: Clinical trial of a triterpenoid liquorice compound in gastric and duodenal ulcer. Lancet *1962 II*, 793–796
13. Dronfield, M.W., Batchelor, A.J., Larkworthy, W., Langman, M.J.S.: Controlled trial of maintenance cimetidine treatment in healed duodenal ulcer: Short and long-term effects. Gut *20*, 526–530 (1979)
14. Fry, J.: Peptic ulcer: A profile. Br. Med. J. *1964 II*, 809–812
15. Gheorghiu, T., Frotz, H., Dole, A.: The therapeutic effect of carbenoxolone in duodenal ulcer. Preliminary analysis of a multi-centre double blind trial. In: Fourth Symposium on Carbenoxolone, Mexico, pp. 257–265. London: Butterworth 1975

16. Gillespie, G., Gray, G.R., Smith, I.S., Mackenzie, I., Crean, G.P.: Short-term and maintenance cimetidine treatment in severe duodenal ulceration. In: Cimetidine. Burland, W.L., Simkins, M.A. (eds.), pp. 240–247. Amsterdam, Oxford, Princeton: Excerpta Medica 1977
17. Greibe, J., Bugge, P., Gjørup, T., Lauritzen, T., Bonnevie, O., Wulff, H.R.: Long-term prognosis of duodenal ulcer: Follow-up study and survey of doctors' estimates. Br. Med. J. *1977 II*, 1572–1574
18. Gudman-Høyer, E., Birger-Jensen, K., Krag, E., Rask-Madsen, J., Rahbek, I., Rune, S.J., Wulff, H.R.: Prophylactic effect of cimetidine in duodenal ulcer disease. Br. Med. J. *1978 I*, 1095–1097
19. Hampel, K.E., Billich, C., Dannenmeier, H.D., et al.: Therapie des Ulcus ventriculi et duodeni mit Carbenoxolon-Natrium. (Doppelblindversuch). M.M.W. *114*, 925–929 (1972)
20. Hansky, J.: The impact of medical therapy on the natural history of ulcer disease. In: Advances in ulcer disease. Holtermüller, K.-H., Malagelada, J.-R. (eds.), pp. 449–468. Amsterdam, Oxford, Princeton: Excerpta Medica 1980
21. Hollander, D., Harlan, J.: Antacids vs placebo in peptic ulcer therapy. J.A.M.A. *226*, 1181–1185 (1973)
22. Ippoliti, A., Elashoff, J., Cooney, C., Sturdevant, R., Isenberg, J.: Duodenal ulcer relapse after cimetidine withdrawl. Gastroenterology *74*, 1047 (1978)
23. Ippoliti, A.F., Sturdevant, R.A.L., Isenberg, J.I., et al.: Cimetidine versus intensive antacid therapy for duodenal ulcer. A multicentre trial. Gastroenterology *74*, 393–395 (1978)
24. Kirkpatrick, P.M., Hirschowitz, B.I.: Duodenal ulcer with unexplained marked basal gastric acid hypersecretion. Gastroenterology *79*, 4–10 (1980)
25. Krag, E.: Long-term prognosis in medically treated peptic ulcer. A clinical, radiographical and statistical follow-up study. Acta Med. Scand. *180*, 657–670 (1966)
26. Krause, U.: Long-term results of medical and surgical treatment of peptic ulcer. Acta Chir. Scand. [Suppl.] *310*, 1–111 (1963)
27. Littman, A.: The veterans administration cooperative study on gastric ulcer. Gastroenterology *61*, 567–654 (1971)
28. Ludwig, H.: Die Behandlung von Ulcus ventriculi und Ulcus duodeni mit LS 519 – eine Doppelblindstudie. Therapiewoche *27*, 1664–1670 (1977)
29. Malchow, H., Sewing, K.-F., Albinus, M., Horn, B., Schomerus, H., Dölle, W.: Cimetidin in der stationären Behandlung des peptischen Ulcus. I. Wirkung auf die Heilung des Ulcus duodeni. Dtsch. Med. Wochenschr. *103*, 149–152 (1978)
30. Meade, T.W., Arie, T.H.D., Brewis, M., Bond, D.J., Morris, J.N.: Recent history of ischaemic heart disease and duodenal ulcer in doctors. Br. Med. J. *3*, 701–704 (1968)
31. Misiewicz, J.J.: Histamin-H_2-Rezeptor-Antagonisten bei der Behandlung des akuten Ulcusschubes und bei der Langzeitbehandlung von Ulcera duodeni. In: Pathogenese und Therapie der Ulcuserkrankung. Holtermüller, K.-H., Malagelada, J.-R., Herzog, P. (Hrsg.), S. 227–234. Amsterdam, Oxford, Princeton: Excerpta Medica 1981
32. Miyake, T., Ariyoshi, J., Suzaki, T. et al.: Endoscopic evaluation of the effect of sucralfate therapy and other clinical parameters on the recurrence rate of gastric ulcers. Dig. Dis. Sci. *25*, 1–8 (1980)
33. Monson, R.R., MacMahon, B.: Peptic ulcer in Massachusetts physicians. N. Engl. J. Med. *281*, 11–15 (1969)
34. Multicentre Trial: The effect of cimetidine on duodenal ulceration. In: Cimetidine. Burland, W.L., Simkins, M.A. (eds.), pp. 260–271. Amsterdam, Oxford, Princeton: Excerpta Medica 1977

35. Peter, P., Kiene, K., Gonvers, J.J. et al.: Cimetidin in der Behandlung des Ulcus duodeni. Ergebnisse einer Doppelblindstudie bei ambulant behandelten Patienten. Dtsch. Med. Wochenschr. *103*, 1163–1166 (1978)
36. Peterson, W.L., Sturdevant, R.A.L., Frankl, H.D. et al.: Healing of duodenal ulcer with an antacid regimen. N. Engl. J. Med. *297*, 341–345 (1977)
37. Piper, D.W., Greig, M., Coupland, G.A.E., Hobbin, E., Shinners, J.: Factors relevant to the prognosis of chronic gastric ulcer. Gut *16*, 714–718 (1975)
38. Piper, D.W., Shinners, J., Greig, M., Thomas, J., Woller, S.L.: Effect of ulcer healing on the prognosis of chronic gastric ulcerfour year follow-up. Gut *19*, 419–424 (1978)
39. Pulvertraft, C.N.: Comments on the incidence and natural history of gastric and duodenal ulcer. Postgrad. Med. J. *44*, 597–602 (1968)
40. Rotter, J.I., Grossman, M.I.: Genetic aspects of ulcer disease. In: Acvances in ulcer disease. Holtermüller, K.-H., Malagelada, J.-R. (eds.), pp. 7–26. Amsterdam, Oxford, Princeton: Excerpta Medica 1980
41. Rune, S.J., Greibe, J., Møllman, K.-M., Rask Madsen, J., Rahbek, I., Willumsen, L., Wulff, H.R.: Recurrence of duodenal ulcer pain after treatment with cimetidine for four and eight weeks. Gut *21*, 151–153 (1980)
42. Scheurer, U., Witzel, L., Halter, F., Keller, H.M., Huber, R., Galaeazzi, R.: Gastric and duodenal ulcer healing and placebo treatment. Gastroenterology *72*, 838–841 (1977)
43. Segal, I., Dubb, A.A., Tim, L.O., Solomon, A., Sottomayor, M.C.G., Zwane, E.: Duodenal ulcer and working-class mobility in an African population in South Africa. Br. Med. J. *1978 I*, 469–472
44. Semb, L.S., Berstad, A., Myren, J., Foss, J.C., Carlsen, E., Kruse-Jensen, A.: A double blind multicentre comparative study of cimetidine and placebo in short-term treatment of active duodenal ulceration. In: Cimetidine. Burland, W.L., Simkins, M.A. (eds.), pp. 248–253. Amsterdam, Oxford, Princeton: Excerpta Medica 1977
45. Sewing, K.-F., Malchow, H., Albinus, M., Schomerus, H., Dölle, W.: Cimetidin in der stationären Behandlung des peptischen Ulkus. II. Doppelblindstudie bei Ulcus ventriculi. Dtsch. Med. Wochenschr. *103*, 152–154 (1978)
46. Sonnenberg, A., Müller-Lissner, S.A., Vogel, E. et al.: Predictors of duodenal ulcer healing and relapse. Gastroenterology (im Druck)
47. Summary of the discussion of chapter I. In: Advances in ulcer disease. Holtermüller, K.-H., Malagelada, J.R. (eds.), pp. 49–54. Amsterdam, Oxford, Princeton: Excerpta Medica 1980
48. Susser, M.: Causes of peptic ulcer. A selective epidemiologic review. J. Chronic Dis. *20*, 435–456 (1967)
49. Swynnerton, B.F., Tanner, N.C.: Chronic gastric ulcer. Br. Med. J. *1953 II*, 841–847 (1953)
50. Thomas, J., Greig, M., Piper, D.W.: Chronic gastric ulcer and life events. Gastroenterology *78*, 905–911 (1980)
51. Würsch, T.G., Hess, H., Walser, R. et al.: Die Epidemiologie des Ulcus duodeni. Untersuchungen an 1105 Patienten in Zürich. Dtsch. Med. Wochenschr. *103*, 613–619 (1978)

Kapitel 13

Was kostet ein Ulcus?

A. Sonnenberg, A. Fritsch, D. Sierp, L. Bapst und B. Horisberger

1 Einleitung: Der Nutzen einer Kosten-Nutzen-Analyse

Ein Arzt sollte eine Vorstellung von den finanziellen Auswirkungen seines Handelns besitzen. Aus der Sicht des behandelnden Arztes spielen die Kosten bei der Wahl der optimalen Diagnostik und Therapie zunächst keine Rolle; erst wenn gleichwertige, verschiedenartige Alternativen zur Verfügung stehen, wird der Arzt zu einer wirtschaftlichen Führung der Krankheit gezwungen [8]. Eine Kostenanalyse hilft vergleichen und entscheiden. Die medizinisch beste Betreuung ist diejenige, die den Patienten am raschesten zur Heilung führt, die Anzahl der Tage mit Arbeitsunfähigkeit reduziert sowie frühzeitige Berentung und Tod verhindert. Das entspricht dem Nutzen der Behandlung. Diesem Nutzen können im Entscheidungsprozeß Kosten gegenüber gestellt werden [34]. Da Kosten durch Arbeitsunfähigkeit, frühzeitige Berentung und Tod bedeutend höher sind als eine teure medizinische Betreuung, erweist sich die billigste Therapie zumeist als die medizinisch beste.

2 Definitionen

Die anfallenden Kosten einer Erkrankung werden nach der Kostenursache aufgeschlüsselt (Tabelle 1). Die *direkten Kosten* enthalten alle Kosten, die durch medizinische Maßnahmen entstehen; die *indirekten Kosten* entsprechen den volkswirtschaftlichen Kosten, die durch eine verminderte Fähigkeit oder totale Unfähigkeit des Erkrankten entstehen, Verdienst zu erwerben. Der akute Krankheitsschub verursacht die *initiale Kosten*, der weitere Verlauf der Erkrankung die *Folgekosten*. Die *Gesamtkosten* setzen sich aus den direkten und indirekten Kosten zusammen, die bei der Behandlung des akuten Krankheitsschubes und des weiteren Krankheitsverlaufes entstehen.

Tabelle 1. Einteilung der Kostenarten entsprechend den Kostenursachen. Die Ulcuskrankheit verursacht initiale und Folgekosten, die sich ihrerseits in direkte und indirekte Kosten unterteilen lassen

Kostenart	Synonym	Kostenursache
Direkte Kosten	Therapiekostenlast, medizinische Kosten	Diagnostik
		Therapie
		medikamentös
		operativ
		Ärztliche Betreuung
		Pflegekosten
		Krankenhausaufenthalt
Indirekte Kosten	Volkswirtschaftliche Kosten	Arbeitsausfall
		Krankenhaustagegeld
		Entgeltfortzahlung
		Renten
		Frühzeitiger Tod
		Sterbegeld
Gesamtkosten		Direkte und indirekte Kosten
Initiale Kosten		Akuter Krankheitsschub
Folgekosten		Therapieversagen
		Rezidive
		Folgekrankheit
		Ärztliche Fehler
Gesamtkosten		Initiale Kosten und Folgekosten

Tabelle 2. Maßnahmen und Verordnungen, die nicht routinemäßig bei jedem Geschwür verschrieben werden sollten, sondern nur, wenn sie aus klinischen Gründen indiziert sind. Die Kosten für Laboruntersuchungen, Endoskopie, MDP stammen aus [13], für die Vagotomie und Magenteilresektion aus [26]

Kostenursache		Preis DM
Längere Krankschreibungen[a]	pro Woche	633,45
Krankenhausaufenthalt[b]	pro Woche	1655,15
Unnötige Voruntersuchungen für Routineendoskopien (Blutgruppe, Gerinnungsstatus [22], HBsAG [25])		69,40
Endoskopische Verlaufsbeobachtungen beim UD	pro Endoskopie	148,80
Obere Panendoskopie bei UD-Rezidiven	pro Endoskopie	148,80
Mehrfachdiagnostik durch Radiologie und Endoskopie	pro MDP	79,90
Cimetidintherapie bei unklaren Oberbauchbeschwerden	pro 6 Wochen	242,00
Diät	pro 6 Wochen bis	1500,00
Vagotomie		65000,00
Magenteilresektion		>65000,00

[a] Errechnet aus [23]
[b] Krankenhaustarif der Universität Düsseldorf vom 1.7.1980 bis 31.12.1980

Bei einer Erkrankung fallen höhere Kosten dadurch an, daß ein Patient übermäßig lange wartet, bis er sich in ärztliche Behandlung beginnt oder selbst den Handlungsablauf der Diagnostik und Therapie verzögert *(„patient delay“)*. Bei einem komplikationslosen Verlauf können durch diese Handlungsweise der Patienten aber auch Kosten gesenkt werden (Spontanheilung). Eine systembedingte Verzögerung *(„system delay“)* entsteht durch Mehrfachüberweisungen (praktischer Arzt → Internist → Gastroenterologe), überflüssige Zusatzuntersuchungen, zögernde Diagnostik, Wartelisten zur Endoskopie, Überfülle an Formularen, die die ärztlichen Tätigkeiten begleiten, und anderes mehr. Es ist zu vermuten, daß unter realen Bedingungen die Kosten des akuten Ulcusschubes das 2- bis 5fache der idealen Kosten betragen. Tabelle 2 enthält die häufigen Ursachen hoher Ausgaben bei der unkomplizierten Ulcuskrankheit.

3 Was kostet ein Ulcus in Deutschland?

Für unsere Kostenanalyse haben wir 1976 aus folgenden Gründen als Bezugsjahr gewählt: 1977 ist Cimetidin in Deutschland auf den Markt gekommen. Es hat eine Entwicklung eingeleitet, die zur Zeit noch nicht abgeschlossen und noch nicht überblickt wird. Für 1976 liegen aggregierte Daten relativ vollständig vor für die Gesamtbevölkerung der BRD und anderer westlicher Nationen, für spätere Jahre fehlen sie noch.

3.1 Ulcuskrankheit in Deutschland (Tabelle 3)

1976 fanden 349 240 Erstkonsultationen eines Arztes wegen einer Ulcuskrankheit statt [17]. Ungefähr 30% der Erstkonsultationen sind Überweisungen von einem anderen Arzt (Deutsche Krankenversicherungs AG 1981, persönliche Mitteilung), so daß die tatsächliche Anzahl der Erstulcera auf 244 500 geschätzt wird. Die Erstulcera machen ungefähr 30% aller jährlich auftretenden Ulcera aus [17], bei dem Rest handelt es sich um Rezidivulcera. Daraus errechnen sich 570 500 Rezidivulcera und insgesamt 815 000 Ulcusfälle 1976 in Deutschland. Wegen einer Ulcuskrankheit fanden insgesamt 1 220 000 ärztliche Konsultationen statt [17]. In der Statistik der Allgemeinen Ortskrankenkassen (AOK) von 1976 werden alle Mitglieder geführt, die wegen einer Ulcuskrankheit arbeitsunfähig waren und stationär behandelt wurden [10]. Die Angaben der AOK lassen sich wie folgt auf die Gesamtbevölkerung hochrechnen (s. Tabelle 3): (1) In der AOK-Statistik von 1976 sind 88,05% aller Mitglieder vertreten [10]. (2) Die AOK-Statistik 1976 repräsentiert 38,5% und 42,3% aller Mitglieder der gesetzlichen Krankenversicherung (GKV) hinsichtlich Arbeitsunfähigkeit und Hospitalisation [31]. (3) Ungefähr 7,6% der Bevöl-

Tabelle 3. Epidemiologie der Ulcuskrankheit 1976 in Deutschland. Die Zahlenangaben stammen entweder aus Publikationen des Statistischen Bundesamtes, oder sie wurden aus der AOK- und IMS-Statistik von 1976 auf die Gesamtbevölkerung der Bundesrepublik Deutschland hochgerechnet

Ulcuskranke	815000
Erstulcera	244500
Rezidive	570500
Ärztliche Konsultationen wegen Ulcuskrankheit	1220000
Arbeitsunfähigkeitsfälle	384800
Arbeitsunfähigkeitstage	13611500
Tage pro Fall	35,3
Hospitalisierte Fälle	114500
Hospitalisationstage	3061700
Tage pro Fall	26,8
Berentungen wegen Ulcuskrankheit (1972)	642
davon vor dem 65. Lebensjahr	592
Todesfälle wegen Ulcuskrankheit	4406
davon vor dem 65. Lebensjahr	1134

kerung in der Bundesrepublik sind außerhalb der gesetzlichen Krankenversicherung privatversichert (Deutsche Krankenversicherungs AG 1981, persönliche Mitteilung). Die Mortalität und die Anzahl der berenteten Personen wegen einer Ulcuskrankheit wurden aus [30] und [28] übernommen.

3.2 Kosten ambulanter Diagnostik

Laut Brand u. Horisberger [5, 6] erfolgen im Mittel 55% der Erstkonsultationen, d. h. 1976 schätzungsweise 192100 Erstkonsultationen, mit radiologischer oder endoskopischer Untersuchung; bei 21% der Erstulcera (53300) und bei 5% der Rezidive (29000) wird der Therapieerfolg radiologisch oder endoskopisch kontrolliert. Insgesamt wurde also 1976 ungefähr 274400mal radiologisch bzw. endoskopisch abgeklärt. Schätzt man die Kosten pro Untersuchung im Mittel auf 80,– DM und pro Konsultation auf 50,– DM, so ergeben sich für 1976 Gesamtkosten von 83 Millionen DM für die ambulante Diagnostik und Betreuung.

3.3 Kosten ambulanter Therapie

1976 waren Cimetidin und Pirenzepin noch nicht im Handel [11]. Es wurde vornehmlich mit Antacida, Carbenoxolon, Sedativa und gelegentlich mit Anticholinergica behandelt. Laut Angaben des IMS [17] werden durchschnittlich 1,5 verschiedene Medikamententypen pro Krankheitsfall verschrieben, d. h. jeder zweite Patient erhält mehr als ein Medikament zur Behandlung seiner Ulcuskrankheit. Schätzt man die Ausgaben für eine 6- bis 8 wöchige Therapie 1976 auf 60,– DM, so ergeben sich bei 815 000 Ulcusfällen Gesamtkosten von 49 Millionen DM.

3.4 Kosten durch Hospitalisation

In den meisten Ländern wird eine Krankenhausstatistik geführt. Diese enthält den Prozentsatz der Patienten mit einer Ulcuskrankheit, die stationär behandelt wurden, und die durchschnittliche Aufenthaltsdauer im Krankenhaus. Dadurch ist ein unmittelbarer Vergleich möglich, ohne daß Wechselkurse oder Inflationsbewegungen berücksichtigt werden müssen. Zudem wird in Deutschland (oder auch in der Schweiz) dem Kassenpatienten kein detaillierter Kostenplan mit separaten Kostenursachen, sondern ein fester Tagessatz berechnet. Die Ausgaben je Krankenhaustag betrugen 1976 147,90 DM [31]. Das erleichtert die Schätzung der Kosten bei einem stationär behandelten Ulcus. Aufgrund der hochgerechneten Datenbasis von Tabelle 3 verursachen 3 061 700 Krankenhaustage Kosten in Höhe von 453 Millionen DM. Diese Statistik enthält nur diejenigen Fälle, bei denen die Ulcuskrankheit als Hauptdiagnose aufgeführt wurde.

3.5 Kosten durch Arbeitsunfähigkeit

Im Jahr 1976 betrug in der Bundesrepublik Deutschland die Bruttolohn- und Gehaltssumme durchschnittlich je beschäftigten Arbeitnehmer 23 985,– DM [32], entsprechend 66,– DM pro Tag. Auf den hochgerechneten, ulcusbedingten 13 611 500 Arbeitsunfähigkeitstagen resultieren Kosten von 894 Millionen DM.

3.6 Kosten durch vorzeitige Berentung

Die Anzahl der in der BRD wegen Ulcus vorzeitig berenteten Personen ist für 1976 nicht publiziert worden. Im Jahre 1972 wurden insgesamt 592 Arbeiter und Angestellte zwischen ihrem 25. und 64. Lebensjahr aufgrund der gesetzlichen Rentenversicherung vorzeitig berentet [28]. Dadurch gingen ungefähr 3 880 Arbeitsjahre verloren. Unter Berücksichtigung eines mittleren Bruttoeinkommens von 23 985,– DM im Jahr 1976 [31] entspricht das einem volkswirtschaftlichen Verlust von 93 Millionen DM.

Tabelle 4. Gesamtkosten der Ulcuskrankheit in der Bundesrepublik Deutschland 1976 (Einzelheiten der Berechnung im Text)

Kostenursache	Kosten (in Millionen DM)		Gesamtkosten [%]	
Direkte Kosten	585		30,3	
Medikamente		49		2,5
Ambulante Diagnostik und Betreuung		83		4,3
Hospitalisation		453		23,5
Indirekte Kosten	1346		69,7	
Arbeitsunfähigkeit		894		46,3
Vorzeitige Berentung		93		4,8
Tod		359		18,6
Gesamtkosten	1931		100,0	

3.7 Kosten durch Tod

In der Bundesrepublik starben im Jahr 1976 insgesamt 4406 Patienten an einem Ulcus duodeni oder Ulcus ventriculi, davon 1134 Patienten im erwerbsfähigen Alter zwischen 20 und 65 Jahren [30]. Im Mittel verstarben die erwerbsfähigen Personen in ihrem 51,8ten Lebensjahr. So gingen durch vorzeitigen Tod $(65-51{,}8)\times 1134=14970$ Arbeitsjahre verloren. Mit dem mittleren Jahreseinkommen von 1976 umgerechnet entspricht das einem volkswirtschaftlichen Verlust von 359 Millionen DM.

3.8 Gesamtkosten

Aufgrund der vorangegangenen Berechnungen kann man für die Bundesrepublik Deutschland die im Jahr 1976 angefallenen Gesamtkosten der Ulcuskrankheit auf 1,93 Milliarden DM schätzen (Tabelle 4). Daraus errechnen sich im Mittel jährliche Gesamtkosten pro Ulcusfall von 2369,– DM. Eine Ulcuskrankheit dauert bei einem Patienten 15 Jahre und länger [16, 20, 21]. In dieser Zeit kostet die Ulcuskrankheit demnach 36000,– DM (bezogen auf die Kosten von 1976).

4 Was kostet das Ulcus in anderen Ländern?

Blumenthal hat bei einer Prävalenz von 1,9% in der amerikanischen Bevölkerung die Gesamtkosten der Ulcuskrankheit im Jahr 1963 auf 1 Milliarde US-Dollar geschätzt [2]. Das entspricht, unter Berücksichtigung des damaligen Wechselkurses, ungefähr 4 Milliarden DM. Davon entfie-

Tabelle 5. Prozentuale Anteile der direkten und indirekten Kosten an den Gesamtkosten in verschiedenen Ländern. (Modifiziert nach [4], die Zahlen für die BRD stammen aus Tabelle 4)

Kostenursache	USA	BRD	Schweden
Direkte Kosten			
Medikamente	4	3	3
Ambulante Betreuung	9	4	4
Hospitalisation	33	23	15
Indirekte Kosten			
Arbeitsunfähigkeit	41	51	68
Tod	13	19	10

len 186 Millionen $ (744 Mio. DM) auf die direkten Kosten, 463 Mio. $ (1 852 Mio. DM) auf die Kosten durch Invalidität und Arbeitsausfall und 356 Mio. $ (1 424 Mio. DM) auf den Verlust durch frühzeitigen Tod. Umgerechnet ergeben diese Zahlen ungefähr 330 $ jährliche Ausgaben pro Ulcuspatient und 4950 $ (19800 DM) pro Patient für eine 15jährige Behandlung.

In einer Mikrozensusstudie haben wir 1979 die Erwartungskosten des Ulcus duodeni bei einem 50jährigen männlichen Schweizer Patienten berechnet [26]. Die Erwartungskosten, d. h. die voraussichtlichen Gesamtkosten des Ulcus duodeni während des gesamten Lebens bei diesem fiktiven „Durchschnittspatienten", betrugen bei derzeitig optimaler Therapie 41 000,– Schweizer Franken; 1 SFr entsprach ungefähr 1 DM. Davon entfielen 14000,– SFr auf die direkten und 27000,– SFr auf die indirekten Kosten.

Bodemar et al. schließlich haben die Gesamtkosten der Ulcuskrankheit in 4 verschiedenen westlichen Nationen miteinander verglichen [4]. Nach ihrer Schätzung betrugen die Kosten 1977 in den Vereinigten Staaten 3224 Mio. $ (7558 Mio. DM), 1975 in den Niederlanden 337 Mio. Gulden (325 Mio. DM), 1976 in Italien 284 Milliarden Lire (875 Mio. DM) und 1975 in Schweden 480 Mio. Kronen (288 Mio. DM). Diese Zahlen repräsentieren in allen genannten Ländern ungefähr 1% der totalen Gesundheitsausgaben. Tabelle 5 enthält die Zusammensetzung der Gesamtkosten aus direkten und indirekten Kosten. In allen Ländern liegen die indirekten Kosten höher als die direkten Kosten; die teuersten Einzelposten sind Hospitalisation und Arbeitsunfähigkeit einschließlich vorzeitiger Berentung. Im Mittel schwankt in den westlichen Industrienationen die Dauer der Arbeitsunfähigkeit pro Patienten zwischen 2 und 6 Wochen [4]. Am höchsten liegt sie in den Niederlanden und niedrigsten in den Vereinigten Staaten (Tabelle 6).

Tabelle 6. Mittlere Anzahl der Tage mit Arbeitsunfähigkeit pro Ulcuspatient 1976. (Modifiziert nach [4])

Land	Tage arbeitsfrei
Deutschland	31
USA	
Leichte Fälle	12
Schwere Fälle	27
Italien	35
Niederlande	45
Schweden	35

5 Kostenentwicklung infolge neuer epidemiologischer Tendenzen sowie durch neue Behandlungsverfahren

5.1 Epidemiologische Tendenzen

Seit 20–30 Jahren hat die Mortalität der Ulcuskrankheit weltweit kontinuierlich abgenommen. In der Bundesrepublik Deutschland verstarben von 100000 Einwohnern 1952 jährlich 7,0 Patienten an einer Ulcuskrankheit, 1980 dagegen 6,0. In Amerika ist die Mortalität der Ulcuskrankheit (bezogen auf 1 Jahr und 100000 Einwohner beiderlei Geschlechts) von 5,9 im Jahr 1955 auf 3,2 im Jahr 1975 abgesunken [15]. Gleichzeitig wird von einer Abnahme der Hospitalisation wegen einer Ulcuskrankheit und von einer Abnahme der Incidenz der Ulcuskrankheit berichtet [7, 15, 33]. Die Hospitalisation in den Vereinigten Staaten wegen Ulcuskrankheit zwischen 1970 und 1978 hat um 26% abgenommen, in England ist die Einweisung ins Krankenhaus zwischen 1958 und 1972 um 21% zurückgegangen [7, 15]. Der Rückgang der Hospitalisation ist wahrscheinlich auf einen Rückgang der Incidenz der Ulcuskrankheit zurückzuführen. Diese Vermutung wird durch eine amerikanische Studie nahegelegt [33]: In dieser Studie an 220000 amerikanischen Versicherungsteilnehmern im Bundesstaat Oregon 1967–1973 wurde ein paralleler Rückgang der Incidenz und Hospitalisation um ca. 70% beim Ulcus duodeni um 50% beim Ulcus ventriculi beobachtet. (Weitere Angaben in Kapitel 2.)

5.2 Neue Behandlungsverfahren

Auf den oben beschriebenen Trend eines allgemeinen Rückganges der Häufigkeit, der schweren Verläufe und der Hospitalisation bei der Ulcus-

Tabelle 7. Verminderte Dauer der Arbeitsunfähigkeit durch neue Therapieformen. Die Verminderung pro Patient wurde entweder durch Vergleich mit einer anders behandelten Kontrollgruppe [3, 4, 5, 24] oder durch Vergleich mit der Zeitperiode vor der neuen Therapie [1] ermittelt

Neue Therapie	Verminderte Dauer der Arbeitsunfähigkeit	Autor
Behandlung des floriden Ulcus duodeni mit Cimetidin (BRD)	5 Tage/4 wöchige Behandlung	Brand [5]
Behandlung des floriden Ulcus duodeni mit Cimetidin (USA)	6 Tage/4 wöchige Behandlung	Ricardo-Campbell [24]
Langzeitprophylaxe des Ulcus duodeni mit Cimetidin	36,6 Tage/Jahr	Bodemar [3, 4]
Proximale selektive Vagotomie	14 Tage/Jahr	Andersen [1]

krankheit überlagert sich die Wirkung neuer therapeutischer Verfahren, wie Cimetidin oder proximale selektive Vagotomie, sowie neuer diagnostischer Möglichkeiten durch die breite Anwendung der Fiberglasendoskope. Es ist zur Zeit auf der Ebene aggregierter Daten (Makrozensus) noch nicht zu beurteilen, ob diese neuen therapeutischen und diagnostischen Möglichkeiten zu einem noch steileren Abfall der Hospitalisation, der Mortalität und ähnlicher Größen geführt haben. Es liegen allerdings einige Mikrozensus-Studien vor, die auf Kosteneinsparungen durch die Einführung der proximalen selektiven Vagotomie und des Cimetidins hinweisen (Tabelle 7). Für andere Medikamente (Pirenzepin) oder Therapieformen (hochdosierte Antacidagaben) fehlen Zahlen.

5.3 Auswirkungen auf die Gesamtkosten

Eine verbesserte Therapie und Prophylaxe der Ulcuskrankheit senkt nicht nur die Kosten durch Arbeitsunfähigkeit, sondern auch die Kosten, die durch ein Ulcusrezidiv, durch eine häufigere Hospitalisation, durch eine vorzeitige Berentung und durch eine erhöhte Mortalität entstehen. Aufgrund eines prospektiven Konzeptes und der zeitlichen Limitation können diese Kostenauswirkungen einer verbesserten Behandlung nicht in prospektiven Studien erfaßt werden.

Zur allgemeinen Kostenentwicklung in den Vereinigten Staaten liegt eine Schätzung vor, die von einer Cimetidinanwendung bei 50% aller Ulcuspatienten ausgeht (referiert bei [4]). Nach dieser Schätzung führte eine Cimetidinbehandlung bei 50% aller Ulcuspatienten zu einer Reduktion der Gesamtkosten der Ulcuskrankheit um 18%, die sich aus einer 17%igen Reduktion der direkten und 20%igen Reduktion der indirekten Kosten zusammensetzt. Durch Cimetidin würden zwar die Medikamentenkosten um 25% ansteigen, aber die Kosten durch Hospitalisation und ärztliche Versorgung fielen um 22% bzw. 12% ab. Weiterhin führte, nach dieser Schätzung, Cimetidin zu einer Senkung der indirekten Kosten aufgrund von Arbeitsunfähigkeit um 22% und aufgrund von Mortalität um 11%. Nach einer ähnlichen Schätzung von Jönssen führte in Schweden Cimetidin zwar zu einer Erhöhung der Medikamentenkosten um 60%, senkte aber die Gesamtkosten um 29% [18].

6 Schlußfolgerung und Konsequenz für die praktische Therapie

Die Behandlung der Ulcuskrankheit verschlingt in den westlichen Industrienationen 1% der gesamten Ausgaben für das Gesundheitswesen. Die höchsten Kosten fallen durch die Hospitalisation und durch die verlorenen Arbeitstage an. In Deutschland (und ähnlich in den anderen Sozialstaaten Europas) dauert eine Krankschreibung wegen einer Ulcuskrankheit fast doppelt so lange wie in den Vereinigten Staaten (Tabelle 6). Nach dem natürlichen Verlauf der Erkrankung beurteilt, ist dieser Unterschied unbegründet. Eine Arbeitsunfähigkeit, die eher einer medizinischen Notwendigkeit entspricht, liegt wahrscheinlich zwischen den Zahlen aus Europa und Amerika. Die unterschiedlichen Zahlen spiegeln nicht nur eine unterschiedliche medizinische Betreuung, sondern auch einen unterschiedlichen sozialen Schutz in Europa und Amerika wider. Auch die mittlere Hospitalisationsdauer in Deutschland von 26,8 Tagen liegt zwei- bis dreimal höher als in den Vereinigten Staaten: Dort betrug sie wegen eines unkomplizierten Ulcus duodeni 8,1 Tage und wegen eines Ulcus ventriculi 9,8 Tage; bei Vorliegen von Komplikationen (Perforation, Blutung) waren die entsprechenden Zahlen 10,6 und 12,1 Tage [12]. Da gerade die beiden Posten Hospitalisation und Krankschreibungen in Deutschland (wie in anderen Ländern) die meisten Kosten verursachen, wären Einsparungen hier am wirkungsvollsten.

Folgende Ursachen könnten für überlange Krankschreibungen und Krankenhausaufenthalte verantwortlich sein:

1. Die Gefährlichkeit der Ulcuskrankheit, insbesondere des Ulcus duodeni, wird beim unkomplizierten Ulcus überschätzt. Aus einem teuren Sicherheitsbedürfnis, aus Ängstlichkeit, aus Unwissenheit und als „Kundenservice“ wird der Patient unnötig lange krankgeschrieben oder hospitalisiert.

2. Um den kassenärztlichen Satz nicht in die Höhe zu treiben, werden billige, evtl. wirkungslose Medikamente verschrieben; ein Sparen in der Therapie führt zu hören Kosten durch eine längere Arbeitsunfähigkeit. Die relativ billigen direkten Kosten werden auf einen anderen Kostenträger umgewälzt und verursachen hohe indirekte Kosten. Aus gleicher Motivation wird ein Patient ins Krankenhaus eingewiesen oder eine langjährige medikamentöse Prophylaxe abgelehnt.
3. Der diagnostische Weg dauert zu lange. Die Routine-Oesophago-Gastro-Duodenoskopie wird durch unnötige Zusatzuntersuchungen verzögert. Statt bei der Verdachtsdiagnose eines Ulcus sofort zu endoskopieren, wird zunächst radiologisch abgeklärt [19].
4. Der Ulcuspatient stellt nach abgeschlossener Diagnose eine billige Bettenbelegung dar. Er ist für das Spital ein kostengünstiger Patient, weil er den vollen Krankenhaussatz bezahlt, ohne daß für seine Behandlung eine aufwendige Therapie notwendig ist.
5. Aus Traditionsgründen werden unnötige Verfahren beibehalten, die aufgrund der neuen Erkenntnisse nicht mehr fortgeführt werden müßten (sog. Kuren).

Die Krankenhausaufenthaltsdauer in der Bundesrepublik Deutschland zeigt eine fallende Tendenz. Ebenso fällt die Gesamtzahl der Patienten mit einer Ulcuskrankheit, die zur stationären Behandlung eingewiesen werden. Es ist derzeitig für gastroenterologische Zentren außerordentlich schwer, die für prospektive, randomisierte Doppelblindstudien zur Ulcusheilung notwendigen Fallzahlen zu erhalten. Außer einer veränderten Epidemiologie der Ulcuskrankheit ist dafür auch der Umstand verantwortlich, daß mehr Ulcuskranke als bisher von den niedergelassenen Ärzten betreut werden. Diese Tendenz wird die Ulcuskosten in der Zukunft weiter senken.

Eine prinzipielle Frage der Kostenanalyse lautet, ob das Ulcus durch die diagnostischen und therapeutischen Fortschritte billiger geworden ist. Die Kostenlast durch Therapie und Diagnostik scheint eher zugenommen zu haben. Längerfristig führt eine Zunahme der direkten Kosten möglicherweise zu einer Abnahme der indirekten Kosten. Allerdings fehlen zur exakten Analyse dieser Frage noch Beobachtungen und Zahlen für einen Zeitraum, der mehr als 10–20 Jahre umspannt. Immerhin sind die gesteigerten direkten Kosten des Gesundheitswesens wahrscheinlich auch Ursache der gesteigerten Produktivität westlicher Industrienationen. Ein Teil der indirekten Kosten geht zu Lasten des Sozialstaates. Zudem fließen in die gesteigerten direkten Kosten einer verbesserten Medizin auch so schwer meßbare Größen ein wie eine gesteigerte diagnostische Sicherheit, beispielsweise durch Ausschluß gefährlicher Diagnosen, eine bessere Lebensqualität durch weniger Angst und Schmerzen und eine höhere Lebenserwartung.

Danksagung: A. Sonnenberg wurde durch den Minister für Wissenschaft und Forschung des Landes Nordrhein-Westfalen unterstützt.

Literatur

1. Andersen, D.: Cost-benefit in surgical treatment of duodenal ulcer. Scand. J. Gastroenterol. [Suppl.] *15*, 177–180 (1979)
2. Blumenthal, I.S.: Digestive disease as a national problem. III social cost of peptic ulcer. Gastroenterology *54*, 86–92 (1968)
3. Bodemar, G., Walan, A.: Maintenance treatment of recurrent peptic ulcers by cimetidine. Lancet *1978 I*, 403–407
4. Bodemar, G., Gotthard, R., Ström, M., et al.: Socioeconomic aspects of treatment with cimetidine in peptic ulcer disease. In: H_2-antagonists. Torsoli, A., Lucchelli, P.E., Brimblecombe, R.W. (eds.), pp. 59–67. Amsterdam, Oxford, Princeton: Excerpta Medica 1980
5. Brand, M., Horisberger, B.: Der objektive und subjektive Verlauf des akuten Ulcus duodeni in der freien Praxis. Manuskript vom 23. 5. 1980 aus dem Interdisziplinären Forschungszentrum für die Gesundheit, St. Gallen. (Publikation in Vorbereitung)
6. Brand, M., Horisberger, B.: Urteil des Arztes über Ulkusbehandlung mit Tagamet in der freien Praxis. Manuskript vom Juni 1980 aus dem Interdisziplinären Forschungszentrum für die Gesundheit, St. Gallen. (Publikation in Vorbereitung)
7. Brown, R.C., Langman, M.J.S., Lambert, P.M.: Hospital admissions for peptic ulcer during 1958–1972. Br. Med. J. *1976 I*, 35–37
8. Bundesgesetzblatt Teil III, Gliederungsnummer 820-1, veröffentlichte bereinigte Fassung, zuletzt geändert durch Artikel 2, § 1 des Gesetzes vom 27. Juni 1977 (BGB 1 I S. 1040), § 368 e RVO
9. Bundesminister für Jugend, Familie und Gesundheit: Daten des Gesundheitswesens – Ausgabe 1977. Bonn: Bundesministerium für Jugend, Familie und Gesundheit 1977
10. Bundesverband der Ortskrankenkassen: Statistik der Ortskrankenkassen. Krankheitsarten-, Krankheitsursachen- und Sterblichkeits-Statistik 1976. Bonn: Bundesverband der Ortskrankenkassen 1978
11. Bundesverband der Pharmazeutischen Industrie e. V.: Rote Liste 1976. Aulendorf: Cantor 1976
12. Comission of Professional and Hospital Activities (CPHA): Length of stay in PAS hospitals by diagnosis. Ann Arbor 1979
13. Deutsche Krankenhausgesellschaft: Krankenhaustarif für ambulante Leistungen und stationäre Nebenleistungen (DKG-NT), 11. Auflage. Köln: Kohlhammer 1980
14. gestrichen
15. Elashoff, J.D., Grossman, M.I.: Trends in hospitals admissions and death rates for peptic ulcer in the United States from 1970 to 1978. Gastroenterology *78*, 280–285 (1980)
16. Fry, J.: Peptic ulcer: A profile. Br. Med. J. *1964 II*, 809–812
17. Institut für Medizinstatistik (IMS) Frankfurt: Zahlenangaben zu 1976
18. Jönssen, B.: The social cost of peptic ulcer in Sweden. Scand. J. Gastroenterol. [Suppl.] *15*, 181–191 (1979)
19. Killer-Walser, R., Hess, H., Würsch, T.G., et al.: Fiberendoskopie und Radiologie bei Ulcus ventriculi, Magenkarzinom und Hiatushernie: Fragestellung, Zeitpunkt und Aussagekraft. Schweiz. Med. Wochenschr. *109*, 3–6 (1979)
20. Krag, E.: Long-term prognosis in medically treated peptic ulcer. Acta Med. Scand. *180*, 657–670 (1966)

21. Krause, U.: Long-term results of medical and surgical treatment of peptic ulcer. Acta Chir. Scand. [Suppl.] 310 (1963)
22. Phillip, J., Classen, M.: Endoskopische Biopsie ohne vorherigen Gerinnungsstatus. Dtsch. Med. Wochenschr. *105*, 1525–1526 (1980)
23. Presse- und Informationsamt der Bundesregierung: Gesellschaftliche Daten 1979. Bonn: Presse- u. Informationsamt 1979 (Berichte und Dokumentationen, Bd. 20)
24. Ricardo Campbell, R., Eisman, M.M., Wardell, W.M., Crossley, R.: Preliminary methodology for controlled cost-benefit study of drug impact: The effect of cimetidine on days of work lost in a short term trial in duodenal ulcer. J. Clin. Gastroenterol. *2*, 37–41 (1980)
25. Schapiro, M.: Endoscopic transmission of hepatitis B; or taking the gas out of gastrointenstinal endoscopy. Gastroenterology *79*, 1340 (1980)
26. Sonnenberg, A., Hefti, M.L.: Kosten der postoperativen Syndrome – Eine Kostenanalyse am Beispiel des Ulcus duodeni. In: Postoperative Syndrome. Siewert, J.R., Blum, A.L. (Hrsg.), S. 3–18. Berlin, Heidelberg, New York: Springer 1980
27. Statistisches Bundesamt Wiesbaden: Sterbefälle nach Todesursachen 1952–1961. Fachserie A: Bevölkerung und Kultur, Reihe 7: Gesundheitswesen. Stuttgart, Mainz: Kohlhammer 1966
28. Statistisches Bundesamt Wiesbaden: Gesundheitswesen 1972. Fachserie A, Bevölkerung und Kultur. Reihe 7, Gesundheitswesen. Stuttgart, Mainz: Kohlhammer 1974
29. Statistisches Bundesamt Wiesbaden: Kranke und unfallverletzte Personen April 1974. Gesundheitswesen, Fachserie 12, Reihe 12, S. 1. Stuttgart, Mainz: Kohlhammer 1977
30. Statistisches Bundesamt Wiesbaden: Todesursachen 1976. Fachserie 12, Reihe 4. Stuttgart, Mainz: Kohlhammer 1977
31. Statistisches Bundesamt Wiesbaden: Ausgewählte Zahlen für das Gesundheitswesen 1977. Fachserie 12, Reihe 1. Stuttgart, Mainz: Kohlhammer 1979
32. Statistisches Bundesamt Wiesbaden: Statistisches Jahrbuch 1979 für die Bundesrepublik Deutschland. Stuttgart, Mainz: Kohlhammer 1979
33. Vogt, T.M., Johnson, R.E.: Recent changes in the incidence of duodenal and gastric ulcer. Am. J. Epidemiol. *111*, 713–720 (1980)
34. Williams, A.: The cost-benefit approach. Br. Med. Bull. *30*, 252–256 (1974)

Kapitel 14

Epidemiologie und Klinik der akuten gastroduodenalen Läsionen

K. GYR und L. KAYASSEH

1 Definition

Unter „Streßulcus“ verstehen viele Kliniker und Pathologen akute, unter verschiedensten Arten von Streß auftretende Läsionen im oberen Magendarmtrakt [14]. Obwohl der Begriff schon lange in Gebrauch ist, beinhaltet er kein einheitliches Krankheitsgeschehen. Entsprechend läßt sich in der Literatur keine Originaldefinition finden. So ist es auch verständlich, daß jeder unter dem Begriff „Streßulcus“ etwas anderes versteht und sich die Beschreibungen nur schlecht decken.

Als „Streßulcera“ sollen hier akute, meist oberflächliche und gewöhnlich multipel auftretende Läsionen der Mucosa verstanden werden. Sie sind hauptsächlich im Fundus und Corpus des Magens lokalisiert und befallen seltener Antrum, Duodenum und Oesophagus. In typischer Weise treten die Läsionen bei schwerkranken Patienten [5] auf, vor allem nach Trauma, insbesondere Polytrauma [23, 35], nach Operationen [12], bei Sepsis [22], Schock [37], respiratorischer und hepatischer Insuffizienz [41], Nierenversagen [40], Erfrierungen und Malignomen [21]. Mehrere Untersuchungen weisen darauf hin, daß die primär oberflächlichen Läsionen in eigentliche Ulcera übergehen können [8, 26, 30].

Besondere klinische Formen akuter gastroduodenaler Läsionen sind das nach ausgedehnten Verbrennungen beobachtete Curling-Ulcus [6] sowie das im Zusammenhang mit Schädelhirntraumen sowie hirnchirurgischen Eingriffen beobachtete Cushing-Ulcus [7].

Weiterhin sind abzutrennen das durch Krankheit, Trauma und Operation reaktivierte latente, chronische Ulcus und das durch Medikamente wie Salicylate, Antirheumatica, Alkohol, Antimetaboliten und Steroide induzierte Ulcus [19].

Dieses Kapitel soll dem Streßulcus bei schweren Erkrankungen, Verletzungen und Operationen sowie den nach Schädeltrauma und Verbrennungen auftretenden Mucosaveränderungen im Magen und Duodenum gewidmet sein.

2 Krankheitsgeschehen mit besonders hohem Streßulcusrisiko

Um eine angemessene Überwachung und eine allfällige Prophylaxe gezielt einsetzen zu können, ist es unerläßlich, die Patientengruppen mit besonders hohem Streßulcusrisiko zu erkennen. In Tabelle 1 sind die häufigsten [8, 10, 11, 18, 22, 23, 37, 41, 43] Risikosituationen aufgeführt. Ausgedehnte Verbrennungen, schwere Hirntraumen, Sepsis und schwere Polytraumen scheinen allein für die Entstehung eines Streßulcus zu genügen, während bei anderen Faktoren wahrscheinlich erst deren Zusammenwirken ausreichend ist. Zudem scheinen quantitative Unterschiede zu bestehen. So häuft sich das Curling-Ulcus bei Verbrennungen über 20% und erreicht eine Incidenz von 40% bei Verbrennungen, die 70% und mehr der Körperoberfläche betreffen [8, 34]. Ähnliches gilt für die akuten Läsionen des oberen Magendarmtraktes bei Patienten mit Schädelhirntrauma und anderen neurologischen sowie neurochirurgischen Erkrankungen. Kamada et al. [18] beobachteten bei Patienten mit Schädeltrauma, Bewußtlosigkeit und motorischen Ausfällen eine Blutungshäufigkeit von 30%, bei decerebrierten Patienten sogar eine solche von 42%, bei Patienten mit Bewußtlosigkeit, jedoch erhaltener Motorik eine Incidenz von 13% und bei solchen mit erhaltenem Bewußtsein eine Blutungsfrequenz von 4%.

Auch bei den anderen mit Streßläsionen einhergehenden Leiden ist eine Abhängigkeit von der Intensität der Grundkrankheit erkennbar; sie ist aber schwieriger zu quantifizieren. So zeigt das schwere Polytrauma, definiert als Verletzung von drei Körperregionen (Körperhöhlen und Extre-

Tabelle 1. Krankheitsgeschehen mit besonders hohem Streßulcusrisiko

Verbrennungen von über 20% der Körperoberfläche [8, 34, 42]
Schädelhirntrauma, vor allem mit Koma [18]
Neurochirurgische Eingriffe [42]
Komplikationen nach großen Operationen [23, 43]
Sepsis [10, 22]
Schweres Polytrauma [23]
Hypotension [37]
Respiratorische Insuffizienz [11, 23]
Hepatische Insuffizienz [41]
Renale Insuffizienz [41, 42]
Kardiale Insuffizienz [23]

mitäten), nach den Erhebungen von Lorenz et al. [23] ein gegenüber dem einfachen Polytrauma mit Verletzung von rund zwei Körperregionen ein um das 35fache erhöhtes Blutungsrisiko. Das einfache Polytrauma und die einfache Verletzung waren mit keinem erhöhten Risiko verbunden. Auch postoperativ scheint das Blutungsrisiko erst zuzunehmen, wenn zusätzlich mindestens ein Risikofaktor wirksam wird, wie hohes Alter, großer Eingriff, postoperative Komplikationen in Form von Schock, Sepsis, respiratorischer Insuffizienz [43]. Skillman et al. [41] evaluierten unter 150 Patienten einer chirurgischen Intensivstation jene 8, die eine massive obere Magendarmblutung entwickelt hatten und daran mit einer Ausnahme zugrunde gingen. Die Patienten zeigten alle die Kombination eines schweren Grundleidens mit respiratorischer Insuffizienz, Hypotension, Sepsis und Ikterus.

3 Häufigkeit, zeitliches Auftreten und Lokalisation der akuten gastroduodenalen Läsionen

Bei der Durchsicht der Literatur beeindruckt die enorme Streuung der Angaben über die Häufigkeit der Streßläsionen bzw. der Streßulcusblutung. So variiert z. B. die Incidenz innerhalb der Statistiken der amerikanischen Streitkräfte zwischen 0,4% bei 5350 Verletzten der Navy und 11% bei 2463 Patienten mit Verbrennungen der Army [9]. Unterschiedliche Risikogruppen, verschieden lange Überwachungszeiten, vor allem aber eine unterschiedliche Diagnostik mögen zu solchen Divergenzen beitragen. Dazu kommt, daß viele Studien retrospektiv angelegt waren [12, 21, 34]. Die Definition der Streßfaktoren ist jedoch im nachhinein für den einzelnen Patienten kaum zu bewerkstelligen, die Aussage daher zweifelhaft. Erst mit dem Aufkommen der Endoskopie und dem modernen „Know-how“ prospektiv und kontrolliert durchgeführter Studien sind uns die Mittel gegeben, das Wissen um das Streßulcus entscheidend zu verbessern. Wenn immer möglich, sollen hier zur Beurteilung der Incidenz prospektiv und endoskopisch kontrollierte Studien berücksichtigt werden, d. h. Studien, die weitgehend zwischen 1970 und 1980 entstanden sind.

3.1 Die anatomisch-pathologisch erfaßbaren Streßläsionen

3.1.1 Allgemeine Incidenz

Die meisten Arbeiten über die Häufigkeit des Streßulcus betreffen nicht die Läsionen an sich, sondern deren Komplikation, die Streßblutung. Die Blutung ist einfach zu diagnostizieren und verlangt nicht obligat eine En-

Tabelle 2. Häufigkeit der akuten gastroduodenalen Streßläsionen

Autoren	Grundleiden	% mit Läsionen	*N*	Nachweis
Sevitt [38]	Verbrennungen	22	291	Autopsie[a]
Czaja et al. [6]	Verbrennungen > 23%	78	32	Endoskopie
Kamada et al. [17]	Schädelhirntrauma	75	47	Endoskopie
Ottonello et al. [33]	Apoplexie	14	41	Autopsie
Ottonello et al. [33]	Apoplexie + Steroide	37	32	Autopsie
Halloran et al. [15]	Schädelhirntrauma	64	11	Endoskopie
Silvestri et al. [39]	Schädelhirntrauma	70	10	Endoskopie
Bowen et al. [1]	Kampfverletzungen (Vietnam)	73	15	Endoskopie
Le Gall et al. [22]	Sepsis	100	14	Endoskopie
Mattes et al. [26]	Polytrauma	100	11	Endoskopie

[a] Teilweise retrospektiv

doskopie. Wenn diese aber dennoch durchgeführt wird, ist sie ethisch zu verantworten und gegenüber dem Patienten einfach zu begründen.
Verständlicherweise sind Arbeiten über die Incidenz der Streßläsionen an sich selten und daher besonders wertvoll (Tabelle 2). Sie bedingen mindestens eine, wenn möglich mehrere Endoskopien in kurzen Intervallen bei Patienten in meist kritischem Allgemeinzustand [8, 15, 17, 22, 26, 39]. Die Häufigkeit endoskopisch verifizierter Läsionen ist bei Risikopatienten hoch und schwankt gemäß Tabelle 2 zwischen 64 und 100%. Autoptische Schätzungen [33, 38] sind ebenfalls nützlich, obwohl ihre Aussagekraft durch die Selektion verstorbener Patienten eingeschränkt ist.

3.1.2 Incidenz der Blutung bei nachgewiesenen Streßläsionen

Die Incidenz der Blutung bei vorhandenen Läsionen scheint kontrovers. So zeigten 22 von 47 Patienten (47%) mit Streßulcus bei Schädelhirntrauma auch eine klinisch manifeste Blutung [17], 7 von 11 Patienten (64%) mit Läsionen nach schwerem Polytrauma [26] und 7 von 32 Patienten (22%) mit Streßulcus bei Verbrennungen [8]. Bei 11 verletzten amerikanischen Soldaten des Vietnam-Krieges mit Streßulcus hatten 5 (45%) eine klinisch manifeste Blutung und 4 einen positiven Guajaktest [1]. Im Gegensatz dazu fanden Le Gall et al. [22] bei Sepsis in 100% Läsionen, aber keine klinisch manifeste Hämorrhagie.
Die Studien zeigen, daß die Streßläsion offensichtlich häufiger auftritt, als früher aufgrund der klinisch manifesten Blutungen vermutet werden konnte, daß die Incidenz der klinisch manifesten Blutung stark variiert, je nach Studie und Erkrankung von 0–64%. Werden subklinische Blutungen mitgezählt, mag die Quote sogar gegen 90% ansteigen [1].

3.1.3 Zeitliches Auftreten der akuten gastroduodenalen Läsionen

Akute gastroduodenale Erosionen scheinen sich in kurzer Zeit, d.h. im Verlauf von wenigen Stunden bis Tagen, zu entwickeln, während die eigentlichen Ulcera daher am Ende der ersten, meist aber in der zweiten Woche nachzuweisen sind [8, 17, 22, 26]. Die Weiterentwicklung der Erosionen zu Ulcera wird von mehreren Autoren postuliert [8, 26], von anderen Arbeitsgruppen jedoch bezweifelt. So beobachteten Kamada et al. [17] bei Schädelhirnverletzten, daß die Erosionen innerhalb von 2 Wochen meist abheilten. Da, wo aber im weiteren Verlauf Ulcera aufraten, waren sie anderswo lokalisiert als die ursprünglichen Erosionen.

3.1.4 Lokalisation der akuten gastroduodenalen Läsionen

Die Läsionen scheinen aufgrund der endoskopischen Studien vor allem im Magenfundus aufzutreten [8, 17, 26], können aber auch das Corpus, das Antrum und das Duodenum in beträchtlichem Ausmaß [8] befallen. Eine sichere Korrelation zwischen Lokalisation der Läsionen und dem Grundleiden, wie früher oft postuliert wurde, besteht aufgrund der vorliegenden endoskopischen Untersuchungen nicht [31, 38]. So wurde beispielsweise das Streßulcus bei Schädelhirntrauma und Verbrennungen nicht gehäuft im distalen Magen und Duodenum vorgefunden [8, 17].

3.2 Die gastroduodenale Streßblutung

Tabelle 3 zeigt die Häufigkeit der Streßblutung bei verschiedenen Grundkrankheiten aufgrund prospektiver Studien. Mit wenigen Ausnahmen [8, 15, 17] beruhte die Diagnose auf der klinischen Beobachtung von Blutungssymptomen wie Hämatemesis, Melaena, Blut im Magenaspirat, Blutnachweis im Guajaktest und Kreislaufzeichen. Meist wurde dann die Diagnose endoskopisch bestätigt.

Bei Verbrennungen variiert die Incidenz der Blutung von 22–60%, bei Schädelhirntrauma von 17–75% und bei den übrigen Risikosituationen von 10–70%. Im letzteren Fall beträgt sie durchschnittlich 30%, wobei Patienten mit schwerem Polytrauma, Kriegsverletzungen und Leberversagen wesentlich höher liegen (Tabelle 3).

4 Klinische Aspekte

Durch endoskopische Untersuchungen [8, 17, 22, 26] ist klar geworden, daß die Streßläsionen frühzeitig nach Einsetzen der Streßsituation auftreten und dann meist zunächst inapparent verlaufen, bis sie sich – falls über-

Tabelle 3. Häufigkeit der akuten gastroduodenalen Streßblutung

Autoren	Grundleiden	% mit Blutung	*N*	Nachweis
Czaja et al. [8]	Verbrennungen > 23%	22	32	Systematische Endoskopie
McAlhany et al. [27]	Verbrennungen > 35%	25	24	Klinik [a], Magensonde
Chernov et al. [3, 4]	Verbrennungen > 25%, Polytrauma, postoperative Risikopatienten	60	30	Klinik
Kamada et al. [17]	Schädelhirntrauma	47	47	Systematische Endoskopie
Kamada et al. [18]	Schädelhirntrauma	17	433	Klinik, Magensonde + Endoskopie
Halloran et al. [15]	Schädelhirntrauma	75	24	Systematische Endoskopie
Lorenz et al. [23]	Polytrauma	36	14	Klinik, Magensonde
Mattes et al. [26]	Polytrauma	64	11	Systematische Endoskopie
Fischer et al. [11]	Polytrauma, respiratorische Insuffizienz	10	10	Klinik, Magensonde + Endoskopie
Glass et al. [13]	Kriegsverletzungen (Vietnam)	70	50	Klinik, Magensonde
Bowen et al. [1]	Kriegsverletzungen (Vietnam)	51	37	Klinik, Magensonde + Endoskopie
Weber et al. [43]	Postoperative Risikopatienten	11	551	Klinik, Magensonde
Nussbaumer et al. [32]	Postoperative Risikopatienten	12	276	Klinik, Magensonde
Fahrländer et al. [10]	Sepsis	16	50	Klinik, Magensonde + Endoskopie
Macdougall et al. [25]	Leberversagen	54	24	Klinik, Magensonde + Endoskopie
Schellerer et al. [36]	Schwerkranke Patienten	12	80	Klinik, Magensonde
Hastings et al. [16]	Schwerkranke Patienten	24	49	Klinik, Magensonde
Cartier et al. [2]	Schwerkranke Patienten	14	63	Systematische Endoskopie
Speranza et al. [42]	Schwerkranke Patienten	14	56	Klinik, Magensonde + Endoskopie

[a] Klinik = Hämatemesis, Melaena, Kreislaufzeichen der Blutung

haupt – nach 3–14 Tagen als Blutung oder Perforation bemerkbar machen [5, 24, 37]. Klinisch manifestiert sich demnach das Streßulcus im wesentlichen als akute obere Magendarmblutung [28, 31] im Rahmen eines der als Risikosituationen beschriebenen Grundleidens (Tabelle 1). Seltener führt das Streßulcus zur Perforation [3, 4, 8, 9, 11, 28]. Ihre Häufigkeit wird von Chernov et al. [3, 4] mit 3%, von Czaja et al. mit 6% [8] und von Fischer et al. [11] mit 5% angegeben. Andererseits sind Schmerzen im Epigastrium, eine sonst klassische Manifestation der Ulcuskrankheit, ein schlechtes Indiz für ein Streßulcus. Oft fehlen sie oder können infolge des Grundleidens vom Patienten nicht empfunden, geäußert [20] oder vom Arzt nur schwer interpretiert werden.

Was die Beschreibung der Symptome von Blutung und Perforation anbetrifft, sei hier auf Kapitel 33–37 hingewiesen.

5 Verlauf und Letalität

Wie aus Tabelle 4 ersichtlich ist, schwankt die Letalität der Streßulcusblutung beträchtlich zwischen 6% [24] und 87,5% [41]. Die letztere Zahl ist kaum realistisch, da sie nur massive Blutungen bei 8 von 150 Patienten einer chirurgischen Intensivstation betrifft. Leichte oder gar subklinische Blutungen wurden nicht erfaßt. Die prospektiven, endoskopisch kontrollierten Studien von Kamada et al. [17, 18] zeigen, daß in den meisten Fällen eine konservative Therapie der Blutung und vor allem des Grundleidens die Situation zu kontrollieren vermag und daß die Letalität bisher meist überschätzt wurde. Bei den seltenen schweren Blutungen bleibt sie jedoch beträchtlich [41]. In dieser Situation ist auch die chirurgische Therapie mit der bekannten hohen Letalität von rund 50% vergesellschaftet [17, 18, 34].

6 Diagnose

Die Patienten mit den erwähnten Risikofaktoren (Tabelle 1) bedürfen einer besonderen Überwachung. Bei klinischem Verdacht auf obere Magendarmblutung, wie Blut im Magenaspirat, Melaena und plötzliche Kreislaufinstabilität, soll endoskopiert werden, damit die Entscheidung über das therapeutische Vorgehen gefällt werden kann [29]. Eine systematische Frühendoskopie bei Risikopatienten drängt sich jedoch nicht auf und ist nur zu Studienzwecken indiziert [2, 26, 28, 39].

Die Diagnose der Perforation – beim üblichen Ulcuspatienten meist mit massivstem Abdominalschmerz und Ileus verbunden – kann beim schwerkranken Patienten mit Streßulcus außerordentlich schwierig sein.

Tabelle 4. Letalität beim Streßulcus bzw. bei der Streßulcusblutung

Autoren	Grundleiden	Nachweis	Therapie		Letalität in %	N
			Konservativ	Chirurgisch		
Pruitt et al. [34]	Verbrennungen	Autopsie	–	–	19	98
Kamada et al. [17]	Schädelhirntrauma	Systematische Endoskopie	21	1	14	22
Kamada et al. [18]	Schädelhirntrauma	Klinik, Magensonde + Endoskopie	71	1	11	72
Skillman et al. [41]	Schwere Erkrankung + respiratorische Insuffizienz, Hypotension, Sepsis, Gelbsucht	Klinik, Magensonde, Operation, Autopsie	6	2	87,5	8
Lucas et al. [24][a]	Sepsis, Trauma	Gastrokamera, Klinik, Operation	262	38	6	300
Hastings et al. [16]	Schwerkranke Patienten	Klinik, Magensonde	12	0	0	12

[a] Retrospektive Studie

Bei jeder plötzlichen Veränderung des Abdominalbefundes, wie z. B. paralytischem Ileus, muß die Möglichkeit der Perforation erwogen werden. Thorax- oder Abdomenleeraufnahme im Stehen – sofern durchführbar – und, wenn nötig Endoskopie, können den Verdacht bestätigen.

7 Zusammenfassung

Die Klinik der Streßläsionen wird hauptsächlich bestimmt durch das Symptom der oberen Magendarmblutung bei Patienten mit Grundleiden, die mit einem besonders hohen Streßulcusrisiko behaftet sind. Diese Risikosituationen beinhalten u. a. Verbrennungen von über 25%, schwere Schädelhirntraumen, schwere Polytraumen sowie andere schwere Erkrankungen. Diese Risikosituationen gilt es, frühzeitig zu erkennen, die damit behafteten Patienten besonders zu überwachen und prophylaktischen Maßnahmen zuzuführen (Kapitel 56).

Literatur

1. Bowen, J.C., Fleming, W.H.: A prospective study of stress ulceration in Vietnam. South. Med. J. *67*, 156–160 (1974)
2. Cartier, F., Gauthier-Lafave, P., Lareng, L., Mottin, J., Cara, M., Passelecc, J.: Cimetidine in patients at risk of stress ulcer: A multicentre controlled trial. Intensive Care Med. *6*, 54 (1980)
3. Chernov, M.S., Hale, H.W., Wood, M.D.: Prevention of stress ulcers. Am. J. Surg. *122*, 674–677 (1971)
4. Chernov, M.S., Cook, F.B., Wood, M.D., Hale, H.W.: Stress ulcer: A preventable disease. J. Trauma *12*, 831–833 (1972)
5. Croker, J.R.: Acute gastro-intestinal bleeding in the critically ill patient. Intensive Care Med. *5*, 1–4 (1979)
6. Curling, T.B.: On acute ulceration of the duodenum, in cases of burns. Medico – Chir Trans (London) *25*, 260–281 (1842)
7. Cushing, H.: Peptic ulcers and the interbrain. Surg. Gynecol. Obstet. *55*, 1–34 (1932)
8. Czaja, A.J., McAlhany, J.C., Pruitt, B.A.: Acute gastroduodenal disease after thermal injury. An endoscopic evaluation of incidence and natural history. N. Engl. J. Med. *291*, 925–929 (1974)
9. Eiseman, B., Heyman, R.L.: Stress ulcers – a continuing challenge. N. Engl. J. Med. *282*, 372–374 (1970)
10. Fahrländer, H., Fettes, F., Seiler, W., Zäch, A.: Das Streßulkus: Klinik, Pathogenese, Diagnose und Therapie. Z. Gastroenterol. *16*, 168–178 (1976)
11. Fischer, M., Lorenz, W., Reimann, H.J., Troidl, H., Rohde, H., Schwarz, B., Hamelmann, H.: Cimetidine prophylaxis of acute gastroduodenal lesions in patients at risk. In: Cimetidine. Proceedings of an international symposium on histamine H_2-receptor antagonists. 10th–11th November, 1977, Göttingen, FRG. Creutzfeldt, W. (ed.), pp. 280–290. Amsterdam, Oxford: Excerpta Medica 1978
12. Fogelman, M.J., Garvey, J.M.: Acute gastroduodenal ulceration icident to surgery and disease. Analysis and review of eighty-eight cases. Am. J. Surg. *112*, 651–656 (1966)
13. Glass, G.B.J., Stremple, J.F.: Stress ulcers. Lancet *1973 I*, 1506–1507

14. Goodman, A.A., Osborne, M.P.: An experimental model and clinical definition of stress ulceration. Surg. Gynecol. Obstet. *134*, 563–571 (1972)
15. Halloran, L.G., Zfass, A.M., Gayle, W.E., Wheeler, C.B., Miller, J.D.: Prevention of acute gastrointestinal complications after severe head injury: A controlled trial of cimetidine prophylaxis. Am. J. Surg. *139*, 44–48 (1980)
16. Hastings, P.R., Skillman, J.J., Bushnell, L.S., Silen, W.: Antacid titration in the prevention of acute gastrointestinal bleeding. A controlled randomized trial in 100 critically ill patients. N. Engl. J. Med. *298*, 1041–1044 (1978)
17. Kamada, T., Fusamoto, H., Kawano, S., Noguchi, M., Hiramatsu, K., Masuzawa, M., Sato, N.: Acute gastroduodenal lesions in head injury. Am. J. Gastroenterol. *68*, 249–253 (1977)
18. Kamada, T. Fusamoto, H., Kawano, S. et al.: Gastrointestinal bleeding following head injury: A clinical study of 433 cases. J. Trauma *17*, 44–47 (1977)
19. Kapp, F., Baerlocher, C., Fahrländer, H.: Die akuten Magen-Darm-Blutungen. Eine einjährige prospektive Studie. Schweiz. Med. Wochenschr. *104*, 1609–1613 (1974)
20. Kewalramani, L.S.: Neurogenic gastroduodenal ulceration and bleeding associated with spinal cord injuries. J. Trauma *19*, 259–265 (1979)
21. Klein, M.S., Ennis, F., Sherlock, P., Winawer, S.J.: Stress erosions. A major cause of gastrointestinal hemorrhage in patients with malignant disease. Am. J. Dig. Dis. *18*, 167–173 (1973)
22. Le Gall, J.R., Mignon, F.C., Rapin, M., Redjemi, M., Harari, A., Bader, J.P., Soussy, C.J.: Acute gastroduodenal lesions related to severe sepsis. Surg. Gynecol. Obstet. *142*, 377–380 (1976)
23. Lorenz, W., Fischer, M., Rohde, H., Troidl, H., Reimann, H.J., Ohmann, C.: Histamine and stress ulcer: New components in organizing a sequential trial on cimetidine prophylaxis in seriously ill Patients and definition of a special group at risk (severe polytrauma). Klin. Wochenschr. *58*, 653–665 (1980)
24. Lucas, C.E., Sugawa, C., Riddle, J., Rector, F., Rosenberg, B., Walt, A.J.: Natural history and surgical dilemma of "stress" gastric bleeding. Arch. Surg. *102*, 266–273 (1971)
25. Macdougall, B.R.D., Bailey, R.J., Williams, R.: H_2-receptor antagonists and antacids in the prevention of acute gastrointestinal haemorrhage in fulminant hepatic failure. Two controlled trials. Lancet *1977 I*, 617–619
26. Mattes, P., Peros, G., Killian, H.G., Herfarth, C.: Kontrollierte, prospektive Studie über die Wirkung von Pirenzepin beim Streß-Ulcus. Internationales Symposium, Titisee/Schwarzwald, 10./11. November 1978
27. McAlhany, J.C., Czaja, A.J., Pruitt, B.A.: Antacid control or complications from acute gastroduodenal disease after burns. J. Trauma *16*, 645–649 (1976)
28. McElwee, H.P. Sirinek, K.R., Levine, B.A.: Cimetidine affords protection equal to antacids in prevention of stress ulceration following thermal injury. Surgery *86*, 620–626 (1979)
29. McGinn, F.P., Guyer, P.B., Wilken, B.J., Steer, H.W.: A prospektive comparative trial between early endoscopy and radiology in acute upper gastrointestinal haemorrhage. Gut *16*, 707–713 (1975)
30. Menguy, R.: The prophylaxis of stress ulceration. N. Engl. J. Med. *302*, 461–462 (1980)
31. Moody, F.G.: Acute stress erosions and ulceration. In: Gastrointestinal disease. Sleisinger, M.H., Fordtran, J.S. (eds.), pp. 826–839. Philadelphia, London, Toronto: Saunders 1978
32. Nussbaumer, U. Landolt, M., Röthlisberger, G., et al.: Postoperative Streßblutung: Unwirksame Prophylaxe mit einem Pepsininhibitor und einem glycyrrhizinsäurefreien Süßholzextrakt. Prospektive Studien. Schweiz. Med. Wochenschr. *107*, 276–279 (1977)
33. Ottonello, G.A., Primavera, A.: Gastrointestinal complication of high-dose corticosteroid therapy in acute cerebrovascular patients. Stroke *10*, 208–210 (1979)

34. Pruitt, B.A., Foley, F.D., Moncrief, J.A.: Curling's ulcer: A clinical-pathology study of 323 cases. Ann. Surg. *172*, 523–539 (1970)
35. Rohde, H., Lorenz, W., Fischer, M.: Eine randomisierte klinische Studie zur Streßulkusprophylaxe mit Cimetidin beim schweren Polytrauma. Z. Gastroenterol. *18*, 328–329 (1980)
36. Schellerer, W., Wagner, W., Klinger, M.: Vitamin A und Streßulkus. M. M. W. *117*, 1701–1704 (1975)
37. Schumpelick, V., Grossner, D., Begemann, F.: Bedeutung des duodenogastralen Refluxes für die Pathogenese des Streßulkus. In: Refluxkrankheit des Magens. Schumpelick, V., Begemann, F., Werner, B. (eds.), pp. 87–103. Stuttgart: Enke 1979
38. Sevitt, S.: Duodenal and gastric ulceration after burning. Br. J. Surg. *54*, 32–41 (1967)
39. Silvestri, N., Curzio, M., Motta, U., de Pietri, P., Bonacina, F., Minoja, G.: Cimetidine to prevent stress ulcers. Lancet *1980 I*, 885
40. Skillman, J.J., Silen, W.: Stress ulcers. Lancet *1972 II*, 1303–1306
41. Skillman, J.J., Bushnell, L.S., Goldman, H., Silen, W.: Respiratory failure, hypotension, sepsis, and jaundice. Am. J. Surg. *117*, 523–530 (1969)
42. Speranza, V., Basso, N., Bagarani, M., Fiorani, S., Bianchi, E., Materia, A.: Prophylaxis of acute gastroduodenal mucosal lesions: A controlled trial. In: H_2-antagonists. H_2-receptor antagonists in peptic ulcer disease and progress in histamine research. European symposium, October 18–20, 1979, Capri, Italy. Torsoli, A., Lucchelli, P.E., Brimblecombe, R.W. (eds.), pp. 155–158. Amsterdam, Oxford: Excerpta Medica 1980
43. Weber, E., Akovbiantz, A., Landolt, M., Koeltz, H.R., Nussbaumer, U., Peter, P., Blum, A.L.: Prospektive Studien über die postoperative Streßblutung. I. Epidemiologie. Dtsch. Med. Wochenschr. *102*, 152–155 (1977)

Kapitel 15

Konsequenzen

A. L. BLUM und J. R. SIEWERT

Aus den Kap. 11–14 lassen sich folgende Schlußfolgerungen ziehen: Einerseits ist die Ulcuskrankheit *kein „harmloses Leiden"*, weil es die Lebenserwartung verkürzt und bei einem Zehntel der Befallenen die Todesursache darstellt. Zudem verschlingt die Ulcuskrankheit in den westlichen Industrienationen ein Prozent der gesamten Ausgaben für das Gesundheitswesen. Andererseits wird die *akute Gefahr* eines unkomplizierten Ulcusschubes *eher überschätzt*. Aus einem teueren Sicherheitsbedürfnis heraus, aus Ängstlichkeit, Unwissenheit oder als „Kundenservice" wird der Patient unnötig lange krank geschrieben oder hospitalisiert.

Die *klinische Symptomatologie* der Ulcuskrankheit bietet ein *überraschend buntes Bild*. Auffallend häufig finden sich sog. atypische Beschwerden. Würde man sich bei der Verordnung diagnostischer Tests, speziell der Endoskopie, nur auf jene Patienten mit Nüchternschmerz und Besserung nach Nahrungsaufnahme beschränken, hätte dies ein Verpassen der Diagnose in über $^2/_3$ der Erkrankten zur Folge.

Bedeutsam ist auch die Beobachtung, daß *Ulcuskrater und Ulcusbeschwerden* auf die Behandlung häufig unterschiedlich reagieren. Das Verschwinden der Beschwerden bei Persistieren des Ulcuskraters und das Persistieren der Beschwerden nach vollständiger Abheilung sind Hinweise darauf, daß die Beschwerden höchstens zum Teil durch das Ulcus selbst verursacht werden. Diese Tatsache spielt klinisch eine wichtige Rolle: Das Beschwerdebild ist ein unzuverlässiges Kriterium des Behandlungserfolgs.

Prinzipien der konservativen Therapie

Kapitel 16

Problemstellung

A. L. BLUM und J. R. SIEWERT

Je besser die Prognose einer Erkrankung, desto wirkungsvoller und nebenwirkungsfreier muß ein Medikament sein, damit es für eine Behandlung in Frage kommt. Von untergeordneter Bedeutung ist die Kenntnis des Wirkungsmechanismus eines Medikamentes. Sie ist bestenfalls für den Therapeuten beruhigend, keinesfalls aber für seine Entscheidung ausschlaggebend. Nach diesen Grundsätzen sind die folgenden Kapitel über Prinzipien der konservativen Therapie ausgerichtet. Wir bekennen uns dabei ausdrücklich zur randomisierten kontrollierten Studie, deren Resultate sich zwar nicht immer auf die klinische Praxis übertragen lassen, deren Fehlen jedoch eine Kenntnis der Wirksamkeit einer Behandlung der Ulcuskrankheit verunmöglicht. Die Effektivität einer Therapie wird von der Indikationsstellung entscheidend geprägt. Trotzdem erscheint es wichtig, die einzelnen konservativen therapeutischen Prinzipien zunächst losgelöst von Fragen der Indikationsstellung zu prüfen, wie dies im folgenden geschieht.

Kapitel 17

Allgemeine Maßnahmen

K. Ewe

1 Mythen, Glaubenssätze, Gebote

Allgemeine Maßnahmen beim Gastroduodenalulcus sind für den Arzt und besonders auch für den Patienten ein so fester Bestandteil der Ulcustherapie, daß sie kaum noch in Frage gestellt werden. Bestimmte Diäten gelten als günstig, andere als schädlich. Eine schädliche Wirkung wird ferner manchen Drogen, Genußmitteln und psychischen Faktoren zugeschrieben. Viele dieser Anschauungen beruhen auf alten Überlieferungen, Einzelbeobachtungen und auch auf unbewiesenen Zusammenhängen und sind niemals durch kontrollierte Studien belegt worden.

1.1 Ursprung der überlieferten Vorstellungen

Die Wurzeln dieser Mythen und Glaubenssätze reichen weit zurück (zitiert nach [48]). Celsus [17] schrieb im 1. nachchristlichen Jahrhundert über die Magendiät: „Wenn der Magen mit einem Geschwür behaftet ist... soll leichte und gleitfähige Nahrung verwendet werden, alles Scharfe und Saure soll man meiden."

Diese Lehren wurden von den Mönchsschulen des frühen Mittelalters übernommen, und Aeginata [1] schreibt Ende des 6. Jahrhunderts ähnliches wie Celsus vor ihm. Die Erben und Bewahrer dieses Wissensschatzes ist die arabische Schule des 10. bis 12. Jahrhunderts, und ihr bekanntester Repräsentant, Avicenna [2], empfiehlt, den Magen zu schonen: „Die bloße Nahrungsaufnahme ist eine Belastung der Verdauungsfähigkeit, deswegen bedeutet ein Entzug von gewissen Mengen von Nahrung eine entsprechende Erleichterung."

Bereits Hunter [6] empfahl 1784 bei Patienten mit schwachem Magen häufige kleine Mengen von Milch.

Im letzten Jahrhundert erfreute sich die Milch besonderer Beliebtheit in der Behandlung von peptischen Ulcera, und 1915 führte Sippy [75] sein Schema mit häufigen kleinen Milchgaben zum Binden von Magensäure ein. Diese Diät wurde wenig später von Hurst u. Steward [37] um Sahne und Pürree erweitert, und noch 1963 empfiehlt Bockus [11] in seinem Lehrbuch für Gastroenterologie dieses Vorgehen.

In Deutschland war die allgemein anerkannte Ulcusbehandlung zum Anfang des 20. Jahrhunderts die Leubesche Hungerkur. 1901 führte Lenharts [47] das Konzept der häufigen kleinen Mahlzeiten ein, für das er 1904 einige Daten vorlegte. Es handelte sich jedoch um Fälle mit Hämatemesis und Melaena, das Röntgenverfahren war noch nicht erfunden. Weitere Namen, die sich mit der diätetischen Ulcusbehandlung verbinden, sind die von Katsch und von Kalk [39].

1.2 Die „10 Gebote“

Die allgemeinen Maßnahmen, die es jetzt zu besprechen gilt, stehen in der Nähe der Mythen, der Dogmen und der Glaubenssätze. Die wichtigsten Punkte seien deshalb in Anlehnung an das Alte Testament in Form von 10 Geboten aufgeführt (Tabelle 1). In der Besprechung werden jeweils einige Gebote zusammengefaßt: Diätetische Gebote [1, 2], diätetische Verbote [3, 5, 7], Meiden von Noxen [8, 9], Berücksichtigung psychischer Faktoren [10–12].

Die weit verbreiteten allgemeinen Maßnahmen beim peptischen Ulcus, wie sie in den 10 Geboten zusammengefaßt sind, bedeuten eine große Zumutung für den Patienten: Sie sind schwierig durchzuführen, verlangen mannigfaltige Opfer, bedeuten einen Verlust an Lebensqualität und bein-

Tabelle 1. Allgemeine Maßnahmen bei Gastroduodenalulcus. Die 10 Gebote

1. Du sollst viele kleine Mahlzeiten zu dir nehmen
2. Du sollst reichlich Milch und Sahne trinken
3. Du sollst nicht begehren Pfeffer, Paprika und alles, was würzt, sondern eine blande Diät einhalten
4. Du sollst keinen Kaffee trinken
5. Du sollst den Alkohol meiden
6. Du sollst nicht rauchen
7. Du sollst vermeiden Corticosteroide, Salicylate, Indometacin, Phenylbutazon und alles, was als ulcerogen gilt
8. Du sollst dich nicht ärgern, ängstigen oder erregen
9. Du sollst den Streß meiden
10. Du sollst dich einer vierwöchigen stationären Ulcuskur unterziehen

halten ein soziales Handikap. Dies mag in Kauf genommen werden, wenn derlei Maßnahmen einen sicheren Effekt haben, sie sind aber unzumutbar, wenn ihre Effizienz nicht nachweisbar ist.
Es ist das Ziel dieses Beitrages, die Effizienz allgemeiner Maßnahmen bei der Behandlung des peptischen Ulcus kritisch zu untersuchen und eine Antwort zu finden, die Erwiesenes berücksichtigt, Widerlegtes verurteilt und Unsicheres pragmatisch ordnet.

2 Diätetische Empfehlungen

Das Konzept, das der Diättherapie beim Ulcus zugrunde liegt, umfaßt zum einen das Puffern der Magensäure und damit des aggressiven Prinzips und zum anderen eine möglichst geringe Stimulation von Magensaft. Dabei kann der Dualismus bestehen, daß etwa die Proteine die Magensäure wirksamer puffern als andere Nahrungsbestandteile, daß sie aber gleichzeitig zu einer gesteigerten reaktiven Säurebildung führen.

2.1 Puffern von Magensäure

Das Puffern von Magensäure durch Nahrungsmittel, insbesondere Eiweiß, ist seit langem bekannt und erwiesen (Abb. 1–3).

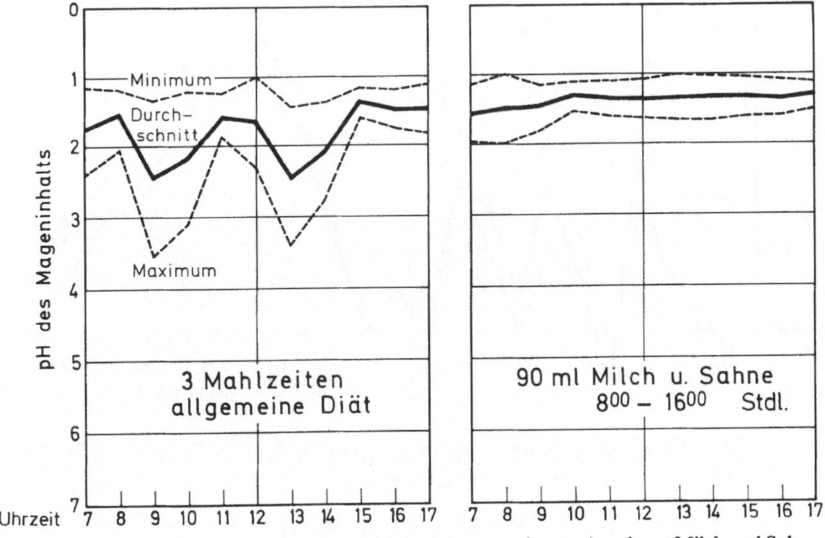

Abb. 1. Die Wirkung einer allgemeinen Diät (17 Untersuchungen) und von Milch und Sahne (20 Untersuchungen) auf den pH des Mageninhaltes. (Nach Kirsner u. Palmer [40])

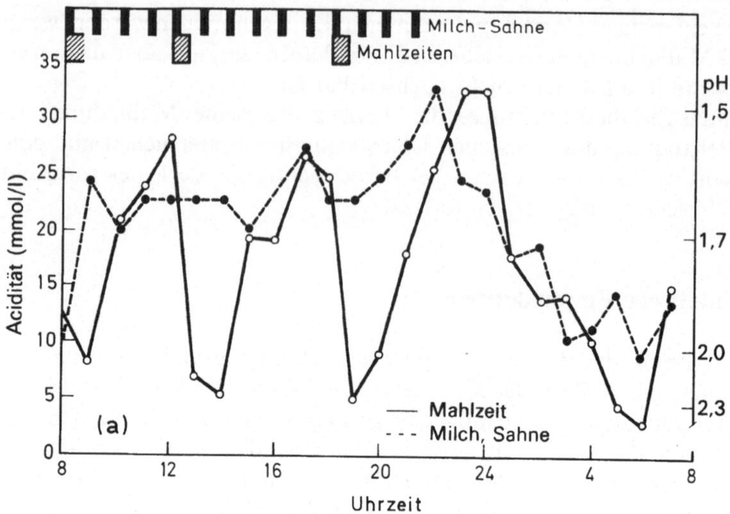

Abb. 2. Einfluß von stündlicher Gabe von Milch und Sahne und von drei Hauptmahlzeiten auf die Magenacidität. (Nach Bingle u. Lennard-Jones [7])

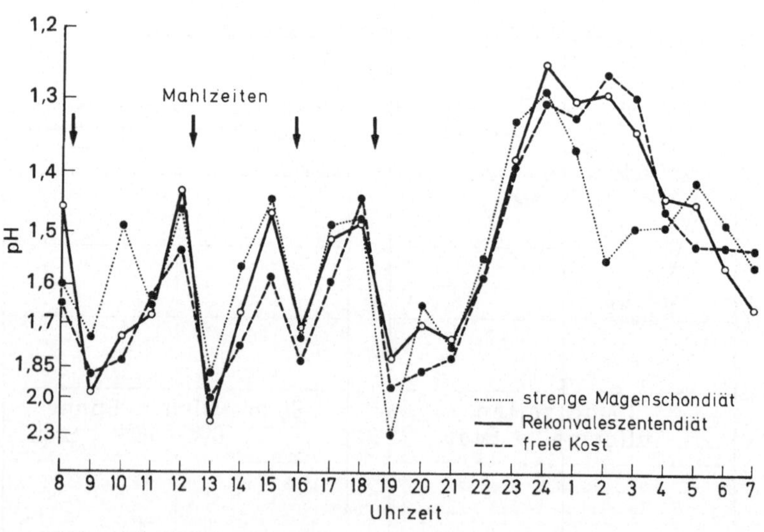

Abb. 3. Durchschnittliche Säurewerte zu verschiedenen Tageszeiten unter normaler Diät und „Magenschonkost". (Nach Lennard-Jones u. Barbouris [48])

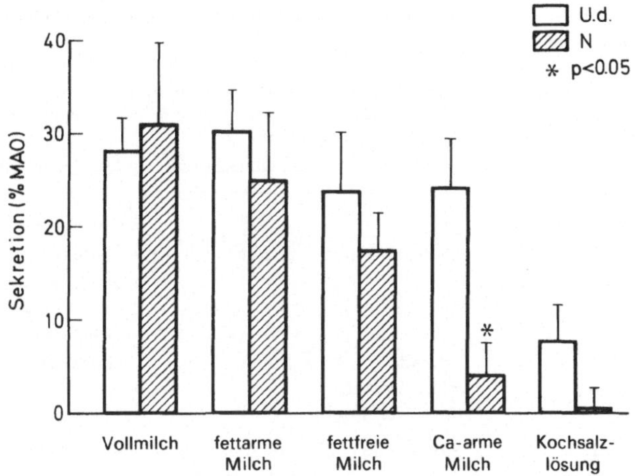

Abb. 4. Einfluß von verschiedenen Milchformen (Vollmilch, fettarme, fettfreie und calciumarme Milch) auf die Säurebildung bei Normalpersonen (N) und Patienten mit Ulcus duodeni (U. d.) (Prozent der Säurestimulation durch Milch verglichen mit der maximal stimulierten Säureproduktion (MAO)). (Nach Ippoliti et al. [38])

Besonders der Milch wurde ein hoher Stellenwert in der Pufferkapazität wegen ihrer flüssigen Konsistenz mit der Möglichkeit der Aufnahme vieler kleiner, über den Tag verteilter Portionen zugeschrieben. Auf diesem Konzept beruht die bereits 1915 von Sippy [75] eingeführte Diät, die dann später zu dem erweitert wurde, was auch heute noch vielerorts als Basis der Ulcustherapie gilt.

Bereits kontrollierte Studien aus dem Jahre 1939 [46, 58] widerlegen das Konzept der höheren Pufferkapazität häufiger Milchmahlzeiten, bei dem dieses Therapieschema nicht etwa besser, sondern eher schlechter abschnitt als weniger häufige oder drei normale Mahlzeiten täglich. In neuerer Zeit konnte wahrscheinlich gemacht werden, daß der Calciumgehalt der Milch für eine höhere reaktive Säurebildung verantwortlich ist, da bei calciumarmer Milch, zumindest bei Normalpersonen, dieser Effekt nicht beobachtet wurde (Abb. 4) [38].

In Abb. 1 und 2 ist deutlich erkennbar, daß die Pufferkapazität von Milch auch in vielen kleinen Portionen über den Tag verteilt drei normalen Mahlzeiten unterlegen ist. Die Pufferkapazität verschieden strenger Magendiäten war nicht größer als die einer Normalkost (Abb. 3). Tabelle 2 verdeutlicht, daß die Verwendung bestimmter Nahrungsmittel in der Ulcustherapie nicht sinnvoll ist.

Tabelle 2. (Un-)Sinn der Verwendung bestimmter Hauptnahrungsmittel in der Ulcustherapie

Calorienträger	Zur Ulcustherapie empfohlene Nahrungsmittel	Für Ulcustherapie günstige Eigenschaften	Für Ulcustherapie ungünstige Eigenschaften	Ergebnisse klinischer Studien
Eiweiß	Milch	Puffer	Säurelocker	Wirkungslos
	Ca-arme Milch	Puffer	Säurelocker (geringer als mit Vollmilch) Preis, Geschmack	Keine Studien
	„Blande" Fleischsorten (Geflügel, Fisch)	Puffer	Säurelocker	Wirkungslos
Fett	Sahne, Olivenöl	Verzögern Magenentleerung, verlängern dadurch die Kontaktzeit der Puffer; keine Säurelocker	Keine Pufferwirkung	Wirkungslos
Kohlenhydrate	Weißbrot	Schwache Säurelocker	Keine Pufferwirkung	Wahrscheinlich wirkungslos

2.2 Bedeutung bei der Abheilung von Ulcera

Die Bedeutung der Diät bei der Abheilung von Ulcera entsprach in etwa den Ergebnissen, die die Säurebindung betreffen: Es konnte auch hier kein Unterschied in der Heilungsrate und in der Schmerzdauer zwischen Patienten gefunden werden, die häufige kleine Mahlzeiten mit viel Milch zu sich nahmen, und solchen, die eine normale Krankenhauskost bekamen [4, 46, 81].

Nach diesen Überlegungen nimmt es nicht wunder, daß verschiedene Autoren insbesondere bei Ulcus duodeni, das mit einer gesteigerten und verlängerten Säurebildung nach den Mahlzeiten einhergeht [28, 51], nur drei Mahlzeiten am Tag empfehlen. Insbesondere sollte die Spätmahlzeit vor dem Zubettgehen vermieden werden, da beispielsweise eine Mahlzeit um 22 Uhr von hohen Säurewerten bis nachts um 2 Uhr gefolgt ist [55, 83]. Es ist andererseits jedoch nicht unlogisch, einem Patienten beim Auftreten von Nüchternschmerz zwischen den Mahlzeiten zu erlauben, eine Kleinigkeit zu sich zu nehmen, falls man in diesem Falle nicht Antacida

empfehlen möchte. Eine Spätmahlzeit jedoch ist aus den bereits erwähnten Erwägungen ungünstig und sollte vermieden werden.
Trotz dieser Befunde und Erwägungen sieht die Praxis anders aus. Die Ulcusdiät und die Milch erfreut sich in der Behandlung von Ulcera nach wie vor großer Beliebtheit. Eine Umfrage bei Diätassistentinnen von 326 Krankenhäusern in den USA ergab, daß 55% Milch als wesentliches Therapeuticum beim peptischen Ulcus einsetzten und in 54% mehr als 6 Mahlzeiten gegeben wurden, wobei immer eine zur Bettgehzeit verabreicht wurde [83].

Abschließende Betrachtung über Abschnitt 2
Milch sollte in der Ulcusbehandlung keinen bevorzugten Platz einnehmen. Viele kleine Mahlzeiten bieten keinen Vorteil gegenüber drei normalen Hauptmahlzeiten. Zwischenmahlzeiten bei Auftreten von Nüchternschmerz sind jedoch vertretbar, wenn man nicht vorzieht, Antacida zu geben, welche dann 1 h, evtl. auch 3 h, nach dem Essen genommen werden sollten [28]. Eine Spätmahlzeit zur Bettgehzeit sollte jedoch vermieden werden.

3 Diätetische Restriktionen

Neben den Puffereigenschaften sollte die Diät eines Ulcuskranken nach allgemeiner Auffassung die Magensekretion möglichst wenig stimulieren, sie soll die Magenschleimhaut nicht „irritieren“. Dies ist das Rationale, das der blanden Diät, dem Verbot von Gewürzen, Kaffee und Alkohol zugrunde liegt.

3.1 Blande Diät, Meiden von Gewürzen

Es gibt keinen sicheren Beweis dafür, daß *Gewürze*, ob in geringen oder in großen Mengen in den Magen gebracht oder im Mund gehalten, die Säureproduktion stimulieren [71]. Der Nachweis einer Säurestimulation durch verschiedene Gewürze [41] konnte später nicht reproduziert werden (Rösch, Diskussionsbemerkung). Der Genuß von großen Mengen an Gewürzen ändert die Heilungsrate von peptischen Ulcera nicht [73].
Das Eliminieren von Gewürzen zusammen mit blähenden, gebackenen oder gerösteten Bestandteilen ist das wesentliche Prinzip der *„blanden Diät“*. Ohne Gewürze und Röstprodukte handelt es sich also um eine monotone, geschmacklose und einseitige Diät. Auch für die blande Diät las-

sen sich keinerlei Beweise für ihre heilende oder prophylaktische Wirkung beim Gastroduodenalulcus erbringen, nicht einmal die Säurebildung wird verringert (Abb. 3).
In zwei kontrollierten Studien [22, 46] schnitten die Patienten, die eine normale oder fast normale Kost bekamen, hinsichtlich der Abheilung der Ulcera eher besser ab als die mit blander Diät. Die einjährige Fortführung der blanden Diät änderte die Rezidivrate nicht [22, 27, 45]. Trotzdem wird dieses therapeutische Prinzip ganz allgemein weitergeschleppt, so tief verwurzelt ist es. Patienten aus der oben angeführten Studie [46] zweifelten zunächst an der Fachkenntnis des Untersuchers, als sie statt der erwarteten und gewohnten diätetischen Einschränkungen eine praktisch normale Kost erhielten. In der bereits zitierten Arbeit über die Diäten an 326 amerikanischen Krankenhäusern [83] führten 250, d. h. 77%, eine blande Diät für Ulcuspatienten, die meisten von ihnen (73%) unterschieden noch drei bis vier Grade von „Blandheit".

3.2 Kaffee

Ähnlich unbewiesen wie die ungünstige Wirkung einer Normalkost auf den Ulcusverlauf ist auch die schädliche Wirkung von Kaffee und Alkohol.
Beide Substanzen sind schwache Säurelocker, die jedoch bei weitem nicht zu einer maximalen oder fast maximalen Säurestimulation führen, wie es eine normale Mahlzeit tut. Sie sind als Säurestimulanzien bei der Magensäureanalyse daher längst verlassen worden. Ferner hemmt Alkohol zwar im akuten Versuch die Sekretion von Bicarbonat und entsprechend die Säureneutralisation im Duodenum [56], bei chronischer Alkoholexposition ist die exokrine Pankreasfunktion jedoch gesteigert [72].
Beim Kaffee wird die Säurestimulation offenbar nicht nur durch das Coffein, sondern auch durch die Röstprodukte hervorgerufen: Die Magensäureproduktion stieg sowohl nach Instillieren von Kaffee, coffeinfreiem Kaffee wie auch Coffein an, der Gastrinspiegel aber nur nach Kaffee mit und ohne Coffein, während Coffein selbst die Gastrinwerte nicht beeinflußte [12].
In einer großen epidemiologischen Studie über fast 40000 Personen untersuchten Friedman et al. [29] den Konsum an Kaffee, ferner auch Alkohol und Rauchen bei 2597 Patienten mit Ulcusanamnese aus diesem Kollektiv (Abb. 5). Im Gegensatz zu der Prävalenz der Raucher für peptische Ulcera (s. u.) bestand zwischen hohem und niedrigem Kaffeekonsum und Ulcus kein Zusammenhang. Es ist, außer in Tierversuchen unter hohen Coffeindosen [69], keine Arbeit darüber bekannt, daß Coffein oder Kaffee ulcerogen wirkt oder die Ulcusheilung verzögert.

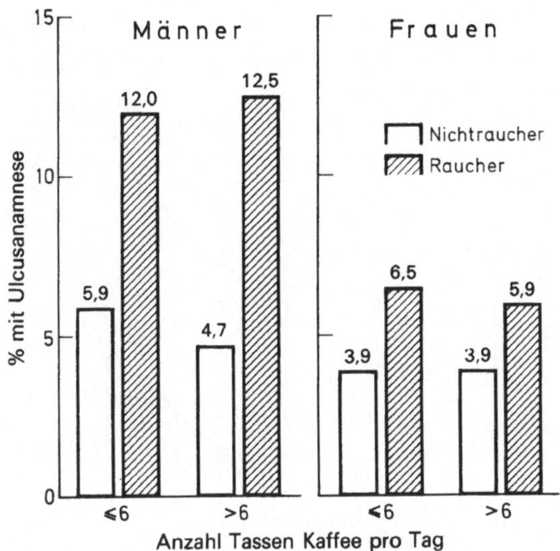

Abb. 5. Ulcusanamnese in Abhängigkeit vom Zigarettenrauchen und vom Kaffeekonsum. (Nach Friedmann et al. [29])

3.3 Alkohol

Alkohol, in großen Mengen genossen, verursacht eine akute Gastritis und Schleimhauterosionen. Alkohol bricht im Gegensatz zu Coffein die Mucosaschranke und führt zum vermehrten Austreten von Na^+ und Rückstrom von H^+ (Abb. 6) [32]. Der Nachweis, daß Alkohol ulcerogen wirkt oder die Ulcusheilung verzögert, steht jedoch aus. Die Prävalenz von peptischen Ulcera in der epidemiologischen Studie von Friedman [29] war unabhängig vom Alkoholkonsum (Abb. 7), bei den Männern fiel sie sogar mit zunehmendem Alkoholgenuß.

Abschließende Betrachtung über Abschnitt 3

Der Wert einer gewürzarmen oder blanden Diät auf die Abheilung oder Rezidivprophylaxe von Ulcera ist nicht erwiesen, die wenigen kontrollierten Studien zu diesem Thema weisen eher in die entgegengesetzte Richtung. Es ist daher nicht gerechtfertigt, dem Ulcuspatienten strenge diätetische Restriktionen, Gebote oder Verbote aufzuerlegen.

Da aber bei vielen Ulcuspatienten eine Erwartungshaltung besteht, sollte man auf die individuellen Unverträglichkeiten eingehen, z. B. in Form des „Haftertricks[1]“: In der Anamnese werden die individuellen Nahrungs-

1 Ernst Hafter: Schweizer Gastroenterologe

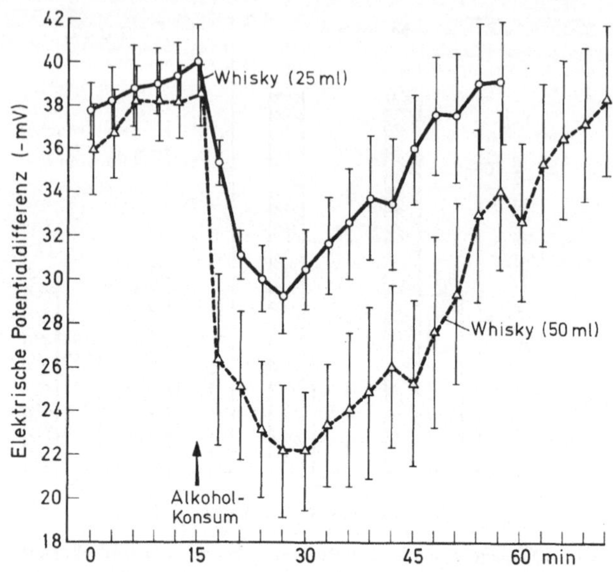

Abb. 6. Einfluß von Alkohol auf die elektrische Potentialdifferenz (PD) der menschlichen Magenschleimhaut unter dem Einfluß von Alkohol. (Nach Geal et al. [32])

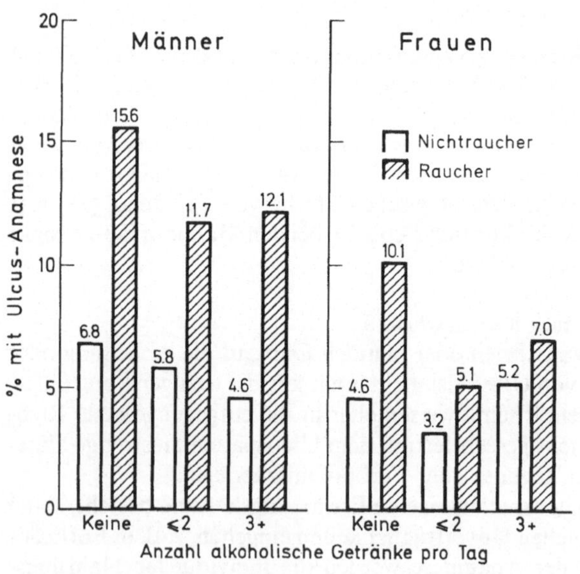

Abb. 7. Ulcushäufigkeit in Abhängigkeit vom Zigarettenrauchen und vom Alkoholkonsum. (Nach Friedman et al. [29])

mittelunverträglichkeiten erfragt und nach Abschluß der Untersuchungen dem beeindruckten Patienten als ungünstig oder schädlich verboten. Alkohol und Kaffee: Da die Ulcerogenität dieser beiden Genußmittel nicht erwiesen ist, besteht kein Anlaß, sie gänzlich zu verbieten. Da aber eine gewisse Säurestimulation und im Falle des Alkohols eine Schädigung der Magenschleimhaut einem peptischen Ulcus kaum förderlich sein dürften, erscheint es sinnvoll zu empfehlen, sie zum oder nach dem Essen zu nehmen (Verdünnungseffekt, Pufferung) und Exzesse zu meiden.

4 Meiden von Noxen

Verschiedene Drogen gelten als ulcerogen. Eine Ulcusanamnese gilt als relative Kontraindikation für ihre Anwendung, bei einem bestehenden Ulcus werden sie in der Regel abgesetzt. Für das Rauchen gelten ähnliche Vorstellungen. Da dieses zumindest teilweise zuzutreffen scheint, soll ausführlicher auf diese Probleme eingegangen werden.

4.1 Pathophysiologie

4.1.1 Nicotin

Die pathophysiologischen Zusammenhänge für die Ulcusentstehung oder Verzögerung der Ulcusheilung unter dem Einfluß von *Nicotin* sind schwierig zu erstellen. Zwar macht Nicotin die Ganglienzellen zunächst sensitiver und dann resistenter gegenüber Acetylcholin, d. h. eine vorübergehende Stimulation ist gefolgt von einer anhaltenden Depression der autonomen Ganglien. In welchem Zusammenhang diese Phänomene jedoch mit dem Ulcus stehen, ist nicht bekannt. Eine vermehrte Magensekretion als pathogenetisches Prinzip ist unwahrscheinlich, da das Rauchen die Magensekretion eher einschränkt [42, 85].
Rauchen senkte das pH im Bulbus duodeni [57], man hat die Einschränkung der Säureneutralisierung im Duodenum durch das Herabsetzen der Bicarbonatsekretion des Pankreas in Betracht gezogen [77], diskutiert werden ferner Motilitätsstörungen, die einen erhöhten Gallereflux zur Folge haben könnte, wie er von Rhodes et al. [64] zumindest bei Rauchern mit Magenulcus beschrieben wurde.

4.1.2 Ulcerogene Drogen

Die sog. *ulcerogenen Drogen* reduzieren die Schleimproduktion und erhöhen die Abstoßungsrate des Oberflächenepithels, die Corticosteroide erniedrigen dagegen die Zellneubildungsrate [54]. Ungepuffertes Aspirin und Indometazin unterbrechen die Mucosaschranke des Magens [18], was

auch beim Menschen durch einen Abfall der transmucösen Potentialdifferenz gezeigt werden kann, ähnlich wie es in Abb. 6 dargestellt ist [32]. Butazolidin und Corticosteroide beeinflußten die Potentialdifferenz nicht.
Zwei weitere protektive Faktoren der Magenschleimhaut wurden kürzlich beschrieben: die aktive Bicarbonatsekretion des Magenepithels [86] und die Schutzwirkung von Prostaglandin [67]. Beide Faktoren werden negativ durch Aspirin beeinflußt [31, 66]. Aspirin, Indomethacin und die zahlreichen kürzlich eingeführten Antirheumatica wie Ibuprofen, Fenoprofen, Naproxen und Tolmetin hemmen die Prostaglandinsynthese in der Magenschleimhaut. Sie alle verursachen Schleimhautschäden sowohl unter experimentellen als auch unter klinischen Bedingungen [66].

4.2 Rauchen

Der ungünstige Einfluß des Rauchens bei der Ulcusentstehung und -abheilung, besonders des Ulcus ventriculi, ist durch zahlreiche Vergleichsstudien und epidemiologische Untersuchungen wahrscheinlich gemacht worden und wird allgemein von ärztlicher Seite propagiert und von den Patienten akzeptiert [4, 60, 88].
Kürzlich hat nun Wormsley [88] in einem Editorial und Kramer [44] in einem Letter to the Editor gegen die Schlüssigkeit der vorliegenden Untersuchungen polemisiert: „Der epidemiologische Beweis für den Zusammenhang zwischen Rauchen und Ulcus duodeni ist schwach." Ferner: Die Ursache für die Entstehung von Ulcera ist nicht bekannt und der Grund, warum manche Leute rauchen und andere nicht, ist nicht klar. Wie also kann man die Ulcusentstehung und das Rauchen kausal miteinander verknüpfen? Liegt vielleicht beiden Phänomenen eine gleiche (psychische) Ursache zugrunde? Und: Was soll man von positiven Ergebnissen bei der Ulcusheilung von Patienten halten, die angeblich das Rauchen während der Behandlung aufgaben, wenn ca. $^1/_3$ der Raucher lügen, die behaupten, sie hätten mit dem Rauchen aufgehört? [44, 74].
Andererseits sollte man bedenken, daß in fast allen vorliegenden Arbeiten eine ungünstige Wirkung auf Ulcusentstehung und -heilung bei Rauchern gesehen wurden, sei sie nun kausal mit dem Rauchen verknüpft oder nicht. Nur ausnahmsweise wird dieser negative Zusammenhang nicht beschrieben [6, 62]. Aber es gibt nicht eine einzige Arbeit, die von einem günstigen Effekt des Rauchens im Zusammenhang mit dem peptischen Ulcus berichtet. Dies erscheint Grund genug, dem Ulcuspatienten zu empfehlen, das Rauchen einzustellen. Darüber hinaus kann dieses Verbot der äußere Anlaß und die psychische Stütze sein, mit dem Rauchen aufzuhören, nach der nicht wenige Raucher suchen.

4.3 Ulcerogene Drogen

Die geringe Zahl von kontrollierten Studien, die einen Zusammenhang zwischen Ulcusentstehung und verzögerter Abheilung und *ulcerogenen Drogen* wirklich belegen, stehen in deutlichem Widerspruch zu der Lehrmeinung und der allgemein geübten Praxis, nach der diesen Medikamenten eine wesentliche Bedeutung in der Ulcuspathogenese beigemessen wird. Viele Arbeiten zu diesen Fragen, die eine Kausalität zwischen Ulcus und Drogen nachweisen wollen, beruhen auf Fallberichten, sind unkontrolliert oder betreffen ein selektioniertes Krankengut. So kamen Rees und Turnberg [63] in einer kürzlich erschienenen Übersicht zu dem Schluß, daß die Rolle des Aspirins in der Pathogenese des Magenulcus wohl überschätzt wurde, auch seien Arbeiten, die einen Zusammenhang zwischen Aspirineinnahme und Ulcus duodeni belegen, nicht bekannt.
Andererseits gibt es aber auch – ähnlich wie beim Rauchen – keinerlei Hinweis dafür, daß die Einnahme ulcerogener Drogen etwa günstig in diesem Zusammenhang wäre.

4.3.1 Salicylate

Salicylate durchbrechen die Mucosaschranke [14, 27], man kann Erosionen und Blutungen der Magenschleimhaut nach ihrer Einnahme endoskopisch nachweisen, sie können subjektive Magenbeschwerden wie Druck und Schmerzen hervorrufen. Es gibt aber nur wenige klinische Studien, die eine erhöhte Ulcusincidenz unter Salicylaten belegen.
Vor allem australische Arbeitsgruppen haben sich mit dieser Frage besonders befaßt. Die Mehrzahl der untersuchten Ulcuspatienten von Douglas u. Jonston [23] hatten ein Kombinationspräparat aus Aspirin, Phenacetin und Coffein (APC) eingenommen. Dieser Zusammenhang bestätigte sich auch, wenn "matched controls" zum Vergleich mit herangezogen wurden [28]. In diesen Kollektiven bestand zusätzlich eine positive Korrelation zwischen Ulcus und Rauchen (s. o.) sowie psychischen Faktoren wie Eheschwierigkeiten, nicht aber anderen „ulcerogenen" Substanzen wie Indometacin, Phenylbutazon und Steroiden und auch nicht für Alkohol. Es wurden ferner zwischen Häufigkeit und Menge der Aspirineinnahme und der Ulcusentstehung gefunden [15, 33, 49].
Aufschlußreich sind die Ergebnisse zweier neuerer Studien, bei denen Patienten unter antirheumatischer Langzeittherapie mit Aspirin und anderen Antiphlogistica gastroskopiert wurden. In beiden Arbeiten war die Rate an Magenulcera und -erosionen gegenüber einer Kontrollgruppe deutlich signifikant erhöht. Der positive gastroskopische Befund korrelierte *nicht* streng mit den subjektiven Beschwerden. Dünndarmlösliches Aspirin war wesentlich unschädlicher als übliches, aber auch gepuffertes

Aspirin, Corticosteroide verursachten kaum Schleimhautschäden [16, 34, 76].
Auch bei Patienten mit Ulcusperforation war der Anteil an Patienten, insbesondere Patientinnen, die APC nahmen relativ hoch (45% bei den Männern und 75% bei den Frauen) [23].

4.3.2 Indometacin

Mehrere, wenig aufschlußreiche Studien befassen sich mit dem Zusammenhang von Ulcus und *Indometacin.* In 5 Studien mit insgesamt 334 Patienten unter Indometacintherapie war die Ulcushäufigkeit 5,5%, es bestand also keine erhöhte Incidenz. In einer prospektiven Studie von Rothermich [55] betrug die Ulcusincidenz nur 2,7%. Es bleibt aber anzumerken, daß Indometacin die Mucosaschranke unterbricht [14].

4.3.3 Phenylbutazon

In einem Review über 3934 Patienten aus 23 Publikationen wurden nur ca. 1% peptische Ulcera beschrieben [44]. In einer späteren Arbeit über 562 Patienten vorwiegend mit rheumatoider Arthritis entwickelten nur drei ein Ulcus [60]. (*Phenylbutazon* steigert weder die Magensäuresekretion [11], noch durchbricht es die Mucosaschranke [14]).

4.3.4 Reserpin

Für *Reserpin* ist statistisch nicht gesichert, daß es die Ulcusheilung verzögert [22] oder häufiger Blutungen unter Ulcera verursacht [3].

4.3.5 Corticosteroide

Besondere Aufmerksamkeit haben die Corticosteroide seit ihrer Einführung in den 50er Jahren im bezug auf das peptische Ulcus erfahren. Dem „Steroidulcus“ werden verschiedene Eigenschaften zugeschrieben: Es mache wenig oder keine subjektiven Symptome, es entstehe schnell, es führe häufig zu Komplikationen, es trete of multipel auf, im Röntgenbild stelle sich die Ulcusnische nur flach dar. Alle diese Postulate ließen sich aber in einer sorgfältigen Vergleichsstudie aus der Mayo Clinic nicht bestätigen [30]. Unter 1084 Patienten, die wegen Ulcera reseziert worden waren, hatten 57 Patienten (5,6%) Steroide erhalten, bei 23 von ihnen war das Ulcus der Steroidgabe zugeordnet worden. Dieser Gruppe wurden 23 vergleichbare Fälle ohne Steroideinnahme gegenübergestellt. Der Vergleich ergab weder in den klinischen, den röntgenologischen noch den histologischen Kriterien einen Unterschied zwischen beiden Gruppen.
Nicht nur die Sonderform des „Steroidulcus“, sondern auch der Zusammenhang zwischen Steroidgabe und Ulcusentstehung wurde in den letz-

ten Jahren immer wieder angezweifelt und kürzlich in einer Arbeit von Conn u. Blitzer [19] energisch bestritten. In dieser Arbeit wird die Ulcushäufigkeit bei 5331 Patienten aus 43 prospektiven kontrollierten Doppelblindstudien (27) bzw. Nicht-Doppelblindstudien (16) auf diesen Zusammenhang hin geprüft. Es fand sich keine höhere Ulcushäufigkeit bei den Steroidbehandelten als bei den Kontrollpatienten. Die Komplikationsrate war in dem Gesamtkollektiv unter den steroidbehandelten Patienten eher niedriger als in der Kontrollgruppe. Lediglich unter zwei Bedingungen war die Ulcushäufigkeit erhöht: Einmal, wenn mehr als insgesamt 1000 mg Prednison verabreicht wurden, und zum zweiten in 2 Studien mit Erkrankungen, die mit einer Hypalbuminämie einhergingen (Cirrhose [43], nephrotisches Syndrom [10]). In diesen Fällen wird diskutiert, daß wegen der fehlenden Eiweißbindung der Spiegel des freien Prednison höher sei, als der Dosis sonst zukommt. Der Arbeit von Conn u. Blitzer folgten zwar eine Reihe von Leserbriefen, die die Aussagekraft dieser Sammelstatistik anzweifelten, es bleibt aber festzuhalten, daß die Zusammenhänge zwischen Steroiden und Ulcus längst nicht so gesichert sind, wie sie allgemein angenommen wird (s. auch [16]).

Abschließende Betrachtung für Abschnitt 4

Rauchen hat einen ungünstigen Effekt auf die Ulcusheilung und fördert die Entstehung von Ulcera. Es sollte verboten werden. Der Zusammenhang zwischen Ulcusentstehung und verzögerter Abheilung ist lediglich für Aspirin wahrscheinlich gemacht, bei den Corticosteroiden ist dieser Zusammenhang fraglich und, wenn überhaupt, nur bei höheren Dosen zu diskutieren. Der Kausalzusammenhang zwischen anderen sog. ulcerogenen Drogen, wie Phenylbutazon, Indometacin und Reserpin, ist für den Menschen nicht belegt.

Die Möglichkeit, daß diese Substanzen besonders in höheren Dosen das peptische Ulcus ungünstig beeinflussen, ist jedoch nicht zu widerlegen. Dies sollte zu folgendem pragmatischem Vorgehen führen: Wenn möglich, sollten die genannten Substanzen bei Ulcusdiathese oder floridem Ulcus abgesetzt oder zumindest reduziert werden. Ist die Therapie mit einem dieser Medikamente aber erforderlich, stellt ein Ulcus *keine* absolute Kontraindikation dar, Ulcera heilen auch unter einer Therapie mit Antirheumatica und Corticosteroiden ab!

5 Beeinflussung psychischer Faktoren

Im Kap. 18 wird versucht, die Rolle psychischer Faktoren auf die Ulcusentstehung näher zu definieren, Vorstellungen, die auf Rokitanski (1842) [68], von Bergmann (1918) [5] und Cushing [1932) [20] zurückgehen.

Es wird zwar angenommen, daß langanhaltende seelische Konflikte und Emotionen, Angst- oder Spannungszustände zur Ulcusentstehung prädisponieren, indem die Magensekretion stimuliert, die Motilität beeinflußt und die Mucosaresistenz erniedrigt wird. Ein auslösendes Ereignis kann zum Ausgangspunkt der Ulcusentstehung werden. Der sichere Beweis hierfür ist jedoch nur schwer zu erbringen, wie auch kürzlich wieder eine sorgfältig angelegte Vergleichsstudie belegt, in der die Lebensumstände von Ulcuspatienten mit denen vergleichbarer Kontrollpersonen verglichen werden [80]. Einzelbeobachtungen an Patienten mit Magenfisteln machen die Beobachtung der Wirkung von seelischen Einflüssen auf Sekretion und Durchblutung direkt sichtbar [87]. Magensäureuntersuchungen im Streß lassen keine eindeutige Wirkung erkennen. Der akute schwere Streß, der bei schweren Traumen, Blutverlusten, nach ausgedehnten chirurgischen Eingriffen, bei respiratorischer und kardialer Insuffizienz, bei septischen Krankheitsbildern und Schädel-Hirnläsionen zur akuten gastroduodenalen Läsion führt (vgl. Kap. 6), ist mit dem hier angesprochenen psychologischen „Streß", der chronisch-rezidivierende Ulcera erzeugen und verzögert abheilen lassen soll, nicht vergleichbar.

5.1 Behandlung psychischer Störungen

Die *Behandlung psychischer Störungen*, des chronischen Stresses und die Behandlung der sog. „Ulcuspersönlichkeit" ist problematisch. Die Psychosomatik hat der Ulcusdiathese folgende psychische Konstellation zugeordnet: Die basale Anomalie des Ulcuspatienten besteht in seiner Abhängigkeit, seinem Infantilismus, in dem er beharren möchte, geliebt und umsorgt, und in Konflikt gerät mit den Anforderungen der Umwelt und des Über-Ich. Die individuelle Reaktion auf diesen Konflikt variiert in weiten Grenzen. Die Änderung dieser Persönlichkeitsstruktur, falls überhaupt für den Ulcuspatienten zutreffend, ist jedoch sehr problematisch, weshalb auch die Psychotherapie in der Behandlung des peptischen Ulcus und seiner Prophylaxe keinen wesentlichen Stellenwert einnimmt. Dies schließt jedoch nicht aus, daß in besonders gelagerten Fällen ein Ulcuspatient von einer solchen Behandlung profitieren kann. Von Interesse ist ebenfalls, daß durch Hypnose eine starke Reduktion der basalen und stimulierten Säuresekretion möglich ist [79].

Im Zusammenhang mit psychischen Faktoren und Erhöhung der Säureproduktion ist propagiert worden, durch Sedativa und Psychopharmaka die Hypersekretion zu senken. Birnbaum et al. [9] fanden, daß oral gegebenes Diazepam und Mesoridazin die Basalsekretion deutlich senkten und daß besonders die beim Ulcuspatienten auf das Zwei- bis Dreifache gesteigerte nächtliche Sekretion signifikant gesenkt (Abb. 8) [8] und der

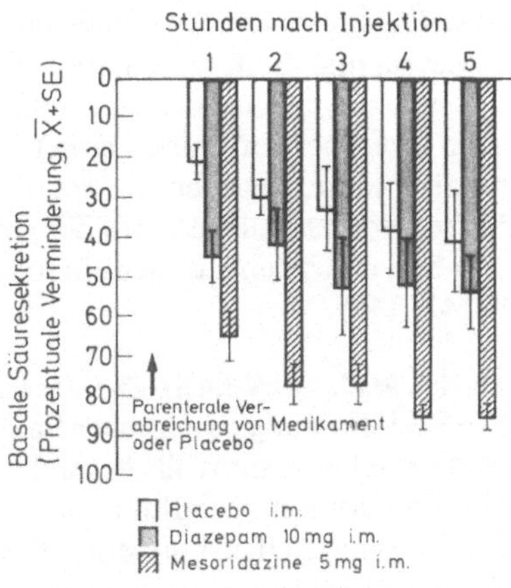

Abb. 8. Prozentuale Abnahme der nächtlichen Magensäuresekretion nach parenteraler Gabe von Placebo, 10 mg Diazepam oder 5 mg Mesoridazine. (Nach Birnbaum [8])

Ulcusschmerz deutlich gebessert wurde, ebenfalls besonders nachts. In einer doppelblind durchgeführten Studie wurde ein günstiger Effekt eines Psychopharmakons auf Beschwerden und Abheilung von Ulcera ventriculi und duodeni beschrieben [8, 84]. Die günstige Wirkung der Psychopharmaka ist möglicherweise auf ihre anticholinerge Wirkung zurückzuführen (s. Kap. 12, S. 151 ff.).

5.2 Wert der stationären Ulcuskur

Während einer stationären Ulcuskur heilen insbesondere die Ulcera ventriculi schneller ab, als wenn sie ambulant behandelt würden. Die Heilungsrate nach 4 Wochen betrug in einer Studie von Doll u. Rygott [21] 41% gegenüber 13%.

Auch in einer kürzlich erschienenen Arbeit über die Ulcustherapie mit Cimetidin war die Abheilungsrate in der stationär behandelten Placebogruppe gegenüber der für die ambulant angegebene Heilungsrate beschleunigt [52]. Da nach den vorangegangenen Erörterungen die im Krankenhaus durchgeführten allgemeinen Maßnahmen wie Diät und Antacida in den üblichen niedrigen Dosen die Ulcusheilung nicht beschleunigt, muß dieser Effekt am ehesten der psychischen Komponente zugeschrieben werden. Hierbei kann das Herausnehmen aus dem gewohnten Milieu und aus der Streßsituation als der wesentliche Faktor angesehen werden. Insgesamt sollte jedoch bedacht werden, daß die um ein paar Tage schnellere Abheilung, welche die stationäre Behandlung bewirkt, kaum den Aufwand und die Kosten rechtfertigt. Es ist weder erwiesen, daß die Komplikationsrate dadurch gesenkt, noch ungünstige Verläufe wie eine narbige Schrumpfung verhütet werden. Damit entbehrt auch die früher von chirurgischer Seite propagierte stationäre Ulcuskur – bis zu 3 Kuren wurden gefordert –, bevor ein chirurgischer Eingriff am Magen vorgenommen wird, der gesicherten Grundlage. Auch wegen der sehr hohen Kosten läßt sich ein solches Vorgehen nicht verantworten (vgl. S. 142, 148).

Abschließende Betrachtung über Abschnitt 5

Die Beeinflussung psychischer Faktoren durch Sedativa und Psychopharmaka erscheint sinnvoll; besonders die nächtliche Hypersekretion wird günstig dadurch beeinflußt.

Die stationäre Ulcuskur verkürzt zwar die Heilungsdauer, Aufwand und Kosten rechtfertigen sie wegen der großen spontanen Heilungstendenz dieser benignen Erkrankung aber nicht. Die neuen Ulcustherapeutica machen sie weitgehend überflüssig.

6 Schlußbemerkung (Tabelle 3)

Der objektivierbare Wert allgemeiner Maßnahmen für die Ulcustherapie und -prophylaxe ist begrenzt. Lediglich für das Rauchen und die Einnahme von Salicylaten ist der schädliche Einfluß auf die Ulcusheilung mit ausreichender Sicherheit erwiesen, aber auch hierbei heilen die Ulcera, wenn auch verzögert, ab.

Tabelle 3. Die modifizierten 10 Gebote

1. Du sollst Deine Mahlzeiten wie gewohnt einnehmen, aber am späten Abend nichts mehr essen
2. Du brauchst nicht reichlich Milch und Sahne zu trinken
3. Du darfst Dein Essen normal würzen und alles essen, was Dir bekommt
4. Du kannst ruhig Kaffee trinken
5. Du kannst auch Alkohol trinken, vielleicht nicht zu konzentrierten, nicht auf leeren Magen und nicht zu viel
6. Du sollst nicht rauchen
7. Du sollst Medikamente meiden, die ulcerogen sind (und das sind nicht alle, die dafür gelten)
8. Du sollst Dich nicht ärgern, ängstigen oder erregen. Versuch es einmal mit einem Psychopharmakon, wenn es sehr schlimm ist
9. Du sollst den Streß meiden (das ist leichter gesagt als getan)
10. Du kannst Dich einer stationären Ulcuskur unterziehen, einen entscheidenden Vorteil bringt es aber nicht

Für die meisten der anderen, oft tief verwurzelten und überall praktizierten diätetischen Maßnahmen und die zahlreichen angeschuldigten Noxen fehlt der Beweis ihrer Wirksamkeit bzw. ihrer Schädlichkeit.
Es ist daher nicht gerechtfertigt, einem Ulcuspatienten eine Diät aufzuzwingen, die einseitig ist, die nicht hilft und die ihm zuwider ist. Auf der anderen Seite sollten ihm Medikamente, die als „ulcerogen" gelten, deren Ulcerogenität aber unsicher ist, nicht vorenthalten werden, wenn die Indikation dafür gegeben ist. Dies gilt besonders für die Corticosteroide. Es empfiehlt sich, eine pragmatische Haltung in der Handhabung der „allgemeinen Maßnahmen" in der Therapie des Gastroduodenalulcus einzunehmen, die der Erwartungshaltung des Patienten gerecht wird, ihm nicht schadet und die das Wenige, was gesichert ist, berücksichtigt (Tab. 3).

Literatur

1. Aeginata, P.: The seven books; übersetzt von F. Adam, Vol. 1, book III, chap. 37, London: Sydenham 1844
2. Avicenna. A treatise on the canon of medicine of avicenna, übersetzt von O. C. Gruner. London: Luzac 1930
3. Bachrach, W.H.: Reserpine, gastric secretion, and peptic ulcer. Am. J. Dig. Dis. *4*, 117–124 (1959)
4. Bennett, J.R.: Smoking and the gastrointestinal tract. Gut *13*, 658–665 (1972)
5. Bergmann, G., van: Ulcus duodeni und vegetatives Nervensystem. Berl. Klin. Wochenschr. *50*, 2374 (1913)
6. Bianchi Porro, G., Petrillo, M., Grossi, E., Lazzaroni, M.: Smoking and duodenal ulcer. Gastroenterology *79*, 180–181 (1979)
7. Bingle, J.P., Lennard-Jones, J.E.: Some factors in the assessment of gastric antisecretory drugs by a sampling technique. Gut *1*, 337–344 (1960)
8. Birnbaum, D.: Peptic ulcer and the central nervous system – aetiology and management. Clin. Gastroenterol. *2*, 245–257 (1973)
9. Birnbaum, D., Karmeli, F., Makonen, T.: The effect of diazepam on human gastric secretion. Gut *12*, 616–618 (1971)
10. Black, D.A.K., Rose, G.O., Brewer, D.D.: Controlled trial of prednisone in adult patients with the nephrotic syndrome. Br. Med. J. *3*, 421–426 (1970)
11. Bockus, H.L.: Management of uncomplicated peptic ulcer. In: Gastroenterology, part I. Bockus, H.L. (ed.), pp. 674–709. Philadelphia: Saunders 1974
12. Boerger, H.W., Schafmayer, E., Arnold, R., Becker, H.D., Creutzfeldt, W.: Der Einfluß von Kaffee und Coffein auf den Serumgastrinspiegel und die Säuresekretion beim Menschen. Dtsch. Med. Wochenschr. *101*, 455–457 (1976)
13. Bonfils, S., Hardouin, J.P., Richir, C., Delbarré, F.: Considerations cliniques et experimentales sur la genèse des lesions gastriques (ulceres, hémorrhagies) provoqués par la phenylbutazone. Bull. Soc. Med. Hop. Paris *71*, 114–123 (1955)
14. Buchman, E., Kaung, D.T., Doland, K., Knapp, R.N.: Unrestricted diet in the treatment of duodenal ulcer. Gastroenterology *56*, 1016–1020 (1969)
15. Cameron, A.J.: Aspirin and gastric ulcer. Mayo Clin. Proc. *50*, 565–570 (1975)
16. Caruso, I., Bianchi Porro, G.: Gastroscopic evaluation of anti-inflammatory agents. Br. Med. J. *1980 1*, 75–78

17. Celsus: Of medicine, übersetzt von J. Greive, book IV, Chap. V. London: Wilson & Durham 1956
18. Chvasta, T.E., Cooke, R.R.: The effect of several ulcerogenic drugs on the canine gastric mucosal barrier. J. Lab. Clin. Invest. *79*, 302–315 (1972)
19. Conn, H.O., Blitzer, B.L.: Non association of adrenocorticosteroid therapy and peptic ulcer. N. Engl. J. Med. *294*, 473–479 (1977)
20. Cushing, H.: Peptic ulcers and the interbrain. Surg. Gyneol. Obstet. *55*, 1–34 (1932)
21. Doll, R., Pygott, F.: Factors influencing the rate of healing of gastric ulcers. Admission to hospital, phenobarbitone, and ascorbic acid. Lancet *1952 I*, 171–175
22. Doll, R. Friedlander, P., Pygott, F.: Dietetic treatment of peptic ulcer. Lancet *1956 I*, 5–9
23. Douglas, R.A., Johnston, E.D.: Aspirin and chronic gastric ulcer. Med. J. Aust. *2*, 893–897 (1961)
24. Drenick, E.J.: Reserpine in peptic ulcer. Am. J. Dig. *1*, 521–525 25 (1956)
25. Duggan, J.M.: Aspirin ingestion and perforated peptic ulcer. Gut *13*, 631–633 (1972)
26. Elashoff, J.D., Grossman, M.: Trends in hospital admission and death rates for peptic ulcer in the United States from 1970 to 1978. Gastroenterology *78*, 280–285 (1980)
27. Flood, C.A.: Recurrence in duodenal ulcer under medical management. Gastroenterology *10*, 184–199 (1948)
28. Fordtran, J.S., Walsh, J.H.: Gastric acid secretion rate and buffer content in the stomach after eating. J. Clin. Invest. *52*, 645–657 (1973)
29. Friedman, G.D., Siegelaub, A.B., Seltzer, C.C.: Cigarettes, alcohol, coffee, and peptic ulcer. N. Engl. J. Med. *290*, 469–473 (1974)
30. Garb, A.E., Soule, E.H., Bartholomew, L.G., Cain, J.C.: Steroid-induced gastric ulcer. Arch. Intern. Med. *116*, 899–906 (1965)
31. Garner, A.: Effects of acetylsalicylate on alkalinisation, acid secretion and electrogenic properties in isolated gastric mucosa. Acta Physiol. Scand. *99*, 281–291 (1977)
32. Geall, M.G., Phillips, S.F., Summerskill, W.H.J.: Profile of gastric potential difference in man; effects of aspirine, alcohol, bile, and endogenous acid. Gastroenterology *58*, 437–443 (1970)
33. Gillies, M., Skyring, A.: Gastric ulcer, duodenal ulcer, and gastric carcinoma: A case controll study of certain social and environmental factors. Med. J. Aust. *2*, 1132–1136
34. Golden, W., Fishbein, M.: Most antiarthritic agents injure G I mucosa. J. A. M. A. *243*, 408 (1980)
35. Gurd, F.N., McClelland, R.N.: Trauma workshop report: The gastric intestinal tract in trauma. J. Trauma *11*, 1089 (1970)
36. Hunter, W.: The successful cure of a severe disorder of the stomach by milk taken in small quantities at once. Med. Obs. Soc. Phys. London *6*, 310–318 (1784)
37. Hurst, A.F., Steward, M.J.: Gastric and duodenal ulcer. London: Oxford University Press 1929
38. Ippoliti, A.F., Maxwell, V., Isenberg, J.I.: The effect of various forms of milk on gastriacid secretion. Ann. Intern. Med. *84*, 286–289 (1976)
39. Kalk, H.: Handbuch der inneren Medizin. Katsch, G., Pickert, H. (Hrsg.), Bd. III, S. 680. Berlin, Göttingen, Heidelberg: Springer 1953
40. Kirsner, J.B., Palmer, W.L.: The effect of various antacids on the hydrogen – ion concentration of the gastric contents. Am. J. Dig. Dis. *7*, 85 (1940)
41. Koch, H., Demling, L.: "Condiments". Acta Hepatogastroenterol. (Stuttg.) *21*, 377–379 (1974)
42. Konturek, S.J., Salomon, T.E., McGreight, W.G., Johnson, L.R., Jacobson, E.D.: Effects of nicotine on gastrointestinal secretions. Gastroenterology *60*, 1098–1105 (1971)
43. Kopenhagen Study Group for Liver Disease: Effect of prednisone on the survival of patients with cirrhosis of the liver. Lancet *1969 I*, 119–121

44. Kramer, P.: Smoking and ulcers: True, true and related? Gastroenterology *76*, 1083–1084 (1979)
45. Langman, M.J.S.: The medical treatment of gastric and duodenal ulcer. Postgrad. Med. J. *44*, 603–607 (1968)
46. Lawrence, J.S.: Dietetic and other methods in the treatment of peptic ulcer. Lancet *1952 I*, 482–485
47. Lenhartz, H.A.D.: Eine neue Behandlung des Ulcus ventriculi. Dtsch. Med. Wochenschr. *30*, 412–413 (1904)
48. Lennard-Jones, J.E., Barbouris, N.: Effect of different foods on the acidity of the gastric contents in patients with duodenal ulcer, part I: A comparison between two "therapeutic" diets an freely-chosen meals. Gut *6*, 113–117 (1965)
49. Levy, M.: Aspirin use in patients with major upper gastrointestinal bleeding and peptic ulcer disease. N. Engl. J. Med. *290*, 1158–1162 (1974)
50. Mahl, G.F.,: Anxiety, HCL secretion, and peptic ulcer etiology. Psychosom. Med. *12*, 159–169 (1950)
51. Malagelada, J.-R., Longstreth, G.F., Deering, T.B., Summerskill, W.H.J., Go, V.L.W.: Gastric secretion and emptying after ordinary meals in duodenal ulcer. Gastroenterology *73*, 989–994 (1977)
52. Malchow, H., Sewing, K.-F., Albinus, M., Born, H., Schomerus, H., Dölle, W.: Cimetidine in der Behandlung des peptischen Ulcus. Dtsch. Med. Wochenschr. *103*, 149–152 (1978)
53. Mauer, E.F.: The toxic effects of phenylbutazone (Butazolidin): N. Engl. J. Med. *253*, 404–410 (1955)
54. Max, M., Manguy, R.: Influence of aspirin and phenylbutazone on rate of turnover of gastric mucosal cells. Digestion *2*, 67–72 (1969)
55. Moore, J.G., Engler, E.: Circadian rhythm of gastric acid secretion in man. Nature *226*, 1261–1262 (1970)
56. Mott, C.B., Sarles, H., Tiscornia, O.M., Gullo, L.: Inhibitory action of alcohol an human exocrine pancreatic secretion. Am. J. Dig. Dis. *17*, 902–910 (1972)
57. Murthy, S.N.S., Dinoso, V.P., Clearfield, A.R., Chey, W.Y.: Serial pH changes in the duodenal bulb during smoking. Gastroenterology *75*, 1–4 (1978)
58. Nicol, B.M.: Control of gastric acidity in peptic ulcer. Lancet *1939 II*, 881–884
59. Packard, R.S.: Smoking and the alimentary tract: A review. Gut *1*, 171–174 (1960)
60. Petersen, H.: Treatment of peptic ulcer disease apart from drug therapy. Scand. J. Gastroenterol. [Suppl. 55] *14*, 56–83 (1979)
61. Peterson, W.L., Sturdevant, A.L.R., Frankl, H.D., et al.: Healing of duodenal ulcer with an antacid regimen. N. Engl. J. Med. *297*, 341–345 (1977)
62. Pfeiffer, C.J., Fodor, J., Geizerova, H.: An epidemiological study of the relationship of peptic ulcer diesease in 50–54 year of urban males with physical, health and smoking factors. J. Chronic. Dis. *26*, 292–302 (1973)
63. Rees, W.D., Turnberg, L.A.: Reappraisal of the effect of aspirin on the stomach. Lancet *1980 II*, 410–413, 1033–1034 (1980)
64. Rhodes, J. Barnado, D.E., Philips, S.F., Rovelstad, R.K., Hofman, A.F.: Increased reflux of bile into stomach in patients with gastric ulcer. Gastroenterology *56*, 241–252 (1969)
65. Robbins, R., Idjadi, F., Stahl, W.M., Essiet, G.: Studies of gastric secretion in stressed patients. Ann. Surg. *175*, 555–562 (1972)
66. Robert, A.: Prostaglandins and the digestive system. In: The prostaglandins, vol. 3. Ramwell, P.W. (ed.), pp. 225–266. New York: Plenum 1977
67. Robert, A., Nezamis, J.E., Lancaster, C., Hanchar, A.J.: Cytoprotection by prostaglandins in rats. Prevention of gastric necrosis produced by alcohol, HCl, NaOH, hypertonic NaCl and thermal injury. Gastroenterology 77, 433–443 (1979)

68. Rokitansky, K.: Handbuch der speziellen pathologischen Anatomie, Bd. 2. Wien: Braunmüller & Seidel 1842
69. Roth, J.A., Ivy, A.C., Atkinson, A.J.: Caffeine and "peptic" ulcer; relation of caffeine and caffeine containing beverages to pathogenesis, diagnosis and management of "peptic" ulcer. J. A. M. A. *126*, 814–820 (1944)
70. Rothermilch, N.O.: An extended study of indomethacin in clinical pharmacology. J. A. M. A. *195*, 531–536 (1966)
71. Sanches-Palomera, E.: The action of spices on the acid gastric secretion, on the appetite and on the caloric intake. Gastroenterology *18*, 254–286 (1951)
72. Sarles, H., Tiscornia, O., Palisciano, G.: Chronic alcoholism and canine exocrine pancreas secretion. A longterm follow-up study. Gastroenterology *72*, 238–243 (1977)
73. Schneider, M.A., Luca, V., de, Gray, S.J.: The effect of spice ingestion upon the stomach. Am. J. Gastroenterol. *26*, 722–732 (1956)
74. Silett, R.W., Wilson, M.D., Malcom, R.E.: Deception among smokers. Br. Med. J. *II*, 1185–1186 (1978)
75. Sippy, B.W.: Gastric and duodenal ulcer. Medical cure by an efficient removal of gastric juice corrosion. J. A. M. A. *64*, 1625–1630 (1915)
76. Silvoso, G.R., Ivey, K.J., et al.: Incidence of gastric lesions in patients with rheumatic disease in chronic aspirin therapy. Ann. Intern. Med. *91*, 517–520 (1979)
77. Solomon, T.E., Jacobson, F.D.: Cigarette smoking and duodenal ulcer disease. N. Engl. J. Med. *286*, 1212–1213 (1972)
78. Sperling, I.L.: Adverse reactions with long-term use of phenylbutazone and oxyphenbutanzone. Lancet *1969 II*, 535–537
79. Stacher, G., Berner, P., Naske, R., Schuster, P., Bauer, P., Starkes, H., Schulze, D.: Effect of hypnotic suggestion of relaxation on basal and betazole stimulated gastric acid secretion. Gastroenterology *68*, 656–659 (1975)
80. Thomas, J., Greig, M., Piper, D.W.: Chronic gastric ulcer and life events. Gastroenterology *78*, 905–911 (1980)
81. Truelove, S.C.: Stilboestrol phenobarbitone and diet in chronical duodenal ulcer. Br. Med. J. *1960 II*, 559–566
82. Valnes, K., Myren, J., Ovigstad, T.: Trimipramine in the treatment of gastric ulcer. Scand. J.S. *13*, 497–500 (1978)
83. Welsh, J.D.: Diet therapie of peptic ulcer disease. Gastroenterology *72*, 740–745 (1977)
84. Wetterhus, S., Aubert, E., Berg, C.E., et al.: The effect of trimipramine (Surmontil) on symptoms and healing of peptic ulcer. A double blind study. Scand. J. Gastroenterol. *12*, Suppl. 43, 33–38 (1976)
85. Wilkinson, A.R., Johnston, D.: Inhibitory effect of cigarette smoking on gastric secretion stimulated by pentagastrin in man. Lancet *1971 II*, 628–638
86. Williams, S., Turnberg, L.A.: Studies of the "protective" properties of gastric mucus: evidence for a "mucus bicarbonate" barriere. Gut *20*, 922–923 (1979)
87. Wolf, S., Wolff, H.G.: Human gastric function. New York: Oxford University Press 1943
88. Wormsley, K.G.: Smoking and duodenal ulcer. Gastroenterology *75*, 139–152, 1188–1189 (1978)

Kapitel 18

Psychotherapie?

G. STACHER

1 Das peptische Ulcus – eine psychosomatische Erkrankung?

Von breiten Teilen der Ärzteschaft und auch der gesamten Bevölkerung werden psychischen Faktoren eine gewichtige Rolle bei der Entstehung, dem Manifestwerden und der Aufrechterhaltung von Ulcera des Magens und des Duodenums beigemessen. Das „Ulcus" gilt als eine der klassischen psychosomatischen Krankheiten. In Uexkülls „Lehrbuch der Psychosomatischen Medizin" [48] heißt es über das Ulcus duodeni, daß bei dieser Krankheit „die psychosomatischen Zusammenhänge ... besonders gut erforscht wurden, und ... man hier Konzepte entwickeln und empirisch nachprüfen konnte, die einen exemplarischen Charakter für die Beziehungen zwischen somatischen, psychischen und sozialen Faktoren haben."
Wie aber sieht es nun mit dem gesicherten Fundus von Erfahrungen und Beobachtungen aus, auf dem sich die Überzeugungen vom Ulcus als einer durch psychische Faktoren zumindest mitbedingten Krankheit gründen, als wie haltbar haben sich die aufgestellten Konzepte und Hypothesen erwiesen und was erbrachten ihre empirischen Überprüfungen?

1.1 Konzepte, die spezifische psychische Faktoren als auslösend für die Ulcuskrankheit ansehen

1.1.1 Das Konzept der Ulcuspersönlichkeit

Dieses Konzept geht vor allem auf Flanders Dunbar [8, 9] zurück, die eine große Anzahl von Patienten mit organischen Krankheiten untersuchte und fand, daß sich die psychischen Strukturen von an der gleichen Krankheit leidenden Patienten in einem hohen Maße glichen. Sie beschrieb neben einer Ulcuspersönlichkeit auch eine Coronar- und eine Arthritispersönlichkeit und vertrat die Meinung, daß die Erfassung des Persönlichkeitsprofils für Diagnose, Prognose und Therapie von Bedeutung sein könnte. Spätere Autoren sahen sich außerstande, Persönlichkeitsmerkmale zu finden, die Ulcuspatienten von Gesunden unterscheiden oder gar „das“ Persönlichkeitsprofil des Ulcuskranken zu bestätigen [29, 52]. Ruesch [31] wies besonders auf die, wie er meinte, für an psychosomatischen Krankheiten leidende Patienten charakteristische infantile Persönlichkeit hin und führte die Entstehung solcher Krankheiten auf die Unfähigkeit der Patienten zurück, mit ihrer Umwelt auf angemessene Weise zu kommunizieren: Psychosomatische Patienten könnten sich am besten auf einem präverbalen Niveau ausdrücken, nämlich auf dem ihres autonomen Nervensystems. Nachfolgende Untersuchungen zeigten jedoch, daß nicht an psychosomatischen Krankheiten leidende Personen nicht weniger „infantil“ sind als psychosomatisch Kranke.

Ivy [16] schrieb bereits 1950, er sei beeindruckt vom weiten Spektrum „typischer“ Persönlichkeitsprofile, das für Ulcuspatienten beschrieben wurde und auch davon, daß nie auch Profile von Kontrollgruppen untersucht worden seien.

1.1.2 Das Konzept des spezifischen Konfliktes

Alexander [1] stellte aufgrund einer Studie an einer kleinen Gruppe von „middle class“-Ulcuskranken die Hypothese auf, daß das Ulcusleiden durch einen von der oralen Phase der frühkindlichen Entwicklung herrührenden unbewußten Konflikt bedingt sei: Traumatische Erfahrungen im Zusammenhang mit dem Gefüttert- oder Gestilltwerden führten zu Phantasien gierigen Verschlingens und zu maßloser Erwartung rein passiver Verwöhnung. Der Patient möchte geliebt und umhegt werden wie ein Kind, das Erwachsenen-Ego weise diese Bedürfnisse, die das Selbstwertgefühl untergrüben, jedoch zurück. Um diesem Konflikt auszuweichen, entwickle der Patient Mechanismen, mit denen die infantilen Bedürfnisse verdrängt werden könnten. Die Verdrängung führe zu einer Überkompensation, zu einem übersteigerten Selbstgefühl und Unabhängigkeitsstreben, zu einer Überambitioniertheit, zu exzessiven Zurschaustellungen von Stärke und damit zu einer selbstinduzierten Frustration der persistierenden unbewußten Bedürfnisse. Diese Struktur des individuellen Verteidigungsmechanismus bestimme die Reaktion des Patienten auf belastende Situationen. Es erfolge eine Reaktivierung oraler Abhängigkeitswünsche und zugleich eine exzessive Frustrierung dieser Wünsche. Der Wunsch, geliebt zu werden, werde konvertiert in den Wunsch, gefüttert zu werden, und der Magen reagiere wie im Hungerzustand, so als ob er bereit sein müsse, Nahrung aufzunehmen. Durch das einerseits vorhandene Gerüstetsein des Organismus für die Befriedigung der oralen Wünsche, das heißt, das Vorhandensein einer die Nahrungsaufnahme antizipierenden Säure- und Pepsinproduktion des Magens, und die andererseits nie erfolgende tatsächliche Befriedigung komme es schließlich zu einer Überforderung der Duodenalschleimhaut und zur Ausbildung eines Ulcus. Die nun eingetretene Erkrankung bringe die Erfahrung mit sich, daß die entstandene Hilfsbedürftigkeit und die Abhängigkeit von schützenden und behandelnden Personen „erlaubt" sei. Man dürfe nachgeben, man sei ja wirklich krank. Weil damit jedoch keine Konfliktlösung bewirkt werde, komme es zur Chronifizierung der psychosomatischen Symptomatik. Je länger die adäquate Lösung des Konflikts ausbleibe, desto mehr wachse die Hoffnungslosigkeit und reduziere sich die Widerstandskraft infolge der psychischen und organischen Überbeanspruchung.

So plausibel dieses Konzept auch scheinen mag, so konnten doch bis heute keine wirklich überzeugenden Hinweise für das Bestehen eines derartigen Mechanismus gefunden werden. Wohl schien eine ganze Reihe klinischer Berichte die theoretischen Formulierungen Alexanders und seiner Schule zu bestätigen. Grundlegende Mängel dieser Studien waren jedoch einerseits das Fehlen von Kontrollgruppen und andererseits die einfache Tatsache, daß die Beobachtungen an Patienten angestellt wurden, die bereits an einem Ulcus erkrankt waren, und es sich bei den gefundenen psychischen Strukturen oder dem Verhalten der Patienten um Resultate der Reaktion des Individuums auf die Krankheit selbst handeln könnte.

Das Wunschdenken bestimmter Vertreter der psychosomatischen Konzeptionen verleitete oft zu apodiktischen, durch keinerlei Untersuchungen belegten Erklärungen. So wurde z. B., ohne Angabe von Quellen, behauptet [11]: „... Frustrationen (von Abhängigkeitswünschen) führen bei den pseudounabhängigen (Ulkus-)Patienten zur pathologisch stimulierten Magensaftsekretion. Gleiche Magensaftsteigerungen beobachtet man bei den manifest abhängigen Patienten, wenn sie eine fehlende Befriedigung ihrer bewußten Abhängigkeitswünsche wahrnehmen." Und an anderer Stelle [22] wird, ebenso unbelegt, erklärt, „... daß das oft nicht vorauszusehende Ergebnis der Magensekretionsprüfung hauptsächlich vom Persönlichkeitstypus des Ulkuskranken bestimmt wird."

Empirische Untersuchungen erbrachten keine Bestätigung dieses Konzepts. Kellock [21] untersuchte eine Gruppe von 250 Ulcus-duodeni-Kranken und verglich sie bezüglich Kindheitsfaktoren mit einer ebenso großen Gruppe von Gesunden. Dabei zeigte es sich, daß sich die beiden Gruppen, was Größe, Zusammensetzung und soziale Klasse der Familien betraf, nicht unterschieden und daß die Ulcuspatienten auch bezüglich früher Trennung von einem oder beiden Elternteilen oder von anderen Bezugspersonen nicht unglücklicher waren als die Gesunden. Es wurde auch klar, daß sich „pseudounabhängige" Charakterzüge, wie sie von Alexander als für die Ulcuskranken typisch angegeben wurden, in mehr oder weniger ausgeprägter Form bei fast allen Menschen finden. Sie können jedoch im gegebenen Fall, je nach Einstellung und Vorurteilen des Untersuchers, entweder als unwesentlich oder als schwerwiegend bewertet werden. Alexander selbst initiierte 1951 eine Studie, deren Ergebnisse 1968 veröffentlicht wurden [2]. Dabei wurden Patienten mit den klassischen sieben (sic!) psychosomatischen Erkrankungen von Psychoanalytikern interviewt. Auf der Basis dieser Interviews und der psychodynamischen Formulierungen Alexanders hatte dann eine Gruppe von Internisten und Psychoanalytikern die Diagnose der Patienten zu stellen. Die Psychoanalytiker diagnostizierten bei 50% der männlichen und bei 16% der weiblichen Patienten korrekt „Ulcus", den Internisten gelang dies bei 40 bzw. 10% der Patienten. Die Zufallswahrscheinlichkeit, eine der sieben Krankheiten zu diagnostizieren, wäre dabei an sich nur jeweils 14% gewesen. Die Autoren der Studie schlossen daraus, daß Alexanders Hypothese von einem dem Ulcus zugrunde liegenden spezifischen Konflikt als erwiesen zu betrachten sei. Ein wichtiger Punkt bleibt dabei jedoch offen: Sind es die psychischen Strukturen der Patienten, die zu der Erkrankung führen, oder aber sind diese besonderen Strukturen erst Produkt des bestehenden Ulcusleidens?

1.1.3 Das Konzept des Geborgenheitsverlustes

Eine Reihe von Autoren berichtete, daß Menschen, die aus einer Gemeinschaft ausschieden, in der sie sich bis dahin aufgehoben fühlten, besonders anfällig für die Entwicklung eines Ulcus duodeni wären. Ruesch [32] beschrieb dies für amerikanische Marineoffiziere, die aus dem Mannschaftsstand aufgestiegen waren, Pflanz [27] für Werkmeister, eine Gruppe, die zwischen den Arbeitern und den leitenden Angestellten eines Betriebes steht. Auch für aus ihrer Heimat in industriell entwickeltere Staaten ausgewanderte Arbeiter wurde eine erhöhte Ulcusanfälligkeit beschrieben. So etwa für Iren in Liverpool, jugoslawische und türkische Arbeiter in Österreich und für italienische Arbeiter in der Schweiz. Jenny und Deyhle [17] fanden bei Patienten mit Ulcus duodeni eine signifikant häufigere „Migrationsanamnese", d.h. eine Anamnese der Verpflanzung in einen fremden Lebensraum, als bei Gesunden und bei Patienten mit anderen pathologischen Befunden.

1.2 Konzepte, die nichtspezifische psychische Faktoren als auslösend für die Ulcuskrankheit ansehen

1.2.1 Das Konzept der chronischen Angst

Nach Mahl [23, 24], dem Hauptproponenten dieses Konzeptes, sind es psychische Belastungen, die einen Zustand chronischer und durchaus nicht nur unbewußter Angst auslösen und über eine chronisch gesteigerte Säureproduktion zur Ausbildung eines Ulcus führen. Es konnte aber nicht gezeigt werden, daß chronische Angstzustände tatsächlich mit einem vermehrten Auftreten von Geschwüren, einer höheren Rezidivrate oder auch nur mit einheitlichen Veränderungen der Magensekretion einhergehen.

1.2.2 Das Konzept der belastenden Lebensereignisse ("life events")

Dieses Konzept beruht auf der Hypothese von Rahe [28], nach der ein Individuum um so eher für den Ausbruch einer Erkrankung disponiert sei, desto mehr es einschneidenden Ereignissen, die den Ablauf seines Lebens zu beeinflussen imstande sind, ausgesetzt ist. Nicht ein spezifischer Stimulus wie das Ausscheiden aus einer Gemeinschaft, sondern Ereignisse, wie Heirat, Geburt eines Kindes, Kreditaufnahme, Verlust des Arbeitsplatzes, Scheidung, Tod eines Angehörigen, Gewinn eines Lottotreffers etc., werden für das Zustandekommen einer Erkrankung verantwortlich gemacht. Eine an Ulcus-ventriculi-Patienten durchgeführte Studie [3] ließ "life events" auch als für die Genese dieser Krankheit wesentlich erscheinen: 181 an Magengeschwüren leidende Patienten gaben signifikant mehr familiäre und finanzielle Streßsituationen an als Gesunde. Diese Aussage der Studie ist jedoch durch den Umstand sehr fragwürdig, daß die Ulcuspatienten auch signifikant mehr Alkohol und Aspirin konsumierten und signifikant mehr rauchten als die Gesunden. Eine andere Arbeitsgruppe untersuchte das Vorkommen belastender Lebensereignisse in den zwei Jahren vor und im Zeitraum nach dem Manifestwerden eines Ulcus ventriculi. Es zeigte sich, daß die Ulcuspatienten weder vor noch nach dem Auftreten ihres Geschwürs einer größeren Anzahl oder schwerwiegenderen Ereignissen ausgesetzt waren als gesunde Kontrollpersonen [47].

1.3 Konzepte des Zusammenspiels unspezifisch psychischer mit genetischen Faktoren

Diese Konzepte nehmen an, daß neben psychischen Faktoren auch solche eine Rolle spielen, die den Magen oder das Duodenum durch eine Hypersekretion von Säure oder Pepsin für das Ulcus prädilektieren. Weiner et al. [50, 54] führten eine Studie an amerikanischen Rekruten durch, in der sie von der Annahme ausgingen, daß Rekruten mit hohen Plasmapepsinogenspiegeln und geringer psychischer Stabilität in der Zeit ihrer Grundausbildung besonders zur Ausbildung eines Ulcus neigen müßten. Tatsächlich kam es bei einer Anzahl von Rekruten, die sie aufgrund hoher Pepsinogenspiegel und psychologischer Tests als besonders gefährdet be-

zeichnet hatten, nach einigen Wochen Ausbildung zum Auftreten eines Ulcus duodeni. Obwohl es heute erwiesen ist, daß Personen mit erhöhtem Serumpepsinogenspiegel – es handelt sich um eine dominant vererbte autosomale Eigenschaft – tatsächlich, und zwar 5 mal mehr, dazu neigen, an einem Ulcus duodeni zu erkranken als Gesunde [30], kann ein erhöhter Serumpepsinogenspiegel nur als *ein* bestimmender Faktor in einem komplexen Zusammenspiel einer Vielfalt von Faktoren angesehen werden, unter denen auch besondere psychosoziale Belastungen, wie die einer Rekrutenausbildung, und die Fähigkeit des einzelnen, sich solchen Bedingungen anzupassen, eine Rolle spielen mögen.
Wenn sich auch bisher keines der psychosomatischen Konzepte der Ulcusgenese als haltbar erwiesen hat, so haben doch durch diese Konzepte angeregte Arbeiten wichtige Aufschlüsse über eine Reihe von Reaktionen des gesunden wie auch des kranken Organismus erbracht. So ist es klar geworden, daß psychische Faktoren einen wesentlichen Einfluß auf die Funktion des Magens haben. In Zuständen geringer zentralnervöser Aktiviertheit, wie bei Sattheit, Schläfrigkeit, Schlaf, sezerniert der Magen nur geringe Mengen von Säure [4, 37, 41], im Hungerzustand und in Erwartung der Speisenaufnahme [20], in Kampfbereitschaft, bei Ärger, Zorn und emotioneller Spannung [34, 53], steigt die Sekretion stark an, während extremer Anspannung jedoch, bei Konzentration und Kampf, in Zuständen akuter Angst, aber auch in Zuständen der Resignation und der Niedergeschlagenheit [7, 10, 43], ist die Säureproduktion beinahe zur Gänze eingestellt.

2 Therapeutische Überlegungen

Aus jedem der psychosomatischen Konzepte der Ulcusgenese ergeben sich bestimmte therapeutische Konsequenzen.

2.1 Konsequenzen aus den Konzepten spezifischer psychischer Faktoren

Das Konzept einer bestimmten Ulcuspersönlichkeit würde es erfordern, die Persönlichkeit des Patienten so umzustrukturieren, daß ein Weiterbestehen des Ulcus oder sein Wiederauftreten unmöglich wäre.

Das Konzept des spezifischen Konflikts würde erfordern, daß dieser Konflikt gelöst wird, so daß es der Patient nicht mehr nötig hat, ihn durch seinen Magen bzw. sein Duodenum zu äußern.

Das Konzept des Geborgenheitsverlustes würde die Aufhebung der Entfremdung des Patienten, die Gewährung neuer Geborgenheit bzw. die volle Eingliederung in den neuen Lebenskreis erfordern.

2.2 Konsequenzen aus den Konzepten nichtspezifischer psychischer Faktoren

Das Konzept der chronischen Angst würde erfordern, dem Patienten die Möglichkeit zu geben, mit belastenden Situationen auf eine Weise fertig zu werden, die ihn diese nicht mehr als ausweglos und nur mit Angst beantwortbar erleben lassen.

Das Konzept der Lebensereignisse würde erfordern, dem Patienten in Zukunft die Möglichkeit zu geben, bei jedem einzelnen Ereignis die Hilfe eines Therapeuten oder von Bezugspersonen, etwa in Gestalt einer Gruppe, in Anspruch zu nehmen.

2.3 Konsequenzen aus Konzepten des Zusammenspiels unspezifischer psychischer mit anderen Faktoren

Ein solches, zweifellos am ehesten der Wirklichkeit entsprechendes Konzept macht es erforderlich, daß die Therapie sowohl genetische Faktoren, wie etwa die einer erhöhten Pepsinogen- und Säureproduktion, als auch psychische und gesellschaftliche Faktoren im Auge behält.

3 Berichte über psychotherapeutisches Vorgehen und Behandlungserfolge

Die psychodynamischen Konzepte ließen die Hoffnung, wenn nicht die Überzeugung aufkeimen, daß eine auf die Beseitigung der als pathogen angenommenen psychischen Faktoren gerichtete Therapie imstande sein müßte, den Verlauf der Krankheit günstig zu beeinflussen oder gar die Krankheit zu heilen. Entgegen diesen Erwartungen erwiesen sich jedoch die Resultate psychotherapeutischer Anstrengungen beim peptischen Ulcus als enttäuschend. Abgesehen von einigen mehr oder minder anekdotischen Berichten über die erfolgreiche Behandlung von Einzelfällen existiert nur eine einzige Arbeit [26], in der über die Behandlung einer größeren Gruppe von Ulcuspatienten berichtet wird. 50 Patienten wurden dabei über einen Zeitraum von 3 bis 5 Jahren behandelt, der zeitliche Aufwand betrug im Einzelfall zwischen 600 und 1 000 h. 10 Patienten hielten die Psychotherapie bis zur Abheilung ihres Ulcus durch und blieben auch in den 10 folgenden Jahren ohne Rezidiv. Über die Kosten der Behandlung macht die Studie keine Angaben.

Dieser wenig für die psychodynamischen Konzepte sprechende Stand der Dinge spiegelt sich auch darin wider, daß sich in der psychosomatischen Literatur nur wenige Stimmen finden, die von der potentiellen Wirkung einer Psychotherapie wirklich überzeugt sind. Programmatische Erklärungen, wie die von Jores [18], daß nur die Psychotherapie imstande sei, einem psychosomatischen Krankheitsprozeß Einhalt zu gebieten und die „falsche Lebenseinstellung", die diesen spezifisch menschlichen Krankheiten zugrunde liege, zu verändern, sind eher selten. Meyer [25] klagt, daß Ulcuspatienten nur schwer ein psychotherapeutisches Arbeitsbündnis eingingen und dazu neigten, bei der ersten Symptombesserung die Therapie abzubrechen: Angesichts dieser Situation sei in vielen Fällen eine Magenresektion nicht zu umgehen...

Bräutigam meint in seinem Lehrbuch [6] recht einschränkend: „Eine aufdeckende analytische Behandlung ist in Anbetracht der Häufigkeit des Ulcus sicher nur in wenigen Fällen möglich und dann indiziert, wenn es immer wieder zur Rezidiven kommt und psychosomatische Zusammenhänge deutlich sind." Trotzdem aber bestehe, wie er weiter schreibt, für jeden Arzt „beim Ulcuskranken die Aufgabe, seine Konflikte mit ihm gemeinsam im Gespräch herauszuarbeiten und eine Beratung der Lebenssituation durchzuführen". Am wenigsten Chancen scheint Freyberger [12] der Psychotherapie einzuräumen: Die Erfahrung lehre, „... daß bei Duodenalulkuspatienten psychotherapeutische Anzeigen nur begrenzt erfolgverheißend sind", wahrscheinlich komme „bei der Mehrzahl der Patienten wegen irreversibel verfestigter neurotischer Strukturen eine Psychotherapie nicht mehr in Frage". Dagegen aber hätten „die Tranquilizer und die sogenannten Breitbandpsychosomatika (sic!) die relevanteste Bedeutung" bei der Behandlung von Ulcuspatienten erlangt. Dabei komme es zu „direkten vegetativ-regulierenden Wirkungen", auch zeige „die partnergerechte (?) Kombination von Amitryptilin + Chlordiazepoxid deutlich überadditive Effekte." Nicht weit ist der Weg nach Tipperary – die Psychopharmakotherapie kann also bei Bedarf ohne weiteres an die Stelle der Psychotherapie treten... An anderer Stelle [13] erläutert dies Freyberger mit den Worten: „Psychopharmaka können aus zwei Gründen eine wichtige psychologische (sic!) Wirkmöglichkeit darstellen; einesteils zur ergänzenden Förderung der supportiven Psychotherapie, anderenteils im Falle der Nicht-Verfügbarkeit eines psychologisch geschulten Arztes."

Uexküll empfiehlt in der 1981 erschienenen 2. Auflage seines Lehrbuchs [48] keine besonderen psychotherapeutischen Maßnahmen. Bezüglich der Pharmakotherapie aber empfängt der Leser die Botschaft, „Spasmolytika ... und Antacida sind in allen Fällen indiziert"; spezifisch wirkende Medikamente seien nicht bekannt, wohl aber tauchten „immer wieder neue

Pharmaka auf, denen eine solche Wirkung nachgesagt" werde. So hätten „in den letzten Jahren mehrere Doppelblindstudien für Antacida, Anticholinergica und Pepsininhibitoren ... beschleunigende Effekte auf den Heilungsverlauf von Ulcera ventriculi nachgewiesen. Es ist daher sinnvoll, diese Medikamente auch in der Therapie des Ulcus duodeni einzusetzen." Angesichts dieser Sätze kann man nur verwundert das Haupt schütteln, wie wenig Kontakte die Vertreter der psychosomatischen Lehre offenbar zu anderen mit dem Ulcus beschäftigten Fachrichtungen der Medizin haben.

Einer „lediglich" somatischen Therapie der Ulcuskrankheit stehen die Vertreter der psychodynamischen Konzepte der Psychosomatik naturgemäß ablehnend und warnend gegenüber. Da das Ulcus nur Ausdruck des zugrunde liegenden psychischen Konfliktes sei, könne sich der psychische Zustand des Patienten auch bei einer noch so erfolgreichen somatischen Therapie nicht bessern: Die spezifische Konfliktsituation könne sich nun nicht mehr in adäquater Weise „leiblichen", die „Organsprache" nicht mehr gesprochen werden, da ja beim Ulcuskranken nur der Magen allein sie sprechen könne [19]. Solche Überlegungen schienen auch durch die Berichte von Szasz [45, 46] bestätigt zu werden, der an einer kleinen Gruppe von Patienten beobachtete, daß sich deren psychische Problematik nach Vagotomie verschlimmerte. Gegen die Möglichkeit einer solchen Verschiebung der Symptomatik sprechen aber nicht nur die vielen Berichte über die guten klinischen Erfolge einer konservativen oder operativen Ulcusbehandlung, sondern auch Berichte, nach denen eine erfolgreiche chirurgische Behandlung auch mit einer eindeutigen Besserung der bestandenen psychischen Symptome bzw. mit deren Verschwinden verbunden war [35, 36].

Bräutigam [6] sucht die therapeutischen Erfolge internistischer Maßnahmen wie Bettruhe, Schonung usw. damit zu erklären, daß derartige Maßnahmen „gerade beim Ulkuskranken wesentlich auch psychologische Mittel, nämlich Befriedigung der Regressionsneigung und der Wünsche nach Verwöhnung und Ruhe" wären. Mit solchen Mitteln scheinen aber auch verschiedene psychosomatische Sanatorien und Kliniken zu arbeiten. Die Abteilung für Psychosomatische Medizin an der Wiener Psychiatrischen Universitätsklinik bietet „geeigneten" Patienten im Verlauf einer mindestens acht Wochen dauernden stationären Behandlung neben „organischer" Therapie Einzel- und Gruppenpsychotherapie, Gruppenarbeit, Autogenes Training, Gymnastik, Musik- und Arbeitstherapie. Nach der Entlassung wird die Psychotherapie fortgesetzt, und es erfolgt auch eine fürsorgerische Nachbetreuung. Es ist klar, daß ein solcher therapeutischer Aufwand nur für einen sehr kleinen Kreis von Patienten in Frage kommt, der überdies auch durch die lange Dauer des Krankenhausaufenthaltes in seinem beruflichen Leben nicht gefährdet sein darf.

4 Therapeutische Empfehlungen

Welche therapeutischen Maßnahmen erscheinen nun, geht man davon aus, daß keines der rein oder überwiegend psychogenen Konzepte der Realität nahekommt, zusätzlich zu anerkannten internistischen Behandlungsmethoden einer Anwendung wert?

4.1 Antidepressiva

Das von Freyberger beobachtete gute Ansprechen von Ulcuspatienten auf „Breitbandpsychosomatika" hat seinen Grund möglicherweise darin, daß, wie es Guldahl [14] an einer Gruppe von Ulcus-duodeni-Patienten fand, Patienten mit peptischen Ulcera relativ häufig an larvierten Depressionen leiden. Es zeigte sich denn auch in Doppelblindstudien sowohl an Patienten mit Ulcera duodeni [15, 51] als auch mit Ulcera ventriculi [49], daß durch die Gabe von Antidepressiva nicht nur die psychischen Symptome gebessert wurden, sondern auch die Ulcera signifikant besser abheilten als unter der Medikation von Placebo (vgl. S. 297 ff.). Der günstige Einfluß von Antidepressiva auf die Ulcusheilung mag in erster Linie auf anticholinerge und damit sekretionshemmende Wirkungen zurückzuführen sein, immerhin nimmt man aber anticholinerge Wirkungen auch als ausschlaggebend für die psychotropen Effekte dieser Pharmaka an.

4.2 Tranquilizer

Obwohl diesbezüglich keine gesicherten Daten vorliegen (vgl. S. 307 ff.), ist auch eine günstige Wirkung von Tranquilizern und Sedativa auf die Ulcusheilung anzunehmen. Fest steht, daß Benzodiazepine die basale [5, 39] wie auch die durch Betazol [39] und die durch Insulinhypoglykämie stimulierte [40] Magensäuresekretion hemmen und natürlich auch psychische Erregungszustände günstig beeinflussen können. Nachdem im Bereich des Magendarmtraktes keine Rezeptoren vorhanden sind, mit denen Benzodiazepine eine Bindung eingehen könnten, scheint es wahrscheinlich, daß die Wirkung dieser Substanzen ausschließlich über zentralnervöse Strukturen und über die nervöse Versorgung des Magens zustande kommt. Hemmende nervale Impulse bewirken möglicherweise eine Verminderung der Erregbarkeit der säureproduzierenden Zellen auf die verschiedenen Reize, wie es ähnlich auch in Zuständen natürlicher Schläfrigkeit oder während des Schlafes der Fall zu sein scheint.

4.3 Entspannungstechniken

Eine ähnliche Dämpfung der Säureproduktion einerseits und der zentralnervösen Erregung andererseits wie durch Tranquilizer kann man auch durch nichtmedikamentöse Verfahren zustande bringen. Eine derartige Möglichkeit ist die Induktion von Ruhe und Entspannung in Hypnose. Mit dieser Methode ist es, allerdings nur bei für die Hypnose suszeptiblen Personen, möglich, die basale und auch die durch Betazol „maximal" stimulierte Magensäuresekretion signifikant zu hemmen [38, 42]. Weitaus einfacher kann man die Entspannungsreaktion mit einer der diversen Methoden der konzentrativen Selbstentspannung wie Zen, Yoga, Transzendentale Meditation oder Progressive Relaxation zuwege bringen. Daß es auch mit einer solchen Methode, dem Autogenen Training [33], möglich ist, die basale und die betazolstimulierte Säuresekretion signifikant zu hemmen, konnte kürzlich gezeigt werden [44]. Zusätzlich kann das Autogene Training dem Patienten auch dazu dienen, sich formelhafte Vorsätze („Die Situation X ist mir in Zukunft ganz gleichgültig") einzuprägen und sich auf diese Weise unökonomischer und belastender Verhaltensweisen zu entledigen. Ob Ulcera mit solchen Methoden zum Abheilen gebracht werden oder Rezidive verhindert werden können, erscheint fraglich. Jedenfalls aber könnte auf diese Weise der Erfolg einer medikamentösen Therapie gefördert und möglicherweise auch die erforderliche Menge an Pharmaka reduziert werden.

4.4 Lebenshilfe

Die Forderung, dem Patienten Hilfe bei der Bewältigung für ihn allein nicht meisterbarer Lebenssituationen zu leisten, ist an jeden Arzt zu richten. Dies gilt insbesondere für eine Hilfestellung bei einem als pathogen erkannten Lebensstil des Patienten, bei Zuständen des Geborgenheitsverlustes oder bei einschneidenden Lebensereignissen. Vielfach kommt es auch darauf an, dem Patienten bei der Gewinnung einer realitätsgerechten Erlebnisverarbeitung und Einstellung gegenüber seiner Umwelt zu helfen. Zweifellos ist der Arzt dabei bisweilen überfordert, an ihm wird es jedoch liegen, Wege zu finden, diese Aufgaben mit anderen teilen zu können.

5 Schlußfolgerungen

Die psychosomatischen Konzepte der Ulcusgenese, die ausschließlich oder vorwiegend psychischen Faktoren krankheitsauslösende und -aufrechterhaltende Bedeutung zumaßen, konnten trotz intensiver Anstrengungen empirisch nicht untermauert werden. Dagegen erscheint es heute klar, daß jede Krankheit durch eine Vielzahl prädisponierender Faktoren, von solcher genetischer Art bis hin zu individuellen Gewohnheiten und Verhaltensweisen sowie von einer Reihe von Umweltfaktoren, mitbedingt wird; auch die neuralen und neuroendokrinen Beziehungen und Wechselwirkungen zwischen dem Zentralnervensystem bzw. der Psyche und dem Magendarmtrakt haben sich als weit komplexer herausgestellt als angenommen. Bei den psychosomatischen Konzepten handelte es sich vielfach um vorschnelle Verallgemeinerungen und Ideologisierungen von an einigen wenigen Patienten erhobenen Befunden oder von bei diesen aufgedeckten psychischen Konstellationen. Sie alle schränkten das breite Spektrum pathogenetischer Faktoren mehr oder weniger auf die Psychodynamik ein. Die aus diesen Konzepten resultierenden psychotherapeutischen Ansätze waren deshalb auch beim Ulcus duodeni und ventriculi zum Scheitern verurteilt. Die Psychologisierung somatischer Funktionen und Störungen war nichts anderes als die Umkehr der mechanistischen Betrachtungsweise in der Medizin, gegen deren Einseitigkeit die Psychosomatik angetreten war. Sie barg zudem die Gefahr in sich, daß je nach dem, ob die betreffende Krankheit als zum Kreis der psychosomatischen gehörig betrachtet wurde oder nicht, bei der einen Krankheit physische und bei der anderen psychische Faktoren vernachlässigt wurden. Immerhin aber hat die Psychosomatik mit Nachdruck darauf aufmerksam gemacht, daß psychische Faktoren eine Rolle bei der Entstehung und dem Verlauf von Krankheiten spielen können. Heute aber sollte sich der Begriff psychosomatisch nicht mehr auf eine fest umschriebene Anzahl von Krankheiten beziehen, sondern auf eine Betrachtungsweise, die auf die Beziehungen und Wechselwirkungen zwischen organischen, psychischen und sozialen Faktoren Bedacht nimmt. Bei der Behandlung des peptischen Ulcus könnte eine solche Betrachtungsweise nur von Nutzen sein.

Literatur

1. Alexander, F.: Psychosomatic medicine: Its principles and applications. New York: Norton 1950
2. Alexander, F., French, T.M., Pollock, G.H. (eds.): Psychosomatic specificity, vol. 1: Experimental study and results. Chicago: University of Chicago Press 1968
3. Alp, M.H., Court, J.H., Kerr Grant, A.: Personality pattern and emotional stress in the genesis of gastric ulcer. Gut *11*, 773 (1970)
4. Armstrong, R.H., Burnap, D., Jacobson, A.: Dreams and gastric secretions in duodenal ulcer patients. New Physician *14*, 241 (1965)
5. Birnbaum, D., Karmeli, F., Makonnen, T.: The effect of diazepam on human gastric secretion. Gut *12*, 616 (1971)

6. Bräutigam, W., Christian, P.: Psychosomatische Medizin. Stuttgart: Thieme 1973
7. Cannon, W.B.: Bodily changes in pain, hunger, fear and rage, 2nd edn. New York: Appleton 1929
8. Dunbar, F.H. (ed.): Synopsis of psychosomatic diagnosis and treatment. St. Louis: Mosby 1948
9. Dunbar, F.: Emotions and bodily changes, 4th edn. New York: Columbia University Press 1954
10. Engel, G.L., Reichsman, F., Segal, H.L.: Study of an infant with a gastric fistula. I. Behavior and the rate of total hydrochloric acid secretion. Psychosom. Med. *18*, 374 (1956)
11. Freyberger, H.: Der psychosomatische Umgang mit chronisch Magen-Darm-Kranken (organische und funktionelle Beschwerden). Therapiewoche *23*, 2492 (1973)
12. Freyberger, H., Leutner, V.: Die psychosomatische Therapie des Magen- und Zwölffingerdarmgeschwürs. Therapiewoche *24*, 278 (1974)
13. Freyberger, H.: Die Psychosomatik der Kranken mit Colitis ulcerosa, Morbus Crohn und funktionellen Diarrhoeen. In: Praktische Psychosomatik. Jores, A. (Hrsg.). Bern: Huber 1976
14. Guldahl, M.: Masked depression and peptic ulcer. Scand. J. Gastroenterol. [Suppl. 34] *10*, 17 (1975)
15. Guldahl, M.: The effect of trimipramine (surmontil) on masked depression in patients with duodenal ulcer. A double-blind study. Scand. J. Gastroenterol. *11*, 105 (1976)
16. Ivy, A.C.: The evidence pertaining to the psychosomatic aspects of peptic ulcer. J. Nerv. Ment. Dis. *111*, 519 (1950)
17. Jenny, S., Deyhle, P.: Ulcus duodeni. Endoskopiebefund und psychosozialer Status. Z. Gastroenterol. *14*, 728 (1976)
18. Jores, A.: Der Mensch und seine Krankheit. Bern: Huber & Klett 1970
19. Jores, A.: Psychosomatische Krankheiten in anthropologischer Sicht. In: Praktische Psychosomatik. Jores, A. (Hrsg.). Bern: Huber 1976
20. Kadekaro, M., Timo-Iaria, C., Vincente, M. de L.: Control of gastric secretion by the central nervous system. In: Nerves and the gut. Brooks, F.P., Evers, P.W. (eds.). Thorofare: Slack 1977
21. Kellock, T.D.: Childhood factors in duodenal ulcer. Br. Med. J. *1951 II*, 1117
22. Luban-Plozza, B., Pöldinger, W.: Der psychosomatisch Kranke in der Praxis. Basel: Roche 1972
23. Mahl, G.F.: Anxiety, HCl secretion, and peptic ulcer etiology. Psychosom. Med. *12*, 158 (1950)
24. Mahl, G.F.: Physiological changes during chronic fear. Ann. N.Y. Acad. Sci. *56*, 240 (1953)
25. Meyer, A.E.: Die Psychosomatik der Ulkuskranken. In: Praktische Psychosomatik. Jores, A. (Hrsg.). Bern: Huber 1976
26. Orgel, S.Z.: Psychoanalysis of ulcer patients. Psychosom. Med. *20*, 117 (1958)
27. Pflanz, M.: Sozialer Wandel und Krankheit. Stuttgart: Enke 1962
28. Rahe, R.H., Meyer, M., Smith, M., Kjaer, G., Holmes, T.H.: Social stress and illness onset. J. Psychosom. Res. *8*, 35 (1964)
29. Roth, H.P.: The peptic ulcer personality. Science *56*, 32 (1955)
30. Rotter, J.I., Sones, J.Q., Samloff, I.M., Richardson, C.T., Gursky, J.M., Walsh, J.H., Rimoin, D.L.: Duodenal-ulcer disease associated with elevated serum pepsinogen I. An inherited autosomal dominant disorder. N. Engl. J. Med. *300*, 63 (1979)
31. Ruesch, S.: The infantile personality – the core problem of psychosomatic medicine. Psychosom. Med. *10*, 134 (1948)
32. Ruesch, J., Harris, R.E., Christiansen, C., Loeb, M.B., Dewees, S., Jacobson, A.: Duodenal ulcer – a socio-psychological study of naval enlisted personnel and civilians. Berkeley: University of California Press 1948

33. Schultz, I.H.: Das Autogene Training, 13. Aufl. Stuttgart: Thieme 1970
34. Seymour, C.T., Weinberg, J.A.: Emotion and gastric activity. J.A.M.A. *171*, 1193 (1959)
35. Small, W.P., Cay, E.L., Dugard, P. et al.: Peptic ulcer surgery in relation to the psychological status of the patient. Gut *9*, 733 (1968)
36. Small, W.P., Cay, E.L.: Emotional aspects of peptic ulcer surgery. Excerpta Med. Int. Congr. Ser. *304* (1973)
37. Stacher, G.: Zur Frage der Magensäureproduktion im Schlaf. Wien. Klin. Wochenschr. *85*, 702 (1973)
38. Stacher, G., Berner, P., Naske, R.: Der Einfluß von Ruhesuggestion in Hypnose auf die Magensaftproduktion. Wien. Med. Wochenschr. *123*, 160 (1973)
39. Stacher, G., Stärker, D.: Inhibitory effect of bromazepam on basal and betazole-stimulated gastric acid secretion in man. Gut *15*, 116 (1974)
40. Stacher, G., Stärker, D.: Inhibitory effect of bromazepam on insulin-stimulated gastric acid secretion in man. Am. J. Dig. Dis. *20*, 156 (1975)
41. Stacher, G., Presslich, B., Stärker, H.: Gastric acid secretion and sleep-stages during natural night sleep, Gastroenterology *68*, 1449 (1975)
42. Stacher, G., Berner, P., Naske, R., Schuster, P., Bauer, P., Stärker, D., Schulze, D.: Effect of hypnotic suggestion of relaxation on basal and betazole-stimulated gastric acid secretion. Gastroenterology *68*, 656 (1975)
43. Stacher, G., Berner, P., Naske, R., Schuster, P., Stärker, H., Schulze, D.: Effect of bromazepam on gastric acid secretion related to hypnotically induced anxiety. Int. J. Clin. Pharmacol. *14*, 126 (1976)
44. Stacher, G., Bauer, P., Schmierer, G.: Die Wirkung von durch Autogenes Training induzierter Entspannung auf die basale und die Betazol-stimulierte Magensäuresekretion. Aerztl. Prax. Psychother. *4*, 3 (1981)
45. Szasz, T.S. Psychiatric aspects of vagotomy. A preliminary report. Ann. Intern. Med. *28*, 279 (1948)
46. Szasz, T.S.: Psychiatric aspects of vagotomy. II. A psychiatric study of vagotomised ulcer patients with comments on prognosis. Psychosom. Med. *11*, 4 (1949)
47. Thomas, J., Greig, M., Piper, D.W.: Chronic gastric ulcer and life events. Gastroenterology *78*, 905 (1980)
48. Uexküll, T. (Hrsg.): Lehrbuch der Psychosomatischen Medizin, 2. Aufl. München: Urban & Schwarzenberg 1981
49. Valnes, K., Myren, J., Qvigstad, T.: Trimipramine in the treatment of gastric ulcer. Scand. J. Gastroenterol. *13*, 497 (1978)
50. Weiner, H., Thaler, M., Reiser, M.F., Mirsky, I.A.: Etiology of duodenal ulcer. I. Relation of specific psychological characteristics to rate of gastric secretion (serum pepsinogen). Psychosom. Med. *19*, 1 (1957)
51. Wetterhus, S., Aubert, E., Berg, C.E. et al.: The effect of trimipramine (surmontil) on symptoms and healing of peptic ulcer. A double blind study. Scand. J. Gastroenterol. [Suppl. 43] *12*, 33 (1976)
52. Wieck, H.H., Kallenberg, A., Liebler, G., Pauli, W., Posth, H.E.: Klinische Untersuchungen zur Psychosomatik der Ulcuskrankheit. Neurologie *27*, 133 (1959)
53. Wolf, S., Wolff, H.G.: Human gastric function. New York: Oxford University Press 1943
54. Yessler, P.G., Reiser, M.F., Rioch, D.McK.: Etiology of duodenal ulcer. II. Serum pepsinogen and peptic ulcer in inductees. J.A.M.A. *169*, 451 (1959)

Kapitel 19

Antacida, Wismutsalze, Filmbildner

W. Rösch

1 Definitionen

1.1 Antacida

Basen, die therapeutisch zur Neutralisierung der Salzsäure des Magens eingesetzt werden.

1.2 Acidität

Säurekonzentration, i. allg. angegeben in Milliäquivalent pro Liter (mAq/l) oder Millimol pro Liter (mmol/l oder mM). Die höchstmögliche Acidität des Magensaftes beträgt 160 mmol/l. Die überwiegende Mehrzahl der Säureäquivalente einer solchen Salzsäurelösung sind freie Ionen. Der negative Logarithmus der Konzentration freier Ionen (Wasserstoffionenaktivität) gibt den pH-Wert an. Das pH einer 160 millimolaren Lösung beträgt 0,8.

2 Grundlagen der Wirkung

2.1 Wirkungsprinzip

Die entscheidende chemische Reaktion aller Antacida ist die Neutralisation eines Säureions (H^+) durch ein Hydroxydion (OH^-) des Antacidums: $H^+ + OH^- = H_20$.

2.2 Historische Entwicklung

Die Antacidatherapie hat offensichtlich ihre Wurzeln in der Antike, wobei die erdessenden Naturvölker (Geophagen) sich die neutralisierende

Wirkung von Magnesiumhydrosilikaten zunutze machten. Anfangs des 20. Jahrhunderts entdeckte Petri die säuresekretionshemmende Wirkung des Wasserstoffperoxids, das wegen seines unangenehmen Geschmacks vom Magnesiumperhydrol bald abgelöst wurde. Mitte der dreißiger Jahre rückten die Magnesiumsilicate in den Vordergrund. Heute stehen uns 89 verschiedene Antacidapräparationen unterschiedlichster Zusammensetzung zur Verfügung (Rote Liste 1980), von den mineralischen Monosubstanzen und rezeptfreien Spezialitäten ganz abgesehen.

2.3 Chemie

Tabelle 1 zeigt die chemische Struktur einiger gebräuchlicher Antacida und deren Reaktion mit der Salzsäure des Magensaftes.

2.4 Pharmakokinetik

2.4.1 Verweildauer im Magen, Zeitpunkt der Antacidagabe

Antacida, auf nüchternen Magen eingenommen, sind nach 30 min nur noch in geringer Menge im Magen nachweisbar [34], was ihre Konzentration bzw. Neutralisationskapazität anlangt, auch wenn endoskopisch noch nach 90 min Reste nachweisbar sein sollten [60].
Die in vielen gastroenterologischen Lehrbüchern unterschiedlich beantwortete Frage, ob Antacida vor, zu, nach oder zwischen den Mahlzeiten eingenommen werden sollen, kann nach den Untersuchungen von Fordtran et al. [23] heute wohl dahingehend beantwortet werden, daß eine Einnahme ein und drei h nach einer Mahlzeit eine ideale Kombination zwischen Pufferkapazität des Speisebreis und der des Antacidums ermöglicht (Abb. 1). Bei 6 über den Tag verteilten Mahlzeiten wird in jüngster Zeit anstelle einer 7. Dosis vor dem Zubettgehen die Gabe von 400 mg Cimetidin diskutiert.

2.4.2 Resorption

Resorbierbare Antacida, vor allem Natriumbicarbonat, werden wegen ihrer systemischen Nebenwirkungen – Alkalose und Natriumüberlastung bei Patienten mit Herzinsuffizienz – heute kaum mehr angewandt. Wichtig ist jedoch der Umstand, daß auch die sogenannten nichtresorbierbaren Antacida in kleinen Mengen resorbiert werden. Je nach Zusammensetzung des Antacidums gelangen auf diese Weise Ca, Mg oder Al in den Kreislauf und können bei Patienten mit Niereninsuffizienz gefährliche Nebenwirkungen verursachen. Näheres s. Abschn. 3.5.

Tabelle 1. Chemische Struktur der gebräuchlichen Antacida und ihre Reaktion mit Salzsäure. Die unterstrichenen Ionen bilden unlösliche Salze mit Cl^-. Ebenso ist $CaCO_3$ unlöslich

Bezeichnung des Antacidums	Chemische Struktur	Reaktion mit Salzsäure
Natriumbicarbonat	$NaHCO_3$	$Na^+ + HCO_3^- + H^+ \rightarrow Na^+ + CO_2 + H_2O$
Aluminiumhydroxid	$Al(OH)_3$	$Al^{3+} + 3OH^- + 3H^+ \rightarrow \underline{Al^{3+}} + 3H_2O$
Calciumcarbonat	$CaCO_3$	$Ca^{2+} + CO_3^{2-} + 2H^+ \rightarrow Ca^{2+} + H_2O + CO_2$ im Magen $Ca^{2+} + CO_3^{2-} \rightarrow CaCO_3$ im Dünndarm
Aluminiumphosphat	$AlPO_4$	$Al^{3+} + PO_4^{3-} + 2H^+ \rightarrow \underline{Al^{3+}} + H_2PO_4^-$
Magnesiumhydroxid	$Mg(OH)_2$	$Mg^{2+} + 2OH^- + 2H^+ \rightarrow \underline{Mg^{2+}} + 2H_2O$
Magnesiumtrisilicat	$Mg_2Si_3O_8 \cdot {}_nH_2O$	$Mg_2Si_3O_8 + 4H^+ \rightarrow \underline{2Mg^{2+}} + 3SiO_2 + 2H_2O$
Magnesiumcarbonat	$MgCO_3$	$MgCO_3 + 2H^+ \rightarrow \underline{Mg^{2+}} + CO_2 + H_2O$
Aluminiummagnesiumhydroxid-carbonat-hydrat (Talcid)	$Mg_6Al_2(OH)_{16}CO_3 \cdot 4H_2O$	$Mg_6Al_2(OH)_{16} \cdot 4H_2O + 18H^+ \rightarrow \underline{6Mg^{2+}} + \underline{2Al^{3+}} + 21H_2O + CO_2$

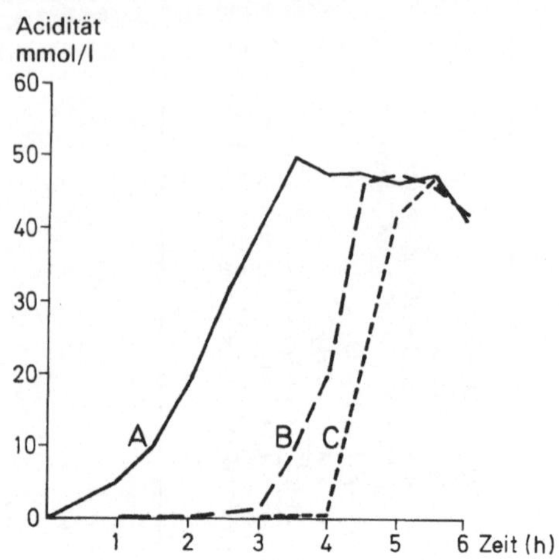

Abb. 1. Acidität des Mageninhalts nach einer Proteinmahlzeit. *A* ohne Antacidum, *B* 1 h p.c. Gabe von 80 mmol eines Antacidums, *C* Gabe des Antacidums 1 und 3 h nach Nahrungsaufnahme

2.4.3 Darreichungsform fest oder flüssig?

Antacida in Tablettenform bewirken im Vergleich zur Pulver- oder Gelform einen nur kurzfristigen pH-Anstieg [63]. Aus diesem Grund wird heute, zumindest im Klinikbereich, den Antacidagelen der Vorzug gegeben. Untersuchungen von Barreras et al. [4] haben jedoch gezeigt, daß die längste Wirkung bei äquimolarer Dosierung mit Lutschtabletten („lozenges“) zu erzielen ist, so daß für die ambulante Therapie eine andere Darreichungsform als in der Klinik zu diskutieren ist (vgl. Tabelle 3). Die Geschwindigkeit der chemischen Umsetzung der Antacida mit Säure spielt bei der Frage der therapeutischen Wirksamkeit keine Rolle.

2.4.4 Wirksamkeit in Abhängigkeit von der Dosierung

Zwischen den von Myhill u. Piper [49] errechneten und den von Fordtran et al. [24] bei In-vivo-Untersuchungen ermittelten Richtzahlen einer Neutralisationskapazität zwischen 50 und 150 mval und der von den Herstellern empfohlenen Dosis bestehen erhebliche Diskrepanzen, wie Holtermüller et al. [34] zeigen konnten (Tabelle 2).
Die Frage der individuell optimalen Dosis ist von Fordtran [23] näher untersucht worden. Demnach ist bei den sog. Hypersekretoren (PAO über 25 mmol HCl/h) zur Erzielung des gleichen Effekts wie bei den Hyposekretoren (PAO unter 17 mmol HCl/h) eine etwa 8fach höhere Dosis erforderlich (Abb. 2). Bei unzureichender Schmerzfreiheit empfehlen die Autoren an 4 aufeinanderfolgenden Tagen bei diesen Patienten 1 h nach einer Standardmahlzeit verschiedene Dosen eines Antacidums (entsprechend einer Neutralisationskapazität zwischen 0 und 150 mval) zu geben und

Tabelle 2. Erforderliche Dosis in Gramm verschiedener Antacida zur Neutralisation von 50 mval Salzsäure im Vergleich zu der vom Hersteller empfohlenen Einzeldosis

Handelsname	Erforderliche Dosis (g) zur Neutralisation von 50 mmol HCl	Vom Hersteller empfohlene Dosis (g)
Andursil	12,7	10,0
Aludrox	27,9	5,2–10,4
Gelusil	31,8	5,4–10,8
Kompensan	33,6	5,0–10,0
Locid	15,3	12,5
Maaloxan	18,6	10,0–20,0
Phosphalugel	324,6	10,0–20,0
Solugastril	12,6	10,0

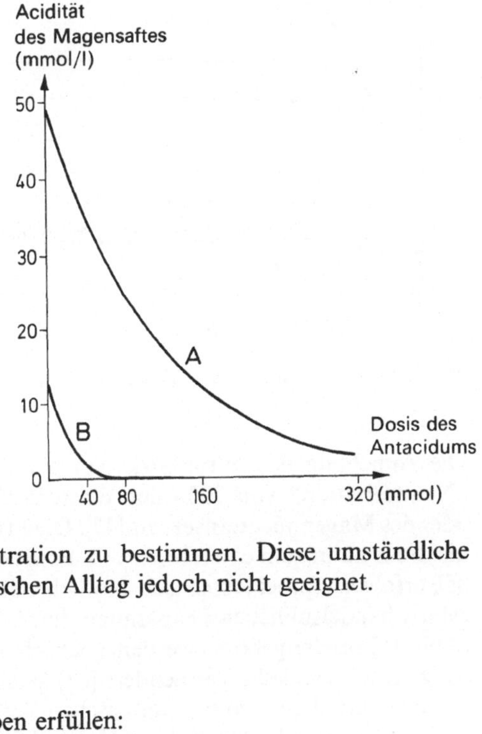

Abb. 2. Acidität des Mageninhalts 3 h nach einer Proteinmahlzeit und 2 h nach einer Antacidagabe in Abhängigkeit von der Dosis des Antacidums. *A* Hypersekretoren (PAO über 25 mmol/h), *B* Hyposekretoren (PAO unter 17 mmol/h)

2 h später die Säurekonzentration zu bestimmen. Diese umständliche Maßnahme ist für den klinischen Alltag jedoch nicht geeignet.

2.5 Wirkungsmechanismus

Antacida sollen vier Aufgaben erfüllen:

- Neutralisation der gebildeten Säure
- Inaktivierung von Pepsin
- Adsorption von Gallensäuren
- Aufbau eines mucosaprotektiven Films

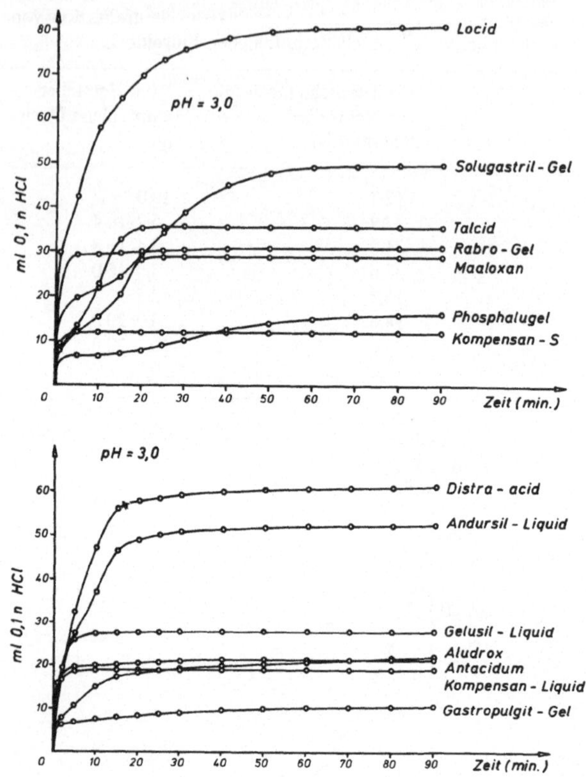

Abb. 3. Neutralisationskapazität gängiger flüssiger Antacida bei 37 °C

Die Anhebung des intragastrischen pH auf über 3,5 entspricht einer „Neutralisation" von 99% der Wasserstoffionen einer 0,1 n Salzsäure oder des Magennüchternsekrets [47]. Die Prüfung der „Potenz" eines Antacidums kann zum einen in vitro, z. B. nach dem pH-stat-Verfahren [24, 35], erfolgen. Dabei lassen sich deutliche Unterschiede zwischen den einzelnen handelsüblichen Präparaten, die in flüssiger (Abb. 3) oder fester (Abb. 4) Form angeboten werden, nachweisen. Die fortlaufende pH-Messung mittels Heidelberger Senders [63] liefert nur Anhaltspunkte für das In-vivo-Verhalten; den physiologischen Verhältnissen eher entsprechend ist die intragastrale Titration nach einer flüssigen Probemahlzeit [53, 70]. Dabei hat sich gezeigt, daß Antacida in Eiweißlösung einen Teil ihrer Aktivität verlieren. Dies gilt nach Untersuchungen von Halter et al. [29] in erster Linie für Aluminiumhydroxid-haltige Antacida. So haben nach Becker und Degenhardt [6] 10 ml Gelusil liquid und 10 ml Maaloxan

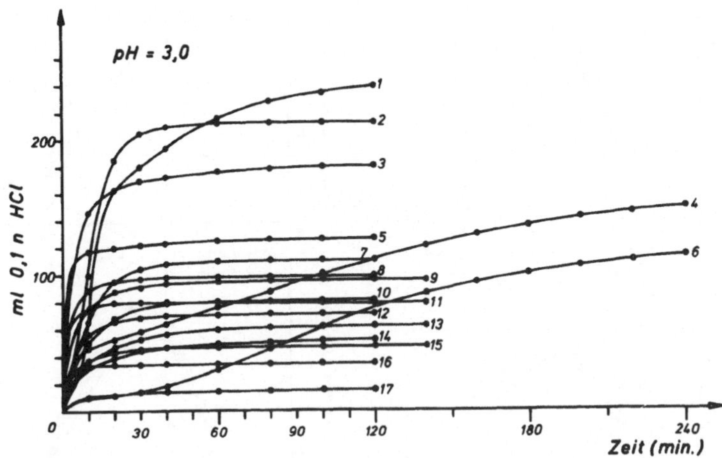

Abb. 4. In-vitro-Neutralisationskapazität von Antacida in Tablettenform. *1* Maaloxan-Forte; *2* Andursil; *3* Stomigen-K; *4* Gastro-Teknosal; *5* Rennie; *6* Aludrox; *7* Gastropulgit-Tabs; *8* Milch-Masigel; *9* Masigel; *10* Gelusil; *11* Ulgastrin-Lac; *12* Gelusil-Lac; *13* Acidrine; *14* Neutrilac; *15* Lac-4; *16* Gaviscon; *17* Phosphalutab

in vivo die gleiche Neutralisationskapazität, während sich bei den In-vitro-Bestimmungen deutliche Unterschiede finden.

Das modernste Verfahren scheint die direkte Messung der postprandial ins Duodenum transportierten Säure zu sein, ein relativ aufwendiges Verfahren, das jedoch der Situation des Ulcus-duodeni-Patienten am nächsten kommt und Rückschlüsse auf die Utilisation eines Antacidums zuläßt [16, 43]. Dabei hat sich gezeigt, daß der Effekt der Antacida von der Neutralisationskapazität des Antacidums, dem Zeitpunkt der Einnahme, dem Sekretorstatus, der Magenverweildauer und der Darreichungsform abhängt. Auf diese Punkte ist in Abschn. 2.4 eingegangen worden.

Durch Anhebung des pH wird die Pepsinaktivität vermindert und ist ab pH 3,5 weitgehend erloschen. Bis pH 5 verläuft diese Reduzierung reversibel, oberhalb dieses pH-Werts wird Pepsin irreversibel inaktiviert. Daneben wird eine Inaktivierung durch während der Antacidadissoziation entstehende Metallionen (Aluminium, Wismut) diskutiert sowie eine Adsorption bzw. Präzipitation durch Antacida. Die in Abb. 5 wiedergegebene Verminderung der Pepsinaktivität durch verschiedene Antacida spricht dafür, daß Pepsin hauptsächlich an undissoziierte Antacidakolloide adsorbiert wird. Welche Rolle die Pepsinkomponente des Magensafts bei der Ulcusentstehung spielt, ist derzeit allerdings unklar.

Die Gallerefluxtheorie wird bei der Pathogenese der chronischen Gastritis und des Magengeschwürs in verstärktem Maße herangezogen, der Ein-

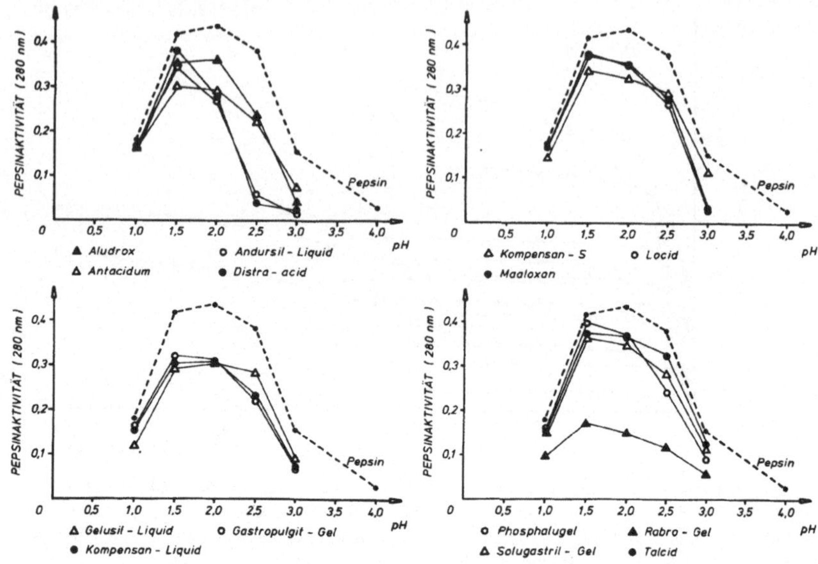

Abb. 5. Pepsinhemmung durch Antacida

satz von Aluminiumhydroxid wird zur Zeit wegen der starken Bindung von Gallensäuren [14] beim operierten Magen, dem Ulcus ventriculi, der chologenen Diarrhoe [57] und der alkalischen Refluxgastritis diskutiert, auch wenn ein Effekt auf die klinischen Symptome nach den mit Cholestyramin gemachten ungünstigen Erfahrungen [45] zweifelhaft erscheint. Wie vergleichende Untersuchungen mit verschiedenen Antacida gezeigt haben, findet sich bei fast allen Antacida eine stärkere Bindung der Dihydroxy-Gallensäuren im Vergleich zu den Trihydroxy-Gallensäuren (Abb. 6). Diese Gallensäurenbindung weist eine deutliche pH-Abhängigkeit auf, wie am Beispiel des Maaloxan in Abb. 7 gezeigt wird. In einem Bereich zwischen pH 4 und pH 7 wird der größte Teil der Gallensäuren gebunden, bei pH 8 im Duodenum dürften sie wieder freigesetzt werden, so daß weder die Fettverdauung noch der enterohepatische Kreislauf tangiert werden.
Am schwierigsten zu reproduzieren ist sicherlich der für Antacida postulierte mucosaprotektive Film. Ein Ansatzpunkt dazu wäre die Viscosität der einzelnen Antacida, obwohl nur bedingt aus diesem mechanischen Phänomen auf das Verhalten im Mageninnern geschlossen werden kann. Zumindest bei der Behandlung der Refluxkrankheit der Speiseröhre könnte jedoch die in Abb. 8 wiedergegebene Viscosität der Antacida eine Bedeutung haben.

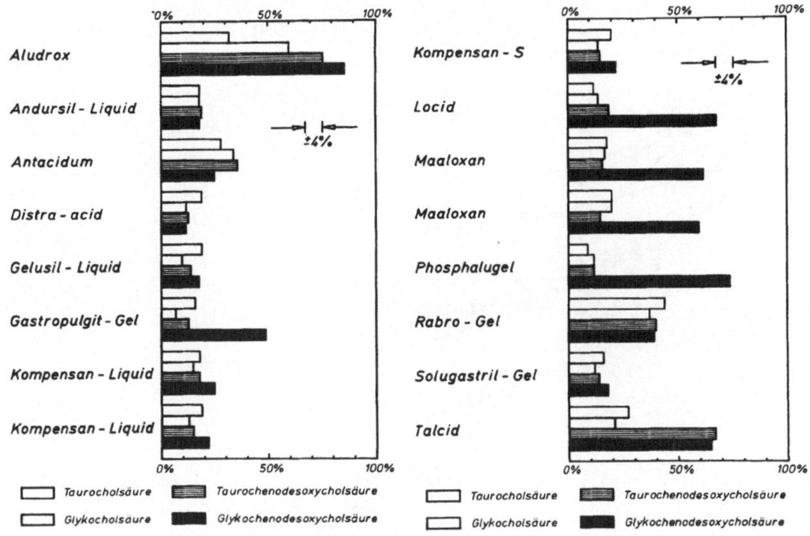

Abb. 6. Bindung von Gallensäuren an flüssige Antacida

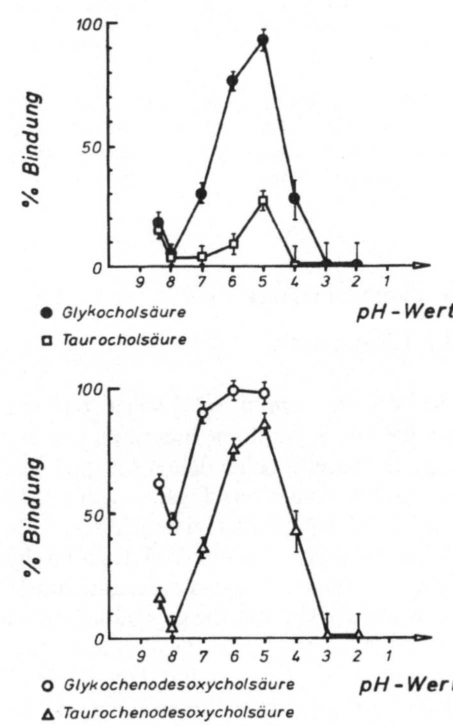

Abb. 7. pH-Abhängigkeit der Gallensäurenbindung am Beispiel des Maaloxan

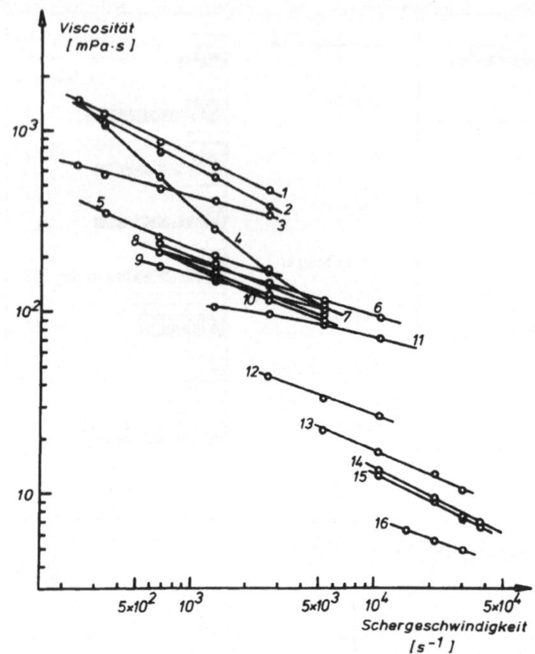

Abb. 8. Viscosität verschiedener Antacidasuspensionen. *1* Antacidum; *2* Locid; *3* Solugastril-Gel; *4* Rabro-Gel; *5* Gastropulgit-Gel; *6* Talcid; *7* Kompensan-S; *8* Kompensan-Liquid[a]; *9* Phosphalugel; *10* Kompensan-Liquid[b]; *11* Andursil-Liquid; *12* Gelusil-Liquid; *13* Distra-acid; *14* Maaloxan[a]; *15* Maaloxan[b]; *16* Aludrox. [a]Beutelform; [b]Flaschenform

3 Therapeutischer Effekt

3.1 Ulcusschmerz

1952 konnte Lawrence [37] zeigen, daß nach Gaben von Natriumbicarbonat die Ulcussymptome innerhalb von 10 min abklangen, während in einer mit Placebo behandelten Gruppe die Beschwerden erst nach durchschnittlich 35 min verschwanden und vollständige Beschwerdefreiheit nur bei 13% der Patienten zu erzielen war. Der schmerzlindernde Effekt der Antacida, zumindest auf die Ulcus-duodeni-Symptomatik, ist in jüngster Zeit von einigen Autoren aufgrund von Doppelblindstudien in Frage gestellt worden [12, 66], die gegenüber einer Placebomedikation keinen Unterschied nach einer Einzelgabe bzw. nach einer 4wöchigen Therapie in bezug auf den Schmerzcharakter fanden. Littman et al. [40] sahen zwar in einer kontrollierten Studie einen positiven Effekt von Aluminiumhydr-

oxid auf spontane Schmerzepisoden des Ulcus duodeni, nicht jedoch auf den durch intragastrale Säureinstillation ausgelösten Schmerz.
Die Studien, in denen den Antacida ein Effekt auf die Ulcussymptomatik abgesprochen wird, widersprechen der klinischen Erfahrung, daß ein nicht unerheblicher Prozentsatz von Patienten bei entsprechenden Beschweren nach einem Antacidum verlangt und nach Einnahme passager beschwerdefrei wird. Offen ist vorderhand die Frage, ob die Besserung durch einen Placeboeffekt zustande kommt. Was die kontrollierten Studien betrifft, in denen die schmerzlindernde Wirkung der Antacida angezweifelt wird, ist Vorsicht bei der Beurteilung der Resultate am Platze. Eine wissenschaftlich einwandfreie Quantifizierung von Ulcusschmerzen ist außerordentlich problematisch. Sie sollte, wenn möglich, von drei Interviewern vorgenommen werden, deren „observer variation" nur etwa 15% ausmacht. Schwierigkeiten ergeben sich zudem in der individuellen Schmerzschwelle, die von Patient zu Patient recht unterschiedlich ausgeprägt sein kann. Vielen der in jüngster Zeit publizierten Studien gemeinsam ist die Beobachtung, daß eine Korrelation zwischen klinischer Symptomatik und Vorhandensein bzw. Verschwinden einer Ulcusnische nicht besteht.
Eine Zusammenfassung klinischer Studien, die eine Beeinflussung der Schmerzsymptomatik durch Antacida untersucht haben, ist in Tabelle 3 wiedergegeben.

3.2 Ulcusheilung

Der Effekt einer konsequenten Antacidatherapie auf die Ulcusheilung im Sinne einer beschleunigten Abheilung wird unterschiedlich beurteilt. Während Baume u. Hunt [5] unter einer $CaCO_3$-Medikation sogar eine verzögerte Abheilung beobachtet haben wollen, sahen Hollander u. Harlan [31] unter stündlicher Gabe von 840 mg $CaCO_3$ einen positiven Effekt beim Ulcus ventriculi und Ulcus duodeni, ein Ergebnis, das Butler u. Gersh [12] mit einer anderen Antacidapräparation (Magnesium-Aluminiumhydroxid) nicht zu reproduzieren vermochten. In einer von Peterson et al. [52] vorgelegten Studie ließ sich durch eine hochdosierte Antacidatherapie entsprechend den Fordtran-Empfehlungen bei Ulcus-duodeni-Patienten ein hoch signifikanter Unterschied gegenüber einer Placebomedikation nachweisen. Der Effekt entsprach in etwa dem von anerkannt potenten Ulcustherapeutica, wie H_2-Receptorantagonisten, kolloidalem Wismut und Carbenoxolon.
Die hochdosierte Antacidadauermedikation, mit der Peterson et al. eine signifikante Beschleunigung der Abheilung von Zwölffingerdarmgeschwüren erzielen konnten, erscheint wegen der dabei beobachteten Ne-

Tabelle 3. Übersicht über die klinischen Studien, in denen die Beeinflussung der Ulcusschmerzsymptomatik durch Antacida untersucht wurde (– = keine Untersuchung)

Autor	Patienten	Antacidum	Einzeldosis in mval	Ulcus ventriculi	Ulcus duodeni
Butler u. Gersh [12]	Stationär	$MgAl(OH)_5$	72	Nicht wirksam	–
Doll et al. [18]	Stationär	$NaHCO_3$	80	Nicht wirksam	–
Hollander u. Harlan [31]	Ambulant	$CaCO_3$	8,2	Wirksam	Nicht wirksam
Littman et al. [40]	Stationär	$Al(OH)_3$	42	–	Wirksam
Lorber et al. [41]	Ambulant	$MgAl(OH)_5$	78	–	Wirksam
Peterson et al. [52]	Ambulant	$MgAl(OH)_5$	144	–	Nicht wirksam
Sturdevant et al. [66]	Stationär	$MgAl(OH)_5$	30	–	Nicht wirksam
Sturdevant et al. [66]	Ambulant und stationär	$MgAl(OH)_5$	124	–	Nicht wirksam
Lam et al. [36]	Ambulant	$MgAl(OH)_5$	175	–	Nicht wirksam

Tabelle 4. Übersicht über die klinischen Studien, in denen die Wirkung der Antacida auf die Ulcusheilung untersucht wurde (– = keine Untersuchung)

Autor	Patienten	Antacidum	Tagesdosis in mval	Ulcus ventriculi	Ulcus duodeni
Baume u. Hunt [5]	Ambulant	$CaCO_3$	1600	Nicht wirksam	–
Butler u. Gersh [12]	Stationär	$MgAl(OH)_5$	576	Nicht wirksam	–
Doll et al. [18]	Stationär	$NaHCO_3$	480	Nicht wirksam	–
Hollander u. Harlan [31]	Ambulant	$CaCO_3$	131	Wirksam	Nicht wirksam
Kunert u. Ottenjann [35]	Stationär	$MgAl(OH)_5$	562	–	Wirksam
Peterson et al. [52]	Ambulant	$MgAl(OH)_5$	1008	–	Wirksam
Lam et al. [36]	Ambulant	$MgAl(OH)_5$	175	–	Wirksam

benwirkungen (66% Durchfälle) nicht praktikabel. Da zudem, wie die Untersuchungen von Roth u. Berger [56] gezeigt haben, Ulcuspatienten nur etwa 50% der verordneten Medikamente bzw. Dosen einnehmen, ergeben sich ernste Bedenken gegen die Antacidatherapie mit 7 hohen Dosen pro Tag.
Möglicherweise reichen niedrigere Antacidadosen aus, um denselben Effekt auf die Ulcusheilung zu erzielen. So sahen Kunert u. Ottenjann [35] unter einer Gabe von 560 mval/tgl. ebenfalls eine beschleunigte Heilung des peptischen Ulcus. Inwieweit die von Lam et al. [36] bei einer chinesischen Population gemachte Beobachtung, daß eine Neutralisationskapazität von 175 mval/tgl. ausreicht, auf europäische Verhältnisse übertragbar ist, scheint bei der unterschiedlichen Sekretionskapazität (PAO $19{,}4 \pm 7{,}8$ mmol/h gegenüber $37{,}1 \pm 2{,}8$ mmol/h in den USA) zweifelhaft (Tabelle 4).

3.3 Rezidivprophylaxe

In den Vereinigten Staaten wird bei Hypersekretoren mit einer Neigung zu rezidivierenden Ulcera duodeni von einigen Autoren [23, 47] eine Antacidadauermedikation, einer Dosierung von 80 bis 160 mmol HCl entsprechend, 1 h nach den Mahlzeiten und vor dem Zubettgehen empfohlen. Ergebnisse, ob sich dadurch wirklich Ulcusrezidive verhindern lassen, liegen ebensowenig vor wie Berichte darüber, wie viele Patienten dieses Schema wirklich praktizieren.
Gesicherte Daten über eine Verhütung von Ulcuskomplikationen unter einer Antacidamedikation liegen in der Literatur nicht vor. Vom klinischen Alltag her hat man den Eindruck, daß unter einer symptomatischen Antacidatherapie Blutungen und Perforationen vorkommen können.

3.4 Streßulcusprophylaxe

Während im Tierexperiment Antacida eher einen negativen Einfluß auf streßinduzierte Schleimhautläsionen zeigten [17], konnte beim Menschen die Entwicklung von Streßulcera durch die stündliche Gabe von Antacida bei entsprechender Disposition (Verbrennungen, Schädelhirntrauma) weitgehend vermieden werden [62]. In mehreren kontrollierten Studien erwies sich dabei das Austitrieren des Mageninhalts auf ein konstantes pH von über 3,5 einer intravenösen Cimetidingabe als überlegen [30, 54, 65]. Da jedoch eine tagelang liegende Magenverweilsonde fast immer zu einer erosiven Refluxoesophagitis mit Blutungsneigung führt, wird vielerorts auch aus Gründen der Praktikabilität einer parenteralen Cimetidintherapie bei der Streßulcusprophylaxe der Vorzug gegeben.

3.5 Nebenwirkungen der Antacidatherapie

Ein nebenwirkungsfreies Antacidum gibt es nicht, doch ist bei der Beachtung von Kontraindikationen und bestimmten Vorsorgemaßnahmen ein weitgehend risikofreies Therapieren möglich.
Aluminiumhydroxid hemmt die Phosphatresorption und kann bei geringer diätetischer Zufuhr zum Syndrom der akuten Phosphatverarmung (Appetitlosigkeit, Muskelschwäche, Osteomalacie) führen [42]. Es wird auch als Ursache der Dialyseencephalpathie angeschuldigt, der letztlich eine Aluminiumintoxikation zugrunde liegt [1]. Die obstipierende Wirkung kann bei partieller Lumenobstruktion bis zum kompletten Ileus führen [68]. Wichtig ist die eingeschränkte Resorption von Tetracyclinen und Digoxin durch Adsorption bzw. Komplexbildung [11]. Näheres vergl. S. 333.
Calciumcarbonat führt in einer Dosierung von 30–40 g/tgl. zu einer Hypercalciämie, die in Verbindung mit reichlichem Milchgenuß bis zum Milch-Alkali-Syndrom (Hypercalciämie, Alkalose, Niereninsuffizienz) gehen kann. Der obstipierende Effekt ist neuerdings wieder in Frage gestellt worden [15].
Magnesiumhydroxid darf bei eingeschränkter Nierenfunktion wegen der Gefahr einer lebensbedrohlichen Hypermagnesiämie nicht gegeben werden. Im Dünndarm setzt die Substanz Cholecystokinin-Pankreozymin frei, das möglicherweise für die unter Magnesiumpräparaten zu beobachtenden Durchfälle verantwortlich zu machen ist.
Unter einer Langzeitmedikation mit Magnesiumtrisilicaten kann es zur Bildung von Silicatnierensteinen kommen, eine Niereninsuffizienz gilt als Kontraindikation.
Natriumcarbonat als Reinsubstanz ist wegen der Gefahr einer metabolischen Alkalose kaum noch im Gebrauch. Wegen des hohen Natriumgehalts ist bei einer Herzinsuffizienz Vorsicht geboten (2 g $NaHCO_3$ = 1,4 g NaCl). Im allgemeinen ist jedoch bei den im Handel befindlichen „Mischpräparaten" in der üblichen Dosierung mit Nebenwirkungen nicht zu rechnen.
Auf die bei einer Reihe von Antacida nachweisbare *Säurerückkopplung* („acid rebound") soll noch etwas ausführlicher eingegangen werden. An der Tatsache, daß nach Calciumcarbonat, Magnesiumhydroxid und möglicherweise auch noch anderen Antacida eine reaktive Säuresekretion zu beobachten ist, besteht heute kein Zweifel mehr [2, 3, 9, 10, 22]. Die Bedeutung des Gastrinanstiegs nach Antacidagabe (Aluminiumhydroxid, $CaCO_3$, $Mg(OH)_2$, $NaHCO_3$), die vorwiegend bei Ulcus-duodeni-Patienten beobachtet wird [20], ist hingegen umstritten [67]. Der von Paul et al. [51] gefundene Antagonismus von $CaCO_3$ und $Mg(OH)_2$ hinsichtlich Gastrin und Säuresekretion konnte von Holtermüller et al. [35] nicht

Tabelle 5. Antacidatherapiekosten, berechnet unter Zugrundelegung der größten OP lt. Roter Liste von Apothekerverkaufspreis 31. 12. 1980

Handelspräparat	Neutralisationskapazität von		Kosten/Tag
	50 mval HCl	350 mval HCl	
Andursil Liquid	12,7 ml	88,3 ml	DM 7,40
Gelusil liquid	31,8 ml	222,6 ml	DM 14,90
Locid Suspension	11,1 ml	77,7 ml	DM 3,50
Maaloxan Suspension	20,6 ml	144,2 ml	DM 6,60
Phosphalugel	324,6 ml	2272,2 ml	DM 70,50
Solugastril Gel	12,6 ml	88,2 ml	DM 5,05

bestätigt werden. Dabei scheinen sowohl pH-Verschiebungen wie auch die Ionen direkt eine stimulierende Wirkung auszuüben [21]. Die Säurerückkoppelung, die bereits bei Dosen zwischen 0,5 und 3 g $CaCO_3$ beobachtet wurde, und die nach Holtermüller et al. [34] etwa das Doppelte der Basalsekretion betragen soll, scheint jedoch in der in den gängigen Handelspräparaten üblichen Dosierung bei Einnahme nach einer Mahlzeit keine Rolle zu spielen. Zumindest konnten mehrere Autoren bei intragastraler Titration keinen Effekt auf den Serumgastrinspiegel und die Säuresekretion nachweisen [19, 53, 70, 71]. Weder nach einer 14tägigen Dauertherapie [50] noch nach einer 6wöchigen Behandlung mit einem calciumhaltigen Antacidum ließ sich ein Effekt auf das Serumgastrin oder die säuresekretorische Leistung des Magens nachweisen [13]. Da Calciumcarbonat zu den billigsten und potentesten Antacida gehört, wird man auf seinen Einsatz so lange nicht verzichten können, bis ein nachteiliger Effekt eines möglichen Rebound-Phänomens auf die Ulcussymptome bzw. die Ulcusabheilung nachgewiesen wurde, auch wenn heute eine Reihe hochwirksamer calciumfreier Antacida zur Verfügung stehen.

3.6 Cost-Benefit-Rechnung

Legt man die Fordtranschen Empfehlungen von 7 Einzeldosen entsprechend einer Neutralisationskapazität von 350 mval HCl zugrunde [28], so ergeben sich nicht unerhebliche Kosten, wie die Tabelle 5 zeigt. Dies läßt die Frage berechtigt erscheinen, ob man sich nicht mit einer symptomatischen Therapie in der Form begnügen sollte, daß man den Patienten die Einnahme eines Antacidums dann empfiehlt, wenn sich Ulcussymptome bemerkbar machen.

Unberücksichtigt ist bei allen diesen Überlegungen die Akzeptanz des Antacidums durch den Patienten. Wir haben in einer Testreihe an 20 Studenten versucht, eine geschmackliche Wertung der gängigen Antacida zu

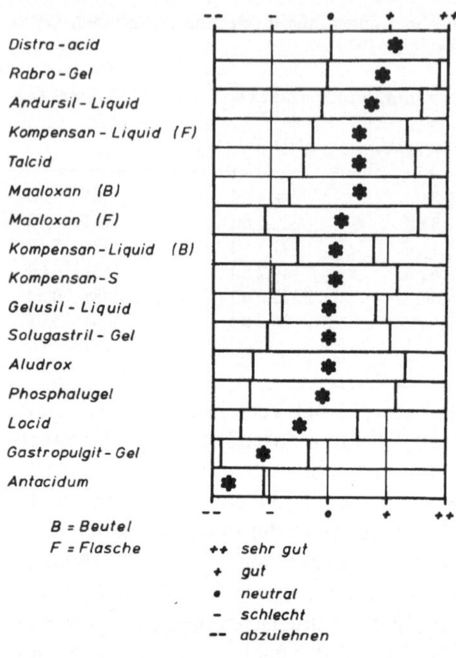

Abb. 9. Geschmacksbewertung flüssiger Antacida

bekommen. Auch wenn es problematisch erscheinen mag, aus individuellen Geschmacksempfindungen einen Mittelwert zu wählen, so zeigt die Abb. 9 doch, daß offensichtlich erhebliche Unterschiede in der Bevorzugung einzelner Antacida bestehen, die sich jedoch in der therapeutischen Compliance des Patienten durchaus niederschlagen können.

4 Praktische Antacidatherapie

4.1 Indikationsbereich der Antacida

In Tabelle 6 ist für einige Antacida eine Indikationsliste wiedergegeben, die sich auf die Monosubstanzen bezieht. Bei Kombinationspräparaten ist der z. T. antagonistische Effekt der Teilsubstanzen zu berücksichtigen. Ist ein therapeutischer Einsatz von Antacida im Gespräch, sollte man sich an den in Tabelle 2 wiedergegebenen Fakten orientieren.

4.2 Therapieempfehlungen (Abb. 10)

Wir selbst verwenden im klinischen Bereich nur noch „potente" Antacida, wie Andursil, Gelusil liquid, Maaloxan oder Solugastril. Dabei erhalten

Tabelle 6. Indikationsbereich der Antacida

Substanz	Indiziert bei	Kontraindiziert bei
Natriumbicarbonat	—	Niereninsuffizienz Herzinsuffizienz
Calciumcarbonat	Durchfallsneigung	Niereninsuffizienz
Aluminiumhydroxid	Durchfallsneigung Niereninsuffizienz	Dialysepatienten? Gleichzeitiger Gabe von Tetracyclin, Digitalis
Magnesiumhydroxid	Obstipation	Niereninsuffizienz
Magnesiumtrisilicat	Obstipation	Niereninsuffizienz

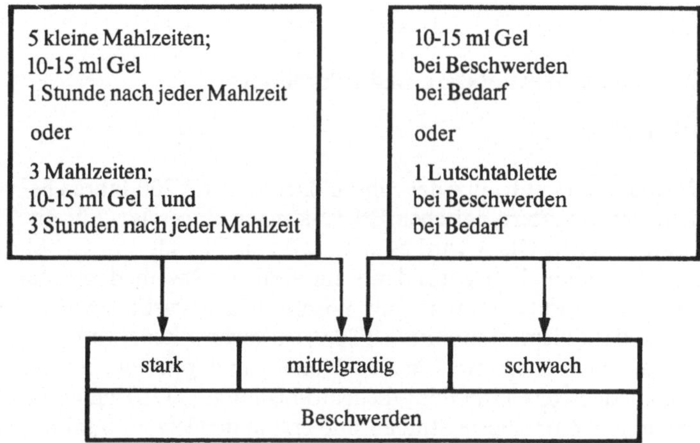

Abb. 10. Antacidatherapie

die Patienten 10 bis 15 ml/h nach den in der Ulcustherapie üblichen sechs kleinen Mahlzeiten mit der Empfehlung, bei zwischen den Mahlzeiten auftretenden Symptomen erneut zum Antacidum zu greifen. Zu der oben erwähnten Antacidagabe in der „therapeutischen“ Dosis von 7 × 30 ml haben wir uns nicht entschließen können. Die Einnahme des Antacidums wird solange empfohlen, wie Beschwerden bestehen. Treten Ulcusschmerzen sporadisch auf, wird nur noch rein symptomatisch beim Auftreten „dyspeptischer“ Beschwerden behandelt.

Ähnliches gilt für die Therapie akuter Magenerosionen, wo meist nur für wenige Tage eine klinische Symptomatik besteht. Eine prophylaktische Antacidatherapie im Sinne der Streßulcusprophylaxe führen wir nicht durch, da hier Cimetidin sinnvoller und einfacher zu handhaben scheint.

5 Schlußfolgerungen

Die Antacida stellen unverändert die Basistherapie des peptischen Ulcus dar, ausgehend von der Vorstellung, daß „ohne Säure kein Ulcus" entsteht [59]. Unterhalb eines stimulierten Säureoutputs von 14 mmol HCl/h ist eine Geschwürbildung im Duodenum praktisch unmöglich [27]. Ferner besteht möglicherweise eine Korrelation zwischen der Präsenz von Säure und dem Auftreten ulcusbedingter Schmerzen. Während die symptomatische Wirkung der Antacida weitestgehend anerkannt ist, bleibt der Einsatz hoher Antacidadosen als echtes Therapeuticum des Ulcusleidens ebenso wie die prophylaktische Gabe umstritten, zumal sich die Einnahme durch den Patienten nur schwer kontrollieren läßt. Eine prophylaktische Einnahme zur Rezidivprophylaxe erscheint nicht gerechtfertigt.

6 Anhang: Wismutsalze und Filmbildner

6.1 Wismut

Wismut aus der Gruppe der Filmbildner wird seit 200 Jahren bei verschiedenen gastroenterologischen Erkrankungen eingesetzt. Für die Therapie des peptischen Ulcus wird es seit 1850 von Chandler in Großbritannien und Kussmaul in Deutschland empfohlen. Das in dem „berühmten" Hafterschen Pulver enthaltende Wismut (Calcii carbonici 80,0, Magnesil peroxydati, Bismuti subnitrici a 20,0) ist wegen seltener cerebraler Nebenwirkungen wieder etwas in den Hintergrund getreten, im Ausland gewinnt jedoch das Trikalium-dicitrato-bismutat (TDB) zunehmend an Bedeutung. Kontrollierte Studien sind erst in den letzten 5 Jahren durchgeführt worden und zeigten überraschenderweise einen ausgezeichneten Effekt auf die Heilung sowohl des Ulcus duodeni als auch des Ulcus ventriculi (Tabelle 7).

Bei beiden Ulcusformen führte Wismut zu einer Beschleunigung der Heilung, allerdings in Kollektiven mit geringer Spontanheilungstendenz. Da Wismut nur eine minimale antacide und keine antisekretorische Wirkung entfaltet, ist die pathophysiologische Deutung schwierig. Angeblich soll Wismut einen Schutzfilm über die erkrankte Schleimhaut bilden und die protektiven Faktoren durch Einlagerung ins Granulationsgewebe stärken. Ein Nachteil der bislang vor allem in England doppelblind geprüften Wismutlösung DeNol (TDB) ist der penetrante Geruch nach Ammoniak und ein unangenehmes Brennen und Hitzegefühl nach dem Schlucken. In einer geschmacklich verbesserten Tablettenversion konnten Vantrappen et al. [69] die günstigen Ergebnisse der Wismutsuspension in einer kontrollierten Studie im Vergleich mit Cimetidin bestätigen.

Tabelle 7. Endoskopisch verifizierte Ulcusheilung nach einer 4wöchigen (bei Moshal, 1975, 4- bis 6wöchigen) Therapie mit Placebo oder TDB (Trikalium-dicitratowismutat) in kontrollierten Doppelblindstudien. Es wird die Anzahl geheilter Patienten und die Gesamtzahl der Behandelten angegeben. Da Wismut den Stuhl schwarz verfärbt, ist es fraglich, ob Doppelblindstudien mit dieser Substanz korrekt durchgeführt werden können.

	Heilung	
Autor, Jahr	Placebo	TDB
Ulcus duodeni		
Salmon (1974)	3/10	9/10
Moshal (1975)	5/31	24/27
Shreeve (1975)	4/19	14/19
Lee (1977)	2/10	8/ 9
Total	14/70 (20%)	55/67 (82%)
Ulcus ventriculi		
Boyes (1974)	2/10	7/10
Moshal (1974)	6/16	19/24
Lee (1977)	6/17	17/20
Total	14/43 (33%)	43/54 (80%)

Auch dem Zinksulfat wird ein positiver Effekt auf die Heilung des Ulcus ventriculi nachgesagt [26], der jedoch nicht allgemein akzeptiert ist [25]. Auch hier steht weniger das antiaggressive Potential als vielmehr eine protektive Wirkung im Vordergrund, wie sie auch dem im Handel nicht erhältlichen Amylopectinsulfat nachgesagt wird.

6.2 Alginsäure

Der Zusatz von *Alginsäure* bietet nach Untersuchungen von Stanciu u. Bennett [64] signifikante Vorteile gegenüber einem Natriumbicarbonat-Aluminiumhydroxidgemisch bei der Behandlung der schweren Refluxkrankheit, ist jedoch hinsichtlich der Langzeitwirkung der Fundoplicatio unterlegen [7]. Der Einsatz von Alginsäure, z. B. in dem Kombinationspräparat Gaviscon, ist bei Erkrankungen des Magens und Duodenums nicht indiziert.

6.3 Entschäumer, Attapulgiterde

Siliciumhaltige Entschäumer und *Attapulgiterde*, eine geschmacklich indiskutable Substanz, sind nicht kontrolliert geprüft worden und deshalb

Tabelle 8. Ergebnisse kontrollierter Studien beim Ulcus duodeni; P = Placebo, A = Antacidum, C = Cimetidin

Autor/Studie	Sucralfat		Vergleichspräparat		Behandlungsdauer in Wochen
	Anzahl der Patienten	Heilungsrate (%)	Anzahl der Patienten	Heilungsrate (%)	
Moshal/RSA [48]	30	60,0	29 (P)	24,0	6
Hollander u. Harlan/USA [31]	108	75,9	107 (P)	65,0	4
Fixa/CSSR	69	79,7	55 (P)	60,0	4
Orchard/UK	16	68,8	17 (P)	41,2	4
Martin/CAN	24	79,0	24 (C)	74,0	4
Banche/I	11	100,0	9 (P)	33,0	4
Marks et al./RSA [44]	29	83,0	28 (C)	71,0	6
Lahtinen/SF	16	60,0	16 (A)	44,0	4
Maier/BRD	13	85,0	13 (P)	54,0	4

Tabelle 9. Ergebnisse kontrollierter Studien beim Ulcus ventriculi; P = Placebo, A = Antacidum, C = Cimetidin

	Sucralfat		Vergleichspräparat		Behandlungsdauer in Wochen
	Anzahl der Patienten	Heilungsrate (%)	Anzahl der Patienten	Heilungsrate (%)	
Fixa/CSSR	24	70,8	14 (P)	21,4	4
Mayberry/UK	16	50,0	12 (P)	16,0	4
Ikeda/Japan	15	100,0	8 (A)	37,5	6
Orchard/UK	13	61,5	8 (P)	25,0	4
Penaloza/Col.	20	80,0	20 (A)	60,0	4
Yamagata/Japan/1971	81	69,1	78 (P)	53,8	12
Yamagata/Japan/1974	78	85,9	71 (P)	71,8	12
Marks et al./RSA [44]	27	63,0	28 (C)	75,0	6
Lahtinen/SF	24	57,0	24 (A)	13,0	4

Literatur in W. F. Caspary et al. Der peptische Ulcus und eine therapeutische Alternative. Wiesbaden 1981

bei der Behandlung des peptischen Ulcus mit einem großen Fragezeichen zu versehen.

6.4 Sucralfat

Zu den Sucralfat-Präparaten, die eine Schutzschicht auf der Ulcusoberfläche ausbilden sollen, gehört das basische Aluminiumsucrosesulfat (Ulcogant). Sucralfat besitzt eine starke Affinität zu Proteinen, wie sie auf der Ulcusoberfläche in größerer Menge zu finden sind. In zahlreichen, bislang nur teilweise veröffentlichten kontrollierten Studien wurde ein positiver Effekt auf die Heilung des Ulcus duodeni und des Ulcus ventriculi gesehen (Tabellen 8 und 9). Besondere Beachtung verdient eine japanische Publikation von Miyake et al. [46]. Diese Autoren beobachteten eine Heilung des Ulcus ventriculi innerhalb von 8 Wochen bei nur 49% der mit Sucralfat behandelten, aber bei 63% der mit Antacida behandelten Patienten. Nach Absetzen der Therapie dagegen waren Rezidive in der Sucralfatgruppe (37%) weniger häufig als in der Antacidumgruppe (81%). Sucralfat wird seit mehr als 10 Jahren in Japan angeblich mit Erfolg angewandt. In Deutschland sind die Erfahrungen noch relativ gering, so daß weitere Studien mit dieser potentiell sehr interessanten Substanz abgewartet werden müssen.

Literatur

1. Alfrey, A.C., Legendre, G.R. Kaehny, W.D.: The dialysis encephalopathy syndrome. N. Engl. J. Med. *294*, 184 (1976)
2. Barreras, R.F.: Acid secretion after calcium carbonate in patients with duodenal ulcer. N. Engl. J. Med. *282*, 1402 (1970)
3. Barreras, R.F.: The carbonate affair – is calcium indictable? N. Engl. J. Med. *287*, 587 (1973)
4. Barreras, R.F., Allen, J.L., Thoreson, C.M.: Another look at large infrequent doses of antacid. Gastroenterology *72*, 1027 (1977)
5. Baume, P.E., Hunt, J.H.: Failure of potent antacid therapy to hasten healing in chronic ulcers. Aust. Ann. Med. *78*, 113 (1969)
6. Becker, H.D., Degenhardt, T.: Bioverfügbarkeit und Pufferkapazität von Antazida. Fortschr. med. *99*, 1318 (1981)
7. Behar, J., Sheahan, D.G., Giancani, P., Spiro, H.M., Storer, E.H.: Medical and surgical management of reflux esophagitis. N. Engl. J. Med. *293*, 263 (1975)
8. Boyes, B.E., Woolf, I.L., Wilson, R.Y., Cowley, D.J., Dymcock, I.W.: Treatment of gastric ulcer with a wismut preparation. Postgrad. Med. J. [Suppl. 5], *51*, 29 (1975)
9. Breuhaus, H.C., Akre, O.H., Eyerly, J.B.: Nocturnal gastric secretion in normal and duodenal ulcer patients on various forms of therapy. Gastroenterology *16*, 172 (1950)
10. Brodie, M.J., Ganguli, P.C., Fine, A., Thomson, T.J.: Effects of oral calcium gluconate on gastric acid secretion and serum gastrin concentration in man. Gut *18*, 111 (1977)
11. Brown, D.D., Juhl, R.P.: Decreased bioavailability of digoxin due to antacids and kaolinpectin. N. Engl. J. Med. *295*, 1034 (1976)
12. Butler, M.L., Gersh, H.: Antacid vs placebo in hospitalized gastric ulcer patients: A controlled therapeutic study. Am. J. Dig. Dis. *20*, 803 (1975)
13. Caldwell, J.H., Cline, C.T., Fox, A.W., Cataland, S.: Effect of chronic antacid ingestion on serum gastrin and gastric secretion. Am. J. Dig. Dis. *21*, 863 (1976)
14. Clain, J.E., Malagelada, J.R., Chadwick, V.S., Hofmann, A.F.: Binding properties in vitro of antacids for conjugated bile acids. Gastroenterology *73*, 556 (1977)
15. Clemens, J.D., Feinstein, A.R.: Calcium carbonate and constipation: A historical review of medical mythopoeia. Gastroenterology *72*, 957 (1977)
16. Deering, T.B., Malagelada, J.R.: Comparison of an H_2 receptor antagonist and a neutralizing antacid on postprandial acid delivery into the duodenum in patients with duodenal ulcer. Gastroenterology *73*, 11 (1977)

17. Doertenbach, J.G., Hottenrott, C., Büsing, M., Gerstenberg, L., von, Ruf, W.: Über den Einfluß von Antazida auf streßinduzierte Magenschleimhautläsionen beim Ferkel. M.M.W. *119*, 151 (1977)

18. Doll, R., Price, A.V., Pygott, F., Sanderson, P.H.: Continous intragastric milk drip in the treatment of uncomplicated gastric ulcer. Lancet *1956 I*, 70

19. Dollinger, H.C., Betz, R., Raptis, D., Ueyküll, T., von Goebell, H.: Uber den Einfluß kalziumhaltiger Antazida auf die aktuelle Magenacidität und Gastrinfreisetzung. Med. Welt *27*, 1195 (1976)

20. Feurle, G.E.: Effect of rising intragastric pH induced by several antacids on serum gastrin concentration in duodenal ulcer patients and in a control group. Gastroenterology *68*, 1 (1975)

21. Feurle, G.E.: The action of antacids on serum gastrin concentrations in man. Klin. Wochenschr. *55*, 1039 (1977)

22. Fordtran, J.S.: Acid rebound. N. Engl. J. Med. *279*, 900 (1968)

23. Fordtran, J.S.: Reduction of acidity by diet, antacids, and anticholinergic agents. In: Gastrointestinal disease. Sleisenger, M.H, Fordtran, J.S. (eds.). Philadelphia, London, Toronto: Saunders 1973

24. Fordtran, J.S., Morawski, S.G., Richardson, C.T.: In vivo and in vitro evaluation of liquid antacids. N. Engl. J. Med. *288*, 923 (1973)

25. Fraser, P.M., Doll, R., Langman, M.J.S., Misiewicz, J.J., Shawdon, H.H.: Clinical trial of a new carbenoxolone analogue (BX 24), zinc sulphate, and vitamin A in the treatment of gastric ulcer. Gut *13*, 459 (1972)

26. Frommer, G.J.: The healing of gastric ulcers by zinc sulphate. Med. J. Aust. *2*, 793 (1975)

27. Goldberg, H.I., Dodds, W.J., Gee, S., Montgomery, C., Zboralske, F.F. Role of acid and pepsin in acute experimental esophagitis. Gastroenterology *56*, 223 (1969)

28. Güller, R.: Pufferkapazität und Kosten der flüssigen Antazida 1977. Schweiz. Med. Wochenschr. *107*, 807 (1977)

29. Halter, F., Berchtold, P., Häcki, W.H., Varga, L.: Bioverfügbarkeit von Antazida nach regulärer Nahrungseinnahme. Schweiz Med. Wochenschr. (im Druck)

30. Hastings, P.R., Skollmann, J.J., Bushnell, L.S., Silen, W.: Antacid titration in the prevention of acute gastrointestinal bleeding. A randomized, controlled trial in 100 critically ill patients. N. Engl. J. Med. *298*, 1041 (1978)

31. Hollander, D., Harlan, J.: Antacids vs placebos in peptic ulcer therapy. J.A.M.A. *226*, 1181 (1973)

32. Holtermüller, K.H.: Renaissance der Antazida? Dtsch. Ärztebl. *76*, 3117 (1979)

33. Holtermüller, K.H., Bohlen, E., Castro, M., Weis, H.-J.: Überlegungen zur Therapie mit Antazida. Med. Klin. *72*, 1229 (1977)

34. Holtermüller, K.H., Goldsmith, R.S., Sizemore, G.W., Go, V.L.W.: Dissociation of gastric acid and serum gastrin responses to intraluminal calcium in man: Influence of calcitonin and parathyroid hormone. Gastroenterology *67*, 1101 (1974)

35. Kunert, H., Ottenjann, R.: Effekt eines Mg-Al-hydroxidhaltigen Antazidums auf die Heilungsdauer von Ulcera duodeni – randomisierte Doppelblindstudie. Z. Gastroenterol. *17*. 630 (1979)

36. Lam, S.K., Lam, K.C., Lai, C.L., Yeung, C.K., Yam, L.Y.C., Wong, W.S.: Treatment of duodenal ulcer with antacid and sulpiride. A double-blind controlled study. Gastroenterology *76*, 315 (1979)

37. Lawrence, J.S: Dietetic and other methods in the treatment of peptic ulcer. Lancet *1952 I*, 482

38. Lee, S.P., Nicholson, G.I.: Increased healing of gastric and duodenal ulcers in a controlled trial using tripotassium dicitrate bismuthate. Med. J. Aust. *1*, 808–812 (1977)

39. Levant, J.A., Walsh, J.H., Isenberg, J.I.: Stimulation of gastric secretion and gastrin release by single oral doses of calcium carbonate in man. N. Engl. J. Med. *289*, 555 (1973)
40. Littmann, A., Welch, R.W., Fruin, R.C., Aronson, A.R.: Controlled trials of aluminium hydroxide gels for peptic ulcer. Gastroenterology *73*, 6 (1977)
41. Lorber, S.H., Stelzel, F.A., Mayer, E.M.: Effect of antacid and placebo on pain in duodenal ulcer. Gastroenterology *74*, 1058 (1978)
42. Lotz, M.E., Zisman, E., Barter, F.C.: Evidence of a phosphorous depletion syndrome in man. N. Engl. J. Med. *278*, 409 (1968)
43. Malagelada, J.R., Longstrenth, G.F., Summerskill, W.H.J.: Measurement of gastric functions during digestion of ordinary solid meals in man. Gastroenterology *70*, 203 (1976)
44. Marks, I.N., Wright, J.P., Denyer, M., Garish, J.A.M., Lucke, W.: Comparison of sucralfate with cimetidine in the short-term treatment of chronic peptic ulcers. S. Afr. Med. J. *57*, 567 (1980)
45. Meshkinpour, H., Elashoff, J., Stewart III, H., Sturdevant, R.A.L.: Effect of cholestyramine on the symptoms of reflux gastritis. A randomized, double blind, crossover study. Gastroenterology *73*, 441 (1977)
46. Miyake, T., Ariyoshi, J., Suzaki, T., Oishi, M., Sakai, M., Ueda, S.: Endoscopic evaluation of the effect of sucralfate therapy and other clinical parameters on the recurrence rate of gastric ulcers. Dig. Dis. *25*, 1 (1980)
47. Morrisey, J.F., Barreras, R.F.: Antacid therapy. N. Engl. J. Med. *290*, 550 (1974)
48. Moshal, M.G.: The treatment of duodenal ulcers with TDB: A duodenoscopic double blind cross-over investigation. Postgrad. Med. J. [Suppl. 5] *51*, 36 (1975)
49. Myhill, J., Piper, D.W.: Antacid therapy of peptic ulcer. A mathematical definition of an adequate dose. Gut *5*, 581 (1964)
50. Noelle, H., Ziegler, W.J.: Reboundphänomen nach Antazida? Med. Klin. *68*, 815 (1973)
51. Paul, F., Deyhle, P., Ottenjann, R.: Über den Effekt von oralem Ca und Mg auf die HCl-Sekretion des Magens. M. M. W. *113*, 422 (1971)
52. Peterson, W.L., Sturdevant, R.A.L., Frankl, H.D., et al.: Healing of duodenal ulcer with an antacid regimen. N. Engl. J. Med. *297*, 341 (1977)
53. Phillip, J., Lux, G., Rösch, W., Koch, H., Reiss, M., Waldherr, A., Neeb, S.: Peptone-stimulierte Magensäure-Sekretion und Antazida. Fortschr. Med. *95*, 1883 (1977)
54. Priebe, H., Skillman, J.J., Bushnell, L.S., Long, P.C., Silen, W.: Antacid versus cimetidine in preventing acute gastrointestinal bleeding. A randomized trial in 75 critically ill patients. N. Engl. J. Med. *302*, 426 (1980)
55. Reeder, D.D., Conlee, J.L., Thompson, J.C.: Calcium carbonate antacid and serum gastrin concentration in duodenal ulcer. Surg. Forum *22*, 308 (1971)
56. Roth, H.P., Berger, D.G.: Studies in patient cooperation in ulcer treatment. Gastroenterology *38*, 630 (1960)
57. Sali, A., Murray, W.R., MacKay, C.: Aluminium hydroxide in bile-salt diarrhea. Lancet *1977 II*, 1051
58. Salmon, P.R., Brown, P., Williams, R., Read, E.A. Evaluation of a colloidal bismuth (De-Nol) in the treatment of duodenal ulcer employing endoscopic selection and follow-up. Gut *15*, 189 (1974)
59. Schwarz, K.: Über penetrierende Magen- und Jejunalgeschwüre. Brun's Beitr. Klin. Chir. *67*, 96 (1910)
60. Semler, P.: Verweildauer eines Antazidums im Magen. Endoskopische Beobachtung. M. M. W. *118*, 1251 (1976)
61. Shreeve, D.R.: A double-blind study of tripotassium dicitrato bismuth in duodenal ulcer. Postgrad. Med. J. [Suppl. 5] *51*, 33 (1975)
62. Silen, W., Skillman, J.J.: Stress ulcer, gastritis and the mucosal barrier. Adv. Intern. Med. *191*, 195 (1974)

63. Sommer, H., Kasper, H., Herzberger, U.: Fortlaufende intragastrale pH-Messungen nach Gabe von Antazida. Med. Klin. *68*, 1500 (1973)
64. Stanciu, C., Bennett, J.R.: Alginate antacid in the reduction of gastro-oesophageal reflux. Lancet *1974 I*, 109
65. Stothert, J.C., Simonowitz, D.A., Dellinger, E.P., et al.: Randomized prospective evaluation of cimetidine and antacid control of gastric pH in the critically ill. Ann. Surg. *192*, 169 (1980)
66. Sturdevant, R.A.L., Isenberg, J.I., Secrist, D., Ansfield, J.: Antacid and placebo produce similar pain relief in duodenal ulcer patients. Gastroenterology *72*, 1 (1977)
67. Texter, R.C., Jr., Chour, C.C.: Effect of oral calcium carbonate on gastric acidity, blood calcium, and gastrin. Clin. Res. *26*, 91 (1971)
68. Townsend, C.M., Remmers, A.R., Sarles, H.E., Fish, J.C.: Intestinal obstruction from medication bezoar in patients with renal failure. N. Engl. J. Med. *288*, 1058 (1973)
69. Vantrappen, G., Rutgeerts, P., Broeckaert, L., Janssens, J.: Randomized open controlled trial of collodial bismuth subcitrate tablets and cimetidine in the treatment of duodenal ulcer. Gut *21*, 329 (1980)
70. Weingart, J., Ottenjann, R.: Kalziumhaltiges Antazidum und Acid-Rebound Testung mit der intragastralen Titration bei extragastraler pH-Metrie. Fortschr. Med. *95*, 1987 (1977)
71. Weingart, J., Haase, W., Ottenjann, R.: Wirkungsdauer eines kalziumhaltigen und eines kalziumfreien Antazidums. Fortschr. Med. *95*, 2681 (1977)

Kapitel 20

Cimetidin

E. HENTSCHEL

1 Definitionen

Receptoren sind als hypothetische Orte an der Zelloberfläche aufzufassen, deren Verbindung mit einem *Agonisten* (physiologischer Wirkstoff oder Pharmakon) von einer spezifischen Leistung der Zelle gefolgt ist. *Antagonisten* besitzen ebenfalls eine Affinität zum Receptor, können aber die spezifische Wirkung in der Zelle nicht hervorrufen. Sie konkurrieren mit den Agonisten um die Bindung am Receptor und können diese, wenn sie in höherer Konzentration vorhanden sind, vom Receptor verdrängen (kompetitive und dosisabhängige Hemmung).
Für Histamin wurden bisher zwei verschiedene Receptoren festgestellt. H_1-Receptoren vermitteln beispielsweise die Wirkung des Histamin im Rahmen des allergischen Formenkreises und können durch die klassischen Antihistaminica, die H_1-Receptor-Antagonisten, blockiert werden. Die Histaminreceptoren an den Belegzellen des Magens werden als H_2-Receptoren bezeichnet. Histaminantagonismus als therapeutisches Prinzip beruht auf der Belegung dieser Histaminreceptoren durch Antagonisten.

2 Grundlagen der Wirkung

2.1 **Wirkungsprinzip** (Abb. 1)

Histamin wird in den Mastzellen der Magenschleimhaut gebildet, gespeichert und sowohl durch vagale Stimuli als auch durch Gastrin freigesetzt. Durch Reaktion mit den H_2-Receptoren an der Parietalzelle, möglicherweise auch durch einen aktiven Transport von Histamin ins Zellinnere, wird die Säureproduktion in Gang gesetzt. Cimetidin und die anderen Histamin-H_2-Receptor-Antagonisten entfalten ihre sekretionshemmende

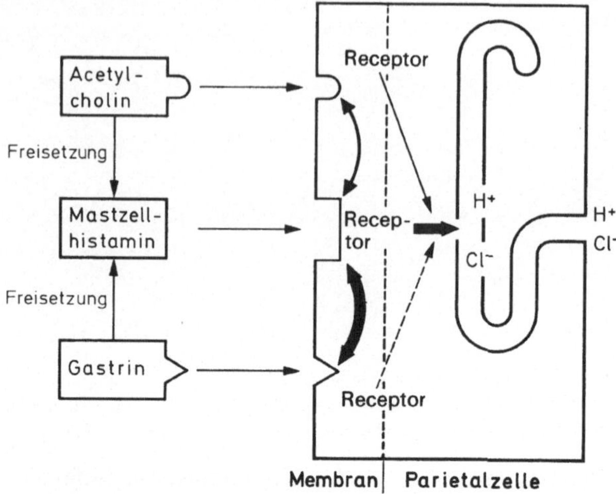

Abb. 1. Einfaches Dreireceptorenmodell der Parietalzelle. Es wird eine starke und obligate Interaktion zwischen Histamin- und Gastrinreceptor und eine schwächere, fakultative Interaktion zwischen Histamin- und Acetylcholinreceptor angenommen. H_2-Antagonisten blockieren den Histaminreceptor. Das Modell ist eine Übervereinfachung der mutmaßlichen Vorgänge

Wirkung durch kompetitive und dosisabhängige Verdrängung des Histamins von diesen Receptoren.

Zusätzlich werden muscarinische Acetylcholinreceptoren und Gastrinreceptoren an der Parietalzelle angenommen.

H_2-Antagonisten hemmen nicht nur die Histamin-, sondern auch die gastrin- und vagusstimulierte Säuresekretion [117, 168].

Somit werden alle drei klassischen sekretionsfördernden Prinzipien durch H_2-Antagonisten gehemmt. Die Hemmung der gastrinstimulierten Sekretion ist ebenso ausgeprägt wie die Hemmung der histaminstimulierten. Die hemmende Wirkung von H_2-Antagonisten auf die cholinerge Stimulation der Parietalzelle ist bei primären Agonisten muscarinischer Receptoren wie Betanechol wesentlich stärker als bei Carbachol, das auch die nicotinischen Receptoren aktiviert [80, 112]. Cimetidin hat auch nur einen relativ geringen Effekt auf die intraoperative Säuresekretion bei elektrischer Vagusreizung (vergl. Kap. 28), und die Kombination von H_2-Antagonisten und Anticholinergica wirkt stärker als H_2-Antagonisten allein. Die Tatsache, daß H_2-Antagonisten neben Histamin auch Gastrin und Vagus in ihrer Wirkung hemmen, ist von praktischer Bedeutung und theoretischem Interesse. Folgendes Modell wäre denkbar: Eine Aktivie-

rung der Gastrinreceptoren führt nur dann zur Säuresekretion, wenn die Histaminreceptoren mindestens z. T. auch aktiviert sind. Die Aktivierung der Acetylcholinreceptoren kann für sich allein zur Säuresekretion führen, doch wird die Wirkung durch die gleichzeitige Aktivierung der H_2-Receptoren verstärkt. In vivo muß eine endogene Dauerstimulation der Parietalzelle durch Histamin und Acetylcholin angenommen werden, zu welcher die Gastrinwirkung hinzukommt [175, 176].
Dieses Modell erklärt die Hemmung der Gastrinwirkung sowohl durch Histamin- als auch durch Muscarinreceptorantagonisten. Wenn auch die Hypothese von 3 spezifischen Receptoren an der Parietalzelle gut belegt ist, so wirft die Annahme potenzierender Interaktionen weitere Fragen auf [117, 181].

2.2 Historische Entwicklung

1910 wurde Histamin von Ackermann in Deutschland [3] und von Sir Henry Dale in London [49] erstmals als Gewebshormon beschrieben. 1920 erkannte Popielski in Krakau [150] im Histamin einen „mächtigen Erreger der Magendrüsen“, und 1938 bezeichnete McIntosh Histamin als “local common mediator for physiological stimulation of gastric acid secretion” [131], eine Ansicht, die vorübergehend durch vielbeachtete Ergebnisse der Gastrinforschung in den Hintergrund gedrängt wurde. Von den seit 1940 bei allergischen Erkrankungen eingesetzten Antihistaminica (Antergan und Benadryl waren die ersten Präparate) war bekannt, daß sie mit dem Histamin um spezifische Receptoren konkurrieren. Ash u. Schild [5] bezeichneten diese von ihnen näher definierten Receptoren 1966 als Histamin-H_1-Receptoren.
Eine Steigerung der Magensäureproduktion war durch die Agonisten der H_1-Receptoren ebensowenig möglich wie die Hemmung der Säuresekretion durch die konventionellen Antihistaminica. Es war daher ein logischer Schritt, nach weiteren Histaminreceptoren zu suchen. Mit der Entwicklung spezifischer Agonisten und Antagonisten konnten Black et al. [22] 1972 die Histamin-H_2-Receptoren im Magen charakterisieren. Der einzige zur Zeit zugelassene Histaminantagonist ist das Cimetidin (Tagamet).
Ein weiterer H_2-Antagonist, Ranitidin, ist kürzlich eingeführt worden (vergl. Kap. 21). Die Erprobung eines weiteren H_2-Antagonisten, Tiotidine (ICI 125, 211), wurde wegen gravierender Nebenwirkungen im Tierversuch abgebrochen, die Substanz Oxmetidin (SKF 92994) befindet sich im Stadium der klinischen Prüfung, ebenso wie Etintidine (Bristol Lab.) und eine weitere von Schering-Plough entwickelten Substanz (SCH-28,080).

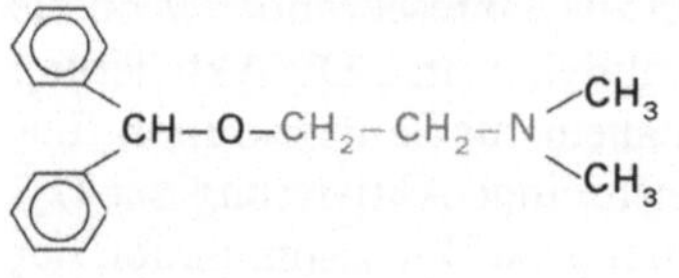

$CH{-}O{-}CH_2{-}CH_2{-}N(CH_3)_2$

Diphenhydramin

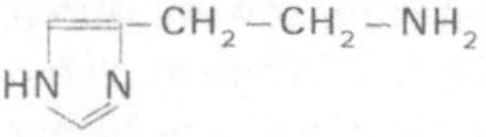

$-CH_2-CH_2-NH_2$

HN N

Histamin

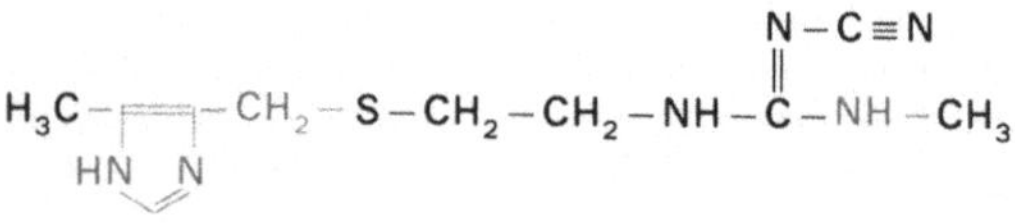

$H_3C - \; - CH_2 - S - CH_2 - CH_2 - NH - C(=N-C{\equiv}N) - NH - CH_3$

HN N

Cimetidin

$(CH_3)_2N - CH_2 - \;O\; - CH_2 - S - CH_2 - CH_2 - NH - C(=CH - NO_2) - NH - CH_3$: HCl

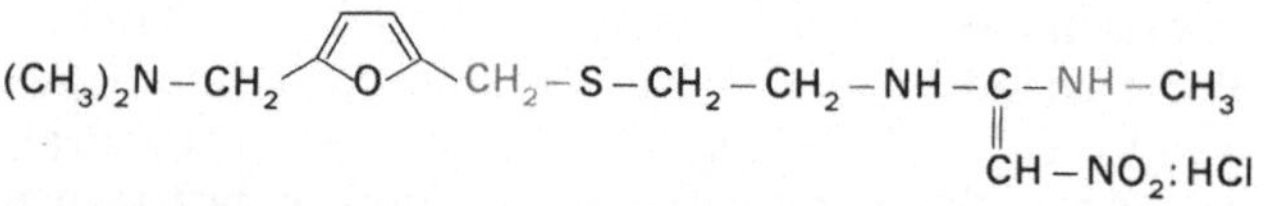

Ranitidin

Abb. 2. Chemische Struktur von Diphenhydramin (Histamin H_1-Receptor-Antagonist), Histamin und Cimetidin (Histamin H_2-Receptor Antagonist) und Ranitidin. Die rote Signalfarbe zeigt die Ähnlichkeit der vier Moleküle

2.3 **Chemie** (Abb. 2)

Histamin-H_1-Receptor-Antagonisten, wie Diphenhydramin (Benadryl), sind im Vergleich zum Histamin vor allem am Ringsystem verändert, während der Histamin-H_2-Receptor-Antagonist Cimetidin einen nur gering veränderten Imidazolring bei wesentlich abgewandelter Seitenkette aufweist.

2.4 Pharmakokinetik

Cimetidin wird nach oraler Gabe nahezu vollständig resorbiert. Die Halbwertszeiten nach intravenöser Applikation beträgt rund 120 min. Serumkonzentrationen von 500 ng/ml Cimetidin bewirken eine 50%ige Hemmung der maximalen Säuresekretion. Diese Konzentration wird

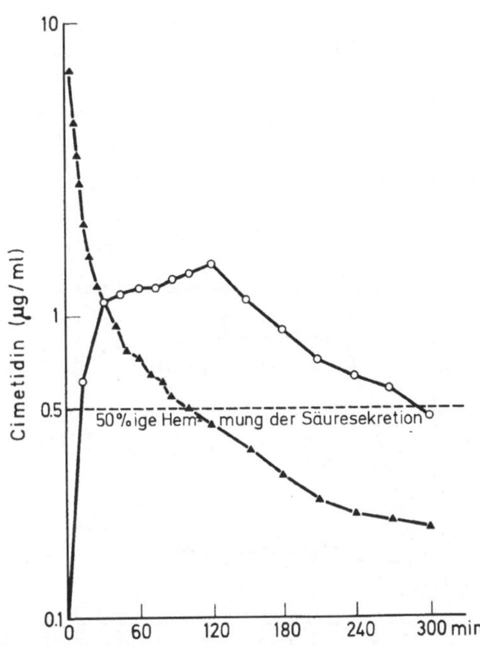

Abb. 3. Cimetidin-Blutspiegel nach oraler Gabe von 200 mg Cimetidin *(Kreise)* und nach i.v. Injektion von 100 mg Cimetidin *(gefüllte Dreiecke)* bei vier Probanden. (Nach [84])

schon in der ersten Stunde nach oraler Gabe erreicht und bei einer Dosis von 200 mg Cimetidin rund 4 h überschritten [84] (Abb. 3).
Cimetidin wird zum größten Teil unverändert über die Nieren ausgeschieden. Nur ein kleiner Teil der aufgenommenen Menge wird zu Cimetidin-S-Oxid metabolisiert.

2.5 Wirkungsmechanismus

2.5.1 Säuresekretion unter H_2-Receptorantagonisten

Cimetidin hemmt die durch Histamin, Pentagastrin und Insulin stimulierte Magensäuresekretion [2, 31, 36]. Die Basalsekretion wird nach oraler Einnahme in den folgenden 4 h um 87% vermindert [9]. 400 mg Cimetidin, spät abends eingenommen, reduzieren die nächtliche Säuresekretion um 95% und bewirken ein pH zwischen 6 und 7 bis in die Morgenstunden [120] (Abb. 4). Unter physiologischen Bedingungen von 6 Mahlzeiten in 24 h führen 4 × 200 mg Cimetidin zu einer deutlichen Kupierung der nahrungsstimulierten Sekretionsspitzen [151] (Abb. 5).

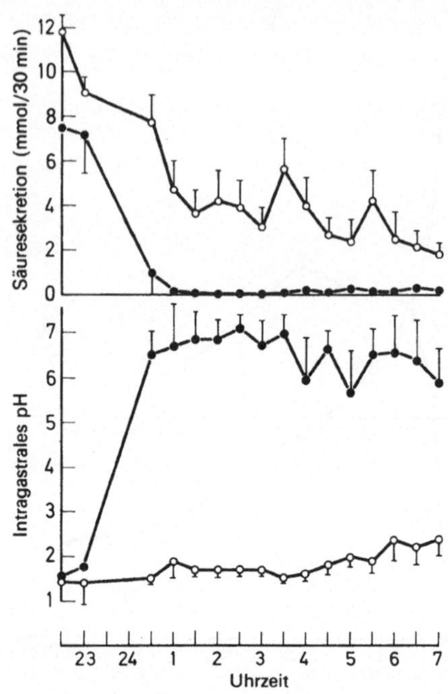

Abb. 4. Wirkung einer oralen Dosis von 400 mg Cimetidin (●) oder Placebo (○), eingenommen um 22 Uhr, auf die nächtliche Säuresekretion und das intragastrale pH bei Patienten mit Ulcus duodeni. Mittelwerte ± S.E.M. (Angaben nach [120])

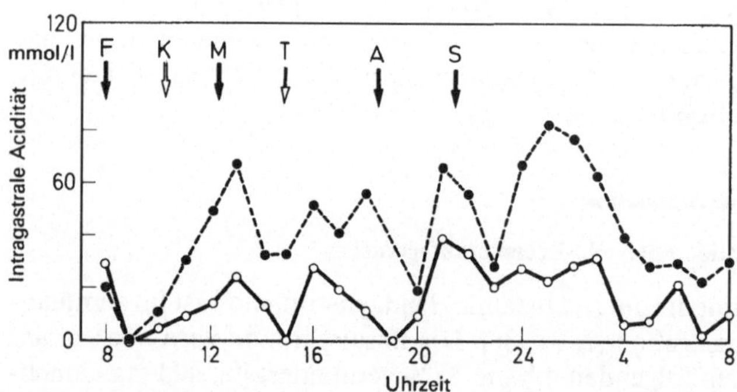

Abb. 5. Wirkung von 4 mal 200 mg Cimetidin (○) auf die nahrungsstimulierte und nächtliche intragastrale Acidität. F = Frühstück, K = Kaffee, M = Mittagessen, T = Tee, A = Abendessen, S = Spätimbiß. Schwarze Pfeile geben die Mahlzeiten an, nach denen Cimetidin eingenommen wurde. (F, M, A und S). Volle Kreise stellen die Resultate mit Placebotabletten dar. Die Experimente wurden an je 3 Patienten mit Ulcus duodeni durchgeführt. (Nach [70])

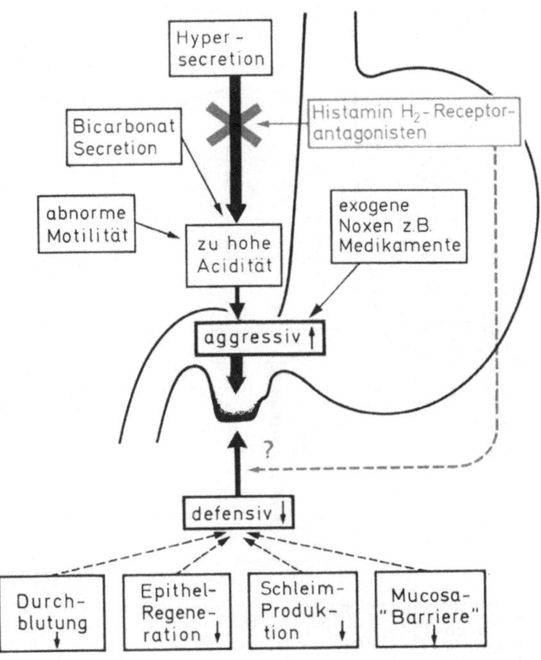

Abb. 6a. Schema der Pathogenese des Ulcus duodeni mit Angriffspunkt der Histamin-H_2-Receptor-Antagonisten

Der in klinischer Prüfung stehende H_2-Antagonist SKF 92994 (Oxmetidin) ist bei intravenöser Verabreichung 8mal, bei intraduodenaler Applikation 2mal stärker wirksam als Cimetidin [136].
Durch die intensive Reduktion der nächtlichen und nahrungsstimulierten Säuresekretion schwächt Cimetidin ein wesentliches aggressives Element in der Pathogenese des Ulcus und verschieben das Gleichgewicht zugunsten der defensiven Faktoren (Abb. 6a, b).

2.5.2 Säuresekretion nach Absetzen von Cimetidin

Die ausgeprägte und anhaltende Reduktion der Säureproduktion während einer Cimetidintherapie ließ die Befürchtung entstehen, daß nach Absetzen des Präparates durch eine überschießende Säuresekretion frühe und häufige Ulcusrezidive entstehen könnten. Experimentelle Hinweise dafür ergaben sich aus einer Arbeit von Halter u. Witzel [91], die bei der Ratte nach langdauernder und extrem hochdosierter Gabe von Metiamid, einem Vorläufer von Cimetidin, eine Vergrößerung der Parietalzell-

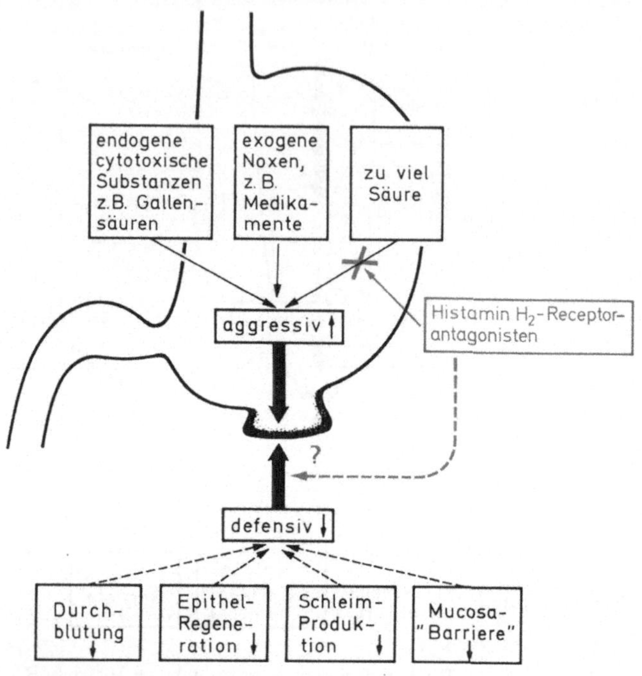

Abb. 6b. Pathogenese des Ulcus ventriculi mit Angriffspunkt des Histamin-H_2-Receptor-Antagonisten

masse und damit eine gesteigerte Säuresekretionskapazität beobachten konnten. Diese Befunde konnten am Menschen, auch bei Verabreichung erhöhter Dosen von Cimetidin, nicht bestätigt werden.

Sekretionsanalytische Studien vor und nach einer 6- und 12monatigen Cimetidinbehandlung ergaben keine Veränderung der basalen und stimulierten Säureproduktion [4, 10, 26, 127, 178, 179]. Auch nach kurzfristiger Verabreichung durch 4–6 Wochen rief Cimetidin keine gesteigerte Säuresekretion hervor [1, 56, 83, 96]. Während einer Cimetidinbehandlung von Ulcus-duodeni-Patienten liegen die Nüchterngastrinspiegel im Normbereich [8]. Nahrungs-stimulierte Gastrinspiegel sind jedoch höher unter Cimetidin als unter Placebobehandlung [4, 159]. Die veränderten Gastrinspiegel kehren kurze Zeit nach Absetzen zu den Ausgangswerten zurück [180]. Bemerkenswert ist, daß in keinem Fall mit den erhöhten Gastrinspiegeln eine erhöhte Säureproduktion einherging. Ebensowenig konnte eine Vermehrung der G-Zellen des Antrums unter einer Cimetidinmedikation festgestellt werden [4, 118]. Es entsteht somit durch Cimetidin ein verändertes Sekretionsverhalten der antralen G-Zellen, das aber nach Absetzen der Substanz reversibel ist und nicht mit einem Säurerebound einhergeht.

2.5.3 Pepsin- und Intrinsic-factor-Sekretion unter H_2-Antagonisten

Cimetidin hemmt die histamin- und pentagastrinstimulierte Pepsin- und Intrinsic-Faktor-Sekretion [20, 73]. Diese Hemmung beruht auf einem reduzierten Sekretionsvolumen bei unveränderter Konzentration [57, 109]. Die basale Sekretion dieser Makromoleküle wird dagegen – im Gegensatz zur Säuresekretion – nicht beeinflußt.

3 Therapeutischer Effekt

3.1 Ulcus duodeni

3.1.1 Heilungsquoten (Tabelle 1)

In zahlreichen randomisierten, doppelblindgeführten und endoskopisch kontrollierten Studien mit ambulanten Patienten lagen die Heilungsquo-

Tabelle 1. Heilungsquoten für Cimetidin und Placebo von 18 Doppelblindstudien bei ambulanten Patienten mit Ulcus duodeni oder präpylorischem Ulcus ventriculi. Behandlungsdauer 4–6 Wochen

Autor	Patienten	Heilungsquoten [%]		
	n	Cimetidin	Placebo	p
Bank et al. [7]	38	84	42	<0,01
Bardhan et al. [12]	209	61	28	<0,005
Bianchi Porro et al. [19]	65	76	46	<0,02
Binder et al. [21]	55	57	48	n.s.
Blackwood et al. [23]	23	82	25	<0,02
Bodemar et al. [25]	44	90	36	<0,001
Cremer et al. [47]	32	73	42	Keine Angabe
Dobrilla et al. [54]	34	80	40	<0,02
Figueroa et al. [74]	30	92	43	<0,05
Garcia et al. [78]	70	59	37	n.s.
Gray et al. [83]	38	85	28	<0,001
Hentschel et al. [94]	100	73	32	<0,001
Hetzel et al. [96]	67	82	39	<0,001
Lambert et al. [113]	140	76	59	<0,04
Moshal et al. [138]	55	69	42	<0,05
Peter et al. [147]	78	76	58	n.s.
Semb et al. [170]	39	85	60	n.s.
Ubilluz et al. [186]	28	93	27	<0,01

ten nach 4- bis 6wöchiger Behandlung mit Cimetidin zwischen 57 und 93%, bei den Placebopatienten zwischen 25 und 60% (s. Tabelle 1). In den weitaus meisten Studien ist der Unterschied statistisch signifikant. Der Doppelblindvergleich zwischen Cimetidin und Trimipramin [17], Trithiozin [87], De-NOL [126] sowie hochdosierten Antacida [101] ergab für alle Substanzen annähernd gleich hohe Heilungsquoten.

3.1.2 Schmerzbeeinflussung

In den meisten Studien wurden unter Cimetidin zumindest während einzelner Behandlungswochen mehr schmerzfreie Tage und Nächte registriert als unter einer Placebogabe.
Die Wirkung von Cimetidin auf den Ulcusschmerz scheint bei niedriger Placeboheilungsquote ausgeprägter zu sein, während bei hohen Spontanheilungsquoten der Gewinn für den Patienten auch in bezug auf die subjektiven Beschwerden geringer ist [38, 170].
Von einigen Autoren wurde der Zusammenhang zwischen einer Ulcusheilung und Beschwerdefreiheit geprüft. In 3 Studien waren die weitaus meisten jener Patienten, deren Ulcera während der Behandlungsperiode abheilten, am Ende der Studie auch schmerzfrei [12, 83, 101]. Diese Ergebnisse konnten in einer deutsch-schweizerischen Gemeinschaftsstudie nicht bestätigt werden [147]. In einer eigenen Studie war die Hälfte der mit Placebo behandelten Patienten am Ende der Behandlung schmerzfrei, gleichgültig, ob das Ulcus abgeheilt war oder nicht. Von den cimetidinbehandelten Patienten, deren Ulcera zur Abheilung kamen, waren zwei Drittel am Ende der Behandlung schmerzfrei [94]. Es besteht somit kein eindeutiger Zusammenhang zwischen einer Ulcusheilung und dem Verschwinden der Ulcussymptome. Das Persistieren der Symptome nach der Ulcusheilung wird durch Cimetidin nicht beeinflußt.

3.1.3 Antacidaverbrauch

In den meisten der erwähnten Studien (Tabelle 1) erhielt jeder Patient, gleichgültig, ob einer Cimetidingruppe oder einer Placebogruppe angehörend, einen ausreichenden Vorrat eines Antacidums, welches bei Schmerzen je nach Bedarf genommen werden sollte. Die Patienten wurden aufgefordert, die Zahl der pro 24 h verbrauchten Antacidatabletten auf einer Tagebuchkarte ebenso einzutragen, wie die allenfalls bei Tag oder Nacht auftretenden Ulcusschmerzen. Die Menge der verbrauchten Antacidatabletten stellt somit einen weiteren, indirekten Parameter für die Beeinflussung des Ulcusschmerzes durch Cimetidin und Placebo dar. In der Mehrzahl der Studien wurden unter Cimetidinbehandlung statistisch signifikant weniger Antacida verbraucht. Der geringere Antacidumverbrauch ist ein indirekter Hinweis auf eine geringere Schmerzintensität.

Tabelle 2. Rezidivhäufigkeit bei kontrollierter, doppelblinder Langzeitprophylaxe des Ulcus duodeni über 1 Jahr mit Cimetidin oder Placebo

Autor	Patienten	Dosierung	Rezidive [%]	
	n		Cimetidin	Placebo
Berstad et al. [16]	47	400 mg nocte	10	70
Burland et al. [33]	360	400 mg nocte	17,3	53,5
Eustace et al. [69]	18	1000 mg	25	80
Gillespie et al. [82]	56	400 mg nocte	34,6	83
Gudmand Høyer et al. [86]	51	2 × 400 mg	11,5	80
Hansky et al. [92]	40	2 × 400 mg	5	90
Massarat et al. [127]	44	400 mg nocte	39	
		2 × 200 mg	14	69
Mekel et al. [132]	40	800 mg nocte	19	100
Salera et al. [165]	133	400 mg nocte	10	64
Sonnenberg et al. [177]	38	400 mg nocte	15	61

3.1.4 Rezidivprophylaxe des Ulcus duodeni

Mit den H_2-Antagonisten steht erstmals ein Medikament zur Verfügung, das sich für eine Langzeitrezidivprophylaxe der Ulcuskrankheit eignet. Die mit verschiedenen Dosierungen von Cimetidin über mindestens 1 Jahr gemachten Erfahrungen sind in Tabelle 2 zusammengefaßt. Bei 400 mg Cimetidin abends treten i. allg. nicht mehr Rezidive auf als bei höheren Dosierungen. Lediglich Massarat et al. [127] erzielten mit einer zweimaligen Verabreichung bessere Ergebnisse als mit einer abendlichen Dosis. Nach Sonnenberg [177] besteht ein direkter Zusammenhang zwischen schlechter Heilungstendenz des akuten Ulcus unter Placebo und kurzfristigen Rezidiven (z. B. Großbritannien), während in Ländern mit hoher Spontanheilungstendenz (Schweiz, Norwegen) mit selteneren Rezidiven zu rechnen ist. Insgesamt treten unter einer Cimetidinprophylaxe häufiger Rezidive auf als nach chirurgischer Therapie mit Vagotomie oder Resektion (vgl. Kapitel Vagotomie und Resektion 28 und 30). Es hängt somit von individuellen Faktoren, wie Operabilität, Operationswilligkeit und vorausgegangenen Komplikationen ab, ob operative oder konservative Methoden bevorzugt werden.

3.1.5 Ulcusrezidive nach Absetzen von Cimetidin

Die Vermutung, daß nach einer Ulcusheilung mit Cimetidin häufiger Rezidive auftreten als nach Abheilung unter Placebo [177], stützt sich auf eine sehr kleine Patientenzahl und beruht möglicherweise auf einer Selektionierung besonders milder Verlaufsformen durch die Placebobehandlung. Andere Autoren fanden, allerdings bei unterschiedlich großen Ver-

Tabelle 3. Heilungsquoten von Cimetidin im Vergleich zu Placebobehandlung in 6 Doppelblindstudien bei ambulanten Patienten mit Ulcus ventriculi. Behandlungsdauer 4–7 Wochen

Autor	Patienten	Dosis	Heilungsquoten [%]		
	n	mg	Cimetidin	Placebo	p
Ciclitira et al. [39]	35	1000	80	50	n.s.
Dyck et al. [61]	59	1200	60	41	n.s.
Frost et al. [77]	45	1000	78	21	0,005
Lambert et al. [113]	49	1000	71	36	0,02
Navert et al. [141]	31	1000–1200	95	30	0,02
Villalobos et al. [191]	20	1500	90	20	n.s.

gleichsgruppen und differenten Beobachtungszeiträumen, etwa gleich hohe Rezidivraten nach Akutbehandlung mit Cimetidin oder Placebo (Hawkins, zit. nach [11a], 97, 145). Von größerem Interesse ist der Vergleich der Rezidivquoten nach Behandlung mit verschiedenen wirksamen Ulcustherapeutica.

Annähernd gleich hohe Heilungsquoten nach 4- bis 6wöchiger Therapie, und damit Vergleichbarkeit hinsichtlich der Rezidive, ergaben kontrollierte Studien mit Trimipramin [17], Trithiozin [87], De-NOL [126] und jeweils Cimetidin. Die weitere Beobachtung ohne jede Rezidivprophylaxe zeigte für Trimipramin keine von Cimetidin signifikant unterschiedlichen Rezidivquoten. Nach dem Wismutpräparat De-NOL und Trithiozin wurden jedoch deutlich weniger Rezidive registriert. Die Möglichkeit, daß einzelne Substanzen auch ohne Prophylaxe weniger Rezidive nach sich ziehen, sollte bei der Beurteilung neu zu prüfender Ulcustherapeutica mehr berücksichtigt werden als bisher.

Nach Beendigung einer einjährigen Rezidivprophylaxe mit Cimetidin beobachtete die Mehrzahl der Autoren einen deutlichen Anstieg der Rezidive, so daß nach 6–12 Monaten annähernd gleiche kumulative Rezidivhäufigkeiten erreicht waren wie bei Patienten ohne Rezidivprophylaxe [59, 86, 111]. Lediglich Mekel [132] sah weniger Rezidive nach Absetzen der Langzeittherapie, und Bodemar fand, daß 2 Jahre nach einer Rezidivprophylaxe mit Cimetidin von ursprünglich 31 Patienten nur 3 operiert werden mußten, während bei 22 von 35 Patienten ohne Rezidivprophylaxe die Operation notwendig geworden war [27].

3.2 Ulcus ventriculi

Beim Ulcus ventriculi wurde die Wirksamkeit von Cimetidin im Vergleich zum Placebo in 6 randomisierten Doppelblindstudien geprüft (Tabelle 3).

Tabelle 4. Heilungsquoten von Cimetidin im Vergleich zu einer Carbenoxolon-Caved-S- und Antacidumbehandlung bei ambulanten Patienten mit Ulcus ventriculi. Behandlungsdauer 6–12 Wochen

Autor	Patienten *n*	Cimetidindosis	Heilungsquoten [%]	p
Colin-Jones et al. [42]	50	800 mg	76	
		Carbenoxolon	48	n.s.
Englert et al. [67]	130	1200 mg	59	
		Antacidum	61	n.s.
Morgan et al. [137]	21	1000 mg	100	
		Carbenoxolon	58	0,05
Morgan et al. [137]	39	1000 mg	100	
		Caved-S	95	n.s.

In allen Untersuchungen ergaben sich für Cimetidin höhere Heilungsquoten, bei einem Teil der Studien wurde wegen kleiner Fallzahlen oder hoher Spontanheilungstendenz keine statistische Signifikanz erreicht [39, 61, 191]. In 3 weiteren Vergleichsstudien erwies sich Cimetidin als ebenso wirksam wie ein Antacidumgel [67], Caved-S und Carbenoxolon [42, 137]. Ein Autor fand Cimetidin signifikant wirksamer als Carbenoxolon [137] (Tabelle 4). Als Vorteil der Cimetidinmedikation kann die in den kontrollierten Vergleichsstudien beobachtete geringere Häufigkeit von Nebenwirkungen angeführt werden. Letztere traten unter Carbenoxolon in Form der bekannten aldosteronartigen Wirkungen bei 70% der Patienten [42] und unter intensiver Antacidabehandlung in Form von Durchfällen bei knapp einem Drittel der Patienten [67] auf. Mehr noch als bei der Behandlung des Ulcus duodeni tritt beim Ulcus ventriculi die Tatsache hervor, daß der meßbare therapeutische Gewinn durch Cimetidin und andere effektive Therapien von der Wirksamkeit der Placebobehandlung abhängig ist, die ihrerseits starken regionalen Schwankungen unterliegt. Beim hochsitzenden Ulcus ventriculi scheint Cimetidin mindestens ebenso gut abzuschneiden wie beim präpylorischen Ulcus [200].
Wie bei jeder wirksamen Ulcustherapie muß auch bei unkritischer Anwendung von Cimetidin befürchtet werden, daß auch Patienten mit Frühcarcinomen zunächst konservativ behandelt werden. Dadurch wird das Intervall vom Erkrankungsbeginn bis zur Diagnosestellung im Falle eines Carcinoms weiter verlängert. Der Verdacht auf Malignität darf unter keinen Umständen erst nach Ablauf einer erfolglosen Probebehandlung gestellt werden. Vor Therapiebeginn ist jedes Ulcus ventriculi zu endoskopieren und die Malignität durch Mehrfachbiopsien und cytologische Abstriche soweit als möglich auszuschließen. In gleicher Weise muß die Ab-

Tabelle 5. Rezidivhäufigkeit bei kontrollierter, doppelblinder Langzeitprophylaxe des Ulcus ventriculi mit Cimetidin im Vergleich zu Carbenoxolon, Caved-S oder Placebo

Autor	Substanz	Dauer	Cimetidin-dosierung	Patienten	Rezidive [%]
Bianchi Porro et al. [18]	Cimetidin	1 Jahr	400 mg nocte	16	25
	Carbenoxolon			14	43
Hentschel et al. [95]	Cimetidin	1 Jahr	400 mg nocte	54	14
	Placebo			54	55
Jensen et al. [103]	Cimetidin	1 Jahr	2 × 400 mg	10	0
	Placebo			9	56
Kang et al. [105]	Cimetidin	1 Jahr	2 × 400 mg	15	0
	Placebo			16	43
Machel et al. [125]	Cimetidin	11 Monate	1000 mg	11	18
	Placebo			14	86
McAdam et al. [128]	Cimetidin	6 Monate	400 mg nocte	12	33
	Caved-S			12	25

heilung des Ulcus ventriculi gesichert werden. Darüber hinaus sind Biopsien aus der Ulcusnarbe notwendig, da auch ein Frühcarcinom reepithelialisieren kann. Auch wenn sich endoskopisch-bioptisch kein Nachweis auf oder ein Hinweis für eine Malignität erbringen läßt, gilt die Grundregel weiterhin, daß ein Ulcus ventriculi zu operieren ist, wenn es nach 6 bis 8, maximal 12 Wochen konservativer Therapie persistiert. Nach Beendigung einer Akuttherapie des Ulcus ventriculi ist bei Einsatz von Carbenoxolon, Caved-S oder Cimetidin mit annähernd gleich hohen Rezidivquoten zu rechnen [137].

3.2.1 **Rezidivprophylaxe beim Ulcus ventriculi** (Tabelle 5)

Auch beim Ulcus ventriculi senkt eine Dauertherapie mit Cimetidin die Rezidivquote signifikant im Vergleich zum Placebo [103, 105, 125]. In einer eigenen Studie war eine Cimetidindosis von 400 mg abends ausreichend, um die Rezidive von 55 auf 14% zu senken [95]. Der direkte Vergleich von Caved-S [128] und Carbenoxolon [18] mit Cimetidin hinsichtlich Rezidivverhütung ergab keine signifikanten Unterschiede.

3.3 Refluxoesophagitis

In einer Reihe von Doppelblindstudien [71, 72, 115, 148, 152, 196] wurde die Wirkung von Cimetidin auf die Refluxoesophagitis geprüft. 3 Autoren [71, 148, 196] fanden unter Cimetidin eine signifikant bessere Heilung der peptischen Läsionen als unter Placebo. Deutlicher ausgeprägt als die Heilung war die Besserung der Refluxbeschwerden durch Cimetidin. Für eine wirksame Behandlung der Refluxoesophagitis sind höhere Dosen [1,2 bis 1,6 g) Cimetidin und eine längere Behandlungsdauer (6 bis 12 Wochen) notwendig als bei der Ulcuskrankheit.

3.4 Zollinger-Ellison-Syndrom

Gastroduodenalulcera als Hauptsymptom des Zollinger-Ellison-Syndromes heilen bei einer Dosis von 300–600 mg Cimetidin 6 stündlich in den meisten Fällen ab. Auch Abdominalschmerzen und Durchfälle sprechen prompt an, wie McCarthy in einer Zusammenstellung von 61 amerikanischen Zollinger-Ellison-Patienten zeigen konnte. Ein Teil dieser Patienten nimmt Cimetidin derzeit länger als 3 Jahre, und es wurde in diesem Zeitraum weder ein Nachlassen der Wirkung beobachtet, noch zwangen gravierende Nebenwirkungen zum Abbruch der Therapie [129]. In einer früheren Veröffentlichung hatte Bonfils [29] nach anfänglich guten Erfolgen ein Nachlassen der Cimetidinwirkung beim Zollinger-Ellison-Syndrom berichtet. Die dabei verwendeten Dosierungen von 800–2000 mg täglich sind nach heutigen Erfahrungen als niedrig zu bezeichnen. Sieht man von jenen eher seltenen Fällen ab, bei welchen das Gastrinom reseziert werden kann, stellt Cimetidin in ausreichender Dosierung derzeit die Therapie der Wahl dar und verdrängt die mit hohem Risiko behaftete totale Gastrektomie.

3.5 Ulcusblutung und Streßulcera

Die ausführliche Besprechung erfolgt in den Kapiteln 56–60. Zusammenfassend führt bei bereits bestehender Blutung aus einem Ulcus duodeni oder ventriculi Cimetidin nicht häufiger zur Blutstillung als Placebo [35, 62, 184]. Die Behandlungsresultate beim blutenden Streßulcus und bei der blutenden erosiven Gastritis sind nicht eindeutig, ein zuverlässiger Erfolg von Cimetidin kann nicht beobachtet werden. Allerdings bergen medikamentöse Versuche, eine akute Blutung zu stillen, die Gefahr in sich, den günstigsten Zeitpunkt für die Operation zu versäumen. An der bisherigen Indikation zur Operation – ein Blutverlust von mehr als 2 l innerhalb von 12 h – sollte unbedingt festgehalten werden. Günstigere Ergebnisse liegen für die Prophylaxe drohender Blutungen vor [90, 124, 163, 184]. In einer amerikanischen Studie [154] wurde Cimetidin 4 × 300 mg i.m. mit einer stündlichen Antacidaapplikation und Titration des Mageninhaltes auf pH größer als 3,5 verglichen. Das Antaci-

daregime war zur Verhütung von Streßblutungen wirksamer. In einer deutschen Vergleichsstudie war Cimetidin 8 × 200 mg i.v./Tag einer fixen Antacidadosis von 2 l Gelusil lac/24 h, allerdings ohne Titration des Mageninhaltes, überlegen [202]. Auch Kombinationen verschiedener Sekretionshemmer, wie Cimetidin mit Pirenzepin [119] oder Cimetidin mit Somatostatin [14], werden geprüft und scheinen sich als effektivste Streßblutungsprophylaxe zu bewähren.
Die Prophylaxe einer Rezidivblutung nach erfolgreicher Hämostase ist in einigen Studien bei Fällen mit Ulcera und Erosionen beobachtet worden, doch ist auch dieser Effekt umstritten.

3.6 Ulcuspenetration

Bei penetrierendem Ulcus ist grundsätzlich eine chirurgische Therapie indiziert. Es empfiehlt sich zunächst eine Schubtherapie mit einem H_2-Antagonisten und eine chirurgische Sanierung à froid, vor allem in Fällen mit Begleitpankreatitis. Falls eine Operation kontraindiziert ist, sollte eine Rezidivprophylaxe mit Cimetidin auf unbeschränkte Zeit durchgeführt werden.

3.7 Andere Indikationen

Ähnlich wie bei den Nebenwirkungen liegen für Cimetidin über zusätzliche Indikationsbereiche zahlreiche anekdotische Mitteilungen vor. Bei Psoriasis wurden Besserungen [79, 194] und Verschlechterungen [155] gesehen, Akne soll durch eine Verringerung der Talgproduktion günstig beeinflußt werden [123]. Die gastrointestinalen Symptome einer systemischen Mastocytose konnten durch Cimetidin gebessert werden [98], während die zusätzliche Gabe von Cimetidin zu einem H_1-Antagonisten nur bei einem Teil der Patienten eine weitere Besserung bei chronisch idiopathischer Urticaria brachte [43, 149].
In einer kontrollierten Studie konnte Lorenz nachweisen, daß die kombinierte Gabe von H_1- und H_2-Antagonisten imstande ist, durch Haemaccel ausgelöste anaphylaktische Reaktionen wirksam zu unterdrücken [122], so daß eine Prämedikation dieser Art möglicherweise in Zukunft zu empfehlen sein wird.
Nicht weniger als 28 Arbeiten befassen sich bis Ende 1980 mit dem Einsatz von Cimetidin in der Prophylaxe der Aspirationspneumonie, insbesondere in der Geburtshilfe (Mendelson-Syndrom). Angesichts der Seltenheit dieser Komplikation bei der allgemein angewandten Intubationsnarkose äußert sich ein Editorial im Lancet eher zurückhaltend [63].

4 Nebenwirkungen

Die Erfassung von häufigen Nebenwirkungen erfolgt am sichersten in kontrollierten Studien. Seltene Nebenwirkungen tauchen dagegen oft erst nach Jahren auf, zumeist in Fallberichten. Über 200 solcher Mitteilungen liegen für den H_2-Antagonisten Cimetidin vor; bei den meisten Beobachtungen ist ein Zusammenhang zwischen vermuteter Nebenwirkung und der Substanz keineswegs gesichert. Im Hinblick auf bisher mehr als 20 Millionen mit Cimetidin behandelte Patienten sind alle in der Folge angeführten Nebenwirkungen als seltene Ereignisse zu bewerten, und Cimetidin kann unter den Medikamenten mit bekannter und gesicherter Wirkung aufgrund des jetzigen Wissensstandes zu den *nebenwirkungsarmen Präparaten* gezählt werden.

Die *akute Toxicität* von Cimetidin ist gering. 15 Erwachsene und 4 Kinder, die in teils suicidaler Absicht bis zu 20 g Cimetidin einnahmen, zeigten keine Vergiftungserscheinungen [48, 134]. Eine Bewußtlosigkeit war bei einem Patienten auf 400 mg Oxazepam zurückzuführen, das neben 24 g Cimetidin eingenommen worden war [189]. Eine forcierte Diurese wird daher bei alleiniger Cimetidinüberdosis nicht als dringliche Maßnahme angesehen.

Ein *Vergleich* der Nebenwirkungen von *Cimetidin und Ranitidin* findet sich auf S. 257 ff.

4.1 Nebenwirkungen, die möglicherweise mit dem Wirkungsmechanismus von Cimetidin in Zusammenhang stehen

Bisher erschienen 9 Berichte über *Ulcusperforationen* kurz nach Absetzen von Cimetidin oder Metiamid [15, 37, 81, 99, 106, 153, 185, 193, 199]. Einmal kam es zu einer Perforation während einer Cimetidintherapie [66]. Bei den meisten dieser Fälle war die Abheilung des Ulcus bei Therapieende nicht kontrolliert worden. Säuresekretionsanalysen wurden nicht durchgeführt.

Wie im Abschn. 2.5.2 dargelegt, konnte ein *Säurereboundphänomen* trotz gezielter Untersuchungen bisher nicht nachgewiesen werden. Es wäre jedoch denkbar, daß unter besonderen Umständen die nach Absetzen von Cimetidin normal einsetzende Säureproduktion ein noch nicht abgeheiltes oder gerade erst epithelisiertes Ulcus zur Perforation bringen kann. Es muß auch erwogen werden, daß bei einzelnen Patienten durch gestörte Resorption oder beschleunigte Metabolisierung mit den üblichen Dosen nicht die gewünschte Säurereduktion erreicht wird. Schließlich muß die Frage offen bleiben, ob die Ulcusperforation im wesentlichen nicht durch andere pathogenetische Mechanismen als durch Säureaggression, etwa durch lokale Ischämie, verursacht wird, so daß die cimetidinbedingte Säu-

rereduktion bei diesen Fällen den Perforationsprozeß zwar hinausschieben, nicht aber verhindern konnte.
Heftige Diskussionen haben Mitteilungen über *Magencarcinome* ausgelöst, die während einer Cimetidintherapie entdeckt wurden [65, 158]. Als denkbare Ursachen einer Carcinogenität wurden eine vermehrte Nitrosaminbildung bei Hypochlorhydrie [158], möglicherweise verstärkt durch eine pathologische Keimbesiedlung des Magens [107], aber auch die Bildung eines Nitrosocimetidins [65] diskutiert.
Dem steht entgegen, daß ein Nitrosocimetidin in vivo bisher nicht gefunden werden konnte und daß auch im Tierversuch eine Carcinogenität von Cimetidin nicht nachweisbar war [46]. Es ist wahrscheinlich, daß die oben zitierten Carcinome schon vor Beginn der Cimetidintherapie bestanden haben, durch die Exulceration bis auf kleinste Carcinomreste verkleinert waren und erst im Laufe der Behandlung wieder erkennbar wurden (maligner Cyclus von Murakam [140]). Die Notwendigkeit einer sorgfältigen endoskopischen Diagnostik und Verlaufskontrolle gerade beim Ulcus ventriculi wird durch diese Problematik besonders deutlich.
Eine ausführliche Diskussion von *Interaktionen* von Cimetidin mit anderen Medikamenten und mit Nahrungsbestandteilen erfolgt in Kap. 25. Beispielsweise wurden Resorptionsstörungen für eiweißgebundenes Vitamin B_{12} [166, 183] und für Tetracycline sowie für Eisen beschrieben [41, 68, 162]. Es erscheint empfehlenswert, H_2-Antagonisten nicht gleichzeitig mit Substanzen zu verabreichen, deren Aufnahme an ein saures Milieu im Magen gebunden ist.

4.2 Unerwartete Nebenwirkungen

In kontrollierten klinischen Studien war unter der Einnahme von Cimetidin ein Auftreten von Müdigkeit, Schwindel, Muskelschmerzen, Exanthemen und Diarrhoen etwas häufiger zu beobachten als in den Placebogruppen [32, 172]. Geringfügige und vorübergehende *Anstiege von Transaminasen, der alkalischen Phosphatase und des Kreatinins* wurden wiederholt beobachtet. *Interstitielle Nephritiden, cholostatische Syndrome* und *Hepatitiden* [192, 201] sind dagegen sehr selten; die Ulcuskrankheit mit erhöhter Blutungsneigung bei Lebercirrhose oder schwerer Niereninsuffizienz stellt sogar eine besondere Indikation für Cimetidin dar [32]. Es ist allerdings eine Dosisreduktion zu berücksichtigen. Bei einer Kreatininclearance von unter 15 ml/min sollte nicht mehr als 2 × 200 mg Cimetidin pro 24 h verabreicht werden. Die Auswirkungen von Cimetidin auf das *Pankreas* sind noch unklar. Einerseits ist die Anwendung von Cimetidin bei der akuten Pankreatitis weit verbreitet, mit dem Gedanken, die Magensaftsekretion zu drosseln und damit das Pankreas ruhigzustellen. Andererseits fanden sich bei Patienten mit akuter alkoholischer Pankreatitis

unter Cimetidinbehandlung höhere Amylasenwerte als ohne Cimetidintherapie [135]. Als Maßnahme von gesichertem Nutzen kann der Einsatz von Cimetidin bei der akuten Pankreatitis daher nicht vorbehaltlos empfohlen werden.
Bei Dosierungen von mehr als 1 000 mg Cimetidin/Tag, welche inbesondere beim Zollinger-Syndrom zur Anwendung kommen, wurden einzelne Fälle von *Gynäkomastie* und *Galaktorrhoe* publiziert [13, 89, 129, 172]. Auch *Impotenz* und *Libroverlust* wurden beschrieben. Ob die nur bei einzelnen dieser Patienten erhöhten Prolaktinspiegel die Ursache darstellen, erscheint fraglich. Reproduzierbare Erhöhung des Plasmaprolaktins lassen sich nämlich nur kurzfristig nach intravenöser Applikation [34, 50, 164], nicht aber nach oraler Gabe von Cimetidin erzielen [164, 188, 190, 197]. In Übereinstimmung damit fanden amerikanische Autoren bei Zollinger-Ellison-Patienten, die 1,2–2,4 g/Tag mehr als 6 Monate erhielten, keine Abweichungen des Serumprolaktins [182a]. Umfangreiche Hormonuntersuchungen nach 6- bzw. 9 wöchiger Cimetidinverabreichung gaben normale Basalwerte von FSH, LH, GH, TSH und Thyroxin sowie eine normale Reaktion von Thyreotropin, GH, Thyroxin und Prolaktin auf GRH [190, 197]. Testosteronspiegel wurden erhöht [190] oder normal [197], die LH-Reaktion auf LRH erniedrigt [190] oder normal [197] gefunden. Ein *Absinken der Spermienzahl* von 124 ± 17 Mio/ml auf 94 ± 13 Mio/ml nach 9 Wochen scheint eine leichte antiandrogene Wirkung von Cimetidin zu bestätigen [190], aber selbst der erniedrigte Wert liegt noch im oberen Normbereich [40–120 Mio/ml), und das Fehlen einer Kontrollgruppe läßt spontane Schwankungen der Spermienzahl unberücksichtigt. Im Tierversuch lassen sich antiandrogene Wirkungen von Cimetidin deutlicher herausarbeiten [198].
Das seltene Auftreten von *Verwirrtheitszuständen* und *Comata* betrifft vor allem ältere Patienten mit schweren Leber- und Nierenerkrankungen [32, 167]. Der Übertritt von Cimetidin in das Zentralnervensystem konnte in diesen Fällen nachgewiesen werden [64, 167].
Einzelne Fälle von *Fieber* unter Cimetidin [44, 156] werden durch Beeinflussung des hypothalamischen Temperaturzentrums erklärt [143].
Obwohl das Herz, vor allem das Reizleitungssystem, H_2-Rezeptoren enthält, sind bis jetzt nur wenige Beobachtungen über *Arrhytmien* unter Cimetidintherapie mitgeteilt worden [30, 40, 102, 157]. Herzkrankheiten und speziell intermittierende Arrhythmien stellen keine Kontraindikation zur Cimetidintherapie dar, allerdings sollte die rasche intravenöse Applikation als Bolus vermieden werden [116].
Ein Fall von wiederholtem *Quinck'schen Ödem* auf Cimetidin ist beschrieben [51], und zwei Autoren berichten über eine Verstärkung der Überempfindlichkeitsreaktion vom verzögerten Typ [6, 160]. Klinische Auswirkungen dieses Phänomens sind nicht bekannt; es wird diskutiert, daß

Cimetidin beim *Nierentransplantierten Abstoßungsreaktionen* fördern könnte.

Knochenmarksschädigungen waren unter Metiamid, einem Vorläufer des Cimetidin, beobachtet worden [70, 76]. Cimetidin wurde deshalb auf Schädigungen des hämopoetischen Systems besonders sorgfältig untersucht. Bei einem Teil der Mitteilungen über Knochenmarksschädigung [60, 121], meist in Form von Neutropenie [44, 45, 121, 187] und Thrombopenie [100, 130], wurden zusätzlich andere Substanzen verabreicht, so daß ein kausaler Zusammenhang zwischen der Cimetidinmedikation und der Knochenmarksschädigung keineswegs mit Sicherheit anzunehmen war. In allen Fällen waren die Blutbildveränderungen reversibel. Bezogen auf die Gesamtzahl der Behandelten, stellen diese Fälle extreme Seltenheiten dar, so daß die Forderung nach einer routinemäßigen Kontrolle des Blutbildes bei Cimetidinmedikation nicht gerechtfertigt erscheint.

5 Praktische Durchführung der Therapie

Eine ausführliche Besprechung erfolgt in den Kapitel 26 und 40.

Literatur

1. Aadland, E., Berstad, A.: Parietal and chief cell sensitivity to pentagastrin stimulation before and after cimetidine treatment for duodenal ulcer. Scand. J. Gastroenterol. *14*, 111–114 (1979)
2. Aadland, E., Berstad, A., Semb, L.S.: Inhibition of pentagastrin-stimulated gastric secretion by cimetidine in healthy subjects. In: Proc. 2nd International Symposium Histamine H_2-Receptor Antagonists. Burland, W.L., Simkins, M.A. (eds.), pp. 87–97. Amsterdam: Excerpta Medica 1977
3. Ackermann, D.: Über den bacteriellen Abbau des Histidins. Hoppe-Seylers Z. Physiol. Chem. *65*, 504–510 (1910)
4. Arnold, R., Koop, H., Nesslinger, A., Creutzfeldt, W.: Einfluß einer Cimetidin-Langzeittherapie auf das basale und nahrungsstimulierte Serumgastrin, die antrale Gastrinkonzentration und die antrale G-Zelldichte. Z. Gastroenterol. *17*, 570–571 (1979)
5. Ash, A.S.F., Schild, H.O.: Receptors mediating some actions of histamine. Br. J. Pharmacol. Chemother, *27*, 427–439 (1966)
6. Avella, J., Madsen, J.E., Binder, H.J., Askenase. P.W.: Effect of histamine-H_2-receptor antagonists on delayed hypersensitivity. Lancet *1978 I*, 624
7. Bank, S., Barbezat, G.O., Novis, B.H., et al.: Histamine H_2-receptor antagonists in the treatment of duodenal ulcers. S. Afr. Med. J. *50*, 1781–1785 (1976)
8. Bank, S., Barbezat, G.O., Vinik, A.I., Halter, F., Helman, C.A.: Cimetidine and serum gastrin levels in man. In: Proc. 2nd Int. Symp. Histamine H_2-Receptor Antagonists. Burland, W.L., Simkins, M.A. (eds.), pp. 155–162. Amsterdam: Excerpta Medica 1977
9. Barbezat, G.O., Bank, S.: Basal acid output response to cimetidine in man. In: Proc. 2nd International Symposium Histamine H_2-Receptor Antagonists. Burland, W.L., Simkins, M.A. (eds.), pp. 110–119. Amsterdam: Excerpta Medica 1977
10. Barbezat, G.O., Bank, S.: Effect of prelonged cimetidine therapy on gastric acid secretion in man. Gut *19* 151–154 (1978)

11. Bardhan, K.D.: Intermittent treatment of duodenal ulcer with cimetidine. Br. Med. J. *1980 II*, 20–22
11a. Bardhan, K.D., et al.: Longterm treatment with cimetidine in duodenal ulceration. Lancet *1977 I*, 900
12. Bardhan, K.D., Saul, D.M., Balmforth, G.V., et al.: The effect of cimetidine on duodenal ulceration. Gut, *20*, 68–74 (1979)
13. Bateson, M.C., Browning, M.C.K., Maconnachie, A.: Galactorrhea with cimetidine. Lancet *1977 II*, 247–248
14. Bauer, H., Schmidt, G.F.: Tierexperimentelle und klinische Untersuchungen zur Kombination von Cimetidin und Somatostatin. Z. Gastroenterol. *18*, 314–319 (1980)
15. Bénichoux, R., Martin, F.: Perforation gastroduodénale au cours d'un traitement par la cimétidine. Nouv. Presse Med. *7*, 116 (1978)
16. Berstad, A., Aadland, E., Carlsen, E., Myren, J., Semb, L.S., Kruse-Jensen, A.: Maintenance treatment of duodenal ulcer patients with a single bedtime dose of cimetidine. Scand. J. Gastroenterol. *14*, 827–831 (1979)
17. Berstad, A., Aadland, E., Bjerke, K., Carlsen, E.: Relapse of duodenal ulcer following treatment with cimetidine or trimipramine (abstract). XI Int. Congress of Gastroent., Acta Hepatogastroenterol. (Stuttg.) 257 (1980)
18. Bianchi Porro, G., Petrillo, M.: A controlled trial comparing cimetidine with carbenoxolon sodium in gastric ulcer (short- and long-term study). Drugs Exp. Clin. Res. *5*, 173–176 (1979)
19. Bianchi Porro, G., Cheli, R., Dobrilla, G., et al.: Treatment of active duodenal ulcer with oral cimetidine: A multicenter controlled endoscopic trial. Digestion *17*, 383–386 (1978)
20. Binder, H.J., Donaldson, R.M.: Effect of cimetidine on intrinsic factor and pepsin secretion in man. Gastroenterology *74*, 371–375 (1978)
21. Binder, H.J., Cocco, A., Crossley, R.J., et al.: Cimetidine in the treatment of duodenal ulcer. A multicentre double blind trial. Gastroenterology *74*, 380–388 (1978)
22. Black, J.W., Duncan, W.A.M., Durant, C.J., Gavellin, C.R., Parsons, M.E.: Definition and antagonism of histamine H_2-receptors. Nature *236*, 385–390 (1972)
23. Blackwood, W.S., Maudgal, D.P., Pickard, R.G., Lawrence, D., Northfield, T.C.: Cimetidine in duodenal ulcer. Lancet *1976 II*, 174–176
24. Blum, A.L., Siewert, J.-R., Halter, F.: Ulkustherapie mit Cimetidin. Dtsch. Med. Wochenschr. *193*, 135–139 (1978)
25. Bodemar, G., Walan, A.: Cimetidine in the treatment of active duodenal and prepyloric ulcers. Lancet *1976 II*, 161–164
26. Bodemar, G., Walan, A.: Maintenance treatment of recurrent peptic ulcer by cimetidine. Lancet *1978 I*, 403–407
27. Bodemar, G., Walan, A.: Two-year follow-up after one year treatment with cimetidine or placebo. Lancet *1980 I*, 38–39
28. Bohman, T., Myren, J., Flaten, O.: The effect of the new H_2-receptor antagonist ranitidine, on the histamine-stimulated gastric secretion. Acta Hepatogastroenterol. (Stuttg.) *27*, 73 (1980)
29. Bonfils, S., Mignon, M., Kloeti, G., Jian, M.: Therapeutic assessment of histamine H_2-blockers in 10 cases of Zollinger-Ellison syndrome. Gastroenterology *72*, A 3/813 (1977)
30. Bournerias, F., Ganeval, D., Danan, G.: Trouble du rythme cardiaque mortel au cours d'un traitement par la cimetidine. Nouv. Presse Méd. *7*, 2069 (1978)
31. Brimblecombe, R.W., Duncan, W.A.M., Durant, G.J., Emmett, J.C., Ganellin, C.R., Parsons, M.E.: Cimetidine-a non-thiourea H_2-receptor antagonist. J. Int. Med. Res. *3*, 86–92 (1975)

32. Burland, W.: Evidence for the safety of cimetidine in the treatment of peptic ulcer disease. In: International Symposium Histamine H_2-Receptor Antagonists. Creutzfeldt, W. (ed.), pp. 261–281. Amsterdam: Excerpta Medica 1978.
33. Burland, W.L., Hawkins, B.W., Beresford, J.: Cimetidine for the prevention of recurrence of duodenal ulcer: An international collaborative study. Postgrad. Med. J. *56* 73–176 (1980)
34. Carlson, H.E., Ippoliti, A.F.: Cimetidine, an H_2-histamine, stimulates prolactin secretion in man. J. Clin. Endocrinol. Metab. *45*, 367–369 (1977)
35. Carstensen, H.E., Bülow, S., Hart Hansen, O., et al.: Cimetidine for severe gastroduodenal hemorrhage: A randomised controlled trial. Scand. J. Gastroenterol. *15* 103–105 (1980)
36. Carter, D.C., Forrest, J.A.H., Logan, R.A., Ansell, J., Lidgard, G., Heading, R.C., Sherman, D.J.C.: Effect of histamine H_2-receptor antagonist, cimetidine, on gastric secretion and serum gastrin during insulin infusion in man. Scand. J. Gastroenterol. *11*, 565–570 (1976)
37. Celestin, L.R., Spence, R.W.: Perforation of chronic peptic ulcer after cimetidine. Br. Med. J. *1977 II*, 1149
38. Celestin, L.R., Harvey, V., Saunders, J.H.B., et al.: Treatment of duodenal ulcer by metiamide. Lancet *1975 II*, 779–781
39. Ciclitira, P.J., Machell, R.J., Farthing, M.J., Dick, A.P., Hunter, J.O.: Experience with cimetidine in the treatment of gastric ulceration. Gut *18*, A419–A420 (1977)
40. Cohen, J., Weetman, A.P., Dargie, H.J., Krikler, D.M.: Lifethreatening arrhythmias and intravenous cimetidine. Br. Med. J. *1979 II*, 768
41. Cole, J.J., Charles, B.G., Ravenscroft, P.J.: Interaction of cimetidine with tetracycline absorption. Lancet *1980 II*, 536
42. Colin-Jones, D.: Comparative trials of cimetidine for gastric ulcer. In: International Symposium on Histamine H_2-Receptor Antagonists. Creutzfeldt, W. (eds.), pp. 244–248. Amsterdam: Excerpta Medica 1978
43. Commens, C.A., Graves, M.W.: Cimetidine in chronic idiopathic urticaria: A randomised double blind study. Br. J. Dermatol. *99*, 675–679 (1978)
44. Corbett, C.L., Holdsworth, C.D.: Fever, abdominal pain, and leucopenia during treatment with cimetidine. Br. Med. J. *1978 I*, 753–754
45. Craven, E.R., Whittington, J.M.: Agranulocytosis four months after cimetidine therapy. Lancet *1977 II*, 294–295
46. Crean, G.P., Daniel, D., Leslie, G.B., Bates, C.: The effects of prolonged administration of large doses of cimetidine on the gastric mucosa of rats. In: Cimetidine – Westminster Hosp. Symp. Wastell, C., Lance, P. (eds.), pp. 191–206. Edinburgh: Churchill Livingstone 1978
47. Cremer, M., Toussaint, J., Derumier, J., Deltenre, M.: Etude en double aveugle de l'effet de la cimetidine dans l'ulcère duodénal et dans l'ulcère gastrique. In: Proceedings of the National Symposium on Cimetidine, pp. 30–39. Brussels, Excerpta Medica (1977)
48. Curtes, J.P., Develay, P.: Intoxication aigue par absorption volontaire d'un antagoniste des recepteurs histaminiques: la cimetidine. Bull. Med. Leg. Toxicol. Med. *20*, 137–139 (1977)
49. Dale, H.H., Laidlaw, P.P.: The physiological actions of beta-imidazolylethylamine. J. Physiol. (Lond.) *41*, 318–344 (1910)
50. Daubresse, J.C., Meunier, J.C., Ligny, G.: Plasma-prolactin and cimetidine. Lancet *1978 I*, 99
51. Delaunois, L.: Hypersensitivity to cimetidine. N. Engl. J. Med. *1979 I*, 1216

52. Delle Fave, G.F., Tamburrano, G., De Magistris, L., Natoli, C., Santoro, M.L., Carratu, R., Torsoli, A.: Variations in serum prolactin following cimetidine treatment for peptic ulcer disease. Rend. Gastroenterol. *9*, 142–143 (1977)
53. Dobrilla, G.: Placebo controlled studies with ranitidine in the treatment of duodenal ulcer. In: Europ. Congr. of gastrointest. Endoscopy, Hamburg, 1980. Drug symposium on ranitidine.
54. Dobrilla, G., Valentini, M., Filippini, M., Felder, M., Bonoldi, M.C., Moroder, E.: Therapie mit Cimetidin beim Ulcus duodeni. M.M.W. *120*, 839–842 (1978)
55. Domschke, S., Domschke, W.: New histamine H_2-receptor antagonists. Acta Hepatogastroenterol. (Stuttg.) *27*, 163–168 (1980)
56. Domschke, W., Domschke, S., Lux, G., Belohlavek, S., Neidhardt, B., Demling, L.: Wirksame Cimetidin-Therapie beim Ulcus duodeni. Dtsch. Med. Wochenschr. *101*, 1752–1755 (1976)
57. Domschke, W., Lux, G., Domschke, S.: Furan H_2-Antagonist inhibits pentagastrin stimulated gastrin secretion stronger than cimetidine. Gastroenterol. *79*, 1667–1671 (1980)
58. Domschke, W., Lux, G., Domschke, S.: Gastric inhibitory action of H_2-antagonist ranitidine and cimetidine. Lancet *1979 I*, 320
59. Dronfield, M.W., Batchelor, A.J., Larkworthy, W., Langman, M.J.S.: Controlled trial of maintenance cimetidine treatment in healed duodenal ulcers: Short and long-term effects. Gut *20*, 526–530 (1979)
60. Druart, F., Frocrain, C., Metois, P., et al.: Association of cimetidine and bone-marrow suppression in man. Dig. Dis. Sci. *24*, 730–731 (1979)
61. Dyck, W.P., Belsito, A., Fleshler, B., Liebermann, T.R., Dickinson, P.B., Wood, J.M.: Cimetidine and placebo in the treatment of benign gastric ulcer. A multicentre double blind study. Gastroenterol. *74*, 410–415 (1978)
62. Dykes, P.W., Hoare, E.M., Hawkins, C.F., Kang, J.Y.: The treatment of upper gastrointestinal hemorrhage with cimetidine. In: Cimetidine – The Westminster Symp. 1978. Wastell, C., Lance, P. (eds.), pp. 177–179. Edinburgh: Churchill Livingstone 1978
63. Editorial: Cimetidine and the acid aspiration syndrome. Lancet *1980 I*, 465–466
64. Edmonds, M.E., Ashford, R.F.U., Brenner, M.K., Saunders, A.: Cimetidine: Does neurotoxicity occur? Report of three cases. J.R. Soc. Med. *72*, 172 (1979)
65. Elder, J.B., Ganguli, P.C., Gillespie, I.E., Cimetidine and gastric cancer. Lancet *1979 I*, 1005–1006
66. Ellis, D.J., Hamer, J.D., Baker, S.E.: Perforation of duodenal ulcer during treatment with cimetidine. Br. Med. J. *1977 II*, 1583
67. Englert, E., Freston, J.W., Graham, D.Y., et al.: Cimetidine, antacid, and hospitalisation in the treatment of benign gastric ulcer. A multicentre double blind study. Gastroenterol. *74*, 416–425 (1978)
68. Esposito, R.: Cimetidine and iron-deficiency anaemia. Lancet *1977 II*, 1132
69. Eustace, I.E., FitzGerald, O., McMullin, J.P.: Role of cimetidine in relapse-prevention of duodenal ulcers healed by cimetidine. Ir. J. Med. Sci. *147*, 272–275 (1978)
70. Feldman, E.J. Isenberg, J.I.: Effects of metiamide on gastric acid hypersecretion, steatorrhea and bone marrow function in a patient with systemic mastocytosis. N. Engl. J. Med. *295*, 1178–1179 (1976)
71. Ferguson, R., Dronfield, M.W., Atkinson, M.: Cimetidine in treatment of reflux oesophagitis with peptic stricture. Br. Med. J. *1979 II*, 472–474
72. Fiasse, R., Hanin, C., Lepot, A., Descamps, C., Dive, C.: A double-blind placebo-controlled study of cimetidine in reflux oesophagitis. In: Cimetidin-Symp. Brüssel 1977, pp. 126–135. Amsterdam: Excepta Medica 1977

73. Fielding, L.P., Chalmers, D.M., Chanarin, I., Levi, A.J.: Inhibition of intrinsic factor secretion by cimetidine. Br. Med. J. *1978 I*, 818–819
74. Figueroa, R.B., Espejo, H.R.: Cimetidine in active duodenal ulcer. Curr. Ther. res. *25*, 16–24 (1979)
75. Flind, A.C.: Cimetidine and oral anticoagulants. Br. Med. J. *1978 II*, 1367
76. Forrest, J.A.H., Shearman, D.J.C., Spence, R., Celestin, L.R.: Neutropenia associated with metiamide, Lancet *1975 I*, 392–393
77. Frost, F., Rahbek, I., Rune, S.J.: Cimetidine in patients with gastric ulcer: A multicentre controlled trial. Br. Med. J. *1977 II*, 795–799
78. Garcia, V.G., Chantres, D., Paredes, G., Rosso, L.: La cimetidina en el tratamiento de la ulcera peptica. Estudio doble ciego (abstract). VI. World Congr. Gastroenterol, Madrid, (1978) 19
79. Giacosa, A., Farris, A., Cheli, R.: Cimetidine and psoriasis. Lancet *1978 II*, 1211
80. Gibson, R., Hirschowitz, B.I., Hutchison, G.: Actions of metiamide, an histamin H_2-receptor antagonist, on gastric H^+ and pepsin secretion. Gastroenterol. *67*, 93–99 (1974)
81. Gill, M.J., Saunders, J.B.: Perforation of chronic peptic ulcers after cimetidine. Br. Med. J. *1977 II*, 1149
82. Gillespie, G., Gray, G.R., Smith, I.S., Mackenzie, I.: Long term treatment in severe duodenal ulcer dyspesia (abstract). VI. World Congr. Gastroenterol, Madrid (1978) 140
83. Gray, G.R., McKenzie, I., Smith, I.S., Crean, G.P., Gillespie, G.: Oral cimetidine in severe duodenal ulceration. Lancet *1977 I*, 4–7
84. Griffiths, R., Lee, R.M., Taylor, T.C.: Kinetics of cimetidine in man and experimental animal. In: Proc. 2nd international Symposium Histamine H_2-Receptor Antagonists. Burland, W.L., Simkins, M.A. (eds.), pp. 38–51. Amsterdam: Excerpta Medica 1977
85. Grimson, T.A.: Cimetidine and mental confusion. Lancet *1977 I*, 858
86. Gudmand-Høyer, E., Birger-Jensen, K., Krag, E., Rask-Madsen, J., Rahbek, I., Rune, S.J., Wulff: Prophylactic effect of cimetidine in duodenal ulcer disease. Br. Med. J. *1978 I*, 1095–1097
87. Güemes, F.: Short and long-term effects of trithiozine and cimetidine followed or not by maintenance treatment in duodenal ulcer (abstracts). XI. Int. Congress of Gastroenterol. Hamburg, 1980. Acta Hepatogastroenterol. (Stuttg.) 49 (1980)
88. Gyr, K., Kayasseh, L., Keller, U., Stalder, G.A.: Somatostatin und Cimetidin bei akuter Ulcusblutung. Eine randomisierte, kontrollierte Studie. Z. Gastroenterol. *18*, 342–343 (1980)
89. Hall, W.H.: Brest changes in males on cimetidine. N. Engl. J. Med. *295*, 841 (1976)
90. Halloran, L.G., Zfass, A.M., Gayle, W.E., Wheeler, C.B., Miller, J.D.: Prevention of acute gastrointestinal complications after severe head injury: A controlled trial of cimetidine prophylaxis. Am. J. Surg. *139*, 44–48 (1980)
91. Halter, F., Witzel, L.: Increased acid secretion after sustained metiamide medication in the rat. Gastroenterol. *72*, 816 (1977)
92. Hansky, J., Korman, M.G.: Long-term cimetidine in duodenal ulcer disease. Dig. Dis. Sci. *24*, 465–467 (1979)
93. Gestrichen
94. Hentschel, E., Schütze, K., Havelec, L.: Die Behandlung des Ulcus duodeni und des präpylorischen Ulcus mit Cimetidin. Eine Doppelblindstudie. Wien. Klin. Wochenschr. *94*, 53–57 (1979)
95. Hentschel, E., Schütze, K., Judmaier, G., Reichel, W., Kerstan, E., Poeschl, E., Rüdiger, E., Weiss, W.: The effect of cimetidine treatment in the prevention of gastric ulcer relapse. In press.
96. Hetzel, D.J., Taggart, G.J., Hansky, J., Hecker, R., Shearman, J.C.: Cimetidine in the treatment of duodenal ulcer. Med. J. Aust. *1*, 317–319 (1977)

97. Hetzel, D.J., Hansky, J., Shearman, D.J.C., et al.: Cimetidine treatment of duodenal ulceration. Short term clinical trial and maintenance study. Gastroenterol. *74*, 389–392 (1978)
98. Hirschowitz, B.I.; Groarke, J.F.: Effect of cimetidine on gastric hypersecretion and diarrhea in systemic mastocytosis. Ann. Intern. Med. *90*, 769–771 (1979)
99. Hoste, P., Ingels, J., Elewaut, A., Barbier, F.: Duodenal perforation after cimetidine. Lancet *1978 I*, 666
100. Idvall, J.: Cimetidine-associated thrombocytopenia. Lancet *1979 II*, 159
101. Ippoliti, A.F., Sturdevant, R.A.L., Isenberg, J.I., et al.: Cimetidine versus intensive antacid therapy for duodenal ulcer. A multicentre trial. Gastroenterol. *74*, 393–395 (1978)
102. Jeffreys, D.B., Vale, J.A.: Cimetidine and bradycardia. Lancet *1978 I*, 828
103. Jensen, K.B., Mollmann, K.M., Rahbek, I., Madsen, J.R., Rune, S.J., Wulff, H.R.: Prophylactic effect of cimetidine in gastric ulcer patients. Scand. J. Gastroenterol. *14*, 175–176 (1979)
104. Johnson, McI. N., Black, A.E., Hughes, A.S.B., Clarke, S.W.: Leucopenia with cimetidine. Lancet *1977 II*, 1226
105. Kang, J.Y., et al.: The use of long-term cimetidine in the prevention of gastric ulcer relapse: Double blind trial (abstract). Annual Sci. Meeting, Gastroenterol. Soc. Australia, A9. 1979
106. Keighley, B.D.: Perforation of peptic ulcer after withdrawal of cimetidine. Br. Med. J. *1977 II*, 1538
107. Keighley, M.R.B., Muscroft, T.J., Youngs, D., Burdon, D.W.: Malignant potential of hypochlorhydria. Drug symposium on cimetidine. XI. Intern. Congr. Gastroenterol. Hamburg 1980
108. Klotz, U., Anttila, V.J., Reimann, I.: Cimetidine/Diazepam interaction. Lancet *1979 II*, 699
109. Konturek, S.J., Obtulowicz, W., Kwiecien, N., et al.: Effect of Ranitidine, a new H_2-antagonist on gastric and pancreatic secretion in duodenal patients. Dig. Dis. Sci. *25*, 737–743 (1980)
110. Konturek, S.J., Oleksy, J., Obtulowicz, W., Sito, E.: Inhibition of cholinergic, meal-, pentagastrin- and histamin-induced gastric secretion by ranitidine. In: Ranitidine. Classen, M., Schöffling, K., Konturek, S.J. (eds.). (to be published)
111. Korman, M.G., Hetzel, D.J., Hansky, J., Shearman, D.J.C., Don, G.: Relapse rate of duodenal ulcer after cessation of long-term cimetidine treatment. Dig. Dis. Sci. *25*, 88–91 (1980)
112. Kowalewski, K., Kolodej, A.: Effect of metiamide, a histamine antagonist of H_2-receptors, on acid secretion of isolated canine stomach perfused with homologous blood. Pharmacology *11*, 207–212 (1974)
113. Lambert, R., Bader, J.-P., Bernier, J.J., et al.: Traitement de l'ulcère gastrique et duodenal par la cimétine. Gastroenterol. Clin. Biol. *1*, 855–860 (1977)
114. Langman, M.J.S., Henry, D.A., Burnham, A., Ogilvie, M.W.: A comparison of ranitidine and cimetidine in duodenal ulcer. IV. Europ. Congress of Gastroint. Endoscopy. Drug symposium on ranitidine
115. Lepsien, G., Sonnenberg, A., Berges, W., Wienbeck, J., Siewert, J.R., Blum, A.L.: Die Behandlung der Refluxösophagitis mit Cimetidin. Dtsch. Med. Wochenschr. *104*, 901–906 (1979)
116. Levi, R,, Trzeciakowski, J.P.: Cimetidine and sinus node function. N. Engl. J. Med. *302*, 235 (1980)
117. Lewin, M.J.M, Sourmarmon, A., Bonfils, S.: Receptors for gastrin and histamine in gastric mucosa. Prog. Gastroenterol. *111*, 203–240 (1977)
118. Lombardo, L., Pera, A., Crivelli, O., et al.: Antral G- and D-cells after cimetidine in duodenal ulcer. It. J. Gastroenterol. *11*, 138 (1979)

119. Londong, W., Londong V., Prechtl, R., Schwanner, A.: Untersuchungen zur Effektivität von Cimetidin, Pirenzepin und synthetischem Sekretin auf die stimulierte Magensäuresekretion. Z. Gastroenterol. *18*, 306–313 (1980)
120. Longstreth, G.F., Go, V.L.W., Malagelada, J.-R.: Cimetidine suppression of nocturnal gastric secretion in active duodenal ulcer. N. Engl. J. Med. *294*, 801–804 (1976)
121. Lopez-Luque, A., Rodriguez-Cuartero, A., Perez-Galvez, N., Pomares-Mora, J., Pena-Yanez, A.: Cimetidine and bone-marrow toxicity. Lancet *1978 I*, 444
122. Lorenz, W., Doenicke, A., Dittmann, I., Hug, P., Schwarz, B.: Anaphylaktoide Reaktionen nach Applikation von Blutersatzmitteln beim Menschen. Anaesthesist *26*, 644–648 (1977)
123. Lyons, F., Cook, J., Shuster, S.: Inhibition of sebum excretion by an H_2-blocker. Lancet *1979 I*, 1376
124. MacDougall, B.R.D., Williams, R.: Role of cimetidine in the management of bleeding in liver disease. In: Cimetidine – The Westminster Symp. Wastell, C., Lance, P. (eds.), pp. 180–188. Edinburgh: Churchill Livingstone 1978
125. Machell, R.J., Ciclitira, P.J., Farthing, M.J.G., Dick, A.P., Hunter, J.O.: Maintenance cimetidin in the prevention of gastric ulcer relapse. Lancet *1978 I*, 663
126. Martin, D., Hollanders, D., May, S., Ravenscroft, M., Tweedle, D., Miller, J.P.: Difference in relapse rates of duodenal ulcer after healing with cimetidine or tripotassium dicitrato bismuthate. Lancet *1981 I*, 7–10
127. Massarat, S., Hausmann, L., Heuser, E., Klingemann, H.G., Schubotz, R.: Langzeittherapie beim Ulcus duodeni. Z. Gastroenterol. *17*, 633 (1979)
128. McAdam, W.A.F., Pacsoo, C., Morgan, A.G.: A comparison between Caved-S and cimetidine in gastric ulcer treatment and subsequent maintenance therapy. XI. Intern. Congress of Gastroent. Hamburg 1980 (abstracts). Acta Hepato Gastroenterol (Stuttg.) 205
129. McCarthy, D.M., Peikin, S.R., Lopatin, R.N., Crossley, R.J., Harpel, H.S.: H_2-receptor antagonists in gastric hypersecretory states. In: Cimetidin Symposium, Goettingen 1977. Creutzfeldt, W. (eds.), pp. 153–168. Amsterdam, New York: Excerpta Medica 1978
130. McDaniel, J.L., Stein, J.J.: Thrombocytopenia with cimetidine therapy. N. Engl. J. Med. *300*, 864 (1979)
131. McIntosh, F.C.: Histamine as normal stimulant of gastric secretion. Q. J. Exp. Physiol. *28*, 87 (1938)
132. Mekel, R.C.P.M.: Two-year maintenance treatment with cimetidine for duodenal ulcers. S. Afr. Med. J. *57* 293 (1980)
133. Menzies-Gow, N.: Cimetidine and mental confusion. Lancet *1977 II*, 928
134. Meredith, T.J., Volans, G.N.: Management of cimetidine overdose. Lancet *1979 II*, 1367
135. Meshkinpour, H., Molineri, M.D., Gardner, L., et al.: Cimetidine in the treatment of acute alcoholic pancreatitis. A randomized, double blind study. Gastroenterology *77*, 687–690 (1979)
136. Mills, J.G., Hunt, R.H., Burland, W.L., Milton-Thompson, G.J.: Impromidine as a gastric secretagogue in comparative studies with a new H_2-receptor antagonist (SKF 92994) XI Int. Congress of Gastroent. Hamburg 1980 (abstracts). Acta Hepatogastroenterol. 261
137. Morgan, A.G., McAdam, W.A.F., Pacsoo, C., Walker, B.E., Simmons, A.V.: Cimetidine: An advance in gastric ulcer treatment? Br. Med. J. *1978 II*, 1323–1326
138. Moshal, M.G., Spitaels, J.M., Bhoola, R.: Treatment of duodenal ulcers with cimetidine. S. Afr. Med. J. *52*, 760–763 (1977)
139. Moshal, M.G., Spitaels, J.M., Khan, F.: A double-blind endoscopically controlled trial of ranitidine in a high incidence area. IV Europ. Congress of Gastroint. Endoscopy, Hamburg 1980, Drug Symp. on ranitidine

140. Murakami, T.: Early gastric cancer. Baltimore: University Park Press 1972
141. Navert, H., Larose, L., Beaudry, R., Haddad, H., Lufti, G., Lacruz, M., Apollon, G.: Cimetidine is effective in the treatment of gastric ulcer. Gastroenterology *74*, 1072 (1978)
142. Nelson, P.G.: Cimetidine and mental confusion. Lancet *1977 II*, 928
143. Nistico, G., Rotiroti, D., De Sarro, A., Naccari, F.: Mechanism of cimetidine-induced fever. Lancet *1978 II*, 265–266
144. Gestrichen
145. Ottenjann, R., Kunert, H.: Praktische Erfolge in der stationären Therapie des peptischen Ulkus mit H_2-Rezeptor-Blockern. In: Peptische Läsion im Lichte von Aggression und Protektion. Demling, L., Rösch, W. (Hrsg.), S. 88–94. Baden-Baden: Witzstrock 1978
146. Peden, N.R., Saunders, J.H.B., Wormsley, K.G.: Inhibition of pentagastrin-stimulated and nocturnal gastric secretion by ranitidine. Lancet *1979 I*, 690–692
147. Peter, P., Gonvers, J.J., Pelloni, S., et al.: Cimetidin in der Behandlung des Ulcus duodeni. Dtsch. med. Wschr. *103*, 1163–1166 (1978)
148. Petrokubi, R.J., Jeffries, G.H.: Cimetidine versus antacids in scleroderma with reflux oesophagitis. Gastroenterology *74*, 1077 (1978)
149. Phanuphak, P., Schocket, A., Kohler, P.F.: Treatment of chronic idiopathik urticaria with combined H1 and H2 blockers. Clin. Allergy *8*, 429–433 (1978)
150. Popielski, I.: Beta-Imidazolyläthylamin und die Organextrakte. 1. Beta-Imidazolyläthylamin als mächtiger Erreger der Magendrüsen. Pfluegers Arch. Ges. Physiol. *178*, 214–236 (1920)
151. Pounder, R.E., Williams, J.G., Hunt, R.H., Vincent, S.H., Milton-Thompson, G.J. Misiewicz, J.J.: The effects of oral cimetidine on food-stimulated gastric secretion and 24-hour intragastric acidity. In: Proc. 2nd International Symposium on Histamine H_2-Receptor Antagonists. Burland, W.L., Simkins, M.A. (eds.), pp. 189–204. Amsterdam: Excerpta Medica 1977
152. Powell-Jackson, P., Barkley, H., Northfield, T.C.: Effect of cimetidine in symptomatic gastrooesophageal reflux. Lancet *1978 II*, 1068–1069
153. Premont, M., Poilleux, J., Dazza, F.: Perforations d'ulcèfes gastro-duodénaux et Cimetidine. Chirurgie *104*, 787–791 (1978)
154. Priebe, H.J., Skillmann, J.J., Bushnell, L.S., Long, P.C., Silen, W.: Antacids versus cimetidine in preventing acute gastrointestinal bleeding. N. Engl. J. Med. *1980 I*, 426–430
155. Rai, G.S., Webster, S.G.P.: Cimetidine and psoriasis. Lancet *1979 I*, 50
156. Ramboer, C.: Drug fever with cimetidine. Lancet *1978 I*, 330–331
157. Reding, P., Devroede, C., Barbier, P.: Bradycardia after cimetidine. Lancet *1977 II*, 1227
158. Reed, P.I., Cassel, P.G., Walters, C.L.: Gastric cancer in patients who have taken cimetidine. Lancet *1979 I*, 1235
159. Richardson, T.C.: Effect of H_2-receptor antagonists on gastric acid secretion and serum gastrin concentration. A review. Gastroenterology *74*, 366–370 (1978)
160. Robertson, A.J., Peden, N.R., Saunders, J.H.B. et al.: Cimetidine and the immuneresponse. Lancet *1979 II*, 420–421
161. Robinson, T.J., Mulligan, T.O.: Cimetidine and mental confusion. Lancet *1977 II*, 719
162. Rogers, H.J., House, F.R., Morrison, P.J., Bradbook, I.D.: Interaction of cimetidine with tetracycline absorption. Lancet *1980 II*, 694
163. Rohde, H., Lorenz, W., Fischer, M.: Eine randomisierte klinische Studie zur Streßulkusprophylaxe mit Cimetidin beim schweren Polytrauma. Z. Gastroenterol. *18*, 328–329 (1980)
164. Rowley-Jones, D.: Cimetidine and serum-prolactin. Lancet *1978 II*, 635

165. Salera, M., Taroni, F., Miglioli, M., Santini, D., Milazzo, G., Gizzi, G.; Barbara, L.: Prophylaxis of duodenal ulcer recurrance: Effects and follow-up of long-term treatment with cimetidine. It. J. Gastroenterol. *11*, 138 (1979)
166. Salom, I., Doscherholmen, A., Silvis, S.: Cimetidine decreases absorption of food-bound vitamin B_{12}. Gastroenterology *78*, 1250 (1980)
167. Schentag, J.J., Calleri, G., Rose, Q.J., Cerra, F.B., DeGlopper, E., Bernhard, H.: Pharmacokinetic and clinical studies in patients with cimetidine-associated mental confusion. Lancet *1979 I*, 177–181
168. Schöön, I.-M., Olbe, L.: Effect of cimetidine on cholinergic reflex stimulation of gastric acid secretion in duodenal ulcer patients. In: Cimetidine. Burland, W.L., Simkins, M.A. (eds.), pp. 207–213. Amsterdam, Excerpta Medica 1977
169. Gestrichen
170. Semb, L.S., Berstad, A., Myren, J., Foss, J.C., Carlsen, E., Kruse-Jensen, A.: A double-blind multicentre comparative study of cimetidine and placebo in short-term treatment of active duodenal ulceration. In: Proc. 2nd International Symposium Histamine H_2-Receptor Antagonists. Burland, W.L., Simkins, M.A. (eds.), pp. 248–253. Amsterdam: Excerpta Medica 1977
171. Serlin, M.J., Sibeon, R.G., Mossman, S., et al.: Cimetidine: Interaction with oral anticoagulants in man. Lancet *1979 II*, 317–319
172. Sharpe, P.C. Hawkins, B.W.: Efficacy and safety of cimetidine. Long-term treatment with cimetidine. In: Proc. 2nd International Symposium on Histamine H_2-Receptor Antagonists. Burland, W.L., Simkins, M.A. (eds)., p. 358–366. Amsterdam: Excerpta Medica 1977
173. Silver, B.A., Bell, W.R.: Cimetidine potentiation of the hypoprothrombinemic effect of warfarin. Ann. Intern. Med. *90*, 348 (1979)
174. Simon, B., Kather, H.: Hemmung der pentagastrin-stimulierten Magensekretion durch Ranitidin. Dtsch. Med. Wochenschr. *104*, 1676–1678 (1979)
175. Soll, A.H.: Secretagogue interactions on the canine isolated parietal cell. In: Gastrins and the vagus. Rehfeld, J.F., Amdrup, E. (eds.). London: Academic Press 1979
176. Soll, A.H., Grossmann, M.I.: Regulation of parietal cell function. In: Advances in ulcer disease. Holtermüller, K.-H., Malagelada, J.-R. (eds.) pp. 164–175. Amsterdam: Excerpta Medica 1980
177. Sonnenberg, A., Kien, K.B., Pelloni, S., Wienbeck, M., Strohmeyer, G., Blum, A.L.: Rezidivprophylaxe des Ulcus duodeni mit Cimetidin. Dtsch. Med. Wochenschr. *104*, 725–730 (1979)
178. Spence, R.W., Celestin, L.R., McCormick, D.A.: Effect on gastric acid output of prolonged treatment with cimetidine in duodenal ulcer patients. Gut *17*, 831 (1976)
179. Spence, R.W., Celestin, L.R., McCormick, D.A.: Effect of one year's treatment with cimetidine on parietal cell mass in duodenal ulcer patients. Gut *18*, A420–A421 (1977)
180. Spence, R.W., McCormick, D.A., Oliver, J.M., Celestin, L.R.: The effect on serum gastrin of withdrawal of cimetidine after one year's treatment. In: Cimetidine. The Westminster Hospital Symposium 1978. Wastell, C., Lance, P. (eds.), pp. 153–169. Edinburgh: Churchill Livingstone 1978
181. Soll, A.H.: Effects of H_2-antagonists on histamine action and interaction with gastrin in isolated parietal cells. Gastroenterology *74*, 355 (1978)
182. Spiegel, A.M., Lopatin, R., Peikin, S., McCarthy, D.: Serum-prolactin in patients receiving chronic oral cimetidine. Lancet *1978 I*, 881
183. Steinberg, W.M., King, C.E., Toskes, P.P.: Malabsorption of proteinbound cobalamin but not unbound cobalamin during cimetidine administration. Dig. Dis. Sci. *25*, 188–192 (1980)
184. Terés, J., Bordas, J.M., Rimola, A., Bru, C., Rodes, J.: Cimetidine in acute gastric mucosal bleeding. Dig. Dis. Sci. *25*, 92–96 (1980)

185. Turkie, P.V.: Perforation of peptic ulcer after withdrawal of cimetidine. Br. Med. J. *1977 II*, 1022
186. Ubilluz, R.: Cimetidine in the treatment of active duodenal ulceration: A double-blind study. Curr. Ther. Res. *25*, 243–250 (1979)
187. Ufberg, M.H., Brooks, C.M., Bosanac, C.R., Kintzel, J.E.: Transient neutropenia in a patient receiving cimetidine. Gastroenterology *73*, 635–638 (1977)
188. Valcavi, R., Bedogni, G., Dall'Asta, A., et al.: Single oral dose of cimetidine and prolactin. Lancet *1978 II*, 528
189. Van Rijthoven, A.W.A.M.: Cimetidine intoxication. Lancet *1979 II*, 370
190. Van Thiel, D.H., Gavaler, J.S., Smith, W.I., Gwendolyn, P.: Hypothalamic-pituitary-gonadal dysfunction in men using cimetidine. N. Engl. J. Med. *300*, 1012–1015 (1979)
191. Villalobos, M.M., Avella, J.: Ulcera gastrica: Estudio doble ciego comparativa con cumetidina-placeebo (abstract). VI. World Congress of Gastroenterol. Madrid (1978) 221
192. Villeneuve, J.P., Warner, H.A.: Cimetidine hepatitis. Gastroenterology *77*, 143–144 (1979)
193. Wallace, W.A., Orr, C.M.E., Bearn, A.R.: Perforation of chronic peptic ulcers after cimetidine. Br. Med. J *1977 II*, 865–866
194. Wallach, D., Decazes, J.M., Cottenot, F.: Psoriasis sévère amélioré de facon spectaculaire au cours d'un traitement par cimétidine. Nouv. Presse Med. *8*, 2981 (1979)
195. Walt, R.P., Male, P.J., Rawlings, J., Torrie, P., Hunt, R.H., Misiewicz, J.J., Milton-Thompson, G.J.: 24-hour intragastric acidity in duodenal ulcer patients on a new twice-daily H_2-receptor antagonist. Gut *20*, A904–905 (1979)
196. Wesdorp, E., Bartelsman, J., Pape, K., Dekker, W., Tytgat, G.N.: Oral cimetidine in reflux oesophagitis. Gastroenterology *74*, 821–824 (1978)
197. White, M.C., Gore, M., Jewell, D.P.: Endocrine function after cimetidine. N. Engl. J. Med. *301*, 502 (1979)
198. Winters, S.J., Banks, J.L., Loriaux, L.: Cimetidine is an antiandrogen in rats. Gastroenterology *76*, 504–508
199. Wormsley, K.G., Saunders, J.H.B.: Maintenance treatment of duodenal ulceration with metiamide. In: Proc. 2nd International Symposium Histamine H_2-Receptor Antagonists. Burland, W.L., Simkins, M.A. (eds.), pp. 275–276. Amsterdam: Excerpta Medica 1977
200. Wulff, H.R.: Cimetidine in the treatment of gastric ulcer. In: International Symposium on Histamine H_2-Receptor Antagonists. Creutzfeldt, W. (ed.). Amsterdam: Excerpta Medica 1978
201. Züchner, H.: Cholestatische Hepatose unter Cimetidin. Dtsch. Med. Wochenschr. *102*, 1788 (1977)
202. Zumtobel, V., Teichmann, R.K., Inthorn, D.: Prophylaxe und Therapie gastroduodenaler Streßblutungen mit Cimetidin. Z. Gastroenterol. *18*, 330–333 (1980)

Kapitel 21

Ranitidin

A. L. Blum

1 Definitionen

Histaminantagonismus, vgl. S. 225

2 Grundlagen der Wirkung

2.1 Chemische Struktur

Die Strukturformel wird auf S. 228 gezeigt. Während Cimetidin, gleich wie Histamin, einen Imidazolring besitzt, trägt Ranitidin an dieser Stelle einen Furanring. Auch in bezug auf die Seitenketten unterscheidet sich Ranitidin ganz wesentlich von Cimetidin. Es ist erstaunlich, daß diese von Histamin so unterschiedliche Substanz eine sehr spezifische Wirkung als Histaminantagonist besitzt.

2.2 Pharmakokinetik

Ranitidin wird, ähnlich wie Cimetidin, nach oraler Verabreichung fast vollständig resorbiert. Die *Bioverfügbarkeit* beträgt zwischen 50–60% [3, 26]. Die *Plasmahalbwertszeit* von Ranitidin liegt nach intravenöser Verabreichung bei 2 h [3, 26, 46], nach peroraler Verabreichung bei 3 h [3]. Diese Werte sind sehr ähnlich wie beim Cimetidin. Wenn orales Ranitidin zusammen mit Nahrung eingenommen wird, unterscheiden sich Serumkonzentration und Dauer der Wirksamkeit nicht von derjenigen bei der Einnahme auf nüchternen Magen [44, 46]. Bei multiplen Einnahmen von Ranitidin über längere Zeit scheint die Bioverfügbarkeit zuzunehmen; eine Akkumulation von Ranitidin wird dabei jedoch nicht beobachtet [45]. Die *systemische Plasmaclearance* liegt, bezogen auf 1 kg KG, bei 10 ml/min. Dabei betragen die renale Clearance 7 ml/min und die he-

patische Clearance 3 ml/min [26]. Im Serum werden 10–20% von Ranitidin an Proteine gebunden.
Im *Urin* erscheint Ranitidin hauptsächlich in unveränderter Form. Kleinere Mengen werden als Ranitidin-N-oxid, N-Desmethyl-ranitidin und Ranitidin-S-oxid ausgeschieden. Insgesamt entspricht der *Stoffwechsel* von Ranitidin – wie derjenige von Cimetidin – einem First-pass-Mechanismus.
Ranitidin geht in die *Muttermilch* über [61].

2.3 Hemmung der Magensekretion

Ranitidin hemmt die basale und stimulierte Sekretion von Säure und Pepsin im Tierexperiment, am gesunden Menschen und bei Patienten mit Ulcus duodeni, Ulcus ventriculi, postoperativen Ulcera, Refluxoesophagitis und Zollinger-Ellison-Syndrom.

2.3.1 Kinetik der Sekretionshemmung von Säure

Die Kinetik der Sekretionshemmung ist am Hund formell erarbeitet worden [13, 16]. Ähnlich wie Cimetidin bewirkt Ranitidin eine kompetitive Hemmung der histaminstimulierten Säuresekretion. Somit kommt unter Ranitidin eine Parallelverschiebung der Dosis-Wirkungs-Kurve von Histamin nach rechts zustande; bei entsprechend hoher Dosierung von Histamin wird auch in Gegenwart von Ranitidin die maximale Sekretionskapazität erreicht. Im Falle von Pentagastrin ist die Hemmung nichtkompetitiv; in Gegenwart von Ranitidin kann auch durch sehr hohe Dosen von Pentagastrin die maximale Sekretionskapazität nicht erreicht werden. Auch im Falle einer cholinergen Stimulation liegt ein nichtkompetitiver Hemmungsmechanismus vor, doch ist die Hemmwirkung geringer als im Falle von Pentagastrin. Beispielsweise hemmt bei der Verabreichung der maximal wirksamen Dosis des Agonisten eine mittlere Dosis von Ranitidin (0,3 mg/kg KG und Stunde) die histamin- und bethanecholstimulierte Säuresekretion um die Hälfte und die pentagastrinstimulierte Sekretion um mehr als ¾. Diese Resultate bestätigen, daß bei vollständiger Blockierung der Histaminreceptoren die Stimulation der Magensekretion mittels anderer Firstmessenger-Antagonisten nicht mehr möglich ist [16]. Die am Menschen durchgeführten Experimente [36, 38, 68, 70] kommen zu ähnlichen Schlüssen.

2.3.2 Weitere Wirkungen auf die Säuresekretion

Neben der Säuresekretion durch die 3 klassischen Agonisten hemmt Ranitidin auch die *basale Säuresekretion*, insbesondere während der Nacht

[78], die *vagal-stimulierte Sekretion* bei Scheinfütterung [50], die *postprandiale Sekretion* [6, 44] sowie die Sekretion bei intravenöser Infusion von *Aminosäuren* [80].

2.3.3 Hemmung der Pepsinsekretion

Die Pepsinsekretion wird durch Ranitidin gehemmt, sowohl im nichtstimulierten Magen als auch bei Stimulation mit Pentagastrin [23, 68] und Cholinergica [50, 69]. Unter manchen Versuchsbedingungen ist die Reduktion der Pepsinsekretion weniger ausgeprägt als die Reduktion des Sekretionsvolumens. Dadurch kann es unter Ranitidin zu einem Anstieg der Pepsinkonzentration im Magensaft kommen [69]. Andere Autoren konnten dieses Phänomen nicht beobachten [50].

2.3.4 Wirkung auf die Schleimsekretion

Die Schleimsekretion wird durch Ranitidin nicht wesentlich beeinflußt [23]. Eine angebliche Verbesserung der protektiven Eigenschaft des Magenschleims durch Ranitidin ist spekulativ.

2.3.5 Vergleich von Ranitidin und Cimetidin

Ranitidin ist, bezogen auf sein Molekulargewicht (306), um ein mehrfaches wirksamer als Cimetidin (Molekulargewicht 252). Um beispielsweise eine gleichstarke Hemmung der pentagastrinstimulierten Sekretion zu erzielen, genügt $^1/_8$ der Cimetidindosis [23]. Unter anderen experimentellen Bedingungen ist die äquipotente Dosis 4- bis 13mal geringer als jene von Cimetidin [34, 36, 38, 55, 68], in einzelnen Experimenten lag sie mehr als 20mal unter derjenigen von Cimetidin [23]. Die übliche therapeutische Dosis von Cimetidin (1 g/Tag) führt zu einer 70%igen Reduktion der nächtlichen Säuresekretion. Ranitidin in der üblichen Dosierung von 300 mg/Tag bewirkt eine Reduktion von 90% [78]. Bei Patienten mit Ulcus duodeni sind die Verhältnisse die gleichen wie beim Gesunden [38, 57]. Die Serumkonzentration, bei deren Überschreiten eine mindestens 50%ige Hemmung der Säuresekretion erfolgt, beträgt beim Cimetidin 500 ng/ml (vgl. Kap. 20), beim Ranitidin 40–100 ng/ml [23, 78]. Dieser Plasmaspiegel wird ca. 30 min nach oraler Einnahme von Cimetidin oder Ranitidin erreicht. Anschließend verstreichen bis zum Wiederabsinken des Serumspiegels unter diese kritische Grenze bei 200 mg Cimetidin 4 h, bei 400 mg Cimetidin 6–7 und bei 150 mg Ranitidin 8–9 h. Die langanhaltende Wirksamkeit von Ranitidin ist dabei die Folge der im Vergleich zu seiner Wirksamkeit relativ hohen Dosierung des Präparats, nicht aber einer gegenüber Cimetidin verzögerten Plasmaclearance (vgl. Abschn. 2.2) [17].

2.3.6 Kombinationstherapie

Wie im Falle von Cimetidin wird die Wirkung von Ranitidin bei gleichzeitiger Verabreichung mit einem Anticholinergicum verstärkt. 150 mg Ranitidin bewirken eine 80% ige Hemmung der postprandialen Säuresekretion, 100 mg Pirenzepin eine 40% ige Hemmung. Gemeinsam verabreicht, führen die beiden Präparate zu einer praktisch vollständigen Achlorhydrie. Wird Ranitidin zusammen mit Antacidatabletten verabreicht, die für sich allein eine 25% ige Reduktion der Acidität Sekretionshemmung bewirken, kommt gegenüber Ranitidin allein keine zusätzliche Verminderung der Acidität zustande [6].

2.4 Weitere Wirkungen von Ranitidin

2.4.1 Weitere Wirkungen am Magen

Ranitidin führt über eine Hemmung der Magensekretion zu einer Verminderung der Magendurchblutung; eine direkte Hemmung der Magendurchblutung kann nicht nachgewiesen werden. Ein Anstieg des Serumgastrinspiegels wird nicht beobachtet [23]. Die Parietalzellmasse scheint unter Ranitidin nicht zuzunehmen. Eine Wirkung auf die Motilität von Magen und Duodenum scheint bei therapeutischer Dosierung von Ranitidin nicht vorhanden zu sein [51]; eine angebliche Verminderung des duodenogastralen Refluxes [17] ist noch zu wenig gesichert, und eine cholinerge Wirkung der Substanz, beispielsweise auf den unteren Oesophagussphincter, wird am Menschen nur unter pharmakologisch hoher Dosierung oder rascher intravenöser Injektion und nur während weniger Minuten beobachtet [7].
Unter gewissen experimentellen Bedingungen übt Ranitidin eine protektive Wirkung auf die Magenschleimhaut aus [14, 37]. Beispielsweise verhütet es die Schädigung der Magenschleimhaut durch Aspirin auch dann, wenn Säure in den Magen instilliert wird. Die klinische Bedeutung dieses Phänomens ist z. Z. nicht bekannt.

2.4.2 Pankreassekretion

Ranitidin hemmt die Pankreassekretion nicht [36].

2.4.3 Leberfunktion

Ranitidin hemmt, im Gegensatz zum Cimetidin, den hepatischen Abbau von Arzneimitteln nicht. Der Unterschied zwischen den beiden H_2-Antagonisten ist besonders auffällig im Falle der Demethylierung von Aminopyrin [30, 31, 63, 74]. Ähnliche Beobachtungen wurden auch im Falle

von Antipyrin [30], Diazepam und Propranolol [35] gemacht. Cimetidin, nicht aber Ranitidin, verlängert die Schlafdauer von phenobarbitalbehandelten Ratten [3]. Die Ursache liegt in der Hemmung des Abbaus von Phenobarbital in der Leber. Die Wirkung der Histaminantagonisten auf den Abbau von oralen Anticoagulantien wurde an der Ratte und am Menschen untersucht [67]. Cimetidin, nicht aber Ranitidin, verzögert den Abbau von Warfarin. Eine mögliche Erklärung für den Unterschied zwischen Ranitidin und Cimetidin liegt in der Beobachtung, daß Cimetidin, nicht aber Ranitidin, eine Bindungsaffinität für Cytochrom P 450 besitzt [33]. Dieses Leberenzym spielt beim Abbau von Arzneimitteln eine wichtige Rolle. Die klinische Relevanz dieser potentiell günstigen Eigenschaft von Ranitidin ist noch nicht bekannt.
Ranitidin vermindert, wie Cimetidin, die Leberdurchblutung um 15–20% [24b]. Weitere Wirkungen auf die Leber werden in Abschn. 4 beschrieben.

2.4.4 Endokrine Wirkungen

Cimetidin besitzt antiandrogene Wirkungen [82b], die bei der Therapie des Hirsutismus sogar therapeutisch ausgenützt worden sind [77a]. Bei der Ulcustherapie sind Nebenwirkungen, welche von den antiandrogenen Eigenschaften von Cimetidin herrühren können, wie Gynäkomastie, Hemmung der Spermaproduktion und Impotenz [77], unerwünscht. Bei den antiandrogenen Effekten von Cimetidin handelt es sich wahrscheinlich nicht um einen Histaminantagonismus, da andere H_2-Antagonisten wie Metiamid und Tiotidin keine solchen Wirkungen aufweisen. Ranitidin beeinflußt die Achse Hypothalamus-Hypophyse-Gonaden nicht [9, 61] oder höchstens minimal bei der Verabreichung von sehr hohen Dosen. Insbesondere wird der Blutspiegel von Testosteron durch Ranitidin, im Gegensatz zu Cimetidin, nicht erhöht [56]. Therapeutische Dosen von Ranitidin führen nicht zu einem Prolactinanstieg im Blut [23, 29, 43, 52, 56, 62]; nur bei rascher intravenöser Injektion hoher Ranitidin-Dosen wird ein solcher Anstieg beobachtet [53]. Die Beobachtungen am Menschen werden durch In-vitro-Experimente an Hypophysenvorderlappenpräparaten [24] und in Radioreceptorstudien [54] untermauert. Bei der klinischen Anwendung von Ranitidin sind bisher keine gesicherten antiandrogenen Nebenwirkungen aufgetreten. Das Abschätzen der klinischen Wertigkeit dieser Aussage bedarf allerdings noch weiterer Studien. Im Falle des Ranitidins stehen keine dem Cimetidin vergleichbaren Feldstudien über die Verträglichkeit des Medikaments [26a] zur Verfügung, Fallberichte über Brustschwellung [52a], Rückgang der Libido, Impotenz sowie von Amenorrhoe mit Hyperprolactinämie unter Ranitidin [86] bedürfen der Überprüfung, und im Falle des Cimetidins sind einige der antiandrogenen Wirkungen nicht unumstritten [24a, 33a, 82a].

In Studien mit In-vitro-Präparaten der Nebennieren modulierte Ranitidin die Aldosteronsekretion [24]. Die klinische Relevanz dieser Beobachtung ist nicht bekannt. Die I. v. Injektion von Ranitidin beeinflußt die basale Aldosteronsekretion nicht, hemmt aber, wie Cimetidin, die Vasopressinsekretion [60].

2.4.5 Wirkungen auf das Zentralnervensystem

Kleine Mengen von Ranitidin treten aus dem Blut in den Liquor über [78]; in das Gewebe des Zentralnervensystems scheinen jedoch nur kleinste Spuren des Präparates zu gelangen. Verwirrtheitszustände, wie sie vereinzelt bei der Anwendung von Cimetidin in Fällen mit Niereninsuffizienz und im hohen Alter auftreten, sind mit Ranitidin bisher nicht beobachtet worden [11], doch fehlen noch ausreichend große Patientenzahlen.

2.4.6 Leukocytenfunktion

Ranitidin soll, im Gegensatz zu Cimetidin, keine Bindungsaffinität für Lymphocyten besitzen (Sewing, persönliche Mitteilung). Die Relevanz dieses Befundes ist offen. Beim Cimetidin stellt die Immunstimulation kein klinisch relevantes Phänomen dar, außer vielleicht bei der Nierentransplantation.

2.4.7 Allergische Reaktionen

Aufgrund von einzelnen Fallberichten besteht bei Patienten mit allergischen Exanthemen unter Cimetidin nicht immer auch eine Kreuzallergie für Ranitidin [47].

2.4.8 Teratogene Wirkung

Im Tierversuch sind weder Cimetidin noch Ranitidin teratogen [33, 58].

2.4.9 Nitrosaminbildung

Cimetidin soll die Konzentration der möglicherweise carcinogenen N-Nitrosamine im Magensaft erhöhen; die Ursache soll in der Verminderung der Acidität [59] liegen. Diese Beobachtungen sind allerdings umstritten [47 a]. Mit Ranitidin stehen entsprechende Untersuchungen zur Zeit noch aus. Ein angeblicher Vorteil zugunsten von Ranitidin soll darin liegen, daß es nicht selbst in ein Nitrosoprodukt umgewandelt wird [25]. Die klinische Relevanz dieses Befundes ist nicht bekannt; die Umwandlung von Cimetidin in ein Nitrosoprodukt ist mehr als fragwürdig.

3 Therapeutischer Effekt

3.1 Ulcus duodeni

Die Beurteilung stützt sich auf die Publikation von kontrollierten Studien an insgesamt 1 800 Patienten mit Ulcus duodeni. In jeder der plazebokontrollierten Doppelblindstudien war Ranitidin dem Placebo überlegen: Nach 4 Wochen waren 60–92% der mit Ranitidin behandelten, aber nur 27–55% der mit Placebo behandelten Ulcera abgeheilt [5, 8, 21, 39, 49, 71, 72]. Die Resultate sind sehr ähnlich wie in den placebokontrollierten Studien mit Cimetidin: Unter Placebo zeigt die Heilungsrate eine große geographische Streuung mit besonders rascher Heilung in den Vereinigten Staaten und besonders langsamer Heilung in Süd-Afrika, Italien und England. Bei Verabreichung von Ranitidin findet sich in allen Ländern ein recht einheitliches Resultat mit einer Heilungsrate von annähernd 70–80% innerhalb von 4 Wochen. Über den Vergleich von Ranitidin und Cimetidin liegen – mit Ausnahme einer nicht abgeschlossenen Pilotstudie [55] – keine publizierten Doppelblindstudien vor. In 5 abgeschlossenen, bisher noch nicht publizierten Doppelblindstudien soll sich kein statistisch signifikanter Unterschied zwischen Ranitidin und Cimetidin gezeigt haben. Die vergleichende Beurteilung der beiden Medikamente ist deshalb z. Z. nur mit großen Vorbehalten möglich. Insgesamt besteht der Eindruck, daß Ranitidin in einer Dosis von 300 mg (2 · 150 mg)/Tag etwa gleich gut wirkt wie Cimetidin in der herkömmlichen Dosierung von 1 g/Tag (3 · 200 mg + 400 mg nocte). Unter beiden Medikamenten heilen etwa ¾ der Ulcera innerhalb von 4 Wochen ab. Von 7 in England durchgeführten Vergleichsstudien zeigten 4 eine Tendenz zugunsten von Cimetidin, 3 eine Tendenz zugunsten von Ranitidin [40, 41, 42]. Studien aus Holland [22], Australien [26] und Frankreich [86] wiesen eine geringgradige nichtsignifikante Tendenz zugunsten von Ranitidin auf. In einer Studie mit kleiner Fallzahl beim Ulcus duodeni erbrachte Succus liquirritiae deglycyrrhinisatum (Caved S) ähnliche Resultate wie Ranitidin [48].
Der besonders wichtige Vergleich von zweimal 150 mg Ranitidin/Tag und zweimal 400 mg Cimetidin/Tag ist bisher in keiner kontrollierten Studie durchgeführt worden. Eine Vergleichsstudie von 320 mg Ranitidin und 800 mg Cimetidin [65] wurde vorzeitig abgebrochen. Erst Studien dieser Art werden es erlauben, eine klinische Wertung von Ranitidin vorzunehmen.
Eine Rezidivprophylaxe nach Abheilung des Ulcus duodeni ist offenbar mit Ranitidin (eine Tablette à 150 mg abends) gleich wirksam durchzuführen wie mit Cimetidin (400 mg abends) [28, 32, 84]. Die Bedenken gegenüber einer Ranitidinprophylaxe sind die gleichen wie beim Cimetidin (vgl. S. 538).

3.2 Zollinger-Ellison-Syndrom

In einzelnen Fallberichten wurden günstige Resultate mit 600 bis 900 mg Ranitidin bei Patienten erzielt, die zuvor mit 2–3 g Cimetidin symptomatisch geblieben waren oder Nebeneffekte gezeigt hatten [10].

3.3 Ulcus ventriculi

Beim Ulcus ventriculi wurden kontrollierte Studien an bisher etwas über 500 Patienten publiziert. In einer internationalen Multizenterstudie erwies sich Ranitidin gegenüber Placebo als überlegen, doch ist die Studie wegen Ungleichheiten der beiden Behandlungsgruppen schwer interpretierbar [64]. In drei weiteren Studien waren Ranitidin und Cimetidin etwa gleichwertig [1, 15, 85]. Ob sich durch die Langzeitverabreichung von Ranitidin Rezidive verhüten lassen [15], ist eine noch nicht definitiv geklärte Frage. Insgesamt scheinen beim Ulcus ventriculi gegenüber dem Ranitidin die gleichen Vorbehalte zu gelten wie beim Cimetidin (vgl. S. 540).

3.4 Postoperative Rezidivulcera

Die Resultate mit Ranitidin (zweimal 150 mg/Tag) sind mit denjenigen der früher durchgeführten Cimetidinstudien vergleichbar [73] (vgl. Kap. 51).

3.5 Oesophagitis

Ranitidin vermindert den sauren gastrooesophagealen Reflux bei Patienten mit Refluxkrankheit [20] und scheint, nach vorläufigen Berichten die Heilung der Oesophagitis zu beschleunigen [82]. Ein Vergleich mit Cimetidin liegt noch nicht vor.

4 Nebenwirkungen

Aufgrund der in Abschn. 2 erwähnten Wirkungen von Ranitidin könnte es sich um ein besonders nebenwirkungsarmes Produkt handeln. Insbesondere könnte Ranitidin einige dem Cimetidin angelasteten Nebenwirkungen nicht oder nur extrem selten aufweisen, nämlich die Störung des Abbaus anderer Arzneimittel in der Leber, die antiandrogenen Wirkungen und die Auslösung von Verwirrungszuständen bei alten Patienten mit Niereninsuffizienz. Bezüglich dieser Erwartungen gelten jedoch folgende Einschränkungen: Cimetidin ist bei mehreren Millionen Patienten angewandt und im Rahmen eines intensiven Überwachungsprogramms auf seine Sicherheit geprüft worden. Dabei waren Nebenwirkungen sehr selten und betrafen fast ausschließlich Fälle mit extrem hoher Dosierung des Präparates, Langzeitbehandlungen und Patienten mit schweren Zweitkrankheiten. Bei der Routineanwendung treten die Nebenwirkungen mit Cimetidin selten auf. Die angeblich besonders nebenwirkungsarme Anwendung von Ranitidin ist ein Postulat aufgrund der chemischen und biochemischen Eigenschaften des Präparates und aufgrund der klinischen Erfahrung bei über 6000 bis Ende 1981 behandelten Patienten. Ob sich in Zukunft die bisherige beschränkte Erfahrung bestätigt, bleibt abzuwarten. Nach bisherigen Berichten sind unerwünschte während der Ranitidintherapie aufgetretene Symptome wie Kopfschmerzen [72], Magenerosionen [5], anikterische Hepatitis [2], Transaminasenanstieg [75, 76],Serumkreatininanstieg [1], Gynaecomastie [52 a], Impotenz [72], Exantheme [8, 15, 71, 75] und Tinnitus [72] selten und klinisch nicht bedeutsam; ein sicherer kausaler Zusammenhang mit der Ranitidintherapie ist bisher in keinem Fall festgestellt worden.

5 Praktische Durchführung der Therapie

Der Patient nimmt zum Frühstück und zum Abendessen je eine Tablette Ranitidin à 150 mg bis zur vollständigen Abheilung des Ulcus. Eine Rückfallprophylaxe ist mit einer Tablette Ranitidin à 150 mg vor dem Schlafengehen möglich. Sämtliche anderen Behandlungsregeln sind die gleichen wie im Fall der Cimetidintherapie (vgl. Kap. 40). Beim Zollinger-Ellison-Syndrom werden Dosen bis zu 900 mg/Tag, bei Patienten mit Niereninsuffizienz in Dosen von 75–150 mg/Tag verwendet.

Herrn Dr. A. J. Riley, Ware (UK) und Frau Dr. J. Segers, München, wird für die Kommentare bei der Durchsicht des Manuskripts herzlich gedankt.

Literatur

1. Barbier, P.: A comparison of ranitidine and cimetidine in the treatment of gastric ulcer – Belgian multicentre study. Proceedings of symposium on "The Clinical Use of Ranitidine", London 1981. Med. Int. (to be published)
2. Barr, G.D., Gellatly, R., Paris, C.: Comparison of ranitidine and cimetidine in duodenal ulcer. Gastroenterology *80*, 1104 (1981)
3. Bell, J.A., Gower, A.J., Martin, L.E., Mills, C.E.N., Smith, W.P.: Interaction of H_2-receptor antagonists with drug-metabolizing enzymes. Biochem. Soc. Trans. *9*, 113–114 (1981)

4. Bell, J.A., Carey, P.F., Dallas, F.A.A., Dixon, G.T., Martin, L.E.: Pharmacokinetics and metabolism of ranitidine in animals and man. Proceedings of symposium on "The Clinical Use of Ranitidine" London, 1981. Med. Int. (to be published)
5. Berstad, A., Kett, K., Aadland, E., Carlsen, E., Frislid, K., Saxhaug, K., Kruse-Jensen, A.: Treatment of duodenal ulcer with ranitidine, a new histamine h_2-receptor antagonist. Scand. J. Gastroenterol. *15*, 637–639 (1980)
6. Berstad, A., Rydning, A., Kolstad, B., Frislid, K.: Reduction of postprandial gastric acidity and pepsin concentration by ranitidine and antacids in healthy volunteers. Scand. J. Gastroenterol. [Suppl. 69] *16*, 67–73 (1981)
7. Bertaccini, G., Coruzzi, G.: Effect of histamine H_2-receptor blockers on the isolated lower oesophageal sphincter of the rat (LES). Farmaco Ed. Sci. *36/2*, 129–134 (1981)
7a. Bertaccini, G., Molina, E., Bobbio, P., Foggi, E.: Ranitidine increases lower oesophageal sphincter pressure in man. Ital. J. Gastroenterol. *13*, 149–150 (1981)
8. Bianchi Porro, G.: Studies of ranitidine in Italy. Proceedings of symposium on "The Clinical Use of Ranitidine", London 1981. Med. Int. (to be published)
9. Bohnet, H.G., Riley, A.J.: An investigation on the effect of oral ranitidine treatment on hypothalamic-pituary-gonadal and hypothalamic-pituitary-adrenal function in male and female volunteers. Proceedings of symposium on "The Clinical Use of Ranitidine", London 1981. Med. Int. (to be published)
10. Bonfils, S., Mignon, M., Vallot, Mayeur, S.: Use of ranitidine in the medical treatment of Zollinger-Ellison-syndrome. Scand. J. Gastroenterol. [Suppl. 69] *16*, 119–122 (1981)
11. Bories, P., Michel, H., Duclos, B., Beraud, J.J., Mirouze, J.: Use of ranitidine, without mental confusion, in patients with renal failure. Lancet *1980 II*, 755
12. Boyd, E.J.S., Peden, N.R., Browning, M.C.K., Saunders, J.H.B., Wormsley, K.G.: Clinical and endocrine aspects of treatment with ranitidine. Scand. J. Gastroenterol. [Suppl. 69] *16*, 81–83 (1981)
13. Brittain, R.T., Daly, M.J.: A review of the animal pharmacology of randitidine – A new, selective histamine H_2-antagonist. Scand. J. Gastroenterol. [Suppl. 69] *16*, 1–9 (1981)
14. Bunce, K.T., Daly, M.J., Humphray, J.M., Stables, R.: H_2-receptor antagonists protect against aspirin-induced gastric lesions in the rat. Agents Actions *11*, 167–170 (1981)
15. Cockel, R.: Ranitidine in the long term treatment of gastric ulcers. Proceedings of symposium on "The Clinical Use of Ranitidine, London 1981. Med. Int. (to be published)
16. Daly, M.J., Humphray, J.M., Bunce, K.T., Stables, R.: The effect of ranitidine on gastric acid secretory response curves to histamine, pentagastrin or bethanechol in the dog with a Heidenhain pouch. Agents Actions *11*, 160–164 (1981)
17. Dammann, H.G., Simon, B.: The new histamine H_2-receptor antagonist ranitidine. Scand. J. Gastroenterol. [Suppl. 69] *16*, 39–41 (1981)
18. Dammann, H.G., Kather, H., Augustin, H.J., Simon, B.: Investigation of the duration of action of ranitidine. Dtsch. Med. Wochenschr. *105*, 603 (1980)
19. Dammann, H.G., Simon, B., Begemann, F.: Effect of ranitidine on duodenogastric reflux and nocturnal gastric acid secretion in man. Proceedings of symposium on "The Clinical Use of Ranitidine", London 1981. Med. Int. (to be published)
20. Desechalliers, J.P., Denis, P., Galmiche, J.P., Colin, R.: Ranitidine versus cimetidine in gastro-oesophageal reflux. A study of post-prandial oesophageal pH. Proceedings of symposium on "The Clinical Use of Ranitidine", London 1981. Med. Int. (to be published)
21. Dobrilla, G., Barbara, L., Bianchi Porro, G. et al.: Placebo controlled studies with ranitidine in duodenal ulcer. Scand. J. Gastroenterol. [Suppl. 69] *16*, 101–105 (1981)
22. Van Dommelen, C.K.V., Stadler, R., Boekhorst, J.C.: Comparison of ranitidine with cimetidine in the treatment of duodenal ulcer. Proceedings of symposium on "The Clinical Use of Ranitidine", London 1981. Med. Int. (to be published)

23. Domschke, W., Lux, G., Domschke, S.: Furan H_2-antagonist ranitidine inhibits pentagastrin-stimulated gastric secretion stronger than cimetidine. Gastroenterology *79*, 1267–1271 (1980)

24. Edwards, C.R.W., Yeo, T., Delitala, G., Al Dujaili, E.A.S., Boscaro, M., Besser, G.M.: In vitro studies on the effects of ranitidine on isolated anterior pituitary and adrenal cells. Scand. J. Gastroenterol. [Suppl. 69] *16*, 75–78 (1981)

24a. Enzmann, G.D., Leonard, M., Paulsen, C.A., Rogers, J.: Effect of cimetidine on preproductive function in men. Clin. Res. *29*(1), 26 A (1981)

24b. Feeley, J., Guy, E.: Ranitidine also reduces liver blood flow. Lancet *1982 I*, 169

25. De Flora, S.: Dimetidine, ranitidine, and their mutagenic nitroso derivatives. Lancet *1981 II*, 993–994

26. Garg, D.C., Weidler, D.J., Baltadano, N., Esherlman, F.N.: Pharmacokinetics of ranitidine, a new histamine H_2-receptor blocker. (Abstract B. 15) Clin. Pharmacol. Ther *29(2)*, 247–248 (1981)

26a. Gifford, L.M., Aeugle, M.E., Myerson, R.M., Tannenbaum, P.J.: Cimetidine postmarket outpatient surveillance program. J. A. M. A. *15*, 1532–1535 (1980)

27. Gleeson, M.H., Hurst, R.K., Cooke, W.M., Omotosho, K.: Ranitidine in the treatment of duodenal ulcer: A comparison of two dose regimens. Proceedings of symposium on "The Clinical Use of Ranitidine", London 1981. Med. Int. (to be published)

28. Gough, K.R.: Dose comparative studies in the long term treatment of duodenal ulcer. Proceedings of symposium "The Clinical Use of Ranitidine", London 1981. Med. Int. (to be published)

29. Graef, K.J., Kleist, D.V., Meyer zum Bueschenfelde, K.H.: Different effects of two histamine H_2-receptor antagonists on prolactin secretion in man. Acta Endocrinol. [Suppl. 234] (Copenh.) *94*, 4 (1980)

30. Henry, D.A., Langman, M.J.S.: The effects of H_2 receptor antagonists on hepatic drug metabolism. Scand. J. Gastroenterol. [Suppl. 69] *16*, 85–88 (1981)

31. Henry, D.A., MacDonald, I.A., Kitchingman, G., Bell, G.D., Langman, M.J.S.: Cimetidine and ranitidine: Comparison of effects on hepatic drug metabolism. Br. Med. J. *281*, 775–777 (1980)

32. Hunt, R.H., Walt, R.P., Frost, R.A. et al.: A comparison of ranitidine with cimetidine in the maintenance treatment of duodenal ulcer. Proceedings of symposium "The Clinical Use of Ranitidine", London 1981. Med. Int. (to be published)

33. Jack, D.: Pharmacology, toxicology, and specificity. Proceedings of symposium "The Clinical Use of Ranitidine", London 1981. Med. Int. (to be published)

33a. Kaul, K., Dash, R.J., Sialy, R., Broor, S.L.: Acute effects of histamine H_1- and H_2-receptor antagonists on pituitary hormone secretion in man. Indian J. Med. Res. *71*, 768–772 (1980)

34. Kett, K., Aaland, E., Berstad, A.: Inhibition of gastric secretion in man with a new H_2-receptor antagonist, ranitidine, Scan. J. Gastroenterol. *15*, 249–251 (1980)

35. Klotz, U., Reimann, I.W.: Influence of ranitidine on the disposition of low and high clearance drugs in man. Proceedings of symposium on "The Clinical Use of Ranitidine", London 1981. Med. Int. (to be published)

36. Konturek, S.J., Obtulowicz, W., Kwiechien, N., Sito, E., Oleksy, J., Miszczuk-Jamska, B.: Effect of ranitidine, a new H_2-antagonist, on gastric and pancreatic secretion in duodenal ulcer patients. Dig. Dis. Sci. *25*, 737–743 (1980)

37. Konturek, S.J., Kwiecien, N. Obtulowicz, W., Oleksy, J.: Cytoprotective effect of ranitidine. Proceedings of symposium on "The Clinical Use of Ranitidine", London 1981. Med. Int. (to be published)

38. Konturek, S.J., Obtulowicz, W., Kwiechien, N., Kopp, B., Oleksy, J.: Kinetics and duration of action of ranitidine on gastric secretion and its effect on pancreatic secretion in duodenal ulcer patients. Proceedings of symposium on "The Clinical Use of Ranitidine", London 1981. Med. Int. (to be published)
39. Korman, M.G., Hansky, J., Merrett, A.C., Schmidt, G.T.: Ranitidine in duodenal ulcer: Healing rate and effect of smoking. Gastroenterology *80*, 1197 (1981)
40. Langman, M.J.S., Henry, D.A., Bell, G.D., Burnham, W.R., Ogilvy, A.: Cimetidine an ranitidine in duodenal ulcer. Br. Med. J. *281*, 473–474 (1980)
41. Langman, M.J.S., Henry, D.A., Ogilvie, A.: Ranitidine and cimetidine for duodenal ulcer. Proceedings of symposium on "The Clinical Use of Ranitidine", London 1981. Med. Int. (to be published)
42. Lee, F.I., Costello, F.T., Fielding, J.D.: Ranitidine and cimetidine in the short-term healing of duodenal ulceration. Interim report of a single-centre, single-blind study. Proceedings of symposium on „The Clinical Use of Ranitidine", London 1981. Med. Int. (to be published)
43. Londong, W., Londong, V., Ruthe, C., Weizert, P.: Complete inhibition of food-stimulated gastric acid secretion by combined application of pirenzepine and ranitidine. Gut *22/7*, 542–548 (1981)
44. Louis, W.J., Mihaly, G.W., Hanson, R.G., Anderson, A., McNeil, J.J., Yeomans, N.D., Smallwood, R.A.: Pharmacokinetic and gastric secretory studies of ranitidine in man. Scand. J. Gastroenterol. [Suppl. 69] *16*, 11–16 (1981)
45. McFayden, M.L., Folb, P.I., Marks, I.N., Wright, J.P., Lucke, W.: The pharmacokinetics of ranitidine in patients with chronic duodenal ulceration. Scand. J. Gastroenterol. [Suppl. 69] *16*, 109–113 (1981)
46. McNeil, J.J., Mihaly, G.W., Anderson, A., Marshall, A.W., Smallwood, R.A., Louis, W.J.: Pharmacokinetics of the H_2-receptor antagonist ranitidine in man. Br. J. Pharmacol. *12*, 411–415 (1981)
47. Merrett, A.C. et al.: Cimetidine-induced erythema annulare centrifugum: No cross-sensitivity with ranitidine. Br. Med. J.
47a. Milton-Thompson, G.J., Lightfoot N.F., Ahmet, Z., Hunt, R.H., Barnard, J., Bavin, P.M.G., Brimblecombe, R.W., Darkin, D.W., Moore, P.J., Viney, N.: Intragastric acidity, bacteria, nitrite, and N-nitroso compounds before, during, and after cimetidine treatment. Lancet *1982I*, 1091–1095
48. Morgan, A.G., McAdam, W.A.F., Pacsoo, C.: A comparison between ranitidine and caved-s in duodenal ulcer treatment. Proceedings of symposium on „The Clinical Use of Ranitidine", London 1981. Med. Int. (1982)
49. Moshal, M.G., Spitaels, J.M., Khan, F.: A double-blind endoscopically controlled trial of ranitidine in a high incidence area. Scand. J. Gastroenterol. [Suppl. 69] *16*, 129–131 (1981)
50. Müller-Lissner, S.A., Sonnenberg, A., Eichenberger, P., Blum, A.L.: Ranitidine inhibits gastric acid and pepsin secretion following sham feeding. Acta Hepatogastroenterol. (Stuttg.) *27*, 377–380 (1980)
51. Myren, J., Bohman, T., Osnes, M., Larssen, S.: Normal and disturbed motility pattern in the duodenum of man. The effect of 1-hyoscyamine, trimipramine and ranitidine on the maximal pressure waves. Scand. J. Gastroenterol. [Suppl. 69] *16*, 1–3 (1981)
52. Nelis, G.F., van de Meene, J.G.C.: Comparative effect of cimetidine and ranitidine on prolactin secretion. Postgrad. Med. J. *56*, 478–480 (1980)
52a. Pare, P., Levesque, D., Farley, A., Archambault, A., Thomson, A.B.R., Sherbaniuk, R.: Effect of ranitidine on healing of duodenal and gastric ulcer. Proceedings of symposium on „The Clinical Use of Ranitidine", London 1981. Med. Int. (1982)
53. Pasquali, R., Corinaldesi, R., Melchionda, N., Capelli, M., Barbara, L.: Effet de l'administration chronique de ranitidine sur la concentration de prolactine basale et après stimulation par TRH. Gastroenterol. Clin. Biol. *5*, 585–586 (1981)

54. Pearce, P., Funder, J.W.: Histamine H_2-receptor antagonists: Radioreceptor assay for antiandrogenic side effects. Clin. Exp. Pharmacol. Physiol. *7*, 442 (1980)
55. Peden, N.R., Saunders, J.H.B., Wormsley, K.G.: Inhibition of pentagastrin stimulated and nocturnal secretion by ranitidine. Lancet *1979 I*, 690–692 (1979)
56. Peden, N.R., Boyd, E.J.S., Browning, M.C.K., Saunders, J.H.B., Wormsley, K.G.: Effects of two histamine H_2-receptor blocking drugs on basal levels of gonadotrophins, prolactin, testosterone and oestadiol-17 during treatment of duodenal ulcer in male patients. Acta Endocrinol. (Copenh.) *96*, 564–568 (1981)
57. Peden, N.R., Boyd, E.J.S., Saunders, J.H.B., Wormsley, K.G.: Ranitidine in the treatment of duodenal ulceration. Scand. J. Gastroenterol. *16*, 325–329 (1981)
58. Poynter, D., Spurling, N.W., Sutherland, M., Harcourt, R., Gatehouse, D., Ainge, G., Cook, J.: Safety evaluation of ranitidine. Proceedings of symposium on "The Clinical Use of Ranitidine", London 1981. Med. Int. (to be published)
59. Reed, P.I., Smight, P.L.P., Haimes, K., House, F.R.: Effect of cimetidine on gastric juice N-nitrosamine concentration. Lancet *1981 II*, 553–555
60. Riley, A.J., Maconochie, J.M.: Effect of histamine H_2-receptor antagonists on vasopressin and basal aldosterone secretion in man. XIIIth ACTA Endocronologica Congress, Cambridge 1981 (Abstract no 316)
61. Riley, A.J., Vrowley, P., Harrison, C.: Transfer of ranitidine to biological fluids in man: Mild and semen
62. Robins, A.H., McFayden, M.L.: Effect of the new H_2-receptor antagonist ranitidine on plasma prolactin levels in duodenal ulcer patients. J. Pharm. Pharmacol. *33*, 615–616 (1981)
63. Rosario-Vieira, M.da, Godinho, F., Lurdes Tavares, M.de, Pinto Correla, J.: Double-blind cross-over comparison of effects of ranitidine and cimetidine on hepatic drug metabolism on healthy volunteers. Proceedings of symposium on "The Clinical Use of Ranitidine", London 1981. Med. Int. (to be published)
64. Ryan, F.P.: A comparison of ranitidine versus placebo in the short-term treatment of gastric ulcers. Proceedings of symposium on "The Clinical Use of Ranitidine", London 1981. Med. Int. (to be published)
65. Saunders, J.H.B. et al.: Double-blind comparison of ranitidine and cimetidine in the treatment of duodenal ulceration. Gut *21/5*, A 455 (1980)
66. Schiller, K.F.R.: Comparisons of ranitidine versus cimetidine: UK data. Proceedings of symposium on "The Clinical Use of Ranitidine", London 1981. Med. Int.
67. Serlin, M.J., Sibeon, R.G., Breckenridge, A.M.: Lack of effect of ranitidine on warfarin action. Br. J. Clin. Pharmacol. *12*, 791–794 (1981)
68. Sewing, K.F.R., Billian, A., Malchow, H.: Comparative study with ranitidine and cimetidine on gastric secretion in normal volunteers. Gut *21*, 750–752 (1980)
68a. Sharpe, P.C., Hawkins, B.W.: Efficacy and safety of cimetidine. Long-term treatment with cimetidine. In: Cimetidine, Proceedings of the Second International Symposium on Histamine H_2-Receptor Antagonists, pp. 358–366 (1976)
69. Sheers, R., Roberts, N.: The effect of ranitidine and cimetidine on pentagastrin and insulin stimulated gastric secretion. Scand. J. Gastroenterol. [Suppl. 69] *16*, 51–58 (1981)
70. Simon, B., Kather, H.: Inhibition of the pentagastrin-stimulated gastric secretion by ranitidine in man. Dtsch. Med. Wochenschr. *104*, 1676–1678 (1979)
71. Smith, P.M., Overview of placebo-controlled studies in the United Kingdom. Proceedings of symposium on "The Clinical Use of Ranitidine", London 1981. Med. Int. (to be published)
72. Spiro, H.M.: United States multicentre studies of ranitidine. Proceedings of symposium on "The Clinical Use of Ranitidine", London 1981. Med. Int. (to be published)

73. Stage, J.G., Frils, J., Nielson, O.V.: Ranitidine treatment of patients with post-operative recurrent ulcer. Proceedings of symposium on "The Clinical Use of Ranitidine", London 1981. Med. Int. (to be published)
74. Staiger, C. von, Simon, B., de Vries, J., Kather, H., Walter, E.: Untersuchungen zur Wirkung von Ranitidin auf den Antypyrin-Metabolismus. Z. Gastroenterol. *18*, 601–604 (1980)
75. Takemoto, T., Okazaki, Y., Okita, K., Namiki, M., Ishikawa, M., Oshiba, S., Kurokawa, K.: Ranitidine: A pilot study in Japan. Scand. J. Gastroenterol. [Suppl. 19] *16*, 125–128 (1981)
76. Takemoto, T., Okita, K., Namiki, M., Ishikawa, M., Oshiba, S.: Clinical studies of gastric ulcers in Japan. Proceedings of symposium on "The Clinical Use of Ranitidine", London 1981. Med. Int. (to be published)
77. Van Thiel, D.H., Gavales, J.S., Smith, W.I., Paul, G.: Hypothalamic-pituitary-gonadal dysfunction in men using cimetidine. N. Engl. J. Med. *300*, 1012–1015 (1979)
77a. Vigersky, R.A., Mehlman, I., Glass, A.R., Smith, C.E.: Treatment of hirsute women with cimetidine. New Engl. J. Med. *303*, 1042 (1980)
78. Walt, R.P., Make, P.J., Rawlings, J., Hunt, R.H., Milton-Thompson, G.J., Misiewicz, J.J.: Comparison of the effects of ranitidine, cimetidine and placebo on the 24 hour intragastric acidity and nocturnal acid secretion in patients with duodenal ulcer. Gut *22*, 49–54 (1981)
79. Walt, R.P., LaBrooy, S.J., Avgerinos, A., Oehr, T., Riley, A., Misiewicz: Investigations on the penetration of ranitidine into the cerebrospinal fluid and a comparison of the effects of ranitidine and cimetidine on male sex hormones. Scand. J. Gastroenterol. [Suppl. 69] *16*, 19–24 (1981)
80. Weingart, J., Kunert, H., Ottenjann, R.: Stimulation of gastric acid secretion by intravenous amino acid infusion and its inhibition by h_2-receptor antagonists ranitidine and cimetidine. Scand. J. Gastroenterol. [Suppl. 69] *16*, 61–64 (1981)
81. Welder, D.J., Garg, D.C., Goldstein, J., Jallad, N.S., Eshelman, F.N.: The effects of ranitidine and cimetidine on hepatic blood flow. Proceedings of symposium on "The Clinical Use of Ranitidine", London 1981. Med. Int. (to be published)
82. Wesdorp, E., Dekker, W., Klinkenberg, E.: Evaluation of ranitidine in the treatment of reflux esophagitis. Proceedings of symposium on "The Clinical Use of Ranitidine", London 1981. Med. Int. (to be published)
82a. White, M.C., Gore, M., Jewell, D.P.: Long-term endocrine function on cimetidine. Symposium: Peptische Läsion im Lichte von Aggression und Protektion. Wien 1978
82b. Winters, S.J., Banks, J.L., Loriaux, D.L.: Cimetidine is an antiandrogen in the rat. Gastroenterology *76*, 504–508 (1979)
83. Woodings, E.P., Dixon, G.T., Harrison, C., Carey, P., Richards, D.A.: Ranitidine – a new H_2-receptor antagonist. Gut *21*, 187–191 (1980)
84. Wormsley, K.G., Boyd, E.D.S., Peden, N.R., Wilson, J.A.: Low dose ranitidine in the prevention of recurrence of duodenal ulcer. Proceedings of symposium on "The Clinical Use of Ranitidine", London 1981. Med. Int. (to be published)
85. Wright, J.P., Marks, I.N., Girdwood, A.H., Lucke, W.: Treatment of gastric ulcer with ranitidine in Cape Town, South Africa. Proceedings of symposium on "The Clinical Use of Ranitidine", London 1981. Med. Int. (to be published)
86. Zeitoun, P.: Comparisons of ranitidine versus cimetidine: French patients Proceedings of symposium on "The Clinical Use of Ranitidine", London 1981. Med. Int. (to be published)

Kapitel 22

Pirenzepin

W.-P. Fritsch und Th. Scholten

1 Definitionen

1.1 Sekretionshemmer

Die Gruppe dieser Substanzen bewirkt vorwiegend eine Hemmung der Säure- und/oder Pepsinsekretion. Die häufig gleichzeitig zu beobachtende Sekretionshemmung vom Intrinsicfaktor gilt als eine unerwünschte Nebenwirkung.

1.2 Anticholinergica

Das cholinerge System wird durch die Wirkung des Neurotransmitters Acetylcholin an spezifischen Zellreceptoren, den *cholinergen Receptoren*, charakterisiert. Acetylcholin wirkt sowohl an nicotinischen wie muscarinischen Receptoren (Abb. 1) [16].
Die *Anticholinergica* hemmen kompetitiv alle acetylcholinvermittelten Wirkungen an Organstrukturen, die mit postganglionären cholinergen Nervenfasern versorgt sind, und an glatten Muskelfasern, die mit Acetylcholin zur Kontraktion gebracht werden können. Definitionsgemäß hemmen sie somit nur die acetylcholinvermittelte Wirkung an den muscarinischen Receptoren. Die exakte Bezeichnung für diese Substanzgruppe wäre somit: *Antimuscarinica.* Muscarinische Receptoren gibt es unter anderem in der Magenschleimhaut und in der glatten Muskulatur. Die Anticholinergica hemmen daher die Magensekretion und die Magenmotilität.

1.3 Schleimhautresistenz

Die Schleimhautresistenz ist bis heute eher ein Begriff theoretischer Überlegungen als ein definierter physiologischer Mechanismus. Im allgemei-

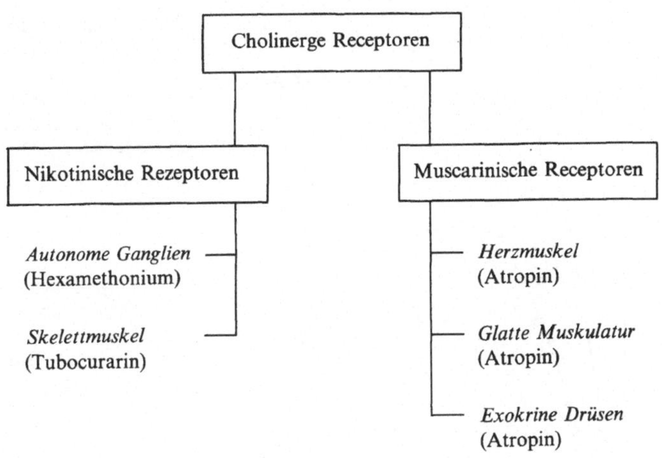

Abb. 1.: Klassifikation cholinerger Receptoren aufgrund agonistischer und antagonistischer Pharmaka

nen verstehen wir unter Schleimhautresistenz eine ausreichend gute Durchblutung der Magenschleimhaut, eine ungestörte Regeneration der Oberflächenzellschicht und einen noch völlig unklaren Vorgang zur Abwehr der H^+-Rückdiffusion durch die Schleimhaut. Die Frage, ob dem Magenschleim und der Bicarbonatsekretion eine Bedeutung zukommt, ist noch unbeantwortet. Bei Medikamenten, deren schleimhautresistenzfördernde Wirkung angenommen wird, ist deren Wirkungsmechanismus noch nicht geklärt.

2 Grundlagen der Wirkung

2.1 Wirkungsprinzip

Die bislang mit isolierten Belegzellen durchgeführten Untersuchungen lassen spezifische Receptoren für Histamin, *Acetylcholin* und Gastrin an der Parietalzelle vermuten. Gastrin selbst stimuliert die Belegzelle wahrscheinlich nur in geringem Ausmaß. Die Interpretation der Ergebnisse weist vielmehr auf potenzierende Interaktionen zwischen Histamin, Gastrin und *Acetylcholin* [6, 7, 66, 67, 68, 69] hin. Diese Interaktionen haben wahrscheinlich große Bedeutung für die Modulation der Belegzellsekretion. Mit Hilfe dieser Modellvorstellungen lassen sich die Ergebnisse unserer therapeutischen Behandlungsprinzipien unabhängig von der spezifischen Receptorwirkung erklären: So bewirkt eine Vagotomie einen Abfall der Säuresekretion, obwohl das Gastrin ansteigt, hemmen H_2-Receptor-

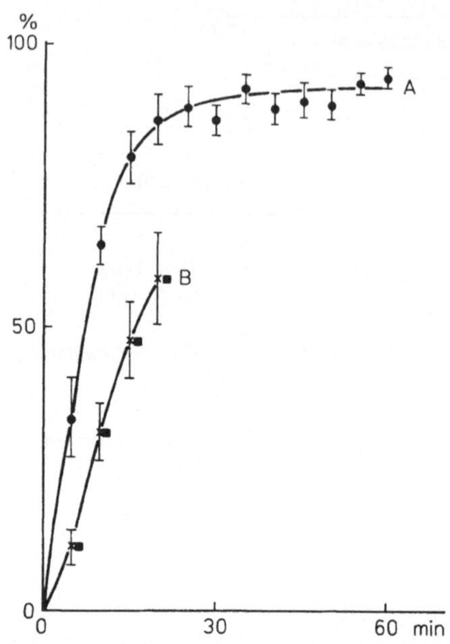

Abb. 2. Hemmung der stimulierten H^+-Sekretion in % des Sekretionsmaximums durch Cimetidin. *A* Pentagastrinstimulation; *B* Vagusstimulation (300 mA 30″/min über Oesophaguselektrode) ■$p < 0{,}005$

antagonisten die gastrin- und vagusstimulierte Säuresekretion und setzen Anticholinergica die histamin- und gastrinstimulierte Belegzellsekretion herab.

An der isolierten Froschmucosa hemmt Pirenzepin die carbacholstimulierte Säuresekretion in einer dem therapeutischen Plasmaspiegel beim Menschen vergleichbaren Konzentration (100 ng/ml). 10fach höhere Pirenzepinkonzentrationen werden benötigt, um die pentagastrinstimulierte Sekretion zu hemmen [64]. Die den Anticholinergica analogen Wirkungen des Pirenzepins an der menschlichen Magenschleimhaut: Herabsetzung der Säuresekretion hauptsächlich über eine Reduktion der Sekretvolumina, geringere Beeinflussung der H^+-Ionenkonzentration, ausgeprägte Hemmung der Kaliumsekretion sowie Steigerung und Verlängerung der Wirkung in Kombination mit einem H_2-Receptorantagonisten weisen auf einen antimuscarinischen Wirkungsmechanismus des Pirenzepins hin [24, 28]. Der Befund einer unterschiedlichen Hemmung der durch elektrische Vagusreizung stimulierten Sekretion mit Pirenzepin und einem H_2-Receptorantagonisten spricht für eine Hemmung der acetylcholinvermittelten Belegzellsekretion des Menschen durch Pirenzipin (Abb. 2 u. 3) [26, 27].

Anticholinergica hemmen zwar kompetetiv alle acetylcholinvermittelten Wirkungen an den muscarinischen Receptoren, keine der Substanzen ist

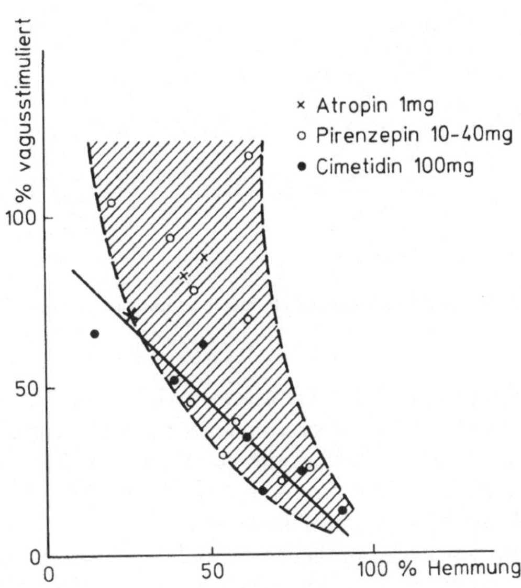

Abb. 3. Hemmung der vagusstimulierten (300 mA 30″/min) Säuresekretion nach Atropin, Pirenzepin und Cimetidin in Relation zum Ausmaß der Sekretion in Prozent des pentagastrinstimulierten Säureausstoßes

jedoch in der Lage, Organreceptoren innerhalb des muscarinischen Systems zu unterscheiden. In vitro durchgeführte Receptorbindungsstudien mit Pirenzepin zeigen eine niedrige Affinitätsbindung in der glatten Muskulatur und im Herzen, jedoch höhere Affinitäten in den exokrinen Drüsen. Die Bindungseigenschaften des Pirenzepins an muscarinischen Receptoren der Magenschleimhaut sind durch hohe und mittlere Affinitätskonstanten, an Receptoren der glatten Muskulatur des Magens durch niedrige Affinitätskonstanten charakterisiert. Die einzelnen Affinitätskonstanten unterscheiden sich durch den Faktor 1000 [5, 37]. Damit ist Pirenzepin in der Lage, zwischen verschiedenen muscarinischen Receptortypen zu unterscheiden, eine Eigenschaft, die Pirenzepin von anderen herkömmlichen Anticholinergica unterscheidet und seine besonders ausgeprägte antimuscarinische Wirkung auf die Magensekretion erklärt.

2.2 Chemie

Pirenzepin-Dihydrochlorid zeigt aufgrund seiner chemischen Struktur eine große Ähnlichkeit mit tricyclischen psychotrop wirkenden Substanzen und Serotoninantagonisten (Abb. 4). Da tricyclische Verbindungen stark

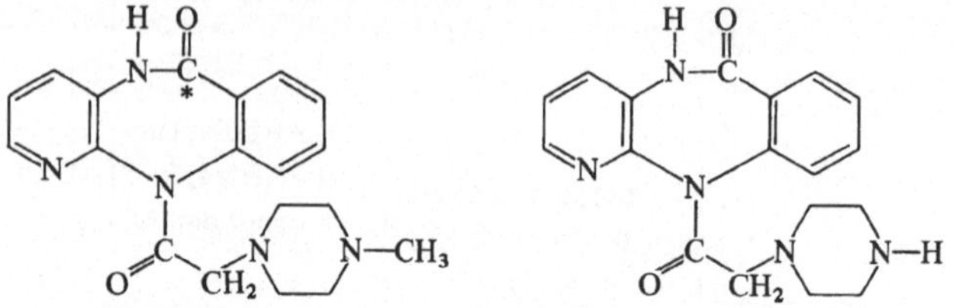

Pirenzepin Desmethylpirenzepin

Abb. 4. Strukturformel des Pirenzepins und des primären Metaboliten Desmethylpirenzepin

lipophil sind, durchdringen sie die Blut-Hirn-Schranke leicht. Pirenzepin besitzt aufgrund verschiedener polarer Gruppen im Molekül eher hydrophile Eigenschaften, die ein Durchdringen biologischer Schranken wesentlich erschweren (Abb. 5) [18]. Die Struktur des Pirenzepins bietet dem Molekül wenig Möglichkeiten der Rotation um eine Achse. Im Gegensatz zu den herkömmlichen Anticholinergica ist das Pirenzepinmolekül extrem starr. Wahrscheinlich beruht die Receptorselektivität des Pirenzepins auf dieser Moleküleigenschaft.

2.3 Pharmakokinetik

Nach einer Dauerinfusion von 0,25 mg/kg/KG/h über 48 h finden sich die höchsten Pirenzepinspiegel beim Versuchstier in der Leber und den Nieren. Höhere Pirenzepinkonzentrationen als im Plasma werden in Milz, Lungen, Herz, Haut und Muskel gemessen. Die im Gehirn nachweisbaren Konzentrationen liegen etwa bei einem Zehntel der Plasmakonzentration. Die Pharmakokinetik von Pirenzepin nach i. v.-Applikation ist mit einem 3-Kompartimentmodell vereinbar. Die relativ lange biologische Halbwertszeit von ca. 10 h beruht wahrscheinlich auf einer langsamen Rückverteilung von Pirenzepin aus den Geweben. Die Plasmaclearance berechnet sich zu 255 ml/min und setzt sich etwa zu gleichen Teilen aus der biliären und renalen Clearance zusammen. Die Bindung an Plasmaproteine beträgt etwa 10% [5,6].

Nach oraler Applikation wird Pirenzepin unter Nüchternbedingungen zu 20% (8–46%) resorbiert. Die Resorptionsrate sinkt, wenn Pirenzepin auf vollen Magen eingenommen wird. Bei Gabe von 50 mg initial und 50 mg

→

Abb. 5. Strukturformeln verschiedener tricyclischer Verbindungen und ihr Lipid-/Wasser-Verteilungskoeffizienten (Papp), gemessen zwischen Octanol und wäßriger Pufferlösung pH 7,4. Die tricyclische Ringstruktur ist durch rote Signalfarbe hervorgehoben. (Nach Eberlein et al. [18])

Tricyclische Verbindungen	Papp
$CH_2-CH_2-CH_2-N(CH_3)_2$ Chlorpromazin	3160
CH=CH, C, N, CH_3 Cyproheptadin	1600
CH_2-CH_2, N, $CH_2-CH_2-CH_2-N(CH_3)_2$ Imipramin	250
CH_3, N, C–N, O, $CH_2-CH_2-N(CH_3)_2$ Dibenzepin	51
H O, N–C, N, N, C, O, CH_2, N, NCH_3 Pirenzepin	0,23

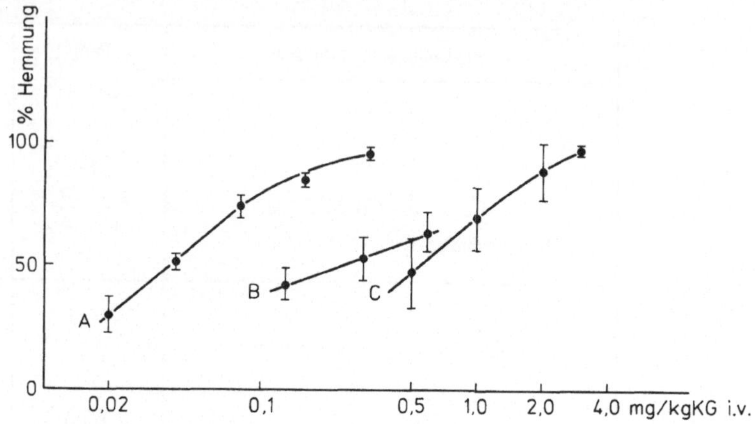

Abb. 6. Hemmung der basalen *(A)* und Pentagastrin (0,15 µg/kg KG/h)-stimulierten *(B+C)* Säuresekretion durch verschiedene Dosen von intravenösem Pirenzepin *(A+B)* und Cimetidin *(C)* (Duodenalulcuspatienten, n=4)

im Intervall von 12 h liegen die mittleren Serumspiegel zwischen 20 und 60 ng/ml. Die Elimination erfolgt zu etwa gleichen Teilen über die Galle und die Niere und ist bei einmaliger Verabreichung erst nach etwa 4 Tagen abgeschlossen. Pirenzepin wird zu weniger als 10% zu Desmethylpirenzepin metabolisiert.
Über eine mögliche Kumulation von Pirenzepin bei mehrwöchiger Therapie terminal niereninsuffizienter Patienten liegen noch keine Daten vor. Bisherige Untersuchungen haben zumindest zeigen können, daß die Pirenzepinblutspiegel durch die Hämodialyse kaum beeinflußbar sind [40].

2.4 Wirkungsmechanismus

2.4.1 Säuresekretion unter Pirenzepin

Pirenzepin hemmt die Histamin-, Pentagastrin-, Insulin-, Vagus-, Scheinfütterung- und Pepton-stimulierte Magensekretion und die Pepsinogensekretion [11, 14, 17, 24, 27–30, 39, 44, 45, 48, 52, 53, 63, 72].

a) Nach intravenöser Verabreichung
Die intravenöse Gabe von Pirenzepin bewirkt bei Ulcus-duodeni-Patienten eine dosisabhängige Hemmung der Basalsekretion und der pentagastrinstimulierten Säuresekretion. Die Basalsekretion wird um mehr als 90%, die stimulierte Sekretion um 50% herabgesetzt, wenn 0,32 mg/kg KG verabreicht werden (Abb. 6). Auch die Dauer der nachgewiesenen Sekretionshemmung ist dosisabhängig (Abb. 7) [9]. Die Wirkung auf die

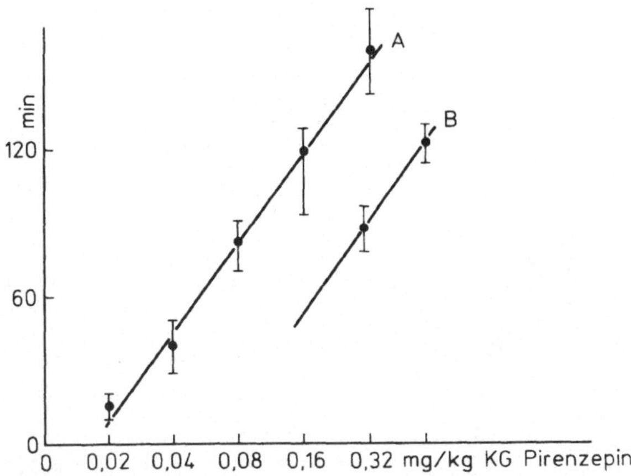

Abb. 7. Zeitdauer der Säure-Hemmung in Abhängigkeit von der Pirenzepindosierung (intravenös verabreicht): Basale *(A)* und Pentagastrin (0,15 µg/kg KG/h)-stimulierte *(B)* Säuresekretion (Duodenalulcuspatienten, n = 4)

peptonstimulierte Sekretion von gesunden Probanden scheint länger anzuhalten (Abb. 8) [54]. Zwischen Pirenzepinplasmaspiegeln und Hemmwirkung besteht keine geradlinige Abhängigkeit [29, 72]. Atropin und Pirenzepin hemmen die pentagastrinstimulierte Sekretion in etwa gleichem Ausmaß, wenn Dosierungen im Verhältnis 1:10 zur Anwendung gelangen (Abb. 9). Die Sekretionshemmung basiert im wesentlichen auf einer Volumenreduktion. Im Gegensatz zur Wirkung der H_2-Receptorantagonisten führen Atropin und Pirenzepin zu einer ausgeprägten Herabsetzung der Kaliumkonzentration im Magensaft (Abb. 10).Cimetidin und Pirenzepin hemmen die vagalstimulierte Säuresekretion. Zwischen den Wirkungen beider Substanzen bestehen jedoch Unterschiede, wenn die vagusvermittelte Säuresekretion ausgeprägt ist. Wird durch elektrischen Vagusreiz beim Menschen eine starke Säurestimulation erreicht, so zeigt sich mit zunehmender Säurestimulation eine abnehmende, durch Cimetidin bewirkte Hemmung (Abb. 11). Pirenzepin und andere Anticholinergica führen selbst bei stärkster vagaler Stimulation zu einer letztlich konstant bleibenden Hemmung um 45% (Abb. 3) [29].

b) Nach oraler Verabreichung

25 mg Pirenzepin, peroral eingenommen, hemmen bei Patienten mit Ulcus duodeni die Basalsekretion um 40–50% (Abb. 12) und die pentagastrinstimulierte Säuresekretion zwischen 20 und 40% (Abb. 13). Die Wirkung hält etwa 100 min an [23]. Eine Verdoppelung der Dosierung führt zu keiner wesentlichen zusätzlichen Herabsetzung der Säuresekretion, ob-

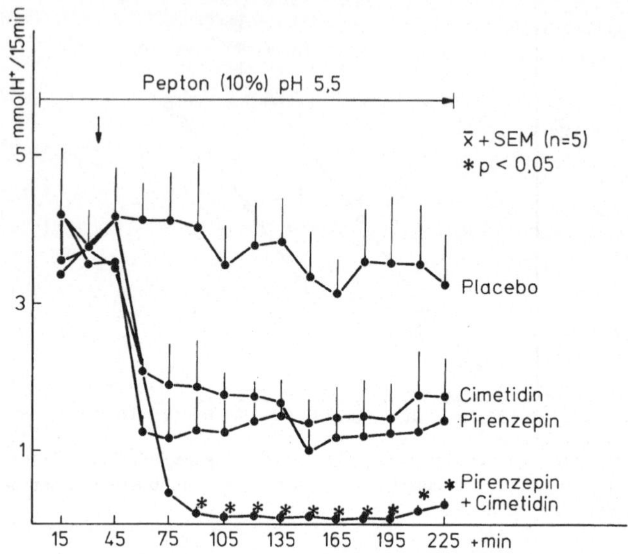

Abb. 8. Peptonstimulierte Säuresekretion bei Normalpersonen ($n=5$) nach intravenösem Placebo, Cimetidin (0,3 mg/kg KG), Pirenzepin (0,3 mg/kg KG) und Pirenzepin + Cimetidin. (Nach Londong et al. [53])

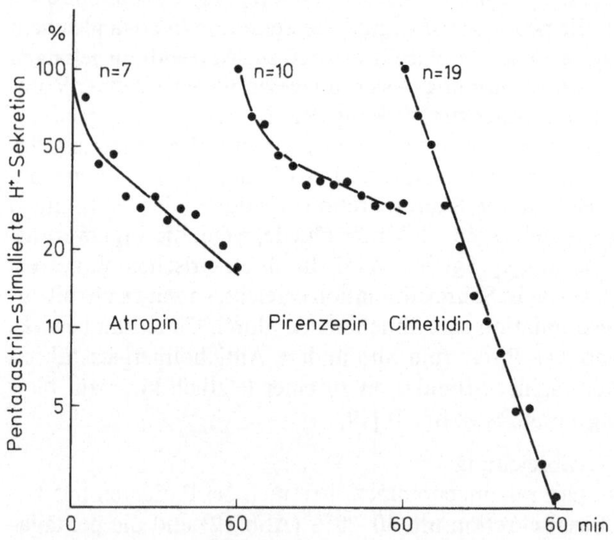

Abb. 9. Hemmung der Pentagastrin (0,15 µg/kg KG/h)-stimulierten Säuresekretion nach Atropin (1 mg, 30 µg/kg KG/h), Pirenzepin (5 mg, 0,24 mg/kg KG/h) und Cimetidin (50 mg, 2,4 mg/kg KG/h)bei Duodenalulcuspatienten

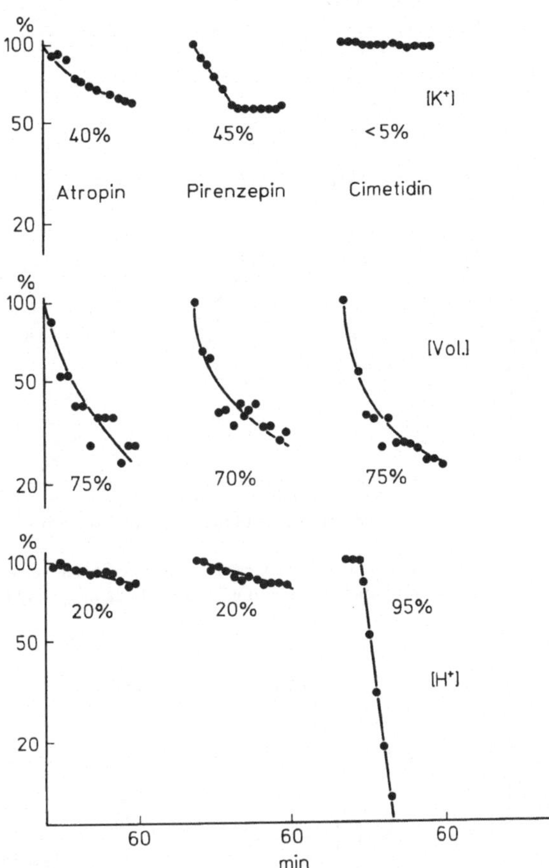

Abb. 10. Volumen, Kalium- und Säurekonzentration nach Atropin, Pirenzepin und Cimetidin (Dosierung s. Abb. 9)

wohl die Plasmaspiegel des Pirenzepins auf das 2- bis 3fache ansteigen [72]. Die Hemmung der pentagastrin- und peptonstimulierten Sekretion vor und nach einwöchiger Dauertherapie mit 2 · 25 mg Pirenzepin täglich unterscheiden sich nicht [24]. Eine einwöchige Behandlung mit 2 · 50 mg Pirenzepin täglich bewirkt dagegen eine wesentlich stärkere Hemmung der Sekretion, wenn sie nach der letzten peroral verabreichten Einzeldosis gemessen wird. Die Basalsekretion wird um 75%, die peptonstimulierte Sekretion um 54% herabgesetzt. 12 h nach der letzten Tabletteneinnahme ist eine Wirkung auf die Magensekretion nicht mehr nachweisbar (Abb. 14) [25].

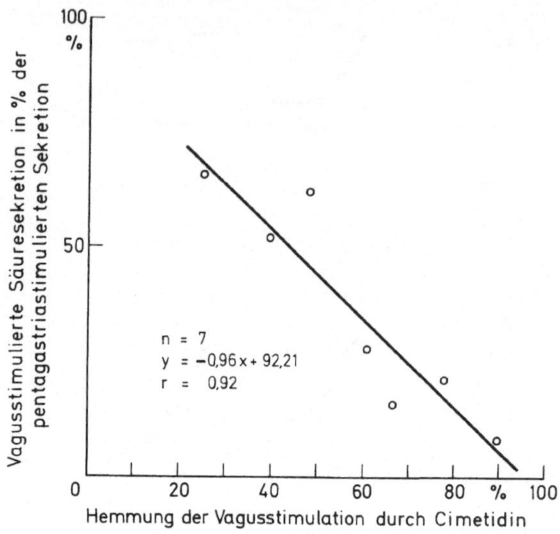

Abb. 11. Hemmung der intraoperativ durchgeführten elektrischen Vagusstimulation (300 mA, 30″/min) durch Cimctidin (50 mg Bolus i. v./2.4 mg/kg/h i. v.)

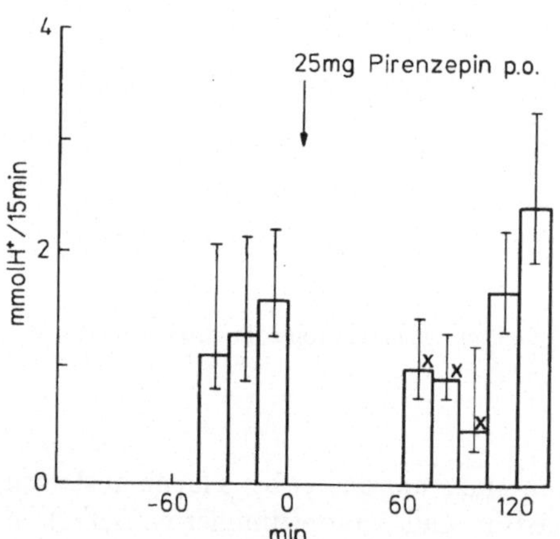

Abb. 12. Hemmung der basalen Säuresekretion nach einer oralen Dosis von 25 mg Pirenzepin (Duodenalulcuspatienten, $n=5$). $X: P<0{,}05$ $\bar{x} \pm$ SEM (wegen der log. Normalverteilung sind $\bar{x}+$SEM und $\bar{x}-$SEM unterschiedlich)

Verabreicht man Ulcus-duodeni-Patienten eine halbe Stunde vor der Mahlzeit 50 mg Pirenzepin nach mehrtägiger Vorbehandlung mit $2 \cdot 50$ mg/24 h, so dauert die signifikant herabgesetzte Säuresekretion über die ersten 3 h an. Die Hemmung der nächtlichen Säuresekretion beträgt etwa 30% [15, 65]. Pirenzepin wie andere Anticholinergica führen in Kombination mit H_2-Receptorantagonisten zu einem potenzierenden Ef-

Abb. 13. Hemmung der pentagastrinstimulierten Säuresekretion nach oraler Dosis von 25 mg Pirenzepin (Duodenalulcuspatienten, $n=5$). X: $P<0{,}05$

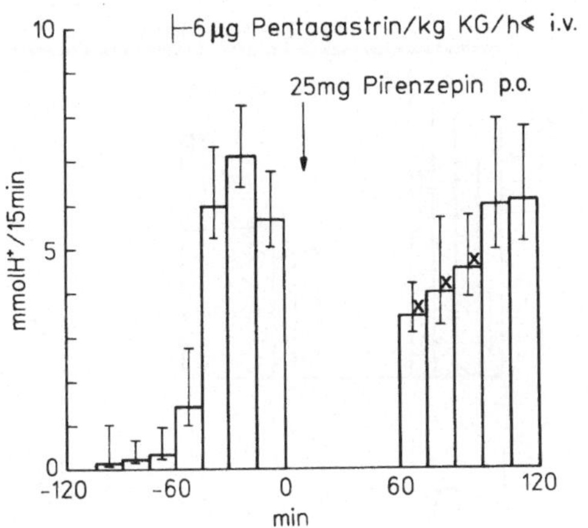

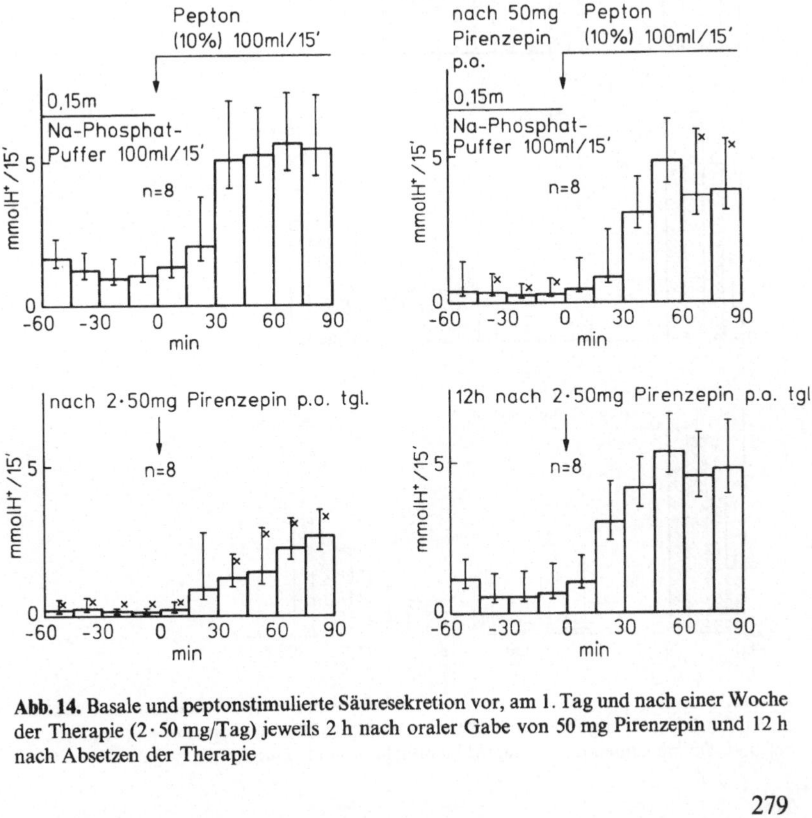

Abb. 14. Basale und peptonstimulierte Säuresekretion vor, am 1. Tag und nach einer Woche der Therapie (2 · 50 mg/Tag) jeweils 2 h nach oraler Gabe von 50 mg Pirenzepin und 12 h nach Absetzen der Therapie

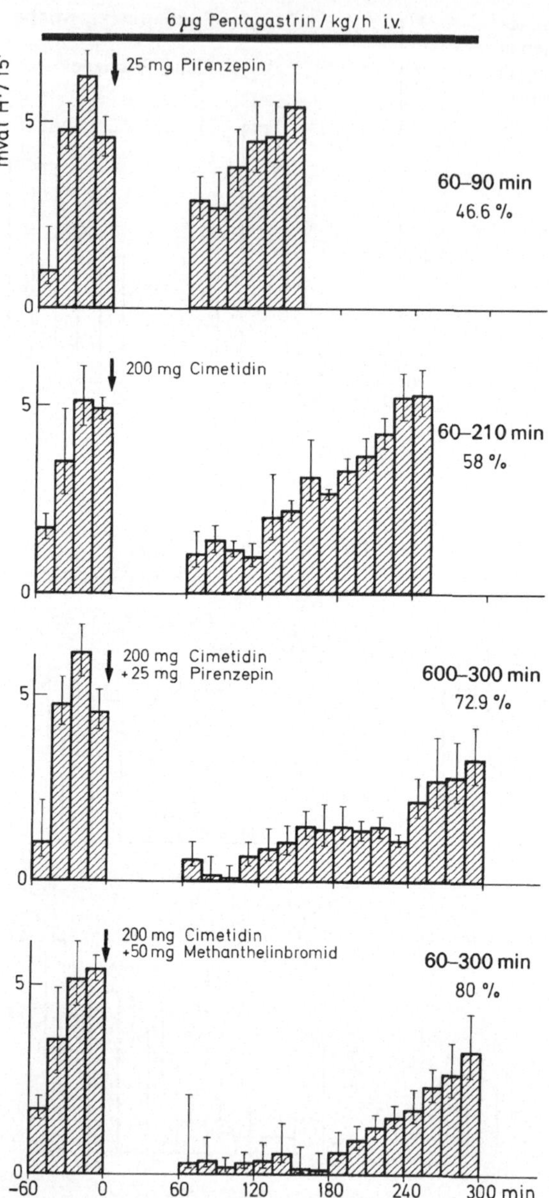

Abb. 15. Hemmung der Pentagastrin (6 µg/kg KG/h)-stimulierten Säuresekretion nach einer oralen Dosis von 25 mg Pirenzepin, 200 mg Cimetidin, 200 mg Cimetidin + 25 mg Pirenzepin und 200 mg Cimetidin + 50 mg Methanthelinbromid (Duodenalulcuspatienten, $n = 3$)

fekt bezüglich *Dauer* und *Ausmaß* der pepton- und pentagastrinstimulierten Säuresekretion (Abb. 8 u. 15). Der zusätzlich durch ein Anticholinergicum bewirkte Effekt wird geringer, je ausgeprägter die durch den H_2-Receptorantagonisten bedingte Sekretionshemmung ist. So führen 25 mg Pirenzepin peroral zu einer Verdoppelung der durch 200 mg Cimetidin hervorgerufenen Herabsetzung der Säuresekretion, wenn diese auf die Gesamtdauer der Wirkung bezogen wird. Die Wirkung von 150 mg Ranitidin läßt sich dagegen durch Pirenzepin nur um weitere 10% steigern [54, 65]. Das Ausmaß der Sekretionshemmung hängt letztlich von der Dosierung des H_2-Receptorantagonisten ab.

2.4.2 Gastrointestinale Hormone unter Pirenzepin

Eine Bolusinjektion von 10–20 mg Pirenzepin i. v. führt wie Atropin zu einer Hemmung der vagal und nahrungstimulierten Freisetzung des Pancreatic Polypeptide (PP) und des Enteroglucagons unter basalen und nahrungstimulierten Bedingungen. Gastrin, Insulin, Glucagon, Gastric Inhibitory Peptide (GIP), Neurotensin, Vasoactive Intestinal Peptide (VIP), Somatostatin und Motilin zeigen sowohl unter basalen wie stimulierten Bedingungen keine wesentlichen Änderungen [2, 20, 25, 39, 53]. Es kann daher angenommen werden, daß Pirenzepin die hormonale Regulation der Verdauung unter therapeutischen Bedingungen nicht beeinflußt.

2.4.3 Pankreassekretion unter Pirenzepin

Pirenzepin bewirkt wie andere Anticholinergica eine Hemmung der Enzymsekretion. Hervorzuheben ist eine weitgehend unverändert bleibende Bicarbonatsekretion, die nicht der klassischen anticholinergen Wirkung entspricht [10, 41, 51].

2.4.4 Schleimhautresistenz unter Pirenzepin

Nach einer mehrwöchigen Therapie mit 100 mg Pirenzepin täglich bleiben freie N-Acetylneuraminsäure, Tyrosin, Säure-Mucoprotein-Komplex und neutraler Glucoprotein-Komplex unverändert [33, 34, 59]. Ergebnisse tierexperimenteller Untersuchungen ergeben erste Hinweise auf eine (mögliche) cytoprotektive Wirkung des Pirenzepins [47].

2.4.5 Unterschiedliche Wirkungen des Pirenzepins gegenüber herkömmlichen Anticholinergica

Dosisunabhängig führt Pirenzepin zu keinem Gastrinanstieg und beeinflußt die basale Bicarbonatsekretion des Pankreas nicht. Alle anderen bislang untersuchten Wirkungen des Pirenzepins sind denen der herkömmlichen Anticholinergica vergleichbar. Aufgrund der Receptorselektivität

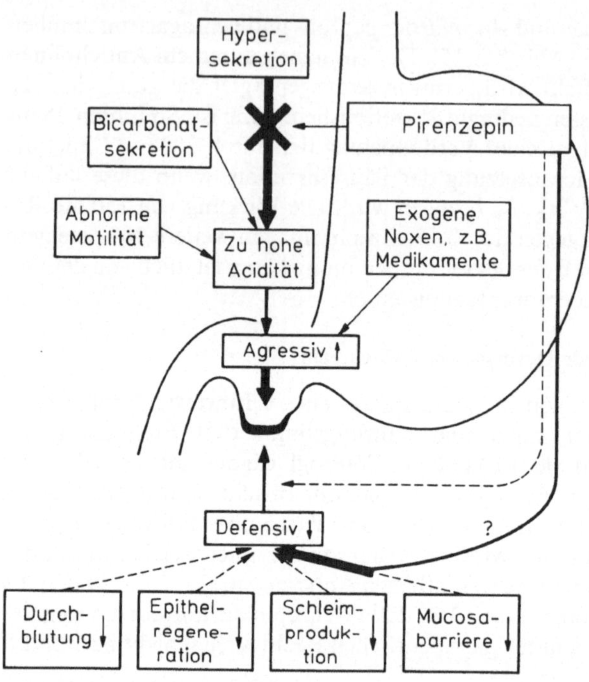

Abb. 16. Schema der Pathogenese des Ulcus duodeni mit Angriffspunkt des Pirenzepins

des Moleküls wirkt Pirenzepin bereits in Dosen sekretionshemmend, die noch keine wesentlichen Wirkungen auf andere Organe nachweisen lassen.

Durch die Reduktion der nächtlichen und nahrungsstimulierten Säuresekretion schwächt Pirenzepin einen wesentlichen aggressiven Faktor in der Pathogenese des Ulcus und verschiebt das Gleichgewicht zugunsten der Schleimhautresistenz. Inwieweit dieser Mechanismus noch durch eine cytoprotektive Wirkung unterstützt wird, bleibt z. Z. noch Gegenstand der Forschung (Abb. 16 u. 17).

3 Therapeutische Effekte

3.1 Ulcus duodeni

3.1.1 Heilungsquoten (Tabelle 1)

In 6 randominisierten, doppelblindgeführten und endoskopisch kontrollierten Studien mit ambulanten Patienten liegen die Heilungsquoten nach 4 wöchiger Behandlung bei den Patienten, die 50–75 mg Pirenzepin täg-

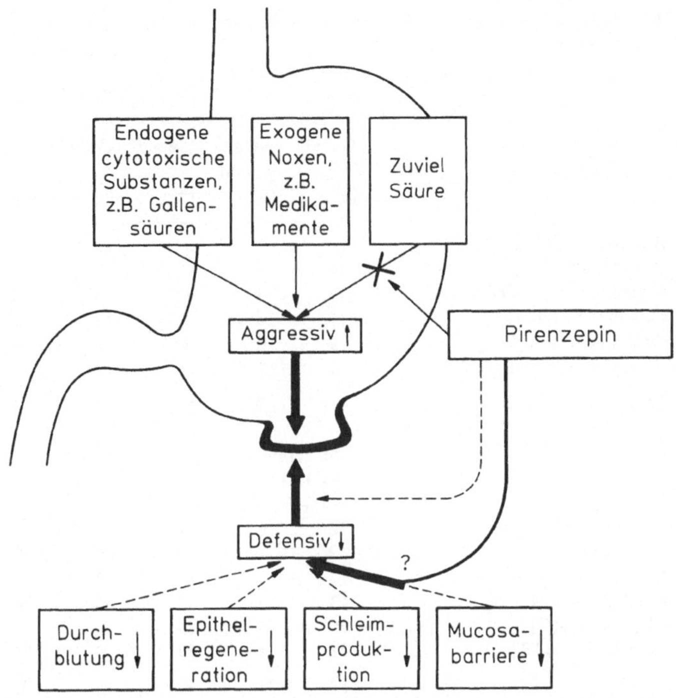

Abb. 17. Pathogenese des Ulcus ventriculi mit Angriffspunkt des Pirenzepins

lich erhielten, zwischen 48 und 75%, bei den placebobehandelten zwischen 33 und 57% [3, 9, 19, 31, 32, 61]. Eine dieser Studien vergleicht die Ulcusheilung nach 4 und 8 Wochen unter Placebomedikation mit derjenigen nach Gabe von Pirenzepin und Cimetidin. Weder nach 4 noch nach 8 Wochen wurde zwischen den 3 Behandlungsgruppen hinsichtlich der Ulcusheilung ein statistisch signifikanter Unterschied beobachtet [19]. Sechs weitere Studien, in denen höhere Pirenzepindosen zwischen 100 mg und 150 mg täglich zur Anwendung kamen, zeigen Heilungsquoten zwischen 70 und 90% in den Pirenzepingruppen. Im Vergleich dazu heilen die Ulcera in den Placebogruppen zwischen 13 und 50% [4, 8, 12, 17, 60, 61].

3.1.2 **Schmerzbeeinflussung** (Tabelle 2 u. 3)

In Dosen von 50–100 mg/24 h hat Pirenzepin keinen wesentlichen Einfluß auf die Schmerzen erkennen lassen. Während der Behandlung überwiegen die protokollierten Schmerzangaben bei weitem, die zwischen den beiden Behandlungsgruppen keinen Unterschied erkennen lassen.

Tabelle 1. Behandlung des Ulcus duodeni mit Pirenzepin: Ergebnisse kontrollierter Doppelblindstudien

	Pirenzepin (50–75 mg/Tag)			Placebo		
	Geheilt (*n*)	Nicht geheilt (*n*)	Geheilt (%)	Geheilt (*n*)	Nicht geheilt (*n*)	Geheilt (%)
Barbara et al. [3]	23	21	52	12	23	34
Bourry [9]	10	11	48	8	16	33
Gasbarrini et al. [47]	9	3	75	4	5	44
Gassmann et al. [32]	15	15	50	10	18	35
Osselladore et al. [61]	9	6	60	6	9	40
Eichenberger et al. [19]	11	11	50	12	9	57
Total	77	67	53	52	80	39
	Pirenzepin (110–150 mg/Tag)			Placebo		
Barbara et al. [4]	32	14	70	15	31	32
Dal Monte [17]	9	1	90	5	5	50
Morelli et al. [60]	11	3	79	2	13	13
Osselladore et al. [61]	13	2	87	6	9	40
Cheli et al. [12]	26	5	84	–	–	–
Bianchi Porro [8]	21	8	72	10	18	36
Total	112	33	77	38	76	33

Werden die Patienten dagegen mit 150 mg/24 h behandelt, so zeigt sich gegenüber der Placebogruppe eine signifikant geringere Schmerzhäufigkeit, die meist in der 2. Woche beginnt und sowohl die Schmerzen nachts wie tagsüber betrifft. Die Wirkung auf die nächtlichen Schmerzen scheint dabei ausgeprägter zu sein als auf die Tagessymptomatik. Wie schon aus früheren Studien mit Cimetidin bekannt, besteht jedoch kein eindeutiger Zusammenhang zwischen einer Ulcusheilung und dem Verschwinden der Ulcussymptome. So klagten noch 12 von 52 Patienten, bei denen das Ulcus abgeheilt war, über Schmerzen, während 15 von 33 Patienten beschwerdefrei waren, obwohl das Ulcus nicht abgeheilt war [8].

3.1.3 Antacidaverbrauch

In den Studien, die beim Auftreten von Schmerzen die Einnahme von Antacida gestatteten und diese protokollieren ließen, korreliert der Antacidaverbrauch mit der angegebenen Schmerzhäufigkeit gut. Bei einer Dosierung von 75–100 mg Pirenzepin/24 h ist der Antacidaverbrauch in der Placebogruppe und in der Pirenzepingruppe gleich. Die Menge, die in der

Tabelle 2. Behandlung des Ulcus duodeni mit Pirenzepin: Ergebnisse kontrollierter Doppelblindstudien

	50–100 mg Pirenzepin/Tag				Placebo			
	1.	2.	3.	4.	1.	2.	3.	4.
	Woche							
	Tage mit Schmerzen							
Barbara et al. (100) [4]	2,0[a]	1,6	0,9	0,8[a]	3,0	2,3	1,7	1,7
Barbara et al. (50–75) [3]	2,0	1,3[a]	1,0[a]	0,5[a]	3,1	2,7	2,4	2,4
Osselladore et al. (75) [61]	3,1	2,9	2,4	1,7	3,8	3,3	3,1	3,3
Eichenberger et al. (75) [19]	3,5	3,1	2,4	1,9	3,7	3,0	2,4	1,9
Total	2,4	1,9	1,4	1,0	3,2	2,7	2,2	2,2
	Nächte mit Schmerzen							
Barbara et al. (100) [4]	1,8	0,8	0,8	0,4	2,3	1,8	1,0	0,8
Barbara et al. (50–75) [3]	2,6	1,9	1,2[a]	0,6[a]	3,3	2,7	3,1	2,5
Osselladore et al. (75) [61]	1,9	2,3[a]	1,8[a]	1,5[a]	3,4	3,3	3,2	2,9
Eichenberger et al. (75) [19]	2,2	2,4	1,6	1,3	3,2	2,5	2,2	1,8
Total	2,2	1,6	1,2	0,8	2,9	2,4	2,1	1,8

[a] Signifikant

Tabelle 3. Behandlung des Ulcus duodeni mit Pirenzepin: Ergebnisse kontrollierter Doppelblindstudien

	150 mg Pirenzepin/Tag				Placebo			
	1.	2.	3.	4.	1.	2.	3.	4.
	Woche							
	Tage mit Schmerzen							
Morelli et al. [60]	2,5	1,6[a]	1,0[a]	0,4[a]	4,1	3,0	4,5	4,5
Osselladore et al. [61]	1,3	0,7[a]	0,3[a]	0,0[a]	3,8	3,3	3,1	3,3
Bianchi Porro [8]	1,2	0,8	0,7	0,5	1,8	1,9	1,5	1,6
Total	1,5	1,0	0,7	0,3	2,9	2,5	2,7	2,8
	Nächte mit Schmerzen							
Osselladore et al. [61]	1,7	0,7[a]	0,2[a]	0,1[a]	3,4	3,3	3,2	2,9
Bianchi Porro [8]	0,6[a]	0,3[a]	0[a]	0[a]	2,2	1,7	1,2	1,1
Total	1,0	0,4	0,1	0	2,6	2,3	1,9	1,1

[a] Signifikant

4. Behandlungswoche eingenommen wurde, entspricht etwa der Hälfte derjenigen der ersten Woche.
Unter einer Therapie mit 150 mg Pirenzepin liegt der Antacidaverbrauch in der Pirenzepingruppe signifikant niedriger als in der Placebogruppe. In beiden Gruppen ist der Verbrauch in der 4. Behandlungswoche auf die Hälfte desjenigen der 1. Woche zurückgegangen.

3.1.4 Ulcusrezidive bei Langzeitbehandlung

Bislang gibt es nur eine veröffentlichte Studie, die die Häufigkeit von Ulcusrezidiven unter einer Langzeittherapie mit Pirenzepin untersucht und mit einem Placeboregime bei einem kleinen Patientenkollektiv verglichen hat [19]. Unter einer Dauermedikation mit 30 mg/24 h Pirenzepin treten innerhalb von 12 Monaten bei 4 von 9 Patienten, mit 400 mg/24 h Cimetidin bei 6 von 11 Patienten und mit Placebo bei 8 von 12 Patienten Ulcusrezidive auf. In einer weiteren Studie wurden bei 6 von 10 Patienten, die 75 mg Pirenzepin/24 h erhielten, innerhalb von 12 Monaten Ulcusrezidive beobachtet [17].
Die untersuchten Patientenkollektive sind zu klein, um aus den Ergebnissen heute schon endgültige Schlüsse ziehen zu können. Über die Rezidivhäufigkeit nach Absetzen einer Pirenzepintherapie liegen noch keine veröffentlichten Ergebnisse vor.

3.2 Ulcus ventriculi (Tabelle 4)

Aufgrund der vorliegenden Studienergebnisse an kleinen Fallzahlen läßt sich eine Beschleunigung der Ulcusheilung nicht nachweisen, wenn Pirenzepin in Dosierungen von 50–75 mg verabreicht wird [13, 31, 32, 50, 61]. Die wenigen Untersuchungen, die zum Teil an kleinen Patientengruppen die Wirksamkeit des Pirenzepins in höherer Dosierung beim Ulcus ventriculi prüften, lassen eine beschleunigte Abheilung vermuten, wenn Pirenzepin in Mengen von 100–150 mg/24 h gegeben wird [12, 42, 43, 60]. Bei dieser als wirksam anzusehenden Therapie des Ulcus ventriculi sind die in Kap. 11, Abschn. 3.2 angeführten Hinweise zu beachten, so der Ausschluß einer Malignität bei der endoskopischen Diagnose, die Sicherung der Abheilung, die Biopsie aus der Ulcusnarbe und die nach maximal 12 Wochen bestehende Indikation zur Operation.

3.3 Zollinger-Ellison-Syndrom

H_2-Receptorantagonisten sind in der Lage, über eine Reduktion der dauerstimulierten Säuresekretion die Mehrzahl der Ulcera zur Abheilung zu

Tabelle 4. Behandlung des Ulcus ventriculi mit Pirenzepin: Ergebnisse kontrollierter Doppelblindstudien

	Pirenzepin (50–75 mg/Tag)				Kontrolle		
	Geheilt (*n*)	Nicht geheilt (*n*)	Geheilt (%)		Geheilt (*n*)	Nicht geheilt (*n*)	Geheilt (%)
Chierichetti et al. [13]	2	9	18	Carbenoxolon	4	6	40
Gasbarrini et al. [31]	7	4	64	Carbenoxolon	7	3	70
Gassmann et al. [32]	5	5	50	Placebo	2	5	29
Kunert [50]	11	9	55	Placebo	9	7	56
Oselladore et al. [61]	6	4	60	Carbenoxolon	6	3	67
Total	31	31	50	Placebo	11	12	48
				Carbenoxolon	17	12	59
	Pirenzepin (100–150 mg/Tag)				Kontrolle		
Huchzermeyer [42]	8	4	67	Placebo	4	6	40
Morelli [60]	9	1	90	Placebo	5	5	50
Cheli et al. [12]	8	2	80	Magnesium-Aluminium-Hydroxyd	7	3	70
Ishimori et al. [43]	107	44	71	Gefarnat	81	78	51
Total	132	51	72	Placebo	9	11	45

bringen und den in 30% bestehenden Durchfall zu beseitigen [57]. Cimetidin muß bei dieser Indikation meist hoch (mehr als 2 g/24 h) dosiert werden. Nachteile ergeben sich durch Nebenwirkungen, wie sie bei dieser Dosierung in Form der Gynäkomastie und der Galaktorrhoe beschrieben wurden (s. Kap. 11, Abschn. 4.2). Beim Zollinger-Ellison-Patienten hat eine höhere Dosierung des Cimetidins nicht immer eine länger andauernde Hemmung der Säuresekretion zur Folge. Pirenzepin vermag in Kombination mit Cimetidin dessen Wirkung zu verstärken und zu verlängern (s. Kap. 2.4.1). Beim Patienten mit Zollinger-Ellison-Syndrom zeichnet sich der Einsatz beider Medikamente durch eine konstantere Säurereduktion aus, die sich auf die Abheilung der Ulcera günstig auswirkt [58].
Die Bedeutung des Pirenzepins in der Therapie des Zollinger-Ellison-Syndroms hat durch die Einführung des Ranitidins in die Ulcustherapie abgenommen. Bei einer hochdosierten Ranitidintherapie sind die unter Cimetidin nachweisbaren Nebenwirkungen bislang nicht zu beobachten, die orale Therapie hat auch eine länger anhaltende Säurereduktion zur Folge.

Die zusätzliche Wirkung des Pirenzepins ist daher in Kombination mit Ranitidin wesentlich geringer als mit Cimetidin. Im Einzelfall läßt sich mit Pirenzepin beim ranitidinbehandelten Zollinger-Ellison-Patienten kein zusätzlicher Effekt nachweisen [65].

3.4 Ulcusblutung

In einer an polytraumatisierten und septischen Patienten kontrolliert durchgeführten Doppelblindstudie mit kleiner Fallzahl erwies sich Pirenzepin in einer Dosierung von 3 · 10 mg i. v./24 h in der Prophylaxe von Streßläsionen und Blutungen aus Streßläsionen als wirksam [56]. In Kombination mit Cimetidin vermindert Pirenzepin im Vergleich zur Therapie mit beiden Medikamenten jeweils einzeln verabreicht das Risiko gastroduodenaler Rezidivblutungen (Kombination: 3/34, Pirenzepin 3 · 10 mg i. v.: 13/31, Cimetidin 6 · 200 mg i. v.: 9/35) [55]. Ob Pirenzepin eine bestehende Ulcusblutung günstig beeinflussen kann, ist unwahrscheinlich und bislang nicht untersucht.

4 Nebenwirkungen

Hochdosiert parenteral verabreicht zeigt Pirenzepin viele Nebenwirkungen der herkömmlichen Anticholinergica, so Effekte auf die Motilität von Oesophagus, Magen und Darm, auf die Pupillen und die Akkomodation und auf das EEG [1, 21, 38, 46, 62, 70, 71]. Bei diesen experimentellen Untersuchungen unterscheidet sich Pirenzepin von den herkömmlichen Anticholinergica durch: keinen Anstieg des Gastrins, keinen Abfall der basalen Bicarbonatsekretion des Pankreas und keinen Anstieg der Herzfrequenz. Bei Anwendung höchster therapeutischer Dosen (150 mg/24 h) klagen die Patienten in etwa 16% über Mundtrockenheit und in 13% über Sehstörungen (Tabelle 5). Werden 100 mg/24 h verabreicht, so sinkt die

Tabelle 5. Ulcusbehandlung mit Pirenzepin: Ergebnisse kontrollierter Doppelblindstudien

Nebenwirkungen		Keine Veränderungen
50–100 mg Pirenzepin/Tag		Körpergewicht
Mundtrockenheit:	15/238 (6%)	Blutdruck
Sehstörungen:	3/238 (1%)	Pulsfrequenz
150 mg Pirenzepin/Tag		Blutbild
Mundtrockenheit:	16/ 98 (16%)	Laborchemische Parameter
Sehstörungen:	13/ 98 (13%)	

Tabelle 6. Subjektive Symptome, Herzfrequenz, Blutdruck und EEG nach peroralen Einzelgaben von 100 mg und 150 mg Pirenzepin: Ergebnisse einer kontrollierten Doppelblindstudie. (Nach Fink u. Irwin [22])

	100 mg	150 mg	Placebo	
Mundtrockenheit	9/12[a]	8/10[a]	3/12	1/10
Sehstörungen	5/12[a]	8/10[a]	0/12	1/10
Müdigkeit	7/12	6/10	2/12	5/10
Appetitsteigerung	2/12	0/10	8/12	3/10
Kopfschmerzen	2/12	3/10	2/12	1/10
Herzfrequenz	51/min	52/min	57/min	56/min
Blutdruck	110 mm Hg	115 mm Hg	110 mg Hg	115 mm Hg
	65 mm Hg	70 mm Hg	65 mm Hg	70 mm Hg
EEG	Ohne Unterschied: Frequenz, Intensität, Artefakte			

[a] Signifikant

Rate dieser Nebenwirkungen auf unter 10%. Dabei ist die Speichelsekretion nicht herabgesetzt. Bei keinem der Patienten sind die Symptome schwerwiegend oder so störend gewesen, daß sie aus einer der Studien herausgenommen werden mußten. Die Symptome verschwinden, wenn die Dosierung kurzfristig über 2 Tage um 50 mg/Tag reduziert wird und wenn danach mit der festgesetzten Dosierung weiter behandelt wird. Alle klinisch durchgeführten Studien haben eindeutig belegen können, daß im Rahmen der Therapie keine Veränderungen von Körpergewicht, Blutdruck, Pulsfrequenz, Blutbild und laborchemischen Parametern registriert werden konnten. Selbst bei Einzeldosen von 100 mg und 150 mg, peroral verabreicht, treten außer Mundtrockenheit und Sehstörungen keine weiteren subjektiven Symptome auf (Tabelle 6) [22]. Das Ausbleiben zentraler Effekte erklärt sich aus der limitierten Penetration von Pirenzepin durch die Blut-Hirn-Schranke [18] und dadurch, daß Pirenzepin nicht in der Lage ist, die für psychotrope Tricyclica charakteristische Hemmung der Serotoninaufnahme zu zeigen [49].

5 Praktische Durchführung der Therapie

5.1 Grundregeln

a) Pirenzepin soll nur bei klar definierter Indikation: bei nachgewiesenem Ulcus, in der Streßulcusprophylaxe und allenfalls in der Prophylaxe medikamentöser Läsionen eingesetzt werden. Pirenzepin ist kein Medikament zur Behandlung von ungeklärten Oberbauchbeschwerden.

b) Die Behandlung hat in wirksamer Dosierung zu erfolgen. Beim Ulcus sollte die Therapie 4–6 Wochen durchgeführt werden und ist bei Beschwerdefreiheit keineswegs vorzeitig abzubrechen.
c) Beim Ulcus ventriculi ist die endoskopisch-bioptische Diagnose und die gleicherweise durchgeführte Verlaufskontrolle obligat. Bei symptomlosem Verlauf eines Ulcus duodeni ist eine Kontrollendoskopie nicht notwendig.
d) Ist das Ulcus nach 4–6 Wochen nicht abgeheilt, soll die Therapie bis zur vollständigen Heilung unter 2wöchentlicher endoskopischer Kontrolle fortgeführt werden. Eine fehlende Heilungstendenz nach 8 Wochen und eine Persistenz des Ulcus nach 12 Wochen stellt die Indikation zur Operation dar.

5.2 Dosierung

Ulcustherapie: 50 mg Pirenzepin eine halbe h vor jeder Hauptmahlzeit. Tagesdosis 150 mg. Bei Auftreten von Mundtrockenheit und Sehstörungen Reduzierung der Tagesdosis auf 3 · 25 mg für 2 Tage, danach Fortsetzung der Therapie mit 3 · 50 mg.
Prophylaxe von Streßläsionen und Ulcusblutung: 40 mg Pirenzepin i. v./24 h. Die Sekretionshemmung/24 h ist unabhängig von der Plasmahalbwertszeit des Medikaments ausgeprägter, wenn es nicht diskontinuierlich im Bolus, sondern kontinuierlich im Perfusor verabreicht wird.

5.3 Kombinationstherapie

Die Kombination von Pirenzepin mit einem H_2-Receptorantagonisten empfiehlt sich nur bei Patienten mit Zollinger-Ellison-Syndrom, bei Therapieversagern (Ulcus nach 6wöchiger Therapie mit Pirenzepin oder mit H_2-Receptorantagonisten nicht abgeheilt) oder zur Prophylaxe von Rezidivblutungen bzw. stark streßgefährdeten Patienten (Polytrauma, Sepsis, Beatmung). Für die Kombinationstherapie kommen die wirksamen Einzeldosierungen in der für die entsprechende Indikation empfohlenen Applikationsform zur Anwendung.

5.4 Indikationen

5.4.1 Therapie des floriden Ulcus

Über das Medikament der Wahl bei Auftreten eines ersten akuten Ulcus gibt es unterschiedliche Auffassungen. Wie viele andere Autoren dieses

Buches setzen auch wir Antacida ein. Den zweiten Ulcusschub behandeln wir ebenfalls mit Antacida, wenn diese eine komplikationslose Abheilung des Erstulcus in 4–6 Wochen bewirkten. Im anderen Fall wird eine Therapie mit H_2-Receptorantagonisten bevorzugt. Pirenzepin setzen wir gegenwärtig nur in Kombination mit H_2-Receptorantagonisten bei den unter Abschn. 5.3 beschriebenen Indikationen ein. Sollte sich der Hinweis auf eine geringere Rezidivrate nach vorheriger Pirenzepintherapie einmal bestätigen, so käme dem Pirenzepin sicher ein anderer Stellenwert zu [19].

5.4.2 Befristete Erhaltungstherapie

Bislang gibt es keine gesicherten Hinweise darauf, daß eine limitierte Erhaltungstherapie mit Pirenzepin Frührezidive des Ulcus nach einer Kurzzeittherapie mit Pirenzepin verhindert. Eine mehrmalige Wiederholung der akuten Schubtherapie erscheint gerechtfertigt, da Perioden mit gehäuften Rezidiven oft von langen beschwerdefreien Intervallen gefolgt werden.

5.4.3 Langzeitprophylaxe

Gegenwärtig kann die Durchführung einer medikamentösen Langzeitprophylaxe bei der unkomplizierten Ulcuskrankheit im praktischen Alltag noch nicht empfohlen werden. Sie sollte weiteren klinischen Studien vorbehalten bleiben. Dort erscheint sie insofern sinnvoll, als durchaus die Möglichkeit eines mehrjährigen symptomfreien Intervalls nach 1- bis 3jähriger Langzeitprophylaxe besteht. Zur Zeit gibt es aufgrund mangelnder Längsschnittuntersuchungen kaum Kenntnisse über den natürlichen Verlauf der Ulcuskrankheit, die eine allgemeine Empfehlung rechtfertigen können.
Zur Untersuchung der Rezidivprophylaxe mit Pirenzepin gibt es nur wenige Daten, die gegenwärtig keine allgemeine Aussage ermöglichen.

Literatur

1. Abrahamsson, H.: Gastrointestinal motility. Scand. J. Gastroenterol. [Suppl.] *17*, (im Druck)
2. Arnold, R., Ebert, L., Koop, H., Creutzfeldt, W.: Einfluß von Atropin, Pirenzepin und Cimetidin auf die durch Scheinfütterung stimulierte Sekretion von Gastrin, Pancreatic Polypeptide und Gastric Inhibitory Polypeptide. In: Die Behandlung des Ulcus pepticum mit Pirenzepin. Blum, A.L., Hammer, R. (Hrsg.), S. 125–126. Gräfelfing: Demeter 1979

3. Barbara, L., Belsasso, E., Bianchi Porro, G. et al.: Pirenzepine in duodenal ulcer: A multicentre double-blind controlled clinical trial. Scand. J. Gastroenterol. [Suppl. 57] *14*, 11–15 (1979)
4. Barbara, L., Belsasso, E., Bianchi Porro G. et al.: Pirenzepine in duodenal ulcer: A multicentre double-blind controlled clinical trial. Scand. J. Gastroenterol. [Supp. 57] *14*, 17–19 (1979)
5. Beld, A.J., van den Hoven, S., Wouterse, A.C., Zegers, M.A.P.: Are muscarinic receptors in the central and peripheral nervous system different? Eur. J. Pharmacol. *30*, 360–363 (1974)
6. Berglindh, T.: Effects of common inhibitors of gastric acid secretion on secretagogue-induced respiration and aminopyrine accumulation in isolated gastric glands. Biochim. Biophys. Acta *464*, 217 (1977)
7. Berglindh, T.: Potentiation by carbachol and aminophylline of histamine- and dbcAMP-induced parietal cells in isolated gastric glands. Acta Physiol. Scand. *99*, 75 (1977)
8. Bianchi Porro, G., Dal Monte, P.R., Petrillo, M., Giuliani Piccari, G., D'Imperio, N., Daniotti, S.: Pirenzepine versus cimetidine in duodenal ulcer: A double-blind placebo-controlled short-term clinical trial. Digestion *23*, (im Druck)
9. Bourry, J.: Treatment of duodenal ulcer with pirenzepine: A double-blind controlled clinical trial. In: Die Behandlung des Ulcus pepticum mit Pirenzepin. Blum, A.L., Hammer, R. (Hrsg.), S. 192–193. Gräfelfing: Demeter 1979
10. Brunner, J.M., Verita, P., Grabner, G.: Effect of pirenzepine, a new gastric acid-inhibiting agent, on exocrine pancreatic secretion in man. Arzneim. Forsch. *27*, 684 (1977)
11. Brunner, H., Winter, M., Grabner, G.: Das Verhalten der Magensäuresekretion nach intravenöser Gabe von Pirenzepin und Cimetidin. In: Die Behandlung des Ulcus pepticum mit Pirenzepin. Blum, A.L., Hammer, R. (Hrsg.), S. 105–108. Gräfelfing: Demeter 1979
12. Cheli, R., Giacosa, A., Molinari, F., Bocchini, R.: Short treatment of peptic disease with pirenzepine. XI. International Congress of Gastroenterology –A. S. N. E. M. G. E. – (Abstr.). Hamburg, 8–13. Juni 1980
13. Chierichetti, S.M., Giorgi Conciato, M.: Die Behandlung des Ulcus duodeni und ventriculi mit Pirenzepin: eine multizentrische Doppelblindstudie. In: Die Behandlung des Ulcus pepticum mit Pirenzepin. Blum, A.L., Hammer, R. (Hrsg.), S. 178–184. Gräfelfing: Demeter 1979
14. Contrasiu, P., Puscas, I., Voicu, L.: Inhibition of gastric mucosa carbonic anhydrase by Pirenzepine. XI. International Congress of Gastroenterology. – A. S. N. E. M. G. E. – (Abstr.). Hamburg, 8.–13. Juni 1980
15. Corinaldesi, R., Miglioli, M., Daniotti, S., Stanghellini, V., Borghi, E., Barbara, L.: Inhibition by pirenzepine of nocturnal acid secretion in duodenal ulcer patients. XI. International Congress of Gastroenterology – A. S. N. E. M. G. E. – (Abstr.). Hamburg, 8.–13. Juni 1980
16. Dale, H.H.: The action of certain esters and esters of choline, and their relation to muscarine. J. Pharmacol. *6*, 147–190 (1914)
17. Dal Monte, P.R., D'Imperio, N., Giuliani Piccari, G. et al.: Double blind study in the treatment of duodenal ulcer: Pirenzepine against placebo. In: Die Behandlung des Ulcus pepticum mit Pirenzepin. Blum, A.L., Hammer, R. (Hrsg.), S. 208–214. Gräfelfing: Demeter 1979
18. Eberlein, W., Schmidt, G., Reuter, A., Kutter, E.: Das Ulkustherapeutikum Pirenzepin (L-S 519) – eine tricyclische Verbindung mit besonderen physikalisch-chemischen Eigenschaften. Arzneim. Forsch. *27/2*, 356–359 (1977)

19. Eichenberger, P.M., Giger, M., Mattle, W. et al.: Behandlung und Rezidivprophylaxe des Ulcus duodeni mit Pirenzepin und Cimetidin. Schweiz. Med. Wochenschr. *112*, 25–30 (1982)
20. El-Sabbagh, H.N., Bloom, S.R., Adrian, T.E., Prinz, R.A., Baron, J.H., Welbourne, R.B.: The effect of pirenzepine on meal-stimulated gastrointestinal hormones. Scand. J. Gastroenterol. [Suppl. 66] *15*, 57–61
21. Erckenbrecht, E., Berges, W., Sonnenberg, A., Erckenbrecht, J., Wienbeck, M.: An effect of pirenzepine on oesophageal motility. Scand. J. Gastroenterol. [Suppl.] *17*, (im Druck)
22. Fink, M., Irwin, P.: EEG and behavioral effects of pirenzepine in normal volunteers. Scand. J. Gastroenterol. [Suppl. 66] *15*, 39–46 (1980)
23. Fritsch, W.-P.: Medikamentöse Therapie des Ulcus duodeni. Intern. Welt *4*, 111–119 (1978)
24. Fritsch, W.-P.: Anticholinerge Sekretionshemmung mit Atropin, Methantelinbromid und Pirenzepin. In: Die Behandlung des Ulcus pepticum mit Pirenzepin. Blum, A.L., Hammer, R. (Hrsg.), S. 110–115. Gräfelfing: Demeter 1979
25. Fritsch, W.-P.: The effect of a 100 mg pirenzepine-treatment on acid secretion and serum gastrin. Scand. J. Gastroenterol. *17* (im Druck)
26. Fritsch, W.-P., Schacht, U., Scholten, T., Jäger, N., Hengels, K.-J., Müller, J., Strasser, K.: Cimetidinwirkung auf die durch intraoperativen elektrischen Vagusreiz freigesetzte H^+-Sekretion bei Patienten mit Ulcus duodeni. Verh. Dtsch. Ges. Inn. Med. *84*, 988–991 (1978)
27. Fritsch, W.-P., Schacht, U., Scholten, T. et al.: Hemmung der Vagus- und Pentagastrin-stimulierten Säuresekretion durch Cimetidin, Atropin und Pirenzepin-Dihydrochlorid. Verh. Dtsch. Ges. Inn. Med. *85*, 1267 (1979)
28. Fritsch, W.-P., Schacht, U., Scholten, T., Hengels, K.-J., Müller, J.E., Strasser, J.: Hinweise für einen cholinergen Rezeptor an der Belegzelle (Abstr.) Z. Gastroenterol. *17*, 624 (1979)
29. Fritsch, W.-P., Scholten, T., Hengels, K.-J.: Neu entwickelte Pharmaka: Wirkungsmechanismus und klinische Erfahrung. In: Pathogenese und Therapie der Ulcuskrankheit. Holtermüller, K.-H., Malagelada, J.-R., (Hrsg.), S. 305–321. Amsterdam: Excerpta Medica 1981
30. Gabryelewicz, A., Laszewicz, W., Sarosiek, J.:The influence of various secretory inhibitors on peptic activity. Scand. J. Gastroenterol. [Suppl. 66] *15*, 79–85 (1980)
31. Gasbarrini, G., Giorgio-Conciato, M., D'Anchino, M. et al.: Pirenzepine in the treatment of benign gastro duodenal diseases: A double-blind controlled clinical trial. Scand. J. Gastroenterol. [Suppl. 57] *14*, 25–31 (1979)
32. Gassmann, R., Baumgartner, R., Leuthold, E. et al.: Behandlung des Ulcus duodeni und des Ulcus ventriculi mit Pirenzepin: Erfahrungen im Doppelblindversuch in der ambulanten Fachpraxis. Vorläufige Ergebnisse. In: Die Behandlung des Ulcus pepticum mit Pirenzepin. Blum, A.L., Hammer, R. (Hrsg.), S. 203–206. Gräfelfing: Demeter 1979
33. Guslandi, M., Tittobello, A., Evangelista, A., Fesce, E., Cambielli, M.: Cimetidine and protective effect of mucus in gastric ulcer. Br. Med. J. *1978 I*, 1486
34. Guslandi, M., Testoni, P.A., Fesce, E., Ballarin, E., Tittobello, A.: Behaviour of gastric mucin during pirenzepine treatment: A double-blind controlled study versus cimetidine. Curr. Ther. Res. *27*, 714–718 (1980)
35. Hammer, R., Koss, R.W.: Pharmakokinetik an Tier und Mensch nach oraler und parenteraler Gabe von Pirenzepin. In: Die Behandlung des Ulcus pepticum mit Pirenzepin. Blum, A.L., Hammer, R. (Hrsg.), S. 53–60. Gräfelfing: Demeter 1979
36. Hammer, R., Koss, F.W.: The pharmacokinetic profile of pirenzepine. Scand. J. Gastroenterol. [Suppl. 57] *14*, 1–6 (1979)

37. Hammer, R., Berrie, C.P., Birdsall, N.J.M., Burgen, A.S.V., Hulme, E.C.: Pirenzepine distinguishes between different subclasses of muscarinic receptors. Nature *283*, 90–92 (1980)
38. Heathcote, B.V., Parry, M.: Pirenzepine selectively inhibits gastric acid secretion: A comparative pharmacological study between pirenzepine and seven other antiacethylcholine drugs. Scand. J. Gastroenterol. [Suppl. 66] *15*, 15–24 (1980)
39. Heller, G., Neubauer, M., Althoff, P.H., Schöffling, K.: Die Wirkung von Pirenzepin auf die Magensekretion und die Ausschüttung gastrointestinaler Hormone. In: Die Behandlung des Ulcus pepticum mit Pirenzepin. Blum, A.L., Hammer, R. (Hrsg.), S. 128–130. Gräfelfing: Demeter 1979
40. Herrmann, M., Kuhlmann, H.: Dialysierbarkeit und Serumkonzentration von Pirenzepin. In: Die Behandlung des Ulcus pepticum mit Pirenzepin. Blum, A.L., Hammer, R. (Hrsg.), S. 63–65. Gräfelfing: Demeter 1979
41. Huchzermeyer, H.: Exkretorische Pankreasfunktion nach oraler Gabe von Pirenzepin und Atropin. In: Die Behandlung des Ulcus pepticum mit Pirenzepin. Blum, A.L., Hammer, R. (Hrsg.), S. 136–137. Gräfelfing: Demeter 1979
42. Huchzermeyer, H.: Pirenzepin-Placebo-Doppelblindstudie beim Ulcus ventriculi. In: Die Behandlung des Ulcus pepticum mit Pirenzepin. Blum, A.L., Hammer, R. (Hrsg.), S. 226–227. Gräfelfing: Demeter 1979
43. Ishimori, A., Yamagata, S.: Recent progress in the treatment of peptic ulcer: randomized double blind clinical study of pirenzepine in patients with gastric ulcer. XI. International Congress of Gastroenterology – A. S. N. E. M. G. E. – (Abstr.). Hamburg, 8.–13. Juni 1980
44. Jaup, B., Dotevall, G., Stockbrügger, R.: Der Effekt von Pirenzepin auf die Pentagastrin- und insulinstimulierte Magensekretion bei Patienten mit Ulcus duodeni. In: Die Behandlung des Ulcus pepticum mit Pirenzepin. Blum, A.L., Hammer, R. (Hrsg.), S. 92–96. Gräfelfing: Demeter 1979
45. Jaup, B.H., Stockbrügger, R.W., Dotevall, G.: Comparison of the action of pirenzepine and L-hyposcyamine on gastric acid secretion and other muscarine effects. Scand. J. Gastroenterol. [Suppl. 66] *15*, 89–94 (1980)
46. Jennewein, H.M.: Pharmakologische Unterschiede zwischen Pirenzepin und Atropin. In: Die Behandlung des Ulcus pepticum mit Pirenzepin. Blum, A.L., Hammer, R. (Hrsg.), S. 41–46. Gräfelfing: Demeter 1979
47. Konturek, S.J.: Gastric cytoprotection by pirenzepine. Scand. J. Gastroenterol. *17* (im Druck)
48. Konturek, S.J., Obtulowicz, W., Kwiecien, N., Dobrzańska, M., Swierczek, J., Kopp, B., Olesky, J.: Effects of pirenzepine and atropine on gastric secretory and plasma hormonal responses to shamfeeding in patients with duodenal ulcer. Scand. J. Gastroenterol. [Suppl. 66] *15*, 63–69 (1980)
49. Kuhn, E., Honzak, R.: Hat der Sekretionshemmer Pirenzepin zentrale Wirkungen? XI. International Congress of Gastroenterology – A. S. N. E. M. G. E. – (Abstr.). Hamburg, 8.–13. Juni 1980
50. Kunert, H.: Kontrollierte klinische Studie über Pirenzepin-Therapie beim Ulcus ventriculi. In: Die Behandlung des Ulcus pepticum mit Pirenzepin. Blum, A.L., Hammer, R. (Hrsg.), S. 228–230. Gräfelfing: Demeter 1979
51. Kuntzen, O., Kaess, H.: Zur Wirkung von intravenös appliziertem Pirenzepin auf die exokrine Pankreasfunktion. In: Die Behandlung des Ulcus pepticum mit Pirenzepin. Blum, A.L., Hammer, R. (Hrsg.), S. 131–135. Gräfelfing: Demeter 1979
52. Londong, W., Londong, V., Prechtl, R.: Untersuchungen zur Effektivität von Pirenzepin und Cimetidin auf die Pepton-stimulierte Magensäuresekretion des Menschen. Verh. Dtsch. Ges. Inn. Med. *85*, 1263 (1979)

53. Londong, W., Londong, V., Prechtl, R., Eversmann, T.: Vergleichende Untersuchungen der Pirenzepin- und Cimetidinwirkung auf Pepton-stimulierte Säuresekretion und Serumgastrin des Menschen. In: Die Behandlung des Ulcuspepticum mit Pirenzepin. Blum, A.L., Hammer, R. (Hrsg.), S. 239–241. Gräfelfing: Demeter 1979
54. Londong, W., Londong, V., Ruthe, C., Weizert, P.: Complete inhibition of stimulated gastric acid secretion by combined application of ranitidine and pirenzepine. XI. International Congress of Gastroenterology – A. S. N. E. M. G. E. – (Abstr.). Hamburg, 8.–13. Juni 1980
55. Londong, W., Hasford, J., Sander, R., Sommerlatte, T., Überla, K., Ultsch, B., Weinzirl, M.: Kombination von Cimetidin und Pirenzepin zur Rezidivprophylaxe der akuten gastroduodenaler Blutung – eine multizentrische Doppelblindstudie. (Abstr.). Z. Gastroenterol. *20*, (1982)
56. Mattes, P., Belohlavek, D., Peros, G. et al.: Kontrollierte prospektive Studie über die Wirkung von Pirenzepin beim Streß-Ulkus. In: Die Behandlung des Ulcus pepticum mit Pirenzepin. Blum, A.L., Hammer, R. (Hrsg.), S. 239–242. Gräfelfing: Demeter 1979
57. McCarthy, D.M., M. Sc., F.A.C.P.: Report on the United States experience with cimetidine in Zollinger-Ellison-syndrome and other hypersecretory states. Gastroenterology *74*, 453–458 (1978)
58. Mignon, M., Vallot, T., Galmiche, J.P. et al.: Interest of a combined antisecretory treatment, cimetidine and pirenzepine, in the management of servere forms of Zollinger-Ellison-syndrome. Digestion *20*, 56 (1980)
59. Molinari, F., Caielli, E., Bocchini, R, Parudi, M.C., Giacosa, R., Cheli, R.: Total mucus secretion and NANA content in gastric juice of duodenal ulcer patients treated with pirenzepine. XI. International Congress of Gastroenterology – A. S. N. E. M. G. E. – (Abstr.). Hamburg 8.–13. Juni 1980
60. Morelli, A.: Treatment of gastric and duodenal ulcer with pirenzepin. In: Die Behandlung des Ulcus pepticum mit Pirenzepin. Blum, A.L., Hammer, R. (Hrsg.), S. 196–202. Gräfelfing: Demeter 1979
61. Osselladore, D.: Doppelblindstudie mit Pirenzepin beim Ulcus duodeni und Ulcus ventriculi. In: Die Behandlung des Ulcus pepticum mit Pirenzepin. Blum, A.L., Hammer, R. (Hrsg.), S. 185–190. Gräfelfing: Demeter 1979
62. Parsons, E., Bunce, T., Blakemore, C., Rasmussen, C.: Pharmacological studies in the gastric antisecretory agent, pirenzepine. In: Die Behandlung des Ulcus pepticum mit Pirenzepin. Blum, A.L., Hammer, R. (Hrsg.), S. 26–33. Gräfelfing: Demeter 1979
63. Prada, A., Ferrara, A., Dolcini, R., Lepore, A.M., Bianchi Porro, G.: Inhibition of pentagastrin- and insulin-stimulated gastric acid secretion by pirenzepine in man. In: Die Behandlung des Ulcus pepticum mit Pirenzepin. Blum, A.L., Hammer, R. (Hrsg.), S. 98–103. Gräfelfing: Demeter 1979
64. Sachs, G., Kasbekar, D.K., Berglindh, T.: The mechanism of pirenzepine on gastric secretion. In: Die Behandlung des Ulcus pepticum mit Pirenzepin. Blum, A.L., Hammer, R. (Hrsg.), S. 18–23. Gräfelfing: Demeter 1979
65. Scholten, T., Schuchert, A., Fritsch, W.-P., Strohmeyer, G.: Postprandiale und nächtliche Säuresekretion nach Ranitidin, Pirenzepin und Pirenzepin plus Ranitidin. Z. Gastroenterol. *20* (im Druck)
66. Soll, A.H.: The actions of secretagogues on oxygen uptake by isolated mammalian parietal cells. J. Clin. Invest. *61*, 370 (1978)
67. Soll, A.H.: The interaction of histamine with gastric and carbamylcholine on oxygen uptake by isolated mammalian cells. J. Clin. Invest. *61*, 381 (1978)
68. Soll, A.H.: Three-way interactions between histamine, carbachol, and gastrin on aminopyrine uptake by isolated canine parietal cells. Gastroenterology *74*, 1146 (1978)
69. Soll, A.H.: Secretagogue stimulation of ^{14}C-aminopyrine accumulation by isolated canine parietal cells. Am. J. Physiol. *238 G*, 366–375 (1980)

70. Stacher, G., Steinringer, H., Bauer, P., Ehn, I., Schmierer, G.: Die Wirkung von intramuskulärem Pirenzepin, Atropin und Placebo auf die mahlzeitstimulierte Motilität des Kolons. Eine Doppelblind-Studie. In: Die Behandlung des Ulcus pepticum mit Pirenzepin. Blum, A.L., Hammer, R. (Hrsg.), S. 139–144. Gräfelfing: Demeter 1979
71. Stacher, G., Steinringer, H., Bauer, P., et al.: Zentralnervöse Wirkungen von intramuskulär verabreichtem Pirenzepin. Eine Doppelblindstudie. In: Die Behandlung des Ulcus pepticum mit Pirenzepin. Blum, A.L., Hammer, R. (Hrsg.), S. 145–150. Gräfelfing: Demeter 1979
72. Stockbrügger, R., Jaup, B., Dotevall, D., Bozler, G.: Inhibition of gastric acid secretion by pirenzepine in man. In: Die Behandlung des Ulcus pepticum mit Pirenzepin. Blum, A.L., Hammer, R. (Hrsg.), S. 66–72. Gräfelfing: Demeter 1979

Kapitel 23

Trimipramin

A. BERSTAD

1 Grundlagen der Wirkung

Entsprechend dem Konzept, daß psychiatrische Erkrankungen und psychologischer Streß eine wichtige ätiologische Rolle bei der Ulcuskrankheit spielen, werden in der Ulcustherapie oft Psychopharmaka verwendet. Dabei ist die Hypothese aufgestellt worden, daß sich bei vielen Patienten mit Ulcus duodeni eine *maskierte Depression* findet und daß in solchen Fällen ein Antidepressivum durch die Verbesserung des psychischen Zustandes die Abheilung des Ulcus beschleunigt [3]. Bis vor kurzem war der Wert einer solchen Therapie schlecht dokumentiert. In der letzten Zeit fand jedoch das tricyclische Antidpressivum Trimipramin (Surmontil) Beachtung.

Neben seinen zentralnervösen Wirkungen *hemmt* Trimipramin die basale und pentagastrinstimulierte *Magensekretion* [2]. Diese Wirkung ist allerdings gering, und es ist zweifelhaft, ob sie ausreicht, um den günstigen Effekt des Medikamentes zu erklären. Der Wirkungsmechanismus der Sekretionshemmung ist im übrigen noch nicht geklärt. Es ist naheliegend, einen anticholinergen Mechanismus anzunehmen, doch vermag Trimipramin die insulinstimulierte Säuresekretion nicht zu hemmen. Das Medikament ist auch nicht in der Lage, die Sekretion von pankreatischem Polypeptid, das hauptsächlich unter der Wirkung cholinerger Mechanismen freigesetzt wird, zu vermindern. Ein peripherer Histaminantagonismus scheint nicht zu bestehen, wenngleich tricyclische Antidepressiva am Hirn einen H_2-Antagonismus ausüben.

Bei experimenteller Schädigung des Rattenmagens mit Alkohol plus HCl läßt sich mit tricyclischen Antidepressiva eine „Protektion" der Magenschleimhaut erzielen. Ob Trimipramin auch am Menschen als *„cytoprotektives" Medikament* eingestuft werden kann, ist nicht bekannt.

2 Therapeutischer Effekt

In einigen placebokontrollierten, hauptsächlich in Norwegen durchgeführten Doppelblindstudien erwies sich Trimipramin als klinisch wirksam. In einer Studie [5] heilten bei abendlicher Verabreichung von 50 mg Trimipramin die Ulcera duodeni rascher ab als bei Placebotherapie. Ähnliche Beobachtungen wurden beim Ulcus ventriculi gemacht [4]. Die Wirksamkeit von Trimipramin wurde in einer Studie derjenigen von Cimetidin gleichgesetzt, in einer anderen Studie war Trimipramin weniger wirksam. Eine abendliche Dosis von 25 mg Trimipramin war, zusammen mit einer niederen Dosierung von Antacida, gut wirksam und wurde von den Patienten gut ertragen [1].

3 Nebenwirkungen

Die hauptsächliche Nebenwirkung besteht in Müdigkeit am Morgen nach der Einnahme von Trimipramin. Diese Nebenwirkung ist jedoch bei der Anwendung der erwähnten niedrigen Dosierung von geringer Bedeutung. Die Verbesserung der Schlafqualität unter der Behandlung mit Trimipramin wird von vielen Patienten als angenehm empfunden, Einschlafstörungen oder Durchschlafstörungen mit frühmorgentlichem Erwachen sind häufige Nebensymptome bei Ulcuspatienten.
Sehr hohe Trimipramindosen sind kardiotoxisch und können gefährliche Arrythmien hervorrufen. Bei der Verwendung der niedrigen Dosierung treten diese Nebenwirkungen nicht auf.
Eine Suchtgefahr ist nicht zu befürchten.

4 Schlußfolgerungen

Die Behandlung mit Trimipramin ist einfach, billig und offenbar auch wirksam. Der endgültige Platz von Trimipramin in der Ulcustherapie steht jedoch noch nicht fest. Weitere Studien sollten vor allem mit dem Ziel durchgeführt werden, wirkungsvolle Kombinationstherapien mit anderen Medikamenten zu testen und jene Patienten zu identifizieren, die von einer Trimipramintherapie besonders profitieren.

Literatur

1. Berstad, A., Bjerke, K., Carlsen, E., Aaland, E.: Treatment of duodenal ulcer with antacids in combination with trimipramine or cimetidine. Scand. J. Gastroenterol. [Suppl. 58] *15*, 46–52 (1980)

2. Bohman, T., Schrumpf, E., Myren, J., Foss, O.P.: The effect of trimipramine (Surmontil) on the stimulated gastric secretion and serum gastrin concentration in healthy students. Scand. J. Gastroenterol. [Suppl. 48] *13*, 7–49 (1978)
3. Guldahl, M.: The effect of trimipramine on masked depression in patients with duodenal ulcer. A double blind study. Scand. J. Gastroenterol. [Suppl. 43] *12*, 27–31 (1977)
4. Valnes, K., Myren, J., Qvigstad, T.: Trimipramine in the treatment of gastric ulcer. Scand. J. Gastroenterol. *13*, 497–500 (1978)
5. Wetterhus, S., Aubert, E., Berg, C.E. et al.: The effect of trimipramine on symptoms and healing of peptic ulcer. A double blind study. Scand. J. Gastroenterol. [Suppl. 43] *12*, 33–38 (1977)

Kapitel 24

Andere Sekretionshemmer und Medikamente zur Förderung der Schleimhautresistenz

W.-P. FRITSCH

1 Klassifikation der Medikamente

Die Ulcustherapie verfolgt das Ziel, das gestörte Gleichgewicht zwischen defensiven und aggressiven Faktoren zugunsten der defensiven Faktoren zu verschieben. Dabei kann die Hemmung der aggressiven Elemente ebenso Erfolg haben wie die Förderung der defensiven (Abb. 1).
Die Hemmung der aggressiven Faktoren ist gleichbedeutend mit einer Verminderung der Wasserstoffionen- und/oder Pepsinkonzentration in der Umgebung des Geschwürs – sei es durch Hemmung der Sekretion oder durch Inaktivierung des Sekrets. Die an der Belegzelle angreifenden Histaminantagonisten werden in Kap. 15 und die Antacida in Kap. 14 besprochen. Im folgenden wird auf die übrigen Sekretionshemmer eingegangen. Eine Klassifikation der verschiedenen Angriffspunkte zur Sekre-

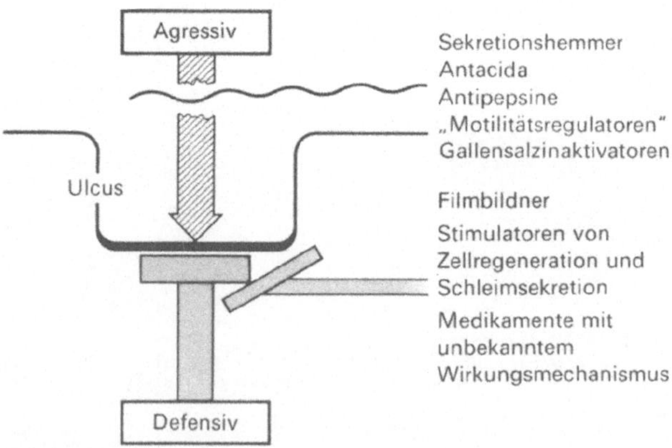

Abb. 1. Prinzip der medikamentösen Ulcustherapie

tionshemmung wird in Abb. 2 gezeigt. Dabei fällt auf, wie wenige der denkbaren Mechanismen heute therapeutisch genutzt werden.
Eine Verminderung der Säurekonzentration wird üblicherweise durch Antacida angestrebt. Sie wäre auch durch Medikamente denkbar, welche die Verweildauer der Puffer im Magen verlängern. Anticholinergica können eine solche Wirkung entfalten. Der Grund für eine mögliche günstige Wirkung von Medikamenten, welche die Verweildauer von Puffer im Magen verkürzen (z. B. Metachlopramid), liegt wahrscheinlich in der Verminderung des duodenogastrischen Refluxes.
Die Förderung der defensiven Faktoren durch Filmbildner, beispielsweise Wismutsalze, wird im Kap. 14 besprochen. Im folgenden wird auch auf Carbenoxolon-Na hingewiesen. Über den Wirkungsmechanismus ist noch wenig bekannt. Ob die Psychopharmaka neben der sekretionshemmenden auch noch eine resistenzfördernde Wirkung ausüben, ist ebenfalls noch nicht genügend untersucht.

2 Therapeutisches Prinzip: Sekretionshemmung

2.1 Anticholinergica

2.1.1 Grundlagen der Wirkung

Anticholinerge Substanzen hemmen die Wirkung des Acetylcholins am postganglionär cholinerg innervierten Erfolgsorgan sowie am glatten Muskel, dem eine cholinerge Innervation fehlt. Tertiäre Ammoniumverbindungen (z. B. Atropin) wirken in therapeutischen Dosen rein antimuscarinisch, während quarternäre Ammoniumverbindungen (Mehrzahl der synthetischen Anticholinergica) auch unterschiedlich stark ausgeprägte ganglienblockierende Wirkungen zeigen.
Von den herkömmlichen Anticholinergica ist keine Substanz in der Lage, Organreceptoren innerhalb des muscarinischen Sytems zu unterscheiden. So führt die Anwendung dieser Medikamente u. a. auch zur Hemmung der Säuresekretion und der Magenmotilität. Interaktionen zwischen Histamin, Acetylcholin und Gastrin bzw. zwischen den entsprechenden Receptoren der Belegzelle erklären die herabgesetzte Empfindlichkeit der Belegzelle sowohl gegenüber vagalen Einflüssen als auch gegenüber Histamin und Gastrin durch Anticholinergica.

2.1.2 Chemie

Die anticholinergen Substanzen lassen sich nach ihrer chemischen Struktur in tertiäre und quarternäre Ammoniumverbindungen unterteilen. Typischer Vertreter der tertiären Verbindungen ist das Atropin, Propanthelin stellt eine quarternäre Ammoniumverbindung dar (Abb. 3).

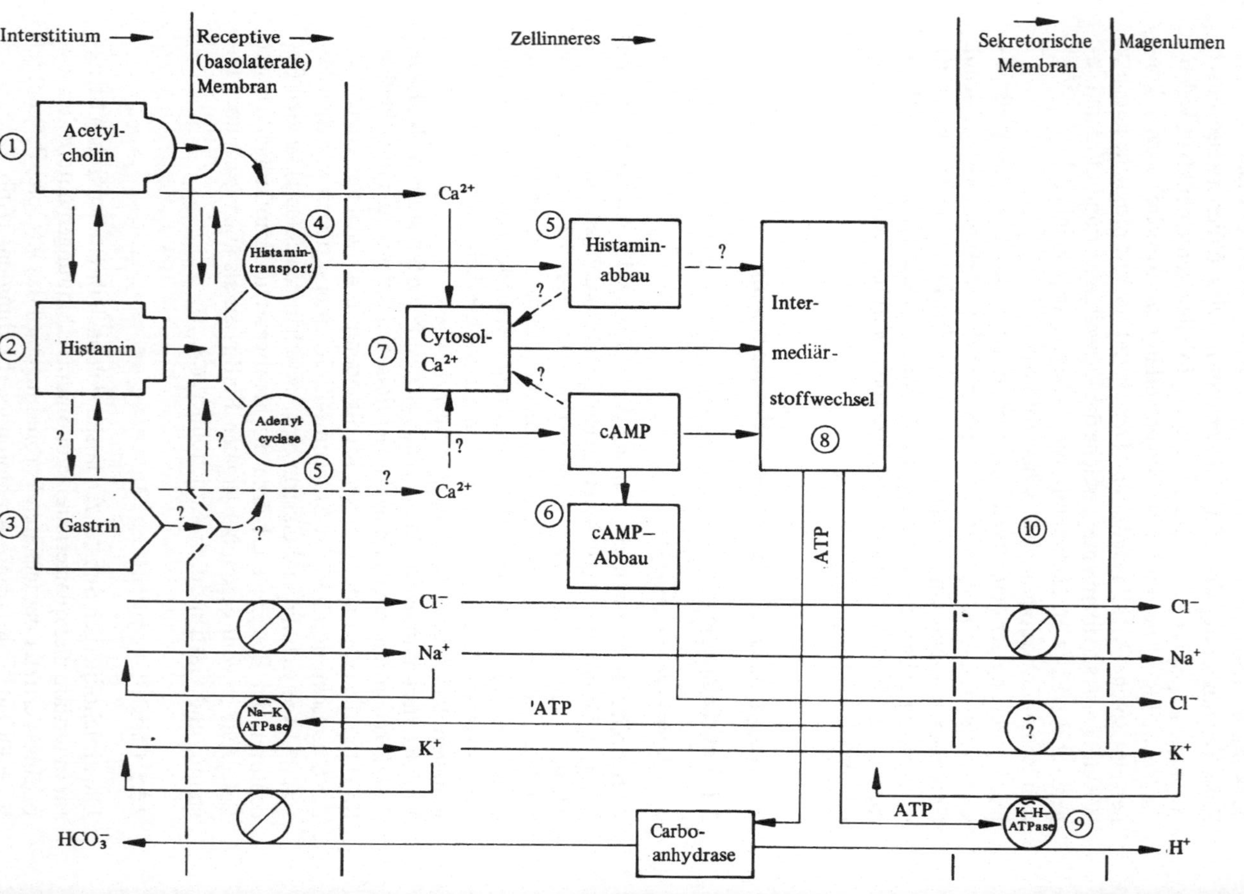
Interstitium
Receptive (basolaterale) Membran
Zellinneres
Sekretorische Membran
Magenlumen
Acetyl-cholin
Histamin
Gastrin
Histamin-transport
Adenyl-cyclase
Cytosol-Ca^{2+}
Histamin-abbau
cAMP
cAMP–Abbau
Inter-mediär-stoffwechsel
Carbo-anhydrase
Na–K ATPase
K–H–ATPase
Ca^{2+}
Cl^-
Na^+
K^+
H^+
HCO_3^-
ATP
1
2
3
4
5
6
7
8
9
10
?

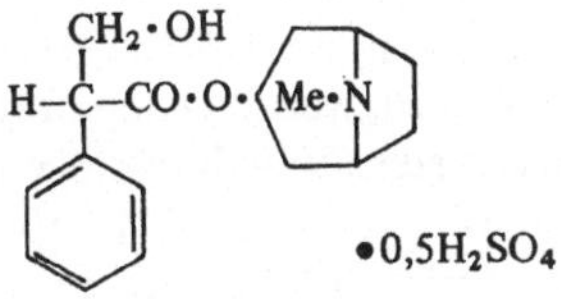

Atropin-Sulfat ($\bullet 0{,}5 H_2SO_4$)

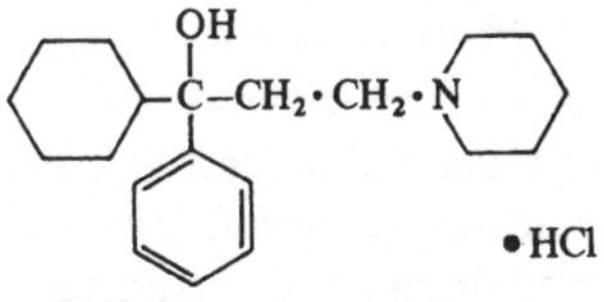

Benzhexol–Hydrochlorid ($\bullet$ HCl)

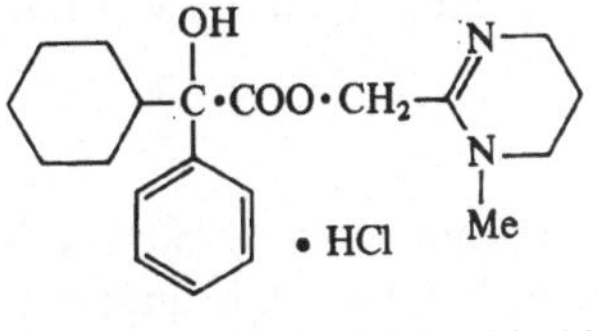

Oxyphencyclimin–Hydrochlorid ($\bullet$ HCl)

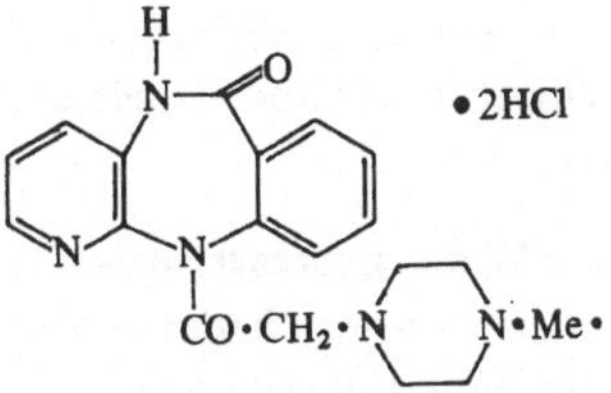

Pirenzepin–Dihydrochlorid ($\bullet$ 2HCl)

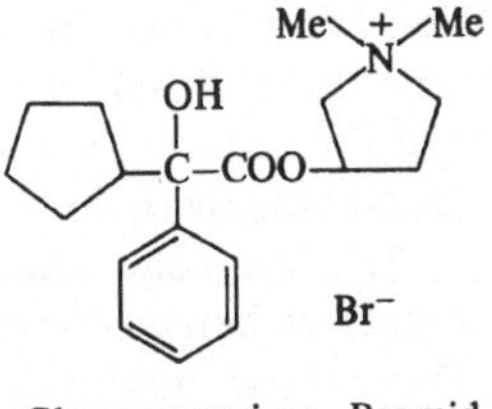

Glycopyrronium–Bromid (Br^-)

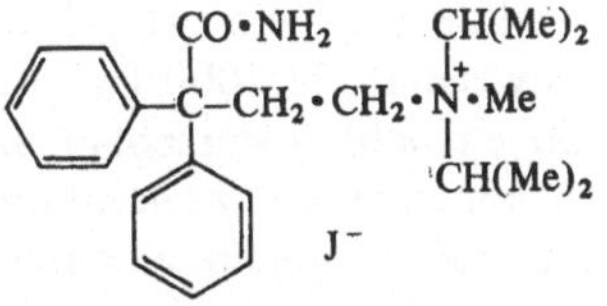

Isopropamid–Jodid (J^-)

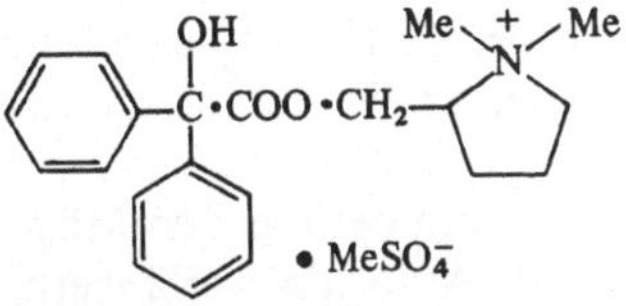

Poldin–Methylsulfat ($\bullet MeSO_4^-$)

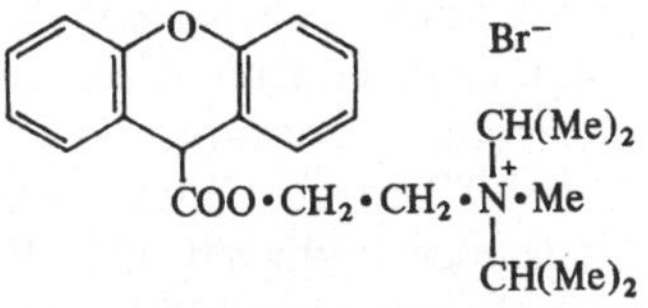

Propanthelin–Bromid (Br^-)

Abb. 3. Molekülstruktur tertiärer und quaternärer Anticholinergica

Abb. 2. Klassifikation der Sekretionshemmer. *1* Anticholinergica, *2* Histaminantagonisten ("Histamin-H_2-Receptorenblocker"), *3* Antigastrine: Hemmer der antralen Gastrinfreisetzung, *4* Beschleuniger des Histaminabbaus, *5* Hemmer der Adenylcyclase, *6* Beschleuniger des cAMP-Abbaus, *7* Hemmer des Ca^{2+}-Transports, *8* Hemmer des Intermediärstoffwechsels (z. B. ATP-Produktion, Produktion anderer energiereicher Produkte und Produktion von H^+, *9* Hemmer der K-H-ATPase, *10* Hemmer der Umformung der intracellulären Vesikeln zum intracellulären Canaliculus. Hemmer des Blutflusses in der Mucosa, Hemmer mit Angriffspunkt am zentralen Nervensystem, am sympathischen und nichtadrenergen, nicht cholinergen autonomen Nervensystem und Hemmer der trophischen Aktivität sind in der Abb. nicht eingezeichnet. Klinische Verwendung finden zur Zeit nur *1* und *2*.

2.1.3 Pharmakokinetik

Tertiäre Ammoniumverbindungen, z. B. Atropin, werden nach oraler Gabe schnell und bis zu 100% resorbiert. Bei quarternären Substanzen ist die Resorption nicht nur geringer, sondern auch variabler (5–25%) [10, 11]. In Verbindung mit der Nahrung ist eine Resorption gelegentlich nicht mehr nachweisbar. Quarternäre Verbindungen penetrieren auch langsamer in manche Erfolgsorgane. In therapeutischen Dosen lösen Anticholinergica keine zentralen Wirkungen aus. Eingehende pharmakokinetische Untersuchungen anhand gemessener Plasmaspiegel liegen bislang noch nicht vor.

2.1.4 Wirkungsmechanismus

Anticholinergica hemmen die Basalsekretion um ca. 40–50%. Die stimulierte Sekretion (Histamin, Pentagastrin, Insulin, Nahrung) wird 2–4 h nach der oralen Medikamenteneinnahme um 30% reduziert [46]. Die Wirkung der Anticholinergica unterliegt teilweise unabhängig vom Ausmaß der Resorption erheblichen individuellen Schwankungen [109]. In Einzelfällen ist eine Herabsetzung der Wasserstoffionensekretion nicht nachweisbar [28, 100]. Das war die Grundlage für den von Sun u. Shay 1956 gemachten Vorschlag, anticholinerge Medikamente in der „optimal wirksamen Dosis" zu verabreichen [127, 129, 137]. Aufgrund neuerer Untersuchungen scheint eine fixe Dosis – bei weniger Nebenwirkungen – die Sekretion ebenso stark zu hemmen wie eine Dosis direkt unterhalb der individuellen Nebenwirkungsschwelle [49].

Tierexperimentelle Untersuchungen weisen darauf hin, daß anticholinerge Substanzen, ebenso wie Prostaglandine, die Heilung eines Ulcus auch durch einen anderen Mechanismus als durch die Herabsetzung der Säuresekretion begünstigen können [62].

Anticholinergica können durch eine Verminderung der Magenentleerungsgeschwindigkeit die Wirkung der Antacida verlängern. Dieser scheinbar günstige Effekt kann jedoch oft nicht gesichert werden [45, 53, 78, 87]. Die Ursache liegt wahrscheinlich in einer erheblichen Resorptionsverminderung der Anticholinergica durch die Antacida.

Mit einigen Anticholinergica, wie Atropin und Propanthelin, läßt sich die säurehemmende Wirkung der H_2-Receptorantagonisten verstärken und verlängern [49, 119, 133]. Der zusätzlich bewirkte Effekt wird geringer, je ausgeprägter die durch Histaminantagonisten bedingte Sekretionshemmung ist.

2.1.5 Therapeutischer Effekt

2.1.5.1 Heilungsquoten und Schmerzbeeinflussung

Weitaus die Mehrzahl der bislang veröffentlichten Studien zeigt keine Wirksamkeit der Anticholinergica auf die Ulcusheilung und die Schmerzsymptomatik [2, 5, 7, 22, 26, 39, 44, 61, 76, 77, 85, 87, 95, 127, 128, 134, 137].

2.1.5.2 Ulcusrezidive bei Langzeitbehandlung

Bislang gibt es nur eine veröffentlichte Studie, die die Häufigkeit von Rezidiven eines Ulcus ventriculi unter Anticholinergicatherapie mit einem Placeboregime bei einem kleinen Patientenkollektiv verglichen hat [7]. Unter einer optimal wirksamen Dosis Glykopyrronium treten nach 12 Monaten bei 5 von 17 Patienten und mit Placebo bei 15 von 21 Patienten Ulcusrezidive auf.
Die Langzeitwirkung anticholinerger Medikamente auf das Ulcus-duodeni-Leiden ist in mehreren kontrollierten Studien untersucht worden (Tabelle 1). Die Mehrzahl dieser Untersuchungen zeigt keine Wirkung auf Ulcusrezidive, Symptome oder Komplikationen.

2.1.6 Kontraindikation und Nebenwirkungen

Bei der *Magenretention*, beim *gastrooesophagealen Reflux*, bei der *Prostatahypertrophie* und beim *Glaukom* sind herkömmliche Anticholinergica kontraindiziert. Wegen Nebenwirkungen wie *Mundtrockenheit*, *Adaptationsstörungen der Augen* und *Lichtscheu* muß die Dosierung reduziert und die Therapie gelegentlich abgebrochen werden. Anticholinergica werden individuell unterschiedich toleriert, auch die Gewöhnung an das Medikament spielt aufgrund klinischer Erfahrung eine Rolle. Die angeblich bessere Verträglichkeit synthetischer Anticholinergica (quarternäre Ammoniumverbindungen) gegenüber Atropin basiert wahrscheinlich auf deren geringerer Resorption. Die beobachteten Nebenwirkungen der Anticholinergica erschweren die Prüfung des Behandlungserfolgs peptischer Ulcera mit kontrollierten Doppelblindstudien.

2.1.7 Indikation zur Therapie mit Anticholinergica

Da die Mehrzahl der Patienten nicht gewillt ist, die Nebenwirkungen einer nicht gesicherten Therapie zu tolerieren, kommen die herkömmlichen Anticholinergica in der Behandlung der Ulcuskrankheit nicht mehr zum Einsatz.

2.1.8 Kombinationstherapie

Auch bei ihrer Anwendung in Kombination mit Cimetidin sind Atropin und Propanthelin weitgehend durch Pirenzepin verdrängt worden. Diese kombinierte Behandlung hat ihre Indikation bei sehr hartnäckigen peptischen Ulcera und Ulcera im Rahmen eines Zollinger-Ellison-Syndroms [94], ferner in der Streßulcusprophylaxe [88, 119].

Tabelle 1. Langzeittherapie des Ulcus duodeni mit Anticholinergica: Ergebnisse kontrollierter Studien

	n	Medikamente	Rezidive	Dauer (Monate)	*n* Placebo	Rezidive	
Melrose u. Pinkerton [95]	31	Poldin	15	11	27	11	n.s.
Sun [127]	25	Tricyclamol	2	24	20	9	Signifikant
Sun [127]	20	Glykopyrronium	3	18	17	12	Signifikant
Trevino et al. [134]	26	Glykopyrronium	Symptome	18–27	27	Symptome	n.s.
Kaye et al. [77]	28	Glykopyrronium	3	12	32	4	n.s.
	31	L-Hyoscyamin	3				
Sun u. Ryan [128]	18	Propanthelin	7	12	16	12	n.s.
Walan [137]	29	L-Hyoscyamin	4	24	29	12	Signifikant
Cocking [26]	33	Propanthelin	$\bar{x}=1,6$	11	28	$\bar{x}=2,1$	n.s.

In Kombination mit Antacida können Anticholinergica nicht bedenkenlos empfohlen werden. So vermindern die Anticholinergica die alkalische Sekretion aus Dünndarm und Pankreas und damit die natürliche körpereigene Neutralisationskapazität im Bulbus duodeni, ferner begünstigen sie den duodenogastrischen Reflux.

2.2 Tritiozin

Klinische Anwendung findet Tritiozin (Tresanil) seit 1977 in Italien, Spanien und Portugal. Chemisch ist Tritiozin ein Thiobenzoyloxazin (Abb. 4). Tritiozin wird sehr schnell oxidativ und hydrolytisch metabolisiert. Der Metabolit Trioxazin ist pharmakologisch aktiv und wirkt als Tranquilizer. 1200 mg Tritiozin oral bewirken eine Senkung der Basalsekretion um 45% [6, 15, 16, 30, 31, 33, 52, 65, 79, 136], der histaminstimulierten Sekretion (25 µg/kg i.m.) um 10% [31, 33], der pentagastrinstimulierten (6 µg/kg i.m.) um 20% [16, 32], der insulinstimulierten um 20% [32, 33]. Der Wirkungsmechanismus ist unklar. Tritiozin hat keinen Einfluß auf die Pepsinsekretion [136]. Nach Absetzen der Behandlung zeigt sich kein Anstieg der Säuresekretion [18]. Auch die Gastrinspiegel bleiben

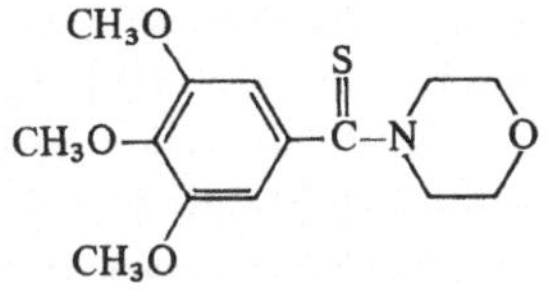

Abb. 4. Struktur von Tritiozin

Tabelle 2. Tritiozin in der Behandlung des Duodenalulcus: Ergebnisse von kontrollierten Doppelblindstudien (Heilungsziffern nach 4 Wochen)

	Tritiozin		Placebo	
	Geheilt (*n*)	Nicht geheilt (*n*)	Geheilt (*n*)	Nicht geheilt (*n*)
Bereti [25]	3	17	0	20
Alberdi Frias et al. [1]	9	7	3	14
Catalano et al. [21]	12	5	3	18
Belsasso et al. [12]	6	3	2	9
Herrerias Gutierrez u. Carrido Peralta [65]	8	7	5	12
Ponti et al. [108]	38 (50%)	39	13 (15%)	73

während der Therapie unverändert [23]. Sowohl auf die Magenmotilität wie auf die Pankreassekretion läßt sich kein Effekt nachweisen [30,38]. Die meisten der vorliegenden kontrollierten Studien [1, 12, 15, 21, 65] wurden an einer relativ kleinen Fallzahl durchgeführt. In der Studie Ponti et al. [108] zeigt sich nach Ablauf von 4 Wochen in der behandelten Gruppe eine Heilrate des Ulcus duodeni von 50%, in der Placebogruppe von 15% (Tabelle 2). Die Anzahl der untersuchten Patienten mit Ulcus ventriculi ist zu gering, um einen Trend erkennen zu lassen [1, 21, 65]. Weitere Studien werden notwendig sein, um die Effektivität dieser Therapie nachzuweisen.
Bis auf leichte vorübergehende Transaminasenanstiege und eine Müdigkeit in Einzelfällen sind keine wesentlichen Nebenwirkungen bekannt geworden.

2.3 Proglumid

Proglumid, ein Derivat der Isoglutaminsäure (Abb. 5), wird als Gastrinrezeptorantagonist angeboten. Die These vom „Antigastrin" stützt sich auf die gastrinähnliche molekulare Struktur, auf die dosisabhängige Hemmung der pentagastrinstimulierten Säuresekretion nach 15tägiger Behandlung und auf den Einfluß des Medikaments auf die Gastrinbindung an Magenschleimhautmembranpräparationen [25, 72, 89]. Die histaminstimulierte Sekretion wird im Mittel ebenfalls um 50% gehemmt, zeigt jedoch keine Dosisabhängigkeit [138].
Die experimentellen Befunde weisen auf eine günstige Beeinflussung des cellulären Metabolismus der Magenschleimhaut hin [114]. Der Wirkungsmechanismus dieser Substanz erscheint jedoch noch weitgehend unklar. Die Ergebnisse klinischer Studien aus Italien, Japan und Deutschland [4, 17, 29, 47, 54, 66, 70, 83, 97, 122, 126, 130, 131] bezüglich der Heilungsbeschleunigung peptischer Ulcera im Magen und Duodenum sind bislang so unterschiedlich, daß z. Z. keine Bewertung dieser Therapieform erfolgen kann. Die Therapie kann nicht als erwiesen gelten.

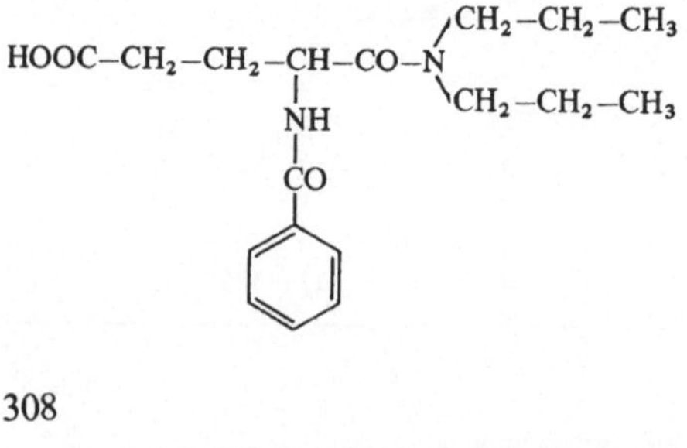

$CH_2-CH_2-CH_3$
$HOOC-CH_2-CH_2-CH-CO-N$
$CH_2-CH_2-CH_3$
NH
CO

Abb. 5. Struktur von Proglumid

2.4 Substituierte Benzimidazole

Die Säurehemmung wurde bislang durch kompetitive Verdrängung von Acetylcholin und Histamin von den spezifischen Receptorbindungsstellen der serosalen Seite der Belegzellmembran bewirkt. Die Beobachtung, daß substituierte Benzimidazolverbindungen die durch cAMP, Theophyllin und Kaliumionen vermittelte Säuresekretion zu hemmen vermögen, weist auf einen Angriffspunkt im Zellinneren oder in der sekretorischen Membran hin [51]. Durch Isolierung und funktionelle Charakterisierung eines Enzymsystems in der sekretorischen Membran der Belegzelle ließ sich der Wirkungsmechanismus dieser substituierten Benzimidazole näher beschreiben. Dieses Enzymsystem katalysiert in Anwesenheit energiereicher Phosphate den Efflux von Wasserstoffionen im Austausch mit Kaliumionen und wurde K-H-ATPase genannt (Abb. 2, Punkt 11) [50, 106, 116]. Im Gegensatz zu Cimetidin und Atropin hemmen substituierte Benzimidazolverbindungen die H-K-ATPase dosisabhängig (Abb. 6). Erste Studien am Menschen haben nach einmaliger Gabe eine Hemmung der Säuresekretion über maximal 40 h erkennen lassen. Diese Pharmaka wirken systemisch, sowohl nach intravenöser wie intraduodenaler Applikation [106]. Über unerwünschte Nebenwirkungen liegen bislang keine Mitteilungen vor. Die Inaktivierung der K-H-ATPase stellt ein neues Prinzip der Säurehemmung dar. Inwieweit dieses einmal therapeutisch nutzbar sein wird, bleibt abzuwarten.

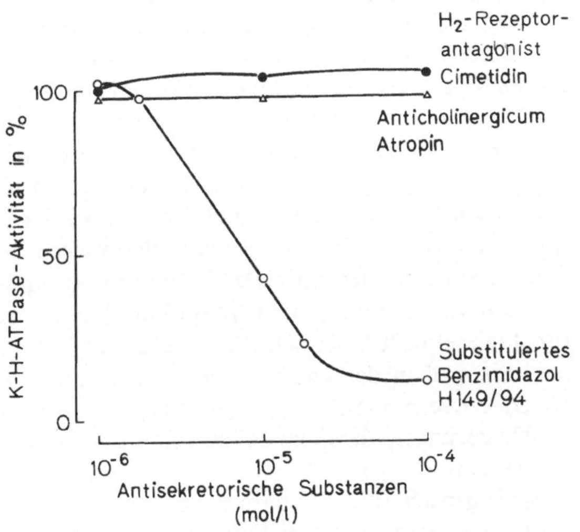

Abb. 6. Wirkung von Cimetidin, Atropin und eines substituierten Benzimidazols auf die K-H-ATPase – Aktivität der Magenschleimhaut des Schweines. (Nach Fellenius et al. 1981 [51])

2.5 Salmefamol

Tierexperimentell hemmt der neue adrenerge β_2-Agonist Salmefamol die durch Pentagastrin stimulierte maximale Säurefreisetzung. Die mittlere Hemmung nach Gabe der maximalen Dosis liegt bei 89%. Die Herzfrequenz steigt an. Practolol verhindert eine Tachykardie, beeinflußt aber nicht die Hemmwirkung auf die Magensekretion.
Kinetische Studien deuten an, daß die Hemmung einem nichtkompetitiven Mechanismus folgt [60]. Der Einsatz dieses Medikamentes in der Behandlung des Bronchialasthmas ließ beim Menschen nur geringe Veränderungen der Pulsfrequenz erkennen. Die klinische Anwendung ist daher möglich. Die Wirkung dieses Pharmakons auf Abheilung des Duodenalulcus wird z. Z. geprüft.

2.6 Prostaglandine

2.6.1 Wirkungsmechanismus

Die Prostaglandine sind eine Gruppe von langkettigen oxygenierten Fettsäuren und werden wahrscheinlich in jeder Säugetierzelle gebildet (Abb. 7) [112]. Natürlich vorkommende Prostaglandine werden nach oraler Applikation schnell durch eine im Magensaft vorkommende 15-Hydroxyprostaglandindehydrogenase inaktiviert. Synthetisch hergestellte Prostaglandine der E-Reihe hemmen die basale wie auch alle Formen der stimulierten Säuresekretion und die Gastrinfreisetzung dosisabhängig – in Dosen ohne wesentliche Nebenwirkungen um etwa 80–90% [71, 82, 105]. Der Wirkungsmechanismus der Hemmung ist unbekannt. Da Prostaglandine die Belegzellsekretion gleichermaßen unabhängig vom Stimulans hemmen, liegt der blockierende Schritt wahrscheinlich im Bereich einer für alle Stimuli gemeinsamen Endstrecke der Wasserstoffionensekretion. Studien an isolierten Parietalzellen weisen auf eine Stimulation der Adenylcyclase in der parietalzellarmen Fraktion und auf eine Hemmung in der parietalzellreichen Fraktion hin [91, 124, 125].
Prostaglandine lassen noch einen weiteren Wirkungsmechanismus erkennen. Sie sind in der Lage, experimentelle und medikamenteninduzierte Ulcera zu verhindern [13, 14, 98, 111]. Diese Wirkung zeigen sie bereits bei Dosierungen, die noch keine Hemmung der Belegzellsekretion erkennen lassen.
Diese Eigenschaft wurde daraufhin Cytoprotektion genannt. Der Begriff der Cytoprotektion läßt sich durch den Nachweis einer prostaglandinstimulierten Mucusproduktion [43] und einer damit korrelierenden Bicarbonatsekretion [73] der Magenschleimhaut stützen.

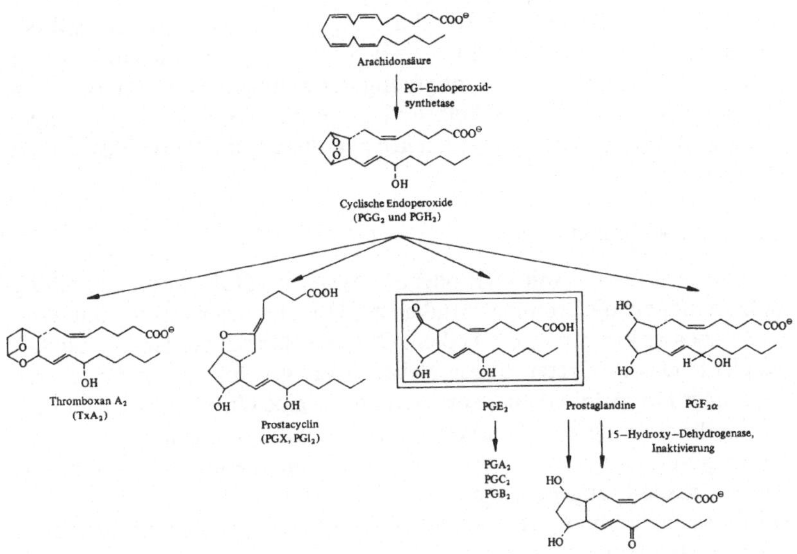

Abb. 7. Biosynthese der Prostaglandine, Thromboxane und Prostacycline sowie Inaktivierung der Prostaglandine

Der klinische Einsatz der Prostaglandine in der Ulcustherapie erfolgt demnach unter der Vorstellung der Verminderung der aggressiven Faktoren bei gleichzeitiger Verbesserung defensiver Elemente.

2.6.2 Pharmakokinetik

Prostaglandine sind instabil. Selbst relativ stabile Verbindungen, beispielsweise 15-Methyl-prostaglandin-E_2-Ester müssen in frisch zubereiteten Lösungen von äußerst schlechtem Geschmack oder in Gelantinekapseln verpackt eingenommen werden. Die Behandlung ist daher z. Z. noch nicht praktikabel.

2.6.3 Wirksamkeit der Therapie

In der Behandlung des Ulcus ventriculi führt die orale Medikation mit 15 (R)-15-methyl-PGE_2 oder seiner aktiven Form n-PGE_{2S} nach den wenigen bisher durchgeführten Studien zu widersprüchlichen Ergebnissen [56, 58, 59, 115]. In 2 Studien konnte eine Wirksamkeit dieser Therapie auf die Abheilung des Ulcus duodeni nachgewiesen werden, nicht jedoch auf die Ulcussymptomatik (Van Trappen, 1981, unveröffentlicht) [115].
2 weitere Studien haben die Wirkung von Prostaglandin E_2, das nach oraler Verabreichung (2,5–4,0 mg tgl.) keine Hemmung der Säure-

sekretion zur Folge hat, auf die Abheilung des Ulcus ventriculi und des Ulcus duodeni untersucht. In beiden Studien wurde die Heilung der Ulcera ohne wesentliche Beeinflussung der Schmerzsymptomatik signifikant beschleunigt [57, 81]. Aufgrund des geringen Stichprobenumfanges der jeweils untersuchten Patienten können diese Studienergebnisse nicht als gesichert gelten.

2.6.4 Nebenwirkungen

Unter einer Therapie mit 15(R oder S)-15-Methyl-PGE_2 kommt es häufig zu Durchfällen, die in einigen Studien zur Dosisreduzierung führten. Weitere Nebenwirkungen sind Übelkeit, Oberbauchbeschwerden und Schlaflosigkeit. Das Auftreten dieser Nebenwirkungen macht die Durchführung einer Doppelblindstudie problematisch, eine Untersuchung der Prostaglandinwirkung auf Ulcussymptome nahezu unmöglich. Unter 16-16-Dimethyl-PGE_2 sind Hyperostosen aufgetreten; die klinischen Versuche wurden deshalb abgebrochen.
Wird Prostaglandin E_2 verabreicht, wird über keine Nebenwirkungen der Therapie berichtet.

2.6.5 Indikation

Prostaglandine sind bislang Präparate von rein wissenschaftlichem Interesse und als registrierte Medikamente nicht erhältlich.

2.7 Secretin und andere gastrointestinale Hormone

2.7.1 Wirkungsmechanismus

Die Alkalisierung des Bulbus duodeni [8], Hemmung der Säuresekretion [110], Hemmung der Magenentleerung, Herabsetzung der basalen und stimulierten Serumgastrinkonzentration [24] und die Stimulation von Mucus-Glykoprotein [74] - Befunde, die beim Menschen nachgewiesen worden sind — sprechen für den Einsatz des gastrointestinalen Hormons Secretin als Therapeuticum in der Behandlung des Ulcus duodeni. Es sei jedoch darauf hingewiesen, daß es in der Pathogenese des Gastroduodenalulcus keinen Hinweis gibt, der für einen Secretinmangel bei diesen Patienten spricht.

2.7.2 Pharmakokinetik

Durch die Entwicklung eines synthetischen Secretins mit Depotträger ist eine langdauernde Wirkung des Secretins nach einmaliger Injektion gewährleistet. Nach subcutaner Injektion von 10 klinischen Einheiten Depot-Secretin/kg KG kommt es beim Menschen entsprechend den langanhaltenden Plasmasecretinspiegelerhöhungen zu einer Bicarbonatstimulation und Hemmung der Säuresekretion über 9–10 h. Die Herabsetzung des Serumgastrins hält 6–8 h an [36, 103, 118].

2.7.3 Wirksamkeit

2.7.3.1 Ulcus duodeni

In Studien mit kleiner Fallzahl hat die subcutane Gabe von Secretin keinen Einfluß auf die Abheilung und den Schmerz bei Patienten mit Ulcus duodeni.
In einer kontrollierten Doppelblindstudie [120], die die Wirkung von Depot-Secretin an 44 Patienten mit Ulcus duodeni untersuchte, waren die Ulcera nach Ablauf von 3 Wochen in der Secretin-Gruppe (1- bis 2mal 10 KE Depot-Secretin/kg KG s.c.) bei 21 von 28, in der Placebogruppe bei 15 von 24 abgeheilt. In beiden Gruppen bestand zwischen den Schmerzangaben kein signifikanter Unterschied. Wesentlicher Nachteil der Studie ist die über 3 Wochen durchgeführte stationäre Behandlung.

2.7.3.2 Ulcusblutung

In einer prospektiv alternierenden Studie führte eine Secretininfusion (0,5 KE/kg KG/h) über 48 h bei 16 von 17 Patienten nach 5½ h zum Blutungsstillstand, bei einer Medikation mit Cimetidin (1 mg/kg KG/h) sistierte die Blutung bei 5 von 16 Patienten. Unter der anschließend durchgeführten Blutungsprophylaxe traten in der Secretingruppe (2 · 10 KE Depot-Secretin/Tag) 4 leichte Blutungsrezidive, bei den mit Cimetidin behandelten Patienten (1 · 200 mg/Tag) 4 schwere Blutungsrezidive und 7 Dauerblutungen auf [113]. Diese Ergebnisse bestätigen die zuvor an 67 Patienten mit Streßläsionen erzielte Secretinwirkung, bei 64 Patienten sistierte die Blutung [9].

2.7.4 Nebenwirkungen

Die parenterale Verabreichung hoher Dosen Secretin führt zur asymptomatischen Erhöhung der Serumamylase.
Bei der Therapie mit Depot-Secretin können Nebenwirkungen nicht festgestellt werden. Auch Hauterscheinungen vom „IgE-Typ" treten nach der Therapie nicht häufiger auf als vorher.

2.7.5 Indikation

Secretin ist bis heute im Handel nicht erhältlich. Als Ulcusmedikament wird es kaum weite Verbreitung finden, die täglichen Injektionen, nicht zuletzt die Herstellungskosten, werden dies verhindern. In der Therapie der akuten gastrointestinalen Blutung scheint Secretin wirksam zu sein.

Weitere kontrollierte Studienergebnisse wären wünschenswert, um diese Aussage zu sichern.
Die übrigen säurehemmenden gastrointestinalen Hormone, wie Glucagon, Calcitonin und Somastotatin, haben keinen Eingang in die Ulcustherapie gefunden. Somatostatin scheint ebenso wie Secretin in der Behandlung der akuten Ulcusblutung wirksam zu sein [75].

3 Therapeutisches Prinzip: Förderung der Schleimhautresistenz

3.1 Carbenoxolon-Na (Biogastrone, Duogastrone)

3.1.1 Wirkungsmechanismus

Eine pharmakologische Wirkung des Carbenoxolon-Na, eines Hemisuccinats der synthetisch hergestellten Glycyrrhetinsäure, besteht in einer – allerdings sehr geringgradigen – antipeptischen Aktivität. Ferner gibt es Hinweise, daß Carbenoxolon-Na die Zusammensetzung des Magenschleims ändert und die Zellabschilferung hemmt [42]. Damit ergibt sich ein therapeutischer Ansatz zur Verbesserung der Schleimhautresistenz. Bislang ist jedoch noch unbekannt, ob dem Magenschleim überhaupt eine günstige protektive Wirkung im Magen zukommt. Bei einmaliger Verabreichung bewirkt Carbenoxolon-Na paradoxerweise eine Schädigung der Schleimhaut [80].

3.1.2 Pharmakokinetik

Carbenoxolon-Na kann nur oral verabreicht werden. Es wird vollständig resorbiert und bewegt sich anschließend auf einem enterohepatischen Kreislauf.

3.1.3 Wirksamkeit

Die Wirksamkeit von Carbenoxolon-Na ist durch zahlreiche kontrollierte Studien erwiesen [27, 40, 41, 67]. Die Mehrzahl der bislang veröffentlichten kontrollierten Studien weisen bei ambulanten Patienten eine Verdoppelung der Heilungsgeschwindigkeit des Ulcus ventriculi unter Carbenoxolon-Na nach. Bei der Behandlung hospitalisierter Patienten mit Ulcus ventriculi sind die Ergebnisse kontrollierter Studien nicht einheitlich [96, 107, 121, 135]. Bemerkenswert ist, daß bis vor wenigen Jahren die Wirkung des Carbenoxolon-Na auf das Ulcus ventriculi als gesichert galt, während die schnellere Abheilung des Ulcus duodeni mit kontrollierten Studien nicht gesichert werden konnte. In letzter Zeit sind Arbeiten vornehmlich von australischen, kanadischen und amerikanischen Autoren veröffentlicht worden, die eine signifikant schnellere Abheilung auf das

Ulcus duodeni nachwiesen, während sie die schnellere Abheilung des Ulcus ventriculi in Frage stellten [3, 35, 69, 86, 104, 117, 141].
Die Wirkung des Carbenoxolon-Na auf den Ulcusschmerz ist ebenfalls nicht eindeutig. Dies betrifft im wesentlichen alle kontrollierten Studien, die die Wirkung eines Medikamentes auf das gastroduodenale Geschwür und auf die Schmerzsymptomatik zum Inhalt haben. Wahrscheinlich liegt der Grund darin, daß die geklagten Beschwerden nicht vom Ulcus ausgehen.

3.1.4 Nebenwirkungen

Carbenoxolon-Na hat einen aldosteronartigen Effekt. Bei 20% der behandelten Patienten finden sich klinisch bedeutsame Zeichen eines Hyperaldosteronismus, z. B. *Ödeme, Muskelschwäche und Kopfschmerzen. Ferner treten schwere Nebenwirkungen wie Hochdruck und Kaliumverlust auf, die eine ständige ärztliche Überwachung notwendig machen. Eine Kombination dieses Präparates mit den meisten Diuretica verbietet sich wegen der Gefahr einer schweren Hypokaliämie, mit Aldactone wegen der gegenseitigen Inaktivierung.*
Die Nebenwirkungen sind vornehmlich *bei älteren Patienten schwerwiegend.* Carbenoxolon wird an Serumalbumin gebunden. Bei älteren Menschen neigen die Serumalbuminspiegel zu niedrigeren Werten, daher findet sich mehr Carbenoxolon in freier, aktiver Form vor. Carbenoxolon wird in der Leber älterer Menschen besonders langsam metabolisiert [64].

3.1.5 Indikation zur Therapie mit Carbenoxolon-Na

In den Carbenoxolon-Na-Studien ist der prozentuale Unterschied zwischen einer Ulcusspontanheilung und einem Therapieerfolg, dort wo er statistisch gesichert werden konnte, bestenfalls gering. Für den Kliniker stellt sich die Frage, ob der Einsatz dieses Medikamentes bei den bekannten Nebenwirkungen wirklich gerechtfertigt erscheint, wenn man die inzwischen definierten Therapieziele verfolgt. Wir sind der Auffassung, *daß ein Medikament mit den beschriebenen Nebenwirkungen, die den Patienten z. T. stark gefährden können,* in der heutigen Ulcustherapie keinen Platz hat.

3.2 Entglycyrrhetinisierte Süßholzextrakte

Entglycyrrhetinisierte Süßholzextrakte haben die bei Carbenoxolon beschriebenen Nebenwirkungen nicht. Die Ergebnisse kontrollierter Studien mit dem Laurylester sowie einem offenkettigen Farnesinderivat (Gefarnat) und glycyrrhetinfreiem Süßholzextrakt sind widersprüchlich [20, 37, 48, 55, 63, 99, 102, 123, 132, 140].

Bei der Bewertung dieser Studien erscheinen diejenigen besser kontrolliert zu sein, die keinen günstigen Effekt beschreiben.

4 Therapeutisches Prinzip: Am Nervensystem angreifende Substanzen

4.1 Metoclopramid (Paspertin)

Metoclopramid beschleunigt die Magenentleerung. Ein Faktor, der gewöhnlich für die Ätiologie des Ulcus ventriculi als wichtig erachtet wird, ist der duodenogastrische Reflux. Insofern bietet Metoclopramid einen Ansatzpunkt zur Therapie des Ulcus ventriculi. In einer kontrollierten Studie [68] wurden die Wirkung des Metoclopramid der Wirkung von Carbenoxolon-Na auf die Abheilung des Ulcus ventriculi gegenübergestellt. In einer Gruppe von 15 Patienten mit Ulcus ventriculi heilte das Ulcus nach Gabe von 30 mg Metoclopramid tgl. nach 5 Wochen bei 10 von 15 Patienten, in der Carbenoxolon-Na-Gruppe in 7 von 13 Fällen. Aufgrund der niedrigen Fallzahlen waren zwischen den beiden Gruppen kein signifikanter Unterschied festzustellen. Beim Ulcus duodeni wirkt Metoclopramid möglicherweise ungünstig, doch ist die Wirksamkeit bei keiner Ulcusart gesichert. Mögliche Nebenwirkungen sind: Depression, Antriebslosigkeit, Parkinsonismus.

4.2 Sulpirid (Dogmatil)

Unter Sulpirid wird die Magenentleerung nur mäßig beschleunigt. Beim Menschen ist Sulpirid bei gleicher Dosierung i. allg. weniger wirksam als Metoclopramid. Sulpirid hat keinen Einfluß auf die Säuresekretion von Patienten mit oder ohne Duodenalulcera, weder auf die basale noch auf die histamin-, insulin- oder pentagastrinstimulierte Säuresekretion [34, 93]. Sulpirid hemmt jedoch die Gastrinfreisetzung bei Ulcus-duodeni-Patienten [19]. In einer Dosierung von 2–2,5 mg/kg KG i.v. erhöht Sulpirid die Magen- und Duodenaldurchblutung sowohl in der Mucosa als auch in der Muscularis [4]. Kontrolliert durchgeführte Doppelblindstudien [84, 101] konnten eine Wirkung von Sulpirid auf die Heilung von Ulcera duodeni nicht nachweisen. Bislang gibt es keine gesicherten Hinweise, die es sinnvoll erscheinen lassen, Sulpirid in der Ulcustherapie einzusetzen. Die Wirkung des Antidepressivums Trimipramin wird in Kapitel 23 besprochen. Es ist nicht erwiesen, daß die güngstige Wirkung auf das Ulcus duodeni auf antidepressiven oder anderen psychopharmakologischen Eigenschaften von Trimipramin beruht. Im folgenden wird die Frage diskutiert, ob bei Ulcus-Patienten die Anwendung von Psychopharmaka indiziert ist.

5 Therapeutisches Prinzip: Psychopharmaka

Viele Untersuchungen sprechen dafür, daß bei Ulcus-Patienten häufiger emotionale Spannungen gefunden werden als bei Kontrollpersonen. Als Beweis können diese Ergebnisse insofern nicht angesehen werden, als ohne psychischen Leidensdruck keine der Studien prospektiv war und bei vielen dieser Studien die Ulcera nicht ausreichend dokumentiert erschienen. In einer größeren deutschen Studie [39] ließen sich keine signifikanten Besonderheiten im Seelenleben ulcuskranker Menschen gegenüber nicht magenkranken Personen eruieren. In dieser Arbeit wurde darauf hingewiesen, daß das seelische Ulcuskorrelat auch Folge des Ulcus sein kann, wie auch Ulcus und psychisches Korrelat gleichwertige Folgen einer 3. Erkrankung sein können. Da eingehende Untersuchungen über die Beziehung von Erlebnisreaktionen und Rückdiffusion von Wasserstoffionen in die Magenschleimhaut nicht vorliegen, andererseits die H^+-Ionen- und die Pepsinsekretion durch unterschiedliche Erlebnisreaktionen einmal stimuliert, zum anderen gehemmt werden [90, 92], läßt sich z. Z. *über die Beziehung von Erlebnisreaktionen und ulcusdisponierenden Faktoren keine definitive Aussage machen.* Geht man davon aus, daß viele Faktoren für die Entstehung eines peptischen Geschwürs pathogenetisch wirksam werden können, und befürwortet man die psychosomatische Theorie, so bleibt dennoch völlig unklar, welcher Stellenwert ihr gegenüber anderen Faktoren zukommt. Demnach gilt für die Psychopharmaka, ähnlich wie für die Psychotherapie (vgl. Kapitel Stacher), daß eine Indikation wegen der Ulcuskrankheit an sich nicht gegeben ist. Vielmehr richtet sich die Anwendung bei Ulcuskranken, wie bei allen anderen Patienten, nach dem psychischen Leidensdruck.

6 Schlußfolgerungen

Auf alle die hier angeführten Medikamente in der Therapie des peptischen Ulcus kann verzichtet werden, wenn man als Therapieziel verfolgt, das Ulcus rascher zur Abheilung zu bringen als es die Spontanheilung vermag. Wir sind der Meinung, daß die derzeitige Ulcustherapie mit der Anwendung von Antacida und/oder H_2-Receptorantagonisten vollkommen ausreichend ist. Bei therapieresistenten Ulcera und bei Ulcera im Rahmen eines Zollinger-Ellison-Syndroms sowie zur Prophylaxe von Streßläsionen bietet sich noch Pirenzepin in Kombination mit H_2-Receptorantagonisten an.

Literatur

1. Alberdi Frias, J., Guemes Diaz, F., Perez Mota, A. (1978): A double blind study of trithiozine in peptic ulcer. Clin. Ther. *1*, 251 (1978)
2. Amure, O.: Anticholinergic drugs in the management of duodenal ulcer. Practitionier *195*, 335–339 (1965)
3. Archambault, A., Farley, A., Gosselin, D., Martin, F., Birkett, J.P.: Evaluation of duogastrone (carbenoxolone sodium) for the treatment of duodenal ulcer: A multicentre study. Can. Med. Assoc. *117*, 1155–1159 (1977)
4. Asano, T.: Study of gastric blood flow. VI. Congress Ther Res. New Drugs. Osaka 1969. Rep. Vol., pp. 108–122
5. Banks, S., Mark, I.W.: Maintainance carbenoxolone sodium in the prevention of gastric ulcer recurrence. In: Carbenoxolone Sodium Symposium at the Fourth World Congress of Gastroenterology. Baron, J.H., Sullivan, F.M. (eds.), pp. 103–106. London: Butterworths 1970
6. Barbara, L., Corinaldesi, R., Miglioli, M. et al.: Efficacia terapeutica della tritiozina (ISF 2001) nelle affezioni gastroduodenali. Minerva Gastroenterol. *21*, 169 (1975)
7. Baume, P.E,, Hunt, J.H., Piper, D.W.: Glycopyrronium bromide in the treatment of chronic gastric ulcer. Gastroenterology *63*, 399–406 (1972)
8. Bayliss, W.M., Starling, E.H.: The mechanism of pancreatic secretion. J. Physiol. *28*, 325–335 (1902)
9. Becker, H.D.: Sekretin in der Behandlung der akuten Magenblutung. In: Internationales Symposium über Histamin-H_2-Receptor-Antagonisten. Creutzfeldt, W. (Hrsg.), S. 292–296. Amsterdam: Excerpta Medica 1978
10. Beermann, B., Hellström, K., Rosén, A.: The gastrointestinal absorption of atropine in man. Clin. Sci. *40*, 95 (1971)
11. Beermann, B., Hellström, K., Rosén, A.: The effect of long-term administration in the absorption of methylscopolamine in man. Acta Med. Scand. *193*, 35 (1973)
12. Belsasso, E., Caenazzo, E., Visintini, E.: Efficacia terapeutica della tritiozina nell'ulcera duodenale. Ricera controllata in doppio cieco. Clin. Eur. *17*, 3 (1978)
13. Bennet, A.: Prostaglandins and the alimetary tract. In: Prostaglandins: Physiological pharmacological and pathological aspects. Karim, S.M.M. (eds.), pp. 247–276. Lancaster: MTP Press 1976
14. Bennett, A.: Prostaglandins and the gut. In: Annual research reviews. Horrobin, D.F. (eds)., Montreal Eden Press 1976
15. Bereti, I.: Effects of trithiozine (ISF 2001) on duodenal ulcer: A controlled double blind trial. Farmaco Ed. Prat. *31*, 495 (1976)
16. Bereti, I.: Comparison between the activities of trithiozine (ISF 2001) and atropine on human gastric secretion. Riv. Farmacol. Ter. *8*, 139 (1977)
17. Bergemann, W.: Duodenal ulcer – multicenter double blind study with proglumide. Med. Klin. *76*, 226–229 (1981)
18. Bertaccini, G.: Effects of trithiozine on histamine H_2-receptors. Ber. J.S.F. (1978)
19. Caldara, R., Romussi, M., Ferrari, C.: Inhibition of gastrin secretion by sulpiride treatment in duodenal ulcer patients. Gastroenterology *74*, 221–223 (1978)
20. Cambielli, M., Evangelista, A., Guslandi, M., Bierti, L., Benvenuti, C., Tittobello, A.: Double blind comparison between cimetidine and gefarnate in cases of duodenal ulcer. Acta Hepatogastroenterol. (Stuttg.) *26*, 326–330 (1979)
21. Catalano, F., Brogna, A., Blasi, A.: Tritiozina e ulcera peptica: ricerca clinica in doppio cieco. Minerva Dietol. Gastroenterol. *23*, 1 (1977)
22. Cheli, R., Ciancamerla, G., Giacosa, A. et al.: Short-term cimetidine treatment of duodenal ulcer. Comparison with placebo and an anticholinergic drug. Ital. J. Gastroenterol. *10*, 18 (1978)

23. Cheli, R., Giacosa, A., Perasso, A.: Tritiozine and gastrinemia. Clin. Ter. *2*, 106 (1979)
24. Chey, W.Y., Rhodes, R.A., Tai, H.-H.: Role of secretin in man. II. In: Gut hormones. Bloom, S.R. (eds.), pp. 193–196. London: Churchill Livingstone 1978
25. Cifarelli, A., Setnikar, I., Vidal y Plana, R.R.: Antagonism of proglumide to human gastrin at sites on gastric cell membranes. In: Proglumide-gastrin-receptor antagonist. Weiss, J., Miederer, S.E. (eds.), pp. 13–21. Amsterdam: Excerpta Medica 1980
26. Cocking, J.B.: A trial of amylopectin sulphate (SN-263) and propantheline bromide in the long term treatment of chronic duodenal ulcer. Gastroenterology *62*, 6–10 (1972)
27. Cocking, J.B., McCaig, J.B.: Effect of low dosage of carbenoxolone sodium on gastric ulcer healing and acid secretion. Gut *10*, 219–225 (1969)
28. Collyns, A.H., Fordtran, J.S.: Controlled analysis of antacids and anticholinergics in modifying gastric acidity and peptic activity after steak in patients with duodenal ulcer. Gastroenterology *48*, 812 (1965)
29. Corazza, G.R., D'Ambro, A., Grimoldi, D.: Studio in doppio cieco dei farmaci proglumide, zolimidina e carbenoxolone nell'ulcera peptica e nelle gastroduodeniti. Minerva Dietol. Gastroenterol. *24*, 47 (1979)
30. Corinaldesi, R., Luchetta, L., Ricci, P. et al.: Valutazione dell tollerabilità, a lungo termine, della tritiozina (ISF 2001), Farmaco Ed. Prat. *32*. 25 (1977)
31. Corinaldesi, R., Luchetta, L., Ricci, P. et al.: Cross-over clinical comparison between antisecretory activity of propantheline bromide and trithiozine (ISF 2001). Panminerva Med. *19*, 339 (1977)
32. Corinaldesi, R., Luchetta, L., Ricci, P., et al.: Effects of trithiozine (ISF 2001) on gastric secretion in man. Riv. Farmacol. Ter. *8*, 113 (1977)
33. Corinaldesi, R., Miglioli, M., Cornelli, U. et al.: Effect of trithiozine on 24-hour gastric acidítiy in duodenal ulcer patients. Rend. Gastroenterol. *9*, 20 (1977)
34. Cornel, A., Griveaux, M.: Recherches physiopathologiques sur le sulpiride en gastroentérologie. Bull. Mem. Soc. Med. Hop. *119*, 753–760 (1968)
35. Davies, W.A., Reed, P.I., Controlled trial of duogastrone in duodenal ulcer. Gut *18*, 78 (1977)
36. Demling, L., Domschke, W., Riemann, J.F., Domschke, S., Ruppin, J., Junge, O., Wuensch, E.: Gastrointestinal effects of long term treatment of duodenal ulcer with depot secretin: Clinical, secretory, ultrastructural, and enzymological aspects. Scand. J. Gastroenterol. [Suppl. 42] *2*, 135–145 (1976)
37. Di Mario, F. et al.: Multicentric study of the use of thiopropamine in therapy of duodenal ulcer. Clin. Ter. *93*, 389–400 (1980)
38. Dobrilla, G., Filippini, M., Valentini, M. et al.: Effect of a new gastric antisecretory compound, trithiozine, on pancreatic secretion in control subjects and patients affected by duodenal ulcer. Acta Ther. *3*, 247 (1977)
39. Doll, R.: Medical treatment of gastric ulcer. Scott. Med. J. *9*, 183–196 (1964)
40. Doll, R., Hill, I.D., Hutton, C., Underwood, D.J.: Clinical trial of a triterpenoid liquorice compound in gastric and duodenal ulcer. Lancet *1962 II*, 793–796
41. Doll, R., Hill, I.D., Hutton, C.F.: Treatment of gastric ulcer with carbenoxolone sodium and oestrogen. Gut *6*, 10–24 (1965)
42. Domschke, W., Domschke, S., Hagel, J., Demling, L., Croft, D.N.: Gastric epithelial cell turnover, mucus production, and healing of gastric ulcers with carbenoxolone. Gut *18*, 817–820 (1977)
43. Domschke, W., Domschke, S., Hornig, D., Demling, L.: Prostaglandin-stimulated gastric mucus secretion in man. Acta Hepatogastroenterol. (Stuttg.) *25*, 292–294 (1978)
44. Dotevall, G.: Comment. Selected summaries. Gastroenterology *60*, 1142–1143 (1971)
45. Dotevall, G., Walan, A.: Antacids in the treatment of peptic ulcer. Acta Med. Scand. *182*, 529 (1967)

46. Dotevall, G., Schröder, G., Walan, A.: The effect of poldine, glycopyriolate, and l-hyoscyamine on gastric secretion of acid in man. Acta Med. Scand. *177*, 169–174 (1965)
47. Enoch, W.: Die Wirkung von Proglumid (Milid) auf Magen- und Zwölffingerdarmgeschwüre. Vergleich mit einer kombinierten Antazida-Anticholinergika-Behandlung. Inf. Arzt *8*, 64 (1980)
48. Feldmann, H., Gilat, T.: A trial of deglycyrrhizinated liquorice in the treatment of duodenal ulcer. Gut *12*, 449–451 (1971)
49. Feldman, M., Richardson, C.T., Peterson, W.L., Walsh, J.H., Fordtrans, D.S.: Effect of low-dose propantheline on food-stimulated secretion. N. Engl. J. Med. *297*, 1427–1430 (1977)
50. Fellenius, E., Elander, B., Wallmark, B., Haglund, U., Olbe, L., Helander, H.: Studies on acid secretory mechanism and drug action in isolated gastric glands from man. In: Hormone receptors in digestion and nutrition. Rosselin, G., Fromageot, P., Bonfils, S. (eds.), pp. 355–360. Amsterdam: Elsevier/North-Holland, Biomedical Press 1979
51. Fellenius, E., Berghlind, T., Sachs, G., Olbe, L., Elander, B., Sjöstrand, S.E., Wallmark, B.: Substituted benzimidazoles inhibit gastric acid secretion by blocking (H^+/K^+)-ATPase. Nature *290*, 159–161 (1981)
52. Fichera, G., Calliera, M., Maroni, G.C., Mirelli, E.: La tritiozina (ISF 2001) nell duodenopatie. Studio clinico, endoscopico e funzionale. Arch. Ital. Mal. Appar. Dig. *37*, 201 (1976)
53. Fordtran, J.S., Collyns, J.A.: Antacid pharmacology in duodenal ulcer. Effects of antacids on postcibal gastric acidity and peptic activity. N. Engl. J. Med. *274*, 921 (1966)
54. Fossati, C.: Valutazione clinica controllata dell'attività terapeutica nell'ulcera peptica di tre farmaci antiulcerosi: sodio carbenoxolone, proglumide e zolimidina. Clin. Ter. *80*, 605 (1979)
55. Fraser, P.M., Doll, R., Langman, M.J.S. et al.: Clinical trial of a new carbenoxolone analogue BX-24, zinc sulphate and vitamin A in the treatment of gastric ulcer. Gut *13*, 459 (1972)
56. Fung, W.P., Karim, S.M.M.: Effect of 15(R)15 methyl prostaglandin E_2 on the healing of gastric ulcers: A double-blind endoscopic study. Med. J. Aust. *2*, 127–128 (1976)
57. Fung, W.P., Karim, S.M.M.: Effect of prostagland in E_2 on the healing of gastric ulcers: A double-blind endoscopic trial. Aust. N.Z.J. Med. *6*, 121–122 (1976)
58. Fung, W.P., Karim, S.M.M., Tye, C.Y.: Double-blind trial of 15(R)-15 methyl prostaglandine E_2 methyl ester in the relief of peptic ulcer pain. Ann. Acad. Med. *3*, 375 (1974)
59. Gibiński, K., Rybicka, J., Mikos, E., Novak., A.: Double-blind clinical trial on gastroduodenal ulcer healing with prostaglandin E_2 analogues. Gut *18*, 636–639 (1977)
60. Gottrup, F., Ornsholt, J.: Effects of a β_2-sympathomimetic on histamine-stimulated gastric acid secretion in dogs. Scand. J. Gastroenterol. *14*, 321 (1979)
61. Goyal, R.K., Bhardway, O.P., Chuttani, H.K.: Parasympatholytic agents in duodenal ulcer. Double blind controlled trial with oxyphencyclimine hydrochloride. Indian Med. Assoc. J. *50*, 365–367 (1968)
62. Guth, P.H., Aures, D., Paulsen, G.: Tropical aspirin plus HCl gastric lesions in the rat. Gastroenterology *76*, 88 (1979)
63. Gutz, H.J., Berndt, H., Jackson, D.: The treatment of gastric ulcer: A comparative trial of four preparations. Practitioner *222*, 849–853 (1979)
64. Hayes, M.J., Spackling, M.E., Langman, M.J.S.: Changes in the plasma clearance and protein binding of carbenoxolone with age, and their possible relationship to advers drug effects. Gut *18*, 1054 (1977)
65. Herrerias Gutierrez, J.M., Carrido Peralta, M.: La tritiozina nell'ulcera peptica: studio clinico controllato. Clin. Ter. *88*, 363 (1979)

66. Hogita, K., Okundo, T., Igiri, Y., Tosa, M.: Erfahrungen mit Proglumid bei Magenerkrankungen. Nachweis der Wirkung auf Magenulcera mittels der Doppelblindmethode. Shinyaku To Rinsho *19*, 1185 (1970)
67. Horwich, L., Galloway, R.: Treatment of gastric ulceration with carbenoxolone sodium: Clinical and radiological evaluation. Br. Med. J. *1976 II*, 1274–1277
68. Hoskins, E.O.L.: Metoclopramide in benigne gastric ulceration. Postgrad. Med. J. [Suppl. 4] *49*, 95–97 (1973)
69. Hunt, T., Abrams, M., Atkinson, M.: Carbenoxolone in the treatment of duodenal ulcer. A multicentre trial. Br. J. Clin. Pract. *27*, 50–55 (1973)
70. Inoue, K., Sekine, S., Okabe, Y., Kato, T., Izumiya, A.: Concomitant use of proglumide and glycopyrronium bromide in peptic ulcers. Igaku To Yakugaku *1*, 417 (1979)
71. Ippoliti, A.F., Isenberg, J.I., Hagie, L.: Effect of oral and intravenous 16, 16-dimethyl prostaglandin E_2 in duodenal ulcer and Zollinger-Ellison syndrome patients. Gastroenterology *80*, 55–59 (1981)
72. Itoh, T., Tatsuta, M., Yamamura, T., Bada, M., Tamusa, H.: A consideration on the effects of proglumide on the gastric acid secretion. Rinsho To Kenkyu *56*, 308 (1980)
73. Kauffman, G.L., Reeve, J.J., Grossman, M.I.: Gastric bicarbonate secretion: Effect of topical and intravenous 16, 16-dimethyl prostaglandine E_2. Am. J. Physiol. *239*, 644–648 (1980)
74. Kaura, R., Allen, A., Hirst, B.H.: Secretin stimulation of high viscosity mucus glycoprotein aggregates in gastric juice (Abstr.). Gut *22*, A 882 (1981)
75. Kayasseh, L., Gyr, K., Keller, G., Stalder, A., Wall, M.: Somatostatin and cimetidine in peptic ulcer hemorrhage. A randomized controlled trial. Lancet *1980 I*, 844
76. Kaye, M.D.: Anticholinergic drugs in duodenal ulcer. Gastroenterology *62*, 502–504 (1972)
77. Kaye, M.D., Rhodes, J., Beck, P. et al.: A controlled trial of glycopyrronium and l-hyoscyamine in the long term treatment of duodenal ulcer. Gut *11*, 559–566 (1970)
78. Keyriläinen, O., Uusitalo, A.: The influence of an anticholinergic agent on the duration of the effect of antacids. In: Abstracts of Papers from the XIIth Scandinavian Conference on Gastroenterology 24–26 August, 1978. Ihse, I. (ed.), p. 59
79. Knego, Z.: Vagotomia superselettiva e trattamento con ISF 2001 (tritiozina) confronto degli effetti sulla secrezione gastrica. Arch. Ital. Mal. Appar. Dig. *37*, 213 (1976)
80. Koelz, H.R., Fischer, J., Sachs, G., Blum, A.L.: A specific action of aspirin on gastric cell membrane. Gastroenterology *72*, A-59/1082 (1977)
81. Kollberg, B., Johansson, C., Slezak, P.: Duodenal ulcer healing with prostaglandine E_2 (Abstr.). Gastroenterology *80*, 1195 (1981)
82. Konturek, T., Radecki, T., Demitrescu, N. et al.: Effect of synthetic 15-methyl analog of prostaglandin E_2 on gastric secretion and peptic ulcer formation. J. Lab. Clin. Med. *84*, 716 (1974)
83. Kramer, A.: Die Therapie des gastroduodenalen Ulkus mit Proglumid. Therapiewoche *30*, 225 (1980)
84. Lam, S.K., Lam, K.C., Lai, C.L. et al.: Treatment of duodenal ulcer with antacid and sulpiride. A double-blind controlled study. Gastroenterology *76*, 315 (1979)
85. Leading article: Anticholinergics and duodenal ulcer. Lancet *1973 II*, 1173
86. Lehtola, J., Karvonen, A.L., Tunturi-Hihnala, H.: Double-blind study of carbenoxolone in gastric ulcer and erosions. Ann. Clin. Res. *10*, 19–23 (1978)
87. Lennard-Jones, J.E.: Experimental and clinical observations on Poldine in treatment of duodenal ulcer. Br. Med. J. *1961 I*, 1071–1076
88. Londong, W., Hasford, J., Sander, R., Sommerlatte, T., Überla, K., Ultsch, B., Weinzirl, M.: Kombination von Cimetidin und Pirenzepin zur Rezidivprophylaxe der akuten gastroduodenalen Blutung – eine multizentrische Doppelblindstudie (Abstr.) Z. Gastroenterol. *20*, 1982

89. Magous, R., Bali, J.P.: Influence of proglumide on ^{125}-I-gastrin binding to isolated cells from rat gastric mucosa. In: Proglumide Proceedings of the 4th International Symposium. Weiss, J., Miederer, S.E. (eds.), pp. 1–9. Amsterdam: Excerpta Medica 1980
90. Mahl, G.F.: Anxiety, HCl-secretion, and peptic ulcer etiology. Psychosom. Med. *12*, 158–169 (1950)
91. Major, J.S., Scholes, P.: The localisation of a histamine H_2-receptor adenylate cyclase system in canine parietal cells and its inhibition by prostaglandins. Agents Actions *8*, 324 (1978)
92. Margolin, S.G.: The behavior of the stomach during psychoanalysis. A contribution to a method of verifying psychoanalytic data. Psychoanal. Q. *20*, 349–357 (1951)
93. Masuda, M.: Results of a national scale statistical study of a double blind study. VI. Congress Ther. Res. New Drugs, Osaka, Rep. Vol. 1–20 (1969)
94. McCarthy, D.M., M.Sc., F.A.C.P.: Report in the United States experience with cimetidine in Zollinger-Ellison syndrome and other hypersecretory states. Gastroenterology *74*, 453–458 (1978)
95. Melrose, A.G., Pinkerton, I.W.: Clinical evaluation of poldine méthosulphate. Br. Med. J. *1961 II*, 1076–1078
96. Middleton, W.R.J., Cooke, A.R., Stephen, D., Skyring, A.P.: Biogastrone in inpatient treatment of gastric ulcer. Lancet *1965 I*, 1030–1032
97. Miederer, S.E., Lindstaedt, H., Kutz, K., Wuttke, H.: Wirksame ambulante Therapie des Ulcus ventriculi mit Proglumid. Dtsch. Med. Wochenschr. *104*, 313 (1979)
98. Miller, T.A., Jacobson, E.D.: Gastrointestinal cytoprotection by prostaglandins. Gut *20*, 75–87 (1979)
99. Misiewicz, J.J., Russell, R.I., Baron, J.H.: Treatment of duodenal ulcer with glycyrrhizinic-acid-reduced liquorice. A multicentre trial. Br. Med. J. *3*, 501–503 (1971)
100. Mitchell, R.D., Hunt, J.W., Grossman, M.I.: Inhibition of basal and postprandial gastric secretion by poldine and atropine in patients with peptic ulcer. Gastroenterology *43*, 400–406 (1962)
101. Molle, M.: Sulpirid bei der Behandlung von Gastroduodenalgeschwüren. Fortschr. Med. *93*, 1077–1082 (1975)
102. Montgomery, R.D., Cookson, J.B.: Comparative trial of carbenoxolone and a deglycyrrhizinated liquorice preparation (Caved-S). Clin. Trials. J. *9*, 33 (1972)
103. Müller, J.E., Fritsch, W.P., Hengels, K.J., Scholten, T.: Plasmasekretin und Gastrin sowie Bicarbonatsekretion nach Depot-Sekretion (Abstr.). Acta Hepatogastroenterol. (Stuttg.) *27* (1980)
104. Nagy, G.S.: Evaluation of carbenoxolon sodium in the treatment of duodenal ulcer. Gastroenterology *74*, 7–10 (1978)
105. Nylander, B., Anderson, S.: Gastric secretory inhibition induced by three methyl analogs of prostaglandin E_2 administered intragastrically to man. Scand. J. Gastroenterol. *9*, 751 (1974)
106. Olbe, L., Berghlind, T., Elander, B. et al.: Properties of a new class of gastric acid inhibitors. Scand. J. Gastroenterol. [Suppl.] *55*, 131–133 (1979)
107. Ottenjann, R., Rösch, W.: Clinical and experimental studies on carbenoxolon sodium. In: Carbenoxolon sodium. Baron, J.H., Sullivan, F.M. (eds.), pp. 75–79. London: Butterworths 1970
108. Ponti, V., Pera, A., Verme, C.: Ricerca clinica comparative sulla tritiozina e la cimetidina nell'ulcera duodenale. Clin. Ter. *89*, 299 (1979)
109. Post, C., Walan, A.: Influence of food on the effect of L-hyoscyamine and benziloniumbromide. Scand. J. Gastroenterol. [Suppl. 45] *12*, 72 (1977)
110. Pratt, C.L.G.: The influence of secretin on gastric secretion. J. Physiol. *98*, 1–2 (1940)

111. Robert, A.: The inhibitory effects of prostaglandins on gastric secretion: Their possible role in the treatment of gastric hypersecretion and peptic ulcer. Prog. Gastroenterol. *3*, 777–801
112. Robert, A.: Prostaglandins: Their effect on the digestive system. Viewpoints Dig. Dis. *2*, 1 (1979)
113. Rothmund, M., Wagner, P.K.: Wirkung von Cimetidin und Sekretin bei akuten Blutungen aus gastroduodenalen Ulcera und Erosionen. Dtsch. Med. Wochenschr. *107*, 245–248 (1982)
114. Rovati, A.L.: Inhibition of gastric secretion by anti-gastrinic and H-$_2$-blocking agents. Scand. J. Gastroenterol. [Suppl. 42] *11*, 113 (1976)
115. Rybicka, J., Gibiński, K.: Methyl-prostaglandin analogues for healing of gastro-duodenal ulcers. Scand. J. Gastroenterol. *13*, 155–159 (1978)
116. Saccomani, G., Helander, H.F., Crago, S., Chang, H., Dailey, D.W., Sachs, G.: Characterization of gastric mucosal membranes. Immunological studies of gastric (H^+ + K^+-ATPase. J. Cell. Biol. *83*, 271–283 (1979)
117. Sahel, J., Sarles, H., Boisson, J. et al.: Carbenoxolone sodium capsules in the treatment of duodenal ulcer. An endoscopic controlled trial. Gut *18*, 717–720 (1977)
118. Scholten, T. Frisch, W.-P., Hausamen, T.U., Lingenberg, G., Rick, W.: Treatment of duodenal ulcer with long acting synthetic secretin. Gastroenterology *72/A-13*, 823 (1977)
119. Scholten, T., Fritsch, W.P., Müller, J.E., Hengels, K.J.: Langzeitsuppression der H^+-Sekretion durch Kombination von Cimetidin und Methanthelinbromid. Dtsch. Med. Wochenschr. *104*, 1849–1853 (1979)
120. Scholten, T., Fritsch, W.P., Hagenmüller, F. et al.: Die Behandlung des Ulcus duodeni mit Depot-Sekretin – eine multizentrische Doppelblindstudie. Z. Gastroenterol. (im Druck)
121. Scobie, B.A.: Gastric ulcer treatment with carbenoxolone sodium ("Biogastrone"). N. Z. Med. J. *65*, 308–309 (1966)
122. Shinagawa, F., Fujita, R., Hasegawa, Y.: Klinische Erfahrungen mit Proglumid (Milid) bei der Behandlung von peptischen Ulzera (Zusammenfassung). In: 9. Internationaler Kongress für Gastroenterologie, Paris (1972)
123. Smith, P.M., Sladan, G.E., Beck, E.R. et al.: A double-blind trial of carbenoxolone and geranyl farnesyl acetate in gastric ulcer. Scand. J. Gastroenterol. *10*, 753 (1975)
124. Soll, A.H.: Prostaglandin inhibition of histamin stimulated aminopyrine uptake and cyclic AMP generation by isolated canine parietal cells. Gastroenterology *74*, 1146 (1978)
125. Sonnenberg, A., Hunzinger, W., Koelz, H.R., Fischer, J.A., Blum, A.L.: Stimulation of endogenous cyclic AMP (cAMP) in isolated gastric cells by histamine and prostaglandine. Acta Physiol. Scand. [Special Suppl.] 307–317 (1978)
126. Suga, S., Shimochi, H., Koide, K. et al.: Therapeutische Wirkung von Proglumid bei gastroduodenalen Ulzera. Clin. Rep. *4*, 2703 (1970)
127. Sun, C.D.H.: Long-term anticholiniergic therapy for prevention of recurrence in duodenal ulcer. Am. J. Dig. Dis. *9*, 706–716 (1964)
128. Sun, D.C., Ryan, M.L.: A controlled study on the use of propantheline and amylopectin sulphate (SN-263) for recurrences in duodenal ulcer. Gastroenterology *58*, 756–761 (1970)
129. Sun, D.C.H., Shay, H.: Optimal effective dose of anticholinergic drug in peptic ulcer therapy. Arch. Intern. Med. *97*, 442 (1956)
130. Takeo, W., Katsuni, S., Satoru, O.: Medizinische Behandlung des Magenulcus. Doppelblindstudie über die klinische Anwendung von Proglumid. Nihon Rinsho *28*, 2498 (1970)

131. Tete, R.: Stellung von Proglumid bei der Behandlung pathologischer Zustände im Magen und Duodenum. Actual. Ther. *51*, 1227 (1975)
132. Tewari, S.N., Trembalowicz, P.B.: Some experience with deglycyrrhizinated liquorice in the treatment of gastric and duodenal ulcers with special reference to its spasmolytic effect. Gut *9*, 48–51 (1968)
133. Tjodleifsson, B., Wormsley, K.G.: Aspects of the effect of metiamide on pentagastrin stimulated and basal gastric secretion of acid and pepsin in man. Gut *16*, 501 (1975)
134. Trevino, H., Anderson, J., Davey, P.G. et al.: Effect of glycopyrrolate on the course of symptomatic duodenal ulcer. Am. J. Dig. Dis. *12*, 983–987 (1967)
135. Turpie, A.G.G., Thomson, T.J.: Carbenoxolone sodium in the treatment of gastric ulcer with special reference to side effects. Gut *6*, 591–594 (1965)
136. Van Trappen, G., Peeters, T.: Gastric antisecretory effect of tritiozine in normal volunteers. Riv. Gastroenterol. *30*, 21 (1978)
137. Walan, A.: Studies on peptic ulcer disease with special reference to the effect of hyoscyamine. Acta Med. Scand. [Suppl.] *516*, 1–57 (1970)
138. Weiss, J.: A double-blind clinical evaluation of the antihypersecretive action of proglumide in gastric secretion induced by pentagastrin and other stimulants. In: Antisecretory non-anticholinergic therapeutics in the ulcerative disease: New acquisitions, p. 119 (Abstr.). Paris: L'Expansion Scientifique Française 1972
139. Wieck, H.H., Kallenberg, A., Liebler, G., Pauli, W., Posth, H.-E.: Klinische Untersuchungen zur Psychosomatik der Ulcuskrankheit. Neurologie *27*, 133–160 (1959)
140. Wilson, J.A.C.: A comparison of carbenoxolone sodium and deglycyrrhizinated liquorice in the treatment of gastric ulcer in the ambulant patient. Br. J. Clin. Pract. *26*, 563 (1972)
141. Young, G.P., St. John, D.J.B., Conventry, D.A.: A double-masked endoscopic evaluation of carbenoxolone in duodenal ulcer: Further evidence for a beneficial effect. In: Peptic ulcer healing – Recent studies on carbenoxolone. Avery Jones, F., Langman, M.J.S., Mann, R.D. (eds.), pp. 117–125. Lancaster: MTP Press 1978

Kapitel 25

Interaktionen von Ulcustherapeutica

C.J. FIMMEL, H. LORENZ-MEYER

1 Medikamenteninteraktionen in der Ulcustherapie

1.1 Problemstellung

Von der Vielzahl der Faktoren, die die Bioverfügbarkeit und Wirkung von Medikamenten beeinflussen, gehören Arzneimittelinteraktionen zu den wichtigsten (Tabelle 1). Ihre Häufigkeit und Bedeutung wird von vielen Ärzten unterschätzt, obwohl man aus klinischen Studien weiß, daß sie in einem hohen Prozentsatz der Fälle zu unerwünschten Nebenwirkungen führen können [14, 27].

In der Pharmakotherapie des peptischen Ulcus stellt sich das Problem von Medikamenteninteraktionen aus zwei Gesichtspunkten:

- Patienten haben neben ihrer Ulcuskrankheit häufig noch weitere behandlungsbedürftige Leiden. Dies gilt vor allem für Patienten mit Ulcus ventriculi, bei denen aufgrund des späteren Altersgipfels im Vergleich zu Ulcus-duodeni-Patienten häufiger mit Zweiterkrankungen gerechnet werden muß [4].
- Peptische Ulcera werden in der Regel mit einer Kombination von mehr als zwei Medikamenten behandelt (s. Kap. 40). Es ist unmittelbar einsehen, daß mit Zahl und Potenz der dabei eingesetzten Präparate das Risikio unvorhergesehener Interaktionen zunimmt.

1.2 Der Begriff der Bioverfügbarkeit (Tabelle 1)

Interaktionen können objektiviert werden, wenn sie durch Beeinflussung von Pharmakokinetik und -dynamik eines Medikamentes zu Veränderungen von dessen Bioverfügbarkeit führen. Unter Bioverfügbarkeit versteht man dabei den prozentualen Anteil eines Wirkstoffes aus einem Medikament, der nach Gabe des Mittels unverändert in das Blutgefäßsystem aufgenommen wird [61]. Die Konzentration des Medikamentes und seine

Tabelle 1. Faktoren, die die Bioverfügbarkeit von Medikamenten beeinflussen. (Nach Koch-Weser [61])

1. Medikamentencharakteristika
Inaktivierung vor der gastrointestinalen Resorption
Inkomplette Resorption
Biotransformation im Magen-Darm-Trakt oder in der Leber
2. Galenische Parameter
Partikelgröße
Kapsel
Füllstoffe etc.
3. Interaktionen mit Medikamenten im Magen-Darm-Trakt
4. Interaktionen mit Nahrungsbestandteilen im Magen-Darm-Trakt
5. Patientencharakteristika
Struktur und Funktion des Magen-Darm-Traktes
Durchblutung
Genetische Disposition etc.

Tabelle 2. Mechanismen von Medikamenteninteraktionen

1. Direkte physikalische/chemische Interaktion
2. Interaktion bei der gastrointestinalen Resorption
3. Interaktion durch Verdrängung aus der Plasmaeiweißbindung
4. Interaktion durch Stimulation oder Inhibierung des Medikamentenmetabolismus
5. Interaktion durch Veränderung der gastrointestinalen Elektrolytverhältnisse

Wirkung im Organismus werden allerdings von weiteren wichtigen Parametern beeinflußt, die nicht in den Begriff der Bioverfügbarkeit eingehen (z. B. Verteilungsphänomene, Bindung, Aktivierung oder Inaktivierung durch Biotransformation, Exkretion des Medikamentes und seiner Metaboliten [61, 62].

1.3 Mechanismen von Medikamenteninteraktionen (Tabelle 2)

Bei einer Kombination treten oft mehrere der angeführten Mechanismen nebeneinander auf [72].

1.4 Wertungsprobleme

Es ist entscheidend, die klinisch relevanten Medikamenteninteraktionen zu kennen, das heißt: diejenigen, die Nutzen oder Gefahren einer Pharmakotherapie beeinflussen können [74]. Was jedoch im Einzelfall als relevant zu bezeichnen ist, läßt sich gerade bei Ulcustherapeutica oft schwer entscheiden. Bei der Beurteilung von Interaktionseffekten anhand der Literatur stößt man auf folgende Probleme:

1. Interaktionseffekte werden durch Unterschiede in der Galenik (Antacida!), der Gesamtdosis und dem Dosierungsschema beeinflußt, die einen direkten Vergleich verschiedener Arbeiten unmöglich machen.
2. Wichtige Parameter wie Nahrungs- und Flüssigkeitsaufnahme, Alkohol- und Nicotinkonsum werden in den meisten Studien nicht berücksichtigt.
3. Neue, unvorhergesehene Interaktionen können auftreten, wenn Patienten vom Therapieplan abweichen, indem sie Medikamente nicht – zu falschen Zeiten – oder zusätzliche Medikamente einnehmen („Compliance"-Problem).
4. Interaktionen, die zu statistisch signifikanten Veränderungen der Bioverfügbarkeit eines Medikamentes führen, brauchen damit noch nicht klinisch bedeutsam zu sein [61].
5. Ergebnisse von In-vitro-Studien sind auf In-vivo-Verhältnisse nur selten übertragbar.
6. Pharmakokinetik und Metabolismus von Medikamenten unterliegen einer erheblichen intra- und interindividuellen Variabilität.
7. Versuchsergebnisse, die an gesunden Probanden gewonnen wurden, sind auf (Ulcus-)Patienten nicht vorbehaltlos übertragbar [43].
8. Experimentelle Bedingungen und Meßparameter sind oft nicht adäquat gewählt – Kurzzeitversuche mit willkürlichen Plasma- und Urinspiegelmessungen sagten nichts über die tatsächliche Bioverfügbarkeit eines Medikamentes aus.

Aus diesen Gründen erfordert die Beurteilung einer Medikamenteninteraktion in jedem Einzelfall eine kritische Würdigung durch den Arzt.
In den folgenden Abschnitten sollen unter diesen Voraussetzungen die Medikamenteninteraktionen der gebräuchlichsten Ulcustherapeutica diskutiert werden.

2 Interaktionen von Cimetidin

2.1 Problemstellung

Medikamenteninteraktionen von Cimetidin beruhen offenbar auf zwei verschiedenen Mechanismen:

- Auf der Beeinflussung der hepatischen Biotransformation anderer Medikamente (Abschn. 2.2)
- Auf der veränderten Ionisierung und Resorption von Medikamenten in dem unter Cimetidin erhöhten Magen-pH (Abschn. 2.3)

2.2 Beeinflussung der hepatischen Biotransformation

Die Interaktionen von Cimetidin mit den in den Abschn. 2.2.1–2.2.4 aufgeführten Medikamenten lassen sich wie folgt charakterisieren:

1. Cimetidin kann die Wirkung dieser Medikamente erheblich verstärken (bis hin zu gefährlichen Überdosierungssymptomen).
2. Pharmakologisches Korrelat sind erhöhte Plasmaspiegel und eine verminderte Elimination der Wirkstoffe.
3. Die Veränderungen können innerhalb von 24 h nach Beginn der Kombinationstherapie auftreten und sind nach Absetzen von Cimetidin innerhalb weniger Tage (Stunden?) vollständig reversibel.

Die eindrücklichsten Interferenzen von Cimetidin wurden mit Medikamenten beobachtet, die vorwiegend hepatisch metabolisiert werden. Beispielsweise verlängerte Cimetidin bei der Ratte die Schlafdauer nach Hexobarbital sowie die Plasmahalbwertszeit von Aminopyrin [88]. Analoge Befunde ergaben sich für den Antipyrin- und Pentobarbitalmetabolismus beim Menschen [15, 59, 96, 112]. Mehrere Studien haben inzwischen gezeigt, daß Cimetidin mit dem mikrosomalen Cytochrom-p-450-Enzymsystem in der Leber interferiert [89], das ein Schlüsselenzym für den oxidativen Abbau vieler Medikamente darstellt. Die Hemmung dieses Enzymsystems führt zu einer Wirkungsverstärkung der Medikamente. Wahrscheinlich ist die Fähigkeit zu dieser Interaktion an die Imidazolringstruktur von Cimetidin gebunden [109]. Hierfür spricht die Beobachtung, daß Ranitidin, das einen Furan- statt des Imidazolringes enthält, das p-450-System nicht oder nur in vitro bei hoher Konzentration beeinflußt [48, 98, 113] (vgl. S. 257 ff.). – Im Gegensatz zu den oxidativen Stoffwechselwegen hat Cimetidin keinen Einfluß auf den Metabolismus von ausschließlich glukuronidierten Medikamenten. Aus diesem Grund besteht keine Interaktion mit Oxazepam oder Lorazepam [85, 93, 1, 113].
Ein weiterer Angriffspunkt des Cimetidin könnte in seiner Wirkung auf die Leberdurchblutung liegen: Feely und Mitarbeiter kamen in ihrer – allerdings umstrittenen – Untersuchung zu dem Schluß, daß Cimetidin bei gesunden Probanden die Leberdurchblutung vermindert [37, 114, 115]. Gleichzeitig verstärkte es die Wirkung von oral und intravenös gegebenem Propranolol. Hieraus ergeben sich möglicherweise weitere Interaktionen mit Medikamenten, deren hepatische Extraktion ebenfalls von der Leberdurchblutung abhängt [42, 110]. Beobachtungen in dieser Richtung sind in der letzten Zeit beispielsweise bei Morphinpräparaten [116] und bei Clomethiazol [117] gemacht worden.

2.2.1 Anticoagulanzien

Aufgrund einzelner Fallberichte [97, 108] kann es unter Cimetidin zu Überdosierungserscheinungen einer Anticoagulanzientherapie mit Warfarin kommen, die bis hin zu bedrohlichen Anticoagulanzienblutungen gehen. Ab einer Tagesdosis von 800 mg führt Cimetidin dabei zu einem signifikanten Anstieg der PT und der Warfarinblutspiegel, während die Plasmaclearance des Medikamentes abnimmt [10, 15, 49]. Analoge Veränderungen ergeben sich bei Anticoagulanzien vom Phenandiontyp (Nicoumalon, Phenandion [96]), während für Phenprocovenon (Markumar) keine solche Interaktion zu bestehen scheint [118]. Es besteht zwar wegen der Gefahr einer Ulcusblutung eine relative Kontraindikation für die gleichzeitige Gabe von Cimetidin und Anticoagulanzien [84]. Für den Fall, daß sich eine solche Kombination nicht vermeiden läßt, sollte man auf eventuelle Überdosierungssymptome achten (PT!) und gegebenenfalls die Dosis des Anticoagulans herabsetzen.

2.2.2 Diazepam, Chlordiazepoxid

Auch hier kommt es zu einer Wirkungsverstärkung durch Cimetidin. Als pharmakologisches Korrelat findet man einen unter Cimetidin signifikant erhöhten Plasmaspiegel von Diazepam sowie eine verminderte Plasmaclearance des Medikamentes und seines aktiven Metaboliten Desmethyldiazepam [59, 60, 93]. Die gleichen Effekte beobachtet man bei der Kombination von Cimetidin mit Chlordiazepoxid [28].

2.2.3 β-Blocker

Donavan berichtet über einen Patienten unter Cimetidintherapie, bei dem es nach gleichzeitiger Gabe eines β-Blockers zu einer starken Sinusbradykardie und zu einem Blutdruckabfall kam. Experimentell ließ sich nachweisen, daß es nach dreiwöchiger Cimetidingabe zu einem starken Anstieg der Plasmaspiegel von Propranolol kommt [29]. Allerdings gibt es Hinweise darauf, daß Cimetidin allein gelegentlich eine Sinusbradykardie hervorrufen kann [54].

2.2.4 Theophyllin

Cimetidin kann die Eliminationshalbwertszeit von Theophyllin erheblich verlängern [53] und zu einer Akkumulation des Medikamentes führen – so kam es in einem Fallbericht zu einem Anstieg der Theophyllin-Blutspiegel in potentiell toxische Bereiche [108].

2.2.5 Fazit

1. Cimetidin kann über wenigstens zwei Mechanismen den hepatischen Medikamentenstoffwechsel beeinflussen:
- Über eine Inhibierung des Cytochrom-P450-Enzymsystems,
- Über eine verminderte Leberdurchblutung (Tabelle 3).

Tabelle 3. Wirkung von Cimetidin auf den hepatischen Medikamentenstoffwechsel

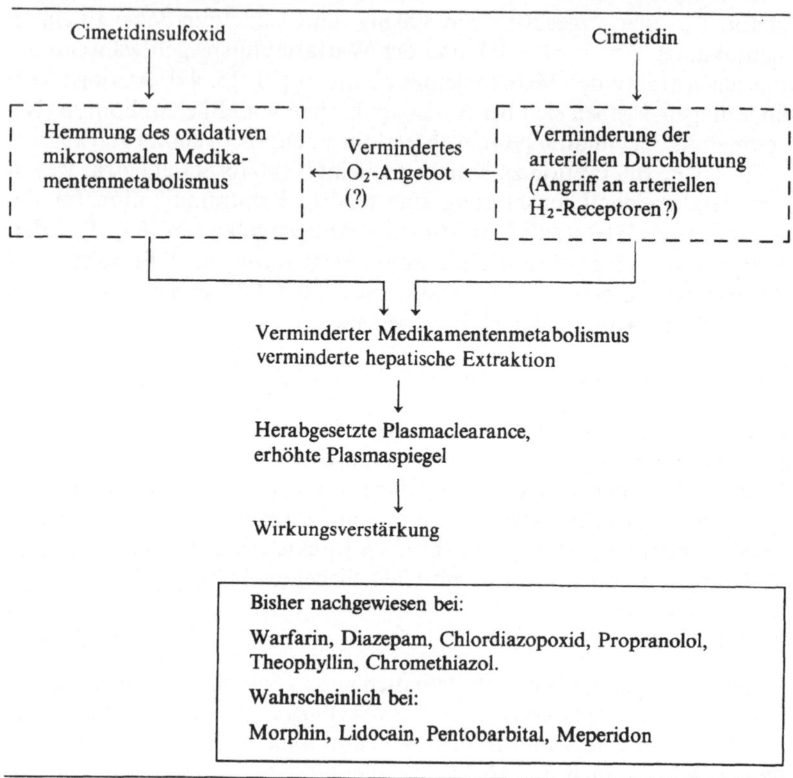

2. Aufgrund der entscheidenden Bedeutung oxidativer Stoffwechselwege für den Metabolismus vieler Medikamente sind weitere Interaktionen auf dieser Basis zu erwarten.
3. Wachsamkeit scheint bei der Kombination von Cimetidin mit Medikamenten geboten, die aufgrund ihrer chemischen Struktur oder ihres Metabolismus zu ähnlichen Interaktionen prädisponiert erscheinen [73], sowie in Situationen, in denen Cimetidin im Blut akkumuliert – z. B. bei älteren Patienten und bei Patienten mit Nierenfunktionseinschränkungen [69, 106].
4. Therapeutische Konsequenzen bei nachgewiesenen Interaktionen: Dosisanpassung, Blutspiegelkontrolle, eventuell: Ausweichen auf Alternativpräparate (z. B. Lorazepam oder Oxazepam statt Diazepam, Atenolol statt Propranolol).

2.3 pH-abhängige Interaktionen

Da Cimetidin das Magen-pH erhöht, könnte man eine verstärkte Freisetzung von gleichzeitig verabreichten Medikamenten aus säurefesten Präparationen erwarten.
Ebenfalls durch einen pH-abhängigen Mechanismus könnte die Resorption basischer Wirkstoffe erhöht werden. Unter diesen Aspekten ergaben sich bei einer Reihe von Medikamenten jedoch keine Hinweise auf relevante Veränderungen der Bioverfügbarkeit, und zwar bei Benzylpenicillin [35], Cotrimoxazol [91], Ampicillin [18] und Prednisolon [76].
Einer Kombination mit Cimetidin steht – wenigstens im Hinblick auf eventuelle Interaktionsprobleme – nichts entgegen.

2.3.1 Tetracycline

Cimetidin hat keinen Einfluß auf die Resorption von Tetracyclinen in gelöster Form.
Die Resorption aus Kapselpräparaten kann jedoch herabgesetzt sein [23, 90]. Als Interaktionsmechanismus wird eine verminderte Auflösung der Kapselhülle und eine dadurch herabgesetzte Resorption diskutiert [41]. Ob diese Interaktion unter Langzeitbedingungen klinisch relevant ist, ist noch umstritten [90].

2.3.2 Vitamin B_{12}

Cimetidin in einer Dosis von 1 000 bzw. 1 200 mg pro Tag vermindert die Resorption von proteingebundenem (Nahrungs-) Vitamin B_{12} [99, 119]; wahrscheinlich, weil unter Cimetidin die zur Abspaltung des Vitamins vom Protein notwendige Säure nicht in ausreichendem Maß produziert wird. Diese Interaktion könnte allenfalls bei jahrelanger hochdosierter Cimetidintherapie oder bei Patienten mit geringen B12-Reserven klinische Bedeutung haben. Cimetidin in der Erhaltungsdosis von 400 mg zur Nacht hat keinen Einfluß auf die B12-Resorption [119].
Die Resorption von kristallinem B12 wird durch Cimetidin nicht beeinflußt [99].

2.3.3 Antacida

Antacida und Cimetidin werden in der Therapie peptischer Ulcera gemeinsam eingesetzt, das Antacidum als Zusatzmedikament zugelassen. Die Frage nach einer Interaktion hat deshalb bei dieser Kombination eine besondere Bedeutung.
Nachdem Burland in einem Akutexperiment mit gesunden Probanden zeigte, daß zwei schwach wirksame Antacida (Rennie und Aludrox) die über 4 Stunden gemessenen Blutspiegel und die Ausscheidung einer Ein-

Tabelle 4. Cimetidin: pH-abhängige Medikamenteninteraktionen

Fragliche Interaktion mit	Effekt	Klinische Relevanz
Benzylpenicillin, Ampicillin, Cotrimoxazol, Prednisolon	Keine signifikante Beeinflussung der Resorption	–
Tetracycline	Tetracyclinresorption ↓	(×)
Vitamin B_{12} (proteingebunden)	B_{12}-Resorption ↓	(×)
Antacida	Cimetidinresorption ↓	×

zeldosis Cimetidin nicht beeinflußten [10], liegen mittlerweile 4 Studien mit gegenteiligem Ergebnis vor [13, 120, 121a]. Es wurde gezeigt, daß Al/Mg-Hydroxid-Präparate mit hoher Neutralisationskapazität die Cimetidinresorption um bis zu 40% verringerten. Neben der Neutralisationskapazität spielen nach den neueren Studien vor allem Komplexierungsreaktionen des Cimetidin mit den Al- und Mg-Ionen des Antacidums eine entscheidende Rolle. Bei einer Kombinationstherapie mit mit solchen Präparaten sollte man daher das Antacidum mindestens eine Stunde vor oder nach dem Cimetidin einnehmen.

2.3.4 Salicylate

Cimetidin führt wahrscheinlich nur dann zu erhöhten Aspirinblutspiegeln, wenn das Magen-pH zur Zeit der Einnahme durch das Cimetidin über den pKa des Salicylates (~3,5) angehoben wird [122].

2.4 Wechselwirkungen aufgrund veränderter renaler Medikamentenclearance

Nachdem einige Autoren Hinweise auf eine Verminderung der glomerulären Filtrationsrate durch Cimetidin fanden, wurde die Resorption von Digoxin im single-dose-Experiment [123] und unter Langzeitbedingungen [124] geprüft. Bei beiden Studien ergaben sich keine Hinweise auf eine Medikamenteninteraktion.

2.5 Physikalische Incompatibilitäten bei Cimetidin-Infusionen

Cimetidin sollte mit folgenden Infusionslösungen nicht gemeinsam appliziert werden: Blut, Blutpräparate, Fettemulsionen, Aminosäurelösungen, 8,4% Natriumbicarbonat. Weiterhin sollte man Cimetidin, Atropinsulfat und Na-Pentobarbital nicht in einer Infusion geben, da diese Mischung nicht stabil ist. Es wird empfohlen, Cimetidin mit Atropin zu kombinieren und Na-Pentobarbital getrennt zu geben. Bei Gentamycin und Nembutal besteht ebenfalls eine physikalische Incompatibilität mit Cimetidin (Hinweis der Hersteller).

3 Interaktionen von Antacida

3.1 Problemstellung

Zu potentiell oder nachweislich wichtigen Arzneimittelinteraktionen von Antacida gibt es eine unüberschaubare Fülle von Einzeluntersuchungen. In den meisten Fällen ergeben sich dabei keine gravierenden therapeutischen Konsequenzen. Deshalb nennen einige Autoren nur drei oder vier praktisch wichtige Wechselwirkungen, während andere zu wesentlich höheren Zahlen kommen [2, 32, 33, 47, 51, 64, 75, 92]. In den Reviews zum Thema spiegeln sich die in Absch. 1.4 angesprochenen Wertungsprobleme wieder. Antacida sind keine einheitliche Substanzgruppe, sie haben je nach chemischer Struktur, galenischer Zubereitung und einer Vielzahl weiterer Eigenschaften unterschiedliche Wechselwirkungen.
Beispiele:

- Al- und Mg-haltige Antacida und ihre antagonistische Wirkung auf die Magenentleerung [8, 51, 87],
- Die unterschiedliche In-vitro- und In-vivo-Neutralisierungskapazität verschiedener Präparate [22].

Um allen Medikamenteninteraktionen aus dem Weg zu gehen, empfehlen die Hersteller von Antacida folgende Taktik:
„Antacida sollten grundsätzlich nicht mit anderen Medikamenten kombiniert werden. Läßt sich eine Kombination nicht umgehen, sollten die anderen Medikamente $^1/_2$ (1?) h vor und 2 (3?) h nach dem Antacidum eingenommen werden.“
Diese Regeln lassen sich in der Praxis nicht einhalten. Eine Kombinationstherapie ist meist unumgänglich (s. Kap. 40). Compliance-Probleme werden bei diesen Anweisungen verschwiegen. Schließlich lassen sich die empfohlenen Zeitabstände bei einer hochdosierten Antacidatherapie [86] nicht einhalten.

3.2 Interaktionen mit anderen Ulcustherapeutica

Cimetidin: s. Abschn. 2.3.3

Carbenoxolon: Wegen der Gefahr eines unerwünschten Serum-Na-Anstiegs sollte Carbenoxolen nicht mit Na-haltigen Antacida kombiniert werden. Im übrigen sind keine Interaktionen mit Antacida bekannt.
Da die Carbenoxolonresorption oberhalb eines Magen-pH von 2 stark abnimmt [6], wäre theoretisch bei Kombination mit stark wirksamen Antacida eine Resorptionsminderung denkbar. Hierfür gibt es aber bisher keinen experimentellen Anhalt.

Anticholinergica: Zu dieser Kombination liegen einige In-vitro-Studien vor. Grote u. Woods [46] und Blaug u. Gross [12] fanden, daß verschie-

dene Antacida stark an Anticholinergica adsorbierten und im Tierversuch bei gleichzeitiger Gabe deren Toxizität verminderten.
Über tierexperimentell und klinisch dokumentierte Interaktionen neuerer Anticholinergica mit Antacida ist bisher nichts bekannt (s. [51]).

Pirenzepin: Gezielte Untersuchungen zu dieser Kombination liegen bisher nicht vor, während der klinischen Erprobung der Substanz traten derartige Interaktionen nicht auf (Tauber, persönliche Mitteilung).

Wismutpräparate: Die Wirksamkeit von Wismutpräparaten bei der Therapie von Magenulcera ist offenbar pH-abhängig – mit abnehmender Magenacidität nimmt auch sie ab [16, 24, 26]. Da wirksame Antacida den Magen-pH zumindest zeitweilig signifikant erhöhen können, wäre bei einer solchen Kombination eine Wirkungseinbuße der Wismutpräparate vorstellbar.
Marks empfiehlt deshalb, Wismutpräparate möglichst auf nüchternen Magen zu geben und Antacida (sowie auch Milch!) nicht gleichzeitig zu verabreichen [70].

Metoclopramid: Bisher sind keine Interaktionen mit Antacida beschrieben worden. Da Metoclopramid üblicherweise eine halbe Stunde vor der Mahlzeit, Antacida aber eine bzw. drei Stunden danach eingenommen werden, sind derartige Wechselwirkungen schon aus zeitlichen Gründen unwahrscheinlich.

Weitere Ulcustherapeutica: Bei folgenden Substanzen ergaben sich bisher keine Hinweise auf Interaktionen mit Antacida:
- Proglumid
- Tritiozin
- Pifarnin
- Trimipramin [83]

3.3 Klinisch relevante Interaktionen (Tabelle 5)

Tetracycline: Antacida können die Tetracyclinresorption wahrscheinlich über drei Mechanismen herabsetzen [1, 7, 11, 105]:
- pH-abhängig – über eine verminderte Auflösung der Tetracyclinkapseln im alkalinisierten Magenmilieu
- Über eine erhöhte Ionisierung der Tetracycline (verminderte Lipophilie – verminderte Resorption)
- Durch Chelatbildung – bei Kombination mit Ca-, Mg-, Al- oder Fe-haltigen Antacida. Nach Ansicht der meisten Autoren sollte man deshalb Tetracycline nicht mit Antacida zusammen geben, wenngleich

Tabelle 5. Medikamenteninteraktionen von Antacida

Fragliche Interaktion mit	Effekt	Klinische Relevanz
Tetracycline [1, 7, 11, 58, 105]	Resorption ↓	×
Eisenpräparate (oral) [31]	Resorption ↓	×
Digoxin, Digitoxin [17, 25, 56, 104]	Resorption ↓ (?)	(×)
Steroide [40, 65, 78, 79, 100]	Resorption ↓ (?)	(×)
NSAI-Medikamente [5, 39, 50, 51, 66, 77, 83, 94, 109]	Resorption ↓ (?)	(×)
Gallensäuren (Lindenblatt persönliche Mitteilung [21, 30,]	Resorption ↓ (?)	(×)
Benzodiazepine [20, 44, 45]	Resorptionsrate ↓	(×)

Crookes in einer retrospektiven Studie keinen Anhalt für eine verminderte therapeutische Wirksamkeit von Tetracyclinen bei gleichzeitiger Antacidumgabe fand [26].

Eisenpräparate: Eine Interaktion, auf die Antacidahersteller regelmäßig hinweisen: Peroral gegebenes Eisen wird bei gleichzeitiger Gabe von Antacida in vermindertem Umfang resorbiert (Engelhard, persönliche Mitteilung) [67]. Als Interaktionsmechanismen werden eine durch den erhöhten Magen-pH veränderte Ionisierung und herabgesetzte Löslichkeit des Eisens sowie – bei einigen Präparaten – eine direkte Adsorption an das Antacidum diskutiert [31].

Herzglykoside: Es gibt Hinweise auf eine Beeinträchtigung der Digitalisbioverfügbarkeit durch gleichzeitig gegebene Antacida. Eine solche Interaktion wäre bei der geringen therapeutischen Breite der Herzglykoside von erheblicher Bedeutung. Die experimentellen Arbeiten zu dieser Frage sind jedoch widersprüchlich. Meist wurden Interaktionen unter Kurzzeit- [17] oder in-vitro[56]-Bedingungen beobachtet, während gut dokumentierte Interaktionen unter adäquaten klinischen Bedingungen fehlen. Autoren, die keine Interaktionen feststellen konnten, gaben die Antacida in Tablettenform [104] oder in einer niedrigen Dosis [25, 86], so daß auch hier keine eindeutigen Schlüsse möglich sind. Die Frage nach klinisch relevanten Interaktionen bleibt offen.

Steroide: Die Frage nach Interaktionen ist hier naheliegend, da Antacida mit Steroiden gemeinsam gegeben werden, um deren schleimhautschädigenden Effekt zu verringern. Aus in-vitro-Studien ist bekannt, daß vor allem die trisilikathaltigen Antacida eine starke physikalische Adsorption an Steroide aufweisen [78], und auch unter in-vivo-Bedingungen wurde ei-

ne Verminderung der Dexamethasonresorption bei gleichzeitiger Gabe von Mg-Trisilikat beschrieben [79].
Für die Kombinationen Cortison/Al-Mg-Hydroxid [40] und Prednisolon/Al-Hydroxid bzw. Prednisolon/Mg-Trisilikat [65] wurden in Studien an gesunden Probanden keine Interaktionseffekte nachgewiesen.
Kontrovers sind die Ansichten bei den häufig eingesetzten Al- und Mg-haltigen Mischpräparationen: Während in den Experimenten von Tanner die Bioverfügbarkeit einer Einzeldosis Prednison nicht beeinflußt wurde, fand Uribe in einer Studie mit Gesunden und chronisch Leberkranken bei vergleichbarer Prednisondosis eine signifikant verminderte AUC sowie erniedrigte peak-Serumspiegel des Steroids. Die von ihm verwendete Antacidummenge war allerdings etwa doppelt so hoch wie die in den Versuchen Tanners [100, 102].
Bei dem heutigen Informationsstand erscheint die generelle Ablehnung einer gemeinsamen Gabe von Steroiden und Antacida nicht gerechtfertigt, andererseits ist im Einzelfall – bei einer hohen Antacidumdosis (und gleichzeitig niedriger Steroiddosis?) – durchaus mit einer klinisch relevanten Resorptionsminderung der Steroide rechnen.

NSAI-Medikamente: Zu Interaktionen von Medikamenten dieser Gruppe mit Antacida gibt es eine Vielzahl von Einzeluntersuchungen, die zu unterschiedlichen Ergebnissen kommen. Mögliche Medikamenteninteraktionen werden hier in der Praxis dadurch überlagert, daß man die NSAI-Medikamenten zusammen mit den Mahlzeiten verabreicht, um auf diese Weise deren schleimhautschädigenden Effekt zu reduzieren (Tabellen 1 und 3!).
Eine isolierte Betrachtung der reinen Arzneimittelinteraktion führt daher zu Fehleinschätzungen [83].
Salicylate: Zwei konkurrierende Mechanismen können zu Interaktionen führen: 1. Eine erhöhte Freisetzungsrate von Salicylaten aus „enteric-coated"-Präparaten. 2. Eine beschleunigte Ausscheidung der Salicylate durch den unter Antacida erhöhten Urin-pH. Die Meinungen über den Einfluß dieser Effekte auf die Nettobioverfügbarkeit und die therapeutischen Konsequenzen gehen weit auseinander. Weiterhin ist umstritten, ob speziell antacidagepufferte Aspirinpräparate zu einer erhöhten Aspirinfreisetzung und -resorption führen [51, 66].
Indometacin: Es gibt Hinweise auf eine verminderte Bioverfügbarkeit bei gemeinsamer Gabe mit Antacida, aber keine eindeutigen Aussagen zur klinischen Relevanz dieser Interaktion [39].
Naproxen: Im Kurzzeitversuch kommt es zu teilweise deutlichen Veränderungen der Naproxenresorptionsrate. Da die Gesamtresorption des Medikamentes nicht gemessen wird, sind keine klinischen Konsequenzen ableitbar [94].

Tolmetin, Proquazon, Piroxicam [5, 50, 83): Für diese Präparate wurde gezeigt, daß es zu keinen relevanten Interaktionen mit Antacida kommt – diese Befunde sprechen für eine uneingeschränkte Kombinierbarkeit.
Diflunisal: Signifikante Abnahme von AUC, Urinausscheidung und Serumspiegeln bei Kombination mit Al-Hydroxid. Hier sind starke Resorptionsminderungen zu erwarten [103].

Gallensäuren: Durch Antacida wird angeblich die Resorption von Chenodesoxycholsäurepräparaten vermindert (Lindenblatt, persönliche Mitteilung) [30]. Vor allem Aluminiumhydroxid zeigte in in-vitro-Experimenten eine starke Bindungsfähigkeit für konjugierte Gallensäuren [21]. Über den zugrundeliegenden Interaktionsmechanismus und die klinische Bedeutung dieser Wechselwirkung liegen keine Informationen vor.

Benzodiazepine: Unter Antacida kann die Resorptionsrate einiger Benzodiazepine vermindert sein – zu diesem Ergebnis kommen mehrere Autoren in ihren Untersuchungen [20, 44]. Es ist damit zu rechnen, daß der sedierende Effekt einer einmaligen Benzodiazepindosis bei gleichzeitiger Gabe eines Antacidumpräparates verspätet eintreten kann. Da die Gesamtresorption der Medikamente in keiner der vorliegenden Untersuchungen beeinträchtigt wurde, sind für die Dauerkombination – z. B. in der Ulcustherapie – keine klinisch relevanten Interaktionen zu erwarten.

3.4 Interaktionen mit nicht erwiesener oder geringer klinischer Relevanz (Tabelle 6)

Tabelle 6. Interaktionen mit nicht erwiesener oder geringer klinischer Relevanz

Anticoagulanzien [3]	Kontrovers – beim Menschen keine PT-Veränderungen nachgewiesen	?
Amphetamin [51]	Resorption ↑	?
Chinin [51]	Kontrovers	?
Chinidin [51]	Resorption ↑ Bisher 1 Fall mit Chinidinintoxikation	?
Chlorpromazin [36]	Serumspiegel ↓ Bisher 1 Fall mit klinischer Symptomatik	(?)
Isoniazid [52]	Peak-Serumspiegel ↓	?
Contraceptiva [34, 57]	Resorptionsminderung (In-vitro-Studien)	?
L-DOPA [51]	Kontrovers	?
Pentobarbital [51]	Resorptionsrate ↓ Verspäteter Wirkungseintritt möglich	(?)
Phenytoin [63, 82]	Resorption ↓ Keine klinisch dokumentierten Effekte	(?)
Pseudoephedrin [68]	Kontrovers	?
Sulfonamide [11, 51]	Resorptionsrate bei stark wirksamen Antacida ↑	(?)
Vitamin A [51]	Resorption ↓	?

4 Interaktionen weiterer Ulcustherapeutica

4.1 Carbenoxolon

Die wichtigste Nebenwirkung einer Carbenoxolontherapie wird durch die aldosteronartige Wirkung des Medikamentes hervorgerufen, die zu einer Na- und Volumenretention führen kann und die Kombination mit Medikamenten verbietet, die diese Nebenwirkungen weiter verstärken können – z. B. Na-haltige Antacida (s. Abschn. 3.2).
Carbenoxolon ist im Blut fast vollständig an Plasmaeiweiße gebunden. Es wäre daher zu Verdrängungsreaktionen mit anderen Medikamenten um diese Plasmabindungen prädisponiert. Thornton untersuchte unter diesem Gesichtspunkt die Carbenoxolonresorption bei gleichzeitiger Gabe von je einer Einzeldosis Warfarin, Tolbutamid und Phenytoin, ohne Hinweise auf eine veränderte Carbenoxolonbioverfügbarkeit zu finden. Bei gleichzeitiger Gabe von Chlorpropamid bestand eine tendenziell verlangsamte Carbenoxolonresorption [101]. Fazit: Bisher sind keine weiteren relevanten Interaktionen nachgewiesen.

4.2 Pirenzepin

Die Hersteller verweisen auf eine gezielte klinische Studie zu einer fraglichen Interaktion mit β-Blockern, bei der sich der Verdacht auf eine Wirkungsverstärkung durch Pirenzepin nicht bestätigt habe. Während der klinischen Erprobung des Medikamentes sind nach ihren Angaben bei einer Reihe gebräuchlicher Arzneimittel keine Interaktionseffekte aufgetreten, unter anderem bei Analgetica, Antidiabetica, Antacida und Corticosteroiden (Tauber, persönliche Mitteilung).

4.3 Metoclopramid

Durch die Beschleunigung der Magenentleerung kann Metoclopramid die Resorptionsrate anderer Medikamente erhöhen: Bei gleichzeiger Gabe von Metoclopramid (10 mg i. v.) und dem Antiarrhythmicum Mexiletin (400 mg oral) wurde die Zeit bis zur maximalen Mexiletinplasmakonzentration (t_{max}) signifikant verkürzt, ohne daß die Gesamtresorption (AUC) des Medikamentes beeinflußt wurde [106]. Auch die Paracetamol- und Aspirinresorptionsrate wurde durch Metoclopramid beschleunigt, ohne daß sich dadurch die Gesamtmenge resorbierte Wirkstoffes änderte [64].
Bei Medikamenten mit einer geringen Freisetzungsgeschwindigkeit und schlechter intestinaler Resorption kann die Resorption aufgrund der beschleunigten Magendarmmotorik vermindert werden. Die Resorption von Digoxin aus groben Partikeln nimmt signifikant ab, allerdings nicht

bei Präparaten, in denen das Glykosid in mikronisierter Form vorliegt [55]. Eine angebliche Verminderung der Cimetidinresorption bei gleichzeitiger Gabe von Metoclopramid ist nicht überzeugend belegt [120].

4.4 Ranitidin

Zum Vergleich mit Cimetidin in bezug auf die Beeinflussung des Leberstoffwechsels s. 2.6. Ranitidin hat zwar im Gegensatz zum Cimetidin keinen Einfluß auf das mikrosomate p450-System, vermindert jedoch ebenfalls die Leberdurchblutung bei gesunden Probanden [124]. Aus diesem Grund sind noch für Ranitidin weitere Interaktionen auf dieser Grundlage zu erwarten (siehe [112, 113]).

4.5 Weitere Ulcusmedikamente

Bei folgenden Substanzen ergeben sich bisher keine Hinweise auf Medikamenteninteraktionen:
- Proglumid
- Sulpirid
- Gefarnat
- Glumat
- PGE_2 [81]

Literatur

1. Albert, A., Rees, C.W.: Avidity of the tetracyclines for the cations of metals. Nature *177*, 433–434 (1956)
2. Alexander, S.F., Farage, D.J., Hassan, W.E. (Eds.): Hazards of medication. A manual on drug interactions, incompatibilities, contraindications, and adverse effects 2nd edn. Philadelphia, Toronto: Lippincott 1978
3. Ambre, J.J., Fischer, L.J.: Effect of coadministration of aluminium and magnesium hydroxides on absorption of anticoagulants in man. Clin. Pharmacol. Ther. *14*, 231–237
4. Ammann, R.: Schmerzen im Bereich des Abdomens. In: Differentialdiagnose innerer Krankheiten. Hegglin, M., Siegenthaler, W. (Hrsg.), 14. Aufl.
5. Ayres, J.W., Weidler, D.J., MacKichan, J., Sakmar, E., Hallmark, M.R., Lemanowicz, E.F., Wagner, J.G.: Pharmacokinetics of tolmetin with an without concomitant administration of antacid in man. Eur. J. clin. Pharmacol. *12*, 421–428 (1977)
6. Baron, J.H., Gribble, R.J.N., Rhodes, C., Wright, P.A.: Factors affecting the absorption of carbenoxolone in patients with peptic ulcer. In: Fourth Symposium on Carbenoxolone. Aver J., Parke (eds.), pp. 115–124 Londen: Butterworths, 1975
7. Barr, W.H., Adir, J., Garrettson, L.: Decrease of tetracycline absorption in man by sodium bicarbonate. Clin. Pharmacol. Ther. *12*, 779–784 (1971)
8. Becker, G., Overhoff, H.: Aluminium in der Medizin. Anwendung, Toxizität, Gefahren. Med. Welt *31*, 1228–1232 (1980)
9. Bennet, W.M., Singer, I., Golper, T., Feig, P., Coggins, C.J.: Guidelines for drug treatment in renal failure. Ann. Intern. Med. *86*, 754–783 (1977)

10. Binder, H.J., Grossman, M.I., McCarthy, D.M.: Cimetidine. A status report. Curr. Prescrib. *11*, 23–39 (1979)
11. Bint, A.J., Burtt, I.: Adverse antibiotic drug interactions. Drugs *20*, 57–68 (1980)
12. Blaug, S.M., Gross, M.R.: In vitro adsorption of some anticholinergic drugs by various antacids. J. Pharmac. Sci. *54*, 290–294 (1965)
13. Bodemar, G., Norlander, B., Walan, A.: Diminished absorption of cimetidine caused by antacids. Lancet *1979 I*, 445
14. Boston Collaborative Drug Surveillance Programm: Adverse drug interactions. JAMA *220*, 1238–1239 (1972)
15. Breckenridge, A.M., Challiner, M., Mossmann, S. et. al.: Cimetidine increases the action of warfarin in man. Proceedings of the B.P.S. pp. 392–393 (1979)
16. Brogden, R.N., Pinder, R.M., Sawyer, P.R., Speight, T.M., Avery, G.S.: Tri-potassium di-citrato bismuthate: A report of its pharmacological properties and therapeutic efficacy in peptic ulcer. Drugs *12*, 401–411 (1976)
17. Brown, D.D., Juhl, R.P.: Decreased bioavailability of digoxin due to antacids and kaolin-pectin. N. Engl. J. Med. *295*, 1034–1037
18. Burland, W.L., Darkin, D.W., Mills, M.W.: Effect of antacids on absorption of cimetidine. Lancet *1976 II*, 965
19. Charbon, G.A., Brouwers, A.A., Sala, A.: Histamine H_1- und H_2-receptors in the gastrointestinal circulation. Naunyn Schmiedebergs Arch. Pharmacol. *312*, 123–129 (1980)
20. Chun, A.H.C., Carrigan, P.J., Hoffmann, D.J., Kershner, R.P., Stuart, J.D.: Effect of antacids on absorption of clorazepate. Clin. Pharmacol. Ther. *22*, 329–335 (1977)
21. Clain, J.E., Malagelada, J.-R., Chadwick, V.S., Hofmann, A.F.: Binding properties in vitro of antacids for conjugated bile acids. Gastroenterology *73*, 556–559 (1977)
22. Clain, J.E., Wright, J.P., Price, R.N., Marks, I.N.: In vitro neutralizing capacity of commercially available antacid mixtures, and their role in the treatment of peptic ulcer. S.A. Med. *57*, 158–160 (1980)
23. Cole, J.J., Charles, B.G., Ravenscroft, P.J.: Interaction of cimetidine with tetracycline absorption. Lancet *1980 II*, 536
24. Connon, J.J.: Denol, an effective drug in the therapy of duodenal ulceration. J. Ir. Med. Assoc. *70*, 206–207 (1977)
25. Cooke, J., Smith, J.A.: Absence of interaction of digoxin with antacids under clinical conditions. Br. Med. J. *1978 II*, 1166–1167
26. Coughlin, G.P., Kupa, A., Alp, M.H.: The effect of tri-potassium di-citrato bismuthate (De-Nol) on the healing of chronic duodenal ulcers. Med. J. Aust. *1*, 294–298 (1977)
27. Crookes, J., Stevenson, I.H., Shephard, A.M.M., Muir, D.C.: The clinical significance and importance of drug interactions. In: Drug interactions. Grahame-Smith (ed.), pp. 3–13. London: Macmillan (1977)
28. Desmond, P.V., Pathwardhan, R.V., Schenker, S., Speeg, K.V.: Cimetidine impairs elimination of chlordiazepoxide (librium) in man. Ann. Intern. Med. *93*, 266–268 (1980)
29. Donovan, M.A., Heagerty, A.M., Patel, I., Castleden, M., Pohl, J.E.F.: Cimetidine and bioavailability of propranolol. Lancet *1981*, 164
30. gestrichen
31. Ekenved, G., Halvorsen, L., Sölwell, L.: Influence of a liquid antacid on the absorption of different iron salts. Scand. J. Haematol. [Suppl.] *28*, 65–77 (1976)
32. Estler, C.-J.: Arzneimittel-Interaktionen am Gastrointestinaltrakt angreifender Pharmaka. Folge 1: Azida, Antazida, Enzympräparate u. a. Fortschr. Med. *94*, 1174–1176 (1976)

33. Estler, C.-J.: Arzneimittel-Interaktionen am Gastrointestinalkontrakt angreifender Pharmaka. Folge 2: Parasympathomimetika, Parasympatholytika, Metoclopramid, Fortschr. Med. *94*, 1126–1129 (1976)
34. Fadel, H., Elbary, A.A., El-Din, E.N., Kassem, A.A.: Availability of norethisterone acetate from combined oral contraceptive tablets. Pharmazie *34*, 49–50 (1979)
35. Fairfax, A.J., Adam, J., Spagan, F.S.: Effect of cimetidine on absorption of oral benzylpenicillin. Br. Med. J. *1978*, 820
36. Fann, W.E., Davis, J.M., Janowsky, D.S., Sekerke, H.J., Schmidt, D.M.: Chlorpromazine: Effects of antacids on its gastrointestinal absorption. J. Clin. Pharmacol. *13*, 388–390 (1973)
37. Feely, J., Wilkinson, G.R., Wood, A.J.J.: Reduction of liver blood flow an propranolol metabolism by cimetidine. Engl. J. Med. *304*, 692–695
38. Forth, W., Henschler, D., Rummel, W. (Hrsg.): Allgemeine und spezielle Pharmakologie und Toxikologie, 2. Aufl., S. 39. Mannheim:
39. Galeazzi, R.L.: The effect of an antacid on the bioavailability of indomethacin. Eur. J. Clin. Pharmakol. *12*, 65–68 (1977)
40. Galeazzi, R.L., Gerber, N., Iff., H.W.: Der Einfluß von Aluminium- und Magnesiumhydroxyd (Alucol) auf die Resorption von Kortison. Schweiz. Med. Wochenschr. *103*, 1021–1023 (1973)
41. Garty, M., Hurwitz, A.: Effect of cimetidine on absorption of oral tetracycline in mice. Pharmacology *20*, 155–159 (1980)
42. George, C.F.: Drug kinetics and hepatic blood flow. Clin. Pharmacokinet. *4*, 443–448 (1979)
43. Gidumal, R., Kupfersmith, J.: Drug-disease interactions: A review of the literature. Mt. Sinai J. Med. (N.Y.) *48*, 7–20 (1981)
44. Greenblatt, D.J., Shader, R.I., Harmatz, J.S., Franke, K., Koch-Weser, J.: Influence of magnesium and aluminium hydroxide mixture on chlordiazepoxide absorption. Clin. Pharmacol. Ther. *19*, 234–239 (1975)
45. Greenblatt, D.J., Allen, M.D., MacLaughlin, D.S., Harmatz, J.S., Shader, R.: Diazepam absorption: Effect of antacids and food. Clin. Pharmacol. Ther. *24*, 600–609 (1978)
46. Grote, I.W., Woods, M.: Studies on antacids. IV. Adsorption effects of various aluminum antacids upon simultaneously administered anticholinergic drugs. J. Am. Pharm. Assoc. *42*, 319–320 (1952)
47. Harvey, S.C.: Gastric antacids and digestants. In: Goodman und Gilman's: The pharmacological basis of therapeutics. Goodman Gillman, A., Goodman, L.S., Gilman, A. (eds.), 6th edn., pp. 988–1001. New York: 1980
48. Henry, D.A., MacDonald, I.A., Kitchingman, G., Bell, G.D., Langman, M.J.S.: Cimetidine and ranitidine: Comparison of effects on hepatic drug metabolism. Br. Med. J. *281*, 775–777 (1980)
49. Hetzel, D., Birkett, D., Miners, J.: Cimetidine interaction with warfarin. Lancet 1979, 639
50. Hobbs, D.C., Twomey, T.M.: Piroxicam pharmacokinetics in man: Aspirin and antacid interaction studies. J. Clin. Pharmacol. *19*, 270–281 (1979)
51. Hurwitz, A.: Antacid therapy an drug kinetics. Clin. Pharmacokinet. *2*, 269–280 (1977)
52. Hurwitz, A., Schlozman, D.L.: Effects of antacids on gastrointestinal absorption of isoniazid in rat and man. Am. Rev. Respir. Dis. *109*, 41–47 (1974)
53. Jackson, J.E., Powell, R.J., Wandell, M., Bentley, J.E., Dorr, R.: Cimetidine – theophylline interaction. Pharmacologist *22*, 231 (1980)
54. Jefferys, D.B., Vale, J.A.: Cimetidine and bradykardia. Lancet *1978 I*,, 828
55. Johnson, B.F., O'Grady, J., Bye, C.: The influence of digoxin particle size on absorption of digoxin and the effect of propantheline and metoclopramide. Br. J. Clin. Pharmacol. *5*, 465 (1978)

56. Khalil, S.A.H.: The uptake of digoxin and digitoxin by some antacids. J. Pharm. Pharmacol. *26*, 961–967 (1974)
57. Khalil, S.A., Iwuagwu, M.: In vitro uptake of oral contraceptive steroids by magnesium trisilicate. J. Pharm. Sci. *67*, 287–289 (1978)
58. Khalil, S.A., Daabis, N.A., Naggar, V.F., Motawi, M.M.: The in vitro adsorption of some antibiotics on antacids. Pharmazie *31*, 105–109 (1976)
59. Klotz, U., Reimann, I.: Delayed clearance of diazepam due to cimetidine. N. Engl. J. Med. *302*, 1012–1014 (1980)
60. Klotz, U., Anttila, V.-J., Reimann, I.: Cimetidine/diazepam interaction. Lancet 2, *1979 II*, 699
61. Koch-Weser, J.: Drug therapy. Bioavailability of drugs (First of two parts). N. Engl. J. Med. *291*, 733–737 (1974)
62. Koch-Weser, J.: Drug therapy. Bioavailability of drugs (Second of the parts). N. Engl. J. Med. *291*, 503–506 (1974)
63. Kulshrestha, V.K., Thomas, M., Wadsworth, J., Richens, A.: Interaction between phenytoin and antacids. Br. J. Clin. Pharmacol. *6*, 177–179 (1978)
64. Langmann, M.J.S.: Gastrointestinal drugs. In: Side effects of drugs. Annual 4, Dukes, M.N.G. (ed.), pp. 252–257. Amsterdam: 1980
65. Lee, D.A.H., Taylor, G.M., Walker, J.G., James, V.H.T.: The effect of concurrent administration of antacids on prednisolone absorption. Br. J. Clin. Pharmacol. *8*, 92–94 (1979)
66. Levy, G., Lampman, T., Kamath, B.L., Garrettson, L.K.: Decreased serum salicylate concentrations in children with rheumatic fever treated with antacid. N. Engl. J. Med. *293*, 323–325 (1975)
67. gestrichen
68. Lucarotti, R.L., Colaizzi, J.L., Barry, H., Poust, R.J.: Enhanced aboudoephedrine absorption by concurrent administration of aluminium hydroxide gel in humans. J. Pharm. Sci. *61*, 903–905 (1972)
69. Ma, K.W., Brown, D.C., Masler, D.S., Silvis, S.E.: Effects of renal failure on blood levels of cimetidine. Gastroenterology *74*, 473–477 (1978)
70. Marks, J.N.: Current therapy in peptic ulcer. Drugs *20*, 283–299 (1980)
71. McElnay, J.C., Harron, D.W.G., D'Arcy, P.F., Collier, P.S.: Interaction of warfarin with antacid constituents. Br. Med. J. *1978 II*, 1166
72. Melmon, K.L., Gilman, A.G.: Drug interactions. In: Goodman and Gilman's: The pharmacological basis of therapeutics. Goodman, A., Gilman, Goodman, L.S., Gilman, A. (eds.), pp. 1737–1740. New York: 1980
73. Melmon, K.L., Nierenberg, D.W.: Drug interactions and the prepared observer. N. Engl. J. Med. *304*, 723–725 (1981)
74. Meyer, U.A.: Welche Arzneimittelwechselwirkungen sind klinisch relevant? Internist (Berlin) *20*, 251–256 (1979)
75. Morris, T., Rhodes, J.: Antacids and peptic ulcer – a reappraisal. Gut *20*, 538–545 (1979)
76. Morrison, P.J., Rogers, H.J., Bradbrook, I.D.: Concurrent administration of cimetidine and enteric-coated prednisolone: Effect on plasman levels of prednisolone. Br. J. Clin. Pharmacol. *10*, 87–89 (1980)
77. Naggar, V.F., Khalil, S.A., Daabis, N.A.: The in-vitro adsorption of some antirheumatics on antacids. Pharmazie *31*, 461–465 (1976)
78. Naggar, V.F., Gouda, M.W., Khalil, S.A.: In vitro adsorption of some corticosteroids on antacids. Pharmazie *32*, 778–781 (1977)
79. Naggar, V.F., Khalil, S.A., Gouda, M.W.: Effect of concomitant administration of magnesium trisilicate on GI absorption of dexamethasoue in humans. J. Pharm. Sci. *67*, 1029–1030 (1978)

80. Nair, S.G., Gamble, J.A.S., Dundee, J.W., Howard, P.J.: The influence of three antacids on the absorption and clinical action of oral diazepam. Br. J. Anaesth. *48*, 1175–1180 (1976)
81. Nair, S.G., Gamble, J.A.S., Dundee, J.W., Howard, P.J.: New drugs for peptic ulcer. Br. Med. J. *1980 II*, 95–96
82. O'Brien, L.S., Orme, M.L'E., Breckenridge, A.M.: Failure of antacids to alter the pharmacokinetics of phenytoin. Br. J. Clin. Pharmacol. *6*, 176–177 (1978)
83. Ohnhaus, E.E.: The effect of antacid and food on the absorption of proquazone (biarison) in man. Int. J. Clin. Pharmacol. Ther. Toxicol. *18*, 136–139 (1980)
84. Orme, M.L'E., Serlin, M.J.: Avoiding drug interactions during oral anticoagulant therapy. Adverse Drug Reaction Bull *81*, 292–295 (1980)
85. Pathwardhan, R.V., Yarborough, G.W., Desmond, P.V., Johnson, R.F., Schenker, S., Speeg, K.V.: Cimetidine spares the glucuronidation of lorazepam and oxazepam. Gastroenterology *79*, 912–916 (1980)
86. Peterson, W.L., Sturdevant, R.A.L., Frankl, H.D. et al.: The healing of duodenal ulcer with an antacid regimen. N. Engl. J. Med. *297*, 341 (1977)
87. Piper, D.W., Kang, J.: Which antacid? Drugs *17*, 124–128 (1979)
88. Puurunen, J., Pelkonen, O.: Cimetidine inhibits microsomal drug metabolism in the rat. Eur. J. Pharmacol. *55*, 335–336 (1979)
89. Rendić, S., Sunjić, V., Toso, R., Kajfez, F.: Interaction of cimetidine with liver microsomes. Xenobiotica *9*, 555–564 (1979)
90. Rogers, H.J., House, F.R., Morrison, P.J., Bradbook, I.D.: Interaction of cimetidine with tetracycline absorption. Lancet *1980 II*, 694
91. Rogers, H.J., James, C.A., Morrison, P.J., Bradbook, I.D.: Effect of cimetidine on oral absorption of ampicillin and cotrimoxazole. J. Antimicrob. Chemother. *6*, 297–300 (1980)
92. Romankiewicz, J.A.: Effects of antacids on gastrointestinal absorption of drugs. Primary Care *3*, 537–550 (1976)
93. Ruffalo, R.L., Thompson, J.F.: Effect of cimetidine on the clearance of benzodiazepines. N. Engl. J. Med. *303*, 753–754 (1980)
94. Segre, E.J., Sevelius, H., Varady, J.: Effects of antacids on naproxen absorption. N. Engl. J. Med. *291*, 582–583 (1974)
95. Sehrt, U.: Pharmako-Therapie, S. 65. München: M.M.W. Medizin-Verlag 1980
96. Serlin, M.J., Sibeon, R.G., Mossman, S., Breckenridge, A.M.: Cimetidine: Interaction with oral anticoagulants in man. Lancet *1979 II*, 318–349
97. Silver, B.A., Bell, W.R.: Cimetidine potentiation of the hypothrombinemic effect of warfarin. Ann. Intern. Med. *90*, 384 (1978)
98. Staiger, C., Simon, B., de Vries, J., Walter, E.: Untersuchungen zur Wirkung von Ranitidin auf den Antipyrin-Metabolismus. Z. Gastroenterol. *18*, 601–604 (1980)
99. Steinberg, W., King, C., Toskes, P.: Cimetidine inhibits the absorption of protein-bound vitamin B 12 but not crystalline vitamin B 12. Gastroenterology *74*, 1099 (1978)
100. Tanner, A.R., Caffin, J.A., Halliday, J.W., Powell, L.W.: Concurrent administration of antacids and prednisone: Effect on serum levels of prednisolone. Br. J. Clin. Pharmacol. *7*, 397–400 (1979)
101. Thornton, P.C., Papouchado, M., Reed, P.I.: Carbenoxolone interactions in man – preliminary report. Carbenoxolone Symposium, Scand. J. Gastroenterol. (1981)
102. Uribe, M., Casian, C., Rojas, S., Sierra, J.G., Go, V.L.: Decreased bioavailability of prednisone due to antacids in patients with chronic active liver disease and in healthy volunteers. Gastroenterology *80*, 661–665 (1981)
103. Verbeeck, R., Tjandramaga, T.B., Mullie, A., Verbesselt, R., de Schepper, P.J.: Effect of aluminum hydroxide on diflunisal absorption. Br. J. Clin. Pharmacol. *7*, 519–522 (1979)

104. Vöhringer, H.-F., Kuhlmann, J., Rietbrock, N.: Der Einfluß von Antacida auf die Plasmakonzentration von Digoxin beim Menschen. Dtsch. Med. Wochenschr. *101*, 106–108 (1976)
105. Waisbren, B.A., Hueckel, J.S.: Reduced absorption of aureomycin caused by aluminum hydroxide gel (amphojel). Proc. Soc. Exp. Biol. Med. *73*, 73–74 (1950)
106. Walkenstein, S.S., Dubb, J.W., Randolph, W.C., Westlake, W.J., Stote, R.M., Intoccia, A.P.: Bioavailability of cimetidine in man. Gastroenterology *74*, 360–365 (1978)
107. Wallin, B.A., Jacknowitz, A., Raich, P.C.: Cimetidine and effect of warfarin. Ann. Intern. Med. *90*, 993 (1979)
108. Weinberger, M.M., Smith, G., Milavetz, G., Hendeles, L.: Decreased theophylline clearance due to cimetidine. N. Engl. J. Med. *304*, 672 (1981)
109. Wilkinson, C.F., Hetnarski, K., Hicks, L.J.: Substituted imidazoles as inhibitors of microsomal oxidation and insecticide synergists. Pestic. Biochem. Physiol. *4*, 299–312 (1974)
110. Wilkinson, G.R., Shand, D.G.: A physiological approach to hepatic drug clearance. Clin. Pharmacol. Ther. *18*, 377–390 (1975)
111. Wing, L.M.H., Meffin, P.J., Grygiel, J.J., Smith, K.J., Birkett, D.J.: The effect of metoclopramide and atropine on the absorption of orally administered mexiletine. Br. J. Clin. Pharmacol. *9*, 505–509 (1980)
112. Knodell, R.G., Holtzman, J.L., Crankshaw, D.L., Steele, N.M., Stanley, L.N.: Drug metabolism by rat and human hepativ microsomes in response to interaction with H_2-receptor antagonists. Gastroenterology *82*, 84–88 (1982).
113. Speeg, K.V., Pathwardhan, R.V., Avant, G.R., Mitchell, M.C., Schenker, S.: Inhibition of microsomal drug metabolism by histamine H_2-receptor antagonists studied in vivo and in vitro in rodents. Gastroenterology *82*, 89–96 (1982)
114. Jackson, E.J.: Reduction of liver blood flow by cimetidine. New England Journal of Medicine *105*, 99–100 (1981)
115. Lebrec, D., Goldfarb, G., Benhamou, J.: Reduction of liver blood flow by cimetidine. New England Journal of Medicine *105*, 100–101 (1981)
116. Lam, A.M.: Potentially lethal interaction of cimetidine and morphine (letter). The Canadian Medical Association *125/8*, 820 (1981)
117. Shaw, G., Bury, R.W., Mashford, M.L., Breen, K.J., Desmond, P.V.: Cimetidine impairs the elimination of Chlormethiazole. Eur. J. Clin. Pharmacol. *21*, 83–85 (1981)
118. Harenberg, J., Zimmermann, R., de Vries, J., Walter, E., Weber, E.: Pharmacodynamics of Marcumar (phenprocoumone) during concomitant treatment with Tagamet (cimetidine) (in Vorbereitung)
119. Streeter, A.M., Goulston, K.J., Bathur, F.A., Hilmer, R.S., Crance, G.G., Pheils, M.T.: Cimetidine and malabsorption of cobalamin. Digestive Dieseases and Sciences *27*, 13–16 (1982)
120. Gugler, R., Brand, M., Somogyi, A.: Impaired cimetidine absorption due to antacids and metoclopramide. Eur. J. Clin. Pharmacol *201*, 225–228 (1981)
121. Normann, S., Russell, W., Guild, R., Doering, P., Lopez, L.: Some effects of mylanta II and bicarbonate on cimetidine absorption (abstr.). Gastroenterology *82*, 1138 (1982)
122. Khoury, W., Geraci, K., Askari, A., Johnson, M.: The Effect of cimetidine on aspirin absorption. Gastroenterology *5*, 1169 (1976)
123. Jordaens, L., Hoegarts, J., Belpaire, F.: Non-interaction of cimetidine with digoxin absorption. Acta Clin. Belg. *36* (2), 109–110 (1981)
124. Ochs, R., Gugler, R., Guthoff, T., Greenblatt, D.J.: Effect of cimetidine on digoxin kinetics and creatinine clearance (in Vorbereitung)
125. Feely, J., Guy, E.: Ranitidine also reduces liver blood flow. The Lancet *1*, 169 (1982)
125a. Steinberg, W.M., Lewis, J.H., Katz, D.M.: Antacids inhibit absorption of Cimetidine. New England Journal of Medicine *307*, 400–404 (1982)

Kapitel 26

Konsequenzen

A. L. Blum und J. R. Siewert

Im folgenden werden die in Kap. 17–24 besprochenen Prinzipien der medikamentösen Therapie gegeneinander abgewogen.

1 Schubtherapie des Ulcus duodeni

1.1 Vergleichende Beurteilung der Ulcusmedikamente

8 Medikamente sind beim Ulcus duodeni wirksam: Bei Verabreichung der in Tabelle 1 angegebenen Dosis heilen $^3/_4$ der Ulcera innerhalb von 4 Wochen ab. Jedes der erwähnten Medikamente ist in mehreren Doppelblindstudien geprüft worden. Ulcogant und besonders Sostril bzw. Zantac sind neu registrierte Medikamente, deren endgültige Stellung bei der Ulcustherapie z. Z. noch nicht feststeht.
Weitere 5 in Deutschland registrierte Medikamente beschleunigen angeblich ebenfalls die Heilung beim Ulcus duodeni. Aufgrund der in Tabelle 2 angegebenen Doppelblindstudien ist eine Heilungsbeschleunigung jedoch nicht – in einigen Fällen noch nicht – als erwiesen zu betrachten. Auf über 40 Medikamente, die in Deutschland nicht registriert und nicht adäquat geprüft worden sind, wird hier nicht eingegangen.

- Beschleunigen die Medikamente die Ulcusheilung?
- Beseitigen sie den Ulcusschmerz?
- Haben sie unerwünschte Nebenwirkungen?
- Sind sie einfach einzunehmen?
- Ist der Stand der klinischen Forschung ausreichend?

Es wird versucht, diese Fragen anhand eines Schulnotensystems zu beantworten (Tabelle 3). Prämisse dabei ist, daß die 8 Medikamente eine annähernd identische Wirkung auf die Ulcusheilung besitzen. Diese Wirkung darf als gut bezeichnet werden und erhält die Note 2.

Tabelle 1. 8 der 1982 registrierten Medikamente mit erwiesener Wirksamkeit beim Ulcus duodeni

Tagamet-200 (SK & F)	Cimetidin 1000 mg/Tag: Je 1 Tablette à 200 mg zu den drei Hauptmahlzeiten, 2 Tabletten vor dem Schlafengehen
Tagamet-400 (SK & F)	Cimetidin 800 mg/Tag: Je 1 Tablette à 400 mg zum Frühstück und vor dem Schlafengehen
Sostril (Cascan) Zantac (Glaxo)	Ranitidin 300 mg/Tag: Je 1 Tablette à 150 mg zum Frühstück und zum Nachtessen
Gastrozepin (Thomae)	Pirenzepin (100–)150 mg/Tag: Je (1–)1 ½ Tabletten à 50 mg zum Frühstück und zum Abendessen
Ulcogant (Merck)	Sucralfat 4 g/Tag: Je 1 Tablette à 1 g 1–2 h nach den Hauptmahlzeiten, 1 Tablette vor dem Schlafengehen
Surmontil (Specia)	Trimipramin mindestens 50 mg/Tag: 2 Tabletten à 25 mg vor dem Schlafengehen; falls nötig auch 1 Tablette morgens und mittags
Biogastrone-Duodenal (Homburg)	Carbenoxolon-Na 300 mg/Tag: Je 2 Tabletten à 50 mg zu den drei Hauptmahlzeiten
Maaloxan (Müller-Rorer)	Aluminium-Magnesium-Hydroxyd-Chlorid-Gel 210 ml/Tag: Je 1 und 3 h nach den Hauptmahlzeiten sowie vor dem Schlafengehen 30 ml Gel
Duosol (Cooper)	Trikalium-dicitrato-wismutat-Lösung 40 ml/Tag: 30 min vor den Hauptmahlzeiten und vor dem Schlafengehen 10 ml Lösung; Nachtrinken von Wasser verboten

Tabelle 2. Weitere in Doppelblindstudien geprüfte und registrierte[a] Medikamente mit angeblicher Wirksamkeit beim Ulcus duodeni

Glyptid (Crinos)	Sulglycotid 500 mg/Tag (Bianchi-Porro 1979)
Dogmatil (Delagrange)	Sulpirid 150 mg/Tag (Lam 1979)
Milid (Opfermann)	Proglumid 1 200 mg/Tag (Miederer 1979)
Al-Mg-Hydroxydhaltige Kautabletten	Z.B. Maaloxan (Müller, Rorer, 6 · 2 Tabletten/Tag) oder Link (Berstad 1982, 7 · 2 Tabletten), oder selbstangefertigte Kautabletten (Lam 1979)
Caved-(S) (Cedona)	Succus liquirrhiciae deglycyrrhinatum mit verschiedenen Zusätzen 3 · 2 Tabletten/Tag (Misiewicz 1971)
De-Nol (Gist-Brocade)	Trikalium-dicitrato-wismutat-Tabletten 4 · 1 Tablette/Tag (Vantrappen 1980)

[a] Oktober 1981

In bezug auf die Beseitigung des *Ulcusschmerzes* ist eine gute Wirkung unter Cimetidin, Ranitidin, Sucralfat und Antacida beobachtet worden. Die anderen Medikamente besitzen eine weniger gute, z. T. ungenügende Wirkung auf den Schmerz.

Bezüglich der *Nebenwirkungen* wird Cimetidin als befriedigend beurteilt. Bei einer sehr kleinen Zahl von mit Cimetidin behandelten Patienten treten Gynäkomastie, Impotenz, Verwirrtheitszustände, Neutropenie und

Tabelle 3. Pharmakotherapie des Ulcus-duodeni-Schubes. Geprüft wurden folgende Charakteristika: Wirkung auf die Ulcusheilung bei 4wöchiger Therapie; Wirkung auf den Ulcusschmerz; Einfachheit der Einnahme des Ulcusmedikamentes, speziell Eignung als Medikament bei berufstätigen Patienten; unerwünschte Nebenwirkungen des Medikamentes bei der vorgeschlagenen Dosierung; Qualität der klinischen Forschung einschließlich eines „Postmarketing Surveillance Program". Noten: 1 (sehr gut), 2 (gut), 3 (befriedigend), 4 (nicht befriedigend), 5 (schlecht), 6 (sehr schlecht). AMH = Aluminium-Magnesium-Hydroxyd-Gel in hoher Dosierung

Charakteristika	Cimetidin 1000	Ranitidin	Cimetidin 800	Sucralfat	Pirenzepin	Trimipramin	Carbenoxolon-Na	AMH	Wismutsuspension	Placebo
Heilung	2	2	2	2	2	2	2	2	2	4
Schmerz	2	2	3	2	3	4	3	2	4	4
Einfachheit	3	2	2	3	2	1	3	6	6	1
Nebenwirkungen	3	2	3	2	3	4	5	5	4	2
Forschung	1	3	3	3	3	3	2	3	3	3

Tabelle 4. Interaktionen von Cimetidin

Hemmt den Abbau und verstärkt die Wirkung von:
- Oralen Anticoagulanzien
- Valium, Librium
- Betablockern
- Theophyllin

Vermindert Resorption von:
- Vitamin B_{12}
- Tetracyclin

Wird vermindert resorbiert bei:
- Kombination mit Antacida

Cholestase auf. Die Interaktion mit oralen Anticoagulanzien, Valium, Librium, Betablockern, Theophyllin, Phenytoin, oralem Vitamin B_{12}, oralen Tetracyclinen und Antacida fällt in der praktischen Therapie ebenfalls nicht sehr ins Gewicht (Tabelle 4). Nicht geklärt in bezug auf ihren klinischen Stellenwert ist die durch Cimetidin verursachte Hypochlorhydrie mit Proliferation von Bakterien und Anstieg der Konzentration der potentiell carcinogenen N-Nitrosamine im Magensaft.

Ranitidin hat gegenüber Cimetidin folgende Vorteile in bezug auf die Nebenwirkungen: Es interferiert nicht mit dem Abbau anderer Arzneimittel in der Leber; es soll nicht ins Zentralnervensystem übertreten können und

Tabelle 5. Hypothetisches Modell der Ulcustherapie. Gezeigt wird die Beziehung zwischen der Behandlung des Ulcusschubes und der Rezidivneigung nach Absetzen des Medikamentes. Je nach Selektion der Patienten einer kontrollierten Studie läßt sich kein Unterschied zwischen Cimetidin und Placebo erkennen, oder Cimetidin beschleunigt die Heilung bei Patienten mit großer Rezidivneigung. Wünschbar ist ein – hypothetisches – „protektives" Medikament, welches eine besonders widerstandsfähige, nicht zur Rezidiven neigende Narbe erzeugt

	Therapie des Ulcusschubes		
	Placebo	Cimetidin	Hypothetisches „protektives" Medikament
Ulcera mit schlechter Heilungstendenz und großer Rezidivneigung	Keine Abheilung	Abheilung, große Rezidivneigung	Abheilung, *kleine* Rezidivneigung
Ulcera mit guter Heilungstendenz und kleiner Rezidivneigung	Abheilung, kleine Rezidivneigung	Abheilung, kleine Rezidivneigung	Abheilung, kleine Rezidivneigung

auch keine Bindungsaffinität für Leukocyten zeigen. Ob sich diese Vorteile auch im klinischen Alltag als nützlich erweisen werden, ist z. Z. noch ungeklärt.

Es bleibt abzuwarten, ob bei zunehmender Erfahrung die Ansicht über die besonders geringen Nebenwirkungen von Ranitidin nicht doch noch revidiert werden muß.

Zur Zeit noch umstritten bleibt die wichtige Frage, ob nach einer Therapie mit Cimetidin gehäuft *Rezidive* auftreten. Wir selbst und andere Autoren haben im Anschluß an eine Cimetidintherapie mehr Rezidive beobachtet als im Anschluß an andere Behandlungsmethoden. Mehrere Autoren konnten dieses Phänomen nicht feststellen. Eine mögliche Erklärung für die unterschiedlichen Befunde wird in Tabelle 5 gezeigt.

Pirenzepin erzeugt dosisabhängige anticholinerge Nebenwirkungen. Trimipramin verursacht starke Müdigkeit, Carbenoxolon z. T. bedrohliche aldosteronartige Effekte und das Aluminium-Magnesium-Hydroxyl-Gel (AMH) in der empfohlenen Dosierung von 210 ml/Tag massive Durchfälle. Bei den Wismutsuspensionen ist der Geschmack so schlecht, daß das Medikament den Patienten kaum zugemutet werden kann. Wismutprodukte sind in manchen Ländern wegen der gefährlichen Wismutencephalopathie nicht mehr zugelassen.

Einfach einzunehmen sind Cimetidin in der „neuen" Dosierung von 2 × 400 mg/Tag, Ranitidin und Pirenzepin. Hier genügen zwei Dosierun-

gen/Tag. Beim Trimipramin kann sogar schon 1 Dosis/Tag genügen. Bei Cimetidin in der „klassischen“ Dosierung und Carbenoxolon sind 4 Dosierungen notwendig. Bei den Antacidagelen und Wismutlösungen ist der komplizierte Einnahmemodus manchen Patienten nicht zumutbar.
Die *klinische Forschung* ist beispielhaft gut beim Cimetidin und akzeptabel beim Carbonoxolon.
Von Interesse ist nicht nur ein Vergleich der Ulcusmedikamente untereinander, sondern auch mit *Placebo*. In Tabelle 3 wird die Wirkung von Placebo auf die Ulcusheilung als unbefriedigend bezeichnet, obwohl gerade in Zentraleuropa die Ulcusheilung unter Placebo sehr rasch erfolgt. Ähnliches gilt für den Ulcusschmerz. Gefährliche Nebenwirkungen sind mit Placebo nicht zu erwarten, und die Einnahme von Placebo kann ganz den Bedürfnissen des Patienten angepaßt werden. Die Placeboforschung hat in den letzten Jahren einen großen Aufschwung genommen, doch sind noch manche Fragen offen.
Eine *Revision dieser Wertung* würde erfolgen, falls nachgewiesen werden könnte, daß Antacidagele in niederen Dosen von unter 100 ml/Tag wirksam sind. Von Interesse wäre ferner ein eindeutiger Wirksamkeitsnachweis von Antacidumkautabletten. Diese Medikamente, während Jahrzehnten als bloße „logische Placebos“ betrachtet, haben in letzter Zeit wieder Beachtung gefunden. In einigen Doppelblindstudien haben sie eine erstaunlich gute Wirksamkeit gezeigt (vgl. Tabelle 2), doch können diese Studien noch nicht alle bestehenden Zweifel beseitigen.

1.2 Ziele bei der Therapie des Ulcus duodeni und ihre Auswirkungen auf die Wahl der Ulcusmedikamente

Jedes einzelne der in Tabelle 3 angegebenen Charakteristika kann ein Hauptziel der Therapie des Ulcus-duodeni-Schubes sein. In wissenschaftlich motivierten kontrollierten Doppelblindstudien ist das entscheidende Kriterium die objektivierbare Heilungsgeschwindigkeit des Ulcus. Für den Patienten ist es jedoch bedeutungsvoller, wie rasch er beschwerdefrei wird. Zudem ist es für den Patienten von Bedeutung, wie einfach die Einnahme des Medikamentes ist. Günstig sind jene Medikamente, deren Einnahme nicht mit den täglichen Verrichtungen interferiert: Sie können auch von berufstätigen Patienten ohne weiteres eingenommen werden. Manche Ärzte machen zwar geltend, daß gerade eine komplizierte Verordnung einen großen Placeboeffekt habe und deshalb besonders gut wirke; ein solches Vorgehen scheint uns, wenn überhaupt, nur in Einzelfällen empfehlenswert. Für den verantwortungsvollen Arzt, der sein Handeln nach dem Grundsatz „Primum nil nocere“ ausrichtet, spielen die Nebenwirkungen eines Medikamentes eine große Rolle. Dies gilt im besonderen

Maße für einen bis zur Diagnosestellung unkomplizierten Schub eines Ulcus duodeni; in solchen Fällen ist im weiteren Verlauf des Schubes nicht mehr mit Komplikationen zu rechnen und die Behandlung sollte auf höchstmögliche Sicherheit ausgerichtet sein. In diesem Zusammenhang ist auch die Qualität der klinischen Forschung wichtig. Sorgfältige, wissenschaftlich einwandfreie klinische Studien und ein Überwachungsprogramm, das Nebenwirkungen auch noch nach der Einführung des Medikamentes auf den Markt erfaßt, geben dem Arzt die nötige Sicherheit. Wir persönlich sind der Ansicht, daß bei der Behandlung des Ulcus-duodeni-Schubes die fünf genannten Charakteristika von etwa gleichgroßer Bedeutung sind. Wir würden deshalb die in Tabelle 3 genannten Bewertungsnoten zu einer Durchschnittsnote zusammenfassen. Dabei erhält man für Cimetidin 1 000 und Ranitidin 2,2, für Cimetidin 800, Pirenzepin und Sucralfat 2,6, für Trimipramin und Placebo 2,8, für Carbenoxolon-Natrium 3,0 für Aluminium-Magnesium-Hydroxyd-Gele in hoher Dosierung 3,6 und für Wismutsuspension 3,8. Die Verabreichung eines Ulcusmedikamentes mit einer Durchschnittsnote unterhalb jener von Placebo erscheint uns nur in besonderen Situationen gerechtfertigt.

2 Rezidivprophylaxe des Ulcus duodeni

Zur Prophylaxe des Ulcus duodeni sind bisher fünf Medikamente eingesetzt worden, nämlich Cimetidin, Ranitidin, Pirenzepin und Carbenoxolon. Neuerdings wird auch über gute Erfolge mit Sucralfat berichtet, doch sind diese Beobachtungen präliminär und eine verbindliche Stellungnahme ist noch nicht möglich. Die relevanten Fragen lauten: Verhütet die Anwendung Rezidive? Hat sie unerwünschte Nebenwirkungen? Ist sie einfach durchzuführen? Cimetidin und Ranitidin kommen dabei auf den besten Notendurchschnitt (Tabelle 6).

Tabelle 6. Wirksamkeit der prophylaktischen Langzeitanwendung von Ulcustherapeutica beim Ulcus duodeni

Fragen zur prophylaktischen Langzeitanwendung	Cimetidin	Ranitidin	Pirenzepin	Carbenoxolon
Verhütet sie Rezidive?	2	2	3	4
Hat sie unerwünschte Nebenwirkungen?	3	3	3	5
Ist sie einfach durchführbar?	3	3	3	3
Durchschnitt	2,3	2,3	3	4

3 Therapie des Ulcus ventriculi

Die Behandlung des Ulcus ventriculi ist heute noch wesentlich problematischer als die Behandlung des Ulcus duodeni: Von den in Tabelle 1 erwähnten Medikamenten wirken Cimetidin, Ranitidin und Pirenzepin nicht überzeugend, und Trimipramin wurde nicht geprüft.
Die gute Wirkung von Carbenoxolon-Natrium ist in zahlreichen Doppelblindstudien erhärtet worden, doch sind die Bedenken in bezug auf Nebenwirkungen noch größer als beim Ulcus duodeni, da die Patienten mit Ulcus ventriculi im Durchschnitt älter sind und eine medikamentös-induzierte Hypertonie und Flüssigkeitsretention noch schlechter vertragen als die Patienten mit Ulcus duodeni. Die lokal wirksamen Medikamente, d. h. Sucralfat, Antacidumpräparationen und Wismutsuspensionen, sollten theoretisch beim Ulcus ventriculi besser wirksam sein als beim Ulcus duodeni; aufgrund der klinischen Studien kommen jedoch die erzielten Resultate nicht an die Erwartungen heran. Speziell beim Ulcus ventriculi sind viele Studien wegen der zu kleinen Anzahl untersuchter Patienten nicht schlüssig. Eine exakte Bewertung der Medikamente wie beim Ulcus duodeni ist deshalb beim Ulcus ventriculi z. Z. nicht möglich. Eine wirksame Rückfallprophylaxe bei vertretbar niedrigem Risiko ist uns beim Ulcus ventriculi nicht bekannt; die Langzeitverabreichung von Sekretionshemmern erscheint uns bei dieser Erkrankung prima vista nicht unbedenklich; die prophylaktische Wirkung von Sucralfat ist nicht erwiesen.

4 Zusammenfassung

Ein Vergleich der Ulcusmedikamente zeigt, daß beim Ulcus duodeni z. Z. noch immer die Histaminantagonisten die zentrale Stellung einnehmen. Beim Ulcus ventriculi ist die Bevorzugung der Histaminantagonisten gegenüber den lokal wirksamen Medikamenten – Antacida, Sucralfat und Wismutsuspensionen – weniger eindeutig.

Literatur

1. Berstad, A., Aadland, E., Bjerke, K., Carlsen, E.: Relapse of duodenal ulcer after treatment with trimipramine/antacids or cimetidine/antacids. Scand. J. Gastroenterol. *16*, 933–936 (1981)

Weitere Literatur s. Kap. 19–25

Prinzipien operativer Therapie

Kapitel 27

Problemstellung

J. R. SIEWERT und A. L. BLUM

Es mag vielerorten noch schwerfallen, die chirurgisch-therapeutischen Prinzipien mit den gleichen Maßstäben zu messen wie die Prinzipien der konservativen Therapie. Zugegeben, die Überprüfung operativer therapeutischer Prinzipien leidet unter drei Problemen: Die Untersuchung kann nicht doppelblind erfolgen; die individuelle Erfahrung und Geschicklichkeit des Operateurs geht als unausgesprochenes Faktum in die Ergebnisse mit ein; die Irreversibilität chirurgischer Maßnahmen kann zu ethischen Problemen führen. In allen übrigen Punkten unterscheidet sich ein chirurgisch-therapeutisches Prinzip aber nicht von einem konservativen. Somit ist nach Standardisierung der operativen Technik und unter Beschränkung auf eine vergleichbare Gruppe von Operateuren eine randomisierte kontrollierte Überprüfung des therapeutischen Prinzips möglich und notwendig. Die Chirurgie wird sich dieser objektiven Form der Qualitätskontrolle stellen müssen.

Leider liegen erst ganz wenige, den notwendigen Anforderungen genügende Studien vor. In Ermangelung solcher Studien müssen auch andere Parameter bei der Urteilsbildung über Sinn und Wert eines chirurgischen therapeutischen Prinzips herangezogen werden: z.B. eine besonders gute Kenntnis des Wirkungsmechanismus. Dabei gilt es, scheinbar logische und überzeugende Einsichten in den Wirkungsmechanismus daraufhin zu überprüfen, wie weit sie wirklich am Menschen bewiesen sind. Oft muß gerade in der operativen Medizin die Wahl zwischen zwei ähnlich effektiven Verfahren auf Grund der Nebenwirkungen erfolgen. In Anbetracht der Gutartigkeit der Ulcuskrankheit müssen Nebenwirkungen daraufhin überprüft werden, inwieweit sie ein größeres Risiko für den Patienten darstellen als es die Grundkrankheit tut.

Unsere Bestandsaufnahme gilt für heute; neue Fakten können zu einer Änderung des Bildes führen. Auch aus der Anwendung eines therapeutischen Prinzips sollte kein Prinzip gemacht werden.

Kapitel 28

Therapeutisches Prinzip: Vagotomie

J. R. SIEWERT und H. BAUER

1 Definition

Die Anwendung der Vagotomie als therapeutisches Prinzip beim Ulcus geht von der Vorstellung aus, daß der N. vagus in der Sekretionsphysiologie des normalen Magens und mehr noch beim peptischen Ulcus eine entscheidende Rolle spielt. Aus der langen *Geschichte der Vagotomie* sind hier vor allem zwei Namen zu nennen: Pavlov wies experimentell die Bedeutung des N. vagus für die Sekretionsphysiologie des normalen Magens nach; Dragstedt, der in einer Vagus-Überfunktion die wesentliche Ursache der Hypersekretion des Ulcusleidens sah, führte, gestützt auf experimentelle und klinische Untersuchungsergebnisse, die Vagotomie in die chirurgische Behandlung des peptischen Ulcus ein [39]. Seitdem wird unter dem Begriff *Vagotomie* im klinischen Sprachgebrauch die Durchtrennung des N. vagus oder seiner gastralen Äste verstanden, die dem Ziel einer Reduktion der Säuresekretionsleistung des Magens dient.
Die Vagotomie kann in verschiedenen Varianten durchgeführt werden und erfordert dabei unterschiedliche Kombinationseingriffe (s. u.). Der Begriff *Drainageoperation* bezeichnet eine zusätzliche entleerungsverbessernde Maßnahme, die durch eine Schwächung der Pylorusfunktion als Pyloroplastik (P) oder zusätzliche Ableitung des Magens über eine Gastroenterostomie (GE) erfolgen kann. Eine mögliche Alternative könnte künftig die endoskopische oder chirurgische Pylorusdilatation (PD) darstellen (s. Kap. 29). Die Antrektomie (A) mit Wiederherstellung der Passage in Form einer Gastroduodenostomie (Typ BI) oder einer Gastrojejunostomie (Typ BII) ist ein weiterer häufig angewandter Kombinationseingriff.
Die *klinischen Resultate der Operation* werden durch die Kliniksterblichkeit (Mortalität) sowie die Häufigkeit der Folgeerkrankung (Morbidität) definiert (s. S. 370). Die klinische Einstufung der Gesamtresultate erfolgt nach der von Visick angegebenen Klassifizierung, wobei Visick I ein aus-

gezeichnetes Resultat (völlige Symptom- und Beschwerdefreiheit) und Visick II ein gutes Resultat mit gelegentlichen leichten, gut korrigierbaren Beschwerden bedeutet.

Die *Leistungsfähigkeit* der Vagotomie wird in klinischen Studien überprüft, die entweder retrospektiv (nachträgliche Untersuchung eines mit einer bestimmten Methode operierten Patientenkollektivs) oder kontrolliert (Vergleich zweier unterschiedlicher Operationsverfahren an einem vorher genau definierten Patientenkollektiv) prospektiv durchgeführt werden. Der Säurereduktionseffekt der Vagotomie wird durch die Senkung der Basalsekretion (Basal Acid Output = BAO) und der mit Histamin oder Pentagastrin maximal stimulierten Sekretion (Maximal Acid Output = MAO) definiert.

2 Klassifizierung der Vagotomievarianten

Die wichtigsten Faktoren, die zur Ulcusentstehung führen, sind Säure, proteolytische Aktivität des Magensaftes und ein gestörtes Gleichgewicht zwischen den aggressiven und protektiven Einflüssen, die auf die intakte Mucosa einwirken (s. Kap. 3, 4, 5). Während eine wesentliche Rolle der Hypersekretion in der Pathogenese der Ulcus duodeni gesichert erscheint, ist die Bedeutung des N. vagus oder eines sog. gesteigerten Vagotonus als Ursache der gesteigerten Säuresekretion umstritten. Ulcus-duodeni-Patienten secernieren mehr Säure als Magengesunde, nicht nur interdigestiv [39], sondern auch nach pharmakologischer Stimulation mit Histamin oder Pentagastrin [70] sowie nach endogener Stimulation durch Fütterung [44]. Diese gesteigerte Sekretionsleistung ist nicht nur durch einen erhöhten Vagotonus zu erklären, da diese Patienten auch eine höhere Belegzellzahl, erhöhte Gastrinspiegel durch eine Störung des Rückkopplungsmechanismus Säure/Gastrin sowie eine gesteigerte Empfindlichkeit der Belegzellen gegenüber anderen Stimulanzien wie z. B. Histamin aufweisen [108, 115, 143]. Da nun aber ein eindeutiger Synergismus zwischen vagaler Erregung und humoraler Stimulierung der Belegzellen besteht und eine maximale Sekretionsleistung der Belegzelle nach Stimulation nur in Anwesenheit von Acetylcholin erreicht werden kann [42, 61, 113, 114, 115], ergibt sich eine rationale Basis für die Anwendung der Vagotomie als therapeutisches Prinzip.

Eine vagale Denervierung der säurebildenden Magenabschnitte kann im wesentlichen auf drei Wegen erreicht werden (Abb. 1):

Die trunculäre Vagotomie (TV), das zuerst angewendete und heute, vor allem in den Vereinigten Staaten, immer noch verbreitete Verfahren bewirkt eine Denervierung nicht nur des Magens, sondern sämtlicher Oberbauchorgane und des Intestinums bis zum Dickdarm.

Die *selektiv-gastrale Vagotomie* (SV) läßt die extragastrale Vagusinnervation des Abdomens intakt, denerviert jedoch den gesamten Magen und schwächt damit nicht nur die sekretorische Funktion des Magenfundus, sondern im erheblichen Maße auch die motorische Funktion des Antrums.

Die *selektiv-proximale Vagotomie* (SPV) oder *proximal gastrische Vagotomie* (PGV) beinhalten eine selektive Denervierung nur des proximalen,

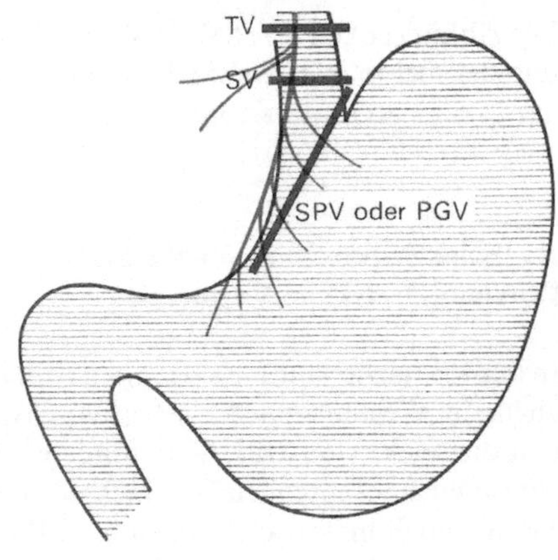

Abb. 1. Schematische Darstellung der 3 gebräuchlichen Vagotomievarianten: *TV* = Trunculäre Vagotomie, *SV* = Selektive Vagotomie. *SPV* = Selektiv-proximale Vagotomie

Tabelle 1. Vagotomie-Nomenklatur

Trunculäre Vagotomie

Totale Vagotomie
Totale Abdominale Vagotomie

Selektive Vagotomie (SV)

Selektive Gastrale Vagotomie
Selektive Totale Vagotomie
Totale Gastrale Vagotomie
Gastrale Vagotomie

Selektive Proximale Vagotomie (SPV); Proximale Gastrische Vagotomie (PGV)

Proximale Selektive Vagotomie
Hochselektive Vagotomie
ParietalCellVagotomie
Superselektive Vagotomie
Säure-Fundus-Vagotomie
Selektive Restriktive Vagotomie

säurebildenden Magenabschnittes unter Erhaltung der motorischen Funktion des Antrums.

Eine einheitliche Nomenklatur wäre wünschenswert, da in Anbetracht nicht unerheblicher Begriffsverwirrung bezüglich der einzelnen Vagotomieverfahren häufig Mißverständnisse entstehen (Tabelle 1).

Die Abkürzungen TV, SV, SPV bzw. PGV sind am längsten im Gebrauch und definieren unseres Erachtens auch die einzelnen Vagotomievarianten am besten, weshalb sie im folgenden Verwendung finden sollen.

2.1 Selektiv-proximale Vagotomie – Proximal-gastrische Vagotomie

In der Primärbehandlung des Ulcus duodeni hat in den letzten Jahren vor allem in Westeuropa die selektiv-proximale Vagotomie die trunculäre und die selektiv-gastrale Vagotomie verdrängt. TV und SV haben wegen der unten zu besprechenden Nachteile heute in der elektiven Ulcuschirurgie nur noch historische Bedeutung. Ihr Indikationsbereich ist praktisch auf Sonderfälle, vor allem Rezidivoperationen nach vorausgegangener Resektion, beschränkt. Im folgenden soll deshalb als therapeutisches Prinzip im wesentlichen die selektiv-proximale Vagotomie besprochen werden.

2.1.1 Wirkungsmechanismus

2.1.1.1 Tierexperimentelle Untersuchungen

Eine vagal innervierte isolierte Fundustasche (Perry-Pouch) erlaubt das Studium der Säuresektretion nach *exogener* Stimulation. Nach Durchtrennung des zum Pouch verlaufenden isolierten Vagusstammes wird die basale sowie die mit Insulin stimulierte Säuresekretion (Insulinhypoglykämie als Vagusreiz) eliminiert. Die Säure- und Pepsinsekretion nach Histamin- und Gastrinstimulation werden signifikant reduziert [55].

Die sog. *endogene* Stimulation der Säuresekretion geschieht durch die physiologischen Reize der Fütterung und der Scheinfütterung. Im Tierexperiment läßt sich das an einem innervierten Pavlov-Pouch überprüfen, der nur durch eine Mucosabrücke vom Hauptmagen getrennt ist. Eine gleichzeitig angelegte Oesophagusfistel erlaubt beim gleichen Tier Scheinfütterung (Oesophagusfistel offen) und Fütterung (Oesophagusfistel geschlossen). Die Vagotomie bewirkt eine Elimination der durch Scheinfütterung (vagaler Reiz) stimulierten Säuresekretion und eine Reduktion der durch Fütterung (vagaler und gastrischer Reiz) stimulierten Säuresekretion. Dieser Säurereduktionseffekt tritt ein, obwohl die Gastrinfreisetzung nach SPV sowohl nach Scheinfütterung als auch nach Fütterung erhöht ist [19]. Der Wegfall der direkten cholinergen Aktivierung läßt somit den erhöhten Gastrinstimulus an der Belegzelle unwirksam bzw. vermindert aktiv werden, wodurch das therapeutische Prinzip Vagotomie in seiner Wirksamkeit bewiesen ist.

Abb. 2. Histaminstimulierte Säuresekretion bei 13 Ulcusduodeni-Patienten präoperativ (K), nach Antrumresektion (A) und nach späterer trunculärer Vagotomie (A + V). (Nach [29])

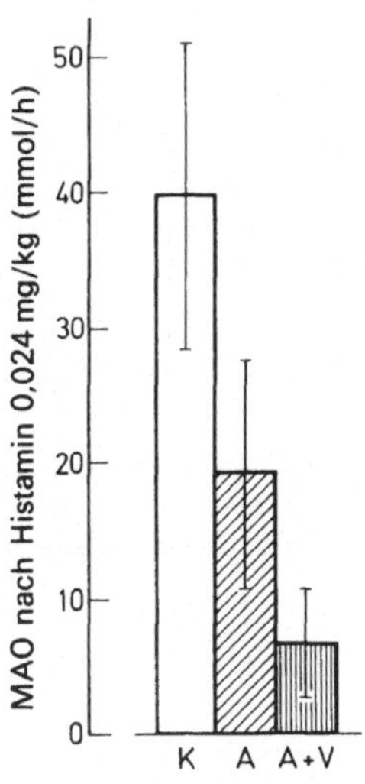

2.1.1.2 Untersuchungen bei Ulcus-duodeni-Patienten

Da eine Bedeutung der Hypersekretion in der Pathogenese des Ulcus duodeni wahrscheinlich erscheint, die kausalen Faktoren für die Entstehung eines Ulcus ventriculi dagegen noch umstritten sind, sind die Untersuchungen zur Wirksamkeit der Vagotomie vorwiegend bei Patienten mit Ulcus duodeni durchgeführt worden (s. Kap. 3).

Der Synergismus in der Säurestimulation zwischen Vagus und Gastrin ist auch beim Ulcus duodeni bewiesen. Wird in einem ersten Operationsschritt das Antrum entfernt und die Vagotomie erst in einem späteren Eingriff durchgeführt [29], so zeigt sich, daß nach exogener Stimulation mit Histamin die nach alleiniger Antrektomie reduzierte Sekretionsleistung durch die konsekutive Vagotomie nochmals signifikant verringert wird (Abb. 2). Andererseits läßt sich das basale und histaminstimulierte Sekretionsniveau eines antrektomierten und später vagotomierten Ulcus-duodeni-Patienten durch steigende Carbacholingaben wieder herstellen (Abb. 3). Diese Untersuchungen zeigen auch beim Menschen, daß das durch die Vagotomie erreichte Acetylcholindefizit an der Belegzelle der wesentliche Faktor für die Reduktion der stimulierten Sekretion darstellt [115].

Ähnlich wie im Tierexperiment wird bei Ulcus-duodeni-Patienten durch SPV die basale, insulin- und pentagastrinstimulierte Säuresekretion hochsignifikant reduziert. Auch hier ist während der vagalen Stimulation durch eine Insulinhypoglykämie der Säurereduktionseffekt trotz erhöhter Gastrinspiegel festzustellen (Abb. 4). Die nach SPV erhaltene Antrumin-

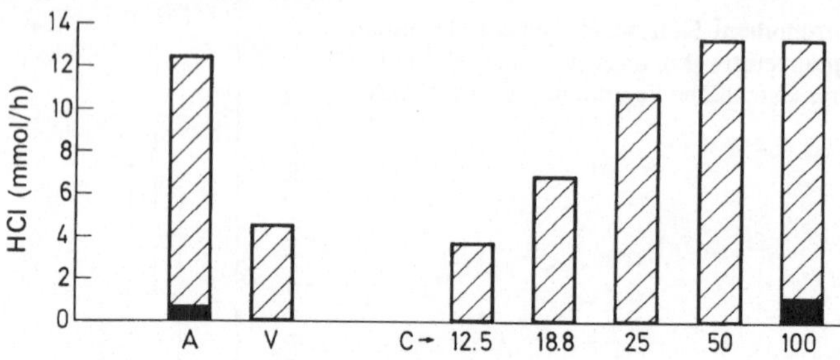

Abb. 3. Basale (■) und histaminstimulierte (□) Säuresekretion, die bei einem antrektomierten Patienten (*A*) nach späterer Vagotomie (*V*) beseitigt bzw. reduziert sind, lassen sich durch steigende Carbacholingaben (*C*) wiederherstellen (Nach [69])

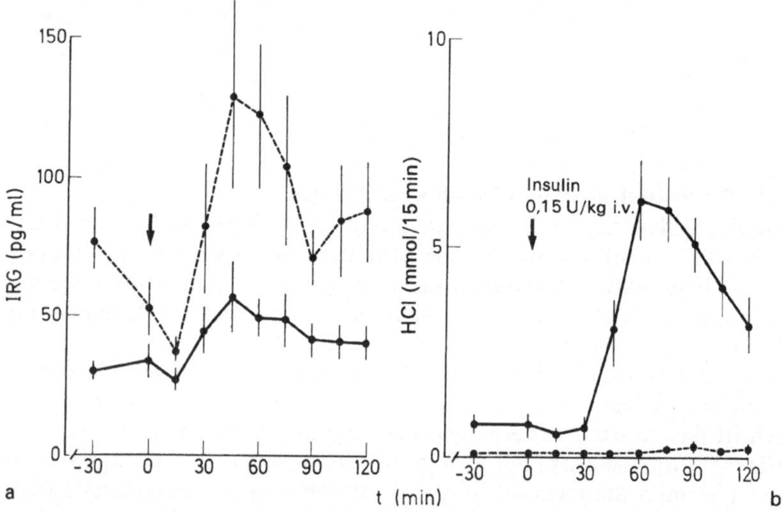

Abb. 4a, b. Gastrinfreisetzung **a** und Säuresekretion **b** bei 10 Ulcus-duodeni-Patienten vor (–) und nach (···) SPV mit Pyloroplastik. IRG = Serumgastrin (immune reactive Serumgastrin), $\bar{x} \pm SD$. (Nach [8])

nervation hat dabei offensichtlich keinen Einfluß auf die basale Säuresekretion, da nach SPV und nach SV die Basalsekretion gleich hoch reduziert wird [77].

Die endogen durch Nahrung freigesetzten Gastrinspiegel sind nach jeder sekretorisch kompletten Vagotomie erhöht [16, 130]. Dieser Anstieg der postprandialen Gastrinspiegel läßt sich ebenso wie die Erhöhung der basalen Gastrinwerte nach einer Vagotomie durch die Anhebung des intra-

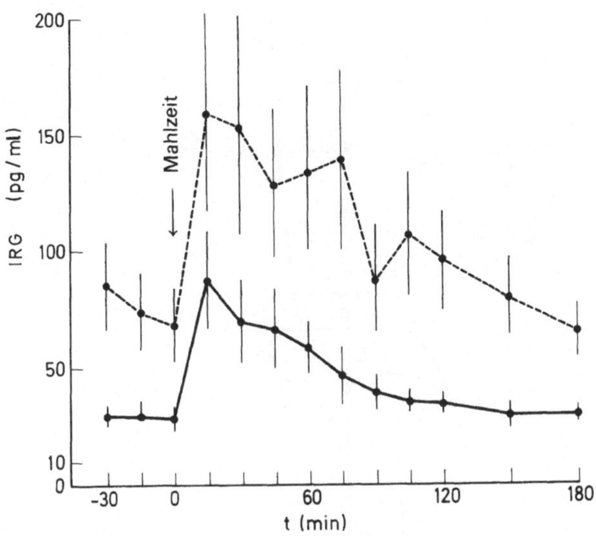

Abb. 5. Basale und postpradiale Gastrinfreisetzung bei Ulcus-duodeni-Patienten vor ($n = 10$) und nach (···) SPV mit Pyloroplastik. Bei 0 wird eine Mahlzeit eingenommen: $x \pm SD$. (Nach [10])

gastrischen pH erklären, welche eine Abnahme der antralen Säurehemmung bewirkt. Auch nach SPV mit Pyloroplastik sind die basalen und postprandialen Gastrinwerte auf ein höheres Niveau angehoben (Abb. 5). Trotz dieser erhöhten Gastrinspiegel ist, ähnlich wie im Tierversuch, nach einer Vagotomie eine Verringerung der nahrungsstimulierten Säuresekretion festzustellen [92]. Der Wirkungsmechanismus der Vagotomie auf die Reduktion der basalen und stimulierten Sekretion darf damit auch für den Menschen als erwiesen gelten. Da die Vagotomie die gesamte Säuresekretion des Magens, ganz gleich, ob basal oder stimuliert durch Nahrung, Histamin, Betazol, Gastrin, Pentagastrin oder Insulin, reduziert, handelt es sich um ein effektives therapeutisches Prinzip, das seine Anwendung in der Therapie des Ulcusleidens auch ohne den Nachweis einer vagalen Hyperaktivität rechtfertigt [52].

Ziel der Vagotomie beim Ulcus-duodeni-Leiden ist die Beseitigung der Hypersekretion (Abb. 6), womit der entscheidende Aggressor geschwächt wird. Beim Ulcus ventriculi (Abb. 7) setzt die Vagotomie mit Ausschaltung der Säuresekretion an einem aggressiven Faktor an, der pathogenetisch nicht im Vordergrund steht, dessen Ausschaltung nichtsdestoweniger das Gleichgewicht zugunsten der defensiven Faktoren verschieben kann (vgl. S. 363).

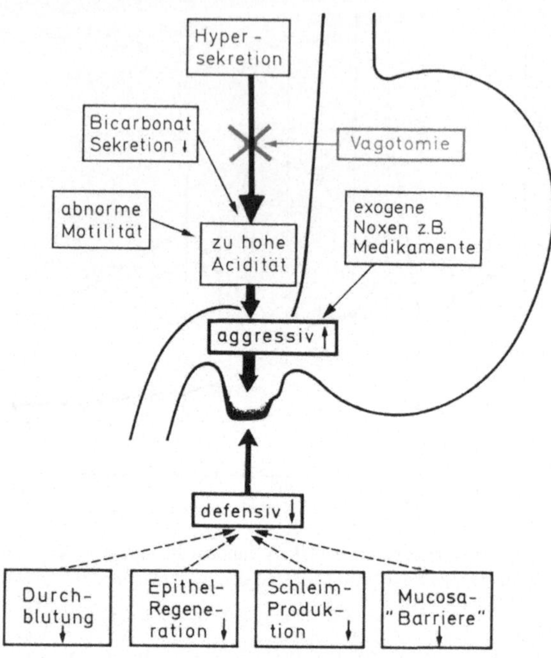

Abb. 6. Ansatzpunkt des therapeutischen Prinzips Vagotomie beim Ulcus duodeni

2.1.2 Therapeutischer Effekt

2.1.2.1 Ergebnisse in bezug auf die Säurereduktion

In enger Beziehung zur Effektivität der SPV steht das Ausmaß der durch die Vagotomie erreichten Säurereduktion. Die mit einer Resektion kombinierten Vagotomieoperationen, die die geringsten Rezidivquoten aufweisen, zeigen auch die höchsten Säurereduktionen basal und nach maximaler Stimulation (Abb. 8) [11]. Es zeigt sich weiter, daß – abgesehen von der schon erwähnten höchsten Reduktion bei den mit Resektion kombinierten Verfahren – bei den organerhaltenden Operationen die selektiven Vagotomieformen der trunculären überlegen sind. Von den nichtresezierenden Verfahren weist die bis in den Krähenfuß reichende SPV (s. u.) die sicherste und langfristigste Säurereduktion auf (Abb. 9). Eine über Jahre anhaltende numerische Reduktion der Belegzellen spielt dabei sicherlich eine Rolle [60].

2.1.2.2 Klinische Effektivität

Die Effektivität eines Therapieprinzips sollte durch klinische, möglichst kontrollierte prospektive Studien belegt sein. Pathophysiologische Über-

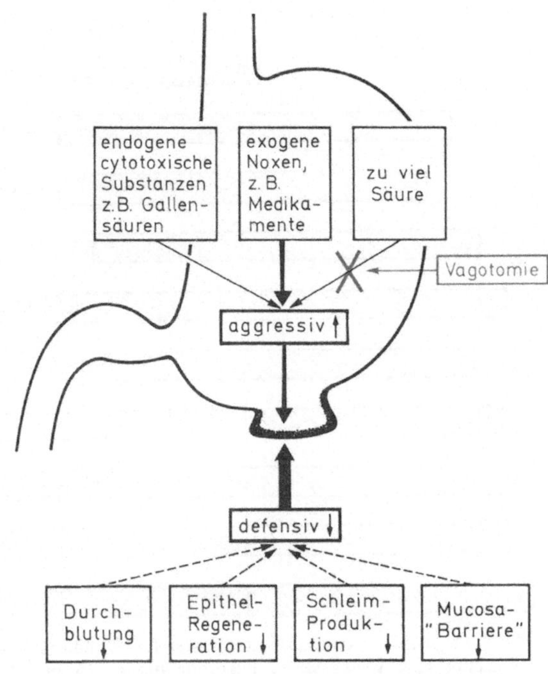

Abb. 7. Ansatzpunkt des therapeutischen Prinzips Vagotomie beim Ulcus ventriculi

legungen oder retrospektive Analysen stellen nur einen unbefriedigenden Ersatz dar, müssen aber beim Fehlen kontrollierter Studien herangezogen werden.

Die drei Vagotomievarianten mit ihren möglichen Kombinationsoperationen (Abb. 1) bringen dabei unterschiedliche Ergebnisse. Obwohl die SPV in der letzten Zeit eindeutig favorisiert wird, sind in den folgenden Übersichten, die einen Leistungsvergleich ermöglichen sollen, alle drei Vagotomievarianten mit ihren Kombinationseingriffen aufgeführt. Die Darstellung bezieht sich nur auf Elektiveingriffe beim Ulcus duodeni.

Retrospektive Analysen sind meist Pilotstudien. Der entscheidende Nachteil dieser Studien ist es, daß das zu prüfende therapeutische Prinzip nicht durch ein anderes kontrolliert wird. Weiter kann das Krankengut in aller Regel nicht komplett nachuntersucht werden, womit die Aussagekraft erheblich gemindert ist. Absolute Zahlen oder prozentuale Quoten für bestimmte Komplikationen lassen sich dementsprechend nur schwer angeben. Dennoch läßt die Gegenüberstellung großer retrospektiver Studien trotz unterschiedlicher Patientenauswahl und differenter Bewertungskriterien Tendenzen erkennen.

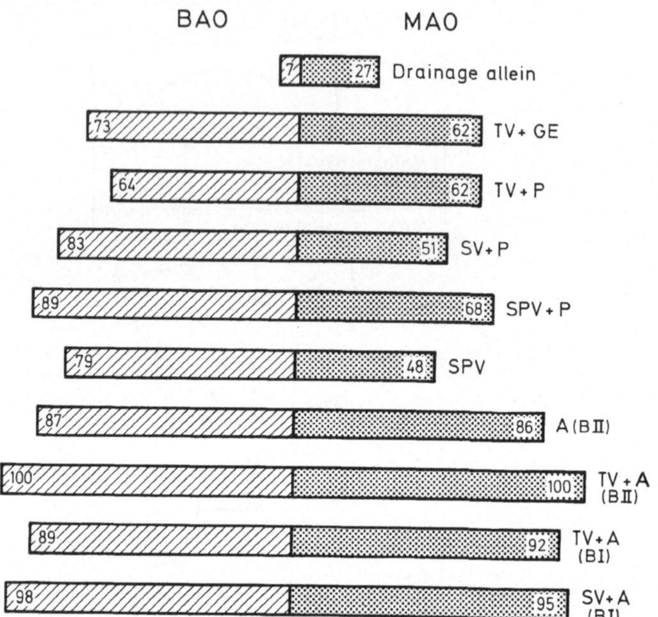

Abb. 8. Prozentuale Reduktion der basalen (BAO) und maximal stimulierten (MAO) Säuresekretion nach verschiedenen Ulcusoperationen. (Nach [11, 13, 35, 37, 49, 88, 143])

Ganz allgemein weisen die mit Resektion kombinierten Vagotomieverfahren eine höhere Mortalität als die alleinigen Vagotomieoperationen auf (Tabelle 2). Umgekehrt ist die Rezidivquote bei den mit einer Resektion kombinierten Verfahren geringer. Betrachtet man einmal nur gravierende, durch die Vagotomie hervorgerufenen Nebeneffekte wie Diarrhoe oder Dumping, so zeigt sich, daß die Rate dieser Nebenwirkungen um so geringer ist, je selektiver das Vagotomieverfahren ist. Ein überraschender Trend ist, daß in Kombination mit der TV oder der SV die Pyloroplastik der Kombination mit der Antrektomie unterlegen zu sein scheint, was sich auch in der Einstufung der Visick-I/II-Ergebnisse zeigt.

Beim Vergleich von SPV+P und SPV ohne Drainage finden sich keine höheren Raten von Nebeneffekten in der Pyloroplastikgruppe. Hinsichtlich der Einstufung der Gesamtresultate überrascht vor allem bei den Studien mit TV und SV, daß trotz erheblicher Komplikationsquoten die Visick-I/II-Resultate sogar die 90%-Marke überschreiten.

Alle Vorbehalte gegenüber retrospektiven Analysen und Literaturzusammenstellungen haben hier zu gelten.

Besser verwertbare Ergebnisse bringen *kontrollierte Studien*, da sie die Indikationsstellung für den Eingriff, die Auswahl der Patienten, die opera-

Abb. 9. Langzeitreduktion der basalen (BAO) und pentagastrinstimulierten (MAO) Säuresekretion bei 44 Ulcus-duodeni-Patienten nach SPV mit Pyloroplastik (Nach [13])

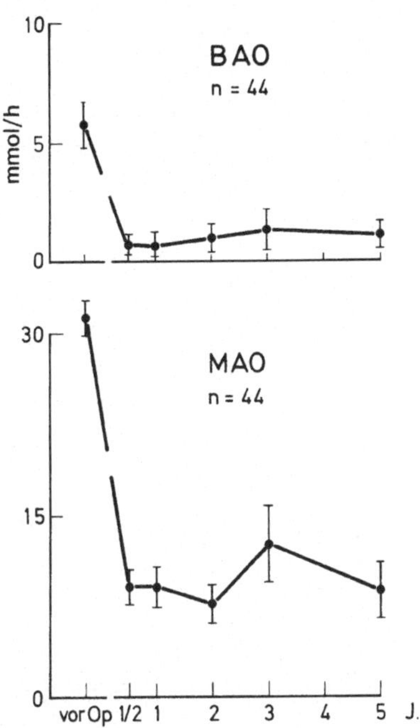

tive Technik, Nachbeobachtungsprogramm sowie die klinische Auswertung der Ergebnisse unter vorher definierten Bedingungen ermöglichen. Dementsprechend sind auch die Probleme bei der Durchführung einer prospektiven kontrollierten Studie ungleich größer [103].

Vergleicht man Mortalität, Rezidivquote, Dumping- und Diarrhoefrequenz sowie die Häufigkeit der sehr guten und guten Gesamtresultate (Tabelle 3), so zeichnen sich im wesentlichen die gleichen Tendenzen ab wie sie vorher bei den retrospektiven Studien festzustellen waren. Auffallend sind die teilweise erheblichen Streuungen in den einzelnen Gruppen. Die Gruppe SPV + P liegt bezüglich der Rezidivquoten ähnlich wie in der retrospektiven Studie und somit günstiger als die SPV allein. Die Diarrhoe- und Dumpingmorbidität ist jedoch deutlich höher.

Ein Nachteil dieser in Tabelle 3 wiedergegebenen kontrollierten Studien ist es, daß bei der nötigen kompletten Erfassung des Krankengutes meist nur geringe Fallzahlen in die Studien eingegangen sind und die Beobachtungszeiträume relativ kurz sind.

In einer Reihe von Symposien und Publikationen sind in letzter Zeit Fünfjahresergebnisse retrospektiver Analysen und kontrollierter, prospektiver Studien vorgelegt worden, die die therapeutische Effektivität, aber auch Risiken und Folgekrankheiten der proximal-gastrischen bzw. selektiv-

Tabelle 2. Ergebnisse retrospektiver Studien (Literaturzusammenstellung)

Vagotomieform	Zahl	Mortalität	Rezidiv	Diarrhoe	Dumping	Visick I/II	Quellenangabe
TV + P	4362	0,6	5,5	20,9	11,5	70,0	[31]
TV + GE	2164	1,0	5,6	16,0	9,2	80,0	[31]
TV + A	1725	1,6	1,0	14,9	17,4	90,1	[31]
SV + P	220	0	8,6 (6,0–9,2)	16,9 (15,0–19,5)	22,9 (14,5–34,0)	84,1 (83,2–85,0)	[5]
SV + A	671	0,6 (0–0,9)	0,9 (0–1,2)	13,0	10,0	92,0	[50, 122, 153]
SPV + P	1118	0,3 (0–0,5)	2,5 (1,5–3,6)	2,6	2,2	81,0 (63,0–88,2)	[62, 97]
SPV	1334	0,3 (0–0,5)	5,2 (0–6,7)	3,7 (1,9–5,0)	4,1 (2,0– 6,0)	87,0 (85,0–88,0)	[75, 98, 154]

Tabelle 3. Ergebnisse kontrollierter Studien (Literaturzusammenstellung)

Vagotomieform	Zahl	Mortalität	Rezidiv	Diarrhoe	Dumping	Visick I/II	Quellenangabe
TV+P	1283	0,9 (0–1,1)	13,6 (3,5–24,7)	30,0 (18,6–40,7)	17,2 (2,0–27,0)	76,5 (60,9– 85,4)	[45, 46, 79, 83, 94, 118, 120, 133]
TV+GE	319	0,6 (0–1,2)	7,5 (3,4–15,7)	31,0 (26,1–39,7)	11,0 (1,7–17,6)	66,8 (54,7– 79,5)	[45, 46, 94, 133]
TV+A	772	2,1 (0–2,5)	2,6 (0–3,2)	21,0 (15,6–23,3)	28,4 (8,6–34,3)	85,1 (75,6– 88,0)	[45, 46, 79, 120]
SV+P	229	0,9 (0–3,0)	4,8 (1,6–8,0)	14,1 (1,6–32,0)	16,1 (3,2–30,0)	81,2 (68,0– 95,2)	[7, 83, 95, 123]
SV+GE	99	0	4,0	13,1 (12,2–14,0)	28,3 (20–36,7)	82,2 (75,5– 90,0)	[83, 85]
SV+A	108	0	1,8 (0–3,5)	4,0 (1,8– 7,1)	16,7 (0 –40,5)	91,7 (77,8– 93,0)	[7, 78, 123]
SPV+P	35	0	2,8 (0–4,5)	13,6	17,1 (7,7–22,7)	85,7 (81,8– 92,3)	[7, 149]
SPV	248	0,4 (0–2,6)	8,1 (2,0–22,0)	7,6 (4,0–15,9)	8,1 (0 –17,0)	86,3 (77,3–100,0)	[7, 78, 85, 95, 118, 148]

proximalen Vagotomie (SPV) sicherer als bislang beurteilen lassen. Eine Zusammenstellung der Ergebnisse zeigt, daß nach SPV im Verlauf von etwa 5 Jahren in 1–26% die Entwicklung eines postoperativen Rezidivulcus beobachtet worden ist (Tabelle 4). Die Zusammenstellung bezieht sich auf die Häufigkeit klinisch manifester, d. h. symptomatischer Rezidive, aber auch auf endoskopische und kalkulierte Rezidivraten. Auffällig ist die weite Streuung der Resultate, so daß diese Übersichtszahlen einer näheren Analyse bedürfen.

Die weite Streuung der Resultate hat verschiedene Erklärungen. Unter anderem beeinflußt die Art der postoperativen Nachkontrollen die Rezidivrate. Man kann davon ausgehen, daß in prospektiven Studien eine konsequente standardisierte Nachkontrolle erfolgt, daß z. B. alle in die Studie aufgenommenen Patienten jährlich regelmäßig nachuntersucht werden. Dadurch werden mehr Rezidive erfaßt, als wenn nur eine Nachkontrolle nach z. B. 5 Jahren erfolgt. Die genannten hohen Rezidivraten sind denn auch ausnahmslos in Studien beobachtet worden, in denen die Patienten konsequent meist endoskopisch kontrolliert wurden [9, 12, 104].

Die Ergebnisse von Studien mit regelmäßigen endoskopischen Kontrolluntersuchungen auch bei symptomlosen Patienten [12] können erklären, warum klinische oder gar „Fragebogen-Untersuchungen" deutlich geringere Rezidivraten erbringen: In der Basler Multicenterstudie hatten nur 40% der Rezidivulcusträger typische klinische Symptome (Abb. 10). Durch die routinemäßig durchgeführte Endoskopie stieg die klinische Rezidivrate von 5,6% nach 5 Jahren auf 13,9% an. Es wäre wünschenswert, wenn künftig immer klar zwischen der totalen Rezidivrate (symptomatische und symptomlose endoskopische Rezidive) und der klinischen Rezidivrate (nur symptomatische Rezidive) unterschieden werden würde.

Ein anderes Faktum verdient Aufmerksamkeit. Aus der Mehrzahl der Publikationen schien bislang hervorzugehen, daß die meisten postoperativen Rezidivulcera innerhalb der ersten zwei Jahre nach der Operation auftreten [12, 25, 80]. Die Rezidivrate müßte also relativ früh nach der Operation abschätzbar sein; jenseits des zweiten postoperativen Jahres wären Überraschungen kaum noch zu erwarten. Die Studie von Andersen et al. [9] zeigt nun, daß diese Aussage offenbar nicht ausreichend belegt ist. Vielmehr läßt sich ein linearer Anstieg der Rezidivraten für den Nachuntersuchungszeitraum von 5 Jahren erkennen. Ein gleicher Trend ist in der prospektiven Basler Multicenterstudie [12] erkennbar (Abb. 10). Es ist z. Z. nicht möglich zu beurteilen, ob sich ein linearer Anstieg postoperativer Ulcusrezidive auch im Zeitraum zwischen 5 und 10 Jahren fortsetzt oder ob sich die Kurve abflacht. Möglicherweise ist eine Beurteilung der therapeutischen Effektivität der proximal gastrischen Vagotomie auch nach 5 Jahren noch nicht verbindlich möglich.

Tabelle 4. Ulcusrezidivraten nach proximal-gastrischer Vagotomie (PGV) wegen Ulcus duodeni: 5-Jahres-Ergebnisse prospektiver und prospektiv kontrollierter Studien. (Aus [128])

Autor		Beobachtungszeitraum (Jahre)	Patientenzahl (*n*)	Symptomatische Rezidivulcera [%], in Klammern: endoskopische bzw. kalkulierte Rezidivrate [%]
Johnston	1975 [76]	4–7	107	1,0
Hallenbeck et al.	1976 [54]	4	56	12,5
Holst-Christensen et al.	1977 [66]	4	206	12
Goligher et al.	1978 [47]	5–8	117	8 (15,4)
Junginger, Pichlmaier	1979 [80]	1–5	403	10,9 (19,5)
Nilsell	1979 [112]	5	118	19,2
Andersen et al.	1980 [9]	5	284	15
Madsen, Kronborg	1980 [104]	$5^1/_2$–8	50	26
Holle	1980 [63]	3–8	545	2,7
Adami et al.	1980 [2]	1–6	229	12,7
Müller	1981 (in [12])	5	524	5,6 (13,9)
Liavåg	1981 (in [12])	5–10	275	13

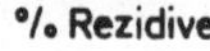

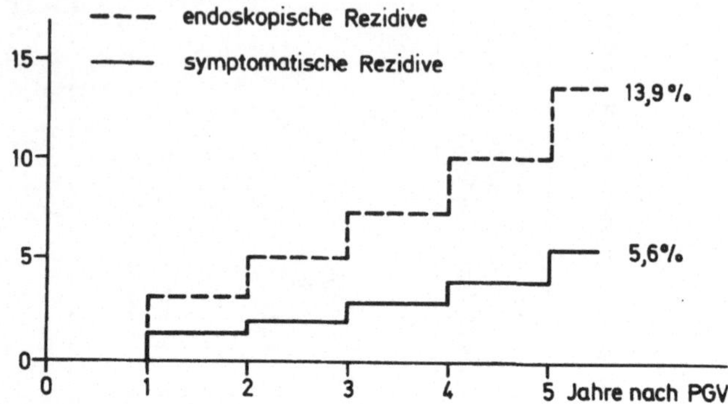

Abb. 10. Ergebnisse der Basler-Multicenterstudie [8]: Klinische und totale Rezidivrate nach PGV wegen Ulcus duodeni (*n*=*524*)

2.1.3 Nebenwirkungen

Besonderer Vorteil der proximal-gastrischen Vagotomie ist das niedrige Risiko und das weitgehende Fehlen langfristiger Nebenwirkungen [110]. Dies ist der entscheidende Unterschied zu den resezierenden und kombinierten Verfahren.

Die unmittelbar in Zusammenhang mit der Operation stehenden *Risiken* sind wie folgt zu beziffern [12, 110].

Oesophagusläsionen	0,1–0,5%
Intraabdominelle Nachblutungen	0,1–1%
Nekrose im Bereich der kleinen Kurvatur des Magens	0,1–0,7%
Postoperative Pankreatitis	0,3%
Wundinfektionen	3–8%
Narbenbrüche	1,5%

Einzelne Berichte liegen auch über einen Hämatothorax nach abdominaler Vagotomie vor [58]. Als auslösende Ursache wird die Läsion subpleuraler Venen während der Operation angesehen. Die Milzverletzung und die Oesophagusläsion muß als vermeidbare, operationstechnisch bedingte Komplikation angesehen werden [42a, 97].

Eine ernste und offenbar der selektiv-proximalen Vagotomie als Verfahren anzulastende akute Komplikation ist die *Nekrose im Bereich der kleinen Kurvatur*. Diese „spontane" Nekrose ist von lokalen Läsionen, die bei der Skeletierung der kleinen Kurvator erfolgen können, zu trennen. Allerdings bleiben diese Läsionen gelegentlich intraoperativ unbemerkt, so daß postoperativ eine Differenzierung schwer sein kann. Die anatomische

Ursache derartiger „spontaner Nekrosen“ haben Thomas et al. [137] erarbeitet. In ihren Untersuchungen konnte nachgewiesen werden, daß bei arterieller Versorgung des Magens allein über die A. gastroepiploica dextra zwar eine ausreichende Durchblutung des gesamten Magens gewährleistet ist, daß aber im Bereich der kleinen Kurvatur ein längsgerichteter Korridor relativ spärlicher Durchblutung entsteht. Genau in diesem Bereich ereignen sich die beschriebenen Nekrosen. Diese Durchblutungssituation (Durchblutung nur über die A. gastroepiploica dextra) kann sich auch im Rahmen einer proximal-gastrischen Vagotomie einstellen, insbesondere wenn zusätzlich eine Splenektomie notwendig wird. Die ohnehin spärliche Durchblutung der kleinen Kurvatur kann dann unzureichend werden (und zur Nekrose führen), wenn gleichzeitig bei einem Patienten eine (stenosierende) Arteriosklerose besteht [125].

Hypertonie, Niereninsuffizienz und Adipositas sind mögliche begünstigende Faktoren. Die Reserosierung der kleinen Kurvatur zum Abschluß der Vagotomie scheint eine gute Prophylaxe dieser Komplikation zu sein.

Die postoperative *Mortalität* der PGV ist in zahlreichen Studien 0, in der Basler Multicenterstudie 0,14% [12].

Aus der Literatur läßt sich auch die Häufigkeit der möglichen *Folgekrankheiten* zuverlässig beziffern:

Klinisch relevante Diarrhoen	1,4%
Dumpingsyndrom (leicht)	2–7,2%
Gelegentliches Erbrechen	0–10,1%
Entleerungsstörungen	3%
Vorübergehende Dysphagien	5–19,5%

2.1.3.1 Postvagotomiediarrhoe

Zu den häufigsten intestinalen Störungen, vor allem nach einer trunculären Vagotomie, gehört das Auftreten von hartnäckigen Durchfällen. Nach SPV sind klinisch relevante Diarrhoen dagegen selten. Von einer Postvagotomiediarrhoe spricht man dann, wenn mehr als 3 Entleerungen von dünnflüssigem Stuhl täglich auftreten. Diese Durchfälle können den Patienten in seiner täglichen Lebens- und Arbeitsgewohnheit erheblich stören. Diese Durchfälle gleichen den bekannten chologenen Diarrhoen. Insbesondere die trunculäre Vagotomie beeinflußt den Gallensäurestoffwechsel in dieser Weise, wie Untersuchungen nach trunculärer Vagotomie ergeben haben [4, 132]. In den meisten Fällen führt eine Behandlung mit Colestyramin, einem Anionenaustauscherharz, das eine besondere Affinität zu Gallensäuren besitzt, zum Erfolg. Chirurgisch wäre eine Cholecystektomie zu erwägen, um dem Mechanismus „zuviel Galle zur falschen Zeit“ zu begegnen [30]. Gleichzeitig wird das denervierte, funkti-

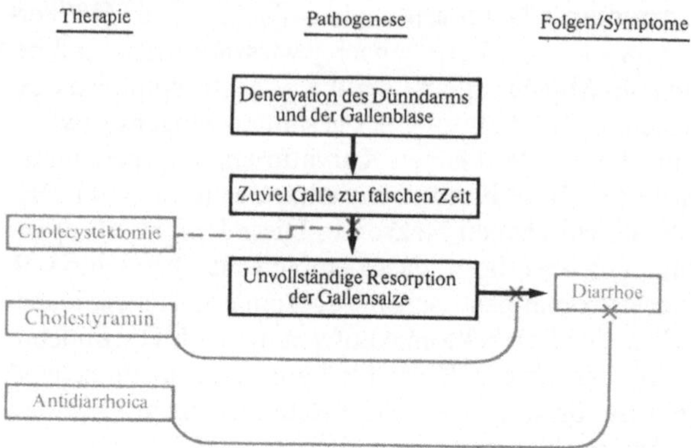

Abb. 11. Pathogenese und Therapie der Postvagotomiediarrhoe

onsgestörte und zur Steinbildung neigende Gallenreservoir entfernt [69, 117] (Abb. 11). Selten finden sich nach SPV Funktionsstörungen des Pankreas, während nach TV geringere Insulinspiegel nach oraler Glucosebelastung gemessen wurden und ein verringerter Sekretionsfluß des Pankreas nach Fütterung sowie Secretin- oder Pankreozyminstimulation festzustellen ist [68, 102, 121].

2.1.3.2 Postvagotomiedumping

Die Pathogenese des Dumpingsyndroms nach Vagotomie ist komplexer Natur (Abb. 12). Ein wichtiger Faktor ist die beschleunigte Entleerung von hyperosmolaren Lösungen in das obere Jejunum. Durch Abstrom von Flüssigkeit in das Darmlumen sowie Blutvolumenverschiebungen in das Splanchnicusgebiet kommt es zur Verminderung des zirkulierenden Plasmavolumens. Visceroviscerale Reflexe sowie gastrointestinale Hormone spielen eine entscheidende Rolle. Der Schwerpunkt der Therapie liegt auf diätetischen Verhaltensmaßnahmen [20].

Da die Flüssigkeitsentleerung vorwiegend im Fundus-Corpus-Abschnitt des Magens gesteuert wird [151], können Dumpingsyndrome nach allen Vagotomieformen vorkommen. Nach SPV ist die Häufigkeit am geringsten [67]. Dies wird in den Vergleichsstudien zwischen TV und SV mit Pyloroplastik und SPV ohne Drainage auf das Unterlassen der Pyloroplastik bezogen. Ob das verminderte Auftreten von Dumping und Durchfall nach alleiniger SPV durch das Weglassen der Pyloroplastik oder durch die Erhaltung der Antruminnervation bedingt ist, kann durch diese Studien wegen der verschiedenen Vagotomieformen nicht beantwortet werden.

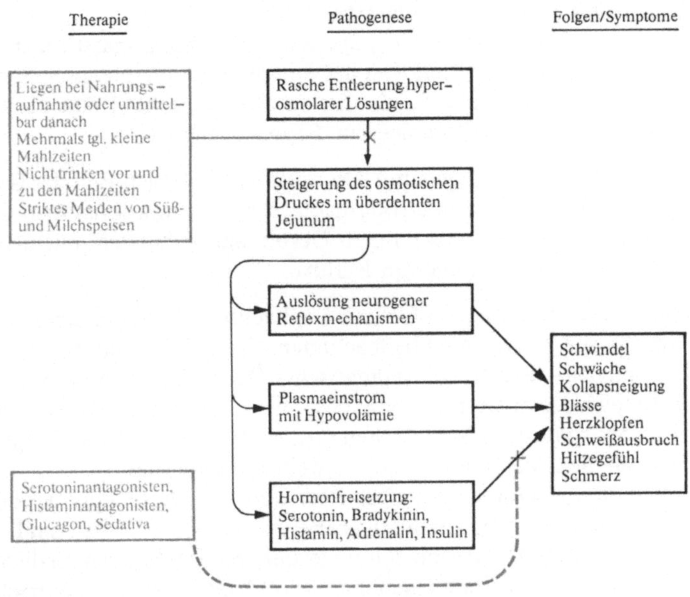

Abb. 12. Pathogenese und Therapie des Postvagotomiedumping

2.1.3.3 Störungen von Motilität und Entleerung

Die Denervation des Magencorpus bei der SPV bewirkt eine klinisch wenig relevante *„Inkontinenz"* bei der Entleerung von Flüssigkeiten, indem das Füllungsvolumen einen abnorm starken Einfluß auf die Entleerungsgeschwindigkeit ausübt. Initial, bei großem Volumen ist die Entleerung beschleunigt, später verzögert. Zudem ist die postprandiale *adaptive Relaxation („receptive Relaxation")* des Corpus und Fundus (Cannon 1911) gestört. Dies bewirkt Völlegefühl beim Trinken größerer Flüssigkeitsmengen. Eine durch Fundusdehnung vermittelte Säuresekretion bleibt unbeeinflußt, da die intramural verlaufenden cholinergen Reflexe bei Vagotomie erhalten bleiben [51, 115].

Kommt es im Rahmen der PGV zu einer partiellen oder totalen Denervierung des Antrums, so wird die Aktivitätsfront während des interdigestiven myoelektrischen Komplexes geschwächt oder unterdrückt. Zusätzlich wird die Propulsion/Retropulsion während der Entleerung von Nahrung gehemmt. Es resultiert eine Verzögerung vor allem der Entleerung fester Nahrungsbestandteile. In diesem Zusammenhang ist ein besonderes Krankheitsbild, die sog. Gastroparese, beschrieben worden [105]. Dieses seltene Krankheitsbild spricht auf die medikamentöse Therapie mit Metoclopramid gut an; außerdem haben die beschriebenen Motilitätsstörungen im Bereiche des Antrums eine Tendenz zur spontanen Besserung.

2.1.3.4 Störungen der Kardiafunktion

Der Einfluß der Vagotomie – speziell der proximal-gastrischen Vagotomie (PGV) – auf die Funktion des unteren Oesophagussphincters (UOS) kann unterschiedlich sein. Als direkte bzw. indirekte Folge der PGV mit klinischer Relevanz kommen zur Beobachtung:

- Passagebehinderungen im UOS mit dem klinischen Bild der Dysphagie mit und ohne manometrisch nachweisbare Funktionsstörung
- Eine Schwächung des unteren Oesophagussphincters mit den Folgen eines gastrooesophagealen Refluxes

Die Mehrzahl der nach PGV zur Beobachtung kommenden Dysphagien – im eigenen Krankengut beobachteten wir in 19,5% unserer Vagotomien Dysphagien – sind Folge traumatischer Ödem- bzw. Hämatombildungen im Bereich des distalen Oesophagus. Diese Veränderungen klingen relativ rasch ab, spätestens 6–8 Wochen postoperativ hat sich die Dysphagie zurückgebildet. Sie bedürfen keiner weiteren Therapie.
Selten einmal können bei einer Postvagotomiedysphagie manometrisch Funktionsstörungen, die als Denervationsfolge zu deuten sind, nachgewiesen werden. Dabei sind einmal tertiäre Kontraktionen im distalen Oesophagus, zum anderen eine fehlende schluckreflektorische Erschlaffung des UOS beschrieben worden.
Bei der Diskussion derartiger Denervationsfolgen erhebt sich die Frage, ob eine Denervierung des UOS vom Abdomen her im Rahmen einer Vagotomie überhaupt möglich ist oder ob die vagale Innervation des UOS wesentlich höher erfolgt.
Kravitz et al. [93] haben sich mit dem Einfluß der Vagotomie auf die schluckreflektorische Erschlaffung des UOS und die primäre Peristaltik des tubulären Oesophagus befaßt. Sie konnten zeigen, daß nach bilateraler hochthorakaler Vagotomie die schluckreflektorische Erschlaffung des UOS ebenso wie die primäre Peristaltik ausbleibt. Eine epiphrenische thorakale Vagotomie dagegen hat keine Folgen auf die genannten Funktionen (Abb. 13). Die sekundäre Peristaltik wird – wie erwartet – durch die Durchtrennung des N. vagus, egal in welcher Höhe, nicht beeinflußt. Diese Ergebnisse stimmen auch mit den Untersuchungen über die Regulation der propulsiven Peristaltik im tubulären Oesophagus von Jansens et al. [71] überein.
Aufgrund dieser Ergebnisse ist eine Denervierung des UOS durch transabdominelle proximal-gastrische Vagotomie nicht zu erwarten. Die eingangs genannten Störungen sind somit nur schwer als Denervationsfolge zu erklären. Bei fast allen publizierten Funktionsstörungen nach SPV fehlen präoperative Vergleichsbefunde, so daß der Kausalzusammenhang mit der Vagotomie in der Regel offenbleibt. Funktionsstörungen von Speiseröhre und Sphincter sind aber im Zusammenhang mit der Ulcus-

Abb. 13. Abnahme des UOS-Druckes bei einer Bauchkompression nach Vagotomie

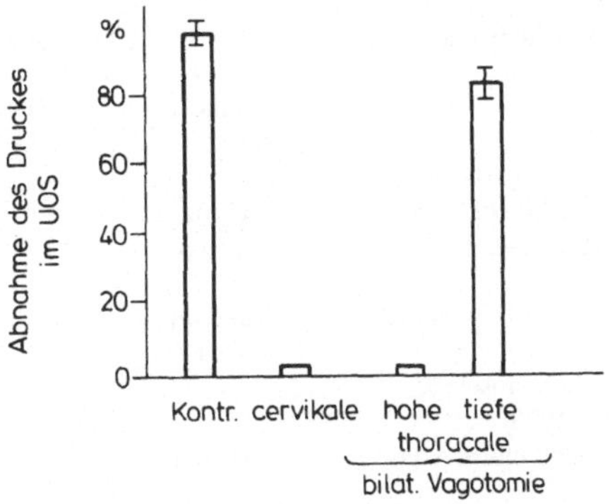

krankheit keine Seltenheit, so daß in jedem Einzelfall der Nachweis einer präoperativ ungestörten Speiseröhrenfunktion gefordert werden muß, ehe man eine postoperative Funktionsstörung als mögliche Vagotomiefolge diskutieren darf.

Die gelegentlich nachgewiesene fehlende schluckreflektorische Erschlaffung des UOS kann auch anders als durch Denervation erklärt werden. Für die schluckreflektorische Öffnung des UOS ist unter physiologischen Bedingungen ein Hochsteigen des Kardia notwendige Voraussetzung. Kommt es postoperativ zu einer Fixation der Kardia im Bereich des Hiatus bzw. intraabdominell, so kann dies zu einer Behinderung der schluckreflektorischen Erschlaffung führen. Das manometrische Bild ist von einer echten primären Funktionsstörung des UOS nicht zu unterscheiden. Das Problem fehlender präoperativer Befunde belastet auch die Wertung der vorliegenden Publikationen zum Thema „Gastrooesophagealer Reflux nach SPV". Von der Mehrheit aller Autoren wird gezeigt, daß die SPV auf die Funktion des UOS – in der Regel wurde allerdings nur der Ruhedruck gemessen – keinen Einfluß hat (Tabelle 5).

In älteren Untersuchungen glaubten Khan et al. [87] zeigen zu können, daß nach Vagotomie ein überschießender Druckanstieg als Folge der Unterbrechung des Reflexbogens ausbleibt. Eigene neue Befunde sowie die Untersuchung von Dodds zeigen jedoch, daß diese „reflektorische Drucksteigerung" im UOS unter Bauchkompression ein Mythos ist. Es erfolgt eine rein physikalische Druckübertragung, so daß eine Veränderung des Druckverhaltens nach SPV auch hier nicht zu erwarten ist [38].

Derzeit verbleibt als einziger pathologischer Befund nach SPV eine verminderte Tonisierung des UOS unter endogener Stimulation durch eine Mahlzeit [38]. Wir haben in früheren Untersuchungen [91] gezeigt, daß diese Regulation vom Duodenum her erfolgt und wahrscheinlich nerval

Tabelle 5. Auswirkung der SPV auf die Funktion des UOS

Autor	Untersuch. postop.	UOS Ruhedruck	UOS Druck nach Pg	Reflux (Röntgen)
Clarke, S. D. (1965)	1–4 Monate			↑
Williams, J. A. (1967)	1/2 Monat	↓		↑
Mann, C. V. (1968)	10 Tage und 12 Monate	↓ ↔		
Christiansen, J. (1970)	?	↔		↔
Blackmann, A. H. (1971)	1–2 Monate	↔		
Mazur, J. M. (1973)	7 Tage und 9 Monate	↔		↔
Thomas, P. A. (1973)	6–12 Monate	↔		
Jennewein, H. M. (1975)	1–2 Monate	↔	↓	
Wienbeck, M. (1975)	6 Monate	↔	↔	↔
Temple, J. G. (1975)	3 Monate			↑
Angorn, J. B. (1977)	?	↔	↓	
Witte, J. (1977)	6 Monate	↓	↓	↔
Oomen, J. P. C. (1979)	14 Tage 1 Jahr	↔ ↔		↔
Braasch, J. W. (1979)	4 Monate	→		

vermittelt wird. Ob dieser mangelhaften Tonisierung klinische Relevanz zukommt, muß offenbleiben. Wenn sie eine Relevanz hat, dann höchstens postprandial (Abb. 14).

Die geschilderten Befunde können nicht die häufigen Mitteilungen über postoperative Refluxprobleme erklären. Hier helfen präoperative Untersuchungen an Patienten mit einer Ulcus-duodeni-Krankheit weiter. So zeigte Walin [144–146], daß Patienten mit einem Duodenalulcus vermehrt unter einem gastrooesophagealen Reflux leiden, insbesondere, wenn sie bereits eine längere Ulcusanamnese haben. Dieser Reflux geht mit einer verlangsamten Selbstreinigungsfunktion der Speiseröhre und mit einer Reduktion der Ruhedrucke im UOS einher.

Eine eigene Studie läßt folgende Schlußfolgerungen im Hinblick auf einen gastrooesophagealen Reflux nach selektiv proximaler Vagotomie zu [124]:

- Rund 40% der Ulcuspatienten leiden bereits präoperativ unter einem gastrooesophagealen Reflux, bewiesen durch eine mikroskopisch, z. T. auch makroskopisch nachweisbare Oesophagitis. Deshalb kann ein Zusammenhang zwischen Ulcuskrankheit und Refluxkrankheit angenommen werden.

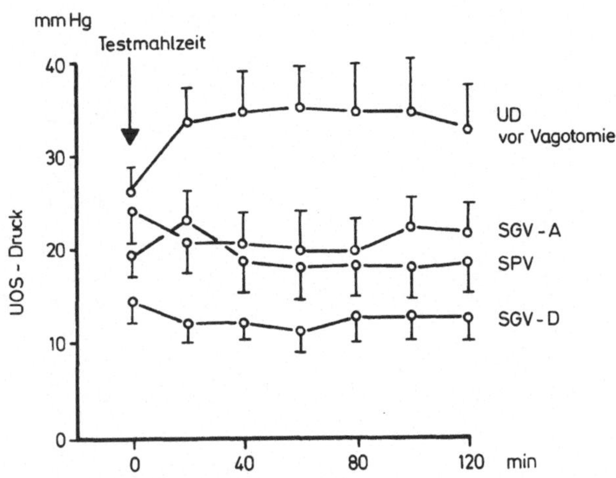

Abb. 14. Tonisierung des VOS unter endogener Stimulation nach einer Mahlzeit nach verschiedenen Vagotomien [32]

- Relevante Funktionsstörungen des UOS lassen sich präoperativ nicht aufzeigen, so daß eine primäre Refluxkrankheit unwahrscheinlich erscheint. Der nachweisbare Reflux ist somit als sekundärer Reflux zu klassifizieren.
- Ein direkter Einfluß der selektiv proximalen Vagotomie auf die Funktion des UOS ist nicht nachweisbar. Es besteht ein Trend zu einer vorübergehenden Verschlechterung der Funktion nach 3 Monaten. Nach 12 Monaten ist in allen Fällen die Funktion des UOS unverändert.
- Postoperativ nachgewiesene Refluxzustände dürften in der überwiegenden Mehrzahl der Fälle bereits präoperativ existent gewesen sein. Derartige Befunde dürfen deshalb nur dann Verwertung finden, wenn eine regelrechte Speiseröhrenfunktion und UOS-Funktion präoperativ einwandfrei nachgewiesen war, d. h. durch Manometrie und am besten durch eine Langzeit-pH-Metrie.
- 12 Monate nach selektiv proximaler Vagotomie kommt es zu einer Ausheilung der Oesophagitis. Dieser Befund bestätigt die Vermutung, daß die mit der Ulcuskrankheit häufig einhergehende Refluxkrankheit sekundär ist. Mit Ausheilen der Ulcuskrankheit kommt es auch zu einer Heilung der Refluxkrankheit. Wesentlich unterstützt wird dieser Verlauf durch die günstige Beeinflussung des Regurgitats durch die Vagotomie.

2.1.3.5 Maligne Neubildungen

Unklar ist die Situation z. Z. noch im Hinblick auf die mögliche Entwicklung *maligner Neubildungen im vagotomierten Magen.*

Tabelle 6. Ursachen von Postvagotomiesyndromen. (Nach Koelz [90])

Chirurgische Prozedur	Mechanismus	Folge	Beitrag zur Entstehung von			
			Magenretention	Dumping	Diarrhoe	duodenogastrischem Reflux
Denervation des proximalen Magens (bei SPV, SV und TV)	Aufhebung der receptiven Relaxation führt zu erhöhtem intragastrischem Druck	Beschleunigte initiale Magenentleerung von Flüssigkeiten	Nein	+	+	Nein
	Frühpostoperative Rhythmusstörung des Pacemakers führt zu unregelmäßiger Antrummotilität	Verzögerte Magenentleerung von fester Nahrung	+	Nein	Nein	Nein
Denervation des distalen Magens (bei SV und TV)	Hemmung der Antrummotilität	Verzögerte Magenentleerung von fester Nahrung, verzögerte vollständige Entleerung von Flüssigkeiten	++	Nein	Nein	(+)
Intestinale Denervation (bei TV)	Veränderung der Darmmotilität		Nein	Nein	++	(+)?
	Störung der intestinalen Steuerung der Magenentleerung	Beschleunigte Entleerung von Flüssigkeiten	Nein	+	+	(+)?
Denervation der Gallenwege (bei TV)	Erhöhte Ruhekapazität der Gallenblase	Überladung des Darmes mit Gallensäuren	Nein	Nein	+	Nein
Drainageoperation (Pyloroplastik oder Gastroenterostomie)	Verminderter Widerstand am Magenausgang	Beschleunigte Magenentleerung von fester und flüssiger Nahrung	Nein	++	++	++

Tabelle 7. Chronische Komplikationen nach proximal-gastrischer Vagotomie mit und ohne Pyloroplastik. (Nach Koelz [90])

Komplikation	I Neues Syndrom trotz korrekter Indikation und Technik	II Neues Syndrom wegen ungenügender Indikation oder Technik	III Präoperative Störung persistiert oder tritt wieder auf
Dysphagie	Sphincterdenervation?	Mechanische Traumatisierung	
Gastrooesophagealer Reflux	Sphincterdenervation?		Vorbestehende Inkompetenz der Kardia
Magenretention	Denervation des proximalen Magens	Exzessive Antrumdenervation, keine Pyloroplastik trotz Magenausgangsstenose, ungenügende Pyloroplastik	
„Mageninkontinenz“ (Dumping, Diarrhoe)	Fehlen der receptiven Relaxation wegen Fundusdenervation	Pyloroplastik	
Duodenogastrischer Reflux		Pyloroplastik	Vorbestehende Inkompetenz des Pylorus
Rezidivulcus	Trotz vollständiger Vagotomie	Unvollständige Vagotomie, Magenretention	Zollinger-Ellison-Syndrom, Hyperparathyreoidismus

Die Untersuchungen zur Pathogenese des Magenstumpfcarcinoms haben in den letzten Jahren zwei mögliche Entwicklungswege derartiger maligner Neubildung aufgezeigt [59, 127]:

- Einmal könnte der duodenogastrale Reflux die entscheidende Initialzündung für die Entwicklung der atrophisierenden Gastritis und damit zur Malignomentwicklung sein.
- Zum anderen könnte auch die therapeutisch induzierte Hypochlorhydrie für die Entwicklung einer atrophisierenden Gastritis und einer bakteriellen Besiedlung des Magens verantwortlich sein.

Beide Hypothesen können gute Argumente und tierexperimentelle Ergebnisse zu ihren Gunsten anführen, ohne daß bislang mit Sicherheit entschieden werden könnte, welcher Theorie die größere Relevanz zukommt. Einigkeit besteht darüber, daß atrophisierende Gastritis und bakterielle Kolonisation im Magen entscheidende Faktoren in der Entwicklung maligner Neubildung sind. Während duodenogastrale Refluxprobleme nach SPV ohne Pyloroplastik eine nur sehr untergeordnete Rolle spielen, ist die zweite diskutierte Kausalkette auch nach Vagotomie denkbar. Diese Überlegungen erfahren dadurch einen Beleg, das bereits nach relativ kurzfristiger Gabe von Cimetidin eine bakterielle Kolonisation im Magen nachweisbar ist [12, 25]. Es ist denkbar, daß sich die SPV mit ihrer geringeren Säurereduktion dabei von anderen Vagotomieformen (die zudem mit Drainageverfahren kombiniert werden) unterscheidet.
Bislang vorliegende Untersuchungen geben für die SPV günstige Ergebnisse wieder [59]. In einer englischen Studie konnte die Carcinomrate 5–6 Jahre nach trunculärer Vagotomie und Pyloroplastik immerhin mit etwa 5% ermittelt werden [40]. Es ist derzeit noch nicht möglich, das Problem maligner Neubildungen im vagotomierten Magen sicher abzuschätzen. Weitere sorgfältige Langzeitbeobachtungen sind notwendig.

2.1.3.6 Cholelithiasis

Die Vermutung, daß eine Vagotomie das Risiko für Cholelithiasis erhöhe, ist unbewiesen. Die publizierten retrospektiven Studien sind kontrovers [26, 111, 142].

2.1.3.7 Metabolische Folgen

Malabsorption

Die faecale Fettausscheidung ist nach SPV normal, jedoch signifikant erhöht nach SV oder TV. Der Fettverlust beträgt jedoch meist weniger als 10 g pro Tag und ist somit klinisch bedeutungslos [41, 41 A]. Die Calciumresorption nach Vagotomie ist normal, ebenso scheint die Incidenz einer Osteomalacie nicht erhöht zu sein [84, 149].

Anämie

Ergebnisse älterer retrospektiver Studien schienen darauf hinzuweisen, daß die Eisenmangelanämie mehrere Jahre nach Vagotomie ein ernsthaftes praktischs Problem darstellt [120 A]. So berichteten Wheldon et al. über eine Incidenz von 43,5% bei Männern (Hämoglobin unter 13 g/100 ml) und 84% bei Frauen (unter 11,6 g/100 ml) nach einer Zeit von mehr als 15 Jahren nach TV mit Gastrojejunostomie [149]. Die Autoren konnten jedoch diese Resultate in einer späteren prospektiven Studie nicht bestätigen [150]; bei der Nachkontrolle von Patienten mit TV und Pyloroplastik über eine Zeit von bis zu 10 Jahren betrug die Incidenz 7–11%. Dies deckt sich gut mit den Resultaten einer anderen Studie, wo nach 5–15 Jahren 10,7% der Patienten mit TV und Pyloroplastik, 17,6% nach TV und Gastrojejunostomie und zum Vergleich 6,7% einer Kontrollgruppe anämisch waren [84]. Die Ursache für den Eisenmangel liegt möglicherweise hauptsächlich in einer gestörten Resorption von an Nahrung gebundenem Eisen [70]. Langzeitergebnisse nach SPV stehen noch aus, doch scheinen vorläufige Berichte darauf hinzudeuten, daß eine Anämie kein häufiges Problem nach SPV ist [84].
Obwohl jede Art von Vagotomie die Sekretion von intrinsic factor und die Resorption von Vitamin B_{12} zu einem gewissen Grad hemmt, ist die Perniciosa nach Vagotomie sehr ungewöhnlich [109, 149].

3 Konsequenzen, praktische Therapie

Die Bewertung des therapeutischen Prinzips Vagotomie bei der Ulcuskrankheit setzt den kritischen Vergleich mit den resezierenden Verfahren voraus. Gegenüber der Resektion muß nach Vagotomie mit einer höheren Rezidivhäufigkeit gerechnet werden.
Was sind die Ursachen dafür? Die Analyse der vorliegenden Studienergebnisse zeigt, daß 2 Ursachengruppen zu diskutieren sind:

- Einmal Ursachen, die aus einer falschen Indikationsstellung zur SPV resultieren, und
- zum anderen Ursachen, die auf der technischen Ausführung der SPV beruhen.

3.1 Indikation zur SPV

Bislang wurde die SPV bei folgenden Indikationen angewandt:

- Das eigentliche Ulcus duodeni
- Das pylorische und präpylorische Ulcus, und
- Das Ulcus ventriculi.

Tabelle 8. Ulcusrezidivraten nach proximal-gastrischer Vagotomie (PGV) wegen Ulcus ventriculi: Ergebnisse vergleichender und kontrollierter Studien [12, 21]

Autor		SPV [%]	B I [%]
Duthie	(1979)	15	7
Liedberg	(1979)	21,1	0
Deutsche Studie	(1980)	14,3	
Liavåg	(1981)	20	6
Pichlmayr (in [12])	(1981)	25,5	5

Die *pylorischen und präpylorischen Ulcera* wurden bislang aufgrund pathogenetischer Überlegungen – vor allem orientiert an der Säuresekretion – zu den Ulcera duodeni gerechnet (s. Kap. 4). Sie wurden deshalb auch bislang in allen Studien als eine Indikation zur SPV angesehen. Insbesondere im „Aarhus County Vagotomy Trial" hat sich nun gezeigt, daß präpylorische Ulcera nach SPV in einem wesentlich höheren Prozentsatz rezidivieren als Ulcera duodeni [9]. In dieser Studie sind in 5 Jahren bei 33% dieser Patienten Rezidive aufgetreten. Diese hohe Rezidivrate hat sich auch in der Basler Multicenterstudie [12] mit 24,3% bei den pylorischen Ulcera und 28,5% bei den präpylorischen Ulcera (totale Fünfjahresrezidivrate) bestätigt und wurde auch im Göttinger Krankengut beobachtet. Warum dieser Ulcustyp schlechtere Ergebnisse als das Ulcus duodeni nach proximal gastrischer Vagotomie ohne Drainage zeigt, ist bislang noch nicht klar. In den Untersuchungen von Andersen et al. [12] fanden sich keine Unterschiede zwischen präpylorischen Ulcera und Ulcera duodeni bezüglich der Säuresekretion, der Parietalzellzahl sowie der postprandialen Gastrinspiegel. Auch postoperativ war die Säurereduktion nach SPV gleich, einzig die Magenentleerung war in dieser Untersuchung bei präpylorischen Ulcera verzögert. Möglicherweise ist die Mitbeteiligung des Magenausganges bei den pylorischen und präpylorischen Ulcera für den ungünstigen Verlauf nach SPV verantwortlich. Bei diesem Ulcustyp ist die Indikation zur SPV ohne Drainage kritisch zu überprüfen. In der Arbeit von Andersen et al. finden sich Anhaltspunkte, daß durch Hinzufügen eines Drainageverfahrens die Ergebnisse beim pylorischen und präpylorischen Ulcus denjenigen beim Ulcus duodeni vergleichbar werden [9].

Beim Ulcus ventriculi (Typ I nach Johnson) ist die Indikation zur Vagotomie umstritten, besonders da die pathophysiologische Begründung dieses therapeutischen Prinzips bezweifelt wird (s. Kap. 3). In den vorliegenden kontrollierten prospektiven Studien, die die Magenresektion (Typ Billroth I) mit der SPV vergleichen, sind Rezidivraten zwischen 15 und 25% beobachtet worden (Tab. 8). Auf der anderen Seite gibt es einzelne prospektive unkontrollierte Studien, die deutlich geringere Rezidivzahlen aufweisen. In der Basler Multicenterstudie trat nur in 7,9% der mit SPV ohne Drainage behandelten Ulcera ventriculi des Typ I ein klinisches Rezidiv innerhalb 5 Jahren auf [12].

In der Gruppe der eigentlichen Ulcera duodeni wäre es wünschenswert, solche präoperativ identifizieren zu können, die später zu Rezidiven neigen. Alle bisher untersuchten Parameter (präoperative Säuresekretion, Anamnesenlänge, postprandialer Gastrinanstieg etc.) haben sich jedoch als ungeeignet für eine prognostische Voraussage erwiesen. Deshalb kann z. Z. nicht gesagt werden, ob eine bestimmte Ulcusgruppe unter den Ulcera duodeni oder ein bestimmter Patient im Einzelfall nicht für die Behandlung mit einer SPV geeignet sind [12, 25, 104].

Als eine definierte, mit hoher Rezidivwahrscheinlichkeit belastete Untergruppe ist die *G-Zell-Hyperplasie* zu betrachten (s. Kap. 5). Eine Vagotomie erscheint bei diesem Krankheitsbild kein adäquates Vorgehen zu sein, wie aus den wenigen vorliegenden kasuistischen Mitteilungen zu dieser Erkrankung hervorgeht. Die adäquate Therapie ist in diesen Fällen die Antrektomie [25, 86]. Die Schwierigkeit liegt aber darin, daß die G-Zell-Hyperplasie präoperativ nur mit aufwendiger Diagnostik erkennbar ist [12], so daß eine entsprechende routinemäßige Abklärung aller Ulcus-duodeni-Patienten z. Z. nicht in Frage kommt.

3.2 Praktische Durchführung der selektiv proximalen Vagotomie

Durch „Indikationsfehler" ist nur ein Teil (etwa 10–20%) der Rezidive nach SPV zu erklären. Eine unvollständige Vagotomie und damit unzureichende Säurereduktion ist die häufigste Ursache des postoperativen Rezidivulcus [12]. In der Tat ist die nach SPV noch verbleibende Säuresekretion als einziger Parameter mit der Rezidivhäufigkeit korrelierbar [12, 25, 80, 104]. Die Ursache der unvollständigen Denervierung liegt in der Operationstechnik. Nur in Ausnahmefällen kann eine atypische Innervation des Magens (z. B. Rosatiast, d. h. vagale Innervation auch von der großen Kurvatur her) eine vollständige Denervierung des Magenfundus erschweren. In der großen Mehrzahl aller Patienten darf davon ausgegangen werden, daß eine regelrechte Innervation des Magenfundus besteht. Den häufigen Variationen der Vagusstämme und -äste im Bereich des intraabdominellen Oesophagus und der Kardia hat die Operationstechnik Rechnung zu tragen. Die intraoperativen pH-metrischen Untersuchungen von Johnson u. Baxter [74] haben die Schwachpunkte der proximalen gastrischen Denervation aufgezeigt: am häufigsten persistieren

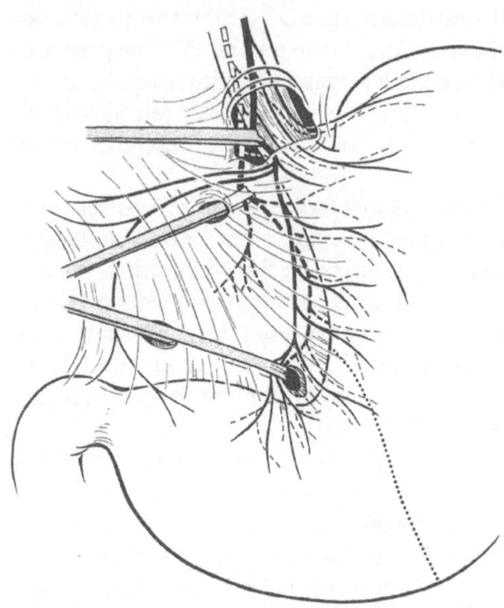

Abb. 15. PGV. Es werden die zu erhaltenden Strukturen angeschlungen: zuerst der vordere Vagusstamm, dann der hintere Vagusstamm. Der Zügel des hinteren Vagusstamms wird unterhalb der hepatopylorischen Äste durch ein Loch in der Pars flaccida des kleinen Netzes nach rechts geführt. Schließlich wird der Punkt, an dem die Skeletierung des Magens im Bereich der kleinen Kurvatur beginnt, so gewählt, daß die beiden aboralen Äste des Latarjet-Nervs, im Bereich des Krähenfußes geschont werden, während der proximale durchtrennt wird

saure Areale nach SPV im Bereich der großen Kurvatur in Höhe des Krähenfußes, etwas seltener an der kleinen Kurvatur subkardial, an der Hinterwand des His-Winkels und im Fundusbereich. Damit ergeben sich für die Präparation zwei Problemzonen: der intraabdominelle Oesophagus mit Einschluß der Kardiahinterseite und der Bereich des sogen. Krähenfußes (Abb. 15 u. 16).

Die Notwendigkeit einer ausgedehnten, mindestens 6 cm umfassenden sorgfältigen *Skeletierung der intraabdominellen Speiseröhre* ist durch die Studien von Kronborg et al. [96] und Hallenbeck et al. [54] belegt und

---

Abb. 16a–d. PGV. Die Skeletierung der kleinen Kurvatur erfolgt in 2 Schichten und aboral nach oral hin. Sie hat möglichst magenwandnahe in kleinen Schritten zu erfolgen (**a, b**). Zunächst wird die Skeletierung im Bereich des vorderen Blattes bis hin auf den Magenfundus links der Kardia ausgeführt, dann erfolgt die Durchtrennung des hinteren Blattes (**c**). Zum Abschluß der Skeletierung der kleinen Kurvatur kann die Kardia mit einem Gummizügel angeschlungen werden (**d**) ▶

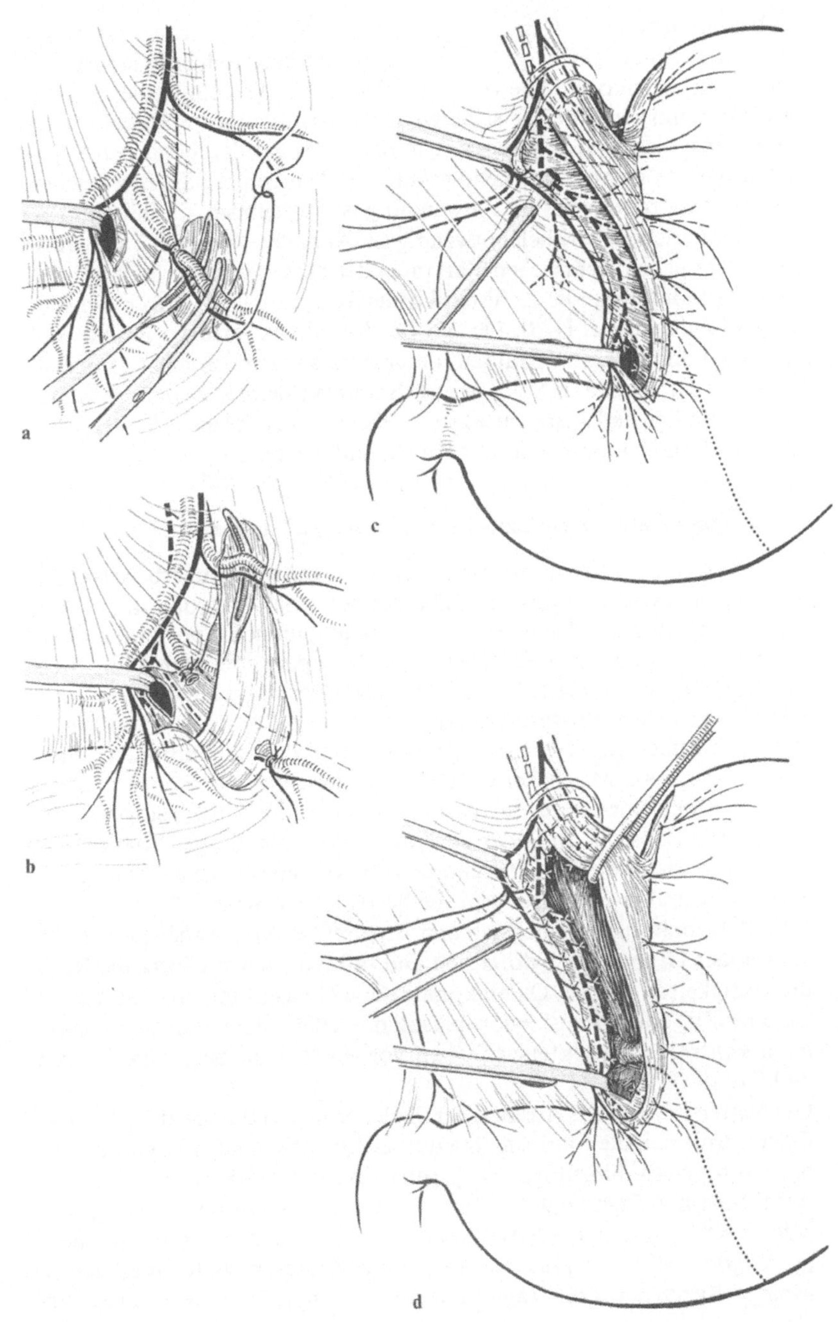
a
b
c
d

seither unumstritten. Dennoch ist es möglich, wie die Ergebnisse von Johnson u. Baxter [74] zeigen, im subkardialen Bereich häufig innervierte Areale zurückzulassen. Die von Hedenstedt et al. [57] empfohlene zirkuläre Myotomie scheint zur sicheren Durchtrennung intramuraler, hoch abgehender Vagusäste konsequent, muß aber wegen der möglichen Komplikationen in nicht ausreichend erfahrenen Händen mit Skepsis gesehen werden. Ihre routinemäßige Anwendung ist abzulehnen, da sie nur in 1–2% aller Patienten wirklich notwendig ist. Ähnliche Vorbehalte sind auch gegenüber neuen technischen Varianten der Denervierung vorzubringen, wie der Myotomie im Bereiche der kleinen Kurvator [135] und entlang der Magenfunduskuppel [119]. Der große Vorteil des geringen Risikos der SPV wird durch diese Verfahren, deren Ergebnisse noch nicht genügend dokumentiert sind, aufs Spiel gesetzt. Somit verbleibt z. Z. nur die besonders sorgfältige und ausreichend weite Skeletierung des distalen Oesophagus, der Funduskuppel und der Kardiahinterseite.

Ist die Pyloroplastik ein Hilfsmittel zur vollständigen Vagotomie?

Ihr potentieller Vorteil muß durch noch nicht sicher kalkulierbare Nebenwirkungen erkauft werden [23]. Die Anlage einer Pyloroplastik erhöht das Risiko eines duodenogastralen Refluxes zumindest postprandial erheblich, und funktionelle Spätfolgen, wie Dumping oder Durchfälle, werden wahrscheinlicher [12, 23, 25, 26]. Eine Alternative zur Pyloroplastik könnte die Pylorusdilatation darstellen (s. Kap. 29). In 2 prospektiven Studien ist über günstige Ergebnisse mit der Pylorusdilatation berichtet worden [36, 140]. Möglicherweise wird die geschlossene Pylorusdilatation, z. B. durch einen transoral, gegebenenfalls endoskopisch eingeführten Dilatator, in Zukunft an Boden gewinnen. Es wird künftigen Studien vorbehalten bleiben, ob diese theoretisch attraktiv erscheinende Alternative in der Praxis ihre Bewährungsprobe besteht oder nicht.

Eine Pyloroplastik scheint nach den Ergebnissen von Andersen et al [9] aber in der Gruppe der pylorischen und präpylorischen Ulcera die Rezidivhäufigkeit zu senken. Damit könnte diese Ulcusgruppe eine Indikation für eine SPV oder SV mit Pyloroplastik darstellen, doch muß es prospektiven kontrollierten Untersuchungen vorbehalten bleiben, diese Fragen zu klären.

Umstritten ist auch das Ausmaß der Skeletierung im Bereich des *„Krähenfußes"*. Autoren, die routinemäßig der selektiv proximalen Vagotomie eine Pyloroplastik hinzufügen [63], gehen bei der Präparation in diesem Areal bis auf 4–5 cm an den Pylorus heran und durchtrennen wenigstens 2 der 3 Äste des Krähenfußes. Studien, die die SPV ohne Drainage anderen Vagotomieformen plus Pyloroplastik gegenübergestellt haben, zeigen weniger Rezidive für die Vagotomie mit Drainage (Tabelle 9). Diese Er-

Tabelle 9. Ulcusrezidivraten nach proximal-gastrischer Vagotomie (PGV) und nach proximal-gastrischer (PGV + P), selektiv-gastraler (SGV + P) bzw. trunculärer (TV + P) Vagotomie + Pyloroplastik

Autor		PGV [%]	PGV, SGV, TV + P [%]
Nilsell	(1979) [112]	19,2	10,6 PGV + P
Andersen et al.	(1980) [9]	15	9 PGV + P
Madsen, Kronborg	(1980) [104]	26	14 SGV + P
Elder	(1981) (in [12])	20,3	7,6 TV + P

gebnisse sind aus unserer Sicht durch das bereits genannte Skeletierungsausmaß im Bereich des Krähenfußes erklärbar, obwohl sich in der Untersuchung von Aahonen et al. [3] kein signifikanter Einfluß einer erweiterten distalen Skeletierung auf die Rezidivrate fand.

Durch die Untersuchungen von Joffe et al. [73] wurde die *Reinnervation* des Magens durch die Überbrückung oder Sprossung vagaler Fasern als langfristige Rezidivursache ins Gespräch gebracht. Wenn auch die Reinnervation im Experiment am Tier und durch kasuistische Beobachtungen am Mensch belegt ist, scheint sie doch nur für einen geringen Teil der Rezidive als Ursache verantwortlich zu sein.

Intraoperative Vollständigkeitskontrollen

Die in einem nicht vorhersehbaren Prozentsatz der Fälle zu erwartende Unvollständigkeit der SPV macht intraoperative Vollständigkeitskontrollen wünschenswert. Voraussetzung dafür, daß ein derartiger Test Relevanz erlangt, ist, daß er mit relativ wenig Aufwand intraoperativ möglichst verläßliche Ergebnisse liefert. Alle postoperativen Qualitätskontrollen (Insulintest, Pentagastrintest, Scheinfütterung) haben für den Individualpatienten keine Bedeutung mehr, da die Qualität der Vagotomie nicht mehr korrigierbar ist. Deshalb sind diese Teste vor allem von akademischem Interesse und dienen in klinischen Studien der Ursachenerforschung bei Ulcusrezidiven (s. a. Kap. 54). Unter den vielen zum Zwecke der intraoperativen Untersuchung in den letzten Jahren diskutierten Testen kommt heute nur noch zwei Verfahren eine klinische Bedeutung zu:

- dem vagomotorischen Elektrostimulationstest (modifizierter sog. Burge-Test), sowie
- der intraoperativen pH-Metrie (sog. Grassi-Test).

Um die *intraoperative pH-Metrie* zuverlässig und aussagekräftig ausführen zu können, ist eine Gastrotomie Voraussetzung. Transoesophageal eingeführte pH-Sonden haben sich nicht bewährt [12]. Der Grassi-Test verfügt über den theoretischen Vorteil, daß etwaige nach SPV verbleibende säureproduzierende Areale lokalisiert werden können und damit eine gezielte Suche nach belassenen Vagusfasern möglich ist. Der von Grassi eingeführte und engagiert verfochtene Text zeigte in den Untersuchungen von Johnson (in [12]) gute Ergebnisse sowohl für die Säurereduktion als auch in bezug auf die Rezidivhäufigkeit.

Durch die Untersuchungen in der Basler Multicenterstudie [12] hat in den letzten Jahren der *modifizierte Burge-Test* an Bedeutung gewonnen. Er ist durch technologische Weiterentwicklung zu einem standardisierten und leicht ausführbaren intraoperativen Test geworden. Er beruht auf der Hypothese, daß die durch elektrische Vagusstimulierung hervorgerufenen und gemessenen Motilitätsphänomene den Vaguswirkungen auf die Säuresekretion gleichzusetzen sind. Im Gegensatz zum pH-Test mißt er damit eine vagale Wirkung, während beim Grassi-Test zwar die Säuresekretion, aber nicht die vagal-, sondern die pentagastrinstimulierte Acidität erfaßt wird. Gegen den Burge-Test gibt es methodische Einwände, die sich besonders auf die hohe Compliance des Meßsystems beziehen. Unbeschadet dieses theoretischen Vorbehaltes zeigt aber der Burge-Test bei klinischer Anwendung eine hohe Zuverlässigkeit. In der erwähnten Multicenterstudie [12] konnte bei postoperativer blinder Kontrollauswertung der Kurven gezeigt werden, daß bei definitiv am Ende der Operation Burge-negativen Patienten nach 5 Jahren weniger Ulcusrezidive (5,3% totale Rezidivrate) und eine signifikant geringere insulinstimulierte Säuresekretion beobachtet wurden, als in den Fällen, bei denen die Operation trotz noch positivem Testergebnis beendet wurde (17,3% totale Rezidivrate). Von praktischer Bedeutung ist noch ein weiteres Ergebnis: Auch bei erfahrenen Operateuren erwies sich nach Beendigung einer anatomisch korrekten Vagotomie die Denervierung noch in ca. 20% der Fälle, gemessen am Elektrotest, als nicht vollständig. In etwa 90% der im Anschluß an den ersten Test nachvagotomierten Patienten haben sich anatomisch überzeugende Äquivalente finden lassen.

Diesen Erfahrungen stehen die Ergebnisse anderer Studien gegenüber. Zum Beispiel wurden von Junginger et al. [81] die Ergebnisse zweier Patientengruppen verglichen, von denen die eine mit und die andere ohne Test operiert worden waren. Die postoperative Säuresekretion und die Rezidivrate waren in beiden Gruppen bei 2jähriger Nachbeobachtung nicht verschieden.

Trotz dieser Einwände ist der vagomotorische Elektrotest derzeit der standardisierteste und intraoperativ am besten einsetzbare Test; zudem ist er von einem gewissen erzieherischen Wert für den Operateur.

Das Rezidivulcus nach SPV

Wichtig für die Bewertung der Vagotomieergebnisse ist auch die Kenntnis des Spontanverlaufs postoperativer Rezidivulcera nach SPV. Wie bereits

Tabelle 10. Vorteile, Nachteile und Indikation der verschiedenen Vagotomievarianten

Vagotomie-variante	Vorteile	Nachteile, Nebenwirkungen	Indikation
SPV	Denervierung nur des säurebildenden Magenabschnittes, geringste postoperative Morbidität	Präparatorisch anspruchsvoll, „Problemzone“ am Angulus (sog. Krähenfuß) und am terminalen Oesophagus	Wahloperation beim Ulcus duodeni. Anwendung beim Ulcus ventriculi nur bei gleichzeitiger Ulcusexcision; zur Therapie der Grundkrankheit bei Ulcusblutung und bei frischer Perforation
SPV + P	Ausgiebige Denervation am Angulus möglich; Ulcusexcision bei präpylorischen und pylorischen Ulcera möglich	Langzeitfolgen des möglichen duodenogastralen Refluxes noch unklar	Präpylorisches und pylorisches Ulcus
SV	Präparatorisch einfacher. Auch bei voroperierten Patienten nach Resektion gut möglich	Denervation des gesamten Magens mit erheblichem Motilitätsverlust. Hohe Rate intestinaler Störungen	Stumpfvagotomie bei Rezidivulcus nach Resektion. Anwendung auch beim Ulcus ventriculi, kombiniert mit Antrektomie
TV	Präparatorisch einfach. Rasch durchführbar	Denervation der gesamten Oberbauchorgane, des Dünndarms und des rechten Colon. Hohe Rezidivquote. Hohe Rate intestinaler Störungen	Rezidivulcus nach Resektion (Mehrfacheingriffe) bei ausgeschlossenem Zollinger-Ellison-Syndrom. Dann evtl. thorakales Vorgehen

erwähnt, erscheint der Spontanverlauf günstig. Nur 40% aller postoperativen Ulcera – Ulcera ventriculi wie Ulcera duodeni – machen klinisch Symptome, d.h. annähernd zwei Drittel aller Rezidive bleiben klinisch unbemerkt [12]. Allerdings wäre es denkbar, daß ein stummes, symptomlos verlaufendes Rezidivulcus durch die plötzliche Entwicklung von lebensbedrohenden Komplikationen besonders gefährlich sein könnte. Diese Bedenken erscheinen unbegründet: Die Basler Multicenterstudie zeigt, daß nur in 13% der symptomlosen Ulcera mit Komplikationen zu rechnen ist, wobei die Entwicklung von Magenausgangstenosen im Vordergrund steht. Blutungen und Perforationen sind dagegen selten [12]. Erfreulicherweise sind postoperative Ulcera nach Vagotomie der konservativen Therapie z. B. mit Cimetidin, gut zugängig. Vorliegende Studien geben Heilquoten von etwa 80% wieder [134, 139]. Dieser therapeutische Effekt ist durch eine auch nach Vagotomie noch mögliche weitere Säurereduktion durch Cimetidin zu erklären [1]. Allerdings heilen knapp 50% der Rezidivulcera nach SPV auch ohne Therapie spontan aus [12]. Vergleiche zwischen den Ergebnissen operativer Therapie der Postvagotomieulcera und deren konservativer Therapie zeigen deutlich bessere Ergebnisse für die konservative Therapie, so daß technisch oft schwierige Zweiteingriffe nur selten notwendig werden [134]. Es zeigt sich außerdem, daß mit zunehmender Erfahrung mit dem Verlauf und der Prognose des Rezidivulcus nach SPV die Reoperationshäufigkeit sowohl in Bezug auf das Gesamtkrankengut wie auch bezogen auf die Rezidivulcera stark abnimmt. In der Basler Multicenterstudie [12] lag die Reoperationsquote bezogen auf die Ulcusrezidive bei 23%, wobei besonders in der Anfangszeit der Studie die Indikation – wie wir heute wissen – unnötig aggressiv war.

Literatur

1. Adland, E., Berstad, A., Semb. L.S., Bjerke, K.: Effect of cimetidine of pentagastrin-stimulated gastric secretion before and after proximal gastric vagotomy for duodenal ulcer. Scand. J. Gastroenterol, *13*, 679 (1978)
2. Adami, H.O., Enander, L.K., Ingvar, C., Rydberg, B.: Clinical results of 229 patients with duodenal ulcer 1–6 years after highly selective vagotomy. Br. J. Surg. *67*, 29 (1980)
3. Ahonen, J., Haepfner-Hallikainen, D., Inberg, M., Scheinin, T.M.: The value of corpus-antrum border determinations in highly selective vagotomy. Br. J. Surg. *66*, 35 (1979)
4. Allan, J.G., Gerskowitsch, V.P., Russel, R.I.: The role of bile acids in the pathogenesis of postvagotomy diarrhoea. Br. J. Surg. *61*, 516–518 (1974)
5. Amdrup, E., Jensen, H.E.: One hundred patients five years after selective gastric vagotomy and drainage for duodenal ulcer. Surgery *74*, 321–325 (1973)
6. Amdrup, E., Jensen, H.E., Johnston, D., Walker, B.E., Goligher, J.C.: Clinical results of parietal cell vagotomy (highly selective vagotomy) two to four years after operation. Ann. Surg. *180*, 279–284 (1974)

7. Amdrup, E., Andersen, D., Hostrup, H.: The Aarhus county vagotomy trial – Preliminary results. Chir. Gastroenterol. *9*, 189–193 (1975)
8. Amdrup, E., Andersen, D., Jensen, H.E.: Parietal cell (highly selective or proximal gastric vagotomy) for peptic ulcer disease. World J. Surg. *1*, 19–27 (1977)
9. Andersen, D., Amdrup, E., Høstrup, H., Sørensen, F.H.: Aarhus County Vagotomy Trial. Five-year recurrence rate after PGV and SGV. Acta Hepatogastroenterol. (Stuttg.) [Suppl.] *27*, 344 (1980)
10. Angorn, I.B., Dimopoulos, G., Hegarty, M.M., Moshal, M.G.: The effect of vagotomy on the lower oesophageal sphincter: A manometric study. Br. J. Surg. *64*, 466-469 (1977)
11. Baron, J.H.: The rationale of the different operations for peptic ulcer. In: Vagotomy on trial. Cox, A.G., Williams, J. (eds.), pp. 8–35. London: Heinemann 1973
12. Baron, J., Allgöwer, M., Alexander-Williams, J., Spencer, J., Müller, C.: Verdict on vagotomy. Proceedings of the symposion, Febr. 1981. London: Butterworths (to be published)
13. Bauer, H.: Säurereduktion nach selektiver proximaler Vagotomie mit Pyloroplastik beim Ulcus duodeni – Langzeitergebnisse, Aktuel. Gastrol. *6*, 43–50 (1977)
14. Bauer, H. (Hrsg.): Nichtresezierende Ulcuschirurgie. Berlin, Heidelberg, New York: Springer 1980
15. Bauer, H., Brückner, E.L., Welsch, K.H. Die orale Glucosetoleranz nach selektiver proximaler Vagotomie mit Pyloroplastik. M.M.W. *116*, 929–932 (1974)
16. Bauer, H., Arnold, R., Track, N.S., Creutzfeldt, W., Holle, F.: Einfluß der selektiv proximalen Vagotomie mit und ohne Pyloroplastik auf die basale und postprandiale Gastrinfreisetzung bei Ulcus-duodenie-Patienten. Klin. Wochenschr. *53*, 209–214 (1975)
17. Bauer, H., Andersson, S., Okukubo, J., Kahn, F., Schmidt, G., Holle, F.: Die nichtresezierende Chirurgie beim Gastro-duodenal-Ulcus: Pathophysiologische Grundlagen. M.M.W. *118*, 767–776 (1976)
18. Bauer, H., Brückner, W., Welsch, K.H., Holle, F.: Die nichtresezierende Chirurgie des Gastro-duodenal-Ulcus: Klinische Resultate. M.M.W. *118*, 785–792 (1976)
19. Bauer, H., Holle, F., Okukubo, J., Andersson, S., Arnold, R., Creutzfeldt, W.: The effect of selective proximal vagotomy (SPV) with and without pyloroplasty on serum gastrin levels and acid secretion after feeding and sham feeding in the dog. World J. Surg. *1*, 223–229 (1977)
20. Becker, H.D.: Pathogenese, Diagnostik und Therapie des Dumping-Syndroms. Chirurg *48*, 247–253 (1977)
21. Becker, H.D., Siewert, J.R.: Surgical options for the treatment of gastric ulcer disease. In: Advances in ulcer disease. Proceedings of a symposium on the pathogenesis and therapy of ulcer disease. München, Amsterdam: Excerpta Medica 516 (1980)
22. Berstand, A., Roland, M., Pertersen, H., Liavag, I.: Changes in pancreatic secretion following proximal gastric vagotomy for duodenal ulcer. Aktuel. Gastrol. *5*, 149–152 (1976)
23. Binswanger, R.O., Aeberhard, P., Walter, M., Vock, P.: Effect of pyloroplasty on gastric emptying: Long-term results as obtained with a labelled test meal 14–43 months after operations. Br. J. Surg. *65*, 27–29 (1978)
24. Blum, A.L., Fasel, J.: Die elektive Chirurgie des Ulcus duodeni, ein dreifaches Dilemma. Dtsch. Med. Wochenschr. *99*, 1033–1038 (1974)
25. Blum, A.L., Sonnenberg, A., Siewert, R.: Motilitätsstörungen von Magen und Pylorus. Internist. (Berlin) *20*, 10 (1979)
26. Bouchier I.A.D.: The vagus, the bile, and gallstones. Gut *11*, 799–803 (1970)
27. Braasch, J.W., Sala, L.E., Ellis, H.F., Crozier, R.E.: Parietal cell vagotomy. Arch. Surg. *115*, 699–701 (1980)

28. Brandsborg, D., Brandsborg, M., Lövgreen, N.A., Mikelsen Möller, B., Rokkjaer, M., Amdrup, E.: Influence of parietal cell vagotomy and selective gastric vagotomy on gastric emptying rate and serum gastrin concentration. Gastroenterology *72*, 212–214 (1977)
29. Broome, A., Bergström, H., Olbe, L.: Maximal acid response to histamine in duodenal ulcer patients subjected to resection of the antrum and duodenal bulb followed by vagotomy. Gastroenterology *52*, 952–958 (1967)
30. Condon, J.R., Robinson, V., Suleman, M.I., Fan, V.S., Mc.Keown, M.D.: The cause and treatment of postvagotomy diarrhoea. Br. J. Surg. *62*, 309–312 (1975)
31. Cox, A.G., Spencer, J., Trinker, J.: Clinical results reviewed. In: After vagotomy. Alexander-Williams, J., Cox, A.G. (eds.). pp. 119–130. London: Butterworth 1969
32. Csendes, A., Øster, M., Brandsborg, O., Møller, J., Brandsborg, M., Amdrup, E.: Gastroesophageal sphincter pressure and serum gastrin studies following food intake before and after vagotomy for duodenal ulcer. Scand. J. Gastroenterol. *13*, 437–441 (1978)
33. Csendes, A., Øster, M., Møller, J.: The effect of extrinsic denervation of the lower part of the esophagus on resting and cholinergic stimulated gastroesophageal sphincter in man. Surg. Gynecol. Obstet. *148*, 375–379 (1979)
34. Davies, W.T., Griffith, G.H., Owen, G.M., Shields, R.: The effect of vagotomy and drainage operations on the rate of gastric emptying in duodenal ulcer patients. Br. J. Surg. *61*, 509–515 (1974)
35. Dean, A.C.B., Edwards, H.C., Munro, A.I.: Late results of antrectomy and vagotomy. Gut *7*, 677–678 (1966)
36. Delaney, P.: Peroperative grading of pyloric stenosis: A long-term clinical and radiological follow-up to patients with severe pyloric stenosis treated by highly selective vagotomy and dilatation of the stricture. Br. J. Surg. *65*, 157 (1978)
37. Dignan, A.P.: A laboratory appraisal of the effect of truncal and selective vagotomy. Br. J. Surg. *57*, 249–254 (1970)
38. Dodds, W.J., Hogan, W.J., Miller, W.N., Stef, J.J., Arndorfer, R.C., Lydon, S.B.: Effect of increased intraabdominal pressure on lower esophageal sphincter pressure. Dig. Dis. *20*, 298–308 (1975)
39. Dragstedt, L.R., Owens, F.M.: Supradiaphragmatic section of the vagus nerve in treatment of chronic duodenal ulcer. Proc. Soc. Exp. Biol. *53*, 152–154 (1943)
40. Ellis, D.J., Kingston, R.D., Brookes, V.S., Waterhouse, J.A.H.: Gastric carcinoma and previous peptic ulceration. Br. J. Surg. *66*, 117 (1979)
41. Edwards, J.P., Lyndon, P.J., Smith, R.B., Johnston, D.: Faecal fat excretion after truncal, selective, and highly selective vagotomy for duodenal ulcer. Gut *15*, 521–525 (1974)
41A. Edwards, J.P., Bakran, A., Johnston, D.: Metabolic studies after Billroth I gastrectomy and highly selective vagotomy for gastric ulcer. Gut *16*, 829 (1975)
42. Emas, S.: Current view on the physiology and pathophysiology of gastric acid secretion. Acta Hepatogastroenterol. (Stuttg.) *22*, 411–414 (1975)
42A. Engel, J.J., Spellberg, M.A.: Complications of vagotomy. Am. J. Gastroenterol. *70*, 55–60 (1978)
43. Feldmann, S.D., Wise, L., Ballinger, W.: Review of elective surgical tratment for chronic duodenal ulcer. World. J. Surg. *1*, 9–17 (1977)
44. Fordtran, J.S., Walsh, J.H.: Gastric acid secretion rate and buffer content of the stomach after eating. J. Clin. Invest. *52*, 645–657 (1973)
45. Goligher, J.C., Pulvertaft, C.N., De Dombal, F.T., et al.: Five to eight year results of Leeds/York controlled trial of elective surgery for duodenal ulcer. Br. Med. J. *1968 II*, 787–793

46. Goligher, J.C., Pulvertaft, C.N., Irvin, T.T., et al.: Five to eight years results of truncal vagotomy and pyloroplasty for duodenal ulcer. Br. Med. J. *1972 I*, 7–13
47. Goligher, J.C., Hill, G.L., Kenny, T.E., Nutter, E.: Proximal gastric vagotomy without drainage for duodenal ulcer: Results after 5–8 years. Br. J. Surg. *65*, 145 (1978)
48. Grassi, G.: Intraoperative Tests bei der selektiven Vagotomie. In: Vagotomie. Burge, H., Farthmann, E.H., Grassi, G., Hedenstedt, St., Hollender, L.F., Schreiber, H.W., Tanner, N.C. (eds.), pp. 83–91, Stuttgart: Thieme 1976
49. Greenall, M.J., Lyndon, P.J., Goligher, J.C., Johnston, D.: Long term effect of highly selective vagotomy on basal and maximal acid output in man. Gastroenterology *68*, 1421–1425 (1975)
50. Griffith, C.A.: Selective gastric vagotomy. In: Surgery of the stomach and duodenum. Nyhus, L.M., Wastell, C. (eds.), pp. 275–295. Boston: Little, Brown 1977
51. Groetzinger, K.; Bergegardh, S.: Mechanism of gastric distension and acid secretion in man. 4. Kongr. Coll. Int. Chir. Dig. Davos, Sept. 1976
52. Grossmann, M.I.: Some minor heresies about vagotomy. Gastroenterology *67*, 1016–1019 (1974)
53. Güller, R.: Magenentleerung. Z. Gastroenterol. *15*, 185–191 (1977)
54. Hallenbeck, G., Gleysteen, J.C., Aldrete, J.S.: Proximal gastric vagotomy; effects of two operative techniques on clinical and gastric secretory results. Ann. Surg. *184*, 435 (1976)
55. Heathcote, B.V., Daly, D.W., Gillespie, I.E.: Secretory responses before and after vagal denervation of a gastric pouch. Gastroenterology *48*, 463–471 (1965)
56. Heatley, R.V., Collins, R.J., James, P.D., Atkinson, M.: Vagal function in relation to gastroesophageal reflux and associated motility changes. Br. Med. J. 755–757 (1980)
57. Hedenstedt, S., Schayah, M., Moberg, S.: Selective proximal vagotomy without drainage in the treatment of duodenal ulcer. The results after a standardization of the surgical technique. Acta Chir. Scand. *146*, 31 (1980)
58. Helwing, E., Hegmann, H., Götz, J.: Haemotothorax nach abdominaler Vagotomie. Chirurg. *48*, 37–38 (1977)
59. Herfarth, C., Schlag, P.: Gastric cancer. Berlin, Heidelberg, New York: Springer 1979
60. Holle, G.E.: Langzeituntersuchungen der Fundusschleimhaut beim Gastroduodenalulcus nach SPV und Pyloroplastik. Z. Gastroenterol *16*, 57–65 (1978)
61. Holle, F., Andersson, S.: Advances in vagotomy. Berlin, Heidelberg, New York: Springer 1974
62. Holle, F., Bauer, H.: Selektive proximal vagotomy with pyloroplasty in surgery of gastroduodenal ulcer. Special comment. In: Surgery of the stomach ans duodenum. Nyhus, L.M., Wastell, C. (eds.), pp. 329–338. Boston: Little, Brown 1977
63. Holle, F., Holle, G.E. (Hrsg.): Vagotomy and pyloroplasty. Berlin, Heidelberg, New York: Springer 1980
64. Holle, F., Doenicke, A., Loeweneck, H., Bauer, H.: Die nichtresezierende Chirurgie des Gastro-Duodenal-Ulcus: Indikation und Technik der SPV mit ff. Pyloroplastik. M.M.W. *118*, 777–784 (1976)
65. Holle, F., Bauer, H., Arnold, R., Creutzfeldt, W.: The effect of different types of pyloroplasty in combination with selective proximal vagotomy (SPV) om postpradial gastrin release and acid secretion in Heidenhaim pouch dogs. Acta Hepatogastroenterol. (Stuttg.) *23*, 297–298 (1976)
66. Holst-Christensen, J., Hart-Honsen, O., Pedersen, T.: Recurrent ulcer after proximal gastric vagotomy for duodenal and pre-pyloric ulcer. Br. J. Surg. *64*, 42 (1977)
67. Humphrey, C.S., Johnston, D., Walter, B.E., Pulvertaft, C.N., Goligher, J.C.: Incidence of dumping after truncal and selective vagotomy with pyloroplasty and highly selective vagotomy without drainage procedure. Br. Med. J. *1972 II*, 785–788

68. Humphrey, C.S., Dykes, J.R.W., Johnston, D.: Effects of truncal, selective, and highly selective vagotomy on glucose tolerance and insulin secretion in patients with duodenal ulcer. Br. Med. J. *1975 I*, 112–116
69. Ihàsz, M., Wachtl, I., Koiss, I.: Häufigkeit von Gallensteinen nach trunkaler Vagotomie. Zentralbl. Chir. *100*, 1099–1104
70. Jacobs, A., Rhodes, J., Peters, D.K., Campbell, H., Eskins, J.D.: Gastric acidity and iron absorption. Br. J. Haematol. *12*, 728–736 (1966)
71. Janssens, J., de Wever, I., Vantrappen, G., Hellemans, J.: Peristalsis in smooth muscle esophagus after transection and bolus deviation. Gastroenterology *71*, 1004–1009 (19769
72. Jennewein, H.M., Hummelt, H., Meyer, U., Siewert, R., Koch, A., Waldeck, F.: The effect of vagotomy on the resting pressure and reactivity of the lower esophageal sphincter (LES) in man and dog. Proceedings of the fifth international symposium on gastrointestinal motility. S. 186–189, Sept. 1975
73. Joffe, S.N., Crocket, A., Doyle, D.: Reinnervation of the parietal cell mass after highly selective vagotomy. Hepato-Gastroenterology [Suppl.]: *27*, 346 (1980)
74. Johnson, A.G., Baxter, H.K.: Where is your vagotomy incomplete? Observations on operative technique. Br. J. Surg. *64*, 583 (1977)
75. Johnston, D.: Highly selective vagotomy. Gut *15*, 748–757 (1974)
76. Johnston, D.: Highly selective vagotomy. Prog. Surg. *14*, 1 (1975)
77. Johnston, D., Humphrey, C.S., Smith, R.B., Wilkinson, A.R.: Should the gastric antrum be vagally denervated if it is well drained and in the acid stream. Br. J. Surg. *58*, 725–731 (1970)
78. Jordan, P.H.: Current status of parietal cell vagotomy. Ann. Surg. *184*, 659–671 (1976)
79. Jordan, P.H., Condon, R.E.: A prospective evaluation of vagotomy-pyloroplasty and vagotomy-antrectomy for treatment of duodenal ulcer. Ann. Surg. *172*, 547–563 (1970)
80. Junginger, T., Pichlmaier, H.: Ergebnisse nach proximaler, selektiver Vagotomie wegen Gastroduodenalulcus. Dtsch. Med. Wochenschr. *104*, 127 (1979)
81. Junginger, T., Raab, M., Pichlmaier, H.: Der Elektrostimulationstest zur intraoperativen Vagotomiekontrolle. Chirurg. *52*, 519–524 (1981)
82. Kalsbeck, H.L.: Ulceration and necrosis of the gastric wall after highly selective vagotomy. Arch. Chir. Neerl. *29*, 101–108 (1977)
83. Kennedy, T.: Evaluation of selective vagotomy. In: Vagotomy on trial. Cox, A.G., Alexander-Williams, J. (eds.), pp. 85–96, London: Heinemann 1973
84. Kennedy, T.: Which vagotomy? In: Topics in gastroenterology, vol. 5. Truelove, S.C., Lee, E. (eds.), Oxford: Blackwell, pp. 263–284 (1977)
85. Kennedy, T., Johnston, S.W., Macrae, K.D., Spencer, A.F.: Proximal gastric vagotomy: Interim results of a randomized controlled trial. Br. Med. J. *1975 I*, 301–303
86. Keuppens, F., Willems, G., de Graef, J., Woussen-Colle, P.D.: Antral gastrin cell hyperplasia in patients with peptic ulcer. Ann. Surg. *191*, 276 (1980)
87. Khan, T.A., Lind, J.F.: Effect of change of position on the function of the canine lower esophageal sphincter. Gastroenterology *67*, 957–964 (1974)
88. Kirk, R.M., Sussman, T.: Vagotomy and musosal antrectomy in the elective treatment of duodenal ulcers. Am. J. Surg. *123*, 323–328 (1972)
89. Kjaergaard, J., Jensen, H.E., Allermand, H.: Inactequately reduced acid secretion after vagotomy for duodenal ulcer. Ann. Surg. *192*, 711–715 (1980)
90. Koelz, H.R., Gewertz, B.L.: Postvagotomiesyndrome. In: Postoperative Syndrome. Siewert, R., Blum, A.L. (Hrsg.). Berlin, Heidelberg, New York: Springer, 1980
91. Koelz, H.R., Lepsien, G., Hollinger, A.P., et al.: Effect of intraduodenal peptone on the lower esophageal sphincter pressure in the dog. Gastroenterology *75*, 283–285 (1978)

92. Kragelund, E., Fischer, J.E., Nielsen, A.: Meat extract stimulated gastric acid secretion before and after parietal cell vagotomy without antrum drainage and selective gastric vagotomy with drainage in patients with duodenal ulcer. Ann. Surg. *179*, 174–178
93. Kravitz, J.J., Snape, W.J., Jr., Cohen, S.: Effect of thoracic vagotomy and vagal stimulation on esophageal function. Am. J. Physiol. *234/4*, 359–364 (1978)
94. Kronborg, O.: Truncal vagotomy and drainage in 500 patients with duodenal ulcer. Scand. J. Gastroenterol. *6*, 501–509 (1971)
95. Kronborg, O., Madsen, P.: A controlled randomized trial of highly selective vagotomy versus selective vagotomy and phyloroplasty in the treatment of duodenal ulcer. Gut *16*, 268–271 (1975)
96. Kronberg, O., Jorgensen, P.M., Horst-Christensen, J.: Influence of different techniques of proximal gastric vagotomy upon risk of recurrent duodenal ulcer and gastric acid secretion. Acta Chir. Scand. *143*, 53 (1977)
97. Lehmann, L., Klein, H.D., Kern, E.: Ergebnisse der selektiven proximalen Vagotomie mit Pyloroplastik an 464 Patienten. Langenbecks Arch. Chir. *340*, 179–190 (1976)
98. Liavag, I., Roland, M.: A six year material of proximal gastric vagotomy. Scand. J. Gastroenterol. Suppl. 38, *11*, 60–61 (1976)
99. Liavåg, I., Roland, M.: A seven year follow-up of proximal gastric vagotomy. Clinical results. Scand. J. Gastroenterol. *14*, 49 (1979)
100. Lindskov, J., Amtorp, O. Roehl Larsen, H.: The effects of highly selective vagotomy on exocrine pancreatic function in man. Gastroenterology *70*, 545–549 (1976)
101. Loeweneck, H.: Functional anatomy of the vagus nerves in the upper abdomen. In: Vagotomy, latest advances. Holle, F., Andersson, S. (eds.), pp. 6–12. Berlin, Heidelberg, New York: Springer 1974
102. Loeweneck, H., Brückner, W.L., Maass, K., Appel, G., Schmidt, G.P.: Die Funktion des Pankreas nach trunkulärer Vagotomie. Z. Gastroenterol *13*, 457–463 (1975)
103. Lorenz, W., Rohde, H.: Probleme bei der Durchführung einer prospektiven, kontrollierten Studie über chirurgische Behandlungsmethoden. Klin. Wochenschr. *51*, 475–476 (1973)
104. Madsen, P., Kronborg, O.: Recurrent ulcer 5½–8 years after highly selective vagotomy without drainage and selective vagotomy with pyloroplasty. Scand. J. Gastroenterol. *15*, 193 (1980)
105. Malagelada, J.-R., Wynne, D.W., Rees, L.J.: Gastric motor abnormalities in diabetic and postvagotomy gastroparesis: Effect of metoclorpramide and bethanechol. Gastroenterology *78*, 286 (1980)
106. Martinoli, S., Müller, C., Allgöwer, M.: Prä- und postoperative endomanometrische Befunde bei proximal-selektiver Vagotomie. Helv. Chir. Acta *45*, 75 (1978)
107. Matarazzo, S.A., Snape, W.J., Jr., Ryan, J.P., Cohen, S.: Relationship of cervical and abdominal vagal activity to lower esophageal sphincter function. Gastroenterology *71*, 999–1003 (1976)
108. Mayer, G., Arnold, R., Feurle, G., Fuchs, K., Ketterer, H., Track, N.S., Creutzfeldt, W.: Influence of feeding and sham feeding upon serum gastrin and gastric acid secretion in control subjects and duodenal ulcer patients. Scand. J. Gastroenterol. *9*, 703–710 (1974)
109. Meikle, D.D., Bull. J., Callender, S.T., Truelove, S.C.: Intrinsic factor secretion after vagotomy. Br. J. Surg. *64*, 795–797 (1977)
110. Müller, C.: Postoperative Störungen und Rezidive nach proximal-selektiver Vagotomie. Ther. Umsch. *37*, 693 (1980)
111. Mujahed, Z., Evans, J.A.: The relationship of cholelithiasis to vagotomy. Surg. Gynecol, Obstet. *133*, 656–658 (1971)
112. Nilsell, K.: Five to nine years results of selective proximal vagotomy with and without pyloroplasty for duodenal ulcer. Acta Chir. Scand. *145*, 251 (1979)

113. Nilsson, G.: Regulationsmechanismen der Magensäuresekretion. In: Vagotomie, Burge, H., Farthmann, E.H., Grassi, G., Hedenstedt, St., Hollender, L.F., Schreiber, H.W., Tanner, N.C. (Hrsg.), S. 14–25. Stuttgart: Thieme 1976

114. Olbe, L.: Effects of vagotomy on gastric acid secretion. In: Vagotomy, latest advances. Holle, F., Andersson, S. (eds.), pp. 45–50. Berlin, Heidelberg, New York: Springer 1974

115. Olbe, L.: Gastroduodenal physiology and pathophysiology. In: Surgery of the stomach and duodenum. Nyhus, L.M., Wastell, C. (eds.), pp. 77–119, Boston: Little, Brown 1977

116. Oomen, J.P.C., Wittebol, P., Geurts, W.J.C., Akkermans, L.M.A.: Lower esophageal sphincter function after highly selective vagotomy. Arch. Surg. *114*, 908–910 (1979)

117. Parkin, G.J.S., Smith, R.B., Johnston, D.: Gallbladder volume and contractility after truncal, selective and highly selective (parietal-cell) vagotomy in man. Ann. Surg. *178*, 581–586 (1973)

118. Perez. Avila, C., Duthie, H.L.: Highly selective vagotomy or truncal vagotomy and pyloroplasty for duodenal ulcer. Proc. R. Soc. Med. *67*, 838–842 (1974)

119. Petropoulos, P.C.: Transgastric highly selective vagotomy (HSTRV) without drainage. Langenbecks Arch. Chir. *350*, 95 (1979)

120. Price, W.E., Grizzle, J.E., Postlethwait, R.W., Johnson, W.D., Grabicki, P.: Results of operation for duodenal ulcer. Surg. Gynec. Obstet. *131*, 233–248 (1970)

120A. Pulvertaft, C.N., Cox, A.G.: Effects of vagotomy on haemopoiesis. In: After vagotomy. Alexander-Williams, J., Cox, A.G. (eds.). London: Butterworths, pp. 150–160 (1969)

121. Reding, R.: Trunkuläre Vagotomie und ihre Auswirkung auf die Oberbauchorgane unter besonderer Berücksichtigung des inkretorischen Pankreas. Klinische und experimentelle Beobachtungen. Zentralbl. Chir. *99*, 737–747 (1974)

122. Reifferscheid, M.: Die Ulcuskrankheit als chirurgisches Problem. Langenbecks Arch. Chir. *332*, 179–186 (1972)

123. Sawyers, J.L., Scott, H.W.: Selective gastric vagotomy randomized with antrectomy and pyloroplasty: A prospective study. Bull. Soc. Int. Chir. *5/6*, 426–430 (1974)

124. Schattenmann, G., Lepsien, G., Siewert, R.: Kardiafunktion nach PGV. Langenbecks Arch. Chir. *348*, 231 (1979)

125. Schwöbel, M., Uhlschmid, G., Largiader, F.: Über die Pathogenese der Magenwandnekrose nach selektiv-proximaler Vagotomie. Chirurg. *52*, 328–331 (1981)

126. Seidel, W., Troidl, H., Lorenz, W., Rohde, H., Richter, H., Drews, H., Hamelmann, H.: Eine prospektive, kontrollierte Studie zur selektiven Vagotomie bei chronischem Duodenalulcus: Frühergebnisse mit einer standardisierten Operationswahl und Operationstechnik. Klin. Wochenschr. *51*, 477–486 (1973)

127. Siewert, J.R., Blum, A.L.: Postoperative Syndrome. Berlin, Heidelberg, New York: Springer 1980

128. Siewert, R., Müller, C.: Proximal-gastrische Vagotomie. Chirurg. *52*, 511–518 (1981)

129. Siewert, R., Schattenmann, G., Lepsien, G.: Vagotomie und unterer Oesophagussphinkter. Z. Gastroenterol. *17*, 522–530 (1979)

130. Skjennald, A., Stadaas, J.O., Syversen, S.M., Aune, S.: Dysphagia after proximal gastric vagotomy. Scand. J. Gastroenterol. *14*, 609–613 (1979)

131. Spencer, J.D.: Postvagotomy dysphagia. Br. J. Surg. *62*, 354–355 (1975)

132. Stremmel, W.: Pathogenese und Therapie des Postvagotomiesyndroms. Dtsch. Med. Wochenschr. *101*, 1496–1497 (1976)

133. Tanner, M.C.: Drainage operations for vagotomy. Proc. R. Soc. Med. *60*, 221–223 (1967)

134. Taylor, E.W., Muscroft, T.J., Bradby, G.V.A., Deane, S.A., Alexander-Williams, J.: Management of duodenal ulcer recurring after gastric surgery. Hepato-Gastroenterology [Suppl.] *27*, 294 (1980)
135. Taylor, T.V.: Lesser curve superficial seromyotomy – An operation for chronic duodenal ulcer. Br. J. Surg. *66*, 733 (1979)
136. Temple, J.G., McFarland, J.: Gastro-esophageal reflux complicating highly selective vagotomy. Br. Med. J. *1975 I*, 168–169
137. Thomas, D.M., Langford, R.M., Russell, R.C.G., Le Quesne, L.P.: The anatomical basis for gastric mobilization in total oesophagectomy. Br. J. Surg. *66*, 230–233 (1979)
138. Thompson, J.C., Fender, H.R., Watson, L.C., Vilar, H.V.: The effects on gastrin and gastric secretion of five current operations for duodenal ulcer. Ann. Surg. *183*, 589–608 (1976)
139. Thomson, F., Kjaergaard, J., Jensen, H.-E.: Cimetidine treatment of recurrent ulcer after vagotomy. Acta Chir. Scand. *146*, 35 (1980)
140. Thomson, J.D., Galloway, J.B.W.: Vagotomy and pyloric dilatation in chronic duodenal ulceration. Br. Med. J. *1979 I*, 1453
141. Tominaga, J.: Distribution of parietal cells in the antral mucosa of human stomachs. Gastroenterology *69*, 1201–1207 (1975)
142. Tomkins, R.K., Kraft, A.R., Zimmermann, E., Lichtenstein, J.E., Zollinger, R.M.: Clinical and biochemical evidence of increased gallstone formation after complete vagotomy. Surgery *71*, 196–200 (1972)
143. Troidl. H., Lorenz, W., Rohde, H., Fischer, M., Hamelmamm, H.: Was ist gesichert in der Behandlung der Ulcuskrankheit durch Vagotomie? Internist (Berl.) *16*, 575–582 (1975)
144. Wallin, L.: Gastro-oesophageal function in duodenal ulcer patients. Scand. J. Gastroenterol. *15*, 145–150 (1980)
145. Wallin, L.: Acid gastro-oesophageal reflux pattern in duodenal ulcer patients related to dyspeptic symptoms. Scand. J. Gastroenterol. *15*, 151–155 (1980)
146. Wallin, L.: The influence of cimetidine on the acid gastro-oesophageal reflux in duodenal patients. Scand. J. Gastroenterol *15*, 157–163 (1980)
147. Wassuna, A.E.O., Kennedy, F., Gillespie, I.E., Kay, A.W.: Combined gastric and duodenal ulcers managed by vagotomy and drainage. Lancet *1971 I*, 722–723
148. Wastell, C.: Proximal gastric vagotomy. In: Surgery of stomach and duodenum. Nyhus, L.M., Wastell, C. (eds.), pp. 307–321. Boston: Little, Brown 1977
149. Wheldon, E.J., Venables, C.W., Johnston, I.D.A.: Late metabolic sequelae of vagotomy and gastroenterolstomy. Lancet *1970 I*, 437–440
150. Wheldon, E.J., Venables, C.W., Johnston, I.D.A.: A prospective study of haematological and biochemical trends in male patients undergoing vagotomy and pyloroplasty. Br. J. Surg. *65*, 820 (1978)
151. Wilbur, B.G., Kelly, A.K.: Effect of proximal gastric, selective gastric, and truncal vagotomy on canine gastric electrial activity, motility and emptying. Ann. Surg. *173*, 295–303 (1973)
152. Witte, J., Zumtobel, V., Rattenhuber, K., Londong, W., Feifel, G., Lang, G., Hempen, C.H.: Manometrische Untersuchungen zum Einfluß der selektiven, proximalen Vagotomie auf den unteren Oesophagus-Sphincter. Z. Gastroenterol *15*, 231–236 (1977)
153. Yamagishi, M.: Experiences with selective gastric vagotomy. In: Surgery of the stomach and duodenum. Harkins, H.N., Nyhus, L.M. (eds.), pp. 626–629. Boston: Little, Brown 1969
154. Zumtobel, V., Engelke, B., Marrie, C., Mühe, E.: Proximale selektive Vagotomie (Resultate einer prospektiven Studie). Langenbecks Arch. Chir. *345*, 223–227 (1977)

Kapitel 29

Therapeutisches Prinzip: Pyloroplastik und Pylorusdilatation

A. HOLLINGER und F. LARGIADÈR

1 Definition: Drainageoperation des Magens

Unter einer Drainageoperation des Magens versteht man jeden chirurgischen Eingriff, der die Magenentleerung erleichtert. Die Pyloroplastiken und die Pylorusdilatationen gehören zu den Drainageoperationen.

2 Pyloroplastik und Pylorusdilatation

Pyloroplastische Operationen schwächen die Kontraktionskraft des Pylorusringmuskels und des terminalen Antrums.

Heinecke-Mikulicz-Pyloroplastik (Abb. 1)
Alle Wandschichten des Pylorus werden longitudinal incidiert, und der Schnitt wird zum Magen bzw. zum Duodenum hin beiderseits um 1,5 cm verlängert. Manche Autoren empfehlen hier eine längere Incision, doch ist dies nach unseren Erfahrungen nicht nötig. Durch queres Vernähen der Längsincision entsteht zusätzlich zur Pylorusdurchtrennung eine Erweiterungsplastik. Der Verschluß erfolgt am besten einreihig mit seromusculären Einzelknopfnähten.

Heinecke-Mikulicz-Pyloroplastik, modifiziert nach Wangensteen (Abb. 2)
Die Incision erfolgt vorerst in der gleichen Weise wie bei der Heinecke-Mikulicz-Pyloroplastik. Die Pylorusmuskulatur aber wird beiderseits der Incision keilförmig excidiert. Der quere Verschluß erfolgt zweireihig: Eine erste Nahtreihe aus resorbierbarem Material faßt magenwärts nur die Mucosa, duodenalwärts die ganze Darmwand. Eine zweite Reihe von Einzelknopfnähten wird seromusculär, die Wundränder nur annähernd, nicht einstülpend, gesetzt.

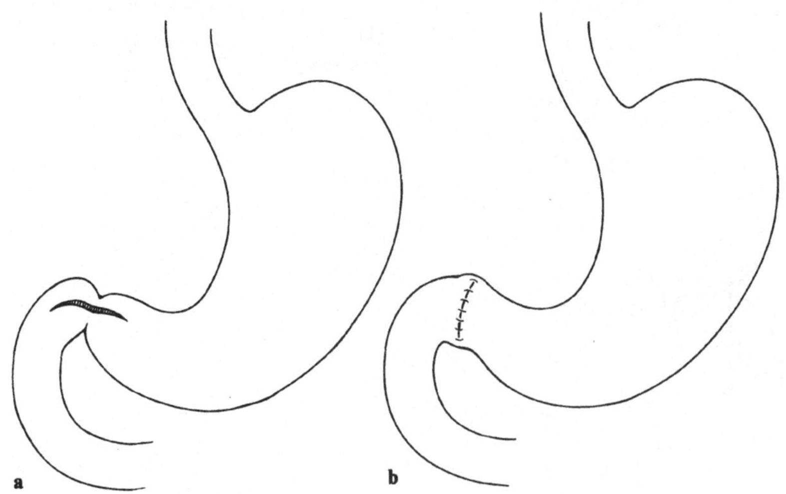

Abb. 1 a, b. Heinecke-Mikulicz-Pyloroplastik

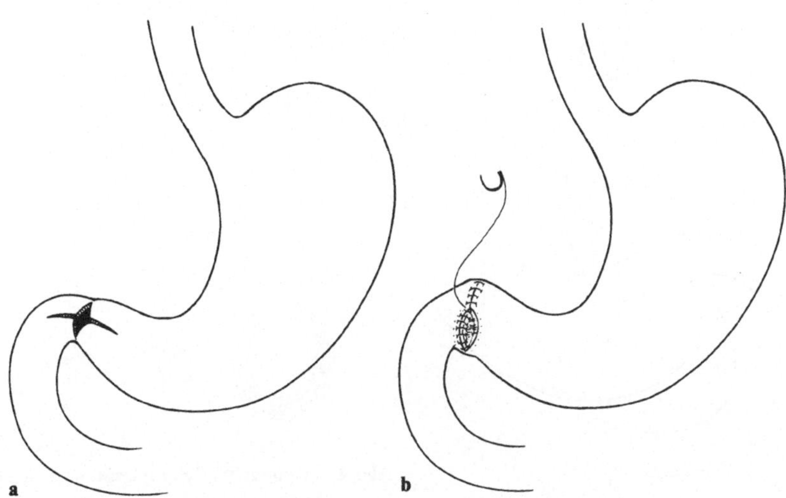

Abb. 2 a, b. Heinecke-Mikulicz-Pyloroplastik, modifiziert nach Wangensteen

Anteriore Duodenosphincterektomie nach Judd (Abb. 3)
Davon ausgehend, daß die einfache Sphincterotomie nicht immer genügt, hat Judd diese Technik entwickelt. Zwei Drittel des anterioren Pylorusanteils werden reseziert. Dabei kann ein Ulcus der Duodenalvorderwand mitentfernt werden. Der Verschluß erfolgt wiederum quer zur Passagerichtung.

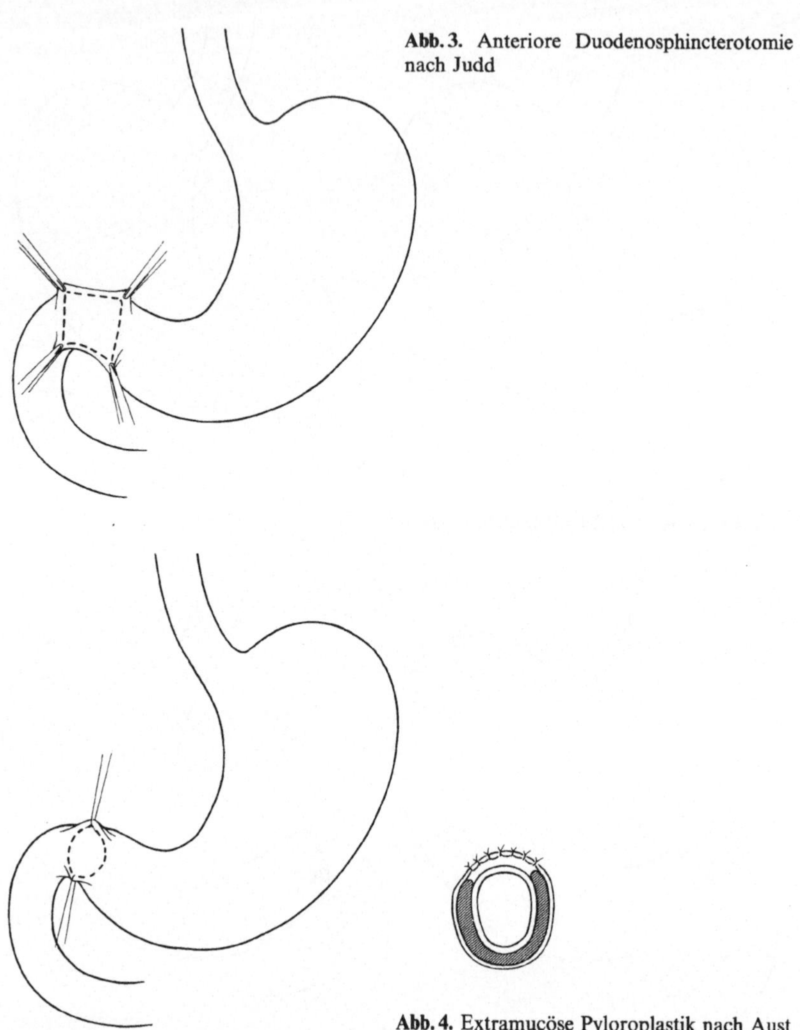

Abb. 3. Anteriore Duodenosphincterotomie nach Judd

Abb. 4. Extramucöse Pyloroplastik nach Aust

Extramucöse Pyloroplastik nach Aust (Abb. 4)
Dieses Vorgehen ist in den letzten Jahren auch von Holle weiterentwickelt und empfohlen worden. Das Magendarmlumen wird bei dieser Form der Pyloroplastik nicht eröffnet. Mit einer Allisklemme wird der Pylorusmuskel gefaßt und angehoben und kann reseziert werden, ohne daß die Mucosa geöffnet wird. Dieses Vorgehen gelingt nur, wenn keine narbigen Veränderungen vorhanden sind.

Abb. 5. Pyloroplastik nach Finney

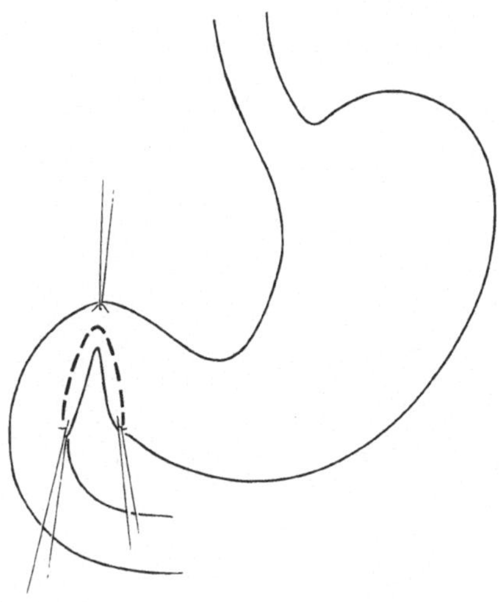

Pyloroplastik nach Finney (Abb. 5)
Die Operation nach Finney ist eine Kombination von Pyloroplastik und Anastomosierungsdrainage. Vorausgesetzt wird ein gut mobiles Duodenum, welches nach Kocher mobilisiert werden muß. Nach Setzen der Haltefäden werden Magenantrum und Duodenum einander angenähert. Eine hufeisenförmige Incision beginnt im Magenanstrum, durchtrennt den Pylorus an der Vorderwand und setzt sich ein Stück weit ins Duodenum fort. Durch Anastomosierung der Hinterwand und anschließend der Vorderwand von Antrum und Duodenum wird eine breite Kontinuität wieder hergestellt.

Pyloroplastik nach Jaboulay (Abb. 6)
Die Bezeichnung Pyloroplastik für die Operation ist irreführend, hat sich aber so eingebürgert, daß wir sie hier beibehalten wollen. Die Pyloroplastik nach Jaboulay läßt den Pylorusring unangetastet. Es handelt sich um eine Drainageoperation durch Anastomosierung von Magenantrum und Duodenum. Voraussetzung für das Gelingen dieser Operation ist ein gut bewegliches Duodenum.

Serosapatch-Pyloroplastik (Abb. 7)
Die Serosapatch-Pyloroplastik wird wohl nirgends als Standardoperation gebraucht, kann aber in Ausnahmefällen sehr Nützliches leisten. Beispielsweise findet man gelegentlich bei akuten Ulcera die Duodenalvorderwand sehr dünn, so daß die Nähte für eine Pyloroplastik wenig Halt

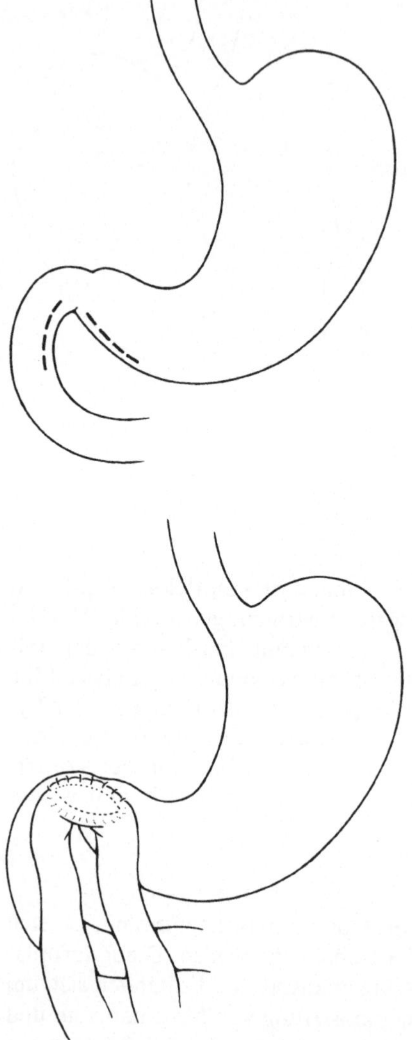

Abb. 6. Pyloroplastik nach Jaboulay

Abb. 7. Serosapatch-Pyloroplastik

finden würden. In solchen Fällen kann eine Dünndarmschlinge, auf den längs eröffneten gastroduodenalen Übergang aufgenäht, zu einem soliden Verschluß beitragen. Diese Methode führt nicht zu nachträglicher Schrumpfung der Pyloroplastik. Wird hingegen Netz zur Deckung verwendet, folgt eine Gewebeschrumpfung, die den Drainageeffekt zunichte machen kann.

Sog. „form- und funktionsgerechte Pyloroplastik" nach Holle [1]

Die Technik der form- und funktionsgerechten Pyloroplastik nach Holle beruht auf der Anwendung plastisch-chirurgischer Prinzipien. Je nach Lokalbefund bzw. Grad der Stenosierung oder Narbendeformierung sowie der Lage des Ulcus zum Pylorus läßt sich eine Pyloroplastik in verschiedenen Abstufungen durchführen. Angestrebt wird eine Schwächung des Pylorusringes bei weitgehender Erhaltung der Schlußfähigkeit. Dies wird dadurch erreicht, daß nur die vordere Circumferenz des Pylorusmuskels entfernt wird. Die nach der Naht entstehende schmale Narbe an der Vorderwand, welche die Enden des Restpylorus verbindet (Abb. 8b), ermöglicht eine ausreichende Funktion. Primär wird eine Aushülsung der vorderen Pyloruscircumferenz ohne Lumeneröffnung angestrebt (submucöse Pyloroplastik). Die Seromuscularisränder werden durch Einzelknopfnähte wieder adapiert (Abb. 8a). Bei Narbendeformierungen oder frischen Ulcera wird der vordere Pylorusteil unter Mitnahme aller Windschichten sowie der Narben und Ulcera querovalär excidiert und quer durch einschichtige Naht verschlossen (offene Pyloroplastik). Ulcera im Recessus major oder minor des Bulbus werden keilförmig mitexcidiert (Abb. 8a). Bei schweren Stenosen und völligem Aufbrauchen auch der Hinterwand wird die cirkuläre Excision mit Durchtrennung der Hinterwand im Sinne des Strauss-Manövers erforderlich (Pylorektomie). Die Passage wird durch einschichtige Antroduodenostomie wieder hergestellt. Hinsichtlich einer Entleerungsfunktion sowie einer Reduktion der postprandialen Gastrinfreisetzung und Säuresekretion sowie bezüglich des Refluxverhaltens erwiesen sich diese Pyloroplastiktechniken in den Untersuchungen der Arbeitsgruppe um Holle den Standardverfahren nach Finney und Heinecke-Mikulicz überlegen [26].

Offene Pylorusdilatation

Bei langsamer und vorsichtiger Kraftanwendung kann der Pylorusringmuskel wirksam gedehnt werden, ohne daß in Muskulatur oder Mucosa morphologische Veränderungen auftreten. Thomson u. Galloway [41] dilatieren den Pylorus bis auf 4 cm. Der Dilatator wird durch eine Gastronomie proximal des Antrum eingeführt. Diese Methode wird von den Autoren in Kombination mit einer truncalen Vagotomie in der Therapie des Ulcus duodeni angewandt. Es wird über 78% gute Resultate mit nur 4% Rezidiven berichtet.

Geschlossene Pylorusdilatation

Bestechend ist die von Viard et al. [42] beschriebene Pyloruserweiterung durch Digitoclasie. Das Lumen wird nicht geöffnet. Der Operateur steht

1 Ergänzt durch H. Bauer

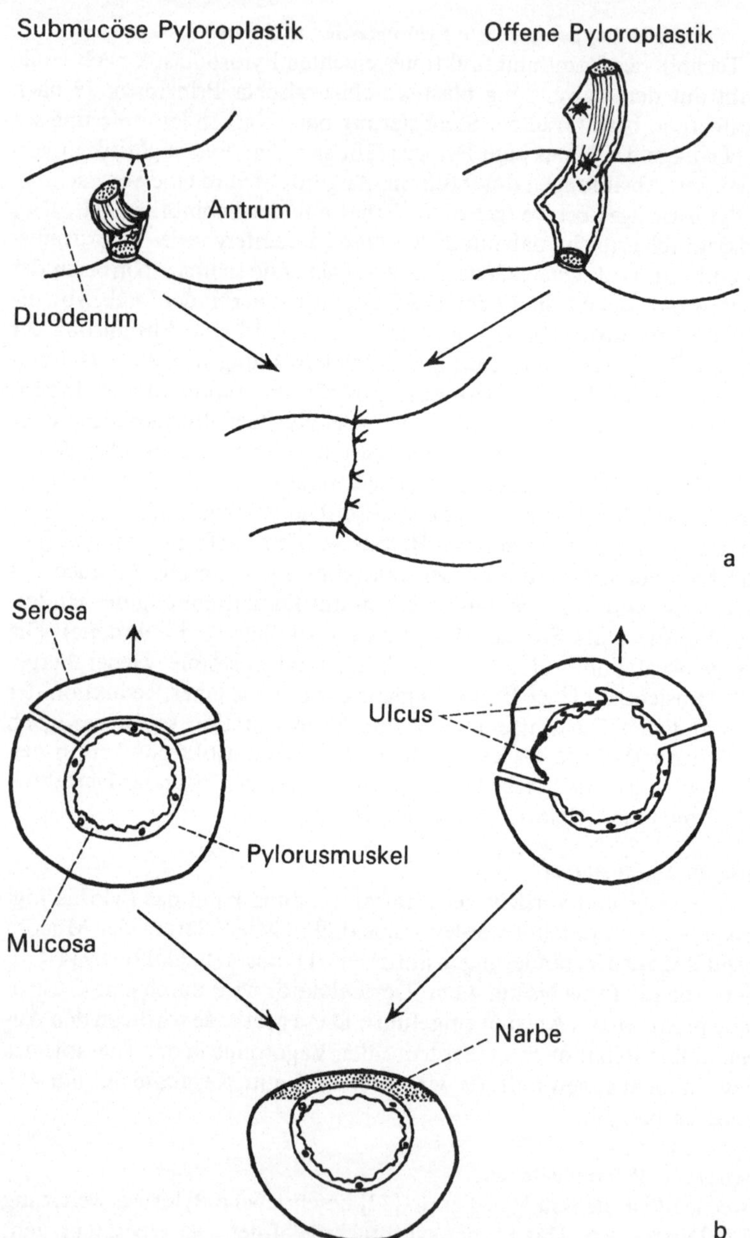

Abb. 8a, b. Technik der submucösen und offenen Pyloroplastik nach Holle. **a** Aufsicht, **b** Querschnitt

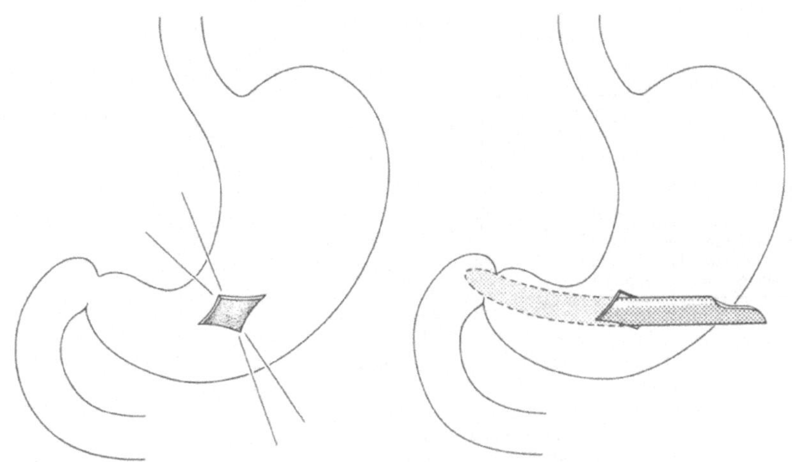

Abb. 9. Pylorusdilatation bei organischer Stenose

rechts vom Patienten. Der Pylorus wird zwischen Zeigefinger und Mittelfinger fixiert. Der Daumen schiebt das Duodenum nach proximal und invaginiert es durch den Pyloruskanal. Langsam und stetig wird so viel Druck ausgeübt, bis der Pyloruswiderstand überwunden ist. Dieses Verfahren wird im Zusammenhang mit der distalen Oesophagusresektion beschrieben, welche zwangsläufig mit einer truncalen Vagotomie verbunden ist.
Es scheint, daß der Effekt dieser Dilatationsmethoden ungefähr über 1 Jahr anhält und daß später keine Retentionserscheinungen auftreten.

Pylorusdilatation bei organischer Stenose (Abb. 9)
Die chronische Ulcuskrankheit des Duodenum kann zu Narbenstenosen am gastroduodenalen Übergang führen. Die organischen Veränderungen liegen in der Regel unmittelbar distal des Pylorus. Diese Narbenstenosen können aufbougiert werden und heilen aus, wenn gleichzeitig eine Vagotomie gemacht wird. Eine kleine longitudinale Gastrotomie proximal des Magenantrum nahe der großen Kurvatur erlaubt das Einführen des Zeigefingers oder eines Dilatators bis ins proximale Duodenum. Das Magenantrum und der Pylorus dürfen dabei nicht beschädigt werden. Die Bougierung erfolgt mit Hegarstiften zunehmender Stärke oder mit der Spitze des Zeigefingers. In Kombination mit einer proximal selektiven Vagotomie genügt es, bis Ch. 14 zu dilatieren. Dieses Maß entspricht in der Regel dem distalen Interphalangealgelenk des Zeigefingers. McMahon et al. [33] und Delaney [10] berichten über gute Resultate mit diesem Vorgehen.

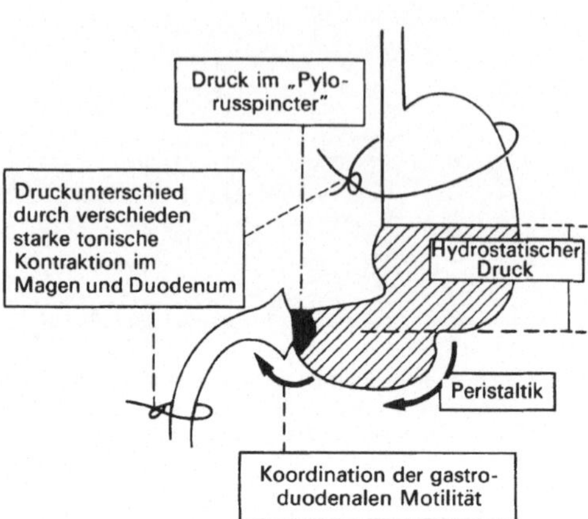

Abb. 10. Mechanische Einflüsse auf die Magenentleerung. Die 5 mechanischen Faktoren, die die Magenentleerung beeinflussen, sind schematisch dargestellt. Danach ist der Druck im "Pylorussphincter" bestenfalls einer von zahlreichen Faktoren von noch unbewiesener Relevanz

Bei starker Stenosierung des gastroduodenalen Überganges mit Magendilatation wird eine 5- bis 8tägige Vorbehandlung empfohlen, damit die Magenmuskulatur ihren Tonus zurückgewinnen kann [10].

2.1 Wirkungsmechanismus der Pyloroplastik

Der Pylorus ist ein Antirefluxventil. Je stärker die tonische Aktivität der Pylorusmuskulatur, desto weniger Duodenalinhalt kann in den Magen übertreten. Die unmittelbare Folge jeder Pyloroplastik ist ein verstärkter *duodenogastraler Reflux*. Selbstverständlich ist dieser Reflux eine unerwünschte Nebenwirkung der Therapie (vergl. Abschn. 2.3). Das Ziel der Pyloroplastik ist die Normalisierung einer durch antrale Denervierung oder ein mechanisches Hindernis verzögerten *Magenentleerung*. Die folgenden Ausführungen zeigen, daß dieses Ziel höchstens teilweise erreicht wird.

Der Pylorus spielt bei der *Magenentleerung* nur eine untergeordnete Rolle [47]. Abb. 10 veranschaulicht, daß der Druck im *Pylorussphincter* bestenfalls einer von 5 mechanischen Faktoren darstellt, welche die Geschwindigkeit der Entleerung bestimmen.

Für die Entleerung von Flüssigkeiten sind neben dem proximalen Antrum vor allem das Corpus und der Fundus verantwortlich. Beim Trinken von Flüssigkeit kommt es zunächst zur sogenannten *receptiven* bzw. *adaptiven Relaxation.* Die Füllung des Magencorpus und Magenfundus führt dabei zur Wanddehnung. Dadurch werden Vagusfasern gereizt, welche eine Erschlaffung der Magenmuskulatur bewirken [48]. Infolge dieser Erschlaffung ist die Einnahme großer Mahlzeiten ohne Schmerz, Erbrechen und überstürzte Entleerung möglich. Anschließend beginnt die Austreibung der Flüssigkeit durch rhythmische, tonische Kontraktionen von Corpus und Fundus [32]. Der Pylorus spielt bei diesen Vorgängen nur die Rolle eines passiven Widerstandes.

Für die Entleerung fester Substanzen ist das terminale Antrum verantwortlich. Die festen Substanzen werden so lange gegen den Pylorus hin geworfen und wieder zurück in das Corpus geschleudert, bis sie zu Partikeln von unter 1 mm Durchmesser zerfallen. Partikel mit einem kleineren Durchmesser werden vom Magen wie Flüssigkeiten behandelt und zusammen mit diesen ausgestoßen [13]. Nach Abschluß der postprandialen Phase wird der nüchterne Magen alle 90 min von einem *interdigestiven myoelektrischen Komplex* durchwandert. In dieser Phase wirft das terminale Antrum die nicht mehr zerkleinerbaren festen Partikel aus dem Magen aus.

Entscheidend für die Wirkungsweise der Pyloroplastik ist der Umstand, daß durch den Eingriff immer auch das terminale Antrum in Mitleidenschaft gezogen wird. Die postprandiale Propulsion-Retropulsion mit Durchmischung und Zerkleinerung fester Nahrung und das interdigestive „Auskehren" des Magens werden gehemmt oder verunmöglicht. Gleichzeitig wird der terminale Magen von einem enghalsigen Trichter in einen weiten Schlauch umgewandelt, der den in Abb. 10 gezeigten mechanischen Kräften keinen passiven Widerstand mehr entgegenbringt. Wenn gleichzeitig die *trunculäre Vagotomie* durchgeführt wird, ist die vorherrschende Kraft für die Entleerung der hydrostatische Druck. Es besteht somit eine Mageninkontinenz.

Im Tierexperiment vermindern gewisse Pyloroplastiken die *Säuresekretion.* Die Drainageoperation nach Jaboulay und die Gastroenterostomie sollen keinen solchen Effekt haben [23]. Die Wirkung am Menschen ist fragwürdig.

2.2 Therapeutischer Effekt

Die Kombination von truncaler Vagotomie mit Pyloroplastik ist eine auch heute noch vertretbare Ulcusoperation. Weinberg berichtete 1956 über mehr als 500 Fälle, die er auf diese Art erfolgreich behandelt hatte [46]. Der ulcustherapeutische Effekt einer Pyloroplastik allein hingegen ist ungenügend.

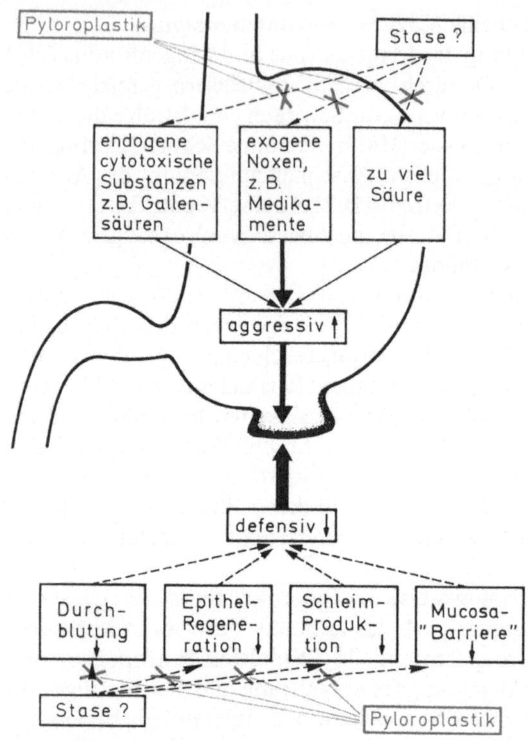

Abb. 11. Denkbarer Wirkungsmechanismus der Pyloroplastik auf Grund pathogenetischer Überlegungen beim Ulcus duodeni

In der *Therapie des Ulcus duodeni* gilt es, die pathogenetisch entscheidende Säuresekretion so weit wie möglich zu vermindern. Die Magensekretionsverminderung durch eine alleinige Pyloroplastik genügt nicht [12]. Die Magenentleerung ist bei Patienten mit nichtstenosierendem Ulcus duodeni gegenüber Vergleichspersonen beschleunigt [21], so daß auch in diesem Blickwinkel die Pyloroplastik von ihrem Wirkungsmechanismus her nicht angebracht ist (Abb. 11).

In der *Therapie des Ulcus ventriculi* hat die Pyloroplastik eine theoretische Grundlage. Artifiziell gesetzte Magenulcera heilen beim Hund spontan ab. Wird aber gleichzeitig der Pylorus eingeengt, bleibt die Hälfte solcher Ulcera bestehen [11]. Es ist möglich, daß eine verzögerte oder unvollständige Magenentleerung die Entstehung von Magenulcera begünstigt und die Abheilung erschwert [15]. Die alleinige Pyloroplastik ist therapeutisch

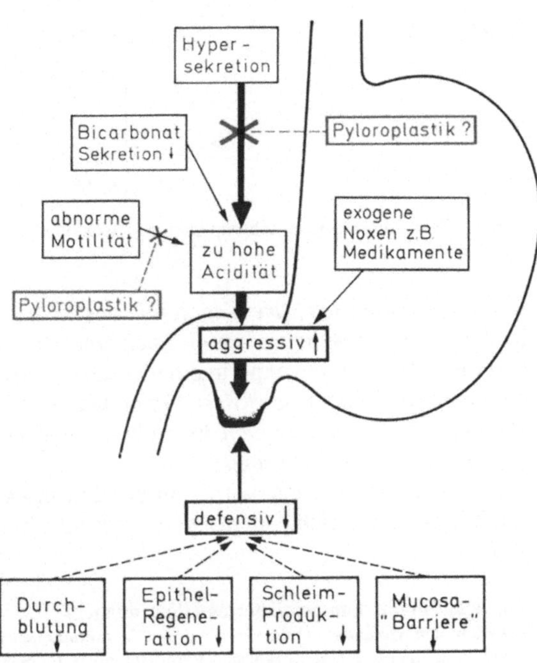

Abb. 12. Denkbarer Wirkungsmechanismus der Pyloroplastik auf Grund pathogenetischer Überlegungen beim Ulcus ventriculi

denkbar, aber in der Praxis nicht zu vertreten. Es muß angenommen werden, daß 22% der Patienten mit Ulcus ventriculi auch ein Ulcus duodeni in der Anamnese haben [28]. Dies kann wegen der Aktualität des Ulcus ventriculi übersehen werden. Eine gleichzeitige Vagotomie mit Pyloroplastik erhöht für diese Patienten die Heilungsaussichten und erhöht die Operationsletalität nicht [18] (Abb. 12).

Da die alleinige Pyloroplastik ohne Vagotomie keinen oder einen ungenügenden therapeutischen Effekt hat, fragt es sich, ob bei jeder Vagotomieform eine Drainageoperation nötig ist. Für die Vagotomien, welche den Magen vollständig vagal denervieren, als die truncale und selektiv-gastrische Vagotomie, ist diese Frage rasch beantwortet. Nach vollständiger vagaler Denervation genügt die Motilität des Magens, insbesondere die Kontraktionskraft des Magenantrums, zur Entleerung meistens nicht, der Pyloruswiderstand ist zu hoch [14]. Eine Pyloroplastik oder Pylorusdilatation behebt die Komplikation, welche durch die Vagotomie gesetzt worden ist [46].

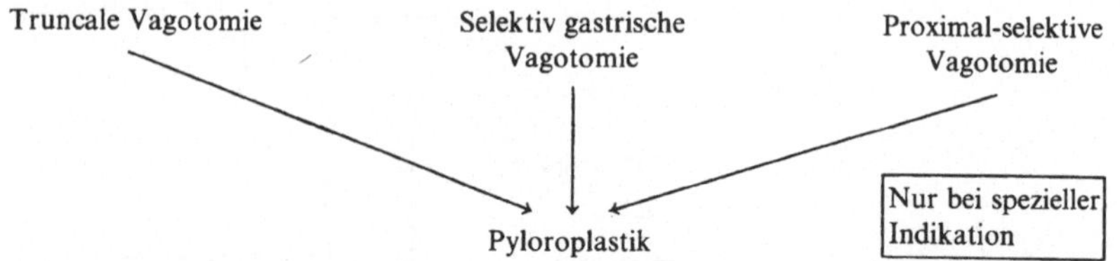

Abb. 13. Pyloroplastik beim unkomplizierten Ulcus duodeni

Ob die *proximal-selektive Vagotomie* des Magens eine Pyloroplastik erfordert, war vor wenigen Jahren noch eine offene Frage (Abb. 13). Nach den theoretischen und experimentellen Grundlagen drängt sich die Frage auf, *ob nach proximal-selektiver Vagotomie bei freiem Magenausgang eine Pyloroplastik gegenüber dem Verzicht auf eine chirurgische Drainage des Antrums einen Vorteil bringt.*
Um dies zu untersuchen, wurde an der Chirurgischen Klinik A des Universitätsspitals Zürich eine prospektive kontrollierte Studie durchgeführt [30].

Klinische Studie: Unkompliziertes Ulcus duodeni

Patienten und Methoden. Untersucht wurden 50 männliche Patienten mit nachgewiesenem Duodenalulcus ohne eine organische Pylorusstenose. Es bestand kein Alterslimit und die Operationsindikationen umfaßten Rezidivulcera nach ein- oder mehrmaliger erfolgreicher konservativer Therapie, therapieresistenten Ulcusschmerz bei konservativer Therapie sowie auch Status nach Komplikationen, insbesondere Ulcusblutung. Notfalloperationen waren von der Studie ausgeschlossen. Patienten mit Magenausgangsstenose wurden nicht im Rahmen der Studie operiert. Die 50 Patienten wurden proximal-selektiv vagotomiert und in eine Gruppe von 25 Patienten mit Pyloroplastik und in eine Gruppe von 25 Patienten ohne Pyloroplastik randomisiert. Das Alter der Patienten lag zwischen 21 und 72 Jahren, im Mittel bei 39,5 Jahren. Einige wenige Operationen wurden von zwei Chirurgen demonstriert. Die *meisten Operationen aber wurden von Assistenzärzten in der Ausbildung gemacht.* Die Vagotomie wurde 7 cm links des Pylorus begonnen. Meistens lag dieser Punkt zwischen dem mittleren und linken Ast des sog. Krähenfußes. Die ganze Kleinkurvatur und die unteren 3 cm des abdominalen Oesophagus wurden skeletiert. Auch die Fasern vom kardiofundalen Übergang zum Retroperitoneum wurden durchtrennt, und die Komplettheit der Vagotomie wurde mit intraoperativer Leukomethylenblaufärbung des Vagus geprüft.
Präoperativ wurden alle Patienten röntgenologisch und endoskopisch untersucht, es wurde eine Magensekretionsanalyse mit Pentagastrinstimulation und ein Gastrinprofil mit einer Testmahlzeit gemacht [37, 38].
Die postoperativen Nachkontrollen erfolgten durch die gastroenterologische Arbeitsgemeinschaft des Universitätsspitals Zürich. Die Untersucher wußten über die Art der ausgeführten Operationen nicht Bescheid. Die erste klinische Kontrolle nach 3 Monaten schloß auch umfassende Blut- und Urinanalysen, Röntgen-Magendarmpassage, Kinematographie, Gastrinanalyse, wie oben beschrieben, und einen Sekretionstest mit 2-Deoxy-d-glucose-Stimulation (2-DODG-Test) ein. Nach 6 Monaten erfolgte die nächste klinische Kontrolle mit denselben blutchemischen Analysen und einem Pentagastrintest. Die späteren Kontrollen erfolgten in der Art der Dreimonatskontrolle je nach Ablauf eines weiteren Jahres nach der Operation.

Resultate. Bei keinem Patienten mußten wir schwere intraoperative oder postoperative Komplikationen beobachten. Vier Patienten, 2 aus jeder Gruppe, haben die Schweiz verlassen und konnten nicht mehr nachkontrolliert werden.

Klinik. Die Resultate mit einer Pyloroplastik waren bezüglich der klinischen Visick-Einteilung gleich wie die ohne Pyloroplastik. Aus jeder Gruppe mußte 1 Patient nach Viseck III klassiert werden [43]. Beide Patienten sind Trinker. Vierundzwanzig Patienten konnten den Visickgruppen I und II zugeordnet werden.

Im Laufe von 3 bis 5 postoperativen Jahren entwickelten 3 Patienten (=6%) ein Rezidivulcus. Diese Zahl ist zu klein, um statistische Zusammenhänge mit der Pyloraplastik zu errechnen.

Radiokinematographie. Bei 2 Patienten ohne Pyloroplastik war die Magenentleerung nach 3 Monaten leicht, aber deutlich verlangsamt. Die Endoskopie zeigte keinen pathologischen Befund. Nach 6 Monaten hatte sich die Entleerungszeit bei einem Patienten normalisiert, beim anderen gebessert. Bei allen anderen Patienten war die Magenentleerung nicht verzögert, und es bestanden keine Zeichen eines Ulcusrezidivs.

Pentagastrintest. Die basale Säuresekretion war um 77 bis 79% reduziert. Ein Unterschied zwischen den beiden Patientengruppen bestand nicht. Die stimulierte Säuresekretion war bei den Patienten ohne Pyloroplastik um 63% reduziert, in der Gruppe mit Pyloroplastik war die stimulierte Säuresekretion um 65% reduziert.

Serumgastrin. In allen Gastrinprofilen sah man den typischen Vagotomieeffekt [38]: Die basale Gastrinsekretion war gegenüber den präoperativen Werten mehr als 100% erhöht und nach Nahrungsstimulation erreichten die Gastrinspiegel bis zu 300% des Basalwertes. Die Rückkehr zum Basalwert erfolgt beim nicht Vagotomierten innerhalb 3 Std. Bei den vagotomierten Patienten lag er nach dieser Zeit noch immer 50% höher. Auch in diesen Analysen bestand kein Unterschied zwischen den beiden Gruppen.

2-DODG-Test. Der 2-DOGD-Test wurde nach den Kriterien von Hollander [25], Bachrach [2], Stempien [40], Ross u. Kay [35] und Gillespie et al. [19] ausgewertet. Waren 3 dieser 5 Kriterien für eine inkomplette Vagotomie erfüllt, wurde der Test positiv bewertet. Nach 3 Monaten waren nur 4 Patienten negativ. Zwei davon wurden bis zur nächsten Kontrolle auch positiv.

Die Zürcher Studie läßt den Schluß zu, daß die Pyloroplastik in Kombination mit der SPV keinen therapeutischen Effekt hat, vorausgesetzt, daß keine organische Magenausgangsstenose besteht und daß die Antruminnervation auf 7 cm Länge bestehen bleibt. Diese Beobachtung stimmt mit den Angaben anderer Autoren überein [20, 33, 39, 45].

2.3 Nebenwirkungen

Ohne unerwünschte Nebenwirkung ist die Pyloroplastik nicht.

Das *Dumpingsyndrom* ist bei erhaltender Antruminnervation und intaktem Magenausgang signifikant seltener, als wenn ein Drainageverfahren angewandt worden ist [6]. Wird die SPV mit einer Pyloroplastik kombiniert, entleert sich der Magen noch mehrere Jahre nach der Operation beschleunigt, wie man es nach truncaler Vagotomie und Pyloroplastik sieht [4]. Die Vorzüge der SPV gegenüber den anderen Vagotomien kommen erst zur Geltung, wenn auf eine Pyloroplastik verzichtet wird. Der *Gallenreflux* ist ein bekannter Verursacher des Magenerythems [5, 9, 16, 17, 24].

In den letzten Jahren wurde er auch für die Entstehung von Magenstumpfcarcinomen nach Resektionen verantwortlich gemacht [7, 8]. Es ist nicht einzusehen, weshalb der duodenogastrische Gallenreflux nach einer Pyloroplastik harmloser als nach einer Billroth-I-Rekonstruktion sein sollte. Der duodenogastrische Reflux tritt beim Menschen nach einer Pyloroplastik möglicherweise vermehrt auf [36] und macht sich klinisch in 10% der Fälle durch galliges Erbrechen bemerkbar [20].
Die SPV hat gebenüber den anderen Ulcusoperationen den Vorteil, daß das Magenlumen nicht eröffnet werden muß, ein Vorteil, der beim unkomplizierten Ulcus duodeni mit dem Anlegen einer Pyloroplastik unnötigerweise preisgegeben wird.

2.4 Praktische Durchführung

2.4.1 Pyloroplastik bei unkompliziertem Ulcus duodeni

Beim unkomplizierten Ulcus duodeni ist die *SPV ohne Pyloroplastik* die Therapie der Wahl (s. Abschn. 2.2).

2.4.2 Pyloroplastik bei kompliziertem Ulcus duodeni

Ulcusperforation

Die meisten Ulcusperforationen ereignen sich im Duodenum unmittelbar postpylorisch. Eine alleinige Übernähung solcher Perforationen kann zu schwerwiegenden anatomischen Pylorusveränderungen und Passagestörungen führen. Deshalb ziehen wir vor, postpylorische Duodenalperforationen mit einer Pyloroplastik zu verschließen. Im Sinne einer endgültigen Ulcuschirurgie wird eine Vagotomie angeschlossen. In diesen Fällen kann die Vagotomieform frei gewählt und den Umständen angepaßt werden. Ist ein Patient im kritischen Zustand, empfiehlt es sich, die dem Operateur am besten vertraute und am schnellsten durchzuführende Vagotomie zu wählen.

Ulcusblutung

Es ist machmal schwierig, im Duodenum eine Blutungsquelle zu finden. Der Regelzugang ist die postpylorische Duodenotomie. Gelegentlich ist die Übersicht über den Bulbus duodeni beschränkt. In diesen Fällen kann das Lumen durch Längsincision des Pylorus geöffnet werden. Die Incision kann bedenkenlos so weit wie möglich verlängert und nach Hämostase quer nach Heinecke-Mikulicz, nach Wangensteen, oder selten nach Finney verschlossen werden (s. Abschn. 2). Für die anzuschließende Vagotomie gilt das oben Gesagte.

Pylorusstenose

Eine Pylorusstenose entsteht durch eine narbige Gewebsschrumpfung wegen eines chronischen postpylorischen Ulcus duodeni. Unser Kriterium für eine Pylorusstenose ist die klinisch verzögerte Magenentleerung, das heißt Druck- und Völlegefühl, das während oder unmittelbar nach der Mahlzeit auftritt und stundenlang andauert. Ein morgendliches Erbrechen oder ein endoskopischer Nachweis von Speiseresten des Vortages zeigen eine erhebliche Retention an [22]. Das Röntgenbild gibt Aufschluß über die Stenosierung. Das Kontrastmittel sinkt im Nüchternsekret, das 500 ml meistens übersteigt, flockig ab und wird verzögert ins Duodenum entleert. Die Passage des Endoskopes durch den Pylorusring haben wir in letzter Zeit nicht mehr als Kriterium für eine Stenose herangezogen. Die Patienten mit Magenausgangsstenose müssen nicht notfallmäßig operiert werden. Es bleibt immer Zeit für eine geeignete Operationsvorbereitung. Abgesehen von den üblichen Operationsvorbereitungen soll der ektatische Retentionsmagen 3–8 Tage vor der Operation mit einer Sonde entlastet werden. Unter dieser Behandlung gewinnt die dekompensierte Magenmuskulatur den für einen ungestörten postoperativen Verlauf nötigen Tonus zurück. Während der Sondenbehandlung kann bei großem Sekretverlust eine hypochlorämische Alkalose und Hypokaliämie auftreten. Diesen Störungen muß besondere Beachtung geschenkt werden. Sie wirken sich unter anderem nachteilig auf die Darmperistaltik aus.

Auch bei der Pylorusstenose besteht kein Anlaß, von der proximal-selektiven Vagotomie als chirurgischer Therapie des Ulcus duodeni abzuweichen. Die Kontroversen befassen sich mit der Art und Notwendigkeit einer Drainageoperation. Unsere Erfahrung zeigt, daß eine Pyloroplastik auch bei organischer Pylorusstenose mit schwerer Vernarbung möglich ist. Die Heinecke-Mikulicz-Pyloroplastik, modifiziert nach Wangensteen (Abb. 2), behebt die meisten Stenosen, indem narbiges und hypertrophes Gewebe keilförmig zu beiden Seiten der Pyloroplastik excidiert wird [44]. Die nach Wangensteen modifizierte Pyloroplastik hat den zusätzlichen Vorteil einer zuverlässigen Hämostase, da mit den beiden Nahtreihen schwer stillbare Blutungen zum Stehen gebracht werden. Die oft angeführte Wulstbildung kommt bei dieser Technik nicht vor, weil in der ersten Nahtreihe eine immer reichlich vorhandene kräftige Magenmuscosa mit allen Schichten der Duodenalwand anastomosiert wird. Diese beiden Anteile sind kongruent, es gibt keinen Überstand. Die zweite äußere seromusculäre Nahtreihe soll nicht einstülpend, sondern nur adaptierend erfolgen. Sollte der Bulbus duodeni einmal stark geschrumpft sein, kann das Duodenum auch nach Kocher mobilisiert werden, so daß überhaupt keine Spannung auf der Naht liegt.

Nur in Ausnahmefällen sollte aber auf eine Anastomosierungsplastik zurückgegriffen werden. Bezüglich der Langzeitergebnisse scheint die Fin-

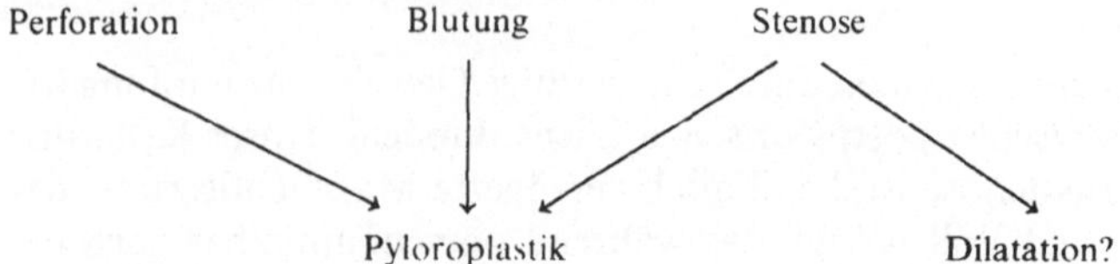

Abb. 14. Pyloroplastik und digitale Dilatation beim komplizierten Ulcus duodeni

ney-Plastik der Jaboulay-Plastik überlegen zu sein. Auch die Gastroenterostomie sollte mit in die Überlegungen einbezogen werden. Sie hat den Vorteil, daß sie nach Abheilen des Ulcus und nach möglicher Wiederherstellung der Pylorus- bzw. Duodenalpassage abgelöst werden und somit der physiologische Weg wiederhergestellt werden kann.
Neuere Untersuchungen befassen sich mit der Frage, ob die digitale Dilatation einer Pylorusstenose die Pyloroplastik ersetzen kann [10, 33] (Tradl, persönliche Mitteilung). Nicht die Anastomosierungsplastik ist eine Alternative zur Pyloroplastik, sondern diese Dilatationsmethode, welche aber viel operative Erfahrung braucht und deshalb vorerst nur eine beschränkte Anwendung finden dürfte (Abb. 9, Abb. 14).

2.4.3 Pyloroplastik bei Ulcus ventriculi

Wird ein Ulcus ventriculi durch Vagotomie mit gleichzeitiger Ulcusexcision behandelt, so hängt die Indikation zu einer Drainageoperation allein von der Art der durchgeführten Vagotomie ab, denn ein echtes Ulcus ventriculi stört weder die Funktion noch die Form des gastroduodenalen Überganges. Wenn ein Ulcus ventriculi an der Kleinkarvatur durch Keilexcision entfernt wird, so ist besonders zu beachten, daß so der antrale Vagusast [31] verletzt werden kann. Wegen der zwangsläufig nachfolgenden Störung der Antrummotilität muß dann eine Pyloroplastik gemacht werden [49].

3 Schlußfolgerungen

Die Pyloroplastik ist eine von mehreren möglichen Drainageoperationen des Magens. Sie wurde in der Chirurgie des Magen- und Duodenalulcus jahrzehntelang mit Erfolg gebraucht. In den letzten Jahren wurde aber vermehrt auf die nachteiligen Folgen der Pyloroplastik hingewiesen. Dennoch erforderte eine truncale Vagotomie oder eine selektiv-gastrale Vagotomie wegen der vagalen Denervierung des Magenantrums unverändert eine chirurgische Drainageoperation. Da mit der Einführung der proxi-

mal-selektiven Vagotomie der Verzicht auf eine Drainageoperation möglich geworden ist, bleibt für die Pyloroplastik in Kombination mit einer proximal-selektiven Vagotomie nur noch eine beschränkte Indikation:
1. eine postpylorische Ulcusperforation,
2. eventuell die Ulcusblutung und
3. eine funktionell wirksame organische Pylorusstenose.

Literatur

1. Amdrup, E., Andersen, D., Jensen, H.-E.: Parietal call vagotomy for peptic ulcer disease. World J. Surg. *1*, 19–27 (1977)
2. Bachrach, H.W.: Laboratory criteria for the completeness of vagotomy. Am. J. Dig. Dis. 7, 1071–1085 (1962)
3. Bauer, H., Anderson, S., Okukubo, F., Kahn, F., Schmidt, G., Holle, F.: Die nicht resezierende Chirurgie des Gastro-Duodenal-Ulcus. I. Pathophysiologische Grundlagen. M.M.W. *118*, 767–776 (1976)
4. Binswanger, R.O., Aeberhard, P., Walther, M., Vock, P.: Effect of pyloroplasty on gastric emptying: Long term results as obtained with a labelled test meal 14–63 months after operation. Br. J. Surg. *65*, 27–29 (1978)
5. Byers, F.M. Jr., Jordan, P.H.: Effect of bile upon gastric mucosa. Proc. Soc. Exp. Biol. *110*, 864–866 (1962)
6. Clarke, R.J., Alexander-Williams, J.: Prevention of "dumping" by retaining antral innervation. Surg. Forum *23*, 329–331 (1972)
7. Clémençon, G., Baumgartner, R., Leuthold, E., Miller, G., Neiger, A.: Karzinom des operierten Magens. Dtsch. Med. Wochenschr. *101*, 1015–1020 (1976)
8. Dahm, K., Rehner, M.: Das Karzinom im operierten Magen. Stuttgart: Thieme 1975
9. Davenport, H.W.: Destruction of the gastric mucosal barrier by detergents and urea. Gastroenterology *542*, 175–181 (1968)
10. Delaney, P.: Peroperative grading of pyloric stenosis: A long term clinical and radiological follow-up of patients with severe pyloric stenosis treated by highly selective vagotomy and dilatation of the stricture. Br. J. Surg. *65*, 157–160 (1978)
11. De la Rosa, C., Linares, C.A., Woodward, E.R., Dragstedt, L.R.: Experimental gastric ulcers produced by pyloric stenosis. Arch. Surg. *88*, 927–931 (1964)
12. Douglas, M., Duthie, H.L.: Pyloroplasty alone in the management of patients with a negative exploration for duodenal ulcer. Br. J. Surg. *59*, 783–787 (1972)
13. Dozois, R.R., Kelly, K.A., Code, C.F.: Effect of distal antrectomy on gastric emptying of liquids and solids. Gastroenterology *61*, 675–681 (1971)
14. Dragstedt, L.R.: Evolution of modern surgery for peptic ulcer. Am. J. Dig. Dis. *4*, 247–259 (1959)
15. Dragstedt, L.R., Camp, E.H., Fritz, J.M.: Recurrence of gastric ulcer after complete vagotomy. Ann. Surg. *130*, 843–854 (1949)
16. Drapanas, D., Bethea, M.: Refluxgastritis following gastric surgery. Ann. Surg. *179*, 618–627 (1974)
17. DuPlessis, D.J.: Pathogenesis of gastric ulceration. Lancet *1965 I*, 974–978
18. Farris, J.M., Smith, G.K.: Treatment of gastric ulcer (in situ) by vagotomy and pyloroplasty: A clinical study. Ann. Surg. *158*, 461–480 (1963)
19. Gillespie, G., Elder, J.B., Smith, I.S., Kennedy, F.: An analysis of spontaneous acid secretion and its relation to the insulin response in normal and duodenal ulcer subjects: New criteria for insulin test. Br. J. Surg. *57*, 855 (1970)

20. Goligher, J.C.: Changing trends in the surgical treatment of duodenal ulcer. Klin. Wochenschr. *54*, 937–945 (1976)
21. Griffith, G.H., Owen, G.M., Campbell, H., Shields, R.: Gastric emptying in health and in gastro-duodenal disease. Gastroenterology *54*, 1–7 (1968)
22. Hafter, E.: Praktische Gastroenterologie, S. 130. Stuttgart: Thieme 1973
23. Harkins, H.N., Zech, R.K., Nyhus, L.M., Moore, H.G., Jr., Sauvage, L.R., Griffith, C.A.: The relative effects of different gastric drainage procedures on the hormonal phase of gastric secretion. Surg. Forum 281–285 (1954)
24. Heerden, J.A. von, Priestley, J.T., Farrow, G.M., Phillips, S.F.: Postoperative alkaline reflux gastritis. Am. J. Surg. *118*, 427–433 (1969)
25. Hollander, F.: Laboratory procedures in the study of vagotomy (with particular reference to the insulin test). Gastroenterology *11*, 419–425 (1948)
26. Holle, F.: Invited commentary. World J. Surg. *1*, 26–27 (1977)
27. Hunt, J.N., Ramsbottom, N.: Effect of gastrin II on gastric emptying and secretion during a test meal. Br. Med. J. *1967 IV*, 386–390
28. Johnson, H.D.: Gastric ulcer: Classification, blood group characteristics, secretion pattern, and pathogenesis. Ann. Surg. *162*, 996–1004 (1965)
29. Joseph, W.L., Rivera, R.A., O'Kieffe, D.A., Geelhoed, G.W., McCune, W.S.: Management of postoperative alkaline reflux gastritis. Ann. Surg. *177*, 655–659 (1973)
30. Largiadèr, F.: Proximal selective vagotomy without pyloroplasty. Eur. Surg. Res. *8*, 4–11 (1976)
31. Latarjet, A.: Résection des nerfs de l'estomac. Technique opératoire. Résultats cliniques. Bull. Acad. Nat. Med. (Paris) *87*, 681–691 (1922)
32. Martinson, J.: Studies on the efferent vagal control of the stomach. Acta Physiol. Scand. [Suppl.] 255 (1965)
33. McMahon, M.J., Greenall, M.J., Johnston, D., Goligher, J.C.: Highly selective vagotomy plus dilatation of the stenosis compared with truncal vagotomy and drainage in the treatment of pyloric stenosis secondary to duodenal ulceration. Gut *17*, 471–476 (1976)
34. Nahrwold, D.L.: Bile as a gastric secretory stimulant. Surgery *71*, 157–160 (1972)
35. Ross, B., Kay, A.W.: The insulin test after vagotomy. Gastroenterology *46*, 379–386 (1964)
36. Rothmund, M., Deisler, G., Kaufmann, A., Höhn, P.: Duodenogastrischer Reflux nach Vagotomie und Pyloroplastik. Langenbecks Arch. Chir. *340*, 167–178 (1976)
37. Säuberli, H., Largiadèr, F., Vetter, W.: Das Magenantrumhormon Gastrin. Schweiz. Med. Wochenschr. *104*, 709–713, 746–751 (1974)
38. Säuberli, H., Largiadèr, F., Deyhle, P., Vetter, W., Nüesch, H.J., Jenny, S., Ammann, R.: Serumgastrinanalyse zur Beurteilung des Vagotomieerfolges. Langenbecks Arch. Chir. [Suppl. Chir. Forum] *74*, 77–80 (1974)
39. Schreiber, H.W.: Vagotomie ohne Drainage-Operation. Arch. Klin. Chir. *332*, 205–212 (1972)
40. Stempien, S.J.: Insulin gastric analysis: Technic and interpretations. Am. J. Digs. Dis. *7*, 138–152 (1962)
41. Thomson, J.D., Galloway, J.B.W.: Vagotomy and pyloric dilatation in chronic duodenal ulceration. Br. Med. J. *1979 I*, 1453–1455
42. Viard, H., Favre, J.P., Perrin, M.: La pylorodigitoclasie artifice utile à l'évacuation gastrique dans la chirurgie de l'esophage. Lyon Chir. *68*, 145–147 (1972)
43. Visick, A.H.: A study of the failures after gastrectomy. Ann. R. Coll. Surg. Engl. *3*, 266–284 (1948)
44. Wangensteen, O.H., Sosin, H., Gilbertsen, V.S.: Segmental resection in surgery of peptic ulcer with special reference to duodenal ulcer. In: Surgery of the stomach and duodenum, 2nd edn. Harkins, Nyhus (eds.), pp. 529–539. Boston: Little, Brown 1969

45. Wastell, C., Colin, J.F., McNaughton, J.I.: Proximal gastric vagotomy with and without pyloroplasty. The present position. Eur. Surg. Res. *6*, 1–4 (1974)
46. Weinberg, J.A., Stempien, S.J., Movius, H.J., Dagradi, A.E.: Vagotomy and pyloroplasty in the treatment of duodenal ulcer. Am. J. Surg. *92*, 202–207 (1956)
47. Werle, J.M., Brody, D.A., Ligon, E.W., Read, M.R., Quigley, J.P.: The mechanics of gastric evacuation. Am. J. Physiol. *131*, 606–614 (1941)
48. Wilbur, B.G., Kelly, K.A.: Effect of proximal gastric, complete gastric, and truncal vagotomy on canine gastric electric activity, motility and emptying. Ann. Surg. *178*, 295–303 (1973)
49. Wilkins, F.B., Weinberg, J.A., Farris, J.M.: Conservatism in the surgical treatment of benign gastric ulcer. Surgery *30*, 256–268 (1951)

Kapitel 30

Therapeutisches Prinzip: Resektion

M. Rothmund

Die Magenresektion nimmt auch heute noch, nachdem sie vor 100 Jahren von Billroth in die klinische Praxis eingeführt wurde, einen wesentlichen Platz in der operativen Ulcustherapie ein. In der Chirurgie des Ulcus ventriculi ist sie nach wie vor als Methode der Wahl anzusehen. Es erscheint jedoch schwer, ihre Anwendung in der Therapie des Ulcus duodeni zu vertreten. Hier haben die Vagotomieverfahren, insbesondere die selektiv-proximale Vagotomie (SPV), entscheidende Vorteile gezeigt. Unabhängig von den rationalen Grundlagen, die für die Anwendung des einen oder anderen Operationsverfahrens in klinischen Studien erarbeitet wurden, ist die Magenresektion aus traditionellen Gründen bei einer großen Anzahl von Chirurgen immer noch Methode der Wahl, auch beim Ulcus duodeni. Eine Umfrage aus der Schweiz aus dem Jahre 1973 [28] ergab, daß 55,7% der Chirurgen ein unkompliziertes Ulcus duodeni mit einer Resektion behandeln. Eine ähnliche Zahl wurde nach einer Befragung von über 400 Chirurgen in der Bundesrepublik Deutschland im Jahre 1977 gefunden [27]. Hier gaben 53,4% der Befragten an, die Magenresektion sei ihre Methode der Wahl beim unkomplizierten Ulcus duodeni. Die Analyse der Zahlen in beiden Studien zeigte, daß die Indikation zur Resektion abhängig war vom Alter des Chirurgen, seinem akademischen Rang und nicht vom Patienten und seiner Erkrankung. Aus den Vereinigten Staaten und England liegen keine Zahlen zur relativen Häufigkeit der Resektion gegenüber den Vagotomieverfahren beim Ulcus duodeni vor, es ist jedoch zumindest aus amerikanischen Publikationen zu entnehmen, daß die Resektion mit oder ohne zusätzliche Vagotomie neben der trunculären Vagotomie und Pyloroplastik die am häufigsten angewandte Operation beim Ulcus duodeni ist. Auch in der besonderen Situation in den Entwicklungsländern hat die Magenresektion in der Therapie des Ulcus duodeni häufig Vorrang vor den Vagotomieverfahren [32].

Es ist anzunehmen, daß die oben angegebenen Zahlen inzwischen nicht mehr der Wirklichkeit entsprechen, d. h., daß mehr Chirurgen die SPV in

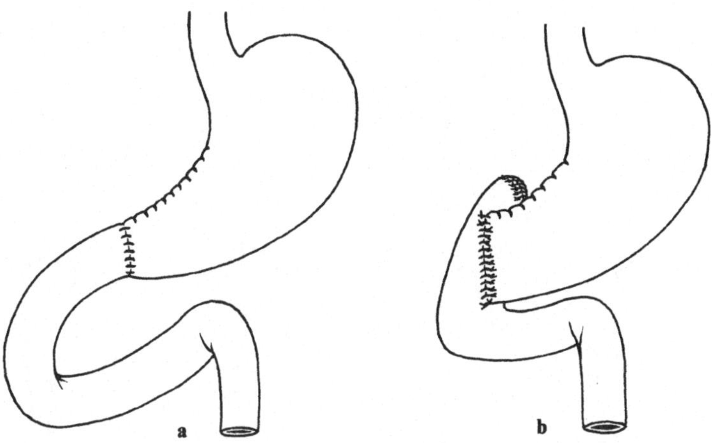

Abb. 1a, b. Gastroduodenostomie (Magenresektion nach Billroth I) **a** Originalmethode als End-zu-End-Anastomose. **b** Als End-zu-Seit-Anastomose

der Behandlung des chronischen unkomplizierten Ulcus duodeni bevorzugen. Trotzdem sollte nicht verkannt werden, daß die Magenresektion aus vielerlei Gründen immer noch ein gerne geübtes Verfahren ist.

1 Definitionen

1.1 Magenresektion

Unter dem Begriff *„Magenresektion"* versteht man die chirurgische Entfernung eines Teils des Magens. Zur Behandlung des Ulcusleidens werden fast ausschließlich *distale* Magenresektionen vorgenommen. Sie werden je nach Ausdehnung als Antrum-, Zweidrittel-, Vierfünftel- oder subtotale Resektionen bezeichnet.

Unabhängig vom Ausmaß der Resektion werden distale Magenresektionen nach der Art der Anastomosierung des Magenrestes mit dem Dünndarm benannt. Im wesentlichen sind hier die *Gastroduodenostomie* (Magenresektion nach Billroth I) und die *Gastrojejunostomie* (Magenresektion nach Billroth II) zu unterscheiden. Die Gastroduodenostomie wird meist als End-zu-End-Anastomose, gelegentlich auch als End-zu-Seit-Anastomose angelegt (Abb. 1).

Bei der Gastrojejunostomie ist der Magenrest mit dem oberen Jejunum in Form einer End-zu-Seit-Anastomose verbunden. Diese Jejunumschlinge kann vor dem Colon transversum (antecolisch) oder dahinter (retrocolisch) durch einen Schlitz im Mesocolon zum Magen hochgezogen werden

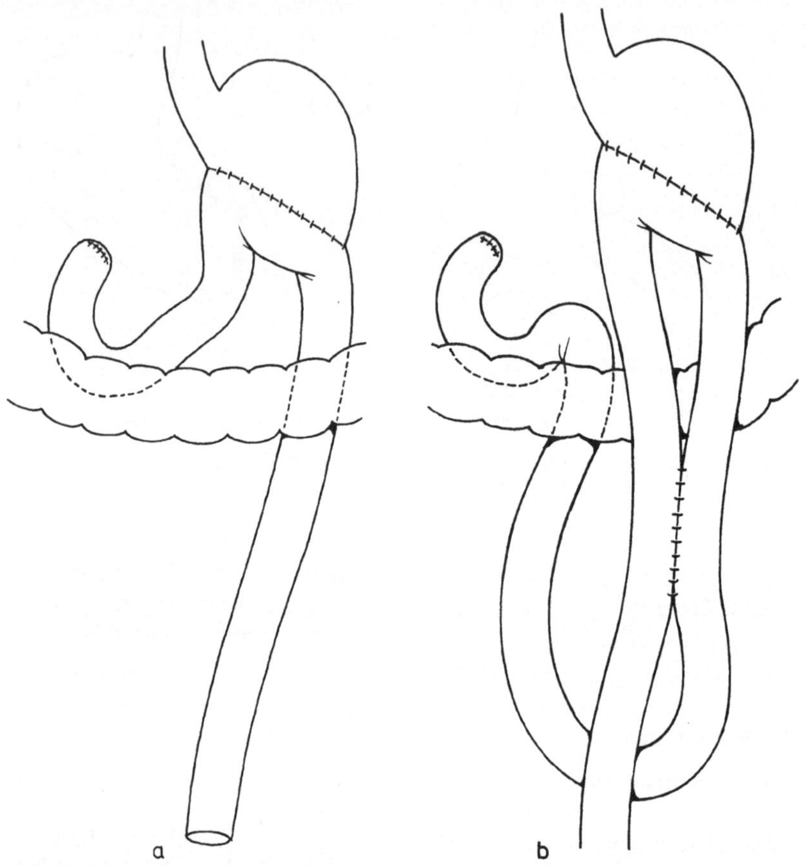

Abb. 2a, b. Gastrojejunostomie (Magenresektion nach Billroth II). **a** Hintere Gastrojejunostomie ohne Braun-Enteroanastomose. **b** Vordere Gastrojejunostomie (isoperistaltisch) mit Braun-Fußpunktanastomose zur Ableitung alkalischer Sekrete des zuführenden Schenkels

(Abb. 2). Wesentlich ist, daß bei der retrocolischen Gastroenteroanastomose (GE) keine Verbindung des zuführenden mit dem abführenden Schenkel an der Schlinge hergestellt wird, während dies bei der vorderen GE üblich ist. Diese Verbindung, die Braun-Fußpunktanastomose, erlaubt die Ableitung von Galle und Pankreassekret in den oberen Dünndarm.

Während der Entwicklung der Resektionsverfahren im Laufe dieses Jahrhunderts wurden zahlreiche Modifikationen der genannten Methoden erarbeitet, die sich jedoch von ihnen prinzipiell nicht unterscheiden. Viele Verfahren sind nur noch von historischem Interesse.

1.2 Gastrektomie

Obwohl die Begriffe *„Gastrektomie"* und *„Magenresektion"* entsprechend ihrer griechischen bzw. lateinischen Herkunft sprachlich identisch sind, bezeichnet man in der deutschen medizinischen Umgangssprache mit „Gastrektomie" die Entfernung des ganzen Magens. Zur Verdeutlichung wird häufig der Ausdruck „totale Gastrektomie" gebraucht, der sprachlich korrekt, nach dem konventionellen Sprachgebrauch jedoch als Tautologie zu betrachten ist. In neuerer Zeit werden in Anlehnung an angelsächsische Bezeichnungen auch die Begriffe distale und proximale (Fundektomie) Hemigastrektomie verwendet.

2 Therapeutisches Prinzip: Resektion

Das therapeutische Prinzip „Resektion" beruht beim Ulcus ventriculi im wesentlichen auf der Entfernung des Magenabschnitts, in dem das Ulcus entsteht, also der Resektion des „Locus minoris resistentiae" und der Entfernung des Ulcus selbst. Beim Ulcus duodeni wird durch die Resektion eine Unterbrechung der zur Krankheit führenden pathophysiologischen Mechanismen erreicht, das Ulcus selbst wird meist belassen.

2.1 Verfahrenswahl

Welche der dargestellten Techniken der Magenresektion eingesetzt werden, ist in der Praxis abhängig von der Ausbildung, d. h. der Schule des Chirurgen, und erfährt somit traditionell seine Begründung. Es gibt jedoch eine Reihe objektiver, pathophysiologischer, klinischer und operationstechnischer Kriterien, die für das eine oder andere Verfahren sprechen.

2.1.1 Duodenalpassage

Bezüglich der Pathophysiologie sind grundsätzlich *Resektionsverfahren mit und ohne Erhaltung der Duodenalpassage*, also mit Gastroduodenostomie oder Gastrojejunostomie zu unterscheiden. Dabei stellt sich die Frage, ob die wesentlichen Funktionen des Duodenums, des Pankreas und der Galle vom Vorhandensein oder Fehlen der Speisepassage abhängen.

Die *Neutralisation* des sauren Mageninhaltes im Duodenum durch pankreatisches und duodenales Bicarbonat erfolgt über nervale und hormonelle Regulationsmechanismen (Cholecystokinin, Secretin). Nach distaler Magenresektion sind diese Regulationsmechanismen *unabhängig* von der Anastomosierungstechnik gestört. Eine portionierte und je nach duode-

nalem pH mehr oder weniger rasche Magenentleerung ist nicht mehr möglich, nachdem Antrum und Pylorus reseziert sind.
Das gleiche gilt für die Regulierung des *osmotischen Drucks* der Nahrung, die beim Gesunden vorwiegend im Magen, zum Teil aber auch noch im Duodenum erreicht wird. Sie kann ebenfalls aufgrund der rascheren Magenentleerung nicht ausreichend erfolgen. Die Nahrung hat noch im oberen Jejunum einen hohen osmotischen Druck. Auch die weitere Verdauung durch Pankreasenzyme und Galle sowie die Resorption niedermolekularer Stoffe ist gestört.
Somit wird der Wert der Duodenalpassage hinsichtlich der Anastomosierungstechnik an diesen Parametern nicht deutlich ersichtlich, da nach Gastroduodenostomie und Gastrojejunostomie die Funktion des Duodenums als Folge der zu raschen, unkoordinierten Magenentleerung nicht zum Tragen kommt.
Deutlicher scheint der Wert der Duodenalpassage, gemessen an der Pankreasfunktion, der postoperativen Veränderungen im Restmagen und der Kardiafunktion, ablesbar zu sein. Zwar weisen experimentelle und klinische Untersuchungen auf eine ungestörte Pankreasfunktion nach Gastroduodenostomie und auch nach Gastrojejunostomie hin, jedoch zeigt sich die zeitliche Entkopplung der Galle- und Pankreassekretion vom Eintritt des Mageninhaltes in den Dünndarm (*Pancreocibale Asynchronie*) als nachteilig bei der letztgenannten Methode. Die Fettausscheidung im Stuhl als Maß für die ungenügende Verdauung der Nahrung durch Pankreaslipase ist nach Billroth-II-Resektion deutlich höher als nach Gastroduodenostomie [7, 8, 30].
Manometrische Untersuchungen der *Kardiafunktion* nach Magenresektion zeigen, daß der untere Oesophagussphincter nach Gastroduodenostomie in gleicher Weise auf eine Testmahlzeit zu reagieren vermag wie vor der Operation. Nach Billroth-II-Resektion bleibt jedoch die Tonisierung des Sphincters aus [30].
Versucht man, aus den vorliegenden pathophysiologischen Daten ein Resumee zu ziehen, so überwiegen die Argumente, die für die Gastroduodenostomie sprechen (Tabelle 1).
Histologische Veränderungen der Magenschleimhaut im Sinne einer chronisch-atrophischen Gastritis kommen nach jeder Magenoperation, selbst nach SPV ohne Pyloroplastik, vor. Möglicherweise ist dieser gastroskopisch-bioptische Befund Folge der operativ induzierten Säurereduktion [1, 29]. Eine Korrelation zwischen Hypochlorhydrie und dem Grad der Gastritis im operierten Magen wurde von verschiedenen Untersuchung nachgewiesen [16, 17, 31].
Ein Reflux von Galle, Pankreasspeichel und Dünndarmsekret in den Magenrest findet nach Billroth-II-Resektion mit hinterer Gastroenteroanastomose ohne Braun-Fußpunktanastomose in weitaus höherem Maße

Tabelle 1. Gesichtspunkte der Verfahrenswahl bei Operationen mit und ohne Erhaltung der Duodenalpassage. Gegen die Gastroduodenostomie (Billroth-I-Anastomose) sprechen vorwiegend klinische Gesichtspunkte, gegen die Gastrojejunostomie (Billroth-II-Anastomose) vor allem pathophysiologische und funktionelle Argumente

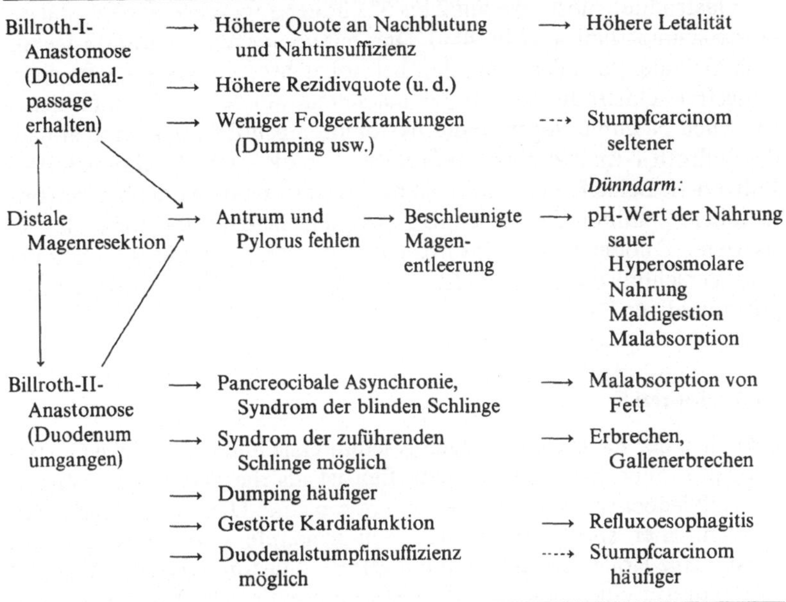

statt als nach Billroth-I-Resektion oder nach Billroth-II-Resektion mit vorderer Gastroenteroanastomose und Fußpunktanastomose [29]. Das Ausmaß des Refluxes korreliert jedoch nicht mit dem Grad der Beschwerden. Ob ein quantitativer Zusammenhang von Reflux und Gastritis besteht, wird unterschiedlich beurteilt [17, 29]. Schumpelick et al. [29] fanden eine solche Korrelation zwischen Schleimhautveränderungen und Lysolecithinkonzentrationen im Magenrest, während Hoare et al. [17] keinen Zusammenhang zwischen Nüchterngallereflux und dem Grad der Gastritis nachweisen konnten. Bislang konnte auch kein Unterschied im Schweregrad der Gastritis nach den verschiedenen Rekonstruktionen nach Magenresektionen gefunden werden.

In der Pathogenese des Magenstumpfcarcinoms spielen Reflux und chronisch-atropische Gastritis möglicherweise eine Rolle, außerdem weisen statistische Untersuchungen auf eine Häufung der Erkrankung nach Billroth-II-Resektionen hin. Auch diese Argumente sprechen bei der Verfahrenswahl vorläufig für die Billroth-I-Resektion [7, 15, 30].

2.1.2 Letalität

Klinische und operationstechnische Kriterien lassen einen so eindeutigen Schluß nicht zu. Nachuntersuchungsergebnisse zeigen, daß die *Letalität* der Gastroduodenostomie mit 2 bis 6% höher angegeben wird als die der Gastrojejunostomie (1,2 bis 4%). Dies hat vorwiegend operationstechnische Gründe, vor allem den, daß bei hoher Magenresektion eine spannungsfreie Gastroduodenostomie manchmal nur schwierig zu erreichen ist. Auch Nachblutungen und Anastomoseninsuffizienzen werden nach der Billroth-I-Anastomose häufiger gesehen als nach Resektionen nach Billroth-II. Beide Komplikationen bedingen wesentlich die oben genannte höhere Letalität. Demgegenüber birgt die Gastrojejunostomie das Risiko einer Duodenalstumpfinsuffizienz und ist wegen der Manipulationen zum Verschluß des Duodenalstumpfes mit einer höheren Frequenz an postoperativer Pankreatitis belastet.

2.1.3 Ulcusrezidiv

Bezüglich der *Rezidivquote* zeigen Nachuntersuchungen, daß die Gastroduodenostomie hier häufiger betroffen ist als die Gastrojejunostomie. Dies gilt jedoch nur für Patienten, die wegen eines Ulcus duodeni operiert wurden. Hier spielt wieder der oben genannte operationstechnische Aspekt eine Rolle. Um eine spannungsfreie Anastomose zu ermöglichen, wird häufiger einer nicht so hohen Magenresektion der Vorzug gegeben, was zu einer ungenügenden Reduktion der Belegzellen führt. Für das Ulcus ventriculi ergeben sich keine signifikanten Unterschiede bezüglich der Rezidivquoten nach Billroth I und Billroth II [30].

Während nach diesen Kriterien die Billroth-II-Anastomose in einem günstigeren Licht scheint, muß sie bezüglich der *Folgeerkrankungen* als eindeutig nachteilig gegenüber der Gastroduodenostomie gesehen werden (Tabelle 1). Dumpingbeschwerden, Anämie und Gewichtsverlust sowie postoperative Diarrhoe sind in höherem Maße nach Gastrojejunostomie anzutreffen (s. Abschn. 2.3).

2.2 Wirkungsmechanismus des therapeutischen Prinzips: Resektion

Den Resektionsverfahren hängt der historische Mangel an, ohne pathophysiologische Überlegungen von der Carcinomchirurgie in die Ulcustherapie übernommen worden zu sein. Die Resektionen waren längst technisch ausgereifte Standardverfahren, als Dragstedt und seine Schule begannen, die pathophysiologischen Grundlagen der Ulcuschirurgie zu er-

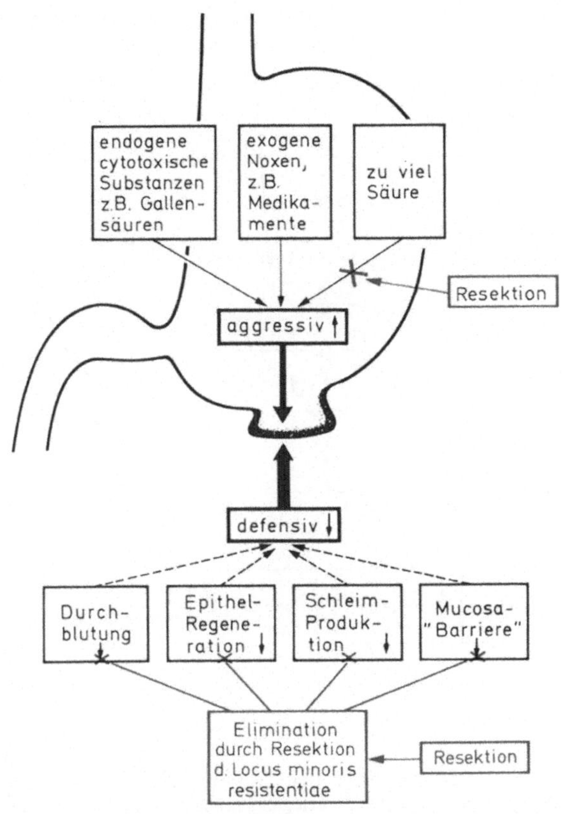

Abb. 3a. Denkbarer Wirkungsmechanismus des therapeutischen Prinzips Resektion auf Grund pathogenetischer Überlegungen beim Ulcus ventriculi

arbeiten. Sie waren längst fest etabliert, als die gastrointestinalen Hormone meßbar wurden.

Dabei wurde im Nachhinein klar, daß die pathophysiologischen Grundlagen der Resektion akzeptabel sind und damit das therapeutische Prinzip auch in dieser Hinsicht vertretbar ist. Bei Resektion wird:

1. die Zahl der Belegzellen reduziert,
2. das Antrum als Bildungsort des Gastrins entfernt
3. im Falle des Ulcus ventriculi der „Locus minoris resistentiae" an der Antrumcorpusgrenze der kleinen Kurvatur eliminiert,
4. durch Skeletierung der kleinen Kurvatur über die Resektionsgrenze hinaus der Magenrest teilweise vagotomiert (Abb. 3a, b).

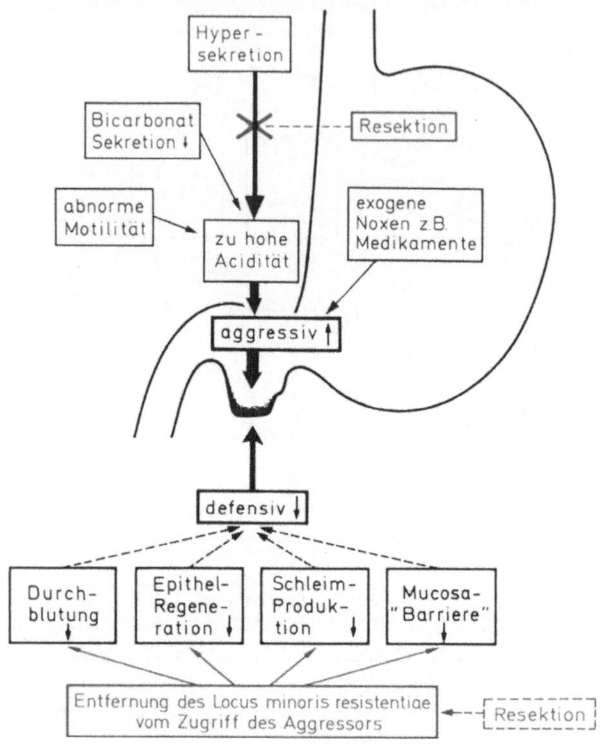

Abb. 3b. Denkbarer Wirkungsmechanismus des therapeutischen Prinzips Resektion auf Grund pathogenetischer Überlegungen beim Ulcus duodeni

Entsprechend diesen therapeutischen Prinzipien ist auch ein guter Effekt der Resektion, gemessen am wichtigsten Parameter beim Ulcus duodeni, der Säuresekretion, abzulesen.

Nach Baron [4] wird die Basalsekretion (BAO) um etwa 87%, die maximale Sekretion (MAO) nach Stimulation mit Pentagastrin um 86% reduziert.

Die Säurereduktion ist jedoch nicht das alleinige Maß. Die Resektionsverfahren müssen auch an den klassischen Kriterien der Beurteilung einer Operationsmethode gemessen werden:

1. der postoperativen Letalität,
2. der Rezidivquote,
3. dem subjektiven Befinden des Patienten nach der Operation,
4. den Folgeerkrankungen.

Tabelle 2. Gesammelte Daten über die Ergebnisse der klassischen Zweidrittelresektion, der trunculären Vagotomie (TV) mit Drainage und der selektiv proximalen Vagotomie (SPV) aus prospektiven Studien [2, 14, 22, 34]. Angaben in %

	Resektion	TV + Drainage	SPV
Letalität	1,8– 2	0,5– 0,6	0,3– 0,7
Rezidivquote	2 – 3,7	6,2– 7,0	8 –10
Schlechtes postoperatives Befinden (Visick III + IV)	6 –11	17 –18	8 –12
Folgeerkrankungen (Gewichtsabnahme, Dumping, Anämie)	10 –40	15 –25	7 –14

Zum anderen muß differenziert werden zwischen unkompliziertem und kompliziertem Ulcus, und ob es ein Ulcus duodeni oder ein Ulcus ventriculi zu behandeln gilt. Diese Daten sollten möglichst in prospektiven, randomisierten Studien erarbeitet sein.

2.3 Therapeutischer Effekt

2.3.1 Unkompliziertes Ulcus duodeni

Fragt man nach der Berechtigung der Resektionsverfahren beim unkomplizierten, rezidivierenden Ulcus duodeni, stößt man auf das Problem, daß zwar unzählige retrospektive Erfahrungsberichte, jedoch im Vergleich zur Situation bei den Vagotomieverfahren nur wenige prospektive, kontrollierte und somit verläßliche Untersuchungen zur Resektion vorliegen. Erschwert wird die Beurteilung in diesen prospektiven Studien zusätzlich noch dadurch, daß die Resektion dort mit der trunculären, also ungünstigsten Vagotomieform, verglichen wird. In Kenntnis dieser Einschränkungen seien die Studien von Goligher [14] und den amerikanischen Veteranenhospitälern [22] zur Beurteilung herangezogen. Die etwa 1700 Patienten umfassenden Untersuchungen, welche die klassische $^2/_3$-Resektion mit der trunculären Vagotomie mit Gastroenteroanastomose oder Pyloroplastik nach Heinecke-Miculicz vergleichen, zeigen, *daß die Resektion mit einer dreifach höheren Letalität als die Vagotomie belastet ist, jedoch nur etwa die Hälfte an Rezidiven hat.* Das subjektive Befinden, beurteilt nach dem Visick-Schema, war nach Resektion etwas besser, Folgeerkrankungen waren häufiger (Tabelle 2). Bei allen Studien zeigte sich, daß Frauen grundsätzlich schlechtere Resultate nach Magenresektion aufwiesen als Männer.

Die Resektionsverfahren wurden bislang nicht in einer ähnlichen Studie mit der günstigsten Vagotomieform, der selektiv proximalen Vagotomie

(SPV), verglichen. Sie müssen jedoch heute an ihr gemessen werden. Eine direkte Gegenüberstellung der oben genannten Daten der Studie von Goligher [14] und der Veterans Administration [22] mit den neueren Ergebnissen der SPV ist nur unter Vorbehalt zulässig, da sich die Patientengruppen in ihrer Zusammensetzung unterscheiden. Die Zahlen sollen trotzdem herangezogen werden, um in etwa die Tendenzen abzulesen.
Was an der SPV besticht, ist die extrem *niedrige Letalität* des Verfahrens. Johnston [19] teilte 1975 eine Letalität von 0,34% nach SPV bei über 4000 Patienten aus 13 Zentren mit. Amdrup [2] gibt bei über 500 Patienten seiner Studie des Jahres 1977 eine Letalität von 0,7% an. Diese Zahlen setzen sich deutlich von den oben zitierten, unter den guten Bedingungen der prospektiven Studien erreichten Zahlen für die Resektion ab (Tabelle 2).
Betrachtet man einige neuere Ergebnisse prospektiver Studien der SPV [2, 34], so erscheint die anfangs eindeutig aussehende Überlegenheit des Verfahrens bezüglich postoperativer Beschwerden zweifelhaft. Die Häufigkeit von Beschwerden rückt in die Nähe der Zahlen, die von der Resektion bekannt sind. Wastell [34] gibt in einer 1977 veröffentlichten Studie mit einer Nachuntersuchungszeit von 3 bis 7 Jahren 8% schlechte funktionelle Ergebnisse nach SPV an. Amdrup [2] berichtet nach einer mittleren Nachuntersuchungszeit von 4 Jahren über 9% der Patienten in der Gruppe Visick III u. IV nach SPV mit Pyroloplastik und über 12% seiner Patienten, die diesen beiden Gruppen nach alleiniger SPV zugeordnet werden mußten. Die Rezidive werden von Amdrup mit 8%, von Wastell mit 7% angegeben (Tabelle 2) (s. Kap. 28).
Diese Daten zeigen, daß die SPV im Vergleich zur Resektion nach längerer Beobachtungszeit höhere Rezidivquoten aufweist, während der Prozentsatz der Patienten mit schlechten funktionellen Ergebnissen etwa gleich hoch ist. Die niedrige Letalität spricht jedoch für die SPV. Hinzu kommt, daß das Ulcus pepticum jejuni nach Magenresektion als ein schwer zu behandelndes, von ernsthaften Komplikationen bedrohtes Leiden angesehen werden muß, während ein Rezidivulcus nach Vagotomie einer konservativen Behandlung oder auch einer erneuten Operation relativ gut zugänglich ist.

2.3.2 Ulcus ventriculi

Beim Ulcus ventriculi, das sich in seiner Pathogenese und der Möglichkeit der malignen Entartung vom Ulcus duodeni wesentlich unterscheidet, spielt die Resektion auch heute noch eine führende Rolle. Die Prüfung der Vagotomieverfahren, kombiniert mit Ulcusexcision, gegenüber der Resektion in prospektiven Studien hat vor allem eine unvertretbar hohe Rezidivquote nach den Vagotomieverfahren ergeben (14 bis 21% gegenüber 0 bis 6%), so daß die Resektion nach Billroth I nach wie vor die Methode der Wahl beim Ulcus ventriculi darstellt. Zudem ist eine Ulcusexcision, die zur Erfassung von maligner Entartung immer notwendig ist, manchmal rein technisch nicht möglich und stellt häufig einen längeren und schwierigeren Eingriff dar als eine Standardresektion [6].

2.4 Folgeerkrankungen nach Magenresektion (Nebenwirkungen des therapeutischen Prinzips)

Nach Magenresektionen kann es zu einer Reihe spezifischer Erkrankungen kommen, die als Folge der operativ bedingten Veränderungen von Anatomie und Physiologie des gastrointestinalen Übergangs anzusehen sind. Es handelt sich vorwiegend um funktionelle, seltener um morphologisch faßbare Erkrankungen. Neben der höheren Letalität sind es vor allem diese Folgeerkrankungen, die die Resektionsverfahren belasten. „Magenkrüppel", wie sie früher beschrieben wurden, sind jedoch heute selten, da die Resektionsfolgen durch genauere Untersuchungsmethoden besser klassifiziert und einer konservativen oder chirurgischen Therapie zugeführt werden können.
Auch das Magenstumpfcarcinom muß wahrscheinlich als Resektionsfolge angesehen werden.

2.4.1 Dumpingsyndrom

Das Dumpingsyndrom tritt vorwiegend nach Magenresektionen vom Typ Billroth II (in 13–20%), seltener nach dem Typ Billroth I auf (in etwa 4%). Es kann grundsätzlich jedoch allen Eingriffen, die den Pylorus entfernen, umgehen oder zerstören, folgen. Selbst nach SPV ohne Pyloroplastik werden Dumpingsymptome in einem geringen Prozentsatz (0,9%) gefunden. Zu unterscheiden ist ein Frühdumping, das schon während, meistens jedoch 10–20 min nach dem Essen auftritt, und das sog. Spätdumping, das 2 bis 3 h postprandial registriert wird und Ausdruck einer reaktiven Hypoglykämie ist. Beide Formen kommen bei einem Individuum nur selten zusammen vor.
Die Pathogenese des *Frühdumpings* ist trotz zahlreicher Untersuchungen nicht geklärt. Es scheinen eine Reihe von Faktoren mit jeweils unterschiedlicher Wertigkeit eine Rolle zu spielen. Die zu rasche Entleerung der Nahrung in den Dünndarm liegt als auslösender Mechanismus nahe, ist wahrscheinlich jedoch von untergeordneter Bedeutung, da „Sturzentleerungen" auch bei Patienten ohne Dumpingsymptome beobachtet werden. Für den Einfluß der beschleunigten Entleerung spricht jedoch der Umstand, daß das Frühdumping an Häufigkeit und Schwere der Symptome zunimmt, je kleiner der Magenrest ist.

Tabelle 3. Pathogenese, Symptome und Therapie des Dumpingsyndroms

Frühdumping		
Pathogenese	*Symptome*	*Therapie*
– Zu kleiner Magenrest → frühe Entleerung – Distention der abführenden Schlinge → neurogene Reflexe – Hoher osmotischer Druck der Nahrung → Fehlverteilung des Blutvolumens – Bradykininfreisetzung – Serotonin? – Enteroglucagonsekretion – Andere gastrointestinale Hormone?	Gastrointestinale Symptome (Völlegefühl, Hypermotilität, Diarrhoe, Erbrechen) Vasomotorische Symptome (Schwächegefühl, Schwitzen, Tachykardie, RR-Abfall)	Häufige „trockene" Mahlzeiten, Meiden von kohlehydratreichem Essen, Hinlegen, bei Therapieresistenz operative Korrektur

Spätdumping		
Pathogenese	*Symptome*	*Therapie*
Reaktive Hypoglykämie Insulinüberempfindlichkeit Vermehrte Insulinsekretion?	Hungergefühl Schwitzen Schwäche	„Versetzte" Mahlzeiten („Nachschlag") 2 bis 3 h nach der Hauptmahlzeit)

Pathogenetisch wichtiger erscheint die Dehnung der abführenden Jejunumschlinge zu sein. Mit diesem Mechanismus konnten auch im Experiment Symptome wie Völlegefühl, Erbrechen und Diarrhoe ausgelöst werden. Die beim Hund während eines experimentell ausgelösten Dumping nachgewiesenen erhöhten Serotoninspiegel konnten beim Menschen nicht gefunden werden. Es mehren sich vielmehr die Hinweise dafür, daß Kinine in der Pathogenese des menschlichen Frühdumping eher keine Rolle spielen. Verschiedene Arbeitsgruppen konnten eine Erhöhung der Plasma-Bradykininspiegel bei Patienten mit Dumpingsymptomatik nachweisen.

Ein gesicherter Zusammenhang besteht zwischen der Einnahme hyperosmolarer Lösungen und dem Auslösen von Frühdumpingsymptomen.

Dies ist mit Glucoselösung, jedoch auch mit hypertoner Kochsalz- und Aminosäurenlösung möglich, kann also nicht als Folge eines hyperglykämischen Zustandes oder einer erhöhten Insulinausschüttung interpretiert werden. Die pathophysiologische Folge der raschen Füllung des proximalen Dünndarms mit hyperosmolaren Lösungen ist das Einströmen von intravasalen Volumen in den Darm und damit eine Verminderung sowie, was wesentlicher zu sein scheint, eine Fehlverteilung des Blutvolumens in der Kreislaufperipherie [5, 7, 8].

Die Rolle der gastrointestinalen Hormone im Rahmen des Dumpingsyndroms bleibt trotz zahlreicher Untersuchungen zunächst noch unklar. Gesichert ist lediglich eine gesteigerte Freisetzung von Enteroglucagon während der Dumpingsymptome (Tabelle 3).

Das Dumpingsyndrom ist klinisch durch seine Symptome definiert. Beim Frühdumping lassen sich *gastrointestinale* Erscheinungen, wie Völlegefühl, gesteigerte Darmperistaltik, Erbrechen und Diarrhoe, von *vasomotorischen* Symptomen, wie Schwäche, Schweißausbruch, Tachykardie oder gar Kollaps, unterscheiden. Diese Symptome lassen sich mildern, wenn sich der Patient zum oder gleich nach dem Essen hinlegt.

Das *Spätdumping*, die reaktive Hypoglykämie, spielt klinisch eine untergeordnete Rolle. Es ist gekennzeichnet durch Hungergefühl, Schwäche und Schweißausbruch. Hier wird eine Überempfindlichkeit gegen Insulin vermutet. Zusätzlich kann eine vermehrte Insulinausschüttung nach einer Glucosebelastung bei diesen Patienten nachgewiesen werden.

Eine zufriedenstellende Therapie des Spätdumping kann durch eine zusätzliche kleine Mahlzeit zwei bis drei h nach der Nahrungsaufnahme erreicht werden. Schwieriger ist die Therapie des Frühdumpings. Empfohlen werden:

1. kleine Mahlzeiten ohne Flüssigkeit (dry diet),
2. Verteilung der Nahrungsaufnahme auf mehrere (4 bis 8) kleine Mahlzeiten,
3. langsames Essen und
4. Vermeiden von kohlenhydratreichen Speisen (Kuchen, Milchshakes, Pudding usw.) (Tabelle 3).

Eine sinnvolle medikamentöse Therapie gibt es nicht. Etwa 1–2% der Patienten mit Frühdumping können ihre Beschwerden durch diätetische Einstellung nicht bessern. Sie müssen einer *operativen Korrektur* ihrer Anastomose unterzogen werden. Unter zahlreichen chirurgischen Therapieversuchen hat sich bei der Anastomosierung nach Billroth II eine Umwandlung in eine modifizierte Billroth-I-Anastomose bewährt, entweder durch Verbindung der abführenden Schlinge mit dem Duodenalstumpf isoperistaltisch nach Henley-Soupault oder anisoperistaltisch nach Poth. Liegt ein sehr kleiner Magenrest vor, kann aus zu- und abführender Schlinge ein Magenersatz gebildet werden (Abb. 4a–c).

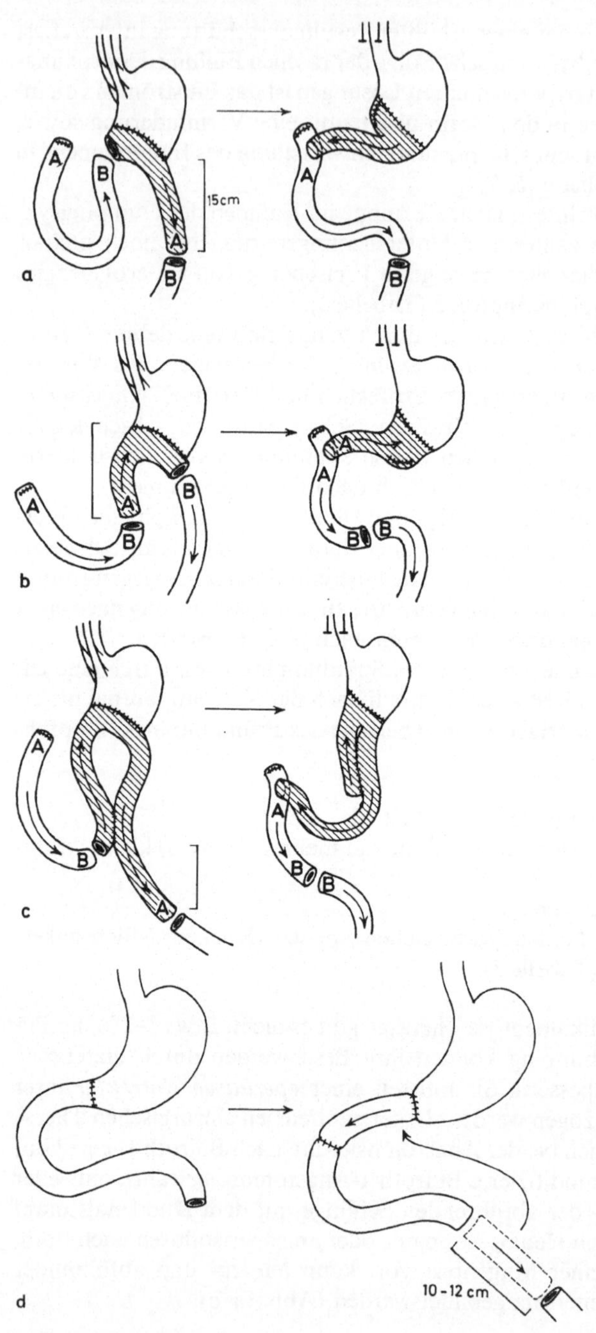
A
B
15cm
A
B
a
A
B
b
A
B
B
B
A
A
B
B
c
A
B
A
B
B
d
10-12 cm

Die seltenere Situation eines konservativ nicht beherrschbaren Frühdumping nach einer Billroth-I-Anastomose wird am besten durch Interposition eines tiefer gelegenen, etwa 10 bis 12 cm langen Jejunumsegments isoperistaltisch zwischen Magenrest und Duodenum behandelt (Abb. 4d). Nach einer chirurgischen Therapie ist mit einer Besserung der Dumpingsymptome bei etwa 90% der Patienten zu rechnen.

2.4.2 Syndrom der zuführenden Schlinge

Das seltene Syndrom der zuführenden Schlinge (Afferent-loop-Syndrom, ALS) äußert sich durch zunehmendes Völlegefühl im Oberbauch, Brechreiz, Tachykardie und Schwindelgefühl etwa ¼–1 h nach dem Essen. Die Beschwerden verschwinden sofort nach heftigem, meist galligem Erbrechen. Charakteristischerweise sind in dem Erbrochenen keine Bestandteile der kurz zuvor eingenommenen Nahrung enthalten.

Die Symptome sind leicht verständlich, wenn man die zugrundeliegenden pathophysiologischen Veränderungen kennt. Das ALS entsteht nach Magenresektion (Billroth II) oder nach einfacher Gastroenteroanastomose, bei fehlender Braun-Anastomose durch eine *inkomplette Verlegung der zuführenden Schlinge* am Magen infolge zu spitzwinkliger Aufhängung, Kompression oder Abknickung.

Nach dem Essen kommt es nach Stimulation der Ausschüttung von Galle und Pankreassekret durch Cholecystokinin und Sekretin zu einer zunehmenden Füllung des zuführenden Schenkels und zu einem *weitgehenden Verschluß* an der Anastomose. Dies entspricht der Phase des Völlegefühls und des Brechreizes. Die Symptome nehmen mit steigendem Füllungsdruck der Schlinge zu, bis der Inhalt schwallartig in den Magen entleert wird. Der Patient erbricht plötzlich gallig. Das Erbrochene ist *frei von Nahrungsbestandteilen*, da das Essen nicht in die zuführende Schlinge gelangt, sondern schon zuvor in die abführende Schlinge entleert wurde. Das ALS ist häufig mit einem extensiven Gewichtsverlust verbunden, da es die Patienten nicht wagen, ausreichend zu essen (Abb. 5).

Den wichtigsten Hinweis auf das Vorliegen eines ALS gibt eine exakte Erhebung der Anamnese. Provokationstests mit Testmahlzeiten oder eine

---

◀ **Abb. 4a–d.** Methoden zur operativen Behandlung konservativ nicht beherrschbarer, schwerer Dumpingsymptome. **a** Umwandlung nach Henley-Soupault, **b** Umwandlung nach Poth (anisoperistaltische Interposition), **c** Modifizierte Umwandlung nach Henley-Soupault mit zusätzlicher Schaffung eines größeren Magenreservoirs aus Dünndarm, **d** Interposition eines tiefer gelegenen Jejunumsegments unter Erhaltung seiner Gefäßversorgung isoperistaltisch.
Einige der Methoden sind ebenfalls geeignet zur Behandlung der postoperativen alkalischen Refluxgastritis oder des Syndroms der zuführenden Schlinge (Indikationen s. entsprechende Kapitel)

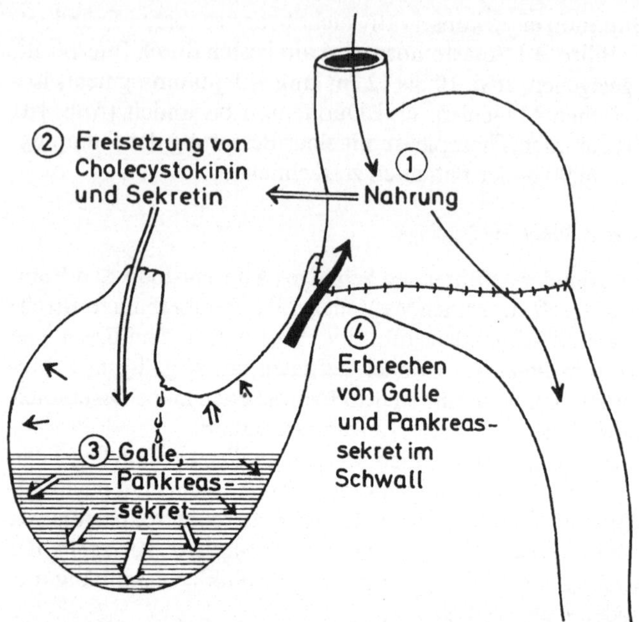

Abb. 5. Pathogenese des Syndroms der zuführenden Schlinge

Verabreichung von Cholecystokinin und Secretin zur Ausschüttung von Galle und Pankreassekret erübrigen sich meist. Die Röntgenuntersuchung gibt keine spezifischen Hinweise. Wertvoller ist die endoskopische Untersuchung des Restmagens, insbesondere zur Abgrenzung gegenüber der postoperativen alkalischen Refluxgastritis. Hier ist die Entzündung der Mucosa auf den ganzen Magenstumpf ausgedehnt. Beim ALS ist sie lediglich auf die Anastomose begrenzt.

Die *Therapie* des Syndroms der zuführenden Schlinge besteht in der Ableitung des zum Magen bzw. Magenrest aufsteigenden Schenkels in das vom Magen abführende Jejunum (Roux-Y-Anastomose). Sie entspricht damit weitgehend der Therapie bei der postoperativen alkalischen Refluxgastritis und soll dort besprochen werden (s. Abschn. 2.4.3).

2.4.3 Postoperativer enterogastraler Reflux

Postoperativer enterogastraler Reflux ist ein häufiges Phänomen nach Operationen, bei denen der Pylorus reseziert, umgangen oder durchtrennt wurde. Der Reflux kann von Symptomen wie Oberbauchschmerzen, Gewichtsverlust und Erbrechen, das zumeist gallig ist, begleitet sein. Im Gegensatz zum Erbrechen beim Syndrom der zuführenden Schlinge ist der

Vorgang nicht plötzlich, die oben genannten Prodrome werden nicht beobachtet, Speisereste sind beigemischt. Bei der Röntgen-Diagnostik zeigt sich eine unauffällige Magen-Darm-Passage. Endoskopisch ist eine diffuse Rötung des Magens, bzw. des Magenrestes (Magenerythem), belegt mit galligem Schleim, zu sehen, ein Bild, das auch als „Rot-Grün-Krankheit" bezeichnet wird. Mit speziellen Untersuchungsverfahren (^{14}C-Markierung von Gallensäuren, Bilirubinbestimmung im Magensaft) kann der Reflux von Galle quantitativ bestimmt werden [23]. Zahlreiche experimentelle Untersuchungen in den letzten 20 Jahren haben ergeben, daß der Kontakt von Gallensäuren und Lysolecitin mit der Magenschleimhaut zu einer Zerstörung der sog. Mucosaschranke und zum histologischen Bild einer chronisch-atrophischen Gastritis führt. Beim Menschen könnte als Ursache ähnlicher Veränderungen ein verlängerter Kontakt normaler Magenschleimhaut mit dem Refluat bei gestörter Selbstreinigungsfunktion des Restmagens, die Zusammensetzung des Refluates oder bei vorgeschädigter Schleimhaut auch das Fehlen oder die Schwächung von defensiven Faktoren Ursache sein. Allerdings wurde ein Zusammenhang eines enterogastralen Refluxes und dem Grad der Gastritis beim Menschen bisher nicht nachgewiesen. Symptome (epigastrischer Schmerz) als Folge eines Gallerefluxes treten nur nach Nüchterngallereflux von mehr als 120 µmol/h auf. Ebenso fehlen Beweise für einen Zusammenhang zwischen dem Ausmaß oder Auftreten der Gastritis und Symptomen [16]. Schließlich erschüttert die Tatsache, daß die Gastritis nach Ableitung der Galle aus dem Magenrest, etwa durch eine Roux-Y-Anastomose, persistiert, das bislang aus den experimentellen Befunden auf den Menschen übertragene Konzept ebenso wie die Tatsache, daß das Ausmaß der Gastritis und der Beschwerdegrad nicht miteinander korrelieren [16, 29, 31]. Daher scheint der von van Heerden geprägte Begriff der „postoperativen alkalischen Refluxgastritis" als Bezeichnung eines symptomatischen Krankheitsbildes nicht zuzutreffen. Gesichert ist lediglich, daß Patienten nach Magenresektionen mit Gallereflux ein Magenerythem haben, das bei manchen zu den oben genannten Beschwerden führt [1].

Der Wert einer konservativen Therapie ist umstritten. Nach neueren Studien ist der therapeutische Effekt des gallesäurebindenden Ionenaustausches Cholestyramin ebenso wie der von Metoclopramid fraglich. Aluminium-Magnesium-Antacida sind in der Lage, Gallensäuren zu binden, und können das Beschwerdebild bessern (Tabelle 4). Führt der enterogastrale Reflux zu dauerhaften, von der konservativen Therapie nicht beeinflußbaren Beschwerden und zeigt sich endoskopisch das Bild eines Magenerythems, sollte die Erkrankung operativ behandelt werden. Obwohl, wie oben gesagt, nicht mit einer Besserung der möglicherweise histologisch vorliegenden Gastritis gerechnet werden kann, kommt es jedoch nach Ableitung des alkalischen Sekrets vom Magenrest durch Umwand-

Tabelle 4. Postoperativer Gallereflux

Auslösende Voroperation		*Pathophysiologisches Prinzip*		*Befunde*		*Symptome*
Resektion Billroth I Resektion Billroth II Gastroenteroanastomosen Pyloroplastiken	→	Alkalischer Reflux in Magen bzw. Magenrest	→	Magenerythem Hypo-Achlorhydrie Gallereflux MDP: normal	→	Gewichtsverlust Epigastrische Schmerzen Brechreiz Galliges Erbrechen
↓						
Therapie	→	Al-Mg-Antacida, Metoclopramid (?), Cholestyramin (?) Umwandlungsoperationen				

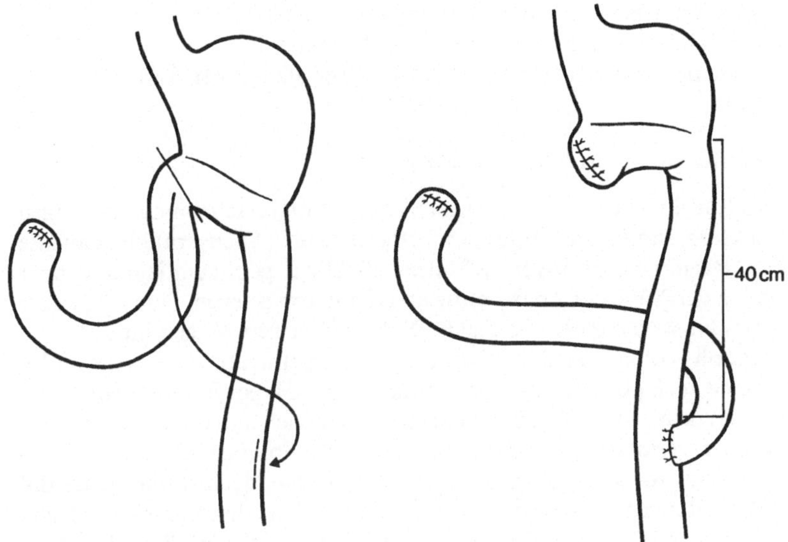

Abb. 6. Umwandlung einer hinteren Gastrojejunostomie in eine Anastomose nach Roux-y

lungsoperationen zu einer Besserung der Beschwerden. Die operativen Maßnahmen sind technisch identisch mit denen, die beim Syndrom der zuführenden Schlinge angewandt werden. Nach Magenresektion vom Typ Billroth II mit hinterer Gastroenteroanastomose empfiehlt sich die Implantation der zuführenden Schlinge End-zu-Seit in das Jejunum, 40 cm aboral des Magenrestes (Abb. 6). In zweiter Linie kommt eine Umwandlung nach Henley-Soupault in Frage (s. Dumpingsyndrom). Bei symptomatischem Gallereflux und Magenerythem nach Billroth-I-Resektion hat die Interposition eine isoperistaltischen, etwa 10–12 cm langen Jejunumschlinge zwischen Magenstumpf und Duodenum einen guten Effekt (s. auch Abb. 4d).

2.4.4 Postoperative Refluxoesophagitis

Die postoperative Refluxoesophagitis wurde erst in jüngerer Zeit Gegenstand größerer Aufmerksamkeit. Sie tritt häufiger nach einer Billroth-II-Resektion als nach einer Billroth-I-Resektion auf. Ihre Pathogenese, insbesondere der Einfluß der Resektion auf die Funktion des unteren Oesophagussphincters, ist letzlich noch nicht geklärt. Als pathogenetisches Prinzip gilt der Reflux von Gallensäuren und saurem Mageninhalt. Sie haben den gleichen zerstörenden Effekt auf die Oesophagusschleimhaut wie auf das Magenepithel. Die Symptome entsprechen denen der Refluxoesophagitis bei Kardiainsuffizienz, d.h. es stehen epigastrische Schmerzen und retrosternales Brennen im Vordergrund. Die konservative Therapie entspricht derjenigen bei postoperativer alkalischer Refluxkrankheit im Magen.

2.4.5 Rezidivulcus nach Magenresektion

Das Rezidivulcus ist in der Regel nicht als Folgeerscheinung der Magenresektion, sondern als Folge der fortbestehenden Ulcuskrankheit anzusehen. Rezidivulcera zeigen sich meist als Ulcus pepticum jejuni, d.h. sie sind in der Nähe der Anastomose im Dünndarm gelegen. Nur selten überschreiten sie die gastrointestinale Nahtlinie in den Magen hinein.
Pathophysiologische Grundlage eines Ulcus pepticum jejuni ist in der Regel eine auch postoperativ anhaltende relative Hypersekretion von Säure. Ihre Ursache ist am häufigsten in einer unzureichenden Resektion, selten in einer vermehrten Gastrinsekretion beim Zollinger-Ellison-Syndrom bzw. beim zurückgelassenen Antrumrest im Duodenalstumpf nach Billroth-II-Resektion zu sehen. An Faktoren, welche die defensiven Mechanismen der Magenschleimhaut beeinträchtigen, ist vor allem der alkalische Reflux zu nennen sowie die Einwirkung von Medikamenten (z.B. Acetylsalicylsäure), die ebenfalls die Mucosabarriere zerstören können. Eine ausführliche Besprechung der Pathophysiologie, Diagnostik und Therapie findet sich in Kap. 54.

2.4.6 Hämatologische Folgeerkrankungen

Man kann davon ausgehen, daß 20 Jahre nach der Operation bei etwa der Hälfte der Magenresezierten eine Anämie nachgewiesen werden kann. Diese Anämie ist häufiger und ausgeprägter nach einer Billroth-II- als nach einer Billroth-I-Resektion und häufiger bei Patienten, die wegen eines Ulcus ventriculi als bei solchen, die wegen eines Ulcus duodeni operiert wurden. Bei etwa 60% der Anämien liegt ein Eisenmangel, bei 30% ein Vitamin-B_{12}-Mangel und bei 4% ein Folsäuredefizit zugrunde. Oft findet man eine Kombination der drei genannten Anämietypen, wobei zu berücksichtigen ist, daß eine Eisenmangelanämie die beiden anderen Anämieursachen maskieren kann [8, 13, 33].
Zur Diagnostik ist weniger die Untersuchung des peripheren Blutes im Ausstrich als vielmehr die Bestimmung von Eisen, Vitamin B_{12} und Folsäure im Serum sinnvoll. Grundsätzlich zu empfehlen ist bei einer nachgewiesenen Anämie ein Vitamin-B_{12}-Exkretionstest (Schillingtest), da auch schon die partielle Entfernung des Magens zu einer Reduktion der Konzentration von Intrinsicfactor im Magensaft führt.
Der Eisenmangel ist ein Ergebnis verschiedener Faktoren. Einmal nehmen Magenresezierte häufig zu wenig Eisen mit der Nahrung auf, zum an-

Tabelle 5. Pathogenese des Gewichtsverlustes nach Magenresektion

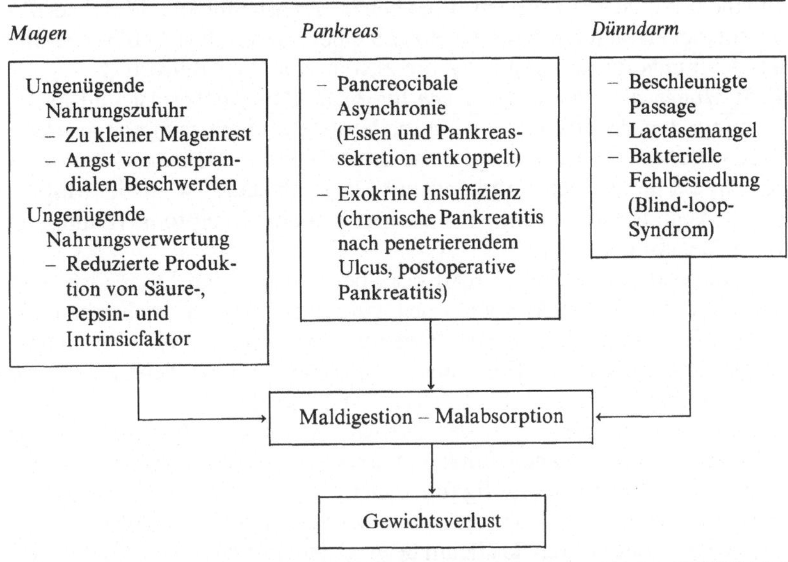

deren kommt eine gestörte Eisenresorption im Darm als Folge der reduzierten Säurekonzentration und der beschleunigten Darmpassage hinzu. Ein wesentlicher, oft übersehener Grund ist auch der okkulte Blutverlust bei Gastritis oder Anastomositis im Magenstumpf. Aus diesem Grund empfiehlt es sich, einen Hämocculttest durchzuführen.

Wenn entweder der Serumeisenspiegel oder der Vitamin-B_{12}-Spiegel bzw. der exaktere Aussagen ermöglichende B_{12}-Gehalt der Erythrocyten erniedrigt sind, empfiehlt sich eine Therapie mit etwa 1000 mg pro Tag Eisensulfat per os und die Gabe von 1000 μg Vitamin B_{12} i. m. einmal monatlich. Diese Therapie berücksichtigt die möglicherweise kombinierte Ursache der Anämie. Ein Folsäuremangel ist selten und eine spezifische Therapie erübrigt sich, wenn eine normale gemischte Diät gegessen wird. Besondere Beachtung verdient der Vitamin-B_{12}-Mangel, da er im Rahmen der perniziösen Anämie zu ernsthaften neurologischen Komplikationen führen kann. Während der Vitamin-B_{12}-Ersatz beim partiell Magenresezierten nur bei manifester Anämie erforderlich ist, muß die Substanz nach Entfernung des ganzen Magens *obligat* in monatlichen Abständen *parenteral* zugeführt werden [13, 33].

2.4.7 Malnutrition nach Magenresektion (Tabelle 5)

Ein Gewichtsverlust nach Magenresektion tritt vorwiegend nach einer Gastrojejunostomie auf. Er wird als Folge einer ungenügenden Aufnahme bzw. Verdauung der Nahrung und ihrer gestörten Resorption aus dem Darm bei 20–80% der Patienten nach dieser Operation beschrieben. Die Ursachen einer Maldigestion und Malabsorption sind vielfältig. Die meisten dieser Störungen sind von geringem Ausmaß und werden nur selten zu einem klinischen Problem. Eine behandlungsbedürftige Malabsorption entwickelt sich am häufigsten nach einer bakteriellen Fehlbesiedlung des Jejunums, meist nach Magenresektion vom Typ Billroth II.

Vom Magen ausgehende Ursachen für einen Gewichtsverlust sind in der verminderten Produktion von Säure, Pepsin und Intrinsicfactor zu sehen, häufig jedoch auch als Folge einer ungenügenden Nahrungszufuhr, da der Patient unter rasch eintretendem Völlegefühl leidet, wenn der Magenrest zu klein ist oder auch, wenn er unerwünschte Symptome (Dumping) vermeiden will.

Die Inkoordination von Eintritt des Speisebreis in den Dünndarm und der Sekretion von Pankreasenzymen wurde bereits oben beschrieben. Ihr kommt in seltenen Fällen eine Bedeutung zu, wenn sie zu einer Fettresorptionsstörung führt. Ein Hinweis ist neben dem Gewichtsverlust ein hohes Stuhlgewicht und der Nachweis von faecalem Fett.

Die absorptiven Fähigkeiten des *Dünndarms* können außer durch die geschilderten Faktoren auch durch im Dünndarm selbst gelegene Störungen eingeschränkt werden. Häufig führt allein ein zu schneller Transport des Speisebreis durch den Dünndarm zu einer verminderten Resorption. Die zu rasche Passage durch das Ileum bewirkt zudem eine unvollständige *Resorption der Gallensalze*, die in das Colon eintreten und eine *Diarrhoe* bewirken können. Eine Milchintoleranz wird durch einen *Lactasemangel* bewirkt. Ein solcher Mangel besteht bei manchen Patienten schon vor der Magenresektion, wird aber erst im Anschluß an den Eingriff klinisch manifest. Auch andere, bisher stumme Dünndarmerkrankungen, beispielsweise die *Cöliakie*, können im Anschluß an die Resektion manifest werden.

2.4.7.1 Syndrom der blinden Schlinge (Blind-loop-Syndrom, BLS)

Schwere Resorptionsstörungen entstehen nach Magenresektionen im wesentlichen nur als Folge der *bakteriellen Fehlbesiedlung* des Dünndarms. Diese Besiedlung mit Colonflora wird als Blind-loop-Syndrom (BLS) bezeichnet. Ursprünglich wurde angenommen, daß vor allem die zuführende Jejunumschlinge bakteriell besiedelt würde. Entscheidend ist jedoch die Besiedlung des übrigen Dünndarms entweder bei einem Passagehindernis (Stagnant-loop-Syndrom) oder infolge der postoperativen Achlorhydrie. Falls der Dünndarm absichtlich oder unabsichtlich vagal denerviert wird, kommt als weitere Ursache ein Ausfall des *interdigestiven myoelektrischen Komplexes* – des „intestinalen Reinemachers" – hinzu.

Die Malabsorption hat im wesentlichen drei Ursachen. Einmal kommt es zu einer verminderten Resorption von Vitamin B_{12}, da die Bakterien selbst das Vitamin incorporieren. Spezielle Species von Aerobiern haben eine ähnlich große Avidität für Vitamin B_{12}, wie der Intrinsicfaktor. Auch die Magenresektion per se spielt eine Rolle, da an Intrinsicfaktor gebundenes Vitamin B_{12} von den Bakterien nicht in dem Ausmaß aufgenommen werden kann wie das freie Vitamin. Zum zweiten haben die Bakterien die Fähigkeit, Lipase und in der Nahrung enthaltenes Fett zu verbrauchen. Drittens, und dies ist die wesentliche Ursache der Malabsorption, stehen nicht genügend Gallensäuren zur Micellenbildung zur Verfügung, da Bacillus bacteroides und andere Anaerobier Gallensalze dekonjugieren. Dies führt zu einer Konzentrationsminderung von Gallensalzen im Darmlumen, da die dekonjugierten Gallensalze ausfallen, schon im Jejunum und proximalen Ileum resorbiert werden und möglicherweise einen toxischen Effekt auf die Darmschleimhaut haben (Tabelle 6).

Die hieraus resultierende Malabsorption von Fett macht sich klinisch nicht nur durch den Gewichtsverlust allein, sondern auch durch mangelnde Aufnahme der fettlöslichen Vitamine A, D, E und K bemerkbar. Diese Vitaminmangelzustände werden zwar erst sehr spät klinisch erfaßbar, können jedoch zu den bekannten Erscheinungen führen: Vitamin-A-Mangel zu Sehstörungen, vor allem Nachtblindheit, Vitamin-D-Mangel im Zusammenhang mit einer Calciummalabsorption zu Osteoporose und Osteomalacie und Vitamin-K-Mangel zu einer Verlängerung der Prothrombinzeit. Ob ein Vitamin-E-Mangel zu klinischen Erscheinungen im Rahmen einer langdauernden Malabsorption führen kann, ist bislang unbekannt. Weit weniger Bedeutung als die Vitamin-B_{12}- und Fettabsorptionsstörung haben ebenfalls nachgewiesene Störungen der Aufnahme von Kohlenhydraten, Eiweiß, Salzen und Wasser im Rahmen der BLS.

Zur Diagnostik der Erkrankung dient der Nachweis der pathologischen Flora im Aspirat aus dem oberen Jejunum bzw. der zuführenden Schlinge mit bakteriologischen Methoden, sowie die quantitative Bestimmung der dekonjugierten Gallensalze mit ^{14}C-markierter Glykocholsäure. Diese Methode beruht auf dem Nachweis einer erhöhten CO_2-Konzentration in der Ausatemluft nach Gabe markierter Glykocholsäure, abhängig von der bakteriellen Dekonjugation der markierten Substanz im Darmlumen.

Die *Behandlung des BLS* und seiner Folgeerscheinungen sollte nach exakter Diagnostik zunächst mit der Gabe von Ornidazol, Metronidazol oder mit Tetracyclinen begonnen werden. Die Initialbehandlung besteht in der Gabe von 500 mg Tetracyclin viermal täglich für 2–4 Wochen. Führt diese Therapie nicht zu einer Besserung der Symptome und zu einer Reduktion des abgerauchten, markierten CO_2 im Atemtest, kann die Therapie weiter fortgesetzt werden, oder man ist berechtigt, auf Ampicillin, 2–4 g am Tag, umzustellen. Wirksam sind ebenfalls Chloramphenicol und Clindamycin. Diese Substanzen sind jedoch wegen ihrer Nebenwirkungen (Knochenmarkdepressionen, pseudomembranöse Colitis) nur unter Vorbehalt einzusetzen.

Das BLS muß nur selten chirurgisch behandelt werden, dies vorwiegend dann, wenn auch mechanische Passagestörungen bestehen. Die konservative Behandlung führt in fast allen Fällen zu guten Ergebnissen, besonders, wenn die antibiotische Therapie durch diätetische Maßnahmen un-

Tabelle 6. Syndrom der blinden Schlinge (Blind-loop-Syndrom)

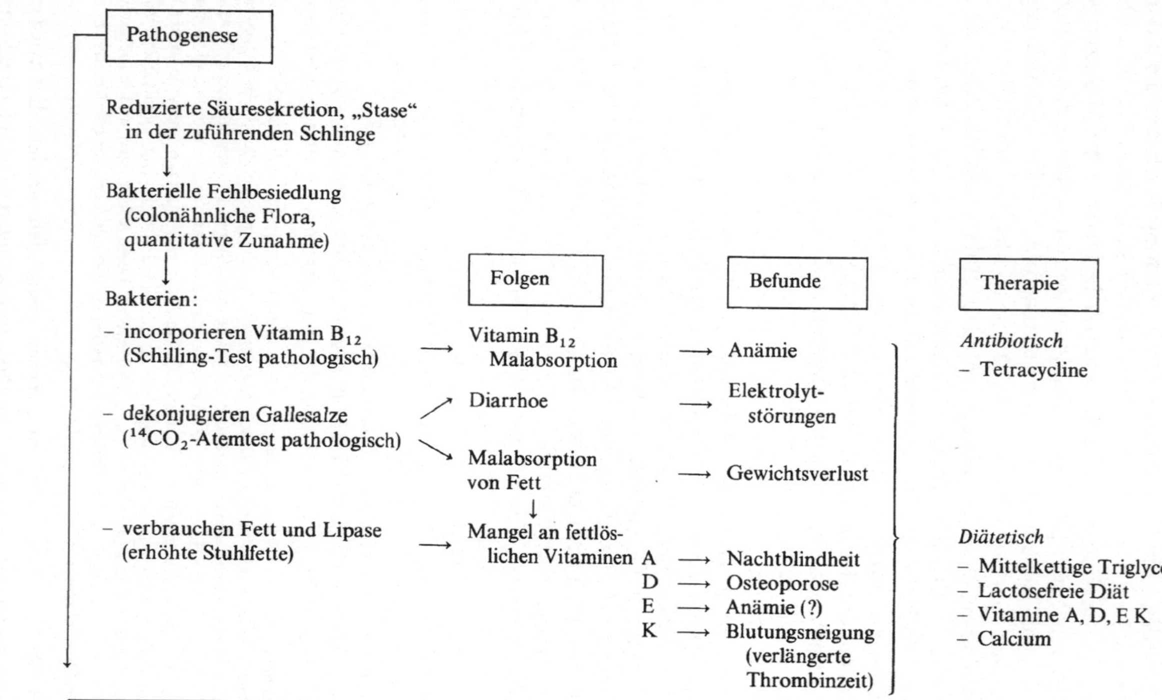

terstützt wird. Beim Überwiegen einer Fettmalabsorption kann die Gabe von mittelkettigen Triglyceriden und der fettlöslichen Vitamine hilfreich sein, zuweilen ist auch eine lactosefreie Diät bei persistierendem Lactasemangel notwendig. Steht eine Osteomalacie im Vordergrund, sollte neben Vitamin D auch Calcium verordnet werden (Tabelle 6).

2.4.8 Magenstumpfcarcinom

Nach den Ergebnissen zahlreicher retrospektiver Untersuchungen der letzten Jahre besteht die Möglichkeit, daß Carcinome im Magenstumpf 20 Jahre oder länger nach der Magenresektion 2- bis 8mal so häufig auftreten wie im intakten Magen [14, 20]. Diese Zahlen erhalten einen besonderen Wert, wenn man berücksichtigt, daß die Mehrzahl der Magencarcinome im distalen, dem nach Resektion fehlenden Teil des Magens und nur selten im proximalen Teil entsteht. Die Ursache dieser gehäuften Carcinomentstehung ist bislang unbekannt.

Eine Reihe von Untersuchern fand, daß Magenstumpfcarcinome häufiger bei Patienten gefunden werden, die wegen eines Ulcus ventriculi reseziert wurden [9, 15], als nach Magenresektion wegen Ulcus duodeni. Diese Untersuchungen blieben jedoch nicht unwidersprochen. Neben der Grundkrankheit, die zur Resektion führte, scheint für die Carcinomentstehung auch der Typ der Anastomose, mit der Magenrest und Dünndarm verbunden wurden, eine Rolle zu spielen. Zahlreiche Untersucher weisen darauf hin, daß Magenstumpfcarcinome nach Magenresektion und Gastrojejunostomie (Billroth II) häufiger sind als nach Billroth-I-Anastomose [7, 8, 21, 26]. Diese Beobachtung unterstützt die Vermutung, daß der Reflux von alkalischen Substanzen in den Magenstumpf ein wichtiger pathogenetischer Faktor bei der Entstehung des Magenstumpfcarcinoms sein könnte.

Nach einer Billroth-II-Resektion, die früher meistens mit einer hinteren Gastroenteroanastomose und ohne Braun-Anastomose durchgeführt wurde, *müssen* Galle und Pankreassekret den Magenstumpf passieren. Die Entstehung von Stumpfcarcinomen über die Entwicklung einer chronisch-atrophischen Gastritis mit intestinaler Metaplasie ist zumindest im Sinne einer Cocarcinogenese denkbar. Diese Annahme wird durch experimentelle Studien unterstützt, in denen die Carcinomentwicklung im Magenstumpf nach Anlage einer vorderen bzw. hinteren Enteroanastomose, also mit und ohne Ableitung von alkalischem Sekret, untersucht wurde. Hier zeigt sich eine signifikant häufigere Carcinomentwicklung bei der Anastomosierungstechnik, die auf eine Galleableitung verzichtet [7]. Publikationen, die eine gehäufte Carcinomentstehung im Magenstumpf nach einer Billroth-II-Anastomose gegenüber der Billroth-I-Anastomose beschreiben, sind nur mit Vorbehalt zu akzeptieren. Die Gastro-

Tabelle 7. Magenstumpfcarcinom

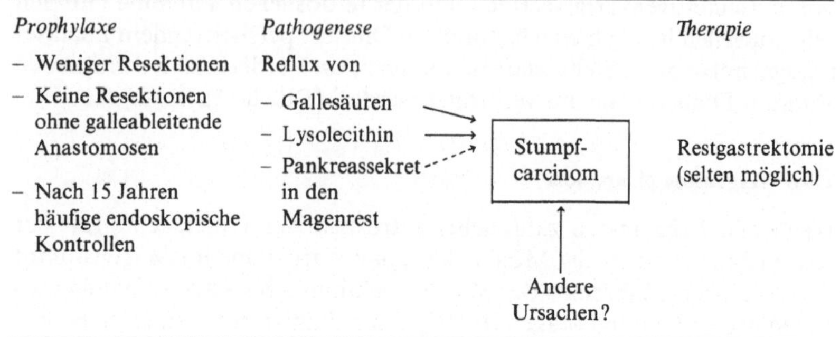

jejunostomie wird ohnehin etwa 9- bis 15mal häufiger angewandt als die Gastroduodenostomie [20]. Verläßliche Untersuchungen an vergleichbaren Patientenkollektiven fehlen bislang.

An ein Magenstumpfcarcinom als Ursache von Beschwerden magenresezierter Patienten sollte nach mehr als 15- bis 20jährigem Abstand von der Operation immer gedacht werden. Die röntgenologische Untersuchung ist zur Diagnosestellung ungenügend, da operativ bedingte Veränderungen an Magenstumpf und eine Anastomose die Interpretation erschweren. Das diagnostische Verfahren der Wahl ist die endoskopische Untersuchung mit Entnahme von Biopsien.

Die Behandlung des Magenstumpfcarcinoms kann nur in der Entfernung des ganzen Magenrestes bestehen. Allerdings sind Magenstumpfcarcinome nur selten operabel, da die Diagnose bei uncharakteristischer Symptomatik meist zu spät gestellt wird. Auf jeden Fall wird man eine diagnostische Laparotomie anstreben, auch wenn man berücksichtigt, daß die Patienten meistens alt sind, und der angestrebte kurative Eingriff häufig nach intrathoracal ausgedehnt werden muß (Tabelle 7).

2.5 Praktische Durchführung

Im allgemeinen wird man, wenn man ein *Ulcus duodeni* durch Resektion behandeln will, eine *Magenresektion nach Billroth II* durchführen. Kritische Punkte bei dieser Resektionsform sind der Verschluß des Duodenalstumpfes und die gastroenterale Anastomosennaht. Im Gegensatz zur bisherigen Praxis sollte, wie oben dargelegt, die vordere Gastroenteroanastomose (GE) mit Braun-Anastomose bevorzugt werden, da nach diesem Anastomosentyp geringere Gallensäurenkonzentrationen gefunden wurden als nach retrocolischer GE [27].

Technische Probleme beim Verschluß des Duodenalstumpfes entstehen dann, wenn die Hinterwand des Duodenums durch das Ulcus vernarbt und geschrumpft oder bei großen Ulcera völlig durch das Ulcus aufgebraucht ist. Vor der Anlage der Verschlußnähte empfiehlt sich dann auf jeden Fall eine Mobilisation des Duodenums nach Kocher, um genügend Duodenalvorderwand zur Deckung des Defektes zur Verfügung zu haben. Zuweilen müssen auch Choledochus und Papille über eine Choledochotomie markiert werden, um ihre Miteinbeziehung in die Naht zu vermeiden. Die Vorderwand wird dann zweireihig auf den Ulcusgrund bzw. die Pankreasskapsel aufgenäht. Die Entwicklung einer postoperativen Pankreatitis als Komplikation bei dieser Nahttechnik ist möglich. Erscheint ein Duodenalstumpfverschluß unsicher, empfiehlt sich eine *innere* Drainage mit Hilfe einer zweiten Magensonde, die bis nahe an den Duodenalstumpf in den zuführenden Schenkel eingelegt wird, sowie eine zusätzlich nach außen ableitende Zieldrainage.

Komplikationen an der GE sind selten. Die Blutungs- und Insuffizienzquoten liegen unter 1%. Unabhängig von den in den verschiedenen Chirurgenschulen gebräuchlichen Nahttechniken ist es wichtig, eine zuverlässig blutstillende Schleimhautnaht und eine deckende seromusculäre Nahtreihe anzulegen. Verzichtet man auf eine Braun-Anastomose, sollte man bei der anisoperistaltischen GE den zuführenden Schenkel nicht zu hoch an der kleinen Kurvatur annähen, um ein Syndrom der zuführenden oder auch blinden Schlinge zu vermeiden. Besser ist es, eine Braun-Anastomose bei vorderer Gastroenteroanastomose anzulegen. Dann kann die zuführende Schlinge am Magenstumpf hoch, die deserosierte kleine Kurvatur gut deckend, angeheftet werden. Eine Einengung der zuführenden Schlinge oder gar ein Verschluß bleibt hier ohne Folgen. Bei jeder Art der Gastrojejunostomie muß die abführende Schlinge am Ende der Operation auf Durchgängigkeit geprüft werden. Komplikationen an der Braun-Enteroanastomose sind extrem selten. Da sie die wesentliche Funktion der Galleableitung vom Magenstumpf erfüllen soll, sollte sie mindestens 5 cm lang sein.

Die Magenresektion vom Typ Billroth I (Gastroduodenostomie) wird von einer Reihe von Chirurgen auch bei Vorliegen eines Ulcus duodeni durchgeführt. Sie wird jedoch von den meisten Autoren bei dieser Indikation abgelehnt, da eine hohe Resektion, die zu einer ausreichenden Reduktion der belegzelltragenden Corpusschleimhaut notwendig ist, dazu führen kann, daß der duodenale und gastrale Absetzungsrand nicht spannungsfrei einander genähert werden können.

Die *Billroth-I-Anastomose* ist dagegen das bevorzugte Verfahren beim *Ulcus ventriculi*, da die Reduktion der säureproduzierenden Schleimhaut nicht das wesentliche Ziel der Operation ist. Sie ist auch dann angezeigt, wenn ein hoch an der kleinen Kurvatur sitzendes Ulcus behandelt werden

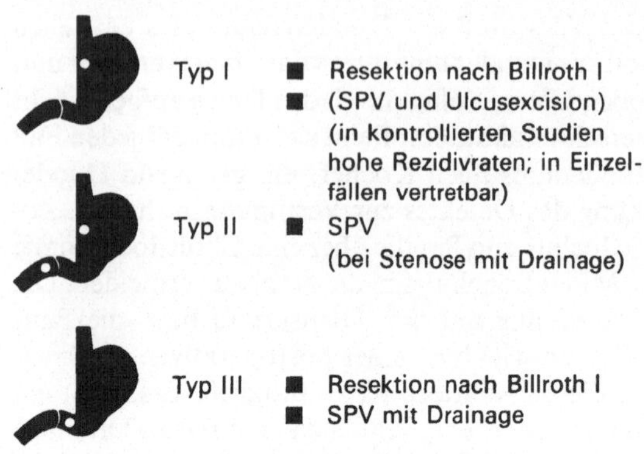

Abb. 7. Operatives Vorgehen beim Ulcus ventriculi

bzw. lediglich eine Antrumresektion durchgeführt werden soll. Im einzelnen richtet sich das operative Vorgehen nach dem Sitz und der Pathogenese des Magenulcus entsprechend der drei Typen nach Johnson.

Beim Typ 1 nach Johnson, dem an der Antrum-Corpus-Grenze an der kleinen Kurvatur sitzenden Geschwür, ist prinzipiell die Resektion nach Billroth I zu empfehlen. Sitzt das Geschwür sehr hoch, wird eine treppenförmige Abnaht der kleinen Kurvatur nach Shoemaker bevorzugt. Auch beim Typ II, dem als Folge eines Ulcus duodeni oder eines Narbenbulbus entstandenen Geschwür, wurde früher reseziert. Heute wird jedoch dieses Ulcus nach bioptischer Sicherung seiner Benignität durch eine selektiv proximale Vagotomie, bei Vorliegen einer Magenentleerungsverzögerung zusätzlich mit Pyloroplastik behandelt. Beim Typ III, dem Ulcus ad pylorum, das pathophysiologisch dem Ulcus duodeni nahesteht, hat sich die selektiv proximale Vagotomie nicht bewährt. Nach Untersuchungen von Andersen et al. [3] liegt die Recidivquote bei 20%. Auch hier scheint die B-I-Resektion, vielleicht auch die SPV *mit* Drainage, das Verfahren der Wahl zu sein (Abb. 7).

Die Gastroduodenostomie wird am häufigsten als End-zu-End-Anastomose in Verlängerung der großen Kurvatur des Magens angelegt. Die kleine Kurvatur und die Resektionslinie werden bis auf eine dem Duodenallumen entsprechende Öffnung durch Naht verschlossen. Wichtig ist, daß Magenrest und Duodenum ohne Spannung einander genähert und verbunden werden können. Wegen der höheren Frequenz an Nahtinsuffizienz gegenüber der Billroth-II-Anastomose empfiehlt sich das Einlegen einer Zieldrainage in die Nähe der Anastomose. Eine Mobilisierung des Duodenums nach Kocher ist im Zweifelsfall durchzuführen. Zur Vermeidung eines alkalischen Refluxes in den Magenrest erscheint es sinnvoll, die Gastroduodenostomie als End-zu-Seit-Anastomose anzulegen, um den nach retrograd ausgerichteten alkalischen Strom zum größten Teil im blind verschlossenen Duodenalstumpf abzufangen (Abb. 1). Ob dieses Verfahren in ausreichender Weise refluxverhindernd wirkt, wird noch durch vergleichende Untersuchungen zu belegen sein. Als Nachteil dieser Methode ist festzuhalten, daß im Gegensatz zur konventionellen End-zu-End-Anastomose zwei Nahtreihen, der Verschluß des Duodenalstumpfes und die Anastomose, anzufertigen sind.

3 Schlußfolgerungen

Im Gegensatz zur heute noch feststellbaren Praxis [25] sollten die Resektionsverfahren zumindest in der Chirurgie der Ulcus duodeni nur noch mit Zurückhaltung angewandt werden. Hier haben die Vagotomieverfahren, insbesondere die selektiv proximale Vagotomie, in kontrollierten, prospektiven Studien ihre Überlegenheit gezeigt. Dies gilt vor allem im Hinblick auf die niedrigere Letalität und die wahrscheinlich an Häufigkeit und Intensität geringeren Folgeerkrankungen.

Klare Indikationen für die Resektionsbehandlung ergeben sich bei der erosiven hämorrhagischen Gastritis. Dabei kombiniert man die Resektion mit einer selektiven Vagotomie. Bis auf weiteres sind auch Ulcusrezidive nach Vagotomie, die auf eine konservative Behandlung nicht ansprechen, eine Indikation zur Resektion. Mit zunehmender Erfahrung an spezialisierten Zentren werden künftig möglicherweise mit Revagotomien ebenfalls zufriedenstellende Behandlungsergebnisse zu erzielen sein (s. Kap. 53).

Zu einer Magenresektion kann man sich in Ausnahmefällen auch dann entschließen, wenn man bei einem Patienten mit sehr hoher Säuresekretion nach Ausschluß eines Zollinger-Ellison-Syndroms eine Rezidiv möglichst verhindern will und die Resektion mit einer selektiven Vagotomie kombiniert.

Eine seltene Indikation stellt auch ein Ulcus duodeni bei hyperaktiven Antrum dar, das durch einen zuverlässigen Nachweis einer vermehrten G-Zell-Population gesichert sein sollte.

Empfehlenswert ist, wie oben erwähnt, die Resektionsbehandlung des Ulcus ventriculi. Die laufenden prospektiven Studien [6, 11] haben eine Überlegenheit der Resektion gegenüber der selektiv-proximalen Vagotomie mit Ulcusexcision oder mehrfachen Biopsien beim Typ I des Ulcus ventriculi nachweisen können. Auch beim Typ III sprechen die Ergebnisse der klinischen Studien für die Resektion. Weitere Untersuchungen könnten hier eine Überlegenheit der SPV *mit* Drainage zeigen. Zu bevorzugen ist die Resektion grundsätzlich bei allen blutenden Magengeschwüren (Tabelle 8).

Tabelle 8. Indikationen zur Magenresektion

Vorwiegend hohe Resektion mit Anastomosierung nach Billroth II	→ Erosive, hämorrhagische Gastritis (obligat mit selektiver Vagotomie) → Ulcus duodeni: therapieresistentes Rezidiv nach Vagotomie
Vorwiegend 1/2- bzw. Antrumresektion mit Anastomose nach Billroth I	→ Ulcus ventriculi Typ I und III → Ulcus duodeni bei „hyperaktivem" Antrum (obligat mit selektiver Vagotomie) → Blutendes Ulcus ventriculi

Neben den Indikationen, die vom Ulcus, seiner Pathogenese, seinen möglichen Komplikationen und vom Ulcusträger her für oder gegen Vagotomie oder Resektion sprechen, darf nicht vergessen werden, die Indikation von seiten des Operateurs abschließend kurz zu betrachten. Es gilt bislang als allgemeines Prinzip in der Chirurgie, speziell jedoch in der Ulcuschirurgie, daß ein Operateur die Methode anwenden sollte, die er am besten beherrscht. Daraus leitet sich eine fragwürdige Berechtigung der Resektionsverfahren bei allen Ulcusformen ab. Angesichts der dargelegten Fakten muß jedoch eine persönliche, Operateur-bestimmte Indikation verworfen werden. Wünschenswert sind Chirurgen, die die Vagotomieverfahren so gut beherrschen wie Resektionen und jedes Prinzip entsprechend einer objektiven Indikation einsetzen können.

Literatur

1. Alexander-Williams, J., Hoare, A.M.: Postgastrektomiesyndrome. In: Postoperative Syndrome. Siewert, J.R., Blum, A.L. (Hrsg.). Berlin, Heidelberg, New York: Springer 1980
2. Amdrup, E., Andersen, D., Hostrup, H.: The Århus county vagotomy trial, interim report (abstr.). Scand. J. Gastroenterol, [Suppl. 45] *12*, 3 (1977)
3. Andersen, D., Hostrup, H., Amdrup, E.: The Aarhus county vagotomy trial, Part II. World J. Surg. *2*, 91 (1978)
4. Baron, J.H.: The rationale of the different operations for peptic ulcer. In: Vagotomy on trial. Cox, A.G., Alexander-Williams, J. (eds.). London: Heinemann 1973
5. Becker, H.D.: Pathogenese, Diagnostik und Therapie des Dumping-Syndroms. Chirurg *48*, 247 (1977)
6. Becker, H.-D.: Operative Therapie des Ulcus ventriculi. Dtsch. Med. Wochenschr. *106*, 89 (1981)
7. Becker, H.-D., Caspary, W.F.: Postgastrectomy and postvagotomy syndromes. Berlin, Heidelberg, New York: Springer 1980
8. Buskin, F.L., Woodward, E.K.: Postgastrectomy syndromes. In: Major problems in clinical surgery, vol. XX. Philadelphia, London, Toronto: Saunders 1976
9. Dahm, K., Eichen, R., Werner, B., Kozuschek, W.: Gastroenterale Anastomosen und Carcinom im operierten Magen. Chirurg *47*, 494–495 (1976)

10. Dahm, K., Schreiber, H.W., Werner, B., Knipper, A., Mitschke, H.: Zur Bedeutung des duodenogastrischen Refluxes für die Karzinomentstehung im Resektionsmagen. Inn. Med. *4*, 297–302 (1977)
11. Duthie, H.L.: Surgery for peptic ulcer. World J. Surg. *1*, 29 (1977)
12. Duthie, H.L., Kwong, N.K.: Vagotomy or gastrectomy for gastric ulcer. Br. Med. J. *1973 IV*, 79–81
13. Editorial: After gastrectomy. Lancet *1976 II*, 891
14. Goligher, J.C.: The comparative results of different operations in the elective treatment of duodenal ulcer. Br. J. Surg. *57*, 780–783 (1970)
15. Grieser, C., Schmidt, H.: Erhebung über die Häufigkeit des Carcinoms nach Magenoperation wegen eines Geschwürleidens. Med. Welt *15*, 1836 (1964)
16. Hoare, A.M., McLeish, A., Thompson, H., Alexander-Williams, I.: Selection of patients for bile diversion surgery: Use of bile acid measurement in fasting gastric aspirates. Gut *19*, 163 (1978)
17. Hoare, A.M., Keighley, M.R.B., Starkey, B., Alexander-Williams, I.: Measurement of bile acids in fasting gastric aspirates; an objective test for bile reflux after gastric surgery. Gut *19*, 166 (1978)
18. Johnson, H.D.: Gastric ulcer classification, blood group characteristics, secretion patterns and pathogenesis. Ann. Surg. *162*, 996–1004 (1965)
19. Johnston, D.: Operative mortality and postoperative morbidity of highly selective vagotomy. Br. J. Surg. *62*, 160 (1975)
20. Kümmerle, F., Rothmund, M.: Resektionsverfahren. Langenbecks Arch. Chir. *345*, 203–208 (1977)
21. Peitsch, W., Burkhardt, K.: Zur Pathogenese und Klinik des Magenstumpfkarzinoms. Langenbecks Arch. Chir. *341*, 195–203 (1976)
22. Postlethwait, R.W.: Five year follow-up results of operations for duodenal ulcer. Surg. Gynecol. Obstet. *137*, 387–392 (1973)
23. Rothmund, M.: Duodenogastraler Reflux. Z. Gastroenterol. *15*, 192–201 (1977)
24. Rothmund, M., Neher, M.: Zur Kenntnis der alkalischen Refluxgastritis. Med. Klin. *72*, 312–318 (1977)
25. Rothmund, M., Stüwe, W., Kümmerle, F.: Operative Behandlung des Ulcus duodeni: Ergebnisse einer Umfrage Dtsch. Med. Wochenschr. *102*, 1409–1411 (1977)
26. Saegesser, F., James, D.: Causes of the gastric stump carcinoma after partial gastrectomy (Billroth II principle) for ulcer. Cancer *29*, 1150 (1972)
27. Sawyers, J.L., Herrington, J.L.: Perforated duodenal ulcer managed by proximal gastric vagotomy and suture plication. Ann. Surg. *185*, 656–659 (1977)
28. Schreiber, H.J., Haemmerli, U.P., Schmid, P., Blum, A.L.: Chirurgische Therapie des Ulcus duodeni in der Schweiz im Jahre 1973, Schweiz Med. Wochenschr. *104*, 593–599 (1974)
29. Schumpelick, V., Begemann, F., Peterhoff, G., Flashoff, D.: Reflux und Refluxkrankheit im Magen. Langenbecks Arch. Chir. *348*, 61 (1975)
30. Siewert, R.: Chirurgische Verfahrenswahl: Billroth I oder Billroth II. In: Ulcus ventriculi. Becker, H.D., Peiper, H.-J. (Hrsg.). Stuttgart: Thieme 1977
31. Siewert, R.: Chirurgische Aspekte nach Resektionen an Magen und Ösophagus. Langenbecks Arch. Chir. *352*, 125 (1980)
32. Tovey, F.I.: Geographical aspects of peptic ulcer surgery. World J. Surg. *1*, 47 (1977)
33. Tovey, F.I.; Clark, C.G.: Anaemia after partial gastrectomy: A neglected curable condition. Lancet *1980 I*, 956
34. Wastell, C., Colin, J., Wilson, T., Walker, E., Gleeson, J., Zeegen, R.: Prospectively randomised trial of proximal gastric vagotomy either with or without pyloroplasty in treatment of uncomplicated duodenal ulcer. Br. Med. J. *1977 II*, 851–853

Kapitel 31

Andere chirurgische Eingriffe: Gastroenterostomie, Ulcusexcision und limitierte Resektion

S. Martinoli

1 Die Gastroenterostomie als Therapie des Ulcus duodeni und Ulcus ventriculi

1.1 Definition und Einleitung

Die Gastroenterostomie bewirkt ein Ableiten des Mageninhaltes durch eine mit dem Magen anastomosierte Dünndarmschlinge (Abb. 1).

1.1.1 Entstehung und Wandel der Indikation zur Gastroenterostomie

Auf Anraten von Nicoladoni führte Wölfler 1881 [43] zum ersten Mal eine Gastroenterostomie bei einem Patienten mit stenosiertem Pylorus durch. Kaum war die Begeisterung für die erste erfolgreiche Magenresektion von Rydygiers vorbei, berichtete man über die Gefährlichkeit dieser Operation. Die schonendere Gastroenterostomie wurde zum Standard-

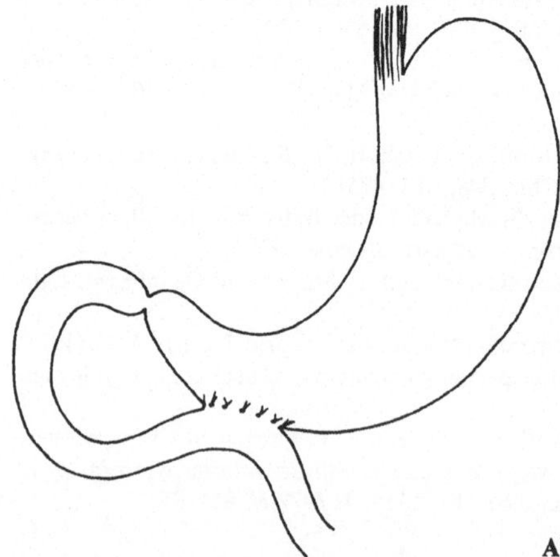

Abb. 1. Schema einer Gastroenterostomie

Abb. 2. Gastroenterostomie und Pylorusligatur nach v. Eiselsberg „zur Ruhigstellung eines Duodenalulcus“

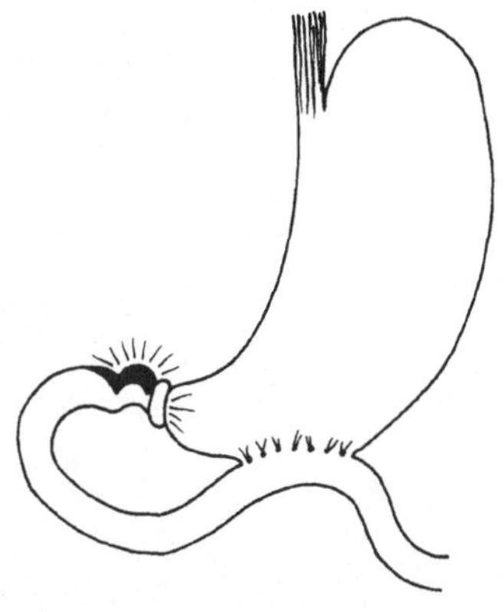

verfahren für die Behandlung des „Gastroduodenalulcus“. Als Nissen [34] 1921 Assistent bei Sauerbruch in München wurde, war die Gastroenterostomie die nicht diskutierte Routine in der Ulcuschirurgie. Die breitere Anwendung der Röntgendiagnostik führte zur relativen Zunahme der Indikation zur Gastroenterostomie, auch bei nicht vorhandener organischer Magenausgangsstenose.

Die Versuche der theroretischen Rechtfertigung der Gastroenterostomie hatten in von Eiselsberg und Schmilinsky zwei Pioniere. Von Eiselsberg [15] glaubte, daß die Gastroenterostomie zur Ulcusheilung führt, weil sie den von der Magensäure angegriffenen Bulbus ruhigstellt, indem sie die Säure vom Bulbus ableitet. Er versuchte mit der totalen Unterbindung der Duodenalpassage (künstlicher Pylorusverschluß der Pylorusdurchtrennung) (Abb. 2), diese therapeutische Eigenschaft der Gastroenterostomie zu verstärken (Prinzip der Ruhigstellung).

Schmilinsky [36] sah in dem von der Gastroenterostomie ermöglichten Rückfluß von alkalischem Duodenalsaft in den Magen eine Art innere Neutralisierung der Säureaggression (Prinzip der „inneren Apotheke“). Er entwarf und wandte eine Operation an, in welcher der Duodenalsaft in den proximalen Magen zurückfloß (Abb. 3).

Beide Vorschläge führten zu einer stärkeren Incidenz der inzwischen allgemein bekannt gewordenen und häufigsten Komplikation der Gastroenterostomie: das peptische Jejunalgeschwür. 1925 berechnete Lewisohn [29] die Häufigkeit des peptischen Geschwürs nach einer Gastroenterostomie auf 30%. Die Häufung der Meldungen jener Komplikation führte hauptsächlich zur Einführung und Verbreitung der therapeutisch zuverlässigeren Resektionsformen, welche in den dreißiger Jahren zur Standardtherapie des Ulcus wurden.

Die Gastroenterostomie erfuhr eine echte Renaissance, als die Arbeiten von Dragstedt über die Vagotomie bekannt wurden. Als Alternative zur

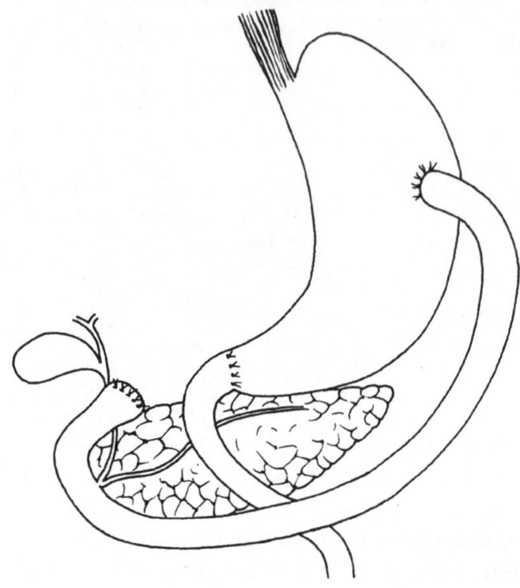

Abb. 3. Schmilinsky-McCann-Experiment: Ableitung sämtlicher Duodenalsekrete hoch in den Magen zur Alkalinisierung des Mageninhaltes

Pyloroplastik wurde sie hauptsächlich in den angelsächsischen Ländern in Kombination mit der trunculären und dann mit der selektiven Vagotomie zum meistgewählten Drainageverfahren des Magens.

1.2 Die verschiedenen Formen der Gastroenterostomie und ihre pathophysiologische Begründung

An der großen Zahl der vorgeschlagenen Varianten der Gastroenterostomie sieht man die Unsicherheit, die heute noch über die Wirkungsweise dieser Operation herrscht. Sie seien vereinfacht aufgeführt.

Die Gastroenterostomie kann *isoperistaltisch*, *anisoperistaltisch* oder *quer* zur Längsachse des Magens angelegt werden (Abb. 4).

Die *isoperistaltische* Anlage widerspiegelt die Absicht, den Kontakt der Säure mit dem Duodenum zu vermeiden, zudem die Vorstellung, daß wenn die Fortpflanzungsachsen beider Peristaltiken, die gastrische und die jejunale, in der gleichen Richtung ablaufen, die Entleerung des Magens eine promptere sei.

Die *anisoperistaltische* Anlage stützt sich auf die Annahme, daß die Säurebenetzung der zuführenden Jejunalschlinge und rückläufig des Duodenums die Säureproduktion zu hemmen vermag [42].

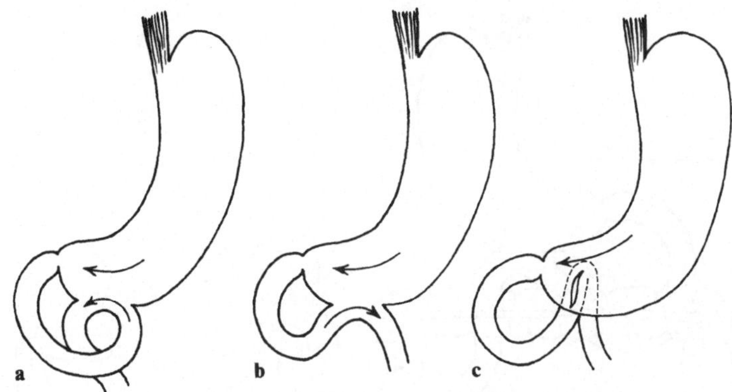

Abb. 4a–c. Verschiedene Lagen der Jejunalschlinge zur Richtung der Magenperistaltik. **a** Isoperistaltische Gastroenterostomie, **b** Anisoperistaltische Gastroenterostomie, **c** Quere Gastroenterostomie

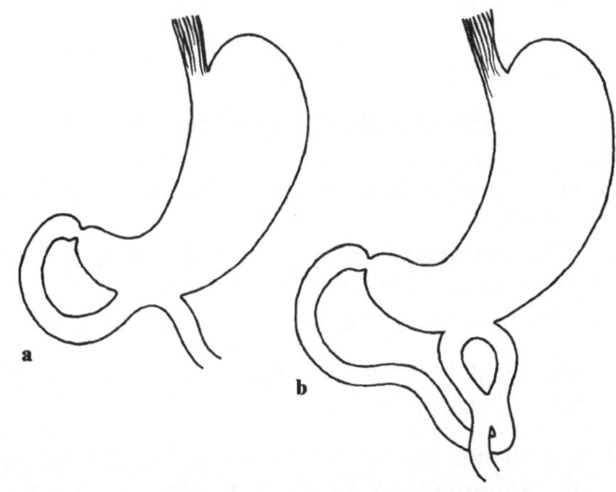

Abb. 5a, b. Verschiedene Länge der Jejunalschlinge in einer Gastroenterostomie. **a** „No-loop"-Gastroenterostomie ohne Braun-Anastomose, **b** Gastroenterostomie mit langer zuführender Schlinge und Braun-Anastomose

Die *quer* zur Längsachse des Magens gerichtete Anastomose stellt den vorsichtigen Kompromiß beider Formen dar.

Die Gastroenterostomie kann mit *langer* oder *kurzer* zuführender Schlinge („no loop") angelegt werden (Abb. 5).

Hier wiederum zwei gegenteilige Ansichten: Soll die Säure das distale Duodenum benetzen oder nicht? Ist der proximale Dünndarm säureresistenter als der distale, wie Dragstedt behauptet [13]?

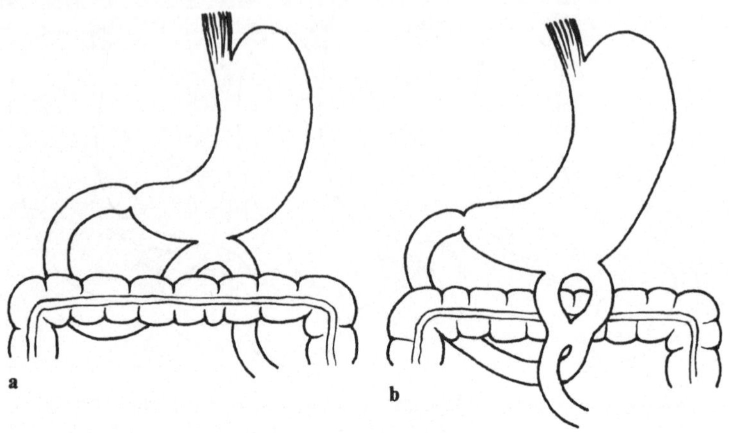

Abb. 6 a, b. Lage der Gastroenterostomie gegenüber dem Dickdarm. **a** Retrocolisch, **b** Antecolisch

Gesichert scheint allein, daß je proximaler die Einfuhr des Speisebolus in das Jejunum ist, desto kleiner die erwartete Malabsorption. Fest steht, daß je länger die zuführende Schlinge ist, desto leichter eine innere Hernie [8] entsteht.
Die Gastroenterostomie kann mit oder ohne *Braun-Fußpunktanastomose* angelegt werden (Abb. 5).
Die Braun-Anastomose wird mit 2 Absichten gemacht:

1. Sie soll den Gastritis fördernden Alkalirückfluß in den Magen in Schranken halten.
2. Sie soll eine adäquate Drainage der eventuell übermäßigen Füllungen der zuführenden Schlinge vermeiden.

Man weiß, daß die Braun-Anastomose keinen absoluten Schutz gegen das Syndrom der zuführenden Schlinge bietet, aber ein solches ist nach Enteroenteroanastomose viel seltener [8]. Die meisten Chirurgen empfehlen das Anlegen einer Braun-Anastomose bei langer zuführender Schlinge und verzichten darauf bei der „No-loop"-Gastroenterostomie.
Mehr topographisch und chirurgisch-technisch bedingte Varianten sind die Anlage einer Gastroenterostomie *antecolisch* oder *retrocolisch* (Abb. 6) und am Magen der Abstand der Gastroenterostomie vom Pylorus.
Die Anlage am *tiefsten Punkt der Magengroßkurvatur* scheint heute eine unumstrittene Notwendigkeit.

Die Abwägung der möglichen pathophysiologischen Wirkungen gegenüber den anatomisch-topographischen Gegebenheiten läßt heute 2 Formen der Gastroenterostomie in der Ulcuschirurgie empfehlen:

a) Die *retrocolische „No-loop"-Anastomose ohne Braun*, wobei die iso- und anisoperistaltische Lage jeweils von der Position des Treitz-Bandes gegenüber dem tiefsten Punkt der Magengroßkurvatur bestimmt werden sollte (Abb. 6a).
b) Die *antecolische isoperistaltische Gastroenteroanastomose* mit Braun-Enteroenteroanastomose (Abb. 6b).

1.3 Wirkungsmechanismus der Gastroenterostomie

1.3.1 Umgehung einer Stenose, Verhinderung der Stase

Obwohl es schwierig ist, die Anfangserfolge der Gastroenterostomie zahlenmäßig zu dokumentieren, muß man aus der raschen Zunahme der Anwendung annehmen, daß besonders der Patient mit länger bestehender organischer Ulcusstenose in vielen Fällen geheilt wurde. Die Gastroenterostomie als Umgehung eines Hindernisses fußt auf solidem Boden, was ihre breite Anwendung in der palliativen Tumorchirurgie erklärt. Dragstedt [12] postulierte die antrale Stase als Ulcusursache. Dadurch bekam die Gastroenterostomie einen neuen Auftrieb. Die Dehnung des Magens ist ein ausgeprägter Säurestimulus [4]. Durch die Drainage des Magens soll die Gastroenterostomie eine Verminderung der Säuresekretion herbeiführen.

1.3.2 Prinzip der Ruhigstellung

Gemäß den Ansichten von Eiselsberg hätte die vollständige Umleitung der Magensäure weg vom Duodenum (Abb. 2) zur Heilung des Ulcus duodeni führen müssen. Die Klinik bestätigte diese Annahme, aber das Ulcus erschien nach der Ausschaltungsoperation mit noch höherer Frequenz am mit dem Magen anastomosierten Jejunum. Allen u. Welch [1] konnten bei solchen Ausschaltungsoperationen ohne Resektion bis zu 80% peptische Jejunalgeschwüre zählen. Die Gastroenterostomie mit Pylorusverschluß wurde zum Modellversuch für die Provokation der peptischen Jejunalgeschwüre.

Es ist belegt, daß die Ansäuerung des Duodenums die Säuresekretion zu bremsen vermag. Die obsolete Gastroenterostomie nach Roux (Abb. 7), welche im Gegensatz zur klassischen Gastroenterostomie jeglichen Rückfluß der Säure in das Duodenum verhindert, ist von einer höheren Rate von Ulcera peptica jejuni begleitet [18].

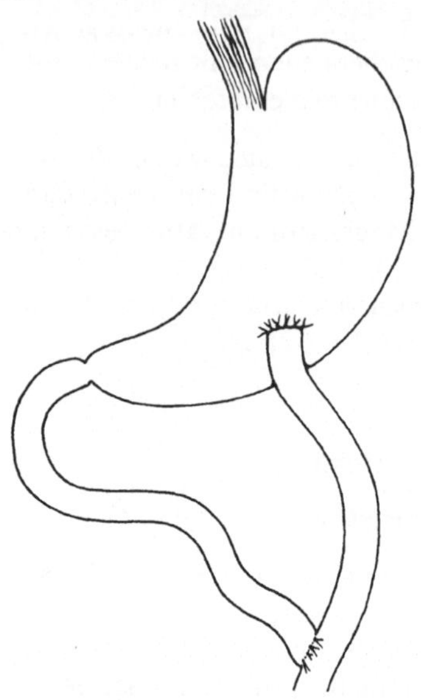

Abb. 7. Gastroenterostomie nach Roux: Eine y-förmige, ausgeschaltete Dünndarmschlinge wird mit dem Magen anastomosiert

Dragstedt [13] stellte bei der Erprobung verschiedener ulcerogener Präparationen am Hund fest, daß diejenigen, welche auch nur eine partielle Säurebenetzung des Duodenums gestatten, weniger ulcusfördernd waren, als die äquivalenten Präparationen, wo der Zwölffingerdarm ohne Kontakt mit der Säure blieb.

1.3.3 Gastroenterostomie bei Hypacidität

Wie erklärt man die guten Anfangserfolge der Gastroenterostomie gerade in den Fällen, wo die Duodenalstenose und entsprechend die Drosselung der Duodenalpassage am ausgeprägtesten waren? Eine mögliche Deutung wäre, daß die wahrscheinlich seit längerer Zeit bestehende Stenose zu einer Stauungsgastritis und zur konsekutiven Hypacidität geführt hat. Small [37] fand 1964 keine Jejunalgeschwüre bei seinen Gastroenterostomie-Operierten, welche präoperativ auf den Histaminstimulus weniger HCl als 30 mmol/h produzierten, und noch 1969 empfahl Dellipiani [11] die Anwendung der alleinigen Gastroenterostomie bei den hypaciden Ulcuspatienten. Diese Empfehlung blieb allerdings isoliert. Abgesehen von der Tatsache, daß die Säuremessung bei den einzelnen Patienten nicht in die Indikation zum Verfahren miteinbezogen werden sollte [2], kann man der Untersuchung von Small eine zu kurze Beobachtungszeit vorwerfen. Nach Andros [3] sollte das Intervall zwischen einer Gastroenterostomie und der Entstehung des peptischen Jejunalgeschwüres im Mittel 7 Jahre betragen.

1.3.4 Prinzip der „inneren Apotheke"

Schmilinsky wollte mit der vollkommenen Überführung der alkalischen Duodenalsäfte in den Magen eine Art autogener Antacidatherapie einleiten. Das Gastroduodenalgeschwür heilte dabei ab, aber Anastomosenulcera stellten sich bei mehr als der Hälfte der so operierten Patienten ein [39]. Schon Enderlen [16] konnte nachweisen, daß die in den Magen überführten alkalischen Säfte nicht imstande sind, die dabei entstehende Magensäure zu neutralisieren. McCann [31] gelang es nicht, mit dem gesamten Duodenalsaft in der Schmilinsky-Präparation (Abb. 3) die postprandiale Säure zu binden. Du Plessis [14] konnte Indizien zusammentragen, nach welchen die Kombination von noch vorhandener Säure und alkalischem Reflux in den Magen die ideale Voraussetzung für die Entstehung der chronischen Gastritis ist. Die chronische Gastritis wurde von ihm als notwendiger Boden des Magengeschwürs erkannt. Davenport [10] konnte nachweisen, daß einige Gallenbestandteile die gastrische Schleimbarriere zerstören, die Säurerückdiffusion in die Mucosa bahnen und somit zur Histaminfreisetzung Anlaß geben (s. Kap. 3). Die Alkalinisierung des Antrums ist zudem eine Methode, um die endogene Gastrinausschüttung zu provozieren [44].

Somit scheitert das Prinzip der „inneren Apotheke" zur Deutung des therapeutischen Effektes der Gastroenterostomie. Die Magensäure, nicht das duodenale Alkali, ist am längeren Hebel. Es bestehen eher Anhaltspunkte, daß die Gastroenterostomie die Heilung des Ulcus vorwiegend durch Senkung der lokalen Säureaggression und Verminderung der Stase herbeiführen kann (Abb. 8 u. 9). Inwieweit die Säureverminderung durch Neutralisation, duodenale Hemmechanismen oder primär verminderte Säureproduktion zustande kommt, läßt sich nicht entscheiden.

1.4 Therapeutischer Effekt

Bevor man die leider nur älteren Arbeiten über die therapeutischen Erfolge der Gastroenterostomie analysiert, muß man sich daran erinnern, daß die von den Autoren gemeldeten Erfolge in der Ulcusbehandlung oder die angegebenen Ulcusrezidive häufig klinisch schwierigen Wertungen entsprechen. Die Endoskopieära hatte noch nicht angefangen. Die Trennung der Symptome eines Rezidivulcus von denjenigen eines peptischen Jejunalgeschwürs ist sowohl von den Symptomen her als auch radiologisch problematisch. Das Fehlen von prospektiven, kontrollierten Studien erschwert die Beurteilung der Zahlen.

Die zusammengestellten Resultate (Tabelle 1) von vier verschiedenen Autoren [5, 17, 22, 38] sind in ihren Unterschieden deutlich von den Selektionskriterien und von der Praxis der Nachkontrolle beeinflußt. Aus jenen

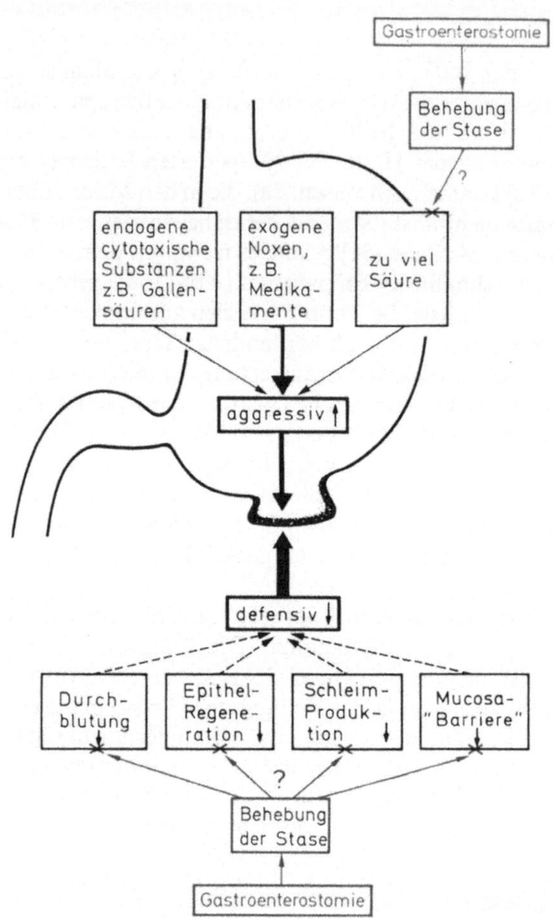

Abb. 8. Denkbarer Wirkungsmechanismus des therapeutischen Prinzips Gastroenterostomie beim Ulcus ventriculi

geht hervor, daß nach einer Gastroenterostomie bei etwa 60% der Patienten ein befriedigendes klinisches Resultat erwartet werden darf, vorausgesetzt, daß die Gastroenterostomie restriktiv älteren, hypaciden und stenotischen Mägen reserviert wird. Die genannten Autoren sind sich einig, daß sich das gastrische Ulcus jenseits des therapeutischen Spektrums der Gastroenterostomie befindet, ohne allerdings numerische Belege liefern zu können.

Anhand der genannten Arbeiten läßt sich die Ulcusrezidivhäufigkeit im Duodenum auf 10–15% schätzen, während die Ulcera peptica jejuni etwa

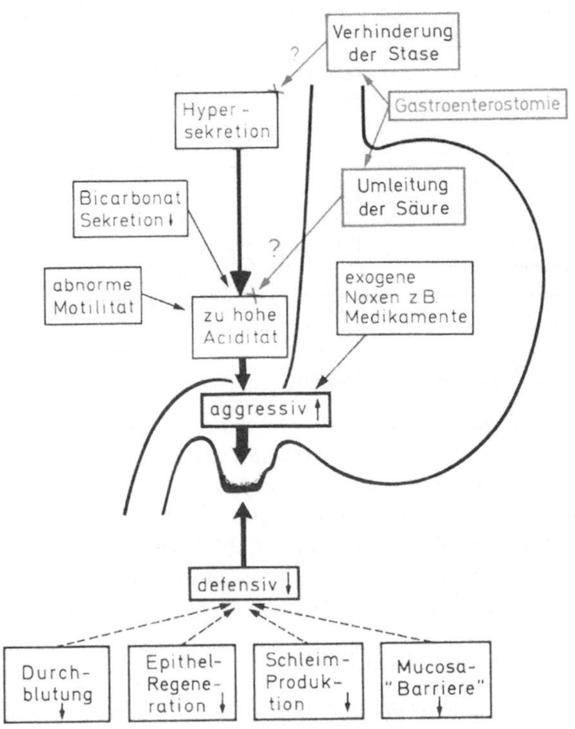

Abb. 9. Denkbarer Wirkungsmechanismus des therapeutischen Prinzips Gastroenterostomie beim Ulcus duodeni

20% betragen sollten. Alle 4 Autoren beobachteten auffallend gute klinische Resultate bei all jenen Patienten, welche von Rezidiv oder von Ulcus pepticum jejuni verschont blieben.

1.5 Unerwünschte Folgen der Gastroenterostomie

1.5.1 Gallerückfluß

Nach Erfahrung der Endoskopie scheint der *Gallerückfluß* bei einer Gastroenterostomie wie bei jeder Drainageoperation die Regel zu sein. Ebenfalls regelmäßig findet sich um die Anastomosenlinie ein *peristomales Erythem* [28]. Lange nicht bei allen Patienten, aber bei ungefähr jedem 10. Patienten [7], tritt klinisch bei einem Reflux von Duodenalsaft in den Magen das Syndrom des *biliären Erbrechens* auf: plötzlich einsetzende, dumpfe Oberbauchschmerzen, begleitet von Galleerbrechen.

Tabelle 1. Resultate der Gastroenterostomie beim „Gastroduodenalulcus"

	Patienten-anzahl	„Gute" Resultate	Ulcus-rezidive	Peptisches Jejunalulcus
		%		
Clark	107	88	?	11
Evans	136	65	12	2
Hadley	101	53	22	25
Swynnerton	140	<60	?	40

1.5.2 Malabsorptionssyndrom

Ein *Malabsorptionssyndrom* nach einer alleinigen Gastroenterostomie ist in der Literatur zu wenig dokumentiert. Die Ausschaltung der Duodenalpassage steht im Vordergrund. Die langfristige Beobachtung von gastroenterostomierten und vagotomierten Patienten spricht für eine Malabsorption. Wheldon [41] berichtet von Gewichtsverlusten über 6 kg bei beinahe 40% der Operierten, 15 Jahre nach Vagotomie und Gastroenterostomie.

1.5.3 Technische Komplikationen

Verschiedene *technische Komplikationen* können den postoperativen Verlauf nach einer Gastroenterostomie trüben, unter anderem:

- Syndrom der zuführenden Schlinge
- Innere Hernie, Abknickung
- Anastomosenstenose
- Stomaler Prolaps oder Invagination
- Anstomoseninsuffizienz

Diese Komplikationen sollten nicht über 1% der Patienten befallen.

1.5.4 Ulcus pepticum jejuni

Bei alleiniger Anlage einer Gastroenterostomie ohne antipeptische Operation ist das „over all" Risiko des Auftretens eines *peptischen Geschwürs am Jejunum* zwischen 30 und 40% [3, 29].

1.5.5 Carcinomentstehung

Die Gastroenterostomie und die Magenresektion nach B II scheinen von einer hohen Rate *späterer Carcinome* belastet zu sein. Griesser u. Schmidt [21] errechneten 15% Spätcarcinome nach einer Gastroenterostomie. Da

Helsingen u. Hillestad [23] auch für die Billroth-II-Resektion bei einem Ulcus duodeni eine dreifach erhöhte Stumpfcarcinomrate fanden, muß für die Gastroenterostomie bei Ulcus duodeni eine potentiell erhöhte Carcinogenität vermutet werden. Experimentell konnte Morgenstern [32] an der Ratte mit dem Carcinogen Methylcholanthren durch eine zusätzliche Gastroenterostomie die Frequenz des Magencarcinoms von 44 auf 59% seiner Versuchstiere erhöhen.

1.6 Indikationen zur Gastroenterostomie

1.6.1 Die Gastroenterostomie allein

Die *Gastroenterostomie allein* ist heute in der Behandlung des Gastroduodenalgeschwürs als obsoletes Verfahren zu betrachten. Das Risiko des peptischen Geschwürs, die metabolischen Folgen und die potentielle Syncarcinogenität [9] genügen, um die Methode mit untragbaren Risiken zu belasten. Höchstens als „rasche" Therapie beim stenosierenden Altersulcus findet sie einen Platz im Spektrum der chirurgischen Verfahren. Diese Konstellation ist selten.

1.6.2 Die Gastroenterostomie als Alternative der Pyloroplastik zur Drainage des vagotomierten Magens

Die Gastroenterostomie ist die Drainageform, welche Dragstedt zur Vermeidung der Stase nach trunculärer Vagotomie vorgeschlagen hatte. Hauptsächlich im angelsächsischen Sprachgebiet wurden Vor- und Nachteile der Gastroenterostomie gegenüber der Pyloroplastik geprüft. Arbeiten, welche eine hohe Malabsorptionsrate bei Vagotomie und Gastroenterostomie angeben [41], stehen Arbeiten gegenüber, welche in bezug auf die Malabsorption keine Unterschiede zwischen einer Vagotomie plus Gastroenterostomie und einer Vagotomie plus Pyloroplastik finden [7, 25, 26, 40]. Beunruhigend in der die Gastroenterostomie belastenden Arbeit Wheldons ist, daß sie diejenige mit der längsten Beobachtungszeit ist (mehr als 15 Jahre).
Diarrhoe und Dumping scheinen sich bei einer Vagotomie plus Gastroenterostomie und einer Vagotomie plus Pyloroplastik die Waage zu halten [6].
Die Ulcusrezidive sind nach Goligher [20], Kronberg [27] und Postlethwait [35] häufiger nach einer Vagotomie plus Pyloroplastik als nach Vagotomie plus Gastroenterostomie. Die Unterschiede sind aber nicht signifikant.
Biliäres Erbrechen scheint in der randomisierten Studie von Kennedy [26] deutlich häufiger nach einer Vagotomie plus Gastroenterostomie zu sein als nach einer Vagotomie plus Pyloroplastik.

Die klinischen Resultate der Vagotomie plus Gastroenterostomie und der Vagotomie plus Pyloroplastik scheinen gesamthaft vergleichbar [6]. Für die Wahl einer Gastroenterostomie spricht das Vorhandensein eines von der Ulcuskrankheit schwer vernarbten Magenausganges, wo die anatomischen Landmarken nicht mehr erkennbar sind. Hier ist das Anlegen einer Pyloroplastik nicht selten ein riskantes Unternehmen. Für die Wahl einer Pyloroplastik spricht die Notwendigkeit, das Ulcus zwecks Blutstillung, gegebenenfalls Histologie, zu inspizieren. Obwohl nicht mit Sicherheit belegt, sind die Bedenken gegenüber der Gastroenterostomie als mögliche syncarcinogenetische Operation schwer zu bewerten. Die Gastroenterostomie sollte aus diesem Grund nur bei alten Leuten angewandt werden. Für die Anlage einer Gastroenterostomie spricht die radiologische Beobachtung, daß sie sich nach Abheilen des Duodenalulcus häufig selbst ausschaltet, indem der Hauptteil des Bariums den duodenalen Weg wieder einschlägt. Die Tatsache, daß eine Gastroenterostomie chirurgisch wieder rückgängig gemacht werden kann, sollte eine Rolle in der Indikation spielen.

1.7 Schlußfolgerungen

Die Gastroenterostomie war lange Zeit die am meisten verwendete chirurgische Therapie des Gastroduodenalulcus. Sie kann zur Ulcusheilung beitragen, indem sie die antrale Stase verhindert und die Magenausgangsstenose umgeht. Als alleinige Operation hat die Gastroenterostomie heute kaum noch Indikationen, da unter den Nachteilen das Auftreten eines peptischen Jejunalgeschwürs und die mögliche Syncarcinogenität untragbare Risiken darstellen (Tabelle 2).
Als Alternative zur Pyloroplastik in der Drainage des total vagotomierten oder stenotischen Magens hat die Gastroenterostomie einen Anwendungsbereich in den Fällen, wo der Pylorusbereich durch zu starke Vernarbung nur mit hohem chirurgischem Risiko anzugehen ist.

2 Ulcusexcision und Varianten der limitierten Resektion

2.1 Definition

Unter diesem Titel seien vereinfachend alle im Grundprinzip verwandten Operationen zusammengefaßt, welche primär beabsichtigen, „den kranken Herd" zu entfernen. Es handelt sich um die tangentiale Excision des Ulcus vom Lumen her, die Excision des Ulcus durch alle Schichten, die keilförmige Resektion, die Quer- oder mediale Resektion und die pyloruserhaltende Gastrektomie (Abb. 10).

Tabelle 2. Vergleich von Gastroenterostomie, Pyloroplastik, Ulcusexcision und limitierter Resektion

Eingriff	Gastroenterostomie	Pyloroplastik	Ulcusexcision	Limitierte Resektion
Vorteile	Einfach bei schwierigem Pylorus, chirurgisch reversibel, Selbstausschaltung	Besser für Blutstillung am Ulcus. Weniger Malabsorption? Weniger galliges Erbrechen, weniger Gastritis und Erythem?	Sicherung der Ulcushistologie	Erhaltung des Pylorus
Nachteile	Ulcus pepticum jejuni, syncarcinogen, hohe Rezidivrate, biliäres Erbrechen, atrophische Gastritis, Malabsorption, intraoperative Ulcusinspektion nicht möglich	Definitive Pyloruszerstörung. Schwierig im stark entzündlichen Pylorus. Hohe Rezidivrate ohne Vagotomie	Keine Funktionskorrektur. Hohe Rezidivrate ohne Vagotomie	Keine Funktionskorrektur, hohe Rezidivrate
Indikation und Wertung	Obsolet, außer bei alten Patienten, Anacidität und hochgradiger Stenose. Als Drainage bei Vagotomie nur bei manifester Stenose oder totaler Vagotomie: – Bei älteren Patienten – Mit schwer vernarbtem Bulbus – Wenn Ulcusinspektion nicht notwendig – Evtl. als temporäre Drainage	Obsolet als Einzelverfahren. Als Drainage bei totaler Vagotomie: – Zur Blutstillung bei Ulcus ad pylorum – Bei jüngeren Patienten – Bei „zugänglichem" Bulbus Als Drainage bei proximal selektiver Vagotomie – Bei akzidenteller Zerstörung der antralen Innervation – Bei klinisch relevanter Stenose	Obsolet als Einzelverfahren. Unerläßlich bei gastrischem Ulcus in Kombination mit Vagotomie	Obsolet als Einzelverfahren. Zur Ulcusexcision in Kombination mit Vagotomie

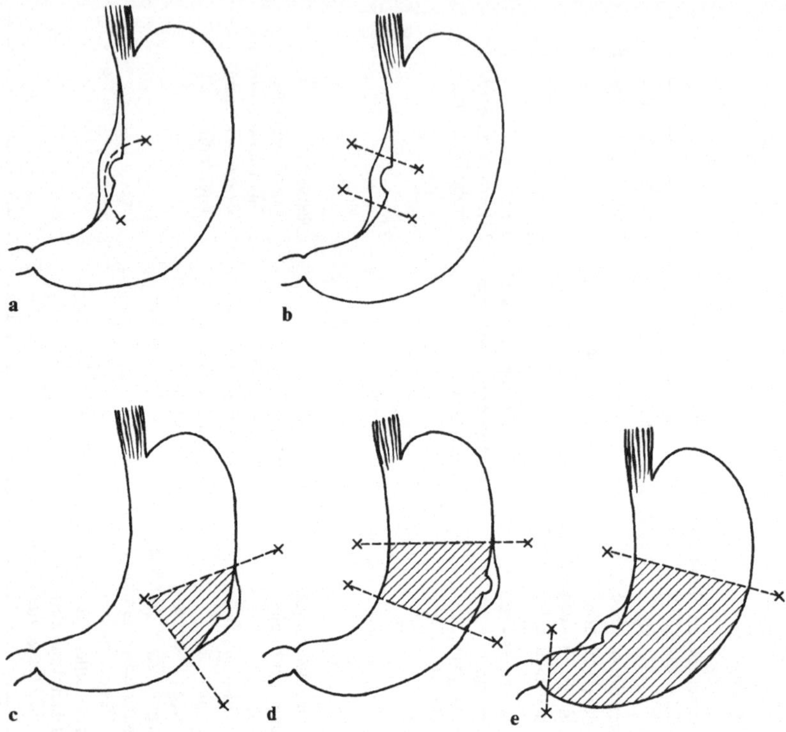

Abb. 10. a Tangentiale Excision eines Ulcus vom Lumen her, **b** Excision eines Ulcus durch alle Schichten, **c** Keilresektion, **d** Quer- oder mediale Resektion, **e** Pyloruserhaltende Gastrektomie nach Maki

2.2 Wirkungsmechanismus

Außer für die pyloruserhaltende Gastrektomie nach Maki [30] haben die Ulcusexcision und die limitierten Magenresektionen lediglich den Zweck, eine genaue Analyse der Ulcuskrankheit durch eine ausgiebige Histologie zu ermöglichen. Ihr Anwendungsbereich beschränkt sich auf das Magenulcus. Die pyloruserhaltende Gastrektomie [30] hat die gleichen Absichten wie die Magenresektion nach Billroth, sie will aber die pylorische Funktion erhalten.

Die moderne Magenchirurgie kennt für solche Eingriffe allein keine Indikation, und Holle [24] weist mit Recht darauf hin, daß die notwendige Funktionskorrektur dabei völlig vernachlässigt wird. Es fehlen Arbeiten über nur excidierte Ulcera ventriculi.

2.3 Resultate, Komplikationen, Aussichten

Die Resultate der lokalisierten Ulcusexcision, kombiniert mit der proximal-selektiven Vagotomie [33], scheinen vergleichbar mit denjenigen der resezierenden Verfahren. Verschiedene Autoren konnten für die pyloruserhaltende Gastrektomie nach Maki keine unterstützenden Resultate liefern. Fielding [19] hatte nach kurzer Zeit so viele Rezidive, daß die angefangene Serie unterbrochen werden mußte.

Nebenwirkungen und Komplikationen der Ulcusexcision sind vorwiegend diejenigen der begleitenden Vagotomie. Eine für die Ulcusexcision spezifische Komplikation ist das Entstehen eines Rezidivulcus um die nicht resorbierbaren Fäden, falls solche für die innere Adaptation der Magenwand gebraucht wurden.

Falls die H_2-Receptorenblocker genügen werden, um die Ulcusdiathese dauerhaft einzuschränkten, kann man sich fragen, ob eine limitierte Chirurgie beim Ulcus ventriculi nicht zur klinischen Erprobung eingeführt werden sollte.

2.4 Indikationen zur Ulcusexcision

Jedes Ulcus ventriculi soll, wenn möglich, tangential oder in der ganzen Wanddicke excidiert und biopsiert werden.

Gelegentlich genügt die ausgiebige, endoskopische präoperative Biopsie, falls der makroskopische Aspekt des Ulcus eine solche Biopsie als genügend repräsentativ für die Ulcusdignität erkennen läßt.

Quer- und Segmentresektionen sind meist eine unnötige Erweiterung der Excision, genügt doch die dabei entstehende Reduktion der Parietalzellmasse nicht, um eine Funktionskorrektur zu erreichen.

2.5 Schlußfolgerungen

Die Ulcusexcision als Therapie des gastrischen Ulcus ist nur im Zusammenhang mit einer Vagotomie oder mit einer Resektion berechtigt: Sie dient lediglich der histologischen Sicherung der Ulcusdignität.

Limitierte Resektionsverfahren, wie die Querresektion, die Segmentresektion oder die pyloruserhaltende Gastrektomie, führen zu keiner genügenden Funktionskorrektur und sollten nicht angewandt werden.

Literatur

1. Allen, A.W., Welch, C.E.: Gastric resection for duodenal ulcer. Follow up studies. Ann. Surg. *115*, 530–543 (1947)

2. Allgöwer, M.: Rundgespräch: Gastro-Duodenal-Ulcus. Langenbecks Arch. Chir. *345*, 245–247 (1977)
3. Andros, G., Donaldson, G.A., Hedberg, S.E., Welch, C.E.:Anastomotic ulcers. Ann. Surg. *165*, 955–964 (1967)
4. Bergegardh, S., Olbe, L.: Gastric acid response to distension of the stomach in man. Acta Physiol. Scand. *82*, 6 A (1971)
5. Clark, D.H.: Results of gastroenterostomy for duodenal ulcer. Gastroenterologia *83*, 41–45 (1955)
6. Cox, A.G.: The outcome of truncal vagotomy and a drainage procedure. In: Vagotomy on trial. Cox, A.G., Alexander-Williams, J. (eds.), pp. 67–83. London: Heinemann 1973
7. Cox, A.G., Bond, M.R., Podmore, D.A., Rose, D.P.: Aspects of nutrition after vagotomy and gastrojejunostomy. Br. Med. J. *1964 I*, 465–469
8. Dahlgren, S.: The afferent loop syndrom. Acta Chir. Scand. [Suppl.] 327 (1964)
9. Dahm, K., Werner, B.: Experimentelles Magenstumpfkarzinom. In: Das Karzinom im operierten Magen. Dahm, K., Rehner, M. (Hrsg.), S. 49–66. Stuttgart: Thieme 1975
10. Davenport, H.W.: Effect of lysolecithin, digitoxin, and phospholipase A upon the dog's gastric mucosal barrier. Gastroenterology *59*, 505–509 (1970)
11. Dellipiani, A.W., Macleod, I.B., Thomson, J.W.W., Shivas, A.A.: Gastroenterostomy and vagotomy for chronic duodenal ulcer. Gut *10*, 366–374 (1969)
12. Dragstedt, L.R., Woodward, E.R.: Gastric stasis: A cause of gastric ulcer. Scand. J. Gastroenterol. *5*, 243–252 (1970)
13. Dragstedt, L.R., Woodward, E.R., Takashi, S., Isaza, J., Rodriguez, J.R., Samiian, R.: The question of bile regurgitation as a cause of gastric ulser. Ann. Surg. *174*, 548–557 (1971)
14. Du Plessis, D.J.: Pathogenesis of gastric ulceration. Lancet *1965 I*, 974–978
15. Eiselsberg, A., von: Über Ausschaltung inoperabler Pylorusstrikturen nebst Bemerkungen über Jejunostomie. Langenbecks Arch. Chir. *50*, 919 (1895)
16. Enderlen, E., Freudenberg, E., Redwitz, E., von: Experimentelle Untersuchungen über Änderungen der Verdauung nach Magendarmoperation. Z. Exp. Med. *32*, 41 (1923)
17. Evans, R.M.: Gastroenterostomy. Gastroenterologia *83*, 45–48 (1955)
18. Exalto, J.: Ulcus jejuni nach Gastroenterostomie. Mitt. Grenzgeb. Med. Chir. *23*, 13 (1911)
19. Fielding, L.P., Hittinger, R.: The pylorus preserving gastrectomy: A prospective clinical trial. Surg. Gastroenterol. *10*, 251–254 (1976)
20. Goligher, J.C., Pulvertaft, C.N., de Dombal, F.T., et al.: Clinical comparison of vagotomy and pyloroplasty with other forms of elective surgery for duodenal ulcer. Br. Med. J. *1968 II*, 787–789
21. Griesser, G., Schmidt, H.: Statistische Erhebungen über die Häufigkeit des Karzinoms nach Magenoperation wegen eines Geschwürleidens. Med. Welt *35*, 1836–1840 (1964)
22. Hadley, G.M.: A follow-up of gastroenterostomy cases. Gastroenterologia *83*, 48–51 (1955)
23. Helsingen, N., Hillestad, L.: Cancer development in the gastric stump after partial gastrectomy for ulcer. Ann. Surg. *143*, 173 (1956)
24. Holle, F.: Spezielle Magenchirurgie. Berlin, Heidelberg, New York: Springer 1968
25. Hopkinson, B.R.: A comparison of the results of vagotomy and pyloroplasty with vagotomy and gastroenterostomy for chronic duodenal ulcer. Br. J. Surg. *53*, 1046–1048 (1966)
26. Kennedy, T., MacKay, C., Bedi, B.S., Koy, A.W.: Truncal vagotomy and drainage for chronic duodenal ulcer disease: A controlled trial. Br. Med. J. *1973 II*, 71–75
27. Kronborg, O.: Truncal vagotomy and drainage in 500 patients with duodenal ulcer. Scand. J. Gastroenterol. *6*, 501–509 (1971)

28. Lawson, H.H.: Effect of duodenal contents on the gastric mucosa under experimental conditions. Lancet *1964 I*, 469–472
29. Lewisohn, R.: The frequency of gastrojejunal ulcers. Surg. Gynecol. Obstet. *40*, 70 (1925)
30. Maki, T., Shiratori, T., Hatafuku, T., Sugawara, K.: Pylorus preserving gastrectomy as an improved operation for gastric ulcer. Surgery *61*, 834–845 (1967)
31. McCann, J.C., Experimental peptic ulcer. Arch. Surg. *19*, 600 (1969)
32. Morgenstern, L.: Vagotomy, gastroenterostomy and experimental gastric cancer. Arch. Surg. *96*, 920–923 (1968)
33. Müller, C., Stalder, G.A., Allgöwer, M.: Die proximal selektive Vagotomie beim Ulcus ventriculi. In: Ulcus ventriculi. Becker, H.D., Peiper, H.J. (Hrsg.). Stuttgart: Thieme 1977
34. Nissen, R.: Ulcus ventriculi und duodeni, 50 Jahre operativer Behandlung. Schweiz. Med. Wochenschr. *100*, 9–18 (1970)
35. Postlethwait, R.W.: Five year follow-up results of operations for duodenal ulcer. Surg. Gynecol. Obstet. *137*, 387–392 (1973)
36. Schmilinsky, H.: Die Einleitung des gesamten Duodenalsaftes in den Magen (Innere Apotheke). Zentralbl. Chir. *45*, 416 (1918)
37. Small, W.P.: The recurrence of ulceration after surgery for duodenal ulcer. J. R. Coll. Surg. Edinb. *9*, 255–278 (1964)
38. Swynnerton, B.F.A.: The late results of gastro-jejunostomy for duodenal ulcer. Gastroenterologia *83*, 51–53 (1955)
39. Wangensteen, O.H., Varco, R.L., Walpole, S.H., Trach, B.: Gastric acidity before and after operative procedure with special reference to the role of the pylorus and antrum. Ann. Surg. *112*, 262 (1940)
40. Wastell, C.: Long term clinical and metabolic effects of vagotomy with either gastrojejunostomy or pyloroplasty. Ann. R. Coll. Surg. Edinb. *45*, 193 (1969)
41. Wheldon, E.J., Venables, C.W., Johnston, I.D.A.: Late metabolic sequelae of vagotomy and gastroenterostomy. Lancet *1970 I*, 437–440
42. Wilhelmj, C.M., O'Brien, F.T., McCarty, H.H., Hill, F.C.: The role of the duodenal secretion in the prevention of experimental jejunal ulcer. Am. J. Physiol. *117*, 79 (1936)
43. Wölfler, A.: Gastroenterostomie. Zentralbl. Chir. *8*, 705 (1881)
44. Woodward, E.R., Lyon, E.S., Landor, J., Dragstedt, L.R.: The physiology of the gastric antrum. Experimental studies on isolated antrum pouches in dogs. Gastroenterology *22*, 766 (1954)

Kapitel 32

Konsequenzen

J. R. SIEWERT und A. L. BLUM

In den vorangegangenen Kapiteln sind die Prinzipien einer operativen Therapie konsequent unter dem Gesichtspunkt des Wirkungsmechanismus und der Nebenwirkungen dargestellt worden. Bei der Abwägung der vorgetragenen Argumente fällt das Urteil nach wie vor zugunsten der Vagotomie aus. Ihr Wirkungsmechanismus ist gut untersucht, ihre Effektivität bezüglich der Verhinderung von Rezidivulcera allerdings aufgrund der jetzt vorliegenden Fünfjahresergebnisse in Zweifel geraten. Die nähere Analyse der Studienergebnisse zeigt aber, daß sowohl Indikationsfehler als auch operationstechnische Probleme zu den Rezidivraten beigetragen haben. Diese Schwachstellen sind jetzt aufgedeckt, so daß zu hoffen ist, daß sie künftig eliminiert werden können. Die Bewertung des therapeutischen Prinzips Vagotomie bei der Ulcuskrankheit setzt auch den kritischen Vergleich mit den resezierenden Verfahren voraus. Gegenüber der Resektion muß nach Vagotomie mit einer höheren Rezidivrate gerechnet werden, allerdings verläuft die Mehrzahl dieser Rezidive gutartig und symptomlos, und die Reoperationsquote ist niedrig. Die Letalität und die Rate der Folgekrankheiten ist dafür nach Vagotomie außerordentlich gering. Im Gegensatz zum gutartigen Postvagotomieulcus, das auf konservative Behandlung gut anspricht, hat das Ulcus pepticum jejuni nach Magenresektion ebenso wie die Folgekrankheiten eine schlechte Prognose und ist der konservativen Therapie kaum zugänglich. In konsequenter Verfolgung dieser Vorteile der Vagotomie wird die Pyloroplastik auch weiterhin nicht ein Routinebestandteil dieser Operation sein, zumal ihre generelle Notwendigkeit unbelegt ist. Sie ist ein eigenständiger chirurgischer Eingriff, der auch einer eigenen Indikation bedarf, die in der klinisch relevanten Magenausgangsstenose zu sehen ist.

Notwendige Diagnostik

Kapitel 33

Problemstellung

A. L. Blum und J. R. Siewert

An die zur Ulcusdiagnostik verwendeten Methoden werden folgende Anforderungen gestellt:

A) Da es sich um eine häufige und relativ gutartige Erkrankung handelt, muß der diagnostische Test *einfach, relativ billig, ungefährlich und für den Patienten wenig belastend* sein.
B) Wegen des oft ähnlichen klinischen Bildes von *Ulcus ventriculi und Magencarcinom* muß der Test eine *zuverlässige Unterscheidung* der beiden Erkrankungen erlauben. Ebenso soll der Test eindeutig zwischen Ulcusnarben und floriden Ulcera differenzieren können. Ferner sollen häufige Begleiterkrankungen, beispielweise die *Refluxoesophagitis*, vom Test miterfaßt werden.
C) Der initial eingesetzte Test soll sich auch zur Durchführung der *Erfolgskontrollen* unter der Therapie eignen.

Im folgenden werden vor allem die Fiberendoskopie und die Radiologie, die sich beide für die Primärdiagnostik anbieten, gemäß den genannten drei Kriterien geprüft.
Bei den Funktionstests interessiert, neben der Technik der Durchführung, vor allem die korrekte Indikationsstellung: Nur bei einer Minderzahl von Ulcuspatienten sind solche Tests von vitaler Bedeutung.

Kapitel 34

Notwendige Diagnostik des peptischen Ulcus: Endoskopie

R. Ottenjann und W. Höchter

Das peptische Ulcus ist eine gastrale oder duodenale morphologische Läsion der Schleimhaut und tieferen Wandschichten, die sicherste diagnostische Methode ist daher die morphologische Untersuchung mittels Endoskopie und Biopsie. Andere diagnostische Verfahren treten daneben in den Hintergrund.

1 Verfahren: Anamnese

1.1 Prinzip

Die Erhebung der Vorgeschichte in einem Gespräch mit dem Patienten ist die Grundlage für alle weiteren diagnostischen Verfahren.

1.2 Praktische Durchführung

Der Patient wird zunächst nach seinen Beschwerden gefragt, die er auf seine Weise mit eigenen Worten beschreibt. Im Anschluß daran werden gezielt folgende Fragen gestellt:

1. Verläuft die Erkrankung in Schüben von einigen Wochen mit monatelangen Intervallen, in denen keine oder fast keine Beschwerden auftreten?
2. Treten die jetzigen Oberbauchbeschwerden tagtäglich und mit regelmäßiger Tagesrhythmik auf?
3. Stehen die Beschwerden in einem zeitlichen Zusammenhang mit der Nahrungsaufnahme? Treten sie vor allem nüchtern und nachts auf? Werden sie durch Nahrungsaufnahme („food relief") oder Antacida gebessert?

Werden diese Fragen bejaht, so kann man von ulcustypischen Beschwerden sprechen. Weniger bedeutungsvoll sind die Fragen nach der Dauer der Erkrankung und der einzelnen Schmerzepisoden, nach der Lokalisation der Beschwerden und der Art derselben (krampfartige Schmerzen, Druckgefühl, Unbehagen). Spezifische Nahrungsmittelunverträglichkeiten gibt es praktisch nicht. In den Rücken ausstrahlende Schmerzen sollen auf eine Penetration des Ulcus hinweisen. Erbrechen infolge einer sich entwickelnden Stenose wird meistens typisch geschildert. Diagnostisch und prognostisch von Belang sind früher aufgetretene Komplikationen, insbesondere Blutung und Perforation. Die Familienanamnese kann zudem Hinweise geben auf ein hereditäres Ulcusleiden bei multipler endokriner Adenomatose Typ I, bei Histaminexzeßsyndrom und beim Ulcus-Tremor-Nystagmus-Syndrom (Neuhauser-Syndrom) [34].

1.3 Wertung

Bezüglich der Bedeutung der Anamnese sei kurz auf zwei retrospektive Studien eingegangen. Untersuchungen der Erlanger Klinik [17] bei 121 Patienten mit Ulcus duodeni haben nur in etwa der Hälfte der Fälle typische Ulcusbeschwerden ergeben; bei Patienten mit typischen und atypischen Beschwerden fand sich endoskopisch häufiger eine narbige Deformierung des Bulbus als ein florides Ulcus duodeni. Salmon [38] hat aufgrund seiner statistischen Analyse klinischer und endoskopischer Daten bei insgesamt 174 gesicherten Ulcera duodeni resümiert, daß Ulcussymptome weder mit dem Vorhandensein eines Ulcusdefektes noch mit dessen Rückbildung unter der Therapie eine gute Korrelation zeigen. Eine prospektive Studie aus Zürich zeigte, daß nur etwa die Hälfte der jungen Ulcus-duodeni-Patienten ohne Zweitkrankheiten ulcustypische Beschwerden hat, bei über 60 Jahre alten Patienten mit Ulcus duodeni und Zweitkrankheiten wurden in etwas weniger als 10% typische Ulcussymptome angegeben. Beim Ulcus ventriculi ist die Häufigkeit typischer Ulcusbeschwerden geringer als beim Ulcus duodeni. Bei den Patienten mit Narben ist sie geringer als bei jenen mit gesicherten Ulcerationen, doch sind Ulcusbeschwerden keinesfalls beweisend für eine aktive Ulceration. Das gleiche kommt in Verlaufsstudien zum Ausdruck [19, 33, 47]. Bei nur der Hälfte der Patienten gehen Heilung und Beschwerdefreiheit parallel, nach erfolgter Heilung kommt es bei einem Drittel der Patienten zum paradoxen Wiederauftreten von Beschwerden ohne Ulcus oder zum asymptomatischen Rezidiv.

Der Wert der anamnestischen Angaben ist also relativ gering. Keinesfalls kann aufgrund der Anamnese allein eine Diagnose gestellt und eine entsprechende Behandlung eingeleitet werden (vgl. auch S. 113ff.).

2 Verfahren: Fiberendoskopie

2.1 Prinzip

Fiberendoskope mit Vorausblickoptik erlauben die Untersuchung des gesamten oberen Gastrointestinaltraktes bis in die Pars descendens duodeni (etwa bis zum unteren Duodenalknie) einschließlich gezielter Biopsie, Cytologie (selten erforderlich) und photographischer Dokumentation.

2.2 Praktische Durchführung

Die z. Z. besten Instrumente für Routineuntersuchungen sind dünne sog. Vorausblickendoskope mit einem äußeren Durchmesser von etwa 9 mm (z. B. das Endoskop GIF-P 3, Fa. Olympus, UGI-FD, Fa. Fuji). Bei geringer Belästigung des Patienten und sehr leichter Einführbarkeit erlauben diese Instrumente unter anderem eine besonders einfache Inversion zur Inspektion von Fornix und Kardia sowie eine lückenlose Inspektion des Bulbus duodeni. Die Inversion der Instrumentenspitze im Antrum erlaubt einen besonders guten Überblick über die kleine Kurvatur mit dem Angulus ventriculi. Eine Prämedikation ist nicht prinzipiell erforderlich und kann vor allem bei ambulanten Patienten unterbleiben. Sie besteht aus einem anästhesierenden Rachenspray (z. B. Scandicain-Spray) und der raschen intravenösen Injektion von Diazepam (Valium) oder Thalamonal. Die übliche Dosis von Diazepam beträgt bei jungen Patienten 10 mg, bei über 60jährigen 5 mg. Die Untersuchung wird in Linksseitenlage durchgeführt und sollte, falls nicht multiple Biopsien notwendig sind, nicht länger als 5–10 min dauern. Umschriebene Läsionen werden biopsiert und gelegentlich auch cytologisch untersucht.

2.3 Wertung

Wenn eben möglich, sollte bei Verdacht auf ein Ulcus pepticum primär eine Oesophagogastroduodenoskopie ausgeführt werden; Voraussetzung ist allerdings, daß diese Methode beherrscht wird. Die Oesophagogastroduodenoskopie ist, was die morphologische Analyse des Ulcus betrifft, die sicherste Methode. Sie ist zudem – wenn sie rite et recte ausgeführt wird – praktisch gefahrlos. Ihre diagnostische Aussagekraft wird in Abschn. 2.4 und 2.5 besprochen.

Die modernen Fiberendoskope erlauben eine vollständige Untersuchung in einem Arbeitsgang. Die vor einigen Jahren von Salmon et al. [39] aufgestellte Forderung, daß der Bulbus duodeni kombiniert endoskopisch mit prograder und lateraler Optik zu untersuchen sei, da manches Ulcus, das unmittelbar distal des Pylorus gelegen sei, dem Nachweis mit prograder Optik entgehe, kann heute nicht mehr aufrecht erhalten werden. Die neu entwickelten dünnen Fiberendoskope (auch Pädiaterendoskope) erlauben eine lückenlose Betrachtung des Bulbus duodeni.

Eine weitere Frage ist die nach der Notwendigkeit der bioptischen Untersuchung der Ulcera im Bulbus duodeni. Generell kann man auf eine Biopsie bei makroskopisch unauffälligem Ulcus duodeni verzichten, weil die beim Magenulcus so wichtige Frage nach der Malignität hier nur selten gestellt werden muß. Das Malignom im Duodenum (Carcinom, malignes Lymphom), das wie ein Ulcus aussieht, ist zumindest im Bulbus eine Rarität; die Incidenz beträgt nach Eger [15] 0,03%. Eine Umfrage bei 21 Zentren in der Bundesrepublik aus dem Jahre 1978 ergab, daß bei 153000 Oesophagogastroduodenoskopien in 37 Fällen malignes Substrat in einem Ulcus duodeni gefunden wurde, das entspricht einer Häufigkeit von 0,024%. Das histologische Substrat der 37 Fälle mit malignem Ulcus duodeni ist in Tabelle 1 aufgelistet. Aufgrund dieses Umfrageergebnisses und mehrerer entsprechender eigener Fälle möchten wir dafür plädieren, bei großen (Riesenulcera = größer als die halbe Circumferenz des Bulbus) oder anderweitig auffälligen Ulcera im Bulbus (aufgeworfener Rand, unregelmäßiger Grund) multiple Biopsien auszuführen. Wir haben bei einem 70jährigen Patienten mit einem Riesenulcus im Bulbus ein Gastrinom im Ulcusgrund nachweisen können; die nachfolgenden Untersuchungen ergaben eine Hypergastrinämie und einen Anstieg der Gastrinwerte im Serum nach Secretin, laparoskopisch wurden Metastasen des Gastrinoms in der Leber gefunden.

Tabelle 1. Häufigkeit und Art von malignem Substrat bei bioptischen Untersuchungen von Ulcera im Bulbus duodeni (ÖGD = Oesophagogastroduodenoskopie)

Maligne „Ulcera" im Bulbus duodeni	
Umfrage 1978 – 21 Zentren –	N = 153000 ÖGD
	N
Primäres Adeno-Ca.	9
Pankreas-Ca.	17
Gastrinom	1
Gallenblasen-Ca.	1
Malignes Lymphom	8
Melanommetastase	1
	37 = 0,24‰

2.4 Vergleich Radiologie – Endoskopie

Welcher Stellenwert kommt den morphologischen Methoden in der Ulcusdiagnostik zu, der indirekten röntgenologischen und der direkten endoskopisch-bioptischen Untersuchung? Vergleichende Untersuchungen haben gezeigt, daß etwa jedes 4. endoskopisch nachgewiesene Ulcus im Bulbus dem Röntgennachweis entgeht [23] und daß mehr als 10% der Röntgenulcera im Bulbus endoskopisch nicht gefunden werden [39]. Nur in etwa der Hälfte der Fälle decken sich Röntgen- und endoskopischer Befund, wenn Bulbusnarbe und Narbenbulbus berücksichtigt werden [17, 23]. In einer prospektiven Studie der Züricher Arbeitsgruppe [19] wurde gezeigt, daß in 36% der Fälle mit endoskopisch gesicherten Narben und/oder Ulcera duodeni die Radiologie falsch-negativ war (in 35 von 98 Fällen); in 13% der Fälle (7 von 53) mit Ulcus duodeni hatte der Radiologe das Ulcus völlig übersehen, in 4% (2 von 53) hatte er nur eine Narbe im Bulbus beschrieben. Bei 65 Patienten beschrieb der Radiologe bei endoskopisch negativem Befund eine Narbe und/oder ein Ulcus duodeni. Die Ergebnisse der bisher vorliegenden Untersuchungen lassen also eine deutliche Überlegenheit der Endoskopie gegenüber der Röntgenuntersuchung in der Diagnostik des Ulcus duodeni erkennen.
Noch schlechter schneidet die Röntgenuntersuchung beim Magenulcus ab. Pathologisch-anatomisch konnte bei 80% von insgesamt 319 Patienten, die wegen eines röntgenologisch festgestellten Magenulcus zur operativen Behandlung eingewiesen worden waren, im Resektionspräparat ein Ulcus nachgewiesen werden, in 8% fand sich nur eine Narbe und in 12% konnten weder Ulcus noch Narbe gesehen werden [5]. 5% der Magenulcera (bei 319 Patienten) erwiesen sich als histologisch maligne; nach dem Röntgenbefund waren 18% als möglicherweise maligne beurteilt worden. Zu berücksichtigen ist weiterhin, daß etwa 10% der röntgenologisch als benigne beurteilten Ulcera ventriculi maligne sind [25]. Aus einer Studie von Nelson et al. [29] geht hervor, daß bei 97 Patienten mit einem Magenulcus die Trefferquote der Röntgenuntersuchung 72% betrug, die Gastroskopie in 95% positiv war und die bioptische Differenzierung von malignen und benignen Ulcera in 97% gelang. Drei Magenulcera, die endoskopisch benigne aussahen, erwiesen sich bioptisch als maligne. In einer eigenen Studie, die insgesamt 70 Patienten mit Magenulcera umfaßte, ergab die bioptische Untersuchung der endoskopisch benigne beurteilten Ulcera ventriculi dreimal maligne Strukturen (das sind etwa 4%); andere Untersuchungen ergaben eine ähnliche Häufigkeit bioptisch gefundenen malignen Substrates in endoskopisch benigne aussehenden Magenulcera.
Noch aufschlußreicher sind die Ermittlungen von Dagradi et al. [11] über die Trefferquote der Röntgenuntersuchung bei multiplen Magenulcera. Während röntgenologisch in dieser Studie bei insgesamt 79 Patienten mit

solitären Magenulcera in nur 61% Ulcera nachgewiesen wurden, erreichte die Trefferquote der Röntgenuntersuchung bei multiplen Magenulcera nur 26%, das sind 26 von insgesamt 101 multiplen Ulcera ventriculi. Die schon ausgesprochene prospektive Studie der Züricher Arbeitsgruppe [43] hat bezüglich des Vergleiches der Trefferquote von Radiologie und Endoskopie ergeben, daß bei primärem Einsatz der Endoskopie von 23 Magenulcera 5 röntgenologisch übersehen wurden und bei primärem Einsatz der Radiologie 8 von 18 endoskopisch gefundenen Ulcera radiologisch falsch-negativ waren. Bei den insgesamt 12 Fällen mit radiologisch positiven, aber endoskopisch negativen Befunden wurden die Patienten katamnestisch befragt. In 10 Fällen wurden keine Beschwerden angegeben, wie sie bei einem Ulcus auftreten können. Insgesamt ergab auch diese Studie eine Überlegenheit der Endoskopie gegenüber der Radiologie in der Diagnostik von Magenulcera.

2.5 Diagnose des Magencarcinoms und Magenfrühcarcinoms

Bezüglich der lokalen Assoziation von Ulcus und Carcinom lassen sich nach Ichikawa [21] 5 Typen unterscheiden. Der 1. Typ entspricht dem ulcerierten Carcinom, das endoskopisch leicht erkennbar ist. Der Typ 2 stellt ein Ulcus dar, das von einem malignen Prozeß umgeben ist. Es entspricht dem early-gastric-cancer-Typ II c + III der japanischen Klassifikation. Der Typ 3 unterscheidet sich vom Typ 2 nur durch den sehr schmalen Carcinomsaum. Beim Typ 4 findet sich ein halbmondförmiger Carcinomsaum am Ulcusrand. Besondere diagnostische Probleme bereitet der Typ 5. Hier findet sich nur ein kleines focales Carcinom irgendwo am Rande eines Ulcus, an diesem kleinen Carcinomherd kann man leicht vorbeibiopsieren. Dieser letztgenannte Typ fand sich in der Studie von Ichikawa [21] in 5% (18 bei 361).
Röntgenologische Untersuchungen haben schon vor vielen Jahren ergeben, daß die Rückbildung einer Ulcusnische (im Röntgenbild) kein Beweis für die Benignität des Ulcus ist; in 0,5% bis zu 4% wurde eine Nischenrückbildung bei malignen Ulcera gefunden [25]. Japanische Autoren haben nachweisen können, daß Ulcera im Bereich von oder in Assoziation mit malignen Läsionen (vor allem beim early gastric cancer) reepithelialisiert und remucosiert werden können [21, 37]. Darum genügt es nicht, ein Magenulcus röntgenologisch oder endoskopisch nachzuweisen. Die Mehrfachbiopsie aus Ulcusgrund und -rand ist zwingend erforderlich (aber auch das ist nicht ausreichend). Kontrollendoskopie und -biopsie sind unerläßlich, auch nach Rückbildung der Ulcusnische im Röntgenbild und auch dann, wenn endoskopisch ein Ulcus nicht mehr erkennbar oder eine Narbe nachweisbar ist.

Die lokale Assoziation von Ulcus und Carcinom ist nicht, wie man früher glaubte, Ausdruck der malignen Degeneration des Ulcus. Ihre et al. [22] haben bei 473 Patienten mit einem Magenulcus Untersuchungen darüber angestellt, wie häufig sich bei diesen Patienten nach einer Periode von mehr als 10 Jahren ein Magencarcinom entwickelt hat; sie fanden in dieser Gruppe von 473 Patienten 9 Fälle von Magencarcinom, das sind 2% (für die betreffende Altersgruppe war die Erwartungsrate für ein Magencarcinom auf 5% geschätzt worden). Prinzipiell zu ähnlichen Ergebnissen kamen Chang et al. [9] in einer Follow-up-Studie, die 481 Patienten mit einem Magenulcus umfaßte, die Kontrollperiode dehnte sich auf 1–11 Jahre aus. Endoskopisch-bioptische Kontrolluntersuchungen zeigten in 7 (von 481 Fällen mit Magenulcus) ein Magencarcinom auf, das sich stets deutlich entfernt von dem früheren Ulcus entwickelt hatte.

Endoskopische und bioptische Kontrolluntersuchungen sind also beim Magenulcus nicht erforderlich, weil eine maligne Degeneration zu befürchten ist, sondern – viel wahrscheinlicher – weil eine Neigung zu Ulcusbildung im Bereich maligner Läsionen zu bestehen scheint.

2.6 Pilzbefall des peptischen Ulcus

Neuere bioptisch-histologische Untersuchungen über den Pilzbefall von Magenulcera [31] hatten vermuten lassen, daß ein Pilzbefall des Magenulcus als Hinweis auf Malignität gewertet werden könnte. Prospektive kon-

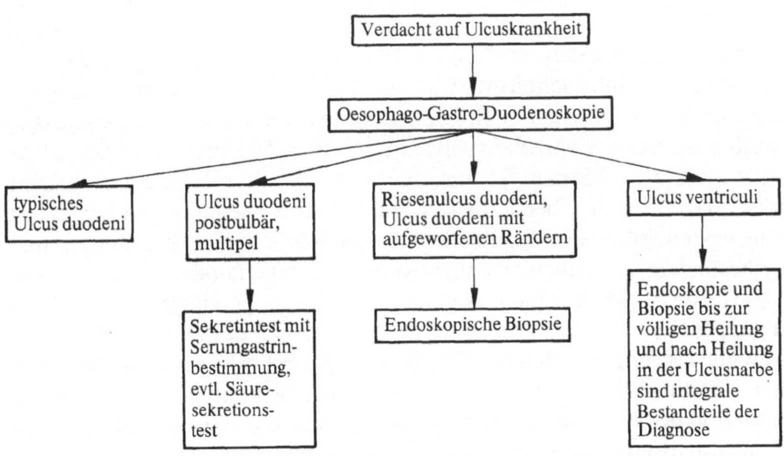

Abb. 1. Flußdiagramm der notwendigen Diagnostik bei Verdacht auf Ulcuskrankheit

trollierte Untersuchungen der eigenen Arbeitsgruppe [20] lieferten keine Resultate, die diese Hypothese stützen könnten. Kulturelle Untersuchungen von Biopsiepartikeln aus insgesamt 77 peptischen Ulcera (33 Ulcera duodeni und 44 Ulcera ventriculi) ergaben bei 37 von 77 Ulcera positive Befunde, vornehmlich wurden Candida albicans und Torulopsis glabrata gefunden. Pilzbefall fand sich etwa gleich häufig bei duodenalen und gastralen Geschwüren, nämlich in 48,5% der Ulcera duodeni und in 47,7% der Ulcera ventriculi. Der Nachweis pathogener Gewebsformen (Pseudomycelien und Blastosporen) im Nativ- oder im histologischen Präparat gelang wesentlich weniger häufig, nämlich in 16,9% im Nativpräparat (13 von 77 Ulcera) und in 7,8% histologisch (6 von 77 Ulcera). Von den insgesamt 11 malignen Ulcera ventriculi zeigten kulturell 6 einen Pilzbefall (54,5%), im Nativpräparat und histologisch nur 3 Ulcera (27,3%). In Biopsiepartikeln von benignen peptischen Ulcera konnten pathogene Pilzformen in 15,2% (10 von 66 Ulcera) im Nativpräparat und in 4,5% (3 von 66 Ulcera) histologisch nachgewiesen werden.

3 Praktische Durchführung der Diagnostik

Unsere Auffassung über die notwendige Diagnostik des peptischen Ulcus ist im folgenden flow diagramm aufgezeigt (Abb. 1). Ergibt die endoskopische Untersuchung ein Ulcus duodeni, so ist die Diagnostik in aller Regel beendet und die Therapie kann eingeleitet werden. Wird primär eine Röntgenuntersuchung ausgeführt, so genügt diese, wenn relevante Kriterien für ein Ulcus duodeni vorliegen (Darstellung des Ulcusdefektes in 2 Ebenen). Findet sich ein Ulcus im Magen, so sind – auch wenn es benigne aussieht – Mehrfachbiopsien aus Ulcusgrund und -rand unbedingt erforderlich. 4–6 Wochen nach Einleitung der Therapie ist eine endoskopisch-bioptische Kontrolle zwingend geboten. Bei Persistenz des Ulcus über mehr als 6 Monate ist eine Operation indiziert: Ist das Ulcus nicht mehr nachweisbar, aber in diesem Bereich eine Narbe erkennbar, so ist eine weitere bioptische Kontrolle unumgänglich. Ergibt sich klinisch und insbesondere bei entsprechender Rezidivhäufigkeit oder Penetranz des Ulcusleidens der Verdacht auf ein Gastrinom (Zollinger-Ellison-Syndrom, MEA I), so sind Mehrfachuntersuchungen des Gastrinspiegels im Nüchternserum erforderlich: Bestätigen oder bekräftigen diese Resultate der Gastrinanalysen den Verdacht, so ist der Secretintest (paradoxe Stimulation der Gastrinsekretion bei Gastrinom) und evtl. der Calciuminfusionstest (Stimulation der Gastrinsekretion bei Gastrinom) anzuschließen.

Literatur

1. Aoygi, T., Summerskill, W.H.J.: Gastric secretion with ulcerogenic islet cell tumour; Importance of basal acis output. Arch. Intern. Med. *117*, 667 (1966)
2. Baron, J.H.: Gastric secretion in healthy man. 1949–1969. Lancet *1970 II*, 547
3. Baron, J.H.: The clinical use of gastric function tests. Scand. J. Gastroenterol. [Suppl. 6] *5*, 9 (1970)
4. Baron, J.H., Williams, J.H.: Use of gastric function tests by British gastroenterologists. Br. Med. J. *1971 I*, 196
5. Barson, A.H., Kirk, R.S., Lewis, F.W.: Gastric ulcers. A comparison of surgical, radiological, and pathological diagnosis. Br. J. Surg. *57*, 926 (1970)
6. Basso, N., Lezoche, E., Ciri, S., Percoco, M., Speranza, V.: Acid and gastrin levels after bombesin and calcium infusion in patients with incomplete antrectomy. Am. J. Dig. Dis. *22*, 125 (1977)
7. Blum, A.L., Sonnenberg, A., Hess, H., et al.: Ulcer like symptoms are specific but not sensitive signs of ulcer disease. Gastroenterology *74*, 1978 (to be published)
8. Burhenne, H.J.: Technique of examination of the stomach and duodenum. In: Alimentary tract roentgenology. Margulis, A.R., Burhenne, J.J. (eds.), pp. 425–449. St. Louis. Mosby 1967
9. Chang, F.M., Saito, T., Ashizawa, S.: Follow-up endoscopic study of gastric mucosal changes secondary to gastric ulcer. Endoscopy *10*, 33 (1978)
10. Cowlex, D.J., Spencer, J., Baron, J.H.: Acid secretion in relation to recurrence of duodenal ulcer after vagotomy and drainage. Br. J. Surg. *60*, 517 (1973)
11. Dagradi, A.E., Falkner, R.E., Lee, E.R.: Multiple benign gastric ulcers. Am. J. Gastroenterol. *62*, 36 (1974)
12. Deveney, C.W., Deveney, K.S., Jaffe, B.M., Jones, R.S., Wax, L.W.: Use of calcium and secretin in the diagnosis of gastrinoma (Zollinger-Ellison syndrome). Ann. Intern. Med. *87*, 680 (1977)
13. Domschke, W., Domschke, S., Classen, M., Demling, L.: Some properties of mucus in patients with gastric ulcer. Effect of treatment with carbenoxolone sodium. Scand. J. Gastroenterol. *7*, 647 (1972)
14. Duberstein, D.L., Efrusy, M.E.: Benign gastric ulceration with pentagastrin-fast achlorhydria (the first reported case). Gastroenterology *72*, 1369 (1977)
15. Eger, S.A.: Primary malignant disease of the duodenum. Arch. Surg. *27*, 1087 (1933)
16. Feuerle, G.E.: Gastrin in der inneren Medizin. In: Ergebnisse der Gastroenterologie. Stelzner, F., Wewalka, F., Classen, M. (Hrsg.), S. 51. Gräfeling: Demeter 1975
17. Frühmorgen, P., Jenny, S., Classen, M., Bauerle, H., Koch, H., Demling, L.: Anamnese bei Ulcus und Narben im Bulbus duodeni. Dtsch. Med. Wochenschr. *97*, 188 (1977)
18. Grossman, M.I.: Peptic ulcer. The pathophysiological background. Scand. J. Gastroenterol. [Suppl. 58] *15*, 7 (1980)
19. Hess, H., Würsch, T.G., Killer-Walser, R., Koelz, H.-R., Pelloni, S., Brändli, H., Sonnenberg, A., Blum, A.L.: How often does peptic ulcer produce "typical" ulcer symptoms? Acta Hepatogastroenterol. *27*, 57 (1980)
20. Höchter, W., Wagner, N., Hemmer, E., Kunert, H., Ottenjann, R.: Pilzbesiedlung gastroduodenaler Ulcera, Häufigkeit und Bedeutung. Dtsch. med. Wschr. *107*, 845 (1982)
21. Ichikawa, H.: Differential diagnosis between benign and malignant ulcers of the stomach. Clin. Gastroenterol. *2/2*, 329 (1973)
22. Ihre, B.J.E., Barr, H., Havermark, G.: Ulcer-cancer of the stomach. A follow-up of 473 cases of gastric ulcer. Gastroenterologia *102*, 78 (1964)
23. Jenny, S., Frühmorgen, P., Classen, M., Bauerle, H., Fuchs, H., Demling, L.: Endoskopisch-radiologische Diagnostik des Bulbus duodeni (Ulcus, Narbe).Dtsch. Med. Wochenschr. *97*, 118 (1971)

24. Klempa, I.: Gastrin in der Chirurgie. In: Ergebnisse der Gastroenterologie. Stelzner, F., Wewalka, F., Classen, M. (Hrsg.), S. 51–56. Gräfelfing: Demeter 1975
25. Kukral, J.C.: Gastric ulcer: An appraisal. Surgery *63*, 1024 (1968)
26. Lam, S.K., Hui, K.K., Rotter, J.J., Samlof, M.J.: Pachydermoperiostosis and peptic ulcer (abstract). Gastroenterology *80*, 1202 (1981)
27. Lamers, C.B., Buts, J.T., van Tongeren, J.: Secretin-stimulated serum gastrin levels in hyperparathyroid patients from families with multiple endocrine adenomatosis type I. Ann. Intern. Med. *86*, 719 (1977)
28. Lewin, M.R., Stagg, B.H., Clark, C.G.: Gastric acid secretion and diagnosis of Zollinger-Ellison-Syndrome. Br. Med. J. *1973 II*, 136
29. Nelson, R.S., Urrea, L.B., Lanza, F.L.: Evaluation of gastric ulcerations. Am. J. Dig. Dis. *21*, 389 (1976)
30. Novis, B.H., Marks, I.M., Bank, S., Sloan, A.W.: The relation between gastric acid secretion and body habitus, blood groups, smoking and the subsequent development of dyspepsia and duodenal ulcer. Gut *14*, 107 (1973)
31. Oehlert, W., Preuss, B.: Häufigkeit und Bedeutung der Soormykose im Biopsie-Material des Ulcus ventriculi. Dtsch. Med. Wochenschr. *105*, 1773 (1980)
32. Ottenjann, R.: Sekretionsanalyse des Magens. In: Klinische Gastroenterologie. Demling, L. (Hrsg.), S. 173. Stuttgart: Thieme 1973
33. Peter, P., Gonvers, J.J., Pelloni, S. et al.: Cimetidin in der Behandlung des Ulcus duodeni. Dtsch. Med. Wochenschr. (im Druck)
34. Rotter, J.I.: Gastric and duodenal ulcer are each many different diseases. Dig. Dis. Sci. *26*, 154 (1981)
35. Rotter, J.I., Sones, J.Q., Samloff, I.M., Gursky, J.G., Richardson, C.T., Walsh, J.H., Rimoin, D.L.L.: Duodenal ulcer disease associated with elevated serum pepsionogen I, an inherited autosomal dominant disorder. N. Engl. J. Med. *300*, 63 (1979)
36. Rovelstad, R.A., Maher, F.T., Adson, M.A.: Gastric analysis. Surg. Clin. North Am. *51*, 969 (1971)
37. Sakita, T.: Endoscopy in the diagnosis of early ulcer cancer. In: Clin. Gastroenterol. *2/2*, 345 (1973)
38. Salmon, P.R.: Endoscopic observations on the healing of duodenal ulcer. In: Das peptische Ulcus – Pathophysiologie, Diagnose, Therapie. Demling, L., Moser, K., Rösch, W. (Hrsg.), S. 79. Stuttgart, New York: Schattauer 1973
39. Salomon, P.R., Brown, R., Htut, H., Read, A.E.: Endoscopic examination of the duodenal bulb: Clinical evaluation of forward- and side-viewing fibreoptic system in 200 cases. Gut *13*, 170 (1972)
40. Samloff, M.I., Secrist, D.M., Passaro, E.: Serum group I pepsinogen levels and their relation to gastric acid secretion in patients with and without recurrent ulcer. Gastroenterology *70*, 309 (1976)
41. Siewert, R., Blum, A.L.: Symposium: Gastrointestinale Motilität – methodische Probleme, klinische Relevanz. Z. Gastroenterol. *15*, 156 (1977)
42. Small, W.P., Cay, E.L., Dugard, P., et al.: Peptic ulcer surgery: Selection for operation by "earning". Gut *10*, 996 (1975)
43. Sonnenberg, A.: Habilitationsschrift, Universität Düsseldorf 1981
44. Tauxe, R.W., Wright, L.F., Hirschowitz, B.I.: Marginal ulcer in achlorhydric patient. Ann. Surg. *181*, 455 (1975)
45. Wald, A.E., Burbige, E.J.: Benign gastric ulcers occuring with persistent histamine-fast achlorhydria. Johns Hopkins Med. J. *135*, 436 (1974)
46. Walsh, J.H., Lam, S.K.: Physiology and pathology of gastrin. Clin. Gastroenterol. *9/3* (1980)
47. Weber, B.K., Giger, M., Sonnenberg, A., Mattle, W., Stuby, K., Blum, A.L.: Therapie und Langzeitprophylaxe des Ulcus duodeni mit Cimetidin. Z. Gastroenterol. (1978)

Kapitel 35

Notwendige Diagnostik des peptischen Ulcus: Radiologie

W. Brühlmann

1 Prinzip

Darstellung von Schleimhautrelief sowie Form, Topographie und Motilität des oberen Magendarmtraktes durch Röntgenaufnahmen mit geeigneten Kontrastmitteln und Hilfsstoffen. Zur Darstellung der Schleimhaut dient die Doppelkontrasttechnik, Form und Motilität werden vor allem in Prallfüllungstechnik untersucht.

2 Aussagekraft, praktischer Wert

Bei Anwendung konventioneller Techniken liegt die Sensitivität der Röntgenuntersuchung beim Ulcus ventrikuli bei 0,7 (Endoskopie 0,95), die Spezifität bei 0,96 (Endoskopie 1,0) [2]. Durch Anwendung moderner Doppelkontrasttechniken läßt sich die Sensitivität in die Größenordnung von 0,9 steigern, ein Wert, der endoskopischen Resultaten durchaus vergleichbar ist [1,4]. Endoskopische Schätzungen der Größe einer Läsion sind unzuverlässig. So hat eine Studie von Sonnenberg et al. [6] bei endoskopischer Ausmessung derselben Ulcera durch 6 Endoskopiker eine Streuung der Größenangaben mit einem Faktor von 7,8 ergeben. Größenunterschiede mit einem Faktor von weniger als 3 waren endoskopisch nicht erfaßbar. Die radiologische Größenbestimmung einer Läsion ist dagegen anhand der vorhandenen Dokumente zuverlässig und reproduzierbar möglich. Die topographische Lage einer Läsion im Organ läßt sich radiologisch eindeutig bestimmen und auch nach Abschluß der Untersuchung anhand der vorhandenen Aufnahmen demonstrieren, was vor allem zur Planung chirurgischer Eingriffe von Bedeutung ist.
Schließlich bringt die Endoskopie auch nach Einführung der pädiatrischen Instrumente noch immer eine erheblich größere subjektive Belastung des Patienten mit sich als die radiologische Untersuchung. So stellt

sich bei der radiologischen Technik kaum je das Problem, daß eine Kontrolluntersuchung vom Patienten verweigert wird.

Eine schlüssige und endgültige vergleichende Beurteilung des Wertes von radiologischen und endoskopischen Untersuchungen steht bis heute aus. Die meisten Studien zu diesem Thema kranken daran, daß ein Tertium comparationis fehlt: Die eine Untersuchungsmethode – meist die Endoskopie – wird als unfehlbar angenommen und ist ihr eigener Referenzstandard. Sämtliche diskordanten Befunde werden der anderen Methode als Fehlresultat angelastet.

Die gastroenterologische Endoskopie ist zum jetzigen Zeitpunkt noch vorwiegend an Zentren mit großer Erfahrung gebunden, während radiologische Untersuchungen zum Teil von wenig erfahrenen und nicht speziell ausgebildeten Untersuchern durchgeführt werden. Möglicherweise blüht der Endoskopie in absehbarer Zeit das gleiche Schicksal: Die jährlichen Verkaufszahlen von Instrumenten für die obere gastrointestinale Endoskopie haben sich beispielsweise in der Schweiz von 1975–1980 vervierfacht.

3 Praktische Durchführung

Primär wird eine Doppelkontrastdarstellung sämtlicher Abschnitte von Magen und Duodenum angestrebt. Die Hypotonisierung von Magen und Duodenum hat sich dabei sehr bewährt. Sie erlaubt eine Beurteilung der Schleimhaut am entfalteten Magen, ohne störende Überlagerungen durch aufgeworfene Falten. Zur Schleimhautdarstellung verwenden wir ein Kontrastmittel mit hoher Dichte und geringer Viscosität (Micropaque HD). In Anlehnung an die von Laufer [3] beschriebene Technik verfahren wir dabei wie folgt:

1. Injektion von Buscopan oder, bei Kontraindikationen, von Glucagon i.v. zur Hypotonisierung.
2. Einnahme von Brausetabletten (Zoru-Pills, Gastroluft, Gastrovison) mit 10 ml Wasser.
3. Trinken von Kontrastmittel im Stehen, dabei Doppelkontrastaufnahmen des Oesophagus in rechtsanteriorer Schrägposition (Abb. 1 a).
4. Der Patient wird in Bauchlage gedreht, und der Kipptisch wird flachgelegt.
5. Unter Durchleuchtungskontrolle dreht sich der Patient über die linke Seite zum Rücken. Bei gutem Schleimhautbeschlag erfolgen die Über-

Abb. 1 a–f. Aufnahmeserie in Doppelkontrasttechnik. Die Magenzielaufnahme im Stehen ▶ sowie die Übersichtsaufnahme in schräger Bauchlage sind nicht abgebildet

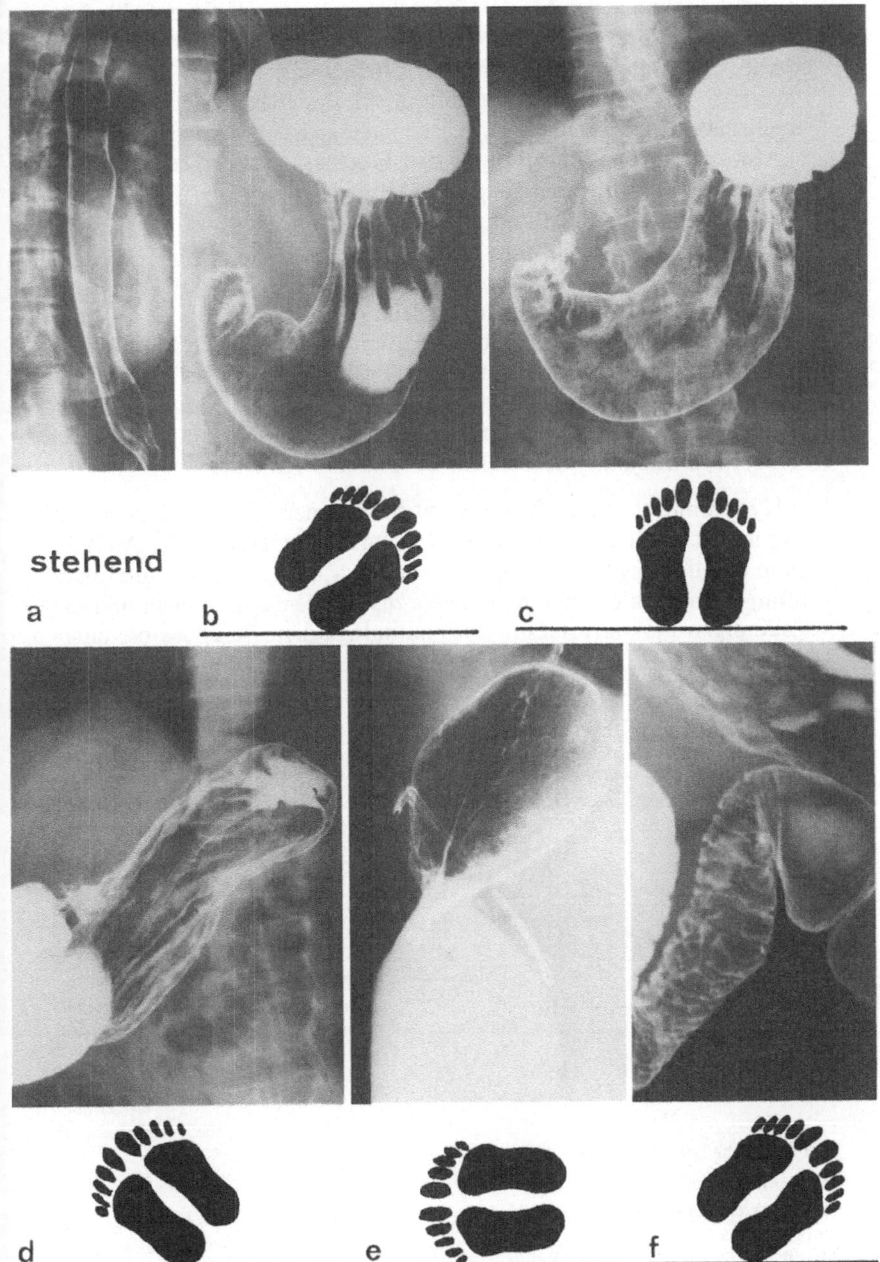
stehend
a
b
c
d
e
f

sichtsaufnahmen des Magens in rechts anterior schräger (Abb. 1 b), anteroposteriorer (Abb. 1 c) und links anterior schräger Projektion (Abb. 1 d). Dabei werden Antrum, Corpus und Fundus im Doppelkontrast dargestellt. Bei ungenügendem Beschlag kann der Patient mehrmals von Bauchlage zu Rückenlage gedreht werden, um durch „Abwaschen" der Magenwände den Beschlag zu verbessern.

6. Aufnahme in rechter Seitenlage und 45° geneigtem Kipptisch (Abb. 1e). Dabei Abbildung des Fundus im Doppelkontrast sowie der Kardia in der Aufsicht. Gleichzeitig Auffüllung des Duodenums.
7. Zurückdrehen in rechtsanteriore Schräglage, Doppelkontrastaufnahmen von Bulbus und Duodenalschleife (Abb. 1 f).
8. Magenzielaufnahmen im Stehen, eventuell leichte rechtsanteriore Schrägprojektion, um den Angulus in Prallfüllung und im Profil abzubilden.
9. Aufnahme mit Obertischröhre, in linksposterior schräger Bauchlage. Dabei Prallfüllung von distalem Corpus und Antrum.

Die Hypotonie ist in der Zwischenzeit (nach einer mittleren Dauer von 10–15 min) abgeklungen. Bei Bedarf können nun zusätzliche Aufnahmen in Prallfüllung und Kompression oder Motilitäts- und Funktionsprüfungen angeschlossen werden. Diese zusätzlichen Aufnahmen sind zur vollständigen Dokumentation eines pathologischen Befundes oft unerläßlich (Abb. 8).

Tabelle 1. Darstellbarkeit verschiedener Strukturen und Befunde mit verschiedenen Techniken. Die Kompressionstechnik ist im Bereich von Fundus und oft auch oberem Magencorpus aus anatomischen Gründen nicht anwendbar

	Doppelkontrast	Kompression (wenn möglich)	Prallfüllung
Feinrelief	+++	+	–
Erosionen	++	+	–
Ulcusnische	+++	+++	+++ (nur wenn tangential einstellbar)
Randwall			
a) Ausdehnung, Höhe	++	++	+++ (nur wenn tangential einstellbar)
b) Oberflächenstruktur	+++	++	–
Einstrahlende Falten	+++	++	–
Wandstarre, submucöse Infiltration	+	+	+++
Impressionen durch Nachbarorgane	+++	–	+++
Motilitätsstörungen, Retention, Reflux	–	–	+++

Tabelle 1 gibt Auskunft über die Darstellbarkeit verschiedener Befunde in Doppelkontrasttechnik, Kompressionsaufnahmen und Prallfüllung. Die Doppelkontrastmethode erfordert nach einer kurzen Übungsphase nicht mehr Zeit als eine konventionelle Röntgenuntersuchung. Die Strahlenbelastung bleibt mit 8–10 Aufnahmen in vertretbarem Rahmen, dies um so mehr, als die Durchleuchtungszeiten eher kürzer ausfallen und die Belastung durch die Aufnahmen durch moderne Techniken (hochverstärkende Folien, Bildverstärkerphotographie) auf ½ bis $^1/_5$ der früher üblichen Werte gesenkt werden kann.

4 Befunde, Interpretation

Beschlagsqualität

Ein zuverlässiger Indikator eines guten Bariumbeschlages ist die Darstellung des Magenfeinreliefs: Dieses zeigt sich als ein feines Netz kontrastierter Linien mit einer Maschenweite von 2–5 mm (Abb. 2).

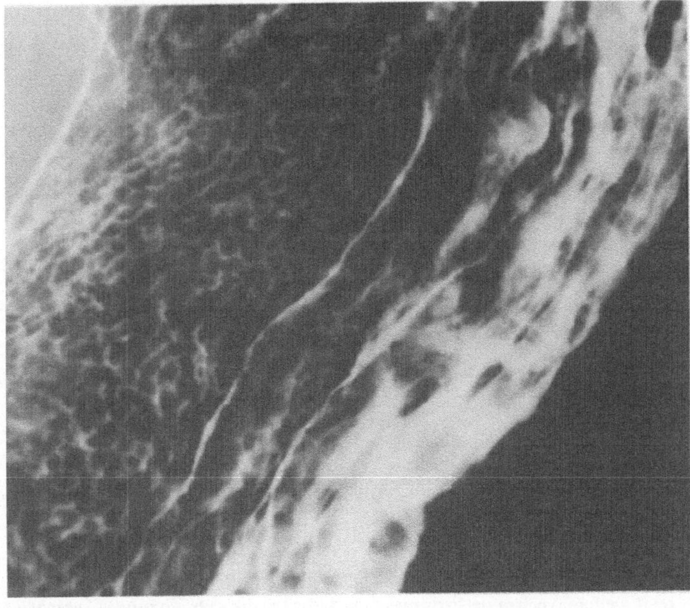

Abb. 2. Darstellung des Magenschleimhautreliefs im Magencorpus

Erosionen

Komplette Erosionen (Ausdruck einer erosiven Gastritis) sind als 5–10 mm große, runde Aussparungen mit einem kleinen zentralen Breifleck erkennbar (Abb. 3). Sie sind vorwiegend im Antrum lokalisiert und liegen meist auf den Kämmen von Schleimhautfalten.

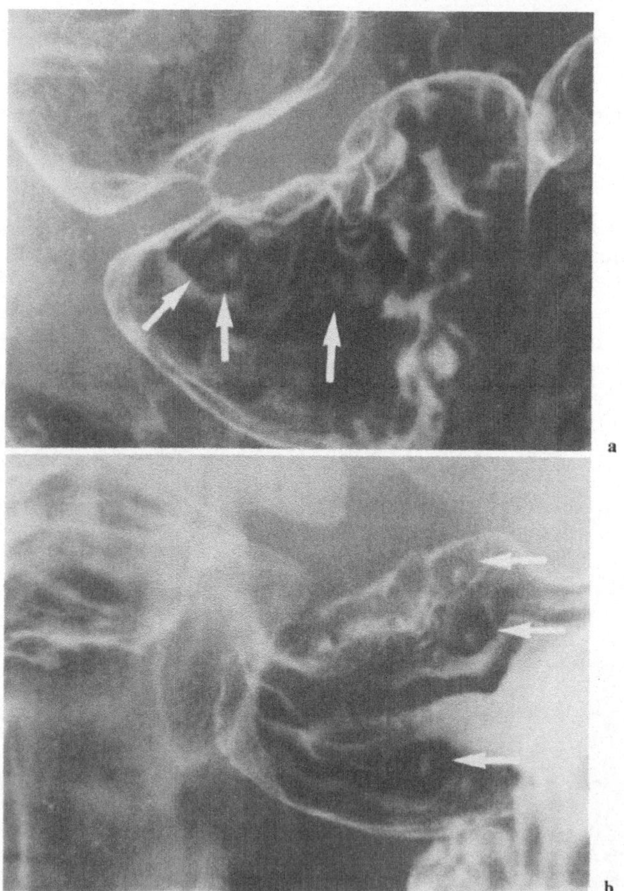

Abb. 3 a, b. Auf einer wurmförmig verdickten Längsfalte des Magenantrums findet sich eine Reihe von kompletten Erosionen mit kleinem, zentralem Kontrastmitteldepot (**a**). **b** zeigt weitere, verstreute Erosionen im Antrum, die sich als runde Aussparung mit zentralem Breifleck darstellen

Ulcera

Ulcera der Vorderwand stellen sich als Ringschatten (leere Nische), Ulcera der Hinterwand als Bariumfleck (gefüllte Nische) dar (Abb. 4). Ihre Form ist keineswegs immer rund: Sie können unregelmäßig gezackte Ränder (Abb. 4) oder eine schmale, lineare Form aufweisen (Abb. 5). Gerade die schmalen, linearen Ulcera sind nur in Doppelkontrasttechnik zuverlässig nachzuweisen. In der Umgebung der Nische finden sich radiäre, einstrahlende Falten, die bis zum Rand der Nische ziehen. Die Oberfläche der Falten und Faltentäler ist glatt oder zeigt das normale Feinrelief. Ein entzündlicher Randwall ist in der Regel nach peripher unscharf begrenzt.

Differentialdiagnose zum exulcerierten Malignom

Zu den bekannten Kriterien, die sich vor allem auf die Form der Nische beziehen, kommen bei der Beurteilung von Doppelkontrastaufnahmen neue Kriterien hinzu: Malignitätsverdächtig sind keulenartige Auftreibung, Verschmelzung oder vorzeitiger Abbruch der einstrahlenden Falten (Abb. 6). Wichtig ist zudem die Beurteilung der Schleimhautoberfläche: Eine noduläre Zeichnung, die sich vom normalen Feinrelief unterscheidet, weist auf eine maligne Läsion hin (Abb. 7).

Besteht auch nur der geringste Verdacht auf eine maligne Ulceration, ist eine endoskopische Kontrolle angezeigt.

Findet sich radiologisch ein Ulcus ventriculi ohne jeden Anhaltspunkt für Malignität, so ist eine radiologische Kontrolle nach 4- bis 6 wöchiger Therapie unserer Ansicht nach vertretbar. Voraussetzung dafür ist jedoch eine optimale radiologische Technik. Verlangt werden muß, wie bei der endoskopischen Kontrolle, die einwandfreie Dokumentation einer vollständigen Abheilung. Pseudoheilungen maligner Ulcera kommen zwar vor, sind aber außerordentlich selten. Zudem führen diese Pseudoheilungen nicht zu einer völlig glatt begrenzten Narbe, sondern hinterlassen Faltenatypien und eine granuläre Schleimhaut. Ist ein Ulcus innerhalb 4–6 Wochen nicht abgeheilt oder ist der Aspekt der Narbe zweifelhaft, so ist die endoskopisch-bioptische Untersuchung einzusetzen.

Dies gilt auch, wenn der Bereich des ehemaligen Ulcus aus technischen Gründen nicht optimal dargestellt werden kann.

Die Ansicht, daß jedes Ulcus im Magen endoskopiert und biopsiert werden müsse, ist gerechtfertigt, wenn die Möglichkeiten zu einer optimalen radiologischen Untersuchung fehlen. Nur muß man sich der Tatsache bewußt sein, daß der maligne Charakter einer Läsion auch bei wiederholter, endoskopisch-bioptischer Untersuchung verkannt werden kann.

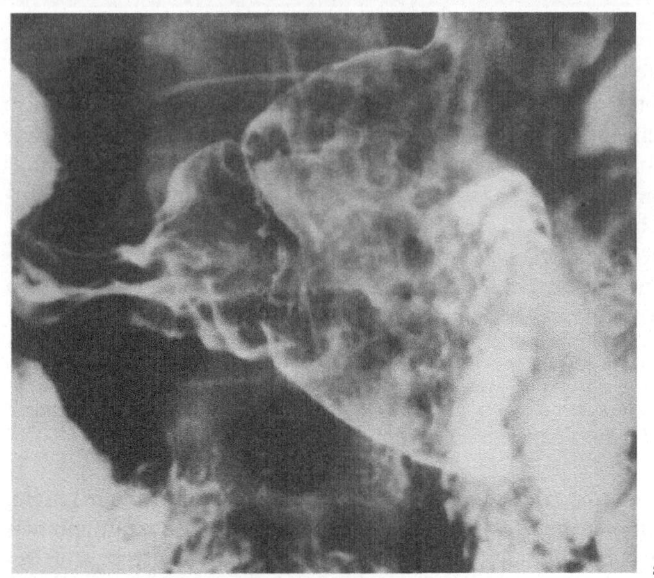

a

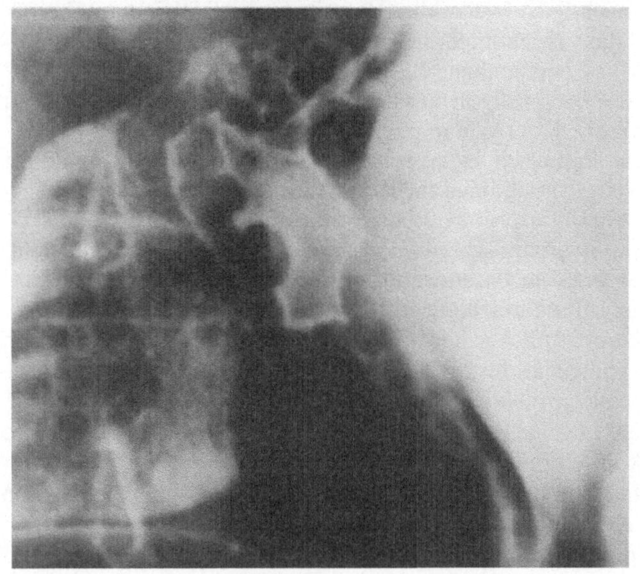

b

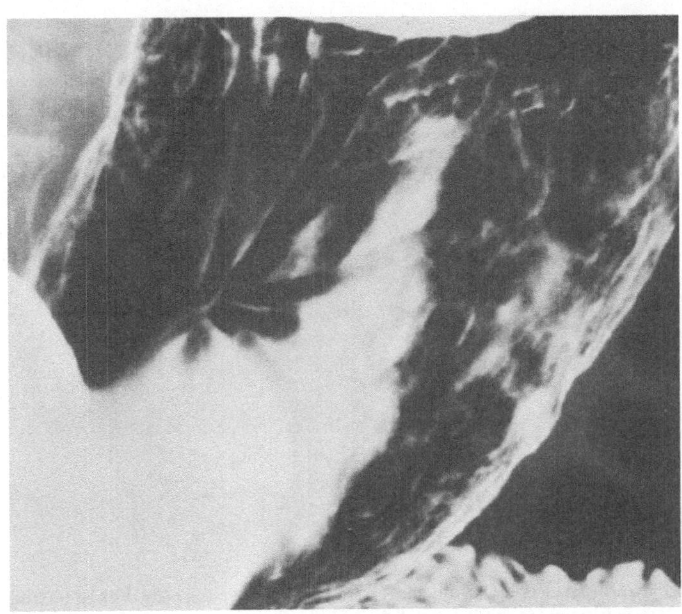

Abb. 5. Kleines, strichförmiges Ulcus der Magenhinterwand mit konzentrisch einstrahlenden Falten, die bis zum Ulcusrand reichen

Dies mag der in Abb. 8 gezeigte Fall eines endoskopisch nicht und bioptisch erst im zweiten Anlauf diagnostizierten Frühcarcinoms illustrieren. Es handelt sich um einen 64jährigen Patienten mit typischen Ulcusbeschwerden. Eine erste Endoskopie zeigte ein teilweise abgeheiltes Ulcus im Angulusbereich ohne Anhaltspunkte für eine Malignität. Biopsien ergaben eine chronische unspezifische Entzündung. Zweite Endoskopie nach 6 Wochen: chronisch-callöses Ulcus, Malignom sehr unwahrscheinlich. In einzelnen Biopsiepartikeln zeigten sich kleine Herde eines schleimbildenden Adenocarcinoms.

Die Röntgenuntersuchung zeigt den typischen Befund eines malignen Ulcus: Im Grund der unregelmäßigen Nische finden sich flach eingesenkte und polypoid erhabene Bezirke. Die einstrahlenden Falten sind ver-

◀ **Abb. 4 a, b.** Bizarr geformte, flache Ulcera der Vorderwand und Hinterwand.
a In Rückenlage zeigt das Ulcus der Hinterwand mit einer dünnen Bariumschicht angefüllt, während vom kleineren Ulcus der Vorderwand nur die Randkontur sichtbar ist ("Leere Nische"). In Bauchlage und dosierter Kompression (**b**) ist das kleinere Ulcus der Vorderwand mit Barium gefüllt

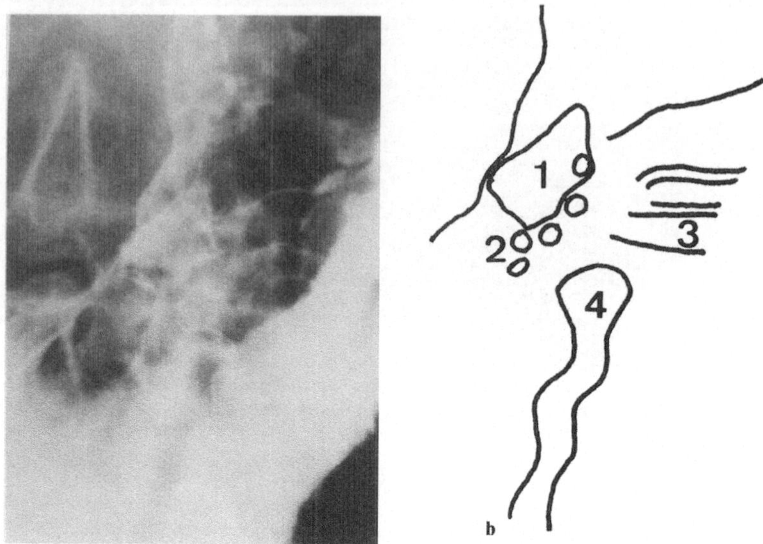

Abb. 6a, b. Exulceriertes Magencarcinom. *1*: Leere Nische des Vorderwandulcus; *2*: noduläre Zeichnung der infiltrierten Schleimhaut; *3*: einstrahlende Falten, die vor Erreichen des Ulcusrandes abbrechen (Amputation); *4*: keulenartig aufgetriebene, einstrahlende Falte

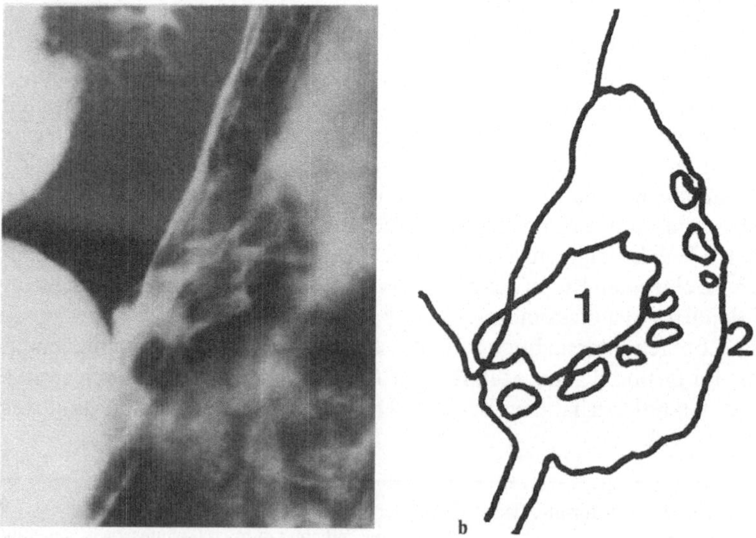

Abb. 7a, b. Exulceriertes Magencarcinom. *1*. Ulcusnische; *2* unregelmäßiger, scharf abgesetzter Randwall. Innerhalb des Randwalles grobnoduläre Zeichnung, die sich vom normalen Magenschleimhautrelief deutlich unterscheidet

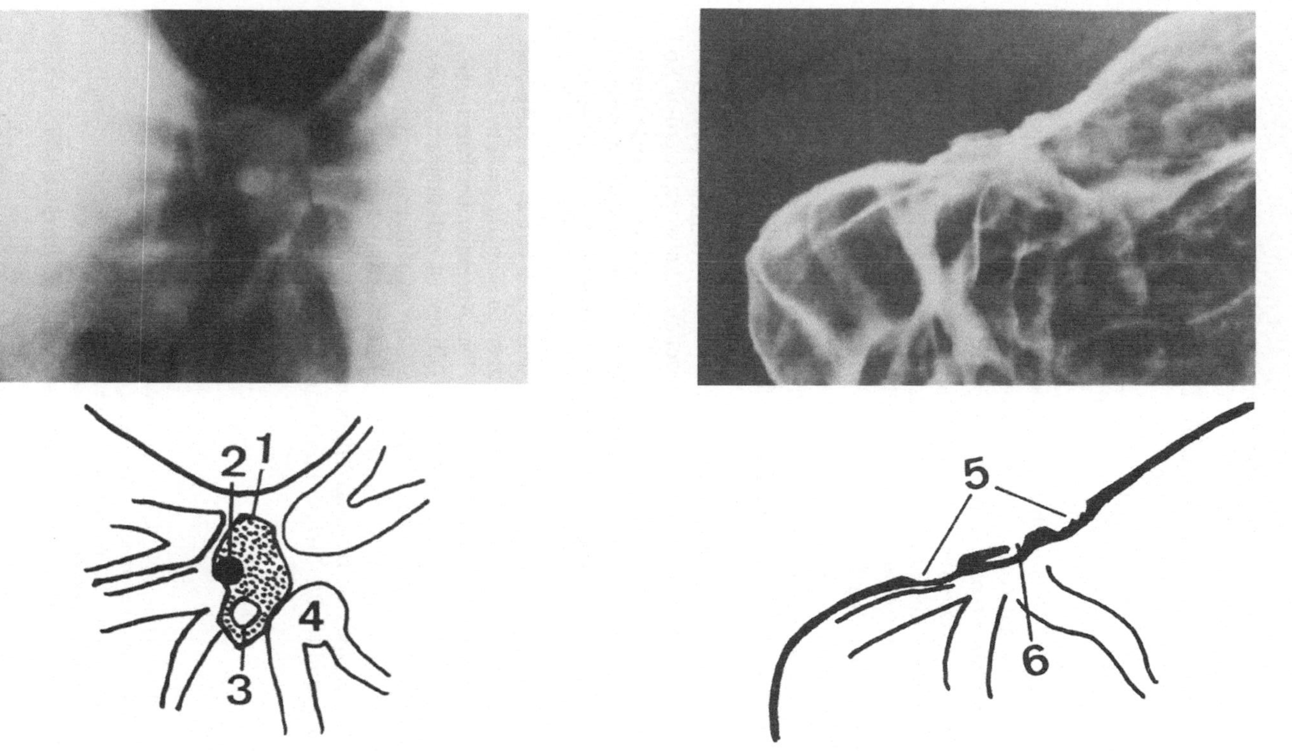

Abb. 8a, b. Endoskopisch nicht diagnostiziertes Frühcarcinom des Magens. **a** Aufnahme mit Kompression. *1*: Unregelmäßig begrenzte Ulcusnische. Im Grund der Ulcusnische finden sich flach eingesenkte (*2*) und polypoid erhabene (*3*) Bezirke. Die einstrahlenden Falten sind verschmolzen und teils keulenförmig aufgetrieben (*4*). **b** Profilaufnahme im Doppelkontrast. Unregelmäßig nodulärer Randwall (*5*) mit angehobener Nische (niche en plateau). Beginnende Pseudoheilung mit zungenförmig vorwachsendem Epithel über der Nische (*6*)

schmolzen und teils keulenartig aufgetrieben. Die Profilaufnahme zeigt einen unregelmäßigen Randwall, die Nische ist in Richtung zum Magenlumen angehoben (niche en plateau). Die Nische selbst wird teilweise überdeckt durch eine feine Zunge regenerierenden Epithels. Die Untersuchung des Resektates nach weiteren 3 Wochen ergab ein inzwischen weitgehend epithelialisiertes Frühcarcinom ohne Durchbruch durch die Muscularis mucosae.

Aufschlußreich sind hier auch die Resultate einer Studie der europäischen Gesellschaft für gastrointestinale Endoskopie [5]: Bei 506 biopsierten Frühcarcinomen ergaben sich falsch negative Biopsien in 12% (1–4 Partikel) beziehungsweise 8% (5–8 Partikel). Bei Entnahme von 9 und mehr Partikeln ergaben sich noch in 3,4% falsch negative Resultate. Die Entnahme einer derart hohen Zahl von Partikeln ist jedoch bei kleinen Läsionen kaum mehr möglich.

Die endoskopisch-bioptische Untersuchung erreicht ihre hohe Sicherheit in der Erkennung maligner Ulcera nur dann, wenn ein Ulcus bis zur Abheilung verfolgt und wenn schließlich auch noch die Narbe biopsiert wird, so wie dies von namhaften Endoskopikern gefordert wird. Dazu können insgesamt 3–4 Endoskopien notwendig werden. Die Frage, ob dieser Aufwand berechtigt ist, muß am konkreten Einzelfall beantwortet werden. So wird man ein radiologisch diagnostiziertes Ulcus bei einem 50jährigen Patienten mit anamnestisch bekannter Gastritis sehr viel eher biopsieren als das Ulcus eines 25jährigen, welches nach Einnahme von Antirheumatica aufgetreten ist.

Bei einem radiologisch nachgewiesenen Ulcus duodeni hat die endoskopisch-bioptische Zusatzuntersuchung kaum einen Sinn, da maligne Ulcerationen im Duodenum extrem selten sind. Das Ausmaß einer Passagebehinderung, die eine Operation indizieren könnte, ist radiologisch besser zu dokumentieren als mit endoskopischen Untersuchungen.

Bei der Untersuchung des Duodenums ist die kurzdauernde Hypotonie besonders wertvoll. Sie beseitigt Spasmen und erlaubt eine vollständige Darstellung und exakte Größenbestimmung der Nische.

Literatur

1. Herlinger, H., Glanville, J.N., Kreel, L.: An evaluation of the double contrast barium meal (DCBM) against endoscopy. Clin. Radiol. *28*, 307–314 (1977)
2. Killer-Walser, R., Hess, H., Würsch, T.G., Stuby, K., Sonnenberg, A., Brühlmann, W., Blum, A.L.: Fiberendoskopie und Radiologie bei Ulcus ventriculi, Magencarcinom und Hiatushernie: Fragestellung, Zeitpunkt und Aussagekraft. Schweiz. Med. Wochenschr. *109*, 3–6 (1979)
3. Laufer, I.: A simple method for routine double contrast study of the upper gastrointestinal tract. Radiology *117*, 513–518 (1975)

4. Laufer, I., Mullens, J.E., Hamilton, J.: The diagnostic accuracy of barium studies of the stomach and duodenum-correlation with endoscopy. Radiology *115*, 569–573 (1975)
5. Miller, G., Froelicher, P., Kaufmann, M., Maurer, W.: 10 years endoscopic diagnosis of early gastric cancer in Europe. J. Cancer Res. Clin. Oncol *93*, 99–107 (1979)
6. Sonnenberg, A., Giger, M., Kern, L., Noll, C., Stuby, K., Weber, K.B., Blum, A.L.: How reliable is determination of ulcer size by endoscopy? Br. Med. J. *1979 II*, 1322–1324

Kapitel 36

Notwendige Diagnostik des peptischen Ulcus: Funktionstests

S. Domschke und W. Domschke

Im Vergleich zu endoskopisch-bioptischen Verfahren spielen Funktionstests bei der Erstdiagnostik eines unkomplizierten peptischen Ulcus eine untergeordnete Rolle. Wenn sich jedoch der klinische Verdacht auf ein Zollinger-Ellison-Syndrom (ZES) ergibt – bei Ulcuskomplikationen, häufigen Rezidiven, multiplen oder atypisch (postbulbär) gelegenen Ulcera, Diarrhoen oder bei Rezidivulcera nach operativer Behandlung eines bisher als regulär angesehenen Ulcus –, wird man auf Magensekretionsanalyse und Serumgastrinbestimmung nicht verzichten können. Die Indikation zur Durchführung dieser nicht besonders aufwendigen Verfahren wird man trotz der Seltenheit des ZES [55] relativ großzügig stellen, da sich die Symptomatik bei Patienten mit ZES nicht von der bei „normalen" Ulcus-duodeni-Patienten unterscheiden muß [49]. Beim Rezidivulcus nach Magenoperation hat die Differenzierung des ZES von anderen Ursachen der Hypergastrinämie und Hyperchlorhydrie erhebliche therapeutische Konsequenzen [12].

1 Magensekretionsanalyse

1.1 Prinzip

Bestimmung von Nüchternvolumen, der basalen Säuremenge und des Säureausstoßes nach maximaler Stimulation.

1.2 Praktische Durchführung [11, 16, 41]

1.2.1 Standardverfahren

Medikamente, welche die Magensekretion beeinflussen können (Anticholinergica, Sedativa), sollen möglichst 1–2 Tage vor dem Test abgesetzt werden. Beim nüchternen Patienten (12 h Nahrungskarenz, kein Rauchen, kein Trinken vor der Untersuchung) wird morgens unter kurzer Röntgenkontrolle eine Levin-Sonde an den tiefsten Punkt des Antrums plaziert. Nüchternsekret wird aus dem Magen abgesaugt. Aspiration eines Nüchternvolumens von über 250 ml kann auf einen Retentionsmagen hinweisen [23]. Die richtige Position der Sonde wird durch intragastrale Instillation von 100 ml körperwarmer Kochsalzlösung kontrolliert; diese müßte sich zu mehr als 90% wiedergewinnen lassen. Der Patient befindet sich dabei in Linksseitenlage. Anschließend wird Magensekret kontinuierlich und vorzugsweise mit der Hand oder mit einer geeigneten Absaugpumpe (intermittierende Saugung und vorgeschalteter Druckreduktor) aspiriert, in 15-min-Portionen gesammelt und auf seinen Säuregehalt untersucht (Titration eines Aliquots auf pH 7 [16,41]). Die Durchgängigkeit der Sonde wird von Zeit zu Zeit durch Insufflation eines kleinen Volumens Luft gesichert. Präzisierung der Evakuationsmessung durch zusätzliche intragastrale Infusion eines Markers (z. B. Phenolrot) zur sog. Volumenverlustkorrektur ist für Routinezwecke nicht erforderlich [16]. Eine Kontamination des Magensekrets durch bicarbonathaltigen Speichel sollte durch Ausspucken oder Absaugen des Speichels vermieden werden.

Unter Basalbedingungen wird Magensekret mindestens über 30 min, besser über 1 h zur Ermittlung des "basal acid output" (BAO – normal 0–5 mmol/h [2]), anschließend über 1 ½ h nach maximaler Pentagastrinstimulation (6 µg/kg Körpergewicht s.c. oder 1,5 µg/kg als intravenöse Infusion [29], gesammelt. Pentagastrin (Gastrodiagnost) ist heute als Stimulans der Wahl anzusehen. Nebenerscheinungen sind selten und in der Regel kurzdauernd und leicht [8]. Histamin und Betazol finden kaum noch Verwendung. Die Gipfelsekretion ("peak acid output", PAO – normalerweise 10–30 mmol/h) ergibt sich als Summe der beiden höchsten aufeinanderfolgenden 15-min-Säuremengen – multipliziert mit dem Faktor 2. Der PAO-Wert reflektiert das gastrale Sekretionsverhalten reproduzierbarer als der sog. maximale Säureausstoß ("maximal acid output", MAO ≙ Säuresekretion in der Stunde nach Beginn der Stimulation). Männer sezernieren durchschnittlich mehr Säure als Frauen; im Alter nimmt die Säureproduktion ab. Werte oberhalb bzw. unterhalb des Normbereichs werden als Hyper- bzw. Hypochlorhydrie bezeichnet.

1.2.2 Weitere Sekretparameter

Da im allgemeinen die gastrale Pepsinogensekretion, bestimmt als proteolytische Aktivität, und die Säuresekretion eng korreliert sind, gibt die Pepsinbestimmung für Routinezwecke keine zusätzliche Information über die Messung der Säuresekretion hinaus [16]. Intrinsicfactor und Säure werden ebenfalls weitgehend parallel ausgeschieden.

Die Milchsäurekonzentration ist zwar bei über 60% der Patienten mit Magencarcinom auf über 100 μg/ml erhöht und nur bei 1% der Kontrollpersonen [41], die endoskopisch-bioptische Magenuntersuchung macht jedoch bei Verdacht auf malignes Ulcus die an sich einfache Bestimmung der Milchsäure entbehrlich.

1.2.3 Aufwendigere Verfahren

Für die Praxis ist es auch nicht empfehlenswert, die nächtliche 12-h-Basalsekretion zu messen; dieses Verfahren ist für den Patienten sehr unangenehm und seine Aussagekraft übertrifft nicht die einer einstündigen morgendlichen Basalsekretionsmessung [41]. Zu zeit- und apparaturaufwendig ist die von Fordtran u. Walsh [20] entwickelte Methode der endogastralen Titration, bei der die Magensekretion durch eine intragastral instillierte Mahlzeit oder Peptonlösung stimuliert wird und physiologische Verhältnisse am besten nachgeahmt werden; dieses Verfahren sollte daher vorzugsweise wissenschaftlichen Untersuchungen vorbehalten bleiben.
Zur Erfolgskontrolle der selektiv proximalen Vagotomie sind der 2-Desoxy-D-glukose-Test [50], die Scheinmahlzeit [51] und der sog. Insulintest vorgeschlagen worden. Beim Insulintest handelt es sich um eine Magensekretionsanalyse, bei der nach einer Basalperiode durch intravenöse Gabe von 0,2 Einheiten Insulin/kg KG eine passagere Hypoglykämie von unter 50 mg/dl erzeugt und damit ein starker Vagusreiz gesetzt werden soll [16, 35, 41]. Eine Vagotomie gilt als komplett, wenn basal weniger als 2 mmol Säure pro h sezerniert werden und die Sekretion nach Insulin um weniger als 1 mmol/h ansteigt. Nimmt die Säuresekretion nach Insulin um 1–5 mmol/h zu, so ist die Vagotomie zwar nicht komplett, jedoch zur Verhütung von Rezidivulcera meist ausreichend. Werte über 5 mmol/h gelten als Indikator einer ungenügenden Vagotomie (positiver Test). Der Nutzen des Insulintests wird leider dadurch eingeschränkt, daß seine Resultate im Laufe des ersten postoperativen Jahres bei vielen Patienten spontan positiv werden [25, 31]. Da bisher zudem unbewiesen bleibt, ob sich die Komplettheit einer Vagotomie überhaupt mit dem Insulinverfahren sicher erfassen läßt, und da der Test wegen der provozierten Neuroglucopenie nicht ungefährlich ist, sollte der Vagotomieerfolg besser mit der konventionellen Magensekretionsanalyse geprüft werden. Eine präoperative Säurebestimmung ist deshalb dringend zu empfehlen. Der PAO-Wert sollte postoperativ um mindestens 50% reduziert sein. Eine solche Kontrolle hat jedoch bestenfalls Informationswert für den Operateur, solange das eigentliche Behandlungsziel – Beschwerde- und Rezidivfreiheit des Patienten – erreicht ist. Beim Rezidivulcus wird allerdings eine Kontrollsekretionsanalyse unerläßlich.

1.2.4 Sondenlose Magensekretionstests

Qualitative Farbstoffverfahren mit Hilfe der „Desmoidpille" und des „Gastrazidtests" sind zwar einfach in der Durchführung, aber wenig aussagekräftig. Die gastrale 99^m-Technetium-Ausscheidung nach Pentagastringabe [54] ist noch nicht ausreichend als verläßlicher Sekretionsparameter geprüft. Die telemetrische pH-Messung (Heidelberger Kapsel) erlaubt nur im positiven Fall eine qualitative Aussage über die Fähigkeit des Magens, Säure zu sezernieren. Sie ist zur Langzeitregistrierung von gastralen Aciditätsverhältnissen und zur endogastralen Titration verwendet worden. Besser als andere sondenlose Parameter scheint der Serumpepsinogenspiegel mit der Säuresekretionskapazität des Magens zu korrelieren [44]. Für die radioimmunologische Bestimmung von Serumpepsinogen gibt es allerdings keinen kommerziellen Testansatz. Die Pepsinogenbestimmung könnte für epidemiologische Studien an Bedeutung gewinnen.

1.3 Wertung

1.3.1 Diagnose des unkomplizierten Ulcus

Zwar weisen etwa 30 bis 50% aller Patienten mit Ulcus duodeni eine basale und stimulierte Hypersekretion auf und ihr PAO-Wert liegt mit durchschnittlich 40 mmol/h etwa doppelt so hoch wie bei Gesunden [2], aber wegen der großen Streuung der Sekretionsraten und ihrer Überlappung mit dem Normbereich ist die Magensekretionsanalyse im Einzelfall bei der Differentialdiagnose dyspeptischer Beschwerden wenig hilfreich. Noch weniger different sind die Sekretionsraten von Normalpersonen und Ulcus-ventriculi-Patienten, bei denen meist eine Normo- oder nur leichte Hypochlorhydrie besteht [2]. Es läßt sich lediglich festhalten, daß ein PAO-Wert unter 15 mmol/h gegen das Vorliegen eines Ulcus duodeni spricht und daß selbst unter Stimulation anacid bleibende Säurewerte (pH stets über 5) beim benignen Ulcus ventriculi selten sind [2, 35]. Zur Differentialdiagnose zwischen benignen und malignen Läsionen darf die Magensaftanalyse natürlich nicht eingesetzt werden.

1.3.2 Diagnose des Zollinger-Ellison-Syndroms (ZES)

Der Nachweis der Säurehypersekretion ist auch heute noch die wichtigste diagnostische Erstmaßnahme: Eine Basalsekretion von mehr als 15 mmol/h beim nicht resezierten, von mehr als 5 mmol/h beim resezierten Magen und – allgemein gesprochen – von mehr als 60% des PAO-

Wertes verstärkt den Verdacht auf das Vorliegen eines ZES [12, 16, 35]. Allerdings weisen nach einigen Studien nur 11% der Patienten mit ZES einen BAO-Wert von über 15 mmol/h auf [27] und nur 70% der Patienten einen BAO-Wert von mehr als 10 mmol/h [56]. Andererseits haben etwa 10% der Patienten mit „normalem" peptischen Ulcus einen BAO-Wert von über 10 mmol/h [56]. In einer Studie sezernierten 6% der Patienten mit regulärem Ulcus-duodeni-Leiden basal sogar mehr als 15 mmol/h [27]. Vier von fünf Patienten mit diesen hohen basalen Sekretionsraten hatten kein ZES [27]. Bei etwa der Hälfte aller ZES-Patienten soll der Quotient von basaler zu stimulierter Sekretion größer als 0,4 sein, dieser Wert wird auch von immerhin 5% der Ulcus-duodeni-Patienten überschritten [56]. Die gesteigerte Magensekretion ist demnach ein wichtiges diagnostisches ZES-Indiz, letzten Endes beweisend ist jedoch erst die Analyse des für das Krankheitsbild verantwortlichen Hormons, also der Nachweis hoher basaler Gastrinspiegel (s. Abschn. 2).

1.3.3 Prognostische Bedeutung der Sekretionsanalyse

Im Einzelfall läßt sich bei Patienten mit stark erhöhten BAO- oder PAO-Werten nicht mit Sicherheit voraussagen, ob sich ein Duodenalulcus entwickeln wird; allerdings ist die Wahrscheinlichkeit der Ulcusentstehung größer als bei normalen Säureverhältnissen (s. a. Abschn. 1.3.1). Besteht ein Ulcusleiden, dann neigen Patienten mit Hyperchlorhydrie häufiger zu Rezidivulcera und zu Komplikationen wie Blutung, Perforation oder Entwicklung einer Pylorusstenose [57]. Patienten mit manifester Komplikation eines Ulcus duodeni weisen eine signifikant höhere Säuresekretion als solche ohne Komplikationen auf [53]. Die Hypersekretion ist bei vielen Patienten mit Ulcus duodeni sehr wahrscheinlich primär (autosomal dominant vererbt), krankheitsverursachend und nicht die Folge des Ulcusleidens [2]. Bei freiwilligen Probanden, deren Magensekretion in der Jugend und fast 30 Jahre später erneut untersucht wurde, hatte sich in der Zwischenzeit ein Ulcus duodeni nur bei denen bemerkbar gemacht, die schon anfangs zur Gruppe der Hypersekretoren gehörten [1]. Ähnliche Befunde erhoben Noris et al. [38]. Auch ein gesteigerter Serumspiegel von Pepsinogen der Gruppe I (offenbar vererbbar) zeigt ein erhöhtes Risiko, Ulcera duodeni zu entwickeln, an [37, 43] (s. auch Abschn. 1.2.4).
Ist beim Ulcus-duodeni-Leiden eine Operation indiziert, bietet die präoperative Säuresekretionsanalyse wenig Hilfe bei der Auswahl des Operationsverfahrens [7]. Es ist z. B. nicht möglich, die Patienten herauszufinden, bei denen die in der Regel zunächst geplante selektiv proximale Vagotomie mit großer Wahrscheinlichkeit zu einer effektiven Säurereduktion führen wird [31].

2 Serumgastrinbestimmung

2.1 Prinzip und praktische Durchführung

Bei klinischem Verdacht auf ZES und entsprechender Hyperchlorhydrie (s. Einleitung und Abschn. 1.3.2) wird Gastrin im Nüchternserum radioimmunologisch bestimmt [14, 15]. Die Vorbedingungen zur morgendlichen Entnahme von 5 ml Nativblut entsprechen denen bei der Magensekretionsanalyse (s. Abschn. 1.2.1). Für die Routinemessung von Serumgastrin ist die Verwendung eines geprüften kommerziellen Radioimmunoassays ausreichend. Eine Genehmigung für den Umgang mit radioaktiven Stoffen ist erforderlich. Die Normalwerte variieren je nach dem verwendeten Antikörper und müssen für jedes Labor erstellt werden. Bei jugendlichen Normalpersonen liegt der Serumgastrinspiegel bei etwa 20–50 pg/ml, mit steigendem Lebensalter und abnehmender Magensekretion können Serumgastrinwerte bis 300 pg/ml gemessen werden. Zur Diagnose eines ZES führen massiv erhöhte Serumgastrinspiegel (über 1 000 pg/ml), bei weniger eindeutig erhöhten Serumspiegeln können sog. Provokationstests weiterhelfen. Diese werden später beschrieben.

2.2 Wertung

Da hier nur die Differentialdiagnose der Hypergastrinämien im Zusammenhang mit gastraler Hypersekretion interessiert (Tabelle 1), brauchen Krankheitsbilder mit Hypergastrinämie infolge Hypo- oder Achlorhydrie nicht berücksichtigt zu werden. Hypergastrinämien infolge Gastrinab-

Tabelle 1. Hypergastrinämie mit gastraler Hypersekretion – Ursachen

Intakter Magen
Ulcus duodeni (antrale G-Zell-Überfunktion)
Pylorusstenose
Zollinger-Ellison-Syndrom
Antrale G-Zell-Hyperplasie
Magen nach Vagotomie
Zollinger-Ellison-Syndrom
Antrale G-Zell-Hyperplasie
Magen nach Resektion
Zollinger-Ellison-Syndrom
Belassener Antrumrest im Duodenalstumpf (B-II-Resektion)
Belassene Antrummanschette mit G-Zell-Hyperplasie (B-I-Resektion)

baustörung bei Niereninsuffizienz, die außerdem häufig mit atrophischer Gastritis verbunden ist [22], oder nach Entfernung größerer Dünndarmabschnitte werden ohnehin richtig interpretiert werden können.

2.2.1 Ulcus duodeni vs. Zollinger-Ellison-Syndrom vs. antrale G-Zell-Hyperplasie

Wie beim Säuresekretionsverhalten (s. Abschn. 1.3.2) gibt es auch bei den Serumgastrinspiegeln eine Grauzone zwischen ZES und regulärem Ulcus duodeni. Nüchterngastrinspiegel höher als 1 000 pg/ml sind beim ZES relativ häufig und praktisch beweisend für das Syndrom [56]. Allerdings kommen Gastrinwerte zwischen 150 und 650 pg/ml bei mehr als 40% der ZES-Patienten vor, und Nüchternwerte bis 250–400 pg/ml sind auch beim Ulcus-duodeni-Patienten nicht selten [56]. Da Gastrinome zwar autonom, jedoch nicht unbedingt gleichmäßig sezernieren, wird man bei Gastrinwerten im Überlappungsbereich (unter 1 000 pg/ml) zunächst den Nüchterngastrinspiegel wiederholt messen. Bleiben Zweifel an der ZES-Diagnose, sollte ein sog. Provokationstest, vorzugsweise der *Secretininjektionstest* [15, 33] durchgeführt werden.
Nach intravenöser Injektion von 2 klinischen Einheiten Karolinska-Secretin pro kg KG in 30 s wird *nur* bei Patienten mit ZES verstärkt Gastrin aus dem Gastrinom innerhalb von 5 min freigesetzt [33] (Abb. 1). Bei Patienten ohne ZES kommt es meist zu einem Gastrinabfall, gelegentlich zu einem geringfügigen Gastrinanstieg. Gastrin wird in 2 basalen Blutproben, sowie 2,5, 5, 10, 20 und 30 min nach Secretininjektion bestimmt [15]. ZES-typische Serumgastrinanstiege sollten bei relativ niedrigen Basalwerten über 100% betragen [12] und absolut über 100–200 pg/ml liegen [13, 33, 56]. Wird lediglich der prozentuale Gastrinanstieg angegeben, ist der Anteil falsch positiver und falsch negativer Ergebnisse größer [49].

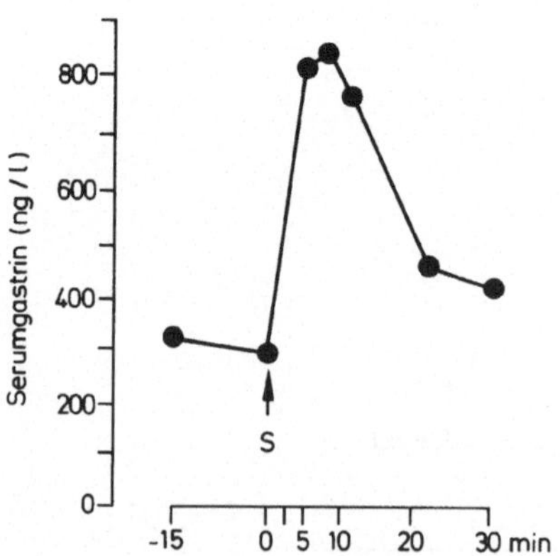

Abb. 1. Typisches Verhalten des Serumgastrins bei einem Patienten mit Zollinger-Ellison-Syndrom. S = i.v. Secretininjektion

Der zeitaufwendigere *Calciumstimulationstest* [40] ist dem Secretintest in der Aussage nicht überlegen. Er führt auch bei Patienten mit hypersekretorischen Hypergastrinämien anderer Ursache als dem ZES zu einem Anstieg der Serumgastrinspiegel. Beim ZES wird jedoch erheblich mehr Gastrin ausgeschüttet (Gastrinanstiege um 400 pg/ml bzw. um 200% des Basalwertes [13, 30, 56]). Bei diesem Test werden über 3 h 5 mg Calcium pro kg KG und Stunde intravenös infundiert. Die deutlichste Wirkung tritt in der 3. Stunde ein. Gleichzeitig steigt die Magensekretion erheblich an. Bei Patienten mit ZES kann es bei gleichzeitiger Magensaftgewinnung zur Elektrolytverarmung kommen. Bei älteren Patienten und vorbestehender Hypercalcämie ist der Test nicht ungefährlich. Man wird bei eindeutigem Sekretintest auf den Calciumstimulationstest verzichten können, ebenso auf den *Glucagontest* (20 µg/kg als intravenösen Bolus). Dieser ist im Prinzip dem Secretintest ähnlich [30]. Es ist bisher nicht erwiesen, daß die Durchführung einer ganzen Batterie von Provokationstests die ZES-Diagnostik verbessert.

Schließlich ist noch der *Gastrinanstieg nach proteinreicher Mahlzeit* (z. B. Beefsteak, Eier, Fleischextrakt) als differentialdiagnostischer Parameter zur Unterscheidung zwischen Zollinger-Ellison-Syndrom (Gastrinom) und G-Zell-Hyperplasie des Antrums vorgeschlagen worden [52]. Allerdings kommt es nicht nur bei dem extrem seltenen Krankheitsbild der antralen G-Zell-Hyperplasie [32] zu einem deutlichen Gastrinanstieg, sondern auch bei Hypergastrinämien anderen Ursprungs, z. B. beim Gastrinom selbst und der seltenen antralen G-Zell-Überfunktion, die sich bei einem Teil der regulären Ulcus-duodeni-Patienten findet [10, 56]. Der Proteinmahlzeit kommt heute in der Differentialdiagnostik der Hypergastrinämien keine Bedeutung mehr zu. Die *antrale G-Zell-Hyperplasie* wird gegenüber dem Zollinger-Ellison-Syndrom abgegrenzt 1) aufgrund des unauffälligen Verhaltens der Serumgastrinwerte im Secretinprovokationstest und 2) durch Auszählung der immunhistologisch dargestellten G-Zellen in Antrumbiopsaten.

Die *Pylorusstenose* als Ursache gemeinsamen Auftretens von Hypergastrinämie und gastraler Hypersekretion wird aufgrund der klinischen Symptomatik (postprandial schwallartiges Erbrechen), des röntgenologischen (Magenentleerungsverzögerung, Hyperperistaltik) und endoskopischen (Deformierung und schlechte Passierbarkeit des Pylorus) Befundes bei unauffälligem Secretinprovokationstest erkannt. Über das Ausmaß der Pylorusobstruktion liefert auch der altbewährte „Saline-load"-Test nützliche Informationen [21]. Dabei werden 750 ml physiologische Kochsalzlösung in den Magen instilliert. Können nach 30 min mehr als 400 ml aspiriert werden, gilt der Test als positiv, d. h. vereinbar mit dem Vorliegen einer operationsbedürftigen Pylorusstenose.

2.2.2 Postoperatives Rezidivulcus

Ein gastrinproduzierender Tumor soll für etwa 3–5% aller Rezidivulcera nach adäquater chirurgischer Therapie verantwortlich sein, weshalb die Abgrenzung des ZES gegen andere Ursachen des postoperativen Rezidivulcus besonderes Gewicht erhält.

2.2.2.1 Nach Vagotomie

Da es nach effizienter Vagotomie in der Regel zur reaktiven Hypergastrinämie kommt (Fortfall der „Säurebremse"), ist die Serumgastrinbestimmung nur sinnvoll, wenn die Magensekretionsanalyse einen BAO-Wert von über 2 und einen MAO-Wert von über 10 mmol/h ergibt. Besteht dabei gleichzeitig eine Hypergastrinämie, könnte ein ZES oder eine antrale G-Zell-Hyperplasie (nach Vagotomie offenbar weniger selten) zugrundeliegen. Durch die Provokationstests (s. Abschn. 2.2.1) sollte eine Differenzierung gelingen. Zum Nachweis der G-Zell-Hyperplasie wäre auch die Bestimmung der G-Zell-Dichte im Antrum wünschenswert, wobei allerdings offenbleibt, wie zuverlässig sich diese im Knipsbiopsiematerial durchführen läßt [26].

2.2.2.2 Nach Resektion

Bei Hyperchlorhydrie von mehr als 5 mmol/h (unter Stimulationsbedingungen) und Hypergastrinämie muß nach Magenresektion unterschieden werden zwischen ZES und inkompletter Antrektomie, d.h. einem retinierten Antrumrest in der zuführenden Schlinge nach Billroth-II-Operation oder einer verbliebenen Antrummanschette mit G-Zell-Hyperplasie im Anastomosenbereich nach Billroth-I-Resektion. Auch hierbei sollte der Secretininjektionstest die Differenzierung ermöglichen (s. Abschn. 2.2.1). Im Zweifelsfalle wäre nach Billroth-I-Resektion der immunhistologische Nachweis von G-Zellen in Anastomosenschleimhautbiopsien mit Versuch der Quantifizierung sinnvoll [12]. Zum szintigraphischen Nachweis eines am Duodenalstumpf belassenen Antrumrests nach Billroth-II-Operation ist 99^{m}-Technetium versucht worden. In jedem Fall von retiniertem Antrumrest soll der Bombesintest eindeutig positiv sein: Unter intravenöser Infusion von 15 ng Bombesin pro kg KG und Minute über 90 min kommt es zu einem Anstieg des Serumgastrins um ca. 250% [4]. Die Erfahrungen mit diesem Test sind noch beschränkt, vermutlich deshalb, weil Patienten mit am Duodenalstumpf belassenem Antrumrest bei der heutigen Operationstechnik kaum noch gesehen werden. Wird durch die vorstehend aufgeführten Untersuchungen der Verdacht auf das Vorliegen eines belassenen Antrumrests bestärkt, ist der histologische Nachweis von Antrumschleimhaut in endoskopisch gewonnenen Duodenalstumpfbiopsaten anzustreben.

2.2.3 Ergänzende ZES-Diagnostik

Erscheint die ZES-Diagnose gesichert und ergibt sich kein Hinweis auf Lebermetastasen, kann neben den üblichen internistischen Verfahren auch die percutane transhepatische Katheterisierung der Vena lienalis und Vena mesenterica superior mit Gastrinbestimmung in diversen Katheterpositionen zur Lokalisation des Gastrinoms eingesetzt werden [9]. Ziel dieser sehr aufwendigen Untersuchung wäre festzustellen, ob der seltene Fall eines solitären Gastrinoms ohne Metastasen vorliegt, der eine kurative Resektion zuließe [9]. Mit diesem diagnostischen Anspruch ist das Verfahren jedoch meist überfordert [39].

Sinnvoll ist hingegen bei jedem Verdacht auf ZES die Serumcalcium- und gegebenenfalls Parathormonbestimmung, insbesondere bei anamnestisch angegebener Urolithiasis, da sich im Rahmen einer multiplen endokrinen Adenomatose vom Typ I (Wermer-Syndrom) die Kombination von Nebenschilddrüsenadenom und Gastrinom gehäuft findet. Beim alleinigen primären Hyperparathyreoidismus besteht meist keine Erhöhung der Serumgastrinspiegel, wohl aber eine gesteigerte Magensekretion und eine Häufung von Ulcera duodeni [3].

Nicht hilfreich in der ZES-Diagnostik ist die Bestimmung des pankreatischen Polypeptids (PP) im Serum, da weniger als ein Fünftel aller ZES-Patienten einen erhöhten Spiegel dieses Tumormarkers aufweisen [45].

3 Bestimmung der gastralen Schleimsekretion, Zellabschilferung und Schleimhautdurchblutung

Unter den schleimstabilisierenden Sialinsäuren ist die N-Acetylneuraminsäure (NANA) beim Menschen die wichtigste. Die Messung der gastralen Produktion NANA-haltiger Glykoproteine [16] verdient Aufmerksamkeit, seitdem bekannt ist, daß Ulcus-ventriculi-Patienten zu geringe Mengen dieser protektiv wirksamen Substanzen sezernieren [17, 18]. Gleichzeitig mit einer unzureichenden Sekretion von Schleimglykoproteinen ließ sich bei Patienten mit Magengeschwür eine deutlich gesteigerte Desquamationsrate an Magenepithelzellen feststellen [18]. Neben pathogenetisch relevanten Daten können diese Untersuchungen Hinweise liefern auf mögliche Wirkungsmechanismen „cytoprotektiv" wirksamer Substanzen, z. B. der Prostaglandine [19] und des Ulcustherapeuticums Carbenoxolon [17]. Für die Routinediagnostik sind diese Verfahren natürlich nicht erforderlich.

Dies gilt insbesondere auch für die Messung der Schleimhautdurchblutung. Die Ergebnisse sind – z. B. beim Ulcus duodeni – nicht immer einheitlich, die von verschiedenen Autoren verwandten Methoden außerordentlich diffizil und komplex. Mit einer modifizierten Neutralrotmethode

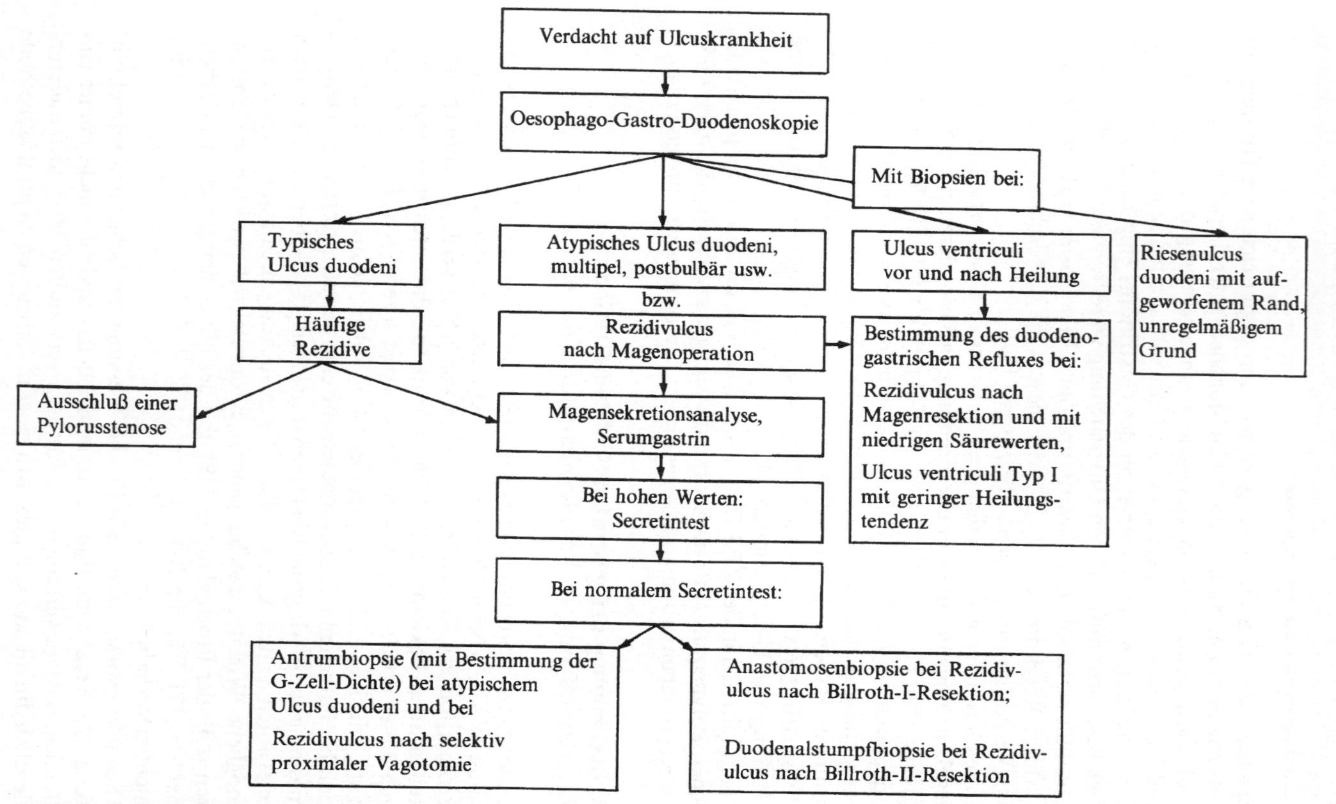

Abb. 2. Funktionstests in der Diagnostik der peptischen Ulcuskrankheit

hat man nachweisen können, daß Ulcus-duodeni-Patienten in jedem einzelnen Falle mehr Säure im Verhältnis zur Schleimhautdurchblutung produzieren als Gesunde [28].

4 Motilitätstests

Zwar gibt es einige pathophysiologisch interessante Motilitätsanomalien des Magens bei Patienten mit Ulcus duodeni (z. B. rasche Entleerung von Flüssigkeiten – häufig verstärkt nach selektiv-proximaler Vagotomie [20, 48]) bzw. Ulcus ventriculi, z. B. verlangsamte Entleerung fester Nahrungsbestandteile [34], jedoch haben Motilitätstests bisher keine diagnostische Relevanz erlangt [46]. Die klinisch bedeutsame Magenausgangsstenose mit Retentionsmagen wird, abgesehen vom erhöhten Nüchternvolumen bei der Magensekretionsanalyse (s. Abschn. 1.2.1), sicherer mit endoskopisch-radiologischen Methoden erfaßt.
Für die Abschätzung des duodenogastrischen Refluxes gibt es bisher kein routinemäßig einsetzbares und zugleich quantitativ zuverlässiges Verfahren [6]. Vielversprechend sind erste Untersuchungen mit 99^{m}Tc-Hepato-BIDA [5, 36]. Die Refluxprüfung wäre grundsätzlich zu empfehlen (1) nach Magenresektion, wenn trotz niedriger Säurewerte Rezidivulcera, z. B. im Anastomosenbereich, auftreten, und (2) bei Patienten mit einem Typ I (pylorusferner Sitz) des Ulcus ventriculi [42], das auch nach etwa 8 Wochen konservativer Therapie nicht abheilt. Während beim Ulcus ventriculi anderer Lokalisation die pathogenetische Rolle des duodenogastrischen Refluxes noch unbewiesen ist [47], könnte bei Typ-I-Patienten ein verstärkter und klinisch relevanter Reflux vorliegen [34] und die Gabe von Medikamenten sinnvoll sein, welche die Antrumperistaltik steigern, wie Metoclopramid (z. B. Paspertin) oder Domperidon (Motilium), und die Gallensäuren binden können, wie aluminiumhydroxidhaltige Antacida.

5 Praktische Durchführung der Diagnostik

In Abb. 2 ist das diagnostische Procedere beim peptischen Ulcus in einem Flußdiagramm vereinfacht zusammengefaßt.

Literatur

1. Baron, J.H.: Gastric secretion in relation to subsequent duodenal ulcer and familial history. Gut *3*, 158–161 (1962)
2. Baron, J.H.: The clinical use of gastric function tests. Scand. J. Gastroenterol. [Suppl. 6] *5*, 9–46 (1970)

3. Barreras, R.F.: Calcium and gastric secretion. Gastroenterology *64*, 1168–1184 (1973)
4. Basso, N., Lezoche, E., Ciri, S., Percoco, M., Speranza, V.: Acid and gastrin levels after bombesin and calcium infusion in patients with incomplete antrectomy. Am. J. Dig. Dis. *22*, 125–128 (1977)
5. Blum, A.L.: Duodenaler Reflux: Rolle des gastro-duodenalen Übergangs. In: Gastrointestinale Motilitätsstörungen: Pathophysiologische und klinische Aspekte. Demling, L., Strunz, U., Domschke, W. (Hrsg.), S. 111–115. Braunschweig: Borek 1979
6. Blum, A.L., Siewert, R.: Pathogenetische Bedeutung der Motilitätsstörungen von Magen und Pylorus. Leber Magen Darm *8*, 184–190 (1978)
7. Boulos, P.B., Whitfield, P.F., Hobsley, M.: Should the choice of operation for duodenal ulcer depend on preoperative gastric secretion. Gut *21*, A924 (1980)
8. Brunner, H., Grabner, G.: Subjektive Verträglichkeit des Pentagastrintests. Leber Magen Darm *8*, 165–169 (1978)
9. Burchardt, F., Stage, J.G., Stadil, F., Jensen, L.I., Fischermann, K.: Localization of gastrinomas by transhepatic portal venous catheterization and gastrin assay. Gastroenterology *77*, 444–450 (1979)
10. Byrnes, D.J., Lam, S.K., Sircus, W.: The relation between functioning parietal cell masses in two groups of duodenal ulcer patients. Clin. Sci. *50*, 375–383 (1976)
11. Classen, M., Domschke, W.: Diagnostik von Magenerkrankungen – Prüfung der sekretorischen Funktion. In: Magen, Handbuch der Inneren Medizin III/2, 5. Auflage. Demling, L. (Hrsg.), S. 161–182. Berlin-Heidelberg-New York: Springer 1974
12. Creutzfeldt, W., Arnold, R.: Endokrine Tumoren des Pankreas. Internist (Berlin) *20*, 382–391 (1979)
13. Deveney, C.W., Deveney, K.S., Jaffe, B.M., Jones, R.S., Way, L.W.: Use of calcium and secretin in the diagnosis of gastrinoma (Zollinger-Ellison syndrome). Ann. Intern. Med. *87*, 680–686 (1977)
14. Domschke, S., Domschke, W.: Radioimmunologische Bestimmungsverfahren. In: Diagnostik in der Gastroenterologie. Domschke, W., Koch, H. (Hrsg.), S. 320–322. Stuttgart: Thieme 1979
15. Domschke, S., Domschke, W.: Gastrinbestimmung. In: Diagnostik in der Gastroenterologie. Domschke, W., Koch, H. (Hrsg.), S. 322–323. Stuttgart: Thieme 1979
16. Domschke, W., Domschke, S.: Magensekretionsanalyse. In: Diagnostik in der Gastroenterologie. Domschke, W., Koch, H. (Hrsg.), S. 193–200. Stuttgart: Thieme 1979
17. Domschke, W., Domschke, S., Classen, M., Demling, L.: Some properties of mucus in patients with gastric ulcer. Effect of treatment with carbenoxolone sodium. Scand. J. Gastroenterol. *7*, 647–651 (1972)
18. Domschke, W., Domschke, S., Hagel, J., Demling, L., Croft, D.N.: Gastric epithelial cell turnover, mucus production, and healing of gastric ulcers with carbenoxolone. Gut *18*, 817–820 (1977)
19. Domschke, W., Domschke, S., Hornig, D., Demling, L.: Prostaglandin-stimulated gastric mucus secretion in man. Acta Hepato-Gastroenterol. *25*, 292–294 (1978)
20. Fordtran, J.S., Walsh, J.H.: Gastric acid secretion rate and buffer content of the stomach after eating. Results in normal subjects and in patients with duodenal ulcer. J. clin. Invest. *52*, 645–657 (1973)
21. Güller, R.: Magenentleerung. Z. Gastroent. *15*, 185–191 (1977)
22. Hällgren, R., Landelius, J., Fjellström, K.-E., Lundqvist, G.: Gastric acid secretion in uraemia and circulating levels of gastrin, somatostatin and pancreatic polypeptide. Gut *20*, 763–768 (1979)
23. Howe, C.T., Spence, M.P.: Pyloric stenosis on adults. Postgrad. Med. J. *36*, 743–748 (1960)
24. Isenberg, J., Walsh, J.H., Passaro, E., Moore, E.W., Grossman, M.I.: Unusual effects of secretin on serum gastrin, serum calcium and gastric acid secretion in patients with Zollinger-Ellison syndrome. Gastroenterology *62*, 626–631 (1972)

25. Johnston, D., Wilkinson, A.R., Humphrey, S.C., Smith, R.B., Goligher, J.C., Kragelund, E., Amdrup, E.: Effect of highly selective vagotomy on basal and pentagastrin stimulated maximal acid output. Gastroenterology *64*, 1–21 (1973)
26. Keuppens, F., Willems, G., DeGraef, J., Woussen-Colle, M.C.: Antral gastrin cell hyperplasia in patients with peptic ulcer. Ann. Surg. *191*, 276–281 (1980)
27. Kirkpatrick, P.M., Hirschowitz, B.I.: Duodenal ulcer with unexplained marked basal gastric acid hypersecretion. Gastroenterology *79*, 4–10 (1980)
28. Knight, S.E., McIsaac, R.L., Fielding, L.P.: The effect of highly selective vagotomy on the relationship between gastric mucosal blood flow and acid secretion in man. Br. J. Surg. *65*, 721–723 (1978)
29. Konturek, S.J., Lankosz, J.: The pentapeptide infusion test. Scand. J. Gastroent. *2*, 112–117 (1967)
30. Lamers, C.B.H., Van Tongeren, J.H.M.: Comparative study of the value of calcium, secretin, and meal stimulated increase in serum gastrin to the diagnosis of the Zollinger-Ellison syndrome. Gut *18*, 128–134 (1977)
31. Liavag, I., Roland, M.: A seven-year follow-up of proximal gastric vagotomy. Scand. J. Gastroent. *14*, 409–416 (1979)
32. McCarthy, D.M.: The place of surgery in the Zollinger-Ellison syndrome. N. Eng. J. Med. *302*, 1344–1347 (1980)
33. McGuigan, J.E., Wolfe, M.M.: Secretin injection test in the diagnosis of gastrinoma. Gastroenterology *79*, 1324–1331 (1980)
34. Miller, L.J., Malagelada, J.R., Longstreth, G.F., Go, V.L.W.: Dysfunction of the stomach with peptic ulceration. Dig. Dis. *25*, 857–864 (1980)
35. Mullens, J.E.: Clinical usefulness of gastric acidity studies. Can. J. Surg. *18*, 314–319 (1975)
36. Nicolai, J.J., Silberbusch, J., van Roon, F., Schopman, W., v.d. Berg, J.W.O.: A simple method for the quantification of biliary reflux. Scand. J. Gastroent. *15*, 775–780 (1980)
37. Niederman, J.C., Spiro, H.M., Sheldon, W.H.: Blood pepsin as marker of susceptibility to duodenal ulcer disease. Arch. environment. Health *8*, 540–546 (1964)
38. Novis, B.H., Marks, I.M., Bank, S., Sloan, A.W.: The relation between gastric acid secretion and body habitus, blood groups, smoking and subsequent development of dyspepsia and duodenal ulcer. Gut *14*, 107–112 (1973)
39. Passaro, E.: Localization of pancreatic endocrine tumors by selective portal vein catheterization and radioimmunoassay. Gastroenterology *77*, 806–807 (1979)
40. Passaro, E., Basso, N., Walsh, J.H.: Calcium challenge in the Zollinger-Ellison syndrome. Surgery *72*, 60–67 (1972)
41. Piper, D.W.: Tests of gastric function. Clin. Gastroenterol. *7*, 247–276 (1978)
42. Rothemund, M.: Duodenogastraler Reflux. Z. Gastroent. *15*, 192–201 (1977)
43. Rotter, J.I., Petersen, G., Samloff, I.M., McConnell, R.B., Ellis, A., Spence, M., Rimoin, D.L.: Genetic heterogeneity of hyperpepsinogenemic I and normopepsinogenemic I duodenal ulcer disease. Ann. Intern. Med. *91*, 372–377 (1979)
44. Samloff, I.M., Secrist, D.M., Passaro, E.: Serum group 1 pepsinogen levels and the relationship to gastric secretion in patients with and without recurrent ulcer. Gastroenterology *70*, 309–313 (1976)
45. Schwartz, T.W.: Pancreatic-polypeptide (PP) and endocrine tumours of the pancreas. Scand. J. Gastroent. [Suppl. 53]*14*, 93–100 (1979)
46. Siewert, J.R., Blum, A.L.: Symposium: Gastrointestinale Motilität – methodische Probleme, klinische Relevanz. Z. Gastroent. *15*, 156–221 (1977)
47. Sonnenberg, A., Weber, K., Koelz, H.R., Stuby, K., Blum, A.L.: Haemolytic activity in gastric and duodenal juice. Acta Hepato-gastroenterol. *25*, 459–462 (1978)
49. Stage, J.G., Stadil, F.: The clinical diagnosis of the Zollinger-Ellison syndrome. Scand. J. Gastroent. *14*, suppl. 53, 79–91 (1979)

50. Stalder, G.A., Schultheiss, H.R., Allgöwer, M.: Use of 2-deoxy-D-glucose for testing completeness of vagotomy in man. Gastroenterology *63*, 552–556 (1972)
51. Stenquist, B., Olbe, L.: Acid response to sham feeding. Scand. J. Gastroent. [Suppl. 63] *15*, 105–107 (1980)
52. Straus, E.: Radioimmunoassay of gastrointestinal hormones. Gastroenterology *74*, 141–152 (1978)
53. Sun, D.C.H., Roth, J.L.A.: Tests employed in analysis of the stomach contents and their clinical application. In: Gastroenterology, Band 1, 3. Auflage. Bockus, H.L. (Hrsg.). S. 419–453. Philadelphia: Saunders 1974
54. Taylor, T.V., Holt, S., McLoughlin, G.P., Heading, R.C.: A single scan technique for estimating acid output. Gastroenterology *77*, 1241–1244 (1979)
55. Thompson, J.C.: Clinical and scientific aspects of the Zollinger-Ellison syndrome. In: Gut Peptides. Miyoshi, A. (Hrsg.). S. 313–321. Amsterdam-New York-Oxford: Elsevier-North Holland Biomedical Press 1979
56. Walsh, J.H., Lam, S.K.: Physiology and pathology of gastrin. Clin. Gastroenterol. *9*, 567–592 (1980)
57. Wormsley, K.G., Grossman, M.I.: Maximal histalog test in control subjects and patients with peptic ulcer. Gut *6*, 427–435 (1965)

Kapitel 37

Konsequenzen

A. L. BLUM und J. R. SIEWERT

In Kap. 34 wird die Endoskopie durch einen erfahrenen Endoskopiker, in Kap. 35 die Radiologie durch einen erfahrenen Radiologen als zuverlässige Methode zur Ulcusdiagnose dargestellt. Im folgenden wird die Frage diskutiert, welcher der beiden Methoden – wenn überhaupt – der Vorzug zu geben ist.

Zunächst sei festgehalten: Mit beiden Methoden ist es möglich, Magenulcera von Magenmalignomen und Bulbusnarben von floriden Ulcera zu unterscheiden. Bei optimaler Durchführung liegt der Unterschied zwischen Radiologie und Endoskopie in der Leichtigkeit, mit der diese Unterscheidung gelingt. Die Endoskopie ist als rasche und technisch recht einfache Routinemethode im Hinblick auf solche Fragestellungen entwickelt worden: Die minutiöse Beurteilung der Schleimhautoberfläche und die Möglichkeit zur gezielten Entnahme multipler Biopsien im Falle eines Malignomverdachtes sind ihre Stärken. Umgekehrt ermöglicht die Fiberendoskopie eine exakte Erfassung der Schleimhaut des oberen Gastrointestinaltrakts. Falschnegative und falschpositive Resultate sind mit der Endoskopie viel seltener als mit der konventionellen Radiologie. Wenn die Radiologie Fragestellungen der oben erwähnten Art zuverlässig in Angriff nehmen will, muß sie sich aufwendiger, zeitraubender und schwieriger Doppelkontrastmethoden bedienen, die sich z. Z. noch keiner weiten Verbreitung erfreuen. Wenn somit gezielte Fragen nach der Aktivität und Dignität eines Ulcus gestellt werden, ist die Endoskopie der Radiologie überlegen.

Die meisten Patienten werden allerdings nicht mit derart gezielten Fragestellungen zur Untersuchung geschickt. Häufiger lautet die Frage: „Handelt es sich überhaupt um ein organisches Leiden oder liegt eine organisch nicht faßbare Funktionsstörung vor?", oder: „Handelt es sich um eine peptische Läsion oder um ein anderes Leiden, z. B. Gallensteine?" In solchen Fällen hat die Radiologie einige Vorteile zu bieten. Bei der radiologischen Untersuchung des Magens können abnorme Verkalkungen im

Bauchraum sowie Skeleterkrankungen miterfaßt werden, und kaum ein Radiologe läßt sich vor der Untersuchung des Magens einen Blick auf die Thoraxorgane entgehen.

Insgesamt ziehen wir in jedem Fall von Ulcusverdacht die Endoskopie der Radiologie vor. Eine radiologische Untersuchung im Anschluß an die Endoskopie führen wir bei Verdacht auf Magenretention oder submucöse Infiltration der Magenwand, bei Impressionen der Magenwand und bei unklaren topographischen Verhältnissen (Hernien, Kaskaden, Inversionen) durch.

An Orten, wo die Durchführung einer Fiberendoskopie mit praktischen Schwierigkeiten verbunden ist, z. B. mit der Reise des Patienten in eine andere Stadt, wird die Indikation begreiflicherweise zurückhaltend gestellt. Auch unter solchen Umständen empfiehlt sich die Endoskopie in allen Fällen von radiologisch diagnostizierten Ulcera ventriculi, bei radiologisch nicht eindeutigen Befunden im Bulbus duodeni, z. B. im Falle von Schwierigkeiten bei der Unterscheidung zwischen Bulbusnarben und floridem Ulcus duodeni, sowie beim klinischen Verdacht, daß neben der Ulcuskrankheit auch eine Oesophagitis vorliegt.

Bei der Diagnostik von *Blutungsquellen* ist selbstverständlich nur eine endoskopische Untersuchung angezeigt, eine radiologische Untersuchung unter Verwendung oraler Kontrastmittel ist hier obsolet.

Die in Kapitel 36 besprochenen *Funktionstests* haben heute in der klinischen Routine ihren festen, wenn auch eingeschränkten Platz. Sie sind in erster Linie indiziert bei Verdacht auf seltene Syndrome, wie Zollinger-Ellison-Syndrom und antrale G-Zell-Hyperplasie. Sie eignen sich ferner zur Durchführung von postoperativen Erfolgskontrollen. Wünschbar wäre ein einfacher Funktionstest, der beim einzelnen Patienten zur Wahl einer optimalen, differenzierten, dem Einzelfall angepaßten medikamentösen oder chirurgischen Therapie herangezogen werden könnte. Ein solcher Test ist heute leider nicht bekannt.

Praktische Therapie des unkomplizierten Ulcus

Kapitel 38

Problemstellung

J. R. Siewert und A. L. Blum

Die wichtigste ärztliche Leistung im Rahmen der praktischen Therapie ist die Indikationsstellung. Eine Voraussetzung für diesen Entscheidungsprozeß ist die Sicherung der Diagnose und die Formulierung des Therapieziels. Eine Ulcusheilung und Beschwerdefreiheit stellen das Idealziel dar. In der Praxis muß man sich aber oft mit Teilerfolgen begnügen. Über die Indikation zur konservativen Therapie ist an sich nicht viel zu sagen. Jeder Ulcuskranke wird zunächst konservativ behandelt. Je invasiver allerdings die konservative Therapie ist – Cimetidin ist ein Beispiel für eine relativ invasive Therapie – um so wichtiger werden auch für den Internisten die Fragen der Indikationsstellung. Ist schon beim ersten Ulcusschub ein H_2-Receptorblocker indiziert? Wann ist eine konservative Therapie als erfolglos anzusehen? Wann spätestens muß die Indikation zu einer chirurgischen Therapie erfolgen.

> Eine *chirurgische Indikation* bedeutet, unter Berücksichtigung der individuellen Eigenschaften des Patienten und seiner Erkrankung zum rechten Zeitpunkt und am *rechten* Ort die geeignete Form des Eingriffs zu bestimmen.

Auslösend für derartige Überlegungen ist der Leidensdruck des Patienten. Wie aber ist dieses subjektive Schmerzerlebnis zu objektivieren und zu quantifizieren? Der Arzt hat die Aufgabe, den diesem Leidensdruck entspringenden Wunsch nach einer Operation zu kanalisieren. Ob er im Individualfall bremsend oder fördernd eingreifen soll, würde er gern von objektiven Faktoren abhängig machen. Gibt es solche Fakten?

> Die *Verfahrenswahl* – auch sie ist Gegenstand der Indikationsstellung – wird aufgrund pathophysiologischer Überlegungen, aufgrund mitgeteilter unkontrollierter Ergebnisse, am besten aber aufgrund kontrollierter Studien erfolgen.

Im Gegensatz zu den Fakten Patient und Ulcuskrankheit, die nicht oder nur sehr aufwendig in ihrem Wert für die Indikationsstellung in Studien abgeklärt werden können, stehen für die Verfahrenswahl wieder Fakten zur Verfügung. Eine kritische Wertung dieser Fakten ist für die chirurgische Therapie der Ulcuskrankheit von großer Bedeutung.

Kapitel 39

Therapieziele beim peptischen Ulcus

K.-H. HOLTERMÜLLER

1 Einleitung

Die Entscheidung zur Therapie einer Erkrankung beruht im wesentlichen auf der Kenntnis von drei Faktoren:

1. dem natürlichen Krankheitsverlauf,
2. der Effektivität einer gewählten Therapie, diesen Krankheitsverlauf zu ändern, und
3. den Risiken und Kosten der Therapie.

Die Kenntnis des natürlichen Krankheitsverlaufes (vgl. Kapitel: Natürlicher Verlauf der Ulcuskrankheit) erlaubt die Definition der therapeutischen Ziele. Die Wirksamkeit eines Behandlungsverfahrens, den Krankheitsverlauf zu beeinflussen, und die Abwägung der Nebenwirkungen der Behandlung für den Patienten stellen die erforderliche, wissenschaftliche Grundlage für eine Entscheidung zur Behandlung dar.
Schmerzlinderung sowie beschleunigte und vollständige Abheilung des Geschwürs sind die Ziele der Behandlung des „Ulcusleidens". Als Ulcusschub definieren wir das ein- oder mehrmalige zeitlich befristete Auftreten eines Magen- oder Zwölffingerdarmgeschwüres mit einem charakteristischen Schmerzbild. Komplikationen können sich während eines Ulcusschubes manifestieren, doch erfolgt dies sehr selten. Daher wurden Komplikationen bei der Definition des Ulcusschubes nicht berücksichtigt. Objektiv nachgewiesene Ulcera können auch ohne Schmerzen einhergehen („asymptomatisches Ulcus"). Der natürliche Krankheitsverlauf asymptomatischer Ulcusschübe ist bisher nicht bekannt. Da im allgemeinen beim Fehlen klinischer Symptome nicht nach einem Ulcus gesucht wird, wurde das asymptomatische Ulcus in der oben gewählten Definition des Ulcusschubes nicht berücksichtigt.
Im Gegensatz zu dem unter Umständen nur einmal auftretenden Ulcusschub bezeichnet der Begriff „Ulcuskrankheit" Cyclen von Ulcusrezidi-

Tabelle 1. Zielsetzung der medikamentösen Behandlung des Ulcusleidens

Schmerzlinderung Beschleunigung der Ulcusheilung	Therapie des Ulcusschubes
Verhütung von Ulcusrezidiven Verhütung von Ulcuskomplikationen	Therapie der Ulcuskrankheit

ven mit klinischen Symptomen und einer Neigung zur Entwicklung von Komplikationen mit zunehmender Krankheitsdauer. Mehrfach jährlich auftretende Ulcusschübe mit Neigung zur Progredienz charakterisieren also die Ulcuskrankheit. Die Behandlung des Ulcusschubes hat Schmerzstillung und Heilungsbeschleunigung zum Ziel. Die Therapie der Ulcuskrankheit soll Rezidive und Komplikationen verhüten, um so den natürlichen Verlauf des Ulcusleidens günstig zu beeinflussen (Tabelle 1). Die Unterscheidung zwischen „Ulcusschub" und „Ulcuskrankheit" wurde gewählt, um die Zielsetzung der medikamentösen Therapie zu verdeutlichen und dem Arzt die Möglichkeit zu geben, die Wirksamkeit verschiedener Pharmaka in der Behandlung des Ulcusschubes und der Ulcuskrankheit zu vergleichen [30]. Für eine große Zahl von Medikamenten ist bis heute nur ihr Nutzen im Ulcusschub belegt. Eine Beurteilung der Wirksamkeit von Ulcustherapeutica beim Ulcusschub und bei der Ulcuskrankheit erlaubt dem Arzt eine differenziertere Behandlung der Ulcuspatienten.

2 Therapieziele

2.1 Schmerzlinderung

Periodisch sich manifestierende Oberbauchschmerzen, die in einem regelmäßigen und von der Nahrungsaufnahme abhängigen Rhythmus auftreten, und Nachtschmerzen werden als „typische Ulcussymptome" gedeutet [17]. Diese als charakteristisch angesehenen Symptome beweisen jedoch ein Ulcusleiden nicht, und ihr Fehlen schließt ein Ulcus nicht aus [32]. Die diagnostische Wertigkeit des Symptoms Schmerz für das Vorliegen eines Ulcus wird nach den Befunden von Hess et al. [26] von der Lokalisation des Geschwürs, dem Alter des Patienten und von Begleiterkrankungen beeinflußt. Von 289 Ulcuspatienten hatten 89 typische Ulcussymptome, d. h. die Wahrscheinlichkeit, daß Ulcussymptome bei bestehendem Ulcus vorliegen, liegt bei 28% (Sensitivität = 28%). Von 587 Patienten ohne Ulcus hatten 23 ein ulcustypisches Schmerzbild, d. h. die Wahrscheinlichkeit, daß Ulcussymptome fehlen, wenn kein Ulcus vorliegt, liegt bei 96% (Spezifität = 96%) [26]. In dieser Untersuchung konnte weiter gezeigt werden, daß bei jüngeren Patienten typische Ulcussymptome in 26% bei Ulcus ventriculi und in 52% bei Ulcus duodeni vorhanden sind. Bei älteren Patienten (älter als 60 Jahre) und bei Vorliegen von kardialen oder pulmonalen Begleiterkrankungen sank die Incidenz typischer Ulcussymptome auf 10% ab [26].

Selbst wenn neuere Untersuchungen die diagnostische Wertigkeit des Ulcusschmerzes in Frage stellen, so ist eine rasche Schmerzlinderung im akuten Ulcusschub ein wesentliches Ziel der Behandlung. Als Mechanismus des visceralen Ulcusschmerzes wurde lange eine Irritation von in der Magen- und Duodenalwand gelegenen Nervenendigungen durch freigesetzte Salzsäure angenommen. Bonney u. Pickering [6] konnten zeigen, daß das Unterschreiten des pH-Bereiches von 2,2–3,0 beim Ulcus-ventriculi-Patienten und des pH-Bereiches von 1,5–2,5 beim Ulcus-duodeni-Patienten zur Auslösung von Schmerzen führt. Die Instillation von Salzsäure verursachte beim Patienten mit floridem Ulcus Schmerzen, die durch Gabe von Alkali schnell gelindert wurden. In neueren Untersuchungen führten Instillationen von Salz- oder Citronensäure bei Patienten mit aktivem Ulcus duodeni nicht zu einer reproduzierbaren Schmerzauslösung [24]. Diese an einer kleinen Zahl von Patienten erhobenen Befunde stehen damit im Gegensatz zu älteren Ergebnissen und bedürfen einer Bestätigung durch weitere Untersuchungen.

Wenn Ulcusschmerzen durch Säure ausgelöst und unterhalten werden, so sollte eine Verminderung der intragastrischen Wasserstoffionenkonzentration einen schmerzlindernden Effekt haben. Im klinischen Experiment wird einmal die Wirkung eines Medikamentes, z. B. eines Antacidums, auf die Dauer der einzelnen Schmerzepisode geprüft („Sofortwirkung"). Zum anderen wird untersucht, ob durch die Therapie eine Verkürzung des Zeitraumes erreichbar ist, innerhalb dessen ein Patient im Ulcusschub schmerzfrei wird („Langzeitwirkung") [48]. Wurde die schmerzlindernde Wirkung von Antacida bei Patienten mit Ulcera duodeni geprüft (sowohl die Sofortwirkung als auch die Langzeitwirkung), so führte die Gabe von Antacida bzw. Placebo bei 60 bzw. 50% zu einer Schmerzlinderung [59]. In einer weiteren Versuchsserie, in der Antacida oder Placebo alternierend über eine Magensonde instilliert wurden, kam es in 95% nach Antacidagabe, dagegen nur in 43% nach Placebogabe zu einer symptomatischen Besserung [40]. Weitere klinische Studien bei Patienten mit Ulcera ventriculi oder Ulcera duodeni führten zu ähnlich widersprüchlichen Ergebnissen [8, 11, 27, 37, 39, 48, 51]. Faßt man die bisher veröffentlichten Ergebnisse zusammen, so zeigten insgesamt drei Studien, daß eine Neutralisation des Mageninhaltes durch Antacida zu einer raschen Schmerzlinderung führte, während sieben Studien ein negatives Ergebnis erbrachten [29, 31]. Diese diskrepanten Befunde erlauben somit keine Schlußfolgerungen über den Mechanismus der Entstehung von Ulcusschmerzen. Basierend auf diesen Befunden kann allein eine Verminderung der intragastrischen Wasserstoffionenkonzentration nicht ausreichend sein, um den Ulcuspatienten schmerzfrei werden zu lassen.

2.1.1 Objektivierung der Schmerzlinderung

Die Objektivierung des Symptoms Schmerz und die Objektivierung der Beeinflussung dieses Symptoms, also der Nachweis der Schmerzlinderung, erfordert die Beachtung gewisser Kriterien bei der Durchführung klinischer Studien. In allen klinischen Studien wird die Annahme gemacht, daß die untersuchte Patientenpopulation eindeutig definiert ist und daß die Meßmethode so verläßlich ist, daß die Ergebnisse reproduzierbar und auf alle Patienten mit Ulcera übertragbar sind. Um ein Symptom wie Schmerz objektiv beurteilen zu können, ist es nötig, daß mehr als nur ein Untersucher nach vorgegebenen Kriterien die Symptome als „ulcustypisch" einstuft. Das Ausmaß der Übereinstimmung zwischen verschiedenen Untersuchern muß bestimmt werden (Feststellung des "observer error"). Neben der Charakterisierung der Symptome als ulcustypisch muß auch eine Berücksichtigung der Intensität der Ulcusschmerzen durch Einstufung des Schweregrades auf einer Meßskala (z. B. 0–10) erfolgen. In den bisher durchgeführten Studien wurde der "observer error" bei der Beurteilung der schmerzstillenden Wirkung von Ulcusmedikamenten nicht berücksichtigt. Zahlreiche der oben zitierten diskrepanten Ergebnisse in klinischen Studien zur Wirksamkeit von Medikamenten bei der Linderung des Ulcusschmerzes könnten aber auch Folge methodischer Faktoren sein, wie divergierende Methoden zur Ulcusdiagnose (Radiologie-Endoskopie), adjuvante Therapie und Art des eingesetzten Placebopräparates. Die Bedeutung dieser Faktoren soll an einigen Beispielen dargelegt werden. Bei radiologisch diagnostiziertem Ulcus duodeni war Verum einer Placebopräparation in bezug auf die Schmerzlinderung überlegen, vermutlich als Folge der Einbeziehung von sogenannten Pseudoulcerationen [51]. Eine Änderung der adjuvanten Therapie (z. B. die Einschränkung der Menge an täglich getrunkener Milch) führte zu einem signifikanten Unterschied zwischen Placebo und Verum, der zuvor nicht nachweisbar war [39]. Schließlich fand sich kein Unterschied in der Schmerzlinderung, wenn das Placebo Additive, wie Carminativa, enthielten [37, 48, 59], jedoch war Verum dem Placebo in der analgetischen Wirkung überlegen, wenn das Placebopräparat keine Zusatzstoffe enthielt [40]. Diese Hinweise zeigen, welche Bedeutung unter Umständen anscheinend nebensächlichen Faktoren zukommt, wenn die Wirkung von Medikamenten auf ein in seiner Pathogenese ungeklärtes Symptom, wie Ulcusschmerz, geprüft wird.

Die oben erwähnten diskrepanten Ergebnisse wären auch zu erwarten, wenn die untersuchte Patientengruppe ungewöhnlich gut auf Placebo ansprechen würde oder einen großen Teil an therapierefraktären Patienten enthielte. Beide Annahmen hätten zur Folge, daß die Empfindlichkeit des Experimentes stark verringert würde. Dies ist als Typ-II- oder Beta-Fehler bekannt – die Unfähigkeit eines Experimentes, einen Unterschied zwischen Behandlungen aufzuzeigen, wenn ein solcher Unterschied vorliegt. Klinische Studien sollten sowohl Typ-I-Fehler (Gefahr eines falsch-positiven Ergebnisses) und Typ-II-Fehler (Gefahr eines falsch-negativen Ergebnisses) angeben, um darzulegen, wie verläßlich die aus den Ergebnissen abgeleiteten Schlußfolgerungen sind [9, 30].
Der Nachweis, daß die therapeutisch erwünschte Schmerzlinderung Folge der angewandten Therapie ist, wird wesentlich erschwert durch die Placebowirkung *Arzt*. Sarles et al. [52] haben bisher als einzige belegt, daß die Persönlichkeit Arzt entscheidend das Ansprechen eines Patienten auf die Behandlung beeinflußt. Diese Untersuchung zeigte, daß sich bei vier verschiedenen Ärzten, die Placebo (Doppelblindstudie) verordneten, die Dauer der Schmerzsymptomatik nach Placebogabe bei der in sich homogenen Patientengruppe um einen Faktor 4 unterschied [52]. Das Behandlungsergebnis wird also wesentlich von der Persönlichkeit Arzt geprägt sowie von der Erwartung des Patienten, daß die verabreichte Therapie zur Schmerzlinderung führen wird. Von Bedeutung war weiterhin, daß die Placebowirkung Arzt reproduzierbar ist, wie ein zweites Experiment nach 10 Jahren zeigte. Diese Ergebnisse belegen die Wirkung, die die persönliche Beratung des Arztes auf die Beeinflussung von subjektiven Symptomen wie Ulcusschmerz hat.
Die hier angestellten Überlegungen zeigen, wie vielschichtig die Faktoren sind, die zu einer Besserung subjektiver Symptome beitragen können. Die diskrepanten Ergebnisse klinischer Studien sind Folge der Vielzahl dieser Faktoren, die einer Objektivierung entgegenstehen.

2.1.2 Bewertung der Schmerzlinderung

Der Ulcuspatient wünscht vor allem eine Besserung der Schmerzen, die für ihn Ausdruck seiner Erkrankung sind. Schmerzstillung ist daher ein wesentliches Ziel der Ulcustherapie, jedoch muß mit der subjektiven Besserung des Patienten die Abheilung des Geschwürs einhergehen. Eine symptomatische Therapie z. B. mit einem Analgeticum, ohne Beschleunigung der Abheilung, würde den Patienten gefährden, da Komplikationen der Erkrankung wie Blutung, Perforation etc. so lange auftreten können, so lange das Ulcus fortbesteht. Neuere Untersuchungen haben gezeigt, daß Beschwerdefreiheit und Ulcusheilung nicht parallel verlaufen. Diese Diskrepanz zwischen subjektiver Besserung und Fortbestehen des Ulcus wurde sowohl unter Therapie mit Placebo wie auch unter Therapie mit wirksamen Medikamenten beobachtet [3, 11, 12, 18, 49]. Bei ambulanten Patienten mit Ulcera duodeni waren unter einer Behandlung mit Placebo nach zwei Wochen 67% der Patienten schmerzfrei und nach vier Wochen 75%. Die Abheilungsraten dagegen betrugen in demselben Zeitraum 8 bzw. 50%, d.h., trotz fortbestehendem Ulcus duodeni bei mehr als 90% der Patienten waren $^2/_3$ bereits schmerzfrei [11]. Ähnliche Befunde ergaben sich auch bei Patienten mit Ulcera duodeni unter einer Therapie mit Cimetidin. Nach zwei Wochen waren 64% und nach vier Wochen 75% der Patienten schmerzfrei. Die Abheilungsraten dagegen lagen bei 54 bzw. 67%. Interessanterweise ergab eine Fortsetzung der Therapie bis zur 6. Behandlungswoche keine Zunahme mehr in der Zahl schmerzfreier Patienten, obwohl mehr Ulcera abheilten [11]. Für die beiden ersten Behandlungswochen fand sich keine Parallelität zwischen Schmerzlinderung und Ulcusheilung. Schmerzfreiheit des Ulcuspatienten darf also nicht mit einer Abheilung des Geschwürs gleichgesetzt werden. Der Nachweis der Ulcusheilung erfordert eine endoskopische Objektivierung. Diese Dissoziation von Schmerzlinderung und Ulcusheilung wurde sowohl bei Patienten mit Ulcera ventriculi wie auch bei Patienten mit Ulcera duodeni beobachtet [12, 18, 49]. Im allgemeinen werden mehr Patienten mit abgeheiltem Ulcus symptomfrei sein als Patienten mit floridem Ulcus. Die Treffsicherheit aufgrund der Persistenz von Symptomen, eine fehlende Heilung des Ulcus korrekt vorauszusagen, beträgt etwa 70%.

Die bisher durchgeführten klinischen Studien haben gezeigt, daß Ulcuspharmaka in ihrer Wirksamkeit, Ulcusschmerzen zu lindern, Placebo nur wenig überlegen sind. Das Therapieziel, Ulcusschmerzen rasch und zuverlässig zu bessern, wird sich mit einer höheren Effektivität nur erreichen lassen, wenn weitere Faktoren der Pathogenese des Ulcusschmerzes aufgeklärt werden.

2.2 Beschleunigung der Ulcusheilung

2.2.1 Ulcusheilung

Die Tendenz zur Spontanheilung im Ulcusschub ist in zahlreichen klinischen Therapiestudien durch die Ergebnisse der Kontrollgruppe („Placebogruppe") belegt worden (s. Tabelle 2 und Tabelle 3) [2–4, 7, 12, 14–16, 19–21, 25, 27, 34, 36, 38, 39, 42–45, 47, 49, 53–56, 61]. Die Incidenz der Spontanheilung wird dabei, wie aus den beiden Tabellen ersichtlich, wesentlich von geographischen Faktoren beeinflußt. In Deutschland und in der Schweiz liegen die Spontanheilungsraten innerhalb eines Zeitraumes von 4 Wochen zwischen 50 und 70% und blieben in den letzten Jahren konstant [19, 36, 41–43, 47, 53, 55]. Frankreich und die Vereinigten Staa-

Tabelle 2. Vergleich der Häufigkeit der Spontanheilung und der Heilung unter Therapie beim peptischen Ulcusleiden ausgedrückt als Prozent der in 4 Wochen vollständig abgeheilten Ulcera. (Beachte: *NS* = nicht signifikant; in den Studien (1) und (2) wurde die Ulcusheilung nach drei Wochen ermittelt.) Auffallend ist die unterschiedliche Incidenz der Spontanheilung in den verschiedenen Ländern

Medikament	Land	Patienten-zahl	Ulcusheilung in 4 Wochen in Prozent	
			Placebo	Verum
Antacidum	Deutschland	45	73	100
Antacidum	USA	16	50	100
Antacidum	USA	74	45	78
Anticholinergica	Australien (1)	40	25	55
Anticholinergica	USA (2)	30	57	81 (NS)
Carbenoxolon	Deutschland	360	55	70
Carbenoxolon	England	46	27	45
Carbenoxolon	England	34	22	69
Kolloidales Wismut	England	38	21	74
Pirenzepin	Deutschland	36	55	94
Prostaglandine	Belgien-Polen	105	39	63
Sucralfat	Deutschland	28	54	85 (NS)
Sucralfat	USA	215	65	76

Tabelle 3. Vergleich der Häufigkeit der Spontanheilung und der Heilung unter Therapie beim peptischen Ulcusleiden ausgedrückt als Prozent der in 4 Wochen vollständig geheilten Ulcera. (Beachte: *NS* = nicht signifikant; in den mit (1), (2), (5) und (6) gekennzeichneten Studien wurde Cimetidin in einer Dosis von 1200 mg/tgl. gegeben. In der Studie (3) wurden 1000 mg/tgl. oder 1200 mg/tgl. Cimetidin verabreicht. In der mit (4a) gekennzeichneten Studie wurden 800 mg/tgl. oder 1200 mg/tgl. Cimetidin gegeben, weiterhin wurde die Ulcusheilung nach drei Behandlungswochen ermittelt. In allen anderen angeführten Studien wurde Cimetidin in einer Dosis von 1000 mg/tgl. gegeben.) Auffallend ist die unterschiedliche Incidenz der Spontanheilung in den verschiedenen Ländern

Medikament	Land	Patienten-zahl	Ulcusheilung in 4 Wochen in Prozent	
			Placebo	Verum
Cimetidin	Deutschland (1)	67	79	88 (NS)
Cimetidin	Deutschland (2)	39	50	65 (NS)
Cimetidin	Deutschland-Schweiz	78	58	79 (NS)
Cimetidin	England (3)	180	28	61; 70
Cimetidin	Frankreich	140	59	76
Cimetidin	Norwegen	42	60	85 (NS)
Cimetidin	Österreich	91	32	73
Cimetidin	Schottland	40	25	85
Cimetidin	Schweden (4a)	44	17	53; 80
Cimetidin	USA (5)	55	48	57 (NS)
Cimetidin	USA (6)	23	50	63 (NS)

ten von Nordamerika zeigen eine mit Deutschland vergleichbare Abheilungsincidenz [3, 11, 38, 49]. In Australien, England und Österreich liegen die Spontanheilungsraten dagegen nur bei 20–30% [2, 12, 14, 16, 20, 25, 56]. Diese Unterschiede können Folge der Heterogenität der Ulcuserkrankung, unterschiedlicher Patientenbetreuung und unterschiedlicher sozioökonomischer Faktoren sein, die in den einzelnen Ländern den natürlichen Verlauf der Ulcuserkrankung mehr oder weniger beeinflussen. Unter den Umweltfaktoren kommt dem Rauchen eine wesentliche Bedeutung zu. Rauchen verzögert bei Patienten mit Ulcera duodeni und weniger eindeutig belegt bei Patienten mit Ulcera ventriculi die Spontanheilung [13, 59]. Selbst unter medikamentöser Therapie heilen Ulcera duodeni bei Rauchern wesentlich langsamer als bei Nichtrauchern. Rauchen vermindert die Abheilungsrate etwa um die Hälfte im Vergleich zu Nichtrauchern [35]. Für die Ulcusheilung und die Kontrolle der Ulcuskrankheit ist das Einstellen des Rauchens ebenso wichtig wie eine medikamentöse Behandlung.

Der Nachweis eines therapeutischen Effektes von Ulcuspharmaka kann in Gebieten mit hoher Spontanheilung nur erbracht werden, wenn die spontane und die medikamentös induzierte Abheilungsincidenz bereits nach zwei Wochen miteinander verglichen werden (vgl. Tabelle 4). Malchow et al. [43] zeigten, daß unter Placebo nach zwei Wochen 20% der Ulcera duodeni bei stationären Patienten abgeheilt waren. Die Abheilungsrate unter Cimetidin betrug 48% und war signifikant größer. Nach vier Wochen lagen die Abheilungsraten für Placebo bei 79% und für Verum bei 87%. Diese Befunde konnten auch in den Vereinigten Staaten bei

Tabelle 4. Vergleich der Häufigkeit der Spontanheilung beim peptischen Ulcusleiden nach 2 und 4 Wochen. In den Ländern mit hoher Spontanheilung läßt sich ein statistisch signifikanter Unterschied zur Wirkung von Verum auf die Ulcusheilung nur nach 2 Wochen nachweisen (*NS* = nicht signifikant)

Autor	Behandlungsdauer	Prozent vollständig geheilter Ulcera		Signifikanz
		Placebo	Verum	
Binder et al. [3]	2 Wochen	26	46	$p<0{,}05$
Binder et al. [3]	4 Wochen	48	57	NS
Collen et al. [11]	2 Wochen	8	54	$p<0{,}05$
Collen et al. [11]	4 Wochen	50	63	NS
Hentschel et al. [25]	2 Wochen	15	45	$p<0{,}01$
Hentschel et al. [25]	4 Wochen	32	73	$p<0{,}001$
Malchow et al. [43]	2 Wochen	20	48	$p<0{,}05$
Malchow et al. [43]	4 Wochen	79	87	NS

ambulanten Patienten mit Ulcera duodeni belegt werden (s. Tabelle 4) [3, 11]. In Österreich mit niedriger Spontanheilungstendenz war die Zahl der unter Therapie abgeheilten Ulcera sowohl nach zwei wie auch nach vier Wochen höher als in der Placebogruppe [25]. Der Nachweis der Wirksamkeit eines Medikamentes bei der Beschleunigung der Ulcusheilung wird sich in Deutschland und in der Schweiz nur in den beiden ersten Behandlungswochen führen lassen. Aufgrund dieser Ergebnisse (s. Tabelle 4) muß man annehmen, daß in Ländern mit hoher Spontanheilung eine medikamentöse Ulcustherapie nur im Frühstadium des Ulcusschubes die Abheilung wesentlich beschleunigt. Bisher ist die Frage unbeantwortet, ob z. B. in Deutschland eine Initiierung des Heilungsprozesses durch eine kurzfristige Therapie (z. B. zwei Wochen) dieselben Abheilungsraten wie z. B. eine vier- oder sechswöchige Therapie erbringt.
Die Dauer des Heilungsprozesses hängt auch von der Größe der Ulcera ab [11, 53, 60]. Kleinere Ulcera heilen schneller ab als größere. So heilten z. B. 70% aller Magengeschwüre mit einer Größe von 6 mm in drei Wochen vollständig ab, während im gleichen Zeitraum nur 18% aller Ulcera ventriculi mit einer Größe von 20 mm abheilten [60]. Es ist bekannt, daß Rezidivulcera im allgemeinen schneller abheilen als das Indexulcus. Dieser Unterschied in der Abheilungsrate ist nicht die Folge einer unterschiedlichen Größe zwischen Indexulcus und Rezidivulcus [22]. Bei Patienten mit Ulcera ventriculi wird die Häufigkeit der Abheilung nicht durch die Lokalisation des Ulcus, das Alter des Patienten oder das gleichzeitige Vorhandensein von Ulcera duodeni beeinflußt [60].

2.2.2 Objektivierung der Ulcusheilung

Neben der Schmerzlinderung ist die Beschleunigung der Ulcusheilung ein weiteres Ziel der Therapie des Ulcusschubes. Zur Objektivierung der Ulcusheilung sollte ausschließlich die Endoskopie verwendet werden. Bei der Bestimmung der Ulcusgröße wird jedoch im allgemeinen die intra- und interindividuelle Schwankung bei der endoskopischen Messung des Ulcus nicht angegeben. Scheurer et al. [53] haben in ihrer Studie zur „Spontanheilung" des peptischen Ulcus eine mittlere Varianz von 13% bei der endoskopischen Größenbestimmung mitgeteilt. In dieser Untersuchung wurde die Varianz nicht nach Ulcusgröße und Ulcuslokalisation aufgeschlüsselt, so daß z. B. bei der Messung von großen Ulcera im Duodenum der "observer error" erheblich größer sein könnte. Falls bei der endoskopischen Erfassung der Ulcusgröße zwischen den Untersuchern Abweichungen bestehen, wird die Umwandlung der linearen Größe in eine Flächengröße die Ungenauigkeit der Angaben noch verstärken. Diese theoretischen Überlegungen weisen darauf hin, daß die Anwendung der

Endoskopie allein noch nicht die Gewähr für ein objektives „Meßverfahren“ bietet [28]. In Untersuchungen, in denen die Reproduzierbarkeit endoskopischer Messungen der Fläche von künstlichen Ulcera an einem Phantom bestimmt wurde, ergaben 80% der Messungen eine Unterschätzung der tatsächlichen Ulcusgröße: die mittlere Unterschätzung (± Standardabweichung) betrug 29±40% [58]. Die größte und die kleinste Einschätzung desselben Geschwürs von seiten verschiedener Endoskopiker unterschied sich um einen Faktor von 4,5±3,8 [58]. In einer Gruppe von künstlichen Ulcera identischer Größe schwankte die Angabe des Endoskopikers um mehr als das Zweifache. Dies zeigt, daß nicht nur die absolute Größenangabe ungenau war, sondern auch, daß die einzelnen Untersucher in ihren Schätzungen erhebliche Abweichungen aufwiesen. Aufgrund dieser Befunde sind Messungen der Ulcusgröße als ungenau und nicht reproduzierbar anzusehen [58]. Daraus folgt, daß Änderungen der Ulcusgröße nicht zur Beurteilung der therapeutischen Wirksamkeit von Ulcusmedikamenten herangezogen werden sollten. Kriterium der Ulcusheilung sollte immer nur die vollständige Abheilung in einem vorgegebenen Zeitraum sein. Neuere Techniken der Bestimmung der Ulcusgröße durch aufwendige elektronische Verfahren unter Zuhilfenahme einer in die Ulcusebene eingebrachten Referenzmeßfläche können unter Umständen die Bestimmung der Ulcusfläche verbessern [10]. Die Erfahrungen mit diesem System sind jedoch zum jetzigen Zeitpunkt noch gering. Aufgrund der großen Tendenz der Ulcera zur Spontanheilung werden sich relevante Unterschiede in der Wirksamkeit von Placebo und Verum, die Ulcusheilung zu beschleunigen, vorwiegend in den beiden ersten Wochen nach Therapiebeginn nachweisen lassen, kaum jedoch zu einem späteren Zeitpunkt (s. Tabelle 4).

Die Beurteilung der vollständigen Abheilung kann schwierig sein, da das makroskopische Aussehen am Ort des Geschwürs (fortdauernde Duodenitis, Erosionen, rote Narbe, weiße Narbe) häufig unterschiedlich interpretiert wird und damit die Bewertung einer vollständigen Ulcusheilung unterschiedlich ist. Divergierende Definitionen der vollständigen Abheilung in neueren Therapiestudien durch dieselbe Arbeitsgruppe [33, 49] bei Patienten mit Ulcera duodeni weisen nachdrücklich auf diese Problematik hin und verdeutlichen die Notwendigkeit einer klaren Definition der Ulcusheilung. Als vollständige Ulcusheilung bezeichnen wir die Deckung des epithelialen Defektes und das Fehlen von Erosionen. Die Bedeutung einer noch bestehenden Hyperämie im vormaligen Ulcusgebiet und ihre mögliche Bedeutung für die Rezidivneigung bedarf weiterer endoskopischer Untersuchungen.

Die Ulcusheilung und ihre Objektivierung wird durch zahlreiche Faktoren beeinflußt. Erst eine Berücksichtigung und Standardisierung dieser Faktoren in klinischen Studien wird zu vergleichbaren Ergebnissen führen, und damit die Voraussetzung für verbindliche therapeutische Empfehlungen schaffen.

2.2.3 Bewertung der beschleunigten Ulcusheilung

Die Abheilung von Geschwüren und die Beschleunigung dieses Vorganges sind die Ziele der Ulcustherapie. Die Therapie des Ulcusschubes führt zu einer deutlichen Heilungsbeschleunigung, d.h. zu einem schnelleren Verschluß des Mucosadefektes. Da lediglich die Deckung der epithelialen Läsion bei einer größeren Zahl von Patienten rascher vor sich geht, bedeutet dies nicht, daß Sekundärveränderungen wie Schrumpfungen, Narbenbildungen und Entwicklung von Stenosen vermieden werden. Diese Komplikationen können nur durch eine langfristige Kontrolle der Ulcuskrankheit, die das Auftreten von Rezidiven verhindert, verhütet werden.

Die Gefahr des Auftretens von Komplikationen, wie Blutungen oder Perforationen bei einem primär unkomplizierten Ulcusschub ist gering. Die Häufigkeit dieser Komplikationen liegt bei 1–2% pro Jahr. Es ist anzunehmen, daß eine beschleunigte und vollständige Abheilung eines Ulcus mit einem Rückgang dieser Komplikationen einhergeht, jedoch ist dies bisher noch nicht bewiesen.

Der Nachweis der Ulcusheilung kann immer nur durch objektive Methoden erbracht werden. Die Besserung subjektiver Symptome ist kein Hinweis auf eine Ulcusheilung und der Zeitpunkt der Beschwerdefreiheit ist für die Therapiedauer nicht von Bedeutung. Um möglichst hohe Abheilungsraten (75–90%) zu erzielen, müssen die Patienten im allgemeinen vier bis sechs Wochen behandelt werden. Beeinflußt die anfängliche Heilungsrate die weitere Rezidivrate? Die Leichtigkeit, mit der ein Ulcus duodeni abheilt, und die Vollständigkeit der Abheilung hat keinen Einfluß auf die Rezidivrate [51]. Im Gegensatz dazu führt die vollständige Abheilung beim Ulcus ventriculi zu einer Verminderung der Rezidivrate (vgl. Kapitel: Natürlicher Verlauf der Ulcuskrankheit) [22, 46, 50]. Dies bedeutet für den Arzt und für den Patienten, daß unabhängig von den Kosten einer längerfristigen Therapie (4–6 Wochen) eine komplette Heilung des Ulcus erreicht werden sollte. Die Verminderung der Rezidive mit ihrer Neigung zu Komplikationen wird so gerade beim älteren Patienten mit erhöhtem Risiko die Letalität senken. Schließlich stellt sich die Frage, ob eine kurzfristige Therapie des Ulcusschubes den natürlichen Verlauf der Ulcuskrankheit beeinflußt. Die Beschleunigung der Ulcusheilung im Ulcusschub wird unabhängig von den angewendeten Medikamenten den Verlauf der Ulcuskrankheit nicht beeinflussen, wie in zahlreichen Studien gezeigt werden konnte [23].

Die Beschleunigung der Ulcusheilung führt bei der Mehrzahl der Patienten zur Schmerzfreiheit, jedoch besteht zwischen Schmerzlinderung und

Ulcusheilung keine Korrelation. Der Abheilungsvorgang eines Ulcus wird vor allen Dingen in den beiden ersten Wochen einer medikamentösen Therapie beschleunigt und trägt dazu bei, Komplikationen im Ulcusschub zu verhindern. Das Ziel der Therapie des Ulcusschubes sollte immer die dokumentierte vollständige Ulcusheilung sein.

2.3 Verhütung des Ulcusrezidives

2.3.1 Häufigkeit und Objektivierung des Ulcusrezidives

Bis heute ist nicht geklärt, welche Faktoren für die typischen, periodischen Exacerbationen des Ulcusleidens verantwortlich sind. Die klinische Forschung hat der Aufklärung der Ursachen für das Auftreten von Ulcusrezidiven bisher wenig Beachtung geschenkt (vgl. Kapitel: Natürlicher Verlauf der Ulcuskrankheit). Jede Ulcustherapie sollte immer danach beurteilt werden, ob es gelingt, die für den natürlichen Krankheitsverlauf typischen Rezidivulcera zu verhindern. Rezidivulcera wurden früher ausschließlich dann diagnostiziert, wenn typische Ulcussymptome Anlaß zu einer Röntgenuntersuchung waren. Die Häufigkeit von Rezidivulcera wurde in den älteren Studien mit 42–88% angegeben. Neuere endoskopische Untersuchungen bei Patienten mit Ulcera ventriculi und Ulcera duodeni geben im Verlauf eines Jahres eine Rezidivrate von 75–85% bzw. von 55–100% [15, 23, 45] an. Etwa 15% der Patienten, die ein nachgewiesenes Rezidivulcus haben, zeigen keine oder kaum Ulcussymptome (asymptomatisches Rezidivulcus). Da das Fehlen klinischer Symptome bei einem kleinen Teil von Patienten ein Rezidivulcus nicht ausschließt, sollten Risikopatienten unter einer Langzeittherapie – auch beim Fehlen klinischer Symptome – nach 6 und 12 Monaten endoskopiert werden. Beim Auftreten von Symptomen muß in jedem Fall durch eine Endoskopie ein Rezidivulcus ausgeschlossen werden.

2.3.2 Bewertung der Rezidivverhütung

Das entscheidende Ziel der Behandlung der peptischen Ulcuskrankheit ist die Verhinderung von Rezidivulcera und die Vermeidung von Komplikationen. Rezidivfreiheit bedeutet Änderung des natürlichen Krankheitsverlaufes und Kontrolle der Erkrankung. Rezidive dagegen bedeuten Beschwerden und Gefahren, hervorgerufen durch die Ulcuskrankheit und ihre Komplikationen. Die Häufigkeit von Komplikationen ausgedrückt als Zahl der gefährdeten Patienten schwankt zwischen 1 und 11% pro Jahr je nach der untersuchten Ulcuspopulation [4, 22]. Für den überwiegenden Teil der Ulcuspatienten aber liegt das Komplikationsrisiko bei 1–2%. Nur Patienten mit mehr als drei Rezidiven pro Jahr haben ein wesentlich höheres Risiko. In langfristigen Verlaufsbeobachtungen betrug die Häufigkeit von Perforationen 5,6%. Die Häufigkeit der Blutung liegt bei Patienten mit Ulcera ventriculi bei 21% und bei Patienten mit Ulcera duodeni bei 25%. 22% der Patienten mit Ulcera ventriculi und 39% der Patienten mit Ulcera duodeni müssen wegen Versagens der medikamentösen Therapie operiert werden. Die Letalität der Ulcuspatienten ist bei jungen Patienten kaum gegenüber Gesunden erhöht. Ulcuspatienten dagegen, die älter als 50 Jahre sind, haben mit höherem Alter zum Zeitpunkt der Diagnose eine deutlich verkürzte Lebenserwartung (s. Kapitel: Natürlicher Verlauf der Ulcuskrankheit).

Diese Hinweise auf den natürlichen Erkrankungsverlauf verdeutlichen die Ziele der modernen Ulcustherapie. Unter einer Langzeittherapie mit Histamin-H_2-Receptor-Antagonisten sind 75–85% der Patienten beschwerde- und rezidivfrei. Nach Absetzen der Therapie treten auch nach einjähriger Vorbehandlung Rezidive in gleicher Häufigkeit auf. Durch die kontinuierliche Gabe eines Medikamentes ist es somit möglich, die Ulcuserkrankung bei der Mehrzahl der Patienten zu *kontrollieren*, vergleichbar der Behandlung der Hypertonie. Eine auf ein oder zwei Jahre begrenzte Langzeit- oder auch eine intermittierende Therapie [1] führt jedoch nicht zur *Heilung* der Ulcuskrankheit, deren Verlauf über 10 Jahre geht. Nachbeobachtungen über zwei Jahre nach einjähriger medikamentöser Behandlung zeigten eine Ulcusrezidivrate von 80%. Bei 20% der Patienten wurden Operationen wegen Komplikationen oder wegen nicht befriedigender, konservativer Therapieergebnisse erforderlich [5]. Im Gegensatz zu diesen Befunden aus Europa wurde in Japan nach einer nur über sechs Monate durchgeführten Rezidivprophylaxe eine Verminderung der Rezidive im therapiefreien Intervall festgestellt [46].

Wie sind diese Befunde zu bewerten? Bis heute fehlt der Nachweis, daß eine kurzfristige Rezidivprophylaxe (z. B. über ein Jahr) den weiteren Verlauf der Ulcuskrankheit beeinflußt, die sich meistens über 10 Jahre hinzieht. Eine „Kontrolle" der Ulcuskrankheit — also eine fortwährende Rezidivverhütung — dürfte nur durch eine langjährige Einnahme von Medikamenten zu erreichen sein. Ob eine solche Therapie — in ihrer Konsequenz der Therapie des Diabetikers mit Insulin vergleichbar — Morbidität, Komplikationen und Letalität beeinflußt, ist nicht bekannt. Die Entscheidung für eine langfristige, medikamentöse Therapie setzt die Diagnose *Ulcuskrankheit* voraus sowie den Nachweis, daß die konservative Behandlung den operativen Maßnahmen im Hinblick auf Wirksamkeit und Komplikationen überlegen oder doch zumindestens gleichwertig ist.

3 Beeinflussung sozioökonomischer Auswirkungen der Ulcuskrankheit

Die sozioökonomische Bedeutung der Ulcuskrankheit ist groß und eine effektive Ulcustherapie muß diese Auswirkungen der Erkrankung beeinflussen (vgl. Kapitel: Natürlicher Verlauf der Ulcuskrankheit). Parameter, wie die Zahl krankgeschriebener Patienten, die Zahl der durch die Erkrankung verlorenen Arbeitstage, Versicherungskosten, Rentenkosten für Frühinvalidität, Behandlungskosten etc. verursachen die volkswirtschaftlichen Kosten, die durch eine Erkrankung hervorgerufen werden. Da diese Parameter statistisch erfaßt werden können, sollten zukünftige Therapiestudien nicht nur die klinische Wirksamkeit eines Präparates, sondern auch die Beeinflussung sozioökonomischer Auswirkungen belegen. Bisher wurde erst in einer Untersuchung an einer kleinen Patientenzahl der Versuch unternommen, den Einfluß einer wirksamen Ulcustherapie auf die Kosten der Erkrankung prospektiv zu erfassen [4].

4 Kriterien für klinische Studien in der Ulcustherapie

Die Analyse des natürlichen Krankheitsverlaufs verdeutlicht die Notwendigkeit einer wirksamen medikamentösen Behandlung des Ulcusleidens. Der Nachweis, daß ein Medikament den Ulcuspatienten rascher schmerzfrei macht, daß ein Ulcus schneller abheilt und daß die Rezidivrate und Häufigkeit von Komplikationen gesenkt wird, erfordert unterschiedlich angelegte randomisierte Studien. Das Ziel dieser Untersuchungen ist es, allgemeinverbindliche Ergebnisse zu erzielen, die auf ein größeres Krankengut übertragen werden können. Diese Zielsetzung erfordert, daß solche Studien die in Tabelle 5 angeführten Kriterien erfüllen. Die Notwendigkeit für die Beachtung dieser Kriterien ergibt sich aus der Analyse zahlreicher kontrollierter Studien und den möglichen Ursachen ihrer widersprüchlichen Ergebnisse [9]. Die Beachtung der zu erreichenden Therapieziele und der Kriterien für die Durchführung von Ulcustherapiestudien (s. Tabelle 5) wird mit dazu beitragen, verbindliche Empfehlungen für die Standardtherapie der Ulcuserkrankung aus den Ergebnissen klinischer Prüfungen abzuleiten. Den Einfluß, den eine sorgfältig geplante Untersuchung mit klar definiertem Behandlungsziel auf das therapeutische Handeln des Arztes nehmen kann, belegt die Studie zur Therapie der chronisch-aktiven Hepatitis [57]. Die Ergebnisse dieser Untersuchung haben die Voraussetzung für eine allgemein verbindliche und seit Jahren akzeptierte Therapie von Patienten mit schwerem Verlauf einer chronisch-aktiven Hepatitis geschaffen.

Tabelle 5. Kriterien, die in kontrollierten Studien bei der Ulcustherapie eingehalten werden sollten, um die Ergebnisse allgemein übertragbar zu machen

1. Randomisierung und zweifache Blindheit
2. Ausreichend große Patientenzahl und Behandlungsdauer (mindestens 1 Jahr)
3. Definition der Ulcuspopulation (Alter, Geschlecht, Ulcusanamnese etc.)
4. Definition der ulcustypischen Symptome und Bestimmung des "observer error"
5. Objektive Ulcusdiagnose (Endoskopie)
6. Reproduzierbare Größenbestimmung der Ulcera mit Angabe des "Observer Errors"
7. Definition des Behandlungszieles (Ulcusheilung, Senkung der Rezidivrate etc.)
8. Beschreibung des Behandlungsplanes (Initialtherapie, Erhaltungstherapie)
9. Kontrolle zusätzlicher therapeutischer Maßnahmen (andere Medikamente, Hospitalisierung etc.)
10. Definition der Ausschlußkriterien
11. Angabe der Ausfallquote
12. Prospektive Wahl der statistischen Methoden

Tabelle 6. Kriterien für die Beurteilung der Wirksamkeit eines Ulcustherapeuticums bei ambulanter Behandlung von Ulcuspatienten in der Reihenfolge ihrer abnehmenden praktischen Bedeutung

1. Senkung der Letalitätsrate
2. Verminderung der elektiven, chirurgischen Behandlung des Ulcusleidens
3. Beeinflussung der Dauer der Rekonvaleszenz und/oder der Arbeitsunfähigkeit
4. Senkung der Hospitalisierungsrate
5. Senkung der Rezidivrate
6. Schmerzfreiheit des Patienten
7. Beschleunigung der Ulcusheilung

5 Schlußfolgerungen

Der natürliche Krankheitsverlauf der Ulcuserkrankung macht eine wirksame medikamentöse Behandlung erforderlich, deren Versagen erst die Indikation zur chirurgischen Therapie ergibt. Berücksichtigt man darüber hinaus die erhebliche sozioökonomische Bedeutung des Ulcusleidens, so wird ersichtlich, daß auch aus volkswirtschaftlicher Sicht alle Anstrengungen um eine wirksame Ulcustherapie gerechtfertigt sind. Die Kenntnis des natürlichen Krankheitsverlaufes und die sozioökonomische Bedeutung der Ulcuserkrankung lassen mich die Kriterien neu formulieren, an denen die Wirksamkeit einer medikamentösen Ulcustherapie gemessen werden sollte (vgl. Tabelle 6). Zukünftige therapeutische Studien sollten diese Forderungen berücksichtigen. Ein Ulcustherapeuticum oder eine Kombination verschiedener Behandlungsverfahren kann nur dann als wirksam gelten, wenn bei einer ambulanten Therapie des unkomplizierten peptischen Ulcus eine günstige Beeinflussung dieser Kriterien ohne Gefährdung des Patienten nachweisbar ist. Schmerzfreiheit, Heilungsbeschleunigung, Verhinderung von Komplikationen, Senkung der Rezidivrate, Beeinflussung der Dauer der Arbeitsunfähigkeit, Senkung der Hospitalisierungsrate, Verminderung der Notwendigkeit zur elektiven chirurgischen Behandlung und schließlich die Senkung der Letalität müssen Therapieziele einer medikamentösen Ulcustherapie sein. Die *Heilung der Ulcuskrankheit* ist der Wunsch des Patienten und die Absicht des Arztes, die *Kontrolle der Ulcuskrankheit* muß das Ergebnis einer wissenschaftlich begründeten Ulcustherapie sein.

Literatur

1. Bardhan, K.D.: Intermittent treatment of duodenal ulcer. Br. Med. J. *1980 II*, 20–22
2. Baume, P.E., Hunt, J.H., Piper, D.W.: Glycopyrronium bromide in the treatment of chronic gastric ulcer. Gastroenterology *63*, 399–406 (1972)
3. Binder, H.J., Cocco, A., Crossley, R.J. et al.: Cimetidine in the treatment of duodenal ulcer. A multicenter double blind study. Gastroenterology *74*, 380–388 (1978)
4. Bodemar, G., Walan, A.: Cimetidine in the treatment of active duodenal and prepyloric ulcers. Lancet *1978 II*, 162–164
5. Bodemar, G., Walan, A.: Two year follow-up after one year's treatment with cimetidine or placebo. Lancet *1980 I*, 38–39
6. Bonney, G.L.W., Pickering, G.W.: Observation on the mechanism of pain in ulcer of the stomach and duodenum. Clin. Sci. *6*, 63–111
7. Bowers, J., Forbes, J., Freston, J.: Effect of nighttime anisotropine methylbromide (AMB) on duodenal ulcer (DU) healing: A controlled trial (abstract). Gastroenterology *72*, 1032 (1977)
8. Butler, M.L., Gersh, H.: Antacid vs placebo in hospitalized gastric ulcer patients: A controlled therapeutic study. Am. J. Dig. Dis. *20*, 803–807 (1975)
9. Christensen, E., Juhl, E., Tygstrup, N.: Treatment of duodenal ulcer. Randomized clinical trials of a decade (1964–1974). Gastroenterology *73*, 1170–1178 (1977)
10. Classen, M., Dancygier, H., Fuchs, H.F.: Endoscopy in the diagnosis of duodenal ulcer. In: Advances in ulcer disease. Holtermüller, K.-H., Malagelada, J.-R. (eds.), pp. 282–286. Amsterdam, Oxford, Princeton: Excerpta Medica 1980
11. Collen, M.J., Hanan, M.R., Maher, J.A., Rent, M., Stubrin, S.E., Arguello, J.F., Gardner, L.: Cimetidine vs placebo in duodenal ulcer therapy. Six week controlled double-blind investigation without any antacid therapy. Dig. Dis. Sci. *25*, 744–749 (1980)
12. Comparison of two doses of cimetidine and placebo in the treatment of duodenal ulcer: A multicentre trial. Gut *20*, 68–74 (1979)
13. Cooke, A.R.: Evironmental aspects of ulcer disease. In: Advances in ulcer disease. Holtermüllter, K.-H., Malagelada, J.-R., (eds.), pp. 27–36. Amsterdam, Oxford, Princeton: Excerpta Medica 1980
14. Davies, W.A., Reed, P.I.: Controlled trial of duogastrone in duodenal ulcer. Gut *18*, 78–83 (1977)
15. Dölle, W.: Histamine H_2-receptor antagonists in short-and long-term treatment of gastric ulcer. In: Advances in ulcer disease. Holtermüller, K.-H., Malagelada, J.-R. (eds.), pp. 330–335. Amsterdam, Oxford, Princeton: Excerpta Medica 1980

16. Doll, R., Hill, I.D., Hutton, F.C.: Treatment of gastric ulcer with carbenoxolone sodium and oestrogens. Gut *6*, 19–24 (1965)
17. Earlam, R.: A computerized questionnaire analysis of duodenal ulcer symptoms. Gastroenterology *71*, 314–317 (1976)
18. Frost, F., Rahbek, I., Rune, S.J. et al.: Cimetidine in patients with gastric ulcer: A multicenter trial. Br. Med. *1977 II*, 795–799
19. Gheorghiu, T., Frotz, H., Dole, A.: The therapeutic effect of carbenoxolone in duodenal ulcer. Preliminary analysis of a multicentre double blind trial. In: Fourth Symposion on Carbenoxolone. Avery Jones, F., Parke, D.V. (eds.), pp. 257–264. London: Butterworth 1975
20. Gillespie, G., Grey, G.R., Smith, I.S., Mackenzie, I., Crean, G.P.: Short term and maintenance cimetidine treatment in severe duodenal ulceration. In: Cimetidine. Burland, W.L., Simkins, M.A. (eds.), pp. 240–247. Amsterdam, Oxford: Excerpta Medica 1977
21. Hampel, K.E., Billich, C., Dannenmeier, H.D., et al.: Therapie des Ulcus ventriculi et Ulcus duodeni mit Carbenoxolon-Natrium (Doppelblindversuch). M. M. W. *114*, 925–929 (1972)
22. Hanscom, D.H., Buchman, E.: The Veterans Administration cooperative study on gastric ulcer: The follow up period. Gastroenterology *61*, 585–591 (1971)
23. Hansky, J.: The impact of medical therapy on the natural history of ulcer disease. In: Advances in ulcer disease. Holtermüller, K.-H., Malagelada, J.-R. (eds.), pp. 449–459. Amsterdam, Oxford, Princeton: Excerpta Medica 1980
24. Harrison, A., Hagie, L., Schapira, M., Isenberg, J.I.: Gastroduodenal acidification failed to induce pain consistently in patients with active symptomatic duodenal ulcer (abstract). Gastroenterology *76*, 1152 (1979)
25. Hentschel, E., Schütze, K., Havelec, L.: Die Behandlung des Ulcus duodeni und des präpylorischen Ulcus ventriculi mit Cimetidin. Wien. Klin. Wochenschr. *91*, 53–56 (1976)
26. Hess, H., Würsch, T.G., Killer-Walser, R., Koelz, H.-R., Brändli, H., Sonnenberg, A., Blum, A.L.: How often does peptic ulcer produce "typical" ulcer symptoms? Acta Hepatogastroenterol. Stuttg. *27*, 57–61 (1980)
27. Hollander, D., Harlan, J.: Antacid vs placebo in peptic ulcer therapy – a controlled double blind investigation. J. A. M. A. *226*, 1181–1185 (1973)
28. Holtermüller, K.-H.: Therapieziele beim peptischen Ulcus. In: Ulcustherapie. Blum, A.L., Siewert, J.R. (Hrsg.), S. 256–268. Berlin, Heidelberg, New York: Springer 1978
29. Holtermüller, K.-H.: Renaissance der Antazida? Dtsch. Aerztebl. – Aerztl. Mitt. *76*, 3117–3123 (1979)
30. Holtermüller, K.-H.: Goals of medical therapy in ulcer disease. In: Advances in ulcer disease. Holtermüller, K.-H., Malagelada, J.-R. (eds.), pp. 303–314. Amsterdam, Oxford, Princeton: Excerpta Medica 1980
31. Holtermüller, K.-H., Herzog, P.: Antacids: Pharmacology and clinical efficacy – a critical evaluation. In: Drugs in peptic ulcer. Pfeiffer, C.J. (ed.). CRC Press, Inc., Boca Raton, FL, USA, p. 105–122 (1982)
32. Horrocks, J.C., de Dombal, F.T.: Clinical presentation of patientes with "dyspepsia". Detailed symptomatic study of 360 patients. Gut *19*, 19–26 (1978)
33. Ippoliti, A.F., Sturdevant, R.A.L., Isenberg, J.I. et al.: Cimetidine versus intensive antacid therapy for duodenal ulcer. A multicenter study. Gastroenterology *74*, 393–395 (1978)
34. Kollberg, B., Johansson, C., Slezak, P.: Duodenal ulcer healing with prostaglandin E_2 (abstract). Gastroenterology *80*, 1195 (1981)
35. Korman, M.G., Shaw, R.G., Hansky, J., Schmidt, G.T., Stern, A.I.: Influence of smoking on healing rate of duodenal ulcer in response to cimetidine or high-dose antacid. Gastroenterology *80*, 1451–1453 (1981)

36. Kunert, H., Ottenjann, R.: Effekt eines Mg-Al-hydroxid-haltigen Antazidums auf die Heilungsdauer von Ulcera duodeni – randomisierte Doppelblindstudie. Z. Gastroenterol. *27*, 630–631 (1979)
37. Lam, S.K., Lam, K.C., Lai, C.L., Yeung, C.K., Yam, L.Y.C., Wong, W.S.: Treatment of duodenal ulcer with antacid and sulpiride. A double blind controlled study. Gastroenterology *76*, 315–322 (1979)
38. Lambert, R., Bader, J.-P., Bernie J.J., et al.: Traitment de l'ulcère gastrique et duodénal par la cimetidine. Gastroenterol. Clin. Biol. *1*, 855–860 (1977)
39. Littman, A., Welch, R., Fruin, R.C., Aronson, A.R.: Controlled trials of aluminium hydroxide gels for peptic ulcer. Gastroenterology *73*, 6–10 (1977)
40. Lorber, S.H., Stelzer, F.A., Mayer, E.M.: Effect of antacid and placebo on pain of duodenal ulcer (abstract). Gastroenterology *74*, 1058 (1978)
41. Ludwig, H.: Behandlung von Ulcus ventriculi und Ulcus duodeni mit LS 519 – eine Doppelblindstudie. Therapiewoche *27*, 1664–1670 (1977)
42. Maier, S., Sinn, I., Töpfer, U., Feinauer, B., Gaisberg, U. von, Heinkel, K.: Klinische Erfahrungen mit Sucralfat bei der Therapie des präpylorischen und intraduodenalen Ulkus unter stationären Bedingungen. In: Ulcus duodeni: Ulcus ventriculi. Sucralfat. Eine neue therapeutische Konzeption. Caspary, W.F. (Hrsg.), S. 98–101. München, Wien, Baltimore: Urban & Schwarzenberg 1980
43. Malchow, H., Sewing, K.F., Albinus, M., Horn, B., Schomerus, H., Dölle, W.: Cimetidin in der stationären Behandlung des peptischen Ulcus. I. Wirkung auf die Heilung des Ulcus duodeni. Dtsch. Med. Wochenschr. *103*, 149–152 (1978)
44. McHardy, G.G.: Role of sucralfate in duodenal ulcer disease: Account of a double blind, randomized, multicenter, endoscopically controlled evaluation of ulcer response. In: Peptic ulcer disease: An update. Fisher, R.S. (ed.), pp. 321–330. New York: Biomedical Information Corporation Publications 1979
45. Misiewicz, J.J.: Histamine H_2-receptor antagonists in short- and long-term treatment of duodenal ulcer. In: Advances in ulcer disease. Holtermüller, K.-H., Malagelada, J.-R. (eds.), pp. 318–329. Amsterdam, Oxford, Princeton: Excerpta Medica 1980
46. Miyake, T., Ariyoshi, J., Suzaki, T., Oishi, M., Sakai, M., Ueda, S.: Endoscopic evaluation of the effect of sucralfate therapy and other clinical parameters on the recurrence rate of gastric ulcers. Dig. Dis. Sci. *25*, 1–7 (1980)
47. Peter, P., Kiene, K., Gonvers, J.J., et al.: Cimetidin in der Behandlung des Ulcus duodeni. Ergebnisse einer Doppelblindstudie bei ambulant behandelten Patienten. Dtsch. Med. Wochenschr. *103*, 1163–1166 (1978)
48. Peterson, W.L.: Current views on symptomatology of ulcer disease. In: Advances in ulcer disease. Holtermüller, K.-H., Malagelada, J.-R. (eds.), pp. 273–281. Amsterdam, Oxford, Princeton: Excerpta Medica 1980
49. Peterson, W.L., Sturdevant, R.A.L., Frankl, H.D. et al.: Healing of duodenal ulcer with an antacid regimen. N. Engl. J. Med. *297*, 341–345 (1977)
50. Piper, D.W., Shinners, J., Greig, M., Thomas, J., Waller, S.L.: Effect of ulcer healing on the prognosis of chronic gastric ulcer. Four-year follow up. Gut *19*, 419–424 (1979)
51. Rune, S.J., Zachariassen, A.: Acute relief of epigastric pain by antacid in duodenal ulcer patients. Scand. J. Gastroenterol. [Suppl.] *14*, 39–43 (1979)
52. Sarles, H., Camatte, R., Sahel, J.: A study of variations in the response regarding duodenal ulcer when treated with placebo by different investigators. Digestion *16*, 289–292 (1977)
53. Scheurer, U., Witzel, L., Halter, F., Keller, H.M., Huber, R., Galeazzi, R.: Gastric and duodenal ulcer healing under placebo treatment. Gastroenterology *72*, 838–841 (1977)
54. Semb, L.S., Berstad, A., Myren, J., Foss, J.C., Carlsen, E., Kruse-Jensen, A.: A double blind multicentre comparative study of cimetidine and placebo in short term treatment

of active duodenal ulceration. In: Cimetidine. Burland, W.L., Simkins, M.A. (eds.), pp. 248–253. Amsterdam, Oxford, Princeton: Excerpta Medica 1977

55. Sewing, K.F., Malchow, H., Albinus, M., Horn, B., Schomerus, H., Dölle, W.: Cimetidin in der stationären Behandlung des peptischen Ulkus. II. Doppelblindstudie bei Ulcus ventriculi. Dtsch. Med. Wochenschr. *103*, 152–154 (1978)
56. Shreeve, D.R.: A double blind study of tri-potassium di-citrato bismuthate in duodenal ulcer. Postgrad. Med. J. [Suppl. 5] *51*, 33–36 (1975)
57. Soloway, R.D., Summerskill, W.H.J., Baggenstoss, A.H., Geall, M.G., Gitnik, G.L., Elveback, L.R., Schoenfield, L.J.: Clinical, biochemical and histological remission of severe chronic active liver disease: A controlled study of treatments and early prognosis. Gastroenterology *63*, 820–833 (1972)
58. Sonnenberg, A., Giger, M., Kern, L., Noll, C., Stuby, K., Weber, K.B., Blum, A.L.: How reliable is determination of ulcer size by endoscopy? Br. Med. J. *1979 II*, 1322–1324
59. Sturdevant, R.A.L., Isenberg, J.I., Secrist, D., Ansfield, J.: Antacid and placebo produced similiar pain relief in duodenal ulcer patients. Gastroenterology *72*, 1–5 (1977)
60. Sun, D.C.H., Stempien, S.J.: Site and size of the ulcer as determinants of outcome. Gastroenterology *61*, 576–584 (1971)
61. Vantrappen, G., Popiela, T., Tytgat, D.N.J., Lambert, R., Robert, A.: A multicenter trial of 15 (R)-15-Methyl-prostaglandin E_2 in duodenal ulcer (abstract). Gastroenterology *78*, 1283 (1980)

Kapitel 40

Indikation und Plan der konservativen Therapie des unkomplizierten Ulcus duodeni und des Ulcus ventriculi

A. L. Blum und J. R. Siewert

1 Behandeln oder Spontanverlauf abwarten?

Die *Bedenken gegenüber einer aktiven medikamentösen Therapie* der Ulcuskrankheit haben zwei Gründe:

a) *Die Wirkung von Placebo auf die Ulcuskrankheit* ist überraschend günstig. Die Beschwerden während einer einzelnen Schmerzattacke verschwinden rasch, die Häufigkeit der Schmerzschübe geht zurück, und – zumindestens in Zentraleuropa – heilt mehr als die Hälfte der Ulcera duodeni innerhalb von 4 Wochen ab.

b) Ein *nebenwirkungsfreies Medikament* ist noch *nicht bekannt.* Auch die im jetzigen Zeitpunkt bestmöglichen Ulcustherapeutica, die Histaminantagonisten, lassen sich nicht ohne jegliche Bedenken anwenden (vgl. Kap. 20 u. 21).

Folgende *Argumente sprechen zugunsten einer aktiven medikamentösen Therapie* des Ulcusschubes:

a) Fast alle Angaben über eine *sog. „Spontanheilung"* beziehen sich auf eine unter ärztlicher Kontrolle durchgeführte Behandlung mit einem Placebo oder einem Medikament von placeboartiger Wirkung. Ein korrekt eingesetztes Placebopräparat ist jedoch ein hochwirksames Therapeuticum, und zudem hat die ärztliche Betreuung einen entscheidenden Einfluß auf die Ulcusheilung. Von Interesse ist in diesem Zusammenhang eine Studie [4], in welcher der Einfluß der ärztlichen Betreuung auf die Ulcuskrankheit geprüft wurde. Die Betreuung erfolgte durch einen Arzt, der entweder seinen Patienten ein Placebopräparat verabreichte oder sich nach der Diagnosestellung zurückzog, um „der Natur ihren Lauf zu lassen". Bei den Patienten der ersten Gruppe bildeten sich die Ulcusbeschwerden rascher zurück als bei den Patienten der zweiten Gruppe. Als zusätzlicher, auf die Beschwerdedauer günstig wirkender Faktor erwies sich in dieser Studie eine vom Arzt ausgehende positive Ausstrahlung. Somit ist die ärztliche Betreuung des Ulcuspatienten nicht nur ethisch, sondern auch wissenschaftlich fundiert.

b) In der ärztlichen Praxis ist wissentliche Verabreichung von Placebo schwer durchzuführen. Dem Placebo haftet, wenn es außerhalb einer kontrollierten Studie verabreicht wird, ungeachtet seiner Wirksamkeit, ein *Makel der Täuschung* an, der die Arzt-Patienten-Beziehung empfindlich stören kann.

c) Die *Prognosestellung im Einzelfall* ist unsicher. Wohl sind in den letzten Jahren prognostische Faktoren erarbeitet worden, mit denen für ein Patienten*kollektiv* eine Heilungstendenz und Rezidivneigung vorausgesagt werden können. Die Streuung ungünstiger und günstiger Verlaufsformen ist jedoch groß und verunmöglicht eine exakte Voraussage im Einzelfall. Ferner ist die große geographische Streubreite von Heilungstendenz und Rezidivneigung in Betracht zu ziehen. Prognostische Angaben aus anderen Ländern oder gar anderen Erdteilen können am eigenen Kollektiv nur unter größten Vorbehalten verwendet werden.

Gegeneinander abzuwägen sind deshalb die Gefahren durch das Medikament – zum Beispiel Gynäkomastie, Impotenz, Verwirrtheitszustände, Neutropenie, Cholestase, Interferenz mit dem Leberstoffwechsel anderer Medikamente und Anhäufung von Carcinogenen im Magen – und die Gefahren eines Verzichts auf eine medikamentöse Therapie – z. B. Blutung, Perforation, Anhalten der Beschwerden und Notwendigkeit einer chirurgischen Therapie. Nach Abwägen der Nutzen und Gefahren würden wir uns in jedem Falle zugunsten einer wirksamen medikamentösen Therapie entscheiden.

2 Therapieplan beim Ulcus duodeni (vgl. Tabelle 1)

2.1 Diagnostik vor Therapiebeginn

Vor Therapiebeginn muß das Ulcus endoskopisch oder allenfalls radiologisch objektiviert werden. Eine Ausnahme bilden Patienten mit Status nach zahlreichen Rezidivschüben, falls dabei regelmäßig eine Parallelität zwischen subjektiven Beschwerden und endoskopischer Aktivität des Ulcus beobachtet worden ist.

Die endoskopische Untersuchung ist der radiologischen Untersuchung vorzuziehen. Die beiden wichtigsten Gründe dafür sind:

1) Endoskopisch gelingt die Differenzierung von Narben und aktiven Ulcera im Bulbus duodeni wesentlich besser als radiologisch, und
2) endoskopisch lassen sich wichtige zusätzliche Läsionen, speziell eine Oesophagitis und ein Ulcus ventriculi, besser ausschließen als radiologisch.

Tabelle 1. Therapieschema beim Ulcus duodeni

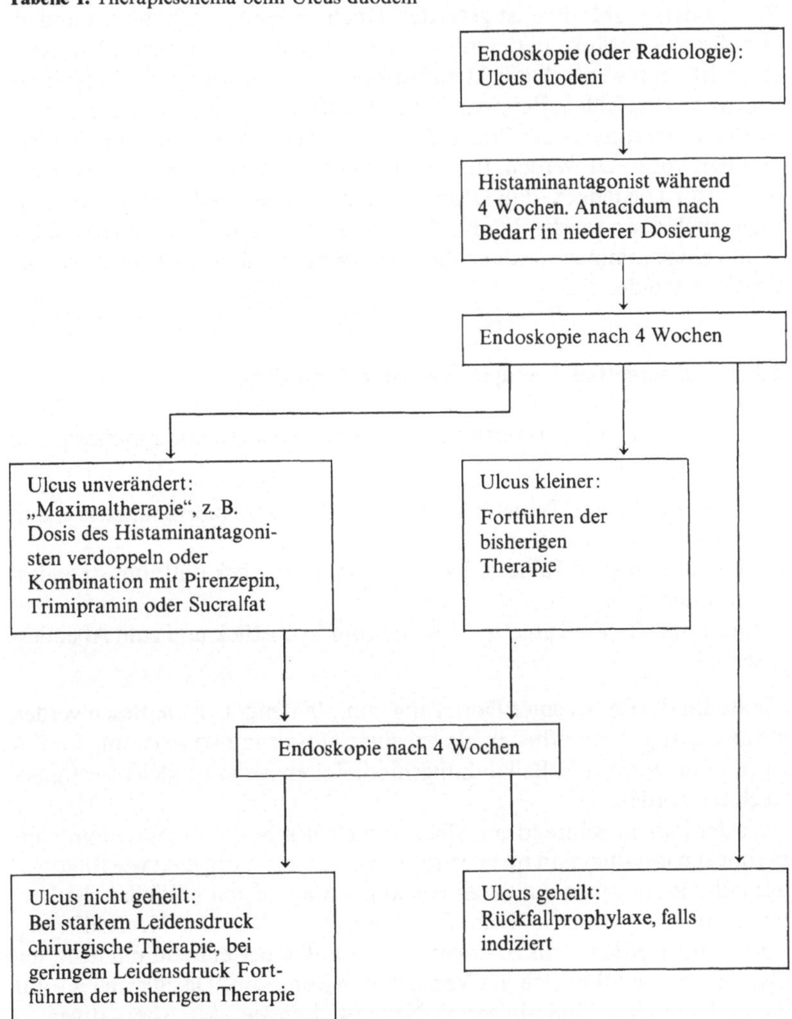

2.2 Allgemeine Maßnahmen

Das Ulcus duodeni wird ambulant behandelt. Die Krankschreibung des Patienten richtet sich nach dem Leidensdruck und ist fakultativ. Der Patient soll zwischen den drei Hauptmahlzeiten zwei Zwischenmahlzeiten einnehmen, aber am späten Abend nichts mehr essen. Die Zusammensetzung der Mahlzeiten ist dem Patienten freigestellt oder wird mit dem Hafter-Trick (Verbieten der Speisen, die der Patient nicht erträgt oder nicht gerne ißt) beeinflußt. Das Trinken eines Glases Wein oder eines Glases Bier zu den Mahlzeiten ist gestattet. Hochprozentige Alkoholica und alkoholische Getränke in den nüchternen Magen sind zu vermeiden. Rauchern ist – mit wenig Aussicht auf Erfolg – mit Nachdruck die Nicotinabstinenz zu empfehlen. Bei psychischen Konflikten empfiehlt sich eine kleine Psychotherapie in der Praxis des Hausarztes. Ulcerogene Medikamente sollen abgesetzt werden, falls dieser Schritt medizinisch verantwortbar ist. Es ist zu bedenken, daß Ulcera unter adäquater medikamentöser Therapie auch dann regelrecht abheilen, wenn weiterhin ulcerogene Medikamente eingenommen werden. Dies gilt vor allem für Antirheumatica und Corticosteroide.

2.3 Medikamentöse Therapie der ersten 4 Wochen

Als Basistherapeuticum verwenden wir einen Histaminantagonisten, und zwar:

- Cimetidin: Je eine Tablette à 200 mg zu den drei Hauptmahlzeiten und zwei Tabletten vor dem Schlafengehen, oder
- Cimetidin: Je eine Tablette à 400 mg zum Frühstück und zum Abendessen, oder
- Ranitidin: Je eine Tablette à 150 mg zum Frühstück und zum Abendessen.

Cimetidin dürfte bei einer Dosierung von 1 000 mg/Tag die Beschwerden etwas günstiger beeinflussen als bei einer Dosierung von 800 mg; im übrigen können die drei Behandlungsmodalitäten als etwa gleichwertig bezeichnet werden.

Falls der Patient während eines früheren Ulcusschubes einen Histaminantagonisten erhalten und nicht ertragen hat, ist das Vorgehen wie folgt: Allergische Reaktionen auf einen Histaminantagonisten schließen die Verwendung eines anderen Histaminantagonisten nicht aus; Kreuzallergien sind nicht in jedem Fall zu erwarten. Im Fall einer cimetidininduzierten Gynäkomastie lohnt sich ein Versuch mit Ranitidin. Das gleiche gilt für die anderen cimetidininduzierten Nebenwirkungen. Als Alternativen zu

den Histaminantagonisten kommen Pirenzepin (2·75 mg/Tag), Trimipramin (50 mg abends) oder Sucralfat (4·1 g/Tag) in Frage. Wismutsuspensionen und Carbenoxolon-Na stellen unseres Erachtens keine ernsthaft zu erwägenden Alternativen dar. Das gleiche gilt für hochdosierte Antacidumgele (210 mg/Tag).
Zusätzlich zum Basistherapeuticum benötigt der Patient, vor allem in den ersten Tagen, ein Medikament, das er bei Beschwerden nach Bedarf einnehmen kann. Geeignet sind niedrig dosierte Antacida als „logische Placebos" in Form von Gelen, Kautabletten oder Lutschtabletten. Berufstätigen Patienten kann ein in Alubeutel verpacktes Gel (z. B. Gelusil, 6 ml/Beutel) gute Dienste erweisen. Die gleichzeitige Einnahme von Histaminantagonisten und Antacida ist zu vermeiden (vgl. S. 332).

2.4 Verlaufskontrolle

Die endoskopische Verlaufskontrolle nach 4 Wochen ist nicht obligat, aber wünschenswert. Bei mehr als einem Drittel der Patienten mit Ulcus duodeni verhalten sich der Verlauf der Beschwerden und die Abheilung des Ulcus diskordant: Die Persistenz der Beschwerden trotz vollständiger Abheilung sind keineswegs Ausnahmesituationen (vgl. Kap. 11). Der Verzicht auf eine Kontrollendoskopie führt deshalb zwangsläufig bei einem Drittel der Patienten zu einem unbeabsichtigten, vorzeitigen Abbruch oder einer unnötigen Verlängerung der Therapie.

2.5 Einfluß der prognostischen Faktoren auf die Ulcustherapie

Nicotinabstinenz, weibliches Geschlecht und junges Alter haben in der Schweiz einen günstigen Einfluß auf die Heilung des Ulcus duodeni. Möglicherweise wirkt sich auch eine kurze bisherige Dauer der Ulcuskrankheit günstig aus, doch ist dieser Punkt umstritten. Es ist ferner nicht ausgeschlossen, daß ein mäßiger Alkoholkonsum den Verlauf günstig beeinflußt; in jedem Fall wirkt er sich nicht ungünstig aus.
Beim Überwiegen günstiger Faktoren wären wir eher bereit, Cimetidin in einer Dosierung von 800 statt 1 000 mg zu verabreichen und auf eine Kontrollendoskopie nach vier Wochen zu verzichten.

2.6 Therapie des Ulcus duodeni mit schlechter Heilungstendenz

Grundsätzlich wird die Therapie des Ulcus duodeni bis zur restlosen Abheilung – d. h. Epithelisierung – des Ulcuskraters durchgeführt. Eine Ver-

längerung der Cimetidintherapie über diesen Zeitpunkt hinaus hat indessen keinen Sinn; nach vollständiger Heilung wird entweder die Therapie abgebrochen oder eine Rückfallprophylaxe (vgl. Absch. 2.7) begonnen. Falls das Ulcus nach 4 Wochen eindeutig kleiner geworden, aber nicht restlos abgeheilt ist, wird die bisherige Behandlung während weiterer 4 Wochen durchgeführt. In solchen Fällen darf mit einer vollständigen Ulcusheilung nach insgesamt 8 Wochen gerechnet werden.
Problematisch sind jene Ulcera, die nach vierwöchiger Therapie nicht kleiner geworden sind. In diesen Fällen wird eine „Maximaltherapie" nach einem der folgenden Schemata durchgeführt:

- Die Dosis des Histaminantagonisten wird verdoppelt; es werden 2000 mg Cimetidin/Tag oder 600 mg Ranitidin/Tag verabreicht.
- Der Histaminantagonist wird mit Pirenzepin kombiniert. Die beiden Medikamente potenzieren sich gegenseitig. Üblicherweise werden 1000 mg Cimetidin/Tag mit 150 mg Pirenzepin kombiniert.
- Der Histaminantagonist wird zusammen mit einem Psychopharmakon verabreicht, z. B. mit einer einmaligen Dosis von 50 mg Trimipramin abends. Von einer solchen Behandlung profitieren vor allem Patienten mit larvierten oder manifesten Depressionen und Schlafstörungen.
- Der Histaminantagonist wird zusammen mit einem protektiv wirkenden Medikament verabreicht, z. B. zusammen mit Sucralfat, allenfalls auch mit einer Wismutlösung oder mit Carbenoxolon-Natrium.

Die vorgeschlagenen Kombinationsbehandlungen beruhen auf Empirie. Feste Regeln dafür, welche Arten von Patienten von welcher Therapie am meisten profitieren, können nicht gegeben werden.

2.7 Rückfallprophylaxe

Eine Rückfallprophylaxe kommt prinzipiell dann in Frage, wenn endoskopisch der Beweis einer vollständigen Abheilung des Ulcus erbracht worden ist. Rückfälle lassen sich durch die abendliche Verabreichung von entweder einer Tablette Cimetidin à 400 mg oder einer Tablette Ranitidin à 150 mg verhüten.
Die Rückfallprophylaxe ist ein doppelschneidiges Schwert. Dem Vorteil der Ulcusprophylaxe steht der Nachteil von Nebenwirkungen entgegen. Insbesondere ist über die klinische Bedeutung der langzeitigen Hypochlorhydrie mit Anhäufung der möglicherweise carcinogenen N-Nitrosamine im Magen noch zu wenig bekannt. Dementsprechend sollte eine Rückfallprophylaxe nur dann betrieben werden, wenn

- bei einem Patienten mit großem *Leidensdruck* eine große Rezidivneigung besteht;
- der Patient eine gefährliche *Komplikation* (Penetration, Blutung) durchgemacht hat;
- an sich eine *chirurgische Therapie* indiziert wäre, diese aber wegen einer Zweitkrankheit *kontraindiziert* ist;
- eine *Zweitkrankheit* besteht, die erfahrungsgemäß das Auftreten von häufigen und schweren Ulcusrezidiven fördert (z. B. eine chronische Niereninsuffizienz) oder besonders gewichtige Ulcuskomplikationen verursachen kann (z. B. Daueranticoagulation);
- die fortgesetzte Einnahme von *ulcerogenen Medikamenten* dringend indiziert ist;
- aus *sozialen Gründen* (z. B. Arbeit in Entwicklungsländern) ein Rezidiv mit allen Mitteln verhütet werden soll.

Über die Dauer der Rückfallprophylaxe lassen sich keine verbindlichen Angaben machen. Unabhängig davon, ob die Behandlung nur während weniger Monate, während eines Jahres oder während mehr als eines Jahres durchgeführt wird, besteht nach Absetzen des prophylaktisch verabreichten Medikamentes die gleiche Rezidivneigung wie in der Vergangenheit. Die Frage der optimalen Dauer einer Rückfallprophylaxe muß deshalb im Einzelfall empirisch festgelegt werden.
Eine Alternative zur kontinuierlichen Langzeitverabreichung von Histaminantagonisten ist die Einnahme nach Bedarf. Dabei nimmt der Patient bei Wiederauftreten geringster Beschwerden während 1–3 Wochen Histaminantagonisten in der therapeutischen Dosierung ein und meldet sich beim Arzt nur, wenn die Beschwerden persistieren oder nach Absetzen des Medikamentes sofort wieder rezidivieren. Unsere Erfahrungen mit dieser Form von Rückfallprophylaxe sind nicht günstig; auch andere Autoren raten von dieser Methode ab [5].

2.8 Therapieversager

Beim unkomplizierten Ulcus duodeni wird das Versagen der internistischen Therapie anhand des Leidensdrucks bestimmt. Ein starker Leidensdruck kann einerseits durch die Ulcusbeschwerden, andererseits durch die psychologische und soziale Belastung infolge zahlreicher Rezidive zustande kommen. Das Festlegen starrer Grenzen ist hier nicht realistisch. Der eine Patient ist nicht in der Lage, mehr als ein Rezidiv pro Jahr zu verkraften, während vom anderen multiple Rezidive pro Jahr ohne größere Belastung ertragen werden.

3 Therapieplan beim Ulcus ventriculi

3.1 Diagnostik vor Therapiebeginn

Eine Endoskopie mit multiplen Biopsien aus Ulcusrand, Ulcusrand und aus der Umgebung des Ulcus ist unseres Erachtens obligat. Besonders geübte Radiologen können die Dignität eines Ulcus ventriculi auch aufgrund einer radiologischen Doppelkontrastuntersuchung des Magens beurteilen, doch scheint uns die klinische Wertigkeit dieser Methode noch zuwenig gesichert.

3.2 Allgemeine Maßnahmen

Patienten mit Ulcus ventriculi sind im Durchschnitt älter und haben häufiger Zweitkrankheiten als Patienten mit Ulcus duodeni; dementsprechend werden sie häufiger hospitalisiert. Die Hospitalisation hat einen anerkannt günstigen Einfluß auf die Heilung des Ulcus ventriculi. Wegen der extrem hohen Kosten einer Hospitalisation erscheint uns diese Maßnahme bei Patienten ohne Zweitkrankheit höchstens dann vertretbar, wenn alle ambulanten Mittel versagt haben. In diesen Fällen besteht eine Operationsindikation, und es ist mehr als fraglich, ob sich durch eine Hospitalisation eine chirurgische Therapie umgehen läßt. Wir führen eine Hospitalisation wegen Ulcus ventriculi höchstens dann durch, wenn bei an sich gegebener Operationsindikation eine Kontraindikation gegen den Eingriff besteht.
Die übrigen allgemeinen Maßnahmen sind gleich wie beim Ulcus duodeni.

3.3 Medikamentöse Therapie der ersten 4–6 Wochen

Die Behandlung unterscheidet sich von jener beim Ulcus duodeni in folgenden Punkten:

- Die *Wirkung der Histaminantagonisten ist weniger überzeugend* als beim Ulcus duodeni. Das gleiche gilt für andere Sekretionshemmer, z. B. Pirenzepin. Über die Wirksamkeit von Trimipramin beim Ulcus ventriculi ist nichts bekannt. Sucralfat sollte theoretisch besser wirken als beim Ulcus duodeni; in Praxis ist seine Wirksamkeit beim Ulcus ventriculi noch nicht hinreichend nachgewiesen worden. Trikalium-Dicitrato-Wismutat (Dosierung S. 346) kann als Alternative zur Therapie mit Histaminantagonisten in Betracht gezogen werden. Recht günstig ist eine Therapie mit Antacidagelen in niedriger Dosierung

(z. B. Gelusil-Gel 72 ml/Tag, d. h. 1 und 3 h nach den Hauptmahlzeiten zwei Beutel à 6 ml Gel).

- Den Vorbehalten gegenüber der Wirksamkeit der Histaminantagonisten beim Ulcus ventriculi ist anzufügen, daß *ein den Histaminantagonisten nachweislich überlegenes Medikament zur Zeit nicht bekannt* ist. Aus diesem Grund ist es vertretbar, allen Ulcera einschließlich den Ulcera ventriculi initial Histaminantagonisten in der oben (Abschn. 2.3) erwähnten Dosierung zu verabreichen.
- Die Dauer der Behandlung bis zur Kontrollendoskopie richtet sich unter anderem nach dem endoskopischen Aspekt. Bei Ulcera von über 2 cm Durchmesser ist eine Heilung innerhalb von 4 Wochen so unwahrscheinlich, daß die erste *Kontrollendoskopie erst nach 6 Wochen* angesetzt werden soll.

  Die Verabreichung von *Antacida nach Bedarf* erfolgt nach gleichen Regeln wie beim Ulcus duodeni (vgl. Abschn. 2.3).

3.4 Verlaufskontrolle

Die endoskopische Verlaufskontrolle nach 4 bzw. 6 Wochen ist obligat. Falls das Ulcus abgeheilt ist, müssen aus der Ulcusnarbe und deren Umgebung multiple Biopsien entnommen werden: Auch nach vollständiger Reepithelisierung ist ein maligner Tumor noch nicht ausgeschlossen.

3.5 Einfluß der prognostischen Faktoren auf die Ulcustherapie

Über die möglichen prognostischen Faktoren, die die Abheilung des Ulcus ventriculi beeinflussen, ist im Gegensatz zum Ulcus duodeni nichts Sicheres bekannt. Eine Ausnahme ist die Ulcusgröße (vgl. Abschn. 3.4).

3.6 Therapie des Ulcus ventriculi mit schlechter Heilungstendenz

Falls das Ulcus ventriculi bei der Kontrollendoskopie nicht eindeutig, d. h. mindestens um die Hälfte kleiner geworden ist, empfiehlt sich die Kombination des Histaminantagonisten mit einem protektiv wirkenden Medikament, z. B. mit Sucralfat, einer Wismutlösung oder mit Carbenoxolon-Natrium. Diskutierbar wäre auch die Kombination von Histaminantagonisten mit Domperidon (Motilium, 4 · 1 Tablette à 10 mg/Tag). Weniger geeignet erscheint die Verdoppelung der Dosis des Histaminantagonisten oder die Kombination mit Pirenzepin.

3.7 Rückfallprophylaxe

Den Histaminantagonisten Cimetidin und Ranitidin wird ein günstiger prophylaktischer Effekt zugesagt, doch sind die Vorbehalte gegenüber einer Langzeitverabreichung von Sekretionshemmern beim Ulcus ventriculi noch größer als beim Ulcus duodeni. Es kann deshalb zur Zeit *keine Empfehlung zur medikamentösen Rezidivprophylaxe* beim Ulcus ventriculi gegeben werden.
Eine hohe Rezidivneigung scheint nach langsamer Heilung des Ulcus, Entwicklung einer hyperämischen, infiltrierten „roten" Ulcusnarbe und bei Patienten mit zahlreichen früheren Ulcusschüben zu bestehen [3]. Die Langzeitverabreichung von Sucralfat ist ungefährlich, aber von nur fraglicher Wirksamkeit.

3.8 Therapieversager

Ein Therapieversager liegt bei hohem Leidensdruck oder schlechter Heilungstendenz vor. Drei Monate nach Beginn der medikamentösen Therapie muß das Ulcus abgeheilt sein, zumindestens aber endoskopisch einen Rückgang um die Hälfte der zuletzt gemessenen Größe zeigen. Ein Stillstand des Heilungsprozesses ist eine relative Indikation zur chirurgischen Therapie. Falls der Patient ein chirurgisches Vorgehen ablehnt oder falls ein solches Vorgehen wegen einer Zweitkrankheit kontraindiziert ist, gewinnen regelmäßige endoskopische Kontrollen mit Biopsien eine ganz besondere Bedeutung.

Literatur

1. Cockel, R.: Ranitidine in the long-term treatment of gastric ulcers. Proceedings of symposium, on "The Clinical Use of Ranitidine", London 1981. Med. Int. (to be published)
2. Gudmand-Hoyer, E., Jensen, K.B., Krag, E., et al.: Prophylactic effect of cimetidine in duodenal ulcer disease. Br. Med. J. *1*, 1095–1097 (1978)
3. Miyake, T., Ariyoshi, J., Suzaki, T., Oishi, M., Sakai, M., Ueda, S.: Endoscopic evaluation of the effect of sucralfate therapy and other clinical parameters on the recurrence rate of gastric ulcers. Am. J. Dig. Dis. *25*, 1–7 (1980)
4. Sarles, H., Camatte, R., Sabel, J.: A study of the variations in the response regarding duodenal ulcer when treated with placebo by different investigators. Digestion *16*, 289–292 (1977)
5. Wormsley, K.G.: Duodenal ulcer: An update. Mt. Sinai J. Med. (N.Y.) *48*, 391–396 (1981)

Kapitel 41

Therapiekontrollen beim Ulcus ventriculi und duodeni

E. SEIFERT

1 Definition

1.1 Therapieerfolg

Die Therapie des Ulcusschubes ist erfolgreich, wenn a) das Ulcus mit dem Einsetzen der Therapie an Größe abnimmt und innerhalb von höchstens 3 Monaten vollständig und komplikationsfrei abheilt und b) wenn der Patient nach höchstens 2 Wochen beschwerdefrei wird. Eine Ulcusheilung mit fortbestehenden Ulcusbeschwerden bedeutet einen Teilerfolg der Therapie. Bei einer verzögerten oder fehlenden Heilung ohne oder mit Beschwerdefreiheit liegt ein Mißerfolg der Therapie vor. Die Therapie der *Ulcuskrankheit* ist erfolgreich, wenn nach einem erfolgreich behandelten Ulcusschub kein Rezidiv auftritt.

1.2 Therapieversager

Patienten mit Ulcuskomplikationen nach Therapiebeginn oder verzögerter Heilung (keine Tendenz zur Verkleinerung innerhalb von 4 Wochen, keine vollständige Abheilung innerhalb von 3 Monaten) sind Therapieversager. Versager der konservativen Therapie eines Ulcusschubes stellen eine je nach Umstand relative oder absolute Indikation zur chirurgischen Therapie dar. Patienten mit fortbestehenden oder trotz Ulcusheilung wiederauftretenden subjektiven Beschwerden sind keine Therapieversager. Bei einer Langzeittherapie mit dem Ziel der Rezidivprophylaxe werden als Therapieversager jene Patienten bezeichnet, welche ein Ulcusrezidiv mit oder ohne Beschwerden entwickeln. Das Wiederauftreten von subjektiven Beschwerden ohne objektivierbares Ulcus ist kein Ausdruck eines Versagens der Therapie.

1.3 Besserung unter konservativer Therapie

Dieser Ausdruck wird häufig mißbraucht, um die unvollständige Abheilung innerhalb von 3 Monaten zu beschönigen, und sollte vermieden werden.

2 Zweck der Therapiekontrollen

Im Rahmen doppelblinder randomisierter Studien zur Erprobung der klinischen Wirksamkeit eines Medikamentes sind die Therapiekontrollen ein wissenschaftliches Instrument. Sie erfolgen mit einer für den praktischen Gebrauch unnötigen Ausführlichkeit, auf die hier nicht näher eingegangen wird. Die Anforderungen an kontrollierte randomisierte Doppelblindstudien werden in Kap. 39 (Therapieziele) besprochen. Im folgenden wird auf den Zweck praktisch orientierter Therapiekontrollen eingegangen.

2.1 Ulcus ventriculi

Beim Ulcus ventriculi sind die Therapiekontrollen ein Teil der Diagnose. Eine endoskopisch und bioptisch objektivierte zeitgerechte Abheilung des Ulcus ventriculi ist ein entscheidendes Argument zugunsten einer benignen Ulceration. Eine verzögerte Abheilung läßt auch bei Fehlen von Malignitätszeichen in den Biopsien den Verdacht auf ein Malignom weiter bestehen. Die Kontrolle ist erst dann abgeschlossen, wenn die Nische abgeheilt ist. 5% aller makroskopisch als benigne klassifizierten Ulcera ventriculi sind Malignome, meist vom Typ des Frühcarcinoms [7].

2.2 Ulcus duodeni

Beim Ulcus duodeni bezwecken die Therapiekontrollen in erster Linie, die dem Patienten verschriebene Therapie auf ihre Wirksamkeit zu prüfen. Ungünstige Resultate anläßlich einer Erfolgkonstrolle sind der Anlaß für das Verschreiben einer intensiven Therapie, z. B. Cimetidin statt Antacida, Cimetidin + Pirenzepin statt Cimetidin allein, Medikamente + Hospitalisation statt ambulanter Durchführung der Therapie. Ein ungünstiger Verlauf trotz korrekt verschriebener und befolgter Therapie ist bei Patienten mit gewissen Zweitkrankheiten, z. B. Niereninsuffizienz, zu erwarten. Falls keine solche Zweitkrankheit bekannt ist, zwingt der ungünstige Verlauf zu differentialdiagnostischen Überlegungen, z. B. zum Ausschluß eines Zollinger-Ellison-Syndroms.

2.3 Langzeitbehandlung zur Rezidivprophylaxe

Diese Art der Behandlung ist erst in den letzten Jahren im Zusammenhang mit der Cimetidintherapie populär geworden. Der Zweck der Kontrolluntersuchungen besteht hier selbstverständlich im Erfassen von Rezidiven. Da darüber noch zu wenig bekannt ist, weil häufig Rezidive ohne Beschwerden auftreten, kann über diese Art von Kontrolluntersuchungen z. Z. noch nichts Bindendes gesagt werden

3 Kriterien der Erfolgsbeurteilung

3.1 Ulcussymptome

Schmerzen sind subjektive Empfindungen und daher schwer zu objektivieren. Sie sind aber für den Patienten das gravierendste Zeichen der Erkrankung. Deshalb ist das Verschwinden subjektiver Symptome ein wesentliches Kriterium der Erfolgsbeurteilung. Schon deshalb sollte der Patient selbst an der Beurteilung der Wirksamkeit seiner Behandlung mitarbeiten. Ein günstiger Weg besteht darin, die subjektiven Beschwerden des Kranken von ihm selbst protokollieren zu lassen.

In kontrollierten klinischen Studien ist die Erfassung subjektiver Beschwerden technisch aufwendig und erfordert die Beurteilung durch mindestens zwei unabhängige Therapeuten, welche, wenn möglich, den endoskopischen Befund nicht kennen und dem Patienten keine therapeutischen Ratschläge erteilen. Für die Paxis sind solche Manöver überflüssig. Es ist im Gegenteil wünschenswert, daß derselbe Arzt die Kontrollen durchführt und die Therapie leitet.

Für die Beurteilung der Ulcusbeschwerden ist die Kenntnis des Beschwerdebildes der Ulcuskranken von großer Bedeutung. Typische postprandiale „Ulcusschmerzen" mit Besserung auf Nahrungseinnahme werden von weniger als der Hälfte der Ulcuspatienten empfunden. Die überwiegende Mehrzahl der über 60jährigen Ulcuspatienten mit Zweitkrankheiten empfinden Schmerzen ohne festen Tagesrhythmus oder keine Schmerzen, sondern Anorexie, Gewichtsverlust und Schwäche infolge ihrer Anämie (vgl. Kap. 11).

Falls der Patient angehalten wird, Antacida nur beim Auftreten von Beschwerden einzunehmen, kann der Antacidumverbrauch als Ausdruck der Beschwerdehäufigkeit und Intensität benützt werden. Die Beschwerdeschwelle bis zum Einnehmen von Antacida ist allerdings großen subjektiven Schwankungen unterworfen. Ein wichtiger Punkt neben der Befragung nach Ulcussymptomen ist das Erfassen der Tabletteneinnahme. In Anbetracht der Tatsache, daß viele Ulcuspatienten ihre Medikamente nicht oder nur unregelmäßig einnehmen [5], empfiehlt es sich, den Patienten seine Medikamente zu den Konsultationen mitbringen zu lassen und den Konsum durch Ausmessen oder Abzählen zu ermitteln.

3.2 Ulcusheilung, Ulcusgröße

Die Abheilung des Ulcus ventriculi muß endoskopisch-bioptisch objektiviert werden. Das mindeste Erfordernis ist die makroskopisch eindeutige und bioptisch verifizierte vollständige Reepithelisierung. Falls der Aspekt der Narbe im geringsten Maße atypisch erscheint – falls beispielsweise Faltenabbrüche, Plateaus, höckerige Randsäume und Gebiete mit Wandstarre vorhanden sind – geben wir uns mit der Diagnose der Narbenbildung nicht zufrieden, sondern führen eine weitere bioptische Kontrolle der Narbe nach 1–2 Monaten durch.

Beim Ulcus duodeni sind die Meinungen geteilt. Einige Autoren, z. B. Feurle, erachten es als sinnlos, Nachkontrollen beim Ulcus duodeni durchzuführen, weil das einzig wichtige Kriterium des Behandlungserfolges die Schmerzfreiheit sei, weil das Ulcus duodeni früher oder später auf jeden Fall abheile und weil der Untersucher nie in der Unsicherheit lebe, bei der ersten Untersuchung ein Malignom verpaßt zu haben. Wir können uns dieser Ansicht nicht anschließen. Wir erachten die Objektivierung der Abheilung als wichtig, denn nur eine völlige Reepithelisierung des Ulcus macht Komplikationen wie eine Blutung und Perforation unmöglich und erlaubt den Abbruch der Therapie und allenfalls den Beginn einer Rezidivprophylaxe. Ferner ist durch prospektive Studien gezeigt worden, daß Heilung und Beschwerdebild nur bei etwa der Hälfte der Patienten parallel gehen. Bei den übrigen persistieren die Beschwerden trotz Heilung des Geschwürs, oder – seltener – persistiert das Geschwür trotz Verschwinden der Beschwerden (vgl. S. 118). Würde man sich nur auf das Beschwerdebild verlassen, entstünde ein falsches Bild. Das persistierende Ulcus, insbesondere das persistierende stumme Hinterwandulcus des Bulbus duodeni, ist ein therapeutisches Problem.

Welche Mittel zur Nachkontrolle des Ulcus duodeni eingesetzt werden sollen, ist ein Anlaß zu weiteren Kontroversen. Falls die Diagnose mittels Radiologie gestellt worden ist, kann eine radiologische Kontrolluntersuchung vertretbar sein – vorausgesetzt, daß das Ulcus duodeni und allenfalls Narben im Bulbus die einzigen pathologischen Befunde darstellen. Gegen radiologische Kontrolluntersuchungen ist einzuwenden, daß die Beurteilung der Heilung und vor allem die Größenmessung des Ulcus radiologisch schwierig, wenn nicht unmöglich sind. Spasmen imponieren häufig als Deformation, Narbennischen als Ulcusnischen und umgekehrt. Aus diesen Gründen führen wir beim Ulcus duodeni routinemäßig eine endoskopische Kontrolle der Ulcusheilung durch.

Zur endoskopischen Diagnose und Erfolgsbeurteilung gehört unserer Ansicht nach eine *Messung der Ulcusgröße*. Diese erfolgt mit einem endoskopisch einführbaren Meßstab oder einfach durch Anlegen der gespreizten Biopsiezange an das Geschwür. Leider wird die Größenmessung vom Ulcera von vielen Endoskopikern nicht geübt, obwohl sich die Messung innerhalb von wenigen Sekunden durchführen läßt, den Patienten nicht belastet und den Wert der Endoskopie erhöht. Den in Größenmessungen noch nicht erfahrenen Endoskopikern wird zu einigen Übungen an einem Phantom oder Modell (z. B. Schachteln verschiedener Größe mit aufgemalten Ulcera) geraten. Im übrigen ist darauf zu achten, daß die Kontrolluntersuchungen in der gleichen Art prämediziert werden wie die Erstuntersuchungen. Beispielsweise kann die Injektion von Atropin vor der ersten, nicht aber vor der zweiten Untersuchung zu erheblichen Größenunterschieden des Geschwürs führen.

3.3 Weitere Untersuchungen, Labortests

Diese richten sich nach der Art des verabreichten Medikamentes (s. Abschn. 4).

3.4 Prognostische Faktoren zur Festlegung des Zeitpunktes der Erfolgskontrollen

Der Zeitpunkt für die Erfolgskontrolle richtet sich unter anderem nach der Prognose der Abheilung. Ein wesentlicher prognostischer Faktor ist neben der Ulcusgröße [1, 2, 3, 4] offenbar auch die Ulcuslage. Ein Ulcus an der Bulbusvorderwand von weniger als einem Zentimeter Größe bei einem sonst gesunden jungen Patienten sollte innerhalb von 4 Wochen abgeheilt sein. Das Duodenalulcus an der Bulbushinterwand heilt nach eigener Erfahrung langsamer als das Vorderwandulcus. Das präpylorische Ulcus verhält sich ähnlich wie das Duodenalulcus. Das subkardiale Geschwür mit nur geringer Belegzellmasse und das große Ulcus ventriculi älterer Menschen haben erfahrungsgemäß eine schlechte Heilungstendenz. Um in solchen Fällen unnötige Belastungen zu vermeiden, soll die erste Kontrolle nicht nach den üblichen 4, sondern erst nach 6 Wochen erfolgen. Falls Zweifel an der Benignität des Ulcus bestehen, sollte die erste Kontrolluntersuchung bereits 2 Wochen nach der ersten Untersuchung durchgeführt werden.

4 Praktische Durchführung der Erfolgskontrollen

4.1 Wo?

Das Ulcus ist grundsätzlich eine ambulant zu behandelnde Erkrankung. Der Patient soll in seiner gewohnten Umgebung, bei Belastung seiner Lebens- und Eßgewohnheiten behandelt werden. Ein Ulcustherapeuticum ist nur dann wirklich wirksam, wenn es auch unter diesen Bedingungen die Heilungsgeschwindigkeit des Ulcus beschleunigt [8].

4.2 Womit?

In den ersten 4 Wochen ist eine wöchentliche Kontrolle des Patienten mit Befragung auf subjektive Symptome indiziert. Falls der Patient Antacida nach Bedarf bei Beschwerden einnimmt, wird der wöchentliche Antacidumkonsum ermittelt und protokolliert. Eine Tagebuchkarte einfachster Art, in welcher der Patient jeden Tag sein Befinden tagsüber und in der Nacht mit gut, mäßig und schlecht taxieren kann, erleichtert die Befragung.

Spezifische Kontrollen richten sich nach der Art der medikamentösen Therapie. Tabelle 1 zeigt eine Übersicht der häufig verwendeten Ulcus-

Tabelle 1. Maßnahmen bei Nebenwirkungen der medikamentösen Therapie des gastroduodenalen Ulcus

Medikament	Typische Nebenwirkungen	Empfehlenswerte Kontrollen	Maßnahmen bei Nebenwirkungen
Al-Mg-haltiges Antacidumgel	Durchfall bei hoher Dosierung (vgl. S. 214)	Befragung	Dosisreduktion
	Adsorption von Tetracyclin (vgl. S. 333)	Vermeiden der Interferenz	Absetzen des Antacidums
Cimetidin	GOT- und Kreatinin-erhöhung (vgl. S. 242)	Keine Kontrollen nötig	Keine Maßnahmen (?)
Anticholingergica	Mundtrockenheit, Akkommoda-tionsstörungen (vgl. S. 305)	Befragung	Dosisreduktion
Carbenoxolon-Na	Hypokaliämie, Schwäche, Hypertonie, Kopfschmerzen (vgl. S. 315)	Wöchentlich Serumkalium und Blutdruck	Dosisreduktion oder Absetzen

medikamente, ihrer Nebenwirkungen, der empfehlenswerten Kontrollen und der Maßnahmen bei Nebenwirkungen. Wöchentliche Blutkontrollen sind nur bei Carbenoxolon-Na-Therapie notwendig.

4.3 Wann?

Entscheidend ist der Zeitpunkt der ersten endoskopischen Kontrolle, welche üblicherweise nach 4 Wochen stattfindet. Ist die Prognose bezüglich der Heilung relativ ungünstig, kann die endoskopische Kontrolle a priori auf 6 Wochen nach Behandlungsbeginn angesetzt werden. Manche Autoren ziehen vor, die erste endoskopische Kontrolle beim Ulcus ventriculi nach 2 Wochen durchzuführen. Eine Kontrolle nach 2 Wochen erscheint uns bei dieser Erkrankung dann sinnvoll, wenn auf Grund der ersten Untersuchung makroskopisch begründete Zweifel bezüglich der Benignität bestehen, welche durch die bioptischen Untersuchungen nicht erhärtet werden konnten. Die Untersuchung nach 2 Wochen ist in diesen Fällen eine Ergänzung zur Erstuntersuchung. Ein Zeitplan zur Kontrolluntersuchung des Ulcus ventriculi findet sich in Abb. 1.

4.4 Wie lange?

Das Ulcus ventriculi ist zum sicheren Ausschluß einer Malignität endoskopisch bioptisch so lange zu kontrollieren, bis es völlig abgeheilt ist und bis auch im Zustand der Vernarbung die Benignität histologisch gesichert ist. Beim Ulcus duodeni soll die Abheilung endoskopisch objektiviert werden, doch kann in Einzelfällen auf eine solche Kontrolle verzichtet werden.

4.5 Therapiekontrollen bei Langzeitbehandlung

Nach den bisherigen Erfahrungen mit der Cimitidinlangzeitprophylaxe empfiehlt sich folgendes Vorgehen:

- Klinische Untersuchung mit Befragung bezüglich Symptomen und Nebenwirkungen alle 2 Monate.
- Sofortige Endoskopie bei Wiederauftreten von ulcusartigen bzw. möglicherweise ulcusverdächtigen Symptomen.
- Endoskopie in jedem Fall nach 12monatiger Langzeitprophylaxe, bei prognostisch ungünstigen Fällen ($\leqq 3$ Rezidive in den letzten 2 Jahren vor Beginn der Prophylaxe, große, tiefe Ulcera mit Blutungen und anderen Komplikationen) alle 6 Monate.

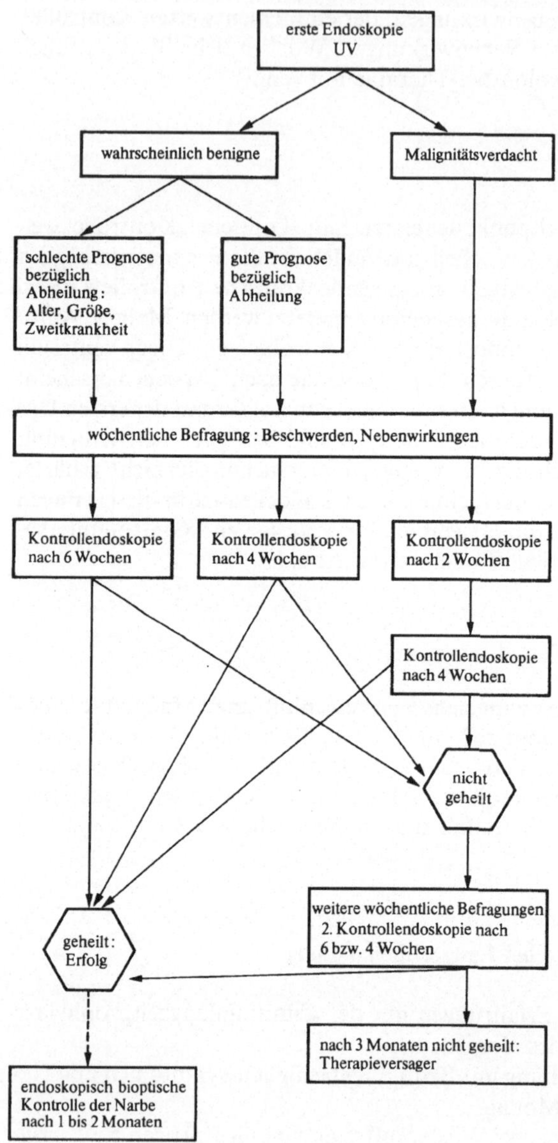

Abb. 1. Erfolgskontrollen beim Ulcus ventriculi

– Wöchentliche Untersuchung mit Befragung während mindestens einem Monat nach Absetzen des Medikamentes; Endoskopie bei Wiederauftreten der Beschwerden.

5 Schlußfolgerungen

Erfolgskontrollen der Therapie sind beim Ulcus duodeni notwendig zur Anpassung der Behandlung an die Heilungsgeschwindigkeit, allenfalls auch zur Wahl des richtigen Zeitpunktes für den Beginn einer Langzeitprophylaxe. Beim Ulcus ventriculi ist die Erfolgskontrolle ein integraler Bestandteil der Diagnosestellung. Die Diagnose eines benignen Ulcus ventriculi darf erst dann gestellt werden, wenn das Ulcus zeitgerecht, innerhalb von weniger als 3 Monaten, unter Bildung einer makroskopisch und bioptisch einwandfreien Narbe, abgeheilt ist. Das wichtigste Instrument der Erfolgskontrollen ist neben der Befragung des Patienten die Fiberendoskopie.

Literatur

1. Bardhan, K.D., Blum, A.L., Gillespie, G., et al: Long term treatment with cimetidine in duodenal ulceration. Lancet *1977 I*, 900–901
2. Englert, E., Freston, J.W., Graham, D.Y., et al.: Cimetidine, antacid, and hospitalisation in the treatment of benign gastric ulcer. Gastroenterology *74*, 416–425 (1978)
3. Gray, G.R., Smith, I.S., Mackenzie, I., Gillespie, G.: Long-term cimetidine in the management of severe duodenal ulcer dyspepsia. Gastroenterology *74*, 391–401 (1978)
4. Peterson, W.L., Sturdevant, R.A.L., Frank, H.D., et al.: The healing of duodenal ulcer with an antacid regimen. N. Engl. J. Med. *297*, 341–345 (1977)
5. Roth, H.P., Berger, D.G.: Studies on patient cooperation in ulcer treatment. 1. Observation of actual as compared to prescribed antacid intake on an hospital ward. Gastroenterology *38*, 630–633 (1960)
6. Scheurer, W., Witzel, L., Halter, F., et al.: Gastric and duodenal ulcer healing under placebo treatment. Gastroenterology *72*, 838–841 (1977)
7. Seifert, E.: Die Früherkennung des Magenkarzinoms. In: Klinik der Gegenwart, Bd. 8, S. 639–646. München, Berlin, Wien: Urban & Schwarzenberg 1973
8. Winship, D.H.: Cimetidine in the treatment of duodenal ulcer. Gastroenterology *74*, 402–406 (1978)

Kapitel 42

Indikation zur chirurgischen Therapie beim unkomplizierten Ulcus ventriculi

H. D. BECKER

1 Definition

Beim Ulcus ventriculi lassen sich, wie in Kap. 3 dargestellt, verschiedene Typen unterscheiden [20]. Im folgenden soll vorwiegend über den Typ 1 nach Johnson berichtet werden, jedoch sind auch neuere Erkenntnisse in der Therapie des Typ 3 nach Johnson (präpylorisches Ulcus ventriculi) in die therapeutischen Überlegungen einzubeziehen und dort dargestellt.
Eine Indikation zur chirurgischen Therapie des Ulcus ventriculi ist immer dann gegeben, wenn durch ein chirurgisches Vorgehen die Ziele der Ulcustherapie besser erreicht werden können. Beim Ulcus ventriculi ist besonders die Verhütung von Komplikationen inklusive der Malignomverkennung sowie die Verhütung von Rezidiven von Bedeutung [3,4].
Als Therapieversager sind Patienten zu bezeichnen, bei denen die allgemeinen Ziele der Ulcustherapie, wie Beschleunigung der Heilung, Verhütung von Komplikationen und Verhütung von Rückfällen, verglichen mit einem Kontrollkollektiv, nicht erzielt werden können (s. S. 543).

2 Verlaufsbeobachtungen bei konservativ behandelten Ulcus-ventriculi-Patienten

Der natürliche Verlauf (natural history) der Ulcuskrankheit ist in Kap. 12 ausführlich dargestellt worden, so daß hier nur einige für das Ulcus ventriculi Typ 1 chrakteristische Gesichtspunkte aufgezeigt werden sollen. Inwieweit der oben beschriebene natürliche Verlauf der Ulcuskrankheit auch für den Typ 3 des Ulcus ventriculi zutrifft, läßt sich aufgrund fehlender Untersuchungen bisher nicht entscheiden (s. auch S. 41 ff.).

2.1 Leistungsfähigkeit der konservativen Therapie beim Ulcus ventriculi Typ 1

Die Angaben in der Literatur über die Leistungsfähigkeit der konservativen Therapie variieren außerordentlich. In Tabelle 1 sind die Ergebnisse der konservativen Therapie beim Ulcus ventriculi Typ 1 in einer Studie von Larsson et al. [24] wiedergegeben. Aus diesen Untersuchungen geht hervor, daß nach einer Beobachtungsdauer von 5 Jahren und mehr lediglich 21,7% aller Patienten mit Ulcus ventriculi Typ 1 völlig beschwerdefrei sind, während 38,5% sich in der Zwischenzeit einer chirurgischen Therapie unterziehen mußten.

Der Verlauf der Ulcus-ventriculi-Erkrankungen bei einer konservativen Therapie ist vor allem durch eine hohe Zahl von Komplikationen belastet (s. u.). In einer Untersuchung von Christiansen et al. [9] ist der Verlauf nach einer konservativen Therapie des Ulcus ventriculi bezüglich der auftretenden Komplikationen analysiert worden. Nach 7–15 Jahren waren 40% von 329 Ulcus-ventriculi-Patienten verstorben. Als Ursache konnte bei 28% der Patienten eine Zweiterkrankung ermittelt werden, jedoch verstarben 12% der Patienten in dem beobachteten Zeitraum an spezifischen Komplikationen der Ulcuskrankheit. Diese Befunde unterstreichen die Erkenntnis, daß das konservativ behandelte Ulcus ventriculi eine hohe Komplikationsrate und eine dadurch bedingte ulcusspezifische Letalität aufweist [3, 6].

2.2 Wie sieht nun eine ausreichende konservative Therapie des Ulcus ventriculi aus?

Die Vielfalt der therapeutischen Prinzipien ist in den Kap. 16–24 dargestellt worden.

Tabelle 1. Ergebnisse der konservativen Therapie beim unkomplizierten Ulcus ventriculi in %. (Nach Larson et al. [24])

Beobachtungsdauer: Mindestens 5 Jahre	
Heilung	21,7
Besserung	15,8
Keine Besserung	11,4
Schlechter	7,2
Unbekannt	5,4
Unbefriedigend, daher chirurgische Therapie	38,5

Zum jetzigen Zeitpunkt muß unter einer adäquaten konservativen Therapie des Ulcus ventriculi ein 4wöchige bis 3monatige Behandlung mit Histaminantagonisten zusammen mit Antacida verstanden werden. Eine stationäre Behandlung sowie die anderen oben aufgeführten Behandlungsprinzipien gehören z. Z. nicht zu einer ausreichenden konservativen Therapie (s. Kap. 17).

2.3 Wann ist eine konservative Therapie als erfolglos anzusehen?

Der Zeitpunkt, wann eine konservative Therapie als erfolglos abgebrochen werden soll, ist durch bisher publizierte Studien nicht festgelegt. Das entscheidende Kriterium ist eine unvollständige Heilung nach 3monatiger konservativer Therapie. Dieses Resultat kann aufgrund folgender Kriterien vorausgesagt werden: 1. Riesenulcus (500 ml) zu Behandlungsbeginn. 2. Keine Heilungstendenz nach 4wöchiger Therapie. 3. Keine 50% Verkleinerung der Ulcusfläche nach 6- bis 8wöchiger Therapie. Falls eines dieser Kriterien zutrifft, muß somit mit einem Therapieversagen gerechnet werden. Andererseits ergeben die nachfolgenden Ausführungen, daß Ulcus-ventriculi-Patienten, die einer chirurgischen Therapie zugeführt worden sind, im weiteren Verlauf eine zumindest gleichwertige, eventuell sogar bessere Prognose haben, als Patienten, die weiter konservativ behandelt werden.
Eine Beendigung der konservativen Therapie sollte auf jeden Fall dann vollzogen werden, wenn der Verdacht auf Malignität nicht endgültig entkräftet werden kann. Hierfür können verschiedene Gründe vorliegen. Vor allem muß gewährleistet sein, daß der Patient auch nach Abheilen des Ulcus einer endoskopischen Kontrolle unterzogen wird (s. Kap. 51).

3 Verfahrensspektrum

Grundsätzlich stehen für die chirurgische Behandlung des Ulcus ventriculi Typ 1 neben der Magenresektion auch die Vagotomie mit lokaler Ulcusexcision zur Verfügung. Beim Ulcus ventriculi Typ 3 wurde bisher von vielen Gruppen die selektiv-proximale Vagotomie ohne Drainageoperation verwendet. Eine definitive Aussage, welche Operationsverfahren zu bevorzugen sind, ist zum jetzigen Zeitpunkt nur mit Vorbehalten möglich.

4 Indikationen zum chirurgischen Vorgehen

Beim Ulcus ventriculi Typ 3 stellt sich eine Indikation zum chirurgischen Vorgehen ähnlich wie beim Ulcus duodeni (s. Kap. 43). Jedoch ist auch

bei dieser Form des Ulcus ventriculi immer ein Malignom des Magens auszuschließen.
In Tabelle 9 sind die Indikationen zur chirurgischen Behandlung des unkomplizierten Ulcus ventriculi zusammengefaßt. Eine absolute Indikation zur chirurgischen Therapie besteht außer bei den Komplikationen lediglich bei begründetem Malignomverdacht. Es müssen jeweils die durch konservative Maßnahmen zu erzielenden Erfolge mit denen chirurgischer Eingriffe verglichen werden.
Verschiedene Argumente sind gegen ein chirurgisches Vorgehen bei rezidivierenden unkomplizierten Ulcera ventriculi Typ 1 vorgebracht worden [3,4]: Operationsletalität, Folgezustände der Operation (Postgastrektomiesyndrom, Postvagotomiesyndrom, unphysiologische Therapie, hohe Kosten). Auf diese Faktoren soll im folgenden eingegangen werden.

4.1 Indikationsstellung zum chirurgischen Vorgehen beim Ulcus ventriculi Typ 1 unter Berücksichtigung individueller Eigenschaften des Patienten

4.1.1 Letalität konservativ und chirurgisch behandelter Ulcus-ventriculi-Patienten

Die besonderen Risikofaktoren des Ulcus ventriculi sind das relativ hohe Alter der Patienten und die relative Häufigkeit von Zweitkrankheiten, welche wiederum eine Komplikation, wenn sie dann einmal auftritt, lebensgefährlicher macht. Die Häufigkeit der Komplikationen des Ulcus ventriculi an sich sind nicht größer als die des Ulcus duodeni, die Letalität der Komplikationen aber deutlich höher; dies gilt insbesondere für die Blutung, die mit einer Letalität von 25% und mehr belastet ist. Faktoren für das Auftreten von Komplikationen und Rezidiven eines Ulcus ventriculi sind evtl. dem Spontanverlauf der Ulcus-ventriculi-Erkrankung (natural history) zu entnehmen. Von Lindskov et al. [26] wurde die erwartete und beobachtete Letalität beim Ulcus-ventriculi-Patienten in Abhängigkeit von Alter, Geschlecht und Art der Behandlung ermittelt (Tabelle 2a). Aus diesen Untersuchungen geht hervor, daß Ulcus-ventriculi-Patienten eine höhere Letalität als die Durchschnittsbevölkerung aufweisen. Bei Patienten zwischen dem 45. und 64. Lebensjahr liegt die beobachtete Letalität bei konservativ behandelten Ulcus-ventriculi-Patienten höher als bei der chirurgisch behandelten Vergleichsgruppe. Auch bei männlichen Patienten jenseits des 65. Lebensjahres findet sich das gleiche Verhältnis. Bei weiblichen Patienten dagegen ist die Letalität jenseits des 65. Lebensjahres bei konservativem oder chirurgischem Vorgehen etwa gleich.

Tabelle 2a. Erwartete und beobachtete Letalität bei Ulcus-ventriculi-Patienten in Abhängigkeit von Geschlecht, Alter und Behandlung. Nach Lindskov et al. [26])

Altersgruppe (Jahre)	Geschlecht	Erwartete Letalität [%]	Beobachtete Letalität	
			Konservativ [%]	Chirurgisch [%]
45–64	M	6,5	30,1	20,1
	F	3,6	20,3	15,3
65–84	M	34,0	53,4	30,8
	F	23,3	41,8	46,9

Tabelle 2b. Erwartete und beobachtete Letalität: bei Ulcus-ventriculi-Patienten in Abhängigkeit von Geschlecht und Behandlungsdauer. (Nach Lindskov et al. [26])

Todesursache	Geschlecht	Behandlung			
		Konservativ		Chirurgisch	
		Erwartet [%]	Beobachtet [%]	Erwartet [%]	Beobachtet [%]
Alle Ursachen	M	14,4	33,0	12,4	20,7
	F	11,2	25,9	8,1	22,6
Davon Ulcus-spezifische Ursachen	M	0,1	7,5	0,1	6,2
	F	0,1	7,5	0,1	6,8

4.1.2 Analyse der Todesursache

Führt man nun eine Analyse der verschiedenen Todesursachen bei Ulcus-ventriculi-Patienten durch, so zeigt es sich, daß Ulcus-ventriculi-Patienten in einem hohen Prozentsatz Zweiterkrankungen aufweisen.

Wie aus Tabelle 2b hervorgeht, ist eine ulcusspezifische Todesursache nur bei 7,5% der konservativ behandelten, beziehungsweise 6,4% der chirurgisch behandelten Patienten zu erheben. Als unspezifische Todesursachen sind bei konservativer Behandlung kardiovasculäre und pulmonale Ursachen häufiger, während nach operativer Behandlung die Zahl der Suicide höher liegen soll. Hirohata [19] dagegen beobachtete auch bei konservativ behandelten Ulcus-ventriculi-Patienten einen Anstieg der Lebercirrhosen und der Suicide, während wiederum die operierten Patienten bezüglich Zweiterkrankungen mit der Gesamtbevölkerung vergleichbar waren. Es erhebt sich die Frage, ob ein alter Patient mit Ulcus ventriculi und einer Zweiterkrankung wegen des erhöhten Risikos erst recht operiert werden oder erst recht nicht operiert werden soll. Entscheidend für die Indikation zur Operation ist die Zweiterkrankung. Kann die Zweiterkrankung gut therapiert werden, sollten auch diese Patienten einer definitiven Therapie des Ulcus, d. h. einem chirurgischen Vorgehen, zugeführt werden.

4.1.3 Koinzidenz von Ulcus ventriculi und Malignom

Von besonderem Interesse ist die beobachtete Zahl von Malignomen bei Ulcus-ventriculi-Patienten nach konservativer und chirurgischer Therapie (Tabelle 2a).
Die Untersuchungen von Lindskov et al. [26] zeigen, daß die Zahl der Malignome bei konservativ behandelten Patienten deutlich höher liegt. Vor allem Magencarcinome (s. u.), jedoch auch andere gastrointestinale Tumoren, treten unter konservativer Behandlung signifikant häufiger auf als nach chirurgischer Therapie. Inwieweit es sich dabei um übersehene Magencarcinome handelt, muß offen bleiben. In neuester Zeit ist auch auf eine Häufung des Pankreacarcinoms bei konservativ behandelten Ulcus-ventriculi-Patienten hingewiesen worden [8]. Das Bronchialcarcinom dagegen, dem man lange Zeit ein häufigeres Vorkommen nach Magenresektion bescheinigte, ließ sich in mehreren anderen Studien [6, 9, 26] nicht mehr vermehrt nachweisen.

4.2 Indikationsstellung in Abhängigkeit von den Eigenschaften der Ulcuskrankheit (Ulcus ventriculi Typ 1)

Die Indikation zum chirurgischen Vorgehen läßt sich in Abhängigkeit von der Eigenschaft der Ulcuskrankheit unter zwei Gesichtspunkten sehen:
- Der Verdacht auf eine maligne Degeneration, beziehungsweise das Vorliegen eines Magencarcinoms.
- Risikofaktoren, die eine hohe Rezidivquote und damit eine Komplikationsquote beinhalten.

4.2.1 Malignitätsverdacht

4.2.1.1 Ulcuscarcinom

Die Diskussion, ob aus einem benignen Ulcus ventriculi ein Carcinom entstehen kann, ist dahin präzisiert worden, daß ein Ulcuscarcinom nur anzunehmen ist, wenn der Geschwürsgrund jenseits der Muscularis-mucosae-Grenze liegt, im Geschwürsgrund eine ausgedehnte Fibrose nachweisbar ist, die Muscularis mucosae am Geschwürsgrund durch Vernarbung verzogen und aufgeworfen ist und die Arterien und Venen im chronischen Ulcus entzündliche Gefäßveränderungen aufweisen [16]. Findet sich in diesen Fällen am Ulcusrand ein Carcinom, kann die Entstehung eines Ulcuscarcinoms angenommen werden. Die vorliegenden Studien zeigen, daß Magencarcinome nur in ca. 1% aus Ulcera ventriculi entstehen.

4.2.1.2 Magenfrühcarcinom (s. auch Kap. 34)

Ein größeres Problem stellen Frühformen des Magencarcinoms dar, die wie ein Ulcus ventriculi imponieren. In der Hand erfahrener Endoskopiker ist die Trefferquote der gezielten Biopsien auf über 95% angestiegen. Es bleibt jedoch ein – wenn auch geringer – Prozentsatz von Patienten, bei denen auch durch eine intensivste endoskopische und bioptische Untersuchung der Verdacht auf Malignität nicht ausgeräumt werden kann. Es ist schon darauf hingewiesen worden, daß auch Frühcarcinome, ähnlich wie Ulcera, mit einer Narbe abheilen können und daß erst aus der Probeexcision der Narbe die Diagnose des Carcinoms gestellt wird. Diese Befunde haben zur Konsequenz, daß alle Ulcera ventriculi, auch wenn sie röntgenologisch abgeheilt sind, einer erneuten endoskopischen und bioptischen Untersuchung unterzogen werden müssen. Des weiteren sollten alle Ulcera, die unter konservativer Therapie nicht innerhalb von sechs Wochen um 50%, innerhalb von acht bis zehn Wochen um 90% und innerhalb von zwölf Wochen vollständig (s. o.) abgeheilt sind, der chirurgischen Therapie zugeführt werden.

4.2.2 Erhöhte Rezidivrate

Die Indikation für ein chirurgisches Vorgehen beim Ulcus ventriculi wäre erheblich leichter, wenn eindeutige Risikogruppen für ein Ulcusrezidiv definiert werden können. Folgende Faktoren werden z. Z. diskutiert, die eine hohe Rezidivquote beim Ulcus ventriculi bedingen können.

Eine lange Anamnesedauer scheint nach einigen Untersuchungen auf eine hohe Rezidivquote hinzudeuten.

Flood u. Henning [17] glaubten nachweisen zu können, daß ein Ulcus mit langsamer Abheilungstendenz häufiger rezidivert als ein Ulcus mit kurzer Abheilungszeit; diese Befunde konnten jedoch in der Studie der VA-Hospitäler nicht reproduziert werden [27].

Die Lokalisation an der großen Kurvatur wird gelegentlich auch als Risikofaktor für ein Ulcusrezidiv angesehen.

Bewiesen ist dagegen das häufigere Auftreten von Ulcusrezidiven bei Negern im Vergleich zu Weißen und das häufigere Ulcusrezidiv bei Patienten mit einem sog. Kombinationsulcus, das heißt bei gleichzeitigem Vorliegen eines Ulcus duodeni.

Multiple Ulcera ventriculi scheinen eine deutlich längere Abheilungszeit zu benötigen, wenn man die Abheilungszeit eines jeden einzelnen Ulcus

berücksichtigt. Die Rezidivquote dagegen ist jedoch nicht eindeutig höher.
Die sog. Risenulcera ventriculi, zu denen auch das Altersulcus zählt, scheinen in einem geringgradig höheren Prozentsatz maligne Befunde zu verdecken. Die Abheilungszeit selbst sowie die Rezidivquote ist jedoch nicht eindeutig höher.
Rezidive eines bereits abgeheilten Ulcus ventriculi zeigen keine verlängerte Abheilungszeit. Auch ist die Quote des erneuten Rezidives eines Rezidivulcus nicht größer. Rezidivulcera nach vorausgegangenen Ulcuskomplikationen scheinen zu einem geringgradig höheren Prozentsatz wiederum zu Ulcuskomplikationen zu führen.
Wertung eines Ulcusrezidives

4.2.3 Ist ein chirurgisches Vorgehen beim Ulcusrezidiv indiziert?

Es ist vermutet worden, daß
- die Malignitätsrate ansteigt,
- häufiger Komplikationen auftreten,
- Rezidivulcera schlechter abheilen,
- nach einem Rezidiv immer wieder Rezidive auftreten.

Alle diese Punkte entbehren eines wirklichen Beweises. Die Malignitätsrate steigt nicht an, wenn die oben beschriebenen Kriterien beachtet werden. Komplikationen sind beim Ulcusrezidiv nicht häufiger, aber auch nicht seltener als beim ersten Ulcus ventriculi. Rezidivulcera weisen keine schlechtere Abheilungstendenz auf als erstmals auftretende Ulcera.

4.3 Verfahrenswahl

In die chirurgische Verfahrenswahl haben die Ergebnisse randomisierter kontrollierter prospektiver Studien, pathophysiologischer Überlegungen und klinische Erfahrungen einzugehen. Für das Ulcus ventriculi Typ 1 sowie Typ 3 sind zum jetzigen Zeitpunkt nur sehr wenige randomisierte Studien durchgeführt worden, so daß eine endgültige Entscheidung sicherlich erst in der Zukunft gefällt werden kann. Unsere jetzt dargelegten Überlegungen können daher zu einem späteren Zeitpunkt einer Korrektur bedürfen.

4.3.1 Verfahrenswahl beim präpylorischen Ulcus ventriculi (Ulcus ventriculi Typ 3 nach Johnson)

Das chronische unkomplizierte präpylorische Ulcus ventriculi ist bisher mit den gleichen chirurgischen Maßnahmen behandelt worden wie das chronische Ulcus duodeni, da die Hyperacidität als eine der wesentlich-

Tabelle 3. Ergebnisse der selektiv-proximalen Vagotomie in der Behandlung des Ulcus duodeni und des präpylorischen Ulcus ventriculi (Ulcus ventriculi Typ 3)

Gesamtzahl der Patienten	Zahl der Patienten mit Ulcus ventriculi Typ 3	Rezidivrate (insgesamt)	Rezidivrate bei Ulcus duodeni	Rezidivrate bei Ulcus ventriculi Typ 3
323	40 (12,3%)	22/323 (6,8%)	14/283 (4,9%)	8/40 (20%)

sten pathophysiologischen Ursachen der Erkrankung angenommen wurde [5, 12]. Während Daten über die Resektionsbehandlung des präpylorischen Ulcus ventriculi nicht zur Verfügung stehen, wurde im Rahmen des Aarhus County Vagotomy trials von Andersen et al. erstmals über die Ergebnisse nach Vagotomie mit und ohne Drainageoperation beim Ulcus ventriculi Typ 3 berichtet [1]. Während die berechnete Rezidivquote beim Ulcus duodeni nach SPV lediglich 6% betrug, stieg diese beim präpylorischen Ulcus ventriculi (Typ 3 nach Johnson) auf 22% an. Die Rezidivquote des präpylorischen Ulcus nach selektivproximaler Vagotomie mit Drainageoperation und selektivgastraler Vagotomie mit Drainageoperation ist signifikant niedriger.
Ähnliche Ergebnisse wurden mittlerweile von unserer Arbeitsgruppe [4] (Tabelle 3) sowie von Müller [30] berichtet. Während in unserer prospektiven Studie nach einem Beobachtungszeitraum von 1,5 – 7 Jahren die Rezidivquote in der Ulcus-duodeni-Gruppe 4,8% betrug, lag sie bei Ulcus-ventriculi-Typ-3-Patienten bei 20%. Müller [30], berichtet über eine Rezidivquote von 24% nach 5jähriger Beobachtungszeit. Christiansen et al. [8] fanden Rezidive bei präpylorischen Ulcera in 19%, jedoch keinen signifikanten Unterschied zu Ulcus-duodeni-Patienten.

4.3.2 Verfahrenswahl beim Ulcus ventriculi Typ 1

Die Magenresektion ist bis heute das Standardverfahren in der chirurgischen Behandlung des Ulcus ventriculi, Typ 1. Als Gesichtspunkte für die Leistungsfähigkeit der verschiedenen Operationsverfahren werden vor allem Letalität, Rezidivquote und Häufigkeit der Postgastrektomiebeschwerden herangezogen. Bei der Billroth-I-Resektion muß beim unkomplizierten Ulcus ventriculi mit einer Letalität von 2–4% gerechnet werden; Rezidive treten in 2–3% auf. Schwere Postgastrektomiebeschwerden werden in 3–5% beobachtet. Bei der Billroth-II-Resektion lassen sich ähnliche Ergebnisse erzielen, wie aus der Tabelle 4 hervorgeht. Vergleicht man diese Ergebnisse mit der Resektionsbehandlung bei Ulcus-duodeni-Patienten, fällt eine erhebliche Diskrepanz in der Häufigkeit der Postga-

Tabelle 4. Resultate der Resektionsbehandlung des unkomplizierten Ulcus ventriculi

Autoren	Zahl der Patienten	Letalität [%]	Rezidive [%]	Postgastrektomie-beschwerden [%]
Billroth I				
Nielsen et al. [31]	97	6	5	4
Duthie et al. [12]	47	0	2,4	5
McKeown [29]	124	0,6	1,3	2,4
Salzer [33]	631	4,2	2,0	2,4
Billroth II				
Nielsen et al. [31]	158	3	5	2
Kraus et al. [23]	112	6	6	3
Welch u. Barke [37]	424	4,7	1	2,4
McKeown [29]	80	1,2	1,3	2,4
Harvey [18]	448	2,9	1,5	1,6

Tabelle 5. Rezidivrate nach Vagotomie bei Ulcus ventriculi Typ 1; PP = Pyloroplastik

Untersucher	Art der Vagotomie	Zahl der Patienten	Rezidivquote [%]
Kraft et al. [22]	TV	118	5
Dorton [11]	TV	30	7
Stemmer et al. [36]	TV	34	38
Sawyers et al. [34]	TV	48	15
Cade u. Allan [7]	TV	90	4,5
Eastman u. Gear [15]	TV	59	8
De Miguel [10]	SGV	73	18
Bauer et al. [2]	SPV + PP	148	2,1
Duthie u. Bransom [13]	SPV	26	15,0
Johnston [21]	SPV	45	2,2

strektomiebeschwerden auf. Offensichtlich ist bei Ulcus-ventriculi-Patienten bei einem relativ geringen Prozentsatz mit postprandialen Beschwerden nach Billroth-I- und Billroth-II-Resektion zu rechnen (Tabelle 4).

Das Argument, die Resektion stelle eine unphysiologische Behandlung des chronischen Ulcus ventriculi dar, entbehrt weitgehend der Grundlage, da wir, wie oben dargelegt, über die Pathophysiologie der Ulcusentstehung nur unvollständig unterrichtet sind. Es gibt auf der anderen Seite Hinweise, daß Rezidivulcera immer am gleichen Ort des Primärulcus entstehen, so daß durch die Resektion dieser Locus minoris resistentiae entfernt wird. Dadurch wäre eine kausale Therapie des Ulcus möglich.

Die in den letzten Jahren eingeführten nichtresezierenden Verfahren der Vagotomie stehen beim Ulcus ventriculi zum jetzigen Zeitpunkt im Experimentierstadium. Die verschiedensten Formen der Vagotomie sind in der chirurgischen Therapie des Ulcus ventriculi verwendet worden, wie aus Tabelle 5 hervorgeht. Die meisten Untersuchungen deuten jedoch darauf hin, daß die postoperative Rezidivrate beim Ulcus ventriculi Typ 1 nach der Vagotomie deutlich höher liegt als nach der Magenresektion. Andererseits ist die postoperative Letalität übereinstimmend in allen Untersuchungen deutlich niedriger.

Um einen objektiven Vergleich in der Leistungsfähigkeit zwischen Vagotomie und Magenresektion in der chirurgischen Behandlung des chronischen Ulcus ventriculi Typ 1 zu ermöglichen, sind mehrere randomisierte prospektive Studien durchgeführt worden. Duthie u. Kwong [12] sowie Madsen et al. [28] verglichen die Billroth-I-Resektion mit der trunculären Vagotomie + Pyloroplastik (Tabelle 6). Während die postoperativen Beschwerden nach beiden Operationsverfahren ähnlich häufig auftraten, war die trunculäre Vagotomie + Pyloroplastik von einer hohen Rezidivquote belastet (Duthie u. Kwong 14,3%, Madsen et al. 13%).

In weiteren Untersuchungen wurde die selektiv-proximale Vagotomie mit Ulcusexcision mit der Billroth-I-Resektion verglichen (Tabelle 7). In allen 3 publizierten Studien lag die Rezidivquote nach selektiv-proximaler Vagotomie deutlich höher als nach Billroth-I-Resektion.

Tabelle 6. Rezidivrate nach trunculärer Vagotomie (TV) plus Ulcusexcision bzw. Billroth-I-Resektion beim unkomplizierten Ulcus ventriculi

Untersucher	Zahl der Patienten	Rezidivrate nach Billroth I	Rezidivrate nach SPV
Duthie [12]	100	4	12
Madsen et al. [28]	45	0	

Tabelle 7. Rezidivrate nach selektiv-proximaler Vagotomie in randomisierten prospektiven Studien beim chronischen Ulcus ventriculi Typ 1

Untersucher	Zahl der Patienten	Rezidivrate nach SPV + Ulcusexcision [%]	Rezidivrate nach Billroth I [%]
Duthie u. Bransom [13]	56	15	7
Liedberg u. Oscarson [25]	36	21,1	0
Becker et al. [5]	41	14,3	0

Tabelle 8a. Häufigkeit und Intervall von Magenstumpfcarcinomen nach Billroth-II-Resektion wegen peptischer Ulcera. (Nach [32])

Todeszeitpunkt nach der Magenresektion (Jahre)	Zahl der Patienten	Zahl der Magenstumpfcarcinome	Prozentualer Anteil von Magenstumpf-Ca an der Letalität
5–10	43	2	4,7
11–15	53	1	1,9
16–20	76	6	7,9
21–25	52	4	7,7
26–30	50	11	22,0
31–37	28	3	10,7
Insgesamt	302	27	8,9

Tabelle 8b. Häufigkeit von Magenstumpfcarcinomen in Abhängigkeit vom Ulcustyp. (Nach [32])

Ulcustyp	Zahl der Patienten	Zahl der Magenstumpfcarcinome	Entwickelte Magenstumpf-Ca. [%]	Mittleres Intervall (Jahre)
Ulcus ventriculi	91	12	13,2	19,0
Ulcus duodeni	211	15	7,1	27,4
Summe	302	27	8,9	

4.4 Magenstumpfcarcinom nach Magenresektion (s. Kap. 30)

Als besondere Gefahr der Magenresektion ist das gehäufte Auftreten von Magenstumpfcarcinomen angeführt worden (Tabelle 8 a, b). Diese Überlegungen gelten jedoch nur für die Billroth-I-Anastomose, während für Patienten mit Billroth-I-Resektion eine höhere Magenstumpfcarcinomrate bislang nicht aufweisbar war. Es sollte jedoch betont werden, daß der exakte statistische Beweis für die Häufung von Magenstumpfcarcinomen im Billroth-II-Magen bisher nicht erbracht werden konnte, da einerseits auch bei konservativ behandelten Magenulcera in einem hohen Prozentsatz im weiteren Verlauf Magencarcinome auftreten (s. o.), andererseits bei Patienten mit Ulcus duodeni, die sich einer Billroth-II-Resektion unterzogen hatten, diese Komplikationen nicht beobachtet wird, obwohl die pathogenetisch angeschuldigten Mechanismen, wie Gallereflux und daraus resultierende chronisch-atrophische Gastritis in gleichem Maße vorhanden sind [32]. Außerdem wird nach Billroth-I-Resektion in einem vermehrten Maße ein Gallereflux in den Magen gefunden, ohne daß es zu einem nachweisbaren Anstieg von Magencarcinomen, verglichen mit konservativ behandelten Patienten, kommt.

5 Schlußfolgerungen

Aus dem oben Dargestellten scheint hervorzugehen, daß die im Magen lokalisierten peptischen Ulcerationen in verschiedene Untergruppen aufgeteilt werden müssen. Hierbei hat die Klassifikation nach Johnson eine gewisse Berechtigung.

Das präpylorische Ulcus ventriculi (Ulcus ventriculi Typ 3) sollte nicht ohne weiteres dem Ulcus duodeni zugerechnet werden, obwohl die Sekretionsparameter sehr ähnlich sind und sich sehr ähnliche Indikatoren zum chirurgischen Vorgehen ergeben. Die selektiv-proximale Vagotomie, ein chirurgisches Standardverfahren in der Therapie des Ulcus duodeni, kann nicht ohne weiteres auf das Ulcus ventriculi Typ 3 übertragen werden, wie erste Untersuchungen zeigen, da mit einer hohen Rezidivquote zu rechnen ist. Ob die Vagotomie plus Antrektomie oder die selektiv-proximale Vagotomie plus Drainageoperation bei diesem Ulcustyp als Verfahren der Wahl anzusehen sind, kann zum jetzigen Zeitpunkt nicht entschieden werden.

Beim Ulcus ventriculi Typ 1 zeigen die vorliegenden Untersuchungen, daß der Verlauf der Erkrankungen durch ein relativ frühzeitiges chirurgisches Vorgehen wahrscheinlich günstig beeinflußt werden kann. Natürlich steht beim Ulcus ventriculi nach Abklärung der Dignität der Ulceration zunächst immer eine konservative Therapie im Vordergrund, vor allem nach der Entwicklung potenter neuer Behandlungsprinzipien. Eine chirurgische Therapie des Ulcus ventriculi Typ 1 sollte jedoch immer diskutiert werden, wenn das Ulcus unter Antacida – Cimetidin bzw. Biogastrone – nicht innerhalb von 12 Wochen vollständig abgeheilt ist, eine lange Anamnese besteht und das Operationsrisiko durch Zweiterkrankun-

Tabelle 9. Indikation zur chirurgischen Behandlung des unkomplizierten Ulcus ventriculi

1. Verdacht auf Malignität
2. Ulcera mit schlechter oder gar keiner Abheilungstendenz
3. Multiple Ulcera ventriculi
4. Medikamenteninduzierte Ulcera ventriculi bei Patienten mit voraussichtlicher weiterer Medikamenteneinnahme
5. Sehr große, sog. Riesenulcera ventriculi
6. Ulcus-ventriculi-Rezidive nach vorausgegangener erfolgreicher konservativer Therapie
7. Rezidivulcera bei vorausgegangener Ulcuskomplikation

gen nicht wesentlich erhöht ist (Tabellen 9 und 10). Eine Indikation zum chirurgischen Vorgehen ist jedoch immer gegeben, wenn ein Malignitätsverdacht nicht endgültig ausgeräumt werden kann. Es ist daher selbst bei endoskopisch völlig benignem makroskopischem Aspekt durch mindestens 10 gezielt entnommene Biopsien die Dignität des Ulcus so früh und

Tabelle 10. Indikation zum operativen oder konservativen Vorgehen beim Ulcus ventriculi

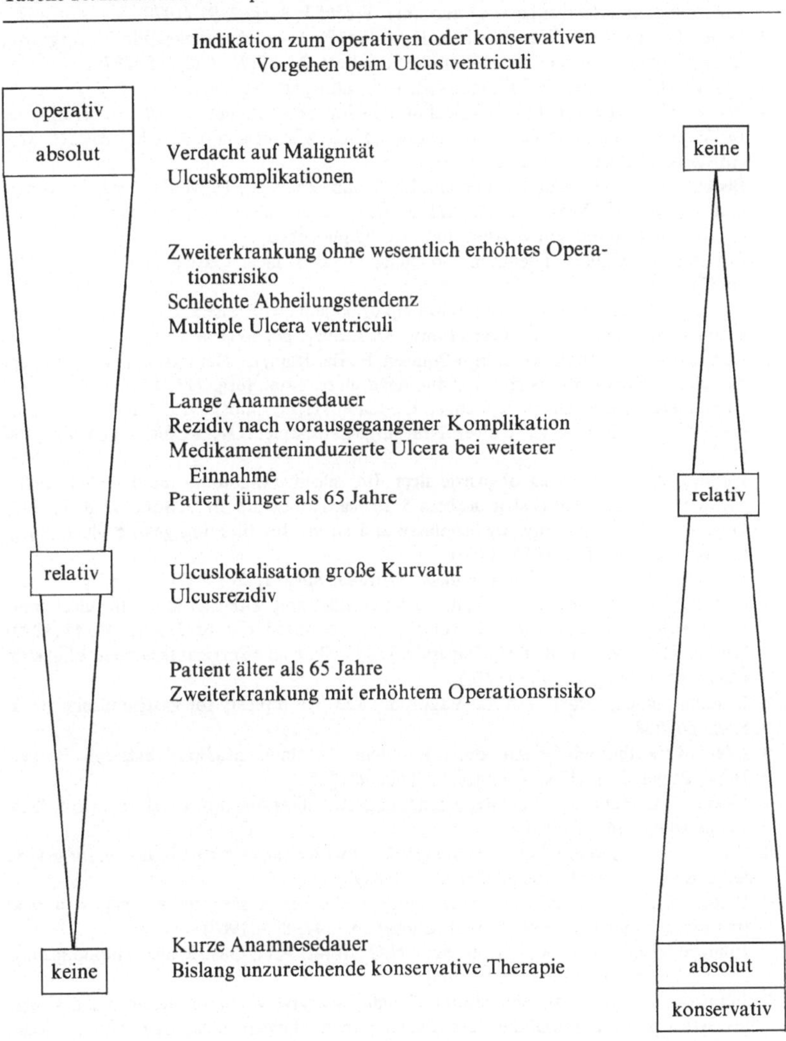

so weit wie möglich zu sichern und selbst nach Abheilen des Geschwüres eine endoskopische Kontrolle durchzuführen.

Literatur

1. Andersen, D., Høstrup, H., Amdrup, E.: The Aarhus County vagotomy trial II. An intern report in reduction in acid secretion and ulcer recurrence rate following parietal cell vagotomy and selective gastric vagotomy. World J. Surg. *2*, 91 (1978)
2. Bauer, H., Brückner, W., Welsch, K.H., Holla, F.: Die nicht resizierende Chirurgie des Gastro-Duodenal-Ulcus. III. Klinische Resultate. M.M.W. *118*, 785 (1976)
3. Becker, H.D., Peiper, H.J.: Ulcus ventriculi, Stuttgart: Thieme 1977
4. Becker, H.D., Siewert, J.R.: Surgical options for the treatment of gastric ulcer disease. In: Advances in ulcer disease. Holtermüller, K.H., Malagelada, J.R. (eds.), pp. 516–526. Amsterdam: Excerpta Medica 1980
5. Becker, H.D., Lehmann, D., Löhlein, D., Schumpelick, V., Troidl, H.: Selective proximal vagotomy (SPV) versus Billroth I in chronic gastric ulcer disease: A controlled prospektive randomized study. Ann. Surg. (to be published)
6. Bonnevie, O.: Causes of death in duodenal and gastric ulcer. Gastroenterology *73*, 1000 (1977)
7. Cade, D., Allan, D.: Long term follow-up of patients with gastric ulcers treated by vagotomy, pyloroplasty and ulcerectomy. Br. J. Surg. *66*, 46 (1981)
8. Christiansen, J., Jensen, H.E., Ejb-Poulsen, P., Bardram, L., Henriksen, F.W.: Prospective controlled vagotomy trial for duodenal ulcer. Ann. Surg. *193*, 49 (1981)
9. Christiansen, P., Amdrup, E., Fenger, C., Jensen, H.E., Lindskov, J., Nielsen, J., Damgaard-Nielsen, S.A.: Gastric ulcer. Non surgical treatment. Acta Chir. Scand. *139*, 466 (1973)
10. De Miguel, J.: Recurrence of gastric ulcer after selective vagotomy and pyloroplasty for chronic uncomplicated gastric ulcer: A 5–10 years follow-up. Br. J. Surg. *62*, 875 (1975)
11. Dorton, H.E.: Vagotomy, pyloroplasty and suture for bleeding gastric ulcer. Surg. Gynecol. Obstet. *122*, 1015 (1966)
12. Duthie, H.L.: Surgery of gastric ulcer. World J. Surg. *1*, 29 (1977)
13. Duthie, H.L., Bransom, C.J.: Highly selective vagotomy with excision of the ulcer compared with gastrectomy for gastric ulcer in a randomized trial. Br. J. Surg. *66*, 43 (1979)
14. Duthie, H.L., Moore, K.T.H., Bardsley, D., Clark, C.G.: Surgical treatment of gastric ulcers. br. J. Surg. *57*, 784 (1970)
15. Eastman, M.C., Gear, M.W.L.: Vagotomy and pyloroplasty for gastric ulcers. Br. J. Surg. *66*, 238
16. Eder, M.: Pathologische Anatomie des Ulcus ventriculi. In: Ulcus ventriculi. Becker, H.D., Peiper, H.J. (Hrsg.). Stuttgart: Thieme 1977
17. Flood, C.A., Henning, G.C.: Recurrence in gastric ulcer under medical treatment. Gastroenterology *16*, 57 (1950)
18. Harvey, H.D.: Twenty-five years of experience with elective gastric resection for gastric ulcer. Surg. Gynecol. Obstet. *113*, 191 (1961)
19. Hirohata, T.: Mortality from gastric cancer and other causes after medical or surgical treatment for gastric ulcer. J. Natl. Cancer Inst. *41*, 895 (1968)
20. Johnson, H.D., Love, A.H.G., Rogers, N.C., Wyat, A.P.: Gastric ulcer, blood groups and acid secretion. Gut *5*, 402 (1964)
21. Johnston, D.: Rationale and results of highly selective vagotomy without a drainage procedure plus excision of the ulcer in the treatment of gastric ulcer. In: Ulcus ventriculi. Becker, H.D., Peiper, H.J. (Hrsg.). Stuttgart: Thieme 1977

22. Kraft, R.O., Myers, J., Overton, S., Fry, W.J.: Vagotomy and gastric ulcer. Am. J. Surg. *121*, 122 (1971)
23. Kraus, M., Mendeloff, G., Condon, R.E.: Prognosis of gastric ulcer. Ann. Surg. *184*, 471 (1976)
24. Larson, N.E., Mendeloff, G., Condon, R.E.: Prognosis of medically treated small gastric ulcer. N. Engl. J. Med. *264*, 119 (1961)
25. Liedberg, G., Oscarson, J.: Selective proximal vagotomy and gastric resection for gastric ulcer. In: Selektive proximale Vagotomie. Pichlmaier, H., Junginger, T. (Hrsg.), S. 61–63. Stuttgart: Thieme 1979
26. Lindskov, J., Nielsen, J., Amdrup, P., Fenger, C., Jensen, H.E., Damgaard-Nielsen, S.A.: Causes of death in patients with gastric ulcer. Acta Chir. Scand. *141*, 670 (1975)
27. Littmann, A., Hanscom, D.H.: The course of recurrent ulcer. Gastroenterology *61*, 592 (1971)
28. Madsen, P., Kronborg, O., Hansen, O.H., Pedersen, T.: Billroth I gastric resection versus truncal vagotomy and pyloroplasty in the treatment of gastric ulcer. Acta Chir. Scand. *142*, 152 (1976)
29. McKeown, K.C.: A study of peptic ulcer. Br. J. Surg. *57*, 131 (1970)
30. Müller, C.: Verdict on vagotomy. Amsterdam: Excerpta Medica (to be published)
31. Nielsen, J., Amdrup, E., Christiansen, P., Fenger, C., Jensen, H.E., Lindkov, J., Damgaar-Nielsen, A.A.: Gastric ulcer, surgical treatment. Acta Chir. Scand. *139*, 460 (1973)
32. Peitsch, W., Becker, H.D.: Frequency and prognosis of gastric stumping cancer. Front. Gastrointest. Res. *5*, 170 (1979)
33. Salzer, G.: Indikationen zur Resektion nach Billroth I und Billroth II einschließlich des hochsitzenden Ulcus. Klin. Med. *22*, 13 (1967)
34. Sawyers, J.L., Scott, H.W., Graham, C.: Clinical trial of vagotomy and pyloroplasty in the treatment of benign gastric ulcer. Am. J. Surg. *121*, 119 (1978)
35. Siewert, R., Blum, A.L.: Gastro-Duodenal-Ulcus: Indikation zur Operation. Langenbecks Arch. Chir. *345*, 193 (1977)
36. Stemmer, E.A., Zahn, R.L., Hom, L., Conolly, J.E.: Vagotomy and drainage procedure for gastric ulcer. Arch. Surg. *96*, 586
37. Welch, C.E., Burke, J.F.: An appraisal of the treatment of gastric ulcer. Surgery *44*, 943 (1958)

Kapitel 43

Die Indikation zur operativen Therapie des unkomplizierten Ulcus duodeni

G. E. Feurle

1 Definition und Einleitung

Ein Ulcus wird als unkompliziert bezeichnet, wenn weder eine Blutung, Penetration, Perforation noch eine Stenose eingetreten ist. Davon abzugrenzen ist das atypische Ulcus. Hierunter sind das sog. Duodenitissyndrom, das asymptomatische Ulcus, das Duodenalulcus mit atypischen Beschwerden und das Ulcus ad pylorum zusammengefaßt.

Das Ulcus duodeni ist bei vielen Patienten im Verlauf eher lästig als gefährlich: Zwar besteht eine große Rezidivneigung, aber auch eine hohe Spontanheilungstendenz. Die Fälle, denen ein kompliziertes Ulcus droht, lassen sich kaum vorhersagen (s. Kap. 12). Die Operation demgegenüber ist ein irreversibler und risikobehafteter Eingriff. Man wird sich dazu erst entschließen, wenn konservative Maßnahmen erfolglos waren. Zwei Gesichtspunkte führen dann zur Operation: Leidensdruck und Risiko von Ulcuskomplikationen.

Wie aber sieht eine konservative Ulcustherapie aus? Wann ist sie als erfolglos zu betrachten? Wie kann man so ungleiche Begriffe wie Leidensdruck und Operationsrisiko gegeneinander abwägen? Kann man die Risiken der konservativen Langzeitbehandlung gegen die der Operation aufrechnen? Welches sind die Risiken? Wie hoch ist jeweils die Rate an Rezidivulcera? Welche andere Faktoren beeinflussen die Entscheidung? Beim Versuch, diese Fragen zu beantworten, kann man nur von wenigen objektiven Daten ausgehen; kontrollierte Studien existieren kaum, und moderne Formen der Entscheidungsfindung [18] sind auf diesem Gebiet noch nicht angewandt worden. Es ist deshalb wichtig, sich klarzumachen, daß auch im Zeitalter der kontrollierten Studien – auf die sich dieses Buch so oft stützt – bei der Indikation zur operativen Ulcustherapie kaum „harte Daten“ vorliegen, die die Entscheidung erleichterten. Zunächst sollen die Voraussetzungen für die Indikation zur Operation diskutiert werden.

2 Daten über den Verlauf

2.1 Verlauf unter konservativer Therapie

Über den Verlauf der Ulcuskrankheit unter *konservativer Therapie* wird in den Kap. 12, 39 u. 40 dieses Buches berichtet. Es soll hier noch einmal an die völlig verschiedenen Langzeitresultate der Studien von Krause [13] und Fry [9] erinnert werden. Es spricht einiges dafür, daß diese Ergebnisse nicht auf die heutige Zeit übertragen werden können. Eine neuere Untersuchung zeigt, daß 13 Jahre nach einem konservativ behandelten Ulcus duodeni nur noch 16% der Patienten Beschwerden hatten, etwa 36% waren die letzten 5 und etwa 25% die letzten 10 Jahre beschwerdefrei gewesen [10]. Seither haben sich die diagnostischen und therapeutischen Möglichkeiten erneut erweitert (Endoskopie, effektive Antacida, H_2-Receptorantagonisten). Erst nach Auswertung der jetzt laufenden kontrollierten Langzeituntersuchungen werden sich zuverlässige statistische Daten über den Verlauf der Ulcuskrankheit unter konservativer Therapie ergeben.

2.2 Verlauf nach chirurgischer Therapie

Die Kurz- und Langzeitergebnisse der Resektionen sind klar (Kap. 30). Bei den Vagotomien, besonders der selektiv-proximalen Vagotomie (SPV), werden jetzt die ersten Langzeitergebnisse aus kontrollierten Studien mitgeteilt (s. Kap. 28). In einer skandinavischen Untersuchung sind nach 5½–8 Jahren bei 26% der Patienten Rezidivulcera aufgetreten. Nach selektiver Vagotomie mit Pyloroplastik (SV + P) ergab sich eine Rezidivrate von 14% [15]. Bei einer anderen Untersuchung war die Zahl der Rezidive etwas geringer, sie scheinen aber in einer jährlich gleichbleibenden Rate von etwa 3% aufzutreten [2]. Sollte dieser Trend anhalten, werden in 30–40 Jahren alle mit SPV operierten Patienten ein Rezidivulcus entwickeln. Nach der SV + P sind Rezidivulcera also seltener als nach der SPV, postoperative Beschwerden wie Völlegefühl, Durchfälle und Dumping zumindest bei manchen Operateuren aber häufiger [2]. Rezidivulcera lassen sich jedoch behandeln, die genannten postoperativen Beschwerden sind weitgehend therapierefraktär.

Erst nach Jahrzehnten und den Ergebnissen einer größeren Zahl chirurgischer Zentren wird man die wahre Rezidivrate und andere mögliche Spätfolgen der Vagotomien abschätzen können.

3 Wie sieht eine ausreichende, konservative Ulcustherapie aus?

Da *ausreichende*, konservative Maßnahmen Voraussetzung für eine Operation sind, soll zusammengefaßt werden, was als ausreichende Behandlung zu gelten hat; dabei sind die Behandlungen der Ulcuskrankheit und des Ulcusschubes zu unterscheiden.

3.1 Behandlung der Ulcusdiathese

Sie dürfte nur in den wenigen Fällen möglich sein, in denen es gelingt, die Lebensumstände, die zum Ulcus führen, endgültig zu ändern; Beispiele für solche Maßnahmen wären eine Änderung der Lebensführung, die Repatriierung eines Gastarbeiters, ein Arbeitsplatzwechsel, eine Ehescheidung.

Die Wirkung solcher Maßnahmen ist nicht vorhersehbar oder nachgewiesen, gleichwohl wird man in Einzelfällen nach gründlicher Diskussion mit dem Patienten solche Änderungen der Lebensumstände anraten. Die Möglichkeit, Ulcusschübe medikamentös zu vermeiden, wird noch diskutiert werden (s. Abschn. 4.2).

3.2 Behandlung des Ulcusschubes

Hier steht die *Aufklärung des Patienten* über den Krankheitsverlauf und über die Theorie, das psychische Faktoren eine Rolle bei der Entstehung des Ulcus duodeni spielen, an erster Stelle. Dem sollte sich ein Versuch anschließen, die Lebensumstände, in denen sich der Patient befindet, zu eruieren und den Patienten auf mögliche Zusammenhänge hinzuweisen. Eine formale Psychotherapie beim Ulcus duodeni hat sich in den meisten Fällen als nicht notwendig erwiesen. Besonders wichtig erscheint, den Patienten darüber aufzuklären, daß ein Ulcus duodeni niemals bösartig wird, da die eingestandene oder uneingestandene Krebsangst bei der Diagnose „Geschwür" verständlicherweise häufig ist. Der zweite Schritt ist, mögliche *Noxen* zu entfernen. Die Bedeutung von Zigarettenkonsum, Alkohol, Salicylaten und Antirheumatica ist in Kap. 12 behandelt worden. Eine evtl. Therapie mit Rauwolfiapräparaten wird umgesetzt.

Die *Verteilung der Nahrungszufuhr* auf etwa 5–6 Mahlzeiten pro Tag ist ein physiologischer Weg, Magensäure zu puffern und Ulcusschmerzen zu mindern (s. Kap. 17).

Weiterhin wird man in der Ulcusbehandlung Antacida anwenden. Es ist ein flüssiges, calciumfreies Antacidum zu empfehlen, das bei Beschwerden, eine und drei Stunden nach jeder Mahlzeit, sowie beim Zubettgehen einzunehmen ist [8, 14] (s. Kap. 19).

Auf H_2-Receptorantagonisten kann man heutzutage kaum mehr verzichten, da diese Substanzen nachweislich die Abheilung des Ulcus beschleunigen (s. Kap. 20, 21) und da die Einnahme großer Mengen flüssiger Antacida (s. Kap. 19) für die meisten Patienten weniger angenehm ist. Die Studien über den Effekt akzeptabler Dosen Antacida auf die Ulcusheilung sind noch nicht abgeschlossen. Bei leichten Ulcusschüben, besonders solchen, die bereits früher rasch auf Antacida angesprochen haben, und bei Grenzfällen des atypischen Ulcus wird man H_2-Receptorantagonisten nicht benötigen. Eine Ulcusbehandlung ohne H_2-Receptorantagonisten ist – wenn sich die Frage stellt, ob eine Operation erforderlich wird – nicht als ausreichend anzusehen. Der Chirurg sollte einen solchen Patienten zurückweisen und eine erneute konservative Therapie dieses Mal unter Einschluß der H_2-Receptorantagonisten verlangen. Eine 4- bis 6 wöchige Behandlung mit diesen Substanzen ist eine Voraussetzung für eine Operation.

Andere Pharmaka wird man beim jetzigen Stand der Kenntnisse kaum einsetzen (Ausnahme evtl. Pirenzipin), da die Wirkung meist weniger gut belegt ist oder da Nebenwirkungen wie beispielsweise beim Carbenoxolon häufig sind (s. Kap. 22–24). Die konservative Therapie des unkomplizierten Ulcus duodeni kann zunächst immer ambulant erfolgen.

4 Wann ist die konservative Therapie als erfolglos zu betrachten?

4.1 Im Ulcusschub

Der Schwerpunkt der Ulcustherapie ist die Behandlung des Ulcusschubes. Wenn nach 4- bis 6 wöchiger Therapie (Abschn. 3.2) Beschwerden und Ulcus persistieren, kann man eine weitere gleichartige vierwöchige Behandlung stationär durchführen (Abb. 1). Dabei läßt sich die Com-

Wann ist die konservative Ulcustherapie »erfolglos«?

A) Anhaltendes Ulcus
nach 4 Wochen ambulanter
+4 Wochen stationärer Therapie

B) Rezidivierendes Ulcus
nach dem 2. Rezidiv innerhalb
von 2 Jahren (d. h. 3. Ulcus)

Abb. 1. Faustregeln zu der Frage, wann eine Ulcusbehandlung als erfolglos zu betrachten ist. Die Aussicht, daß von einem Therapieversager erst nach einer erfolglosen stationären Behandlung gesprochen werden kann, ist umstritten (vgl. S. 147, 181, 550)

pliance des Patienten (d. h. das Ausmaß, mit dem der Patient die Empfehlungen des Arztes befolgt und die verordneten Medikamente einnimmt) steigern, mögliche Noxen (Zigaretten, Salicylate etc.) sind besser kontrollierbar und die Herausnahme des Patienten aus seinem ulcerogenen Milieu beschleunigt möglicherweise die Heilungstendenz. Der Effekt eines stationären Aufenthaltes auf die Abheilungszeit ist allerdings nicht belegt. Wenn nach dieser stationären Behandlungsphase Beschwerden und Ulcus persistieren, dann ist die konservative Behandlung des Ulcusschubes als erfolglos anzusehen.

4.2 Bei der Langzeittherapie

Mehrere Studien haben gezeigt, daß die Zahl der Ulcusrezidive durch langfristige, prophylaktische Gabe geringer Mengen von H_2-Receptorantagonisten stark reduziert werden kann (s. Kap. 20). Allerdings treten die Ulcera nach Beendigung der Prophylaxe rasch wieder auf. Gravierende Nebenwirkungen sind bislang nicht gesehen worden. Langzeitnebenwirkungen der H_2-Receptorantagonisten, die möglicherweise erst nach Jahren oder Jahrzehnten erkennbar sind, lassen sich natürlich nicht ausschließen. Besondere Sorge bereitet die Bildung von carcinogenem Nitrosocimetidin im neutralen oder alkalischen Mageninhalt [7, 19]. Wegen dieser Unwägbarkeiten scheint – Sonderfälle mit erhöhtem Operationsrisiko ausgenommen – die Sicherheit der Langzeitbehandlung noch nicht gewährleistet. Eine erfolglose Langzeitbehandlung mit einem H_2-Receptorantagonisten sollte also *nicht* zu einer Operationsvoraussetzung gemacht werden. Außerdem ist grundsätzlich jahrelanges Einnehmen von Medikamenten – und scheinen sie noch so harmlos – zu vermeiden, wenn Alternativen vorhanden sind. Eine chronische medikamentöse Prophylaxe oder Therapie ist kostspielig [11], sie vermag unvorhersehbare somatische und psychologische Nebenwirkungen im Sinne einer Krankheitsfixierung zu erzeugen und führt zu einer dauernden, sozial unerwünschten Bindung an den Arzt.

Als Kompromiß zwischen operativer Therapie und Langzeitmedikation – beide mit vermutlich geringen, aber letztlich unbekannten Risiken – bietet sich die intermittierende Ulcustherapie an; dabei wird der Ulcusschub jeweils frühzeitig mit Antacida und Cimetidin behandelt [3]. Beim individuellen Patienten kann auch versucht werden, ob Antacida allein genügen. Bei einem solchen Behandlungsmodus ist aber zu berücksichtigen, daß die Kosten langjähriger konservativer Maßnahmen beträchtlich höher sind als die einer Ulcusoperation [1], selbst wenn man zwei präoperative Rezidive und die Möglichkeit chirurgischer Mißerfolge einkalkuliert [21]. Diese Kostenüberlegung beruht natürlich auf mehreren ungesicher-

ten Grundlagen. Man sollte deshalb die Kostenschätzung zwar ins Kalkül ziehen, bei der Entscheidung für einen Einzelpatienten sollte sie aber nie ausschlaggebend sein.
Streng genommen kann man natürlich in dieser Situation nicht von einer „erfolglosen Therapie" sprechen. Ob mit oder ohne Prophylaxe, das Auftreten von mehreren Ulcusrezidiven pro Zeiteinheit wirft in jedem Falle die Frage einer Operation auf. Bei einem Rundtischgespräch von 4 Internisten und Chirurgen wurde 1972 die Faustregel aufgestellt, daß etwa beim zweiten Ulcusrezidiv (d. h. dem 3. Ulcus) innerhalb zweier Jahre eine Operation ernsthaft erworgen werden soll [5]. Hierbei ist besonders die Anzahl der Rezidive pro Zeiteinheit bedeutungsvoll, d. h. je mehr Rezidive in kürzerer Zeit, desto dringlicher stellt sich die Operationsindikation. Jeder, der Ulcuspatienten ambulant behandelt, kennt jahrzehntelange Verläufe mit multiplen Schüben, die das Wohlbefinden der Patienten nur unwesentlich beeinträchtigen. Es ist sicherlich auch immer die Intensität der Ulcusbeschwerden zu berücksichtigen und das Ansprechen auf eine Ulcustherapie. Die eben aufgeführte Regel kann nur als Teilaspekt bei der Entscheidungsfindung betrachtet werden. Die Kriterien der „Erfolglosigkeit" sind in Abb. 1 zusammengefaßt.

5 Faktoren bei der Indikationsstellung

5.1 Beeinträchtigung der Lebensqualität

Diese ist wenig objektivierbar, aber besonders gewichtig. Man muß eine körperliche, seelische und soziale Beeinträchtigung unterscheiden. Die körperliche und seelische Beeinträchtigung kann mit dem Begriff *Leidensdruck* umschrieben werden [20]. Da der Schmerz das Hauptsymptom des Ulcus duodeni ist, stellt er den wesentlichsten Index für das Ausmaß des Leidensdruckes dar. Eine Möglichkeit, Häufigkeit und Intensität des Ulcusschmerzes quantitativ und reproduzierbar festzustellen, wäre, den Antacidaverbrauch als Maß dafür zu benützen. Eine andere und bessere Methode wäre ein System, das Häufigkeit und Intensität des Ulcusschmerzes mit Punkten bewertet: Wieviel Stunden am Tag, wieviel Tage in der Woche, wie oft im Jahr litt der Patient an Schmerzen, wie lange hielt der Schmerz jeweils an: 30, 60, 120 min? Waren die Schmerzen stark genug, um a) das Wohlbefinden, b) leichte körperliche Tätigkeit, c) die Arbeitsfähigkeit zu beeinträchtigen? Andere Ulcussymptome, wie nächtlicher Schmerz und Aufwachen sowie Erbrechen, müßten zusätzlich gewichtet werden. Da die subjektive Schmerzempfindung des Einzelpatienten in dieser Wertung mit enthalten ist, würde dieser unmeßbare Faktor berücksichtigt. Ein derartiges System existiert aber noch nicht. Es ist auch fraglich, ob es dem weiten Spektrum des Ulcusverlaufes und der unterschiedlichen Leidensfähigkeit der Patienten gerecht werden könnte. Andere Gesichtspunkte sind Minderung der Vigilanz, Gewichtsabnahme, die Notwendigkeit, Medikamente einzunehmen, der häufige Gang zum Arzt etc. Ein Endpunkt ist sicherlich erreicht, wenn der Patient zu verstehen gibt, daß es „so nicht mehr weiter geht". Man wird den Patienten aber i. allg. schon vorher auf den Ausweg einer Operation hinweisen. Bei der sozialen Beeinträchtigung ist besonders das Arbeitsplatzrisiko bei häufigen Ulcusschüben zu berücksichtigen.

5.2 Lebensalter

Bei jungen Patienten mit häufigen Rezidiven in kurzer Zeit wird man eher eine SPV erwägen, da die Alternative einer jahre- oder jahrzehntelangen Einnahme von Medikamenten so zu vermeiden ist.
Im hohen Alter spielt das Operations- und Narkoserisiko die entscheidende Rolle. Mögliche Langzeitnebenwirkungen der Medikamente treten dabei, solange sie nur theoretisch vorkommen, in den Hintergrund. Man wird die H_2-Receptorantagonisten, wenn erforderlich, kombiniert mit Pirenzipin oder anderen Therapeutica auch in erhöhter Dosis oder als Dauertherapie verabreichen.

5.3 Die Risiken des Ulcus

Kann man drohende Komplikationen durch rechtzeitige chirurgische Maßnahmen verhüten? Dazu muß man die Frage beantworten, ob ein langjähriger Ulcusverlauf wirklich vermehrt zu Komplikationen führt. Eine Studie zeigte, daß abhängig von der Dauer des Verlaufes die Blutungskomplikationen beim Ulcus duodeni zunehmen [21]. Auch bei Krause [13] stieg der Prozentsatz der komplikationsträchtigen Fälle im Laufe der 25 Jahre stetig an. Nach anderen Untersuchungen aber, insbesondere der von Fry, stieg in 3 konsekutiven Fünfjahresperioden die Anzahl der Patienten mit wenig Beschwerden allmählich von 2–3% auf 70–80% nach 15 Jahren an [9].
Aus diesen widersprüchlichen Ergebnissen läßt sich also keine generelle Indikation zur Frühoperation des Ulcus duodeni ableiten. Bei Beachtung des Schemas in Abb. 1 wird man heutzutage eine Ulcuskrankheit mit Rezidiven von beeinträchtigender Schmerzintensität nicht mehr über Jahrzehnte konservativ behandeln, da Operationsrisiko und Operationsfolgen geringer sind als früher. Welche *Risikofaktoren* im einzelnen sind zu be-

rücksichtigen? Das *„tiefe Hinterwandulcus"*, das zur Penetration oder Blutung neigt, die starke *Pylorusdeformität*, die eine Stenose befürchten läßt, *Teerstühle* in der Anamnese und nicht behebbarer *Zigarettenabusus* sind Faktoren, die das Ulcusrisiko und das Risiko von Komplikationen erhöhen und somit die Entscheidung zur Operation beeinflussen. *Rheumatiker*, die regelmäßig auf Salicylate, Indometacin o. ä. angewiesen sind, und Patienten, die eine *Nierentransplantation* erhalten sollen, sind ebenfalls gefährdet, Ulcera zu entwickeln. Deshalb wird die Operation in solchen Fällen eher durchgeführt werden. Bei Rheumatikern empfiehlt sich wegen der Häufigkeit präpylorischer Ulcera eine Antrektomie.
Demgegenüber stellt eine Dauertherapie mit *Glucocorticoiden* oder *chronischer Alkoholismus* keine eigenständige Indikation zu einer früheren Operation dar. Weiter sollte das *Geschlecht* und eine evtl. *familiäre Häufung* von Ulcera die Operationsindikation nicht beeinflussen.

5.4 Säuresekretion

Heiß umstritten ist die Frage, ob erhöhte Säuresekretion die Operationsindikation verändern soll. Infolge der großen Fehlerbreite der Säuremessung sowie der sehr losen Korrelation von Säuremenge und Häufigkeit oder Stärke des Ulcusschubes [16] läßt sich die Sekretionsanalyse bei der Verfahrenswahl kaum verwenden. Eine vor der Vagotomie durchgeführte Säuresekretionsanalyse kann dem Chirurgen später als Grundlage für postoperative Kontrollen dienen.
Das Naturexperiment des Zollinger-Ellison-Syndroms (gastrinbildender Tumor mit sehr hoher Säuresekretion) jedoch zeigt, daß bei extrem hoher Säuresekretion Ulcera häufig und komplikationsträchtig sind. Derart hohe Säurewerte werden auch manchmal beim gewöhnlichen Duodenalulcus erreicht. Es gibt eine breite Überlappungszone, die die Diagnose eines Zollinger-Ellison-Syndromes allein anhand der Säureanalyse nicht erlaubt. Es ist sehr wahrscheinlich, daß Patienten mit Säurewerten in diesem Bereich – ob nun ein Gastrinom vorliegt oder nicht – gleich häufig an einem Ulcus erkranken. Nun lassen sich zwar auch diese Säuremengen durch H_2-Receptorblocker vermindern, dazu werden aber meist höhere Dosen benötigt, deren Unbedenklichkeit beim gutartigen, gewöhnlichen Duodenalulcus nicht gesichert ist.
Eine deletäre Wirkung hoher Säurekonzentration beim Duodenalulcus ist demnach zwar nicht zu belegen, jedoch wahrscheinlich. Deshalb sollte nach Meinung einiger Autoren dieses Buches, zu denen der Verfasser dieses Kapitels gehört, die Entscheidungsbildung, ob eine Operation indiziert ist, durch eine hohe Säuresekretion, z. B. basale Säure über 15 und

stimulierte Säure über 40 mmol/h, zugunsten der Operation beeinflußt werden.

5.5 Atypisches Ulcus

Unter diesem Begriff ist folgende heterogene Gruppe zusammengefaßt: *Duodenitissyndrom* [4, 12], hierunter versteht man ulcusähnliche Symptome, wobei aber endoskopisch kein Ulcus, sondern eine geschwollene und gerötete Schleimhaut mit winzigen Erosionen im Bulbus duodeni zu finden ist. Da dieses Syndrom vermutlich ein Äquivalent des Ulcus duodeni darstellt, das diesem jahrelang vorausgehen kann [4, 12], sollte es wie ein Duodenalulcus konservativ behandelt werden. Eine Operationsindikation wird sich nur dann ergeben, wenn die Beschwerden trotz konservativer Ulcustherapie und soweit wie möglich gehendem Ausschluß anderer Schmerzursachen persistieren. Beim *asymptomatischen* Ulcus, das zufällig entdeckt wird, sollte man lediglich Noxen ausschalten und, wenn es keinen großen Eingriff in die Lebensgewohnheit darstellt, Zwischenmahlzeiten, bei geringen Beschwerden symptomatisch Antacida empfehlen. Da es noch keine Beweise dafür gibt, daß man mittels prophylaktischer Behandlung das Auftreten von Komplikationen verhüten kann, sollte man diese subjektiv Gesunden zwar aufklären, aber keine systematische, medikamentöse Therapie und auch keine endoskopische Kontrolle betreiben.
Auch beim Ulcus duodeni mit *atypischen Beschwerden* wird man nach Ausschluß anderer Ursachen so lange wie irgend möglich konservativ verfahren, denn atypische Beschwerden persistieren häufig postoperativ.
Während bei diesen drei Formen des atypischen Ulcus nur im Ausnahmefall eine Operation anzuraten ist, erweist sich beim *Ulcus im Pyloruskanal* eine Operation recht häufig als notwendig, da diese Form nicht selten trotz konservativer Therapie zur Magenausgangsdeformität mit duodenogastrischem Reflux und/oder Pylorusstenose führt.
Diese Empfehlungen für die genannten Formen des atypischen Ulcus beruhen auf pathophysiologischen Erwägungen und persönlichen Erfahrungen. Objektive Daten liegen, wie kaum verwunderlich, nicht vor.

6 Verfahrenswahl

6.1 Welche Operation soll empfohlen werden?

Bis vor etwa 15 Jahren gab es nur die Resektion nach Billroth.
Die trunculären und selektiv-gastralen Vagotomien brachten die ersten Alternativen. Die selektiv-proximale Vagotomie wird, da sie die wenig-

sten postoperativen Komplikationen verursacht, heute meist bevorzugt. Eine Resektion als erste Operation beim unkomplizierten Ulcus duodeni wird zumindest in Europa immer seltener durchgeführt. Die internistischen Autoren dieses Bandes würden eine Operation zu vermeiden suchen, wenn der Chirurg in der Technik der selektiv-proximalen Vagotomie nicht genügend ausgebildet ist.

Die höhere Rezidivrate nach selektiv-proximaler Vagotomie wiegt wenig gegenüber der höheren Komplikationsrate nach selektiver Vagotomie und besonders nach Resektion, da Rezidivulcera im Gegensatz zu postoperativen Komplikationen wieder behandelbar sind. Das schließt die (zusätzliche) Antrumresektion im Einzelfall (z. B. erhebliche Pylorusdysfunktion, ausgeprägte erosive Antrumgastritis, Kombination aus Duodenal- und Magenulcus, Ulcus ad pylorum) nicht aus.

Da bisher nicht gezeigt worden ist, daß eine neben der SPV durchgeführte Pyloroplastik die Zahl der Ulcusrezidive senkt oder postoperative Komplikationen und Beschwerden vermindert, erscheint dieser zusätzliche Eingriff nicht überzeugend begründet. Aus internistischer Sicht ist als Erstoperation beim unkomplizierten Ulcus duodeni die selektiv-proximale Vagotomie ohne Pyloroplastik die Methode der Wahl.

6.2 Abwägung medikamentöser und operativer Behandlung

Auf der Waage in Abb. 2 sind einige Schwerpunkte angeordnet, die dem Arzt bei der Indikationsstellung bewußt sein sollten. Es sind Argumente gegen eine medikamentöse und für eine operative Therapie solchen gegenüber gestellt, die gegen die Operation und für medikamentöse, konservative Maßnahmen ins Gewicht fallen. Die Risiken der konservativen Langzeittherapie resultieren aus möglichen Ulcuskomplikationen und möglichen, bislang aber noch nicht bekannten Langzeitnebenwirkungen der verwendeten Pharmaka, wobei bei intermittierender Therapie geringere Risiken anzunehmen sind als bei kontinuierlicher. Die Risiken der operativen Behandlung liegen nicht nur im Operationsrisiko selbst, sondern in ebenfalls möglichen, bislang aber nicht bekannten Spätfolgen der Operation. Es dauerte Jahrzehnte, bis das Magenstumpfcarcinom als Folge einer Resektion erkannt wurde. Es ist völlig unklar, ob es Spätfolgen der Vagotomie gibt. Theoretisch hat der geringste Eingriff – die SPV – die geringsten Folgen. Wenn man annimmt, daß die noch unbekannten Vagotomiefolgen und die ebenfalls unbekannten Langzeitfolgen der Pharmaka sich bei der Risikoschätzung etwa die Waage halten, so bleiben auf der Seite der medikamentösen Therapie die Rezidivulcera und bei der Operation das unmittelbare Operationsrisiko und eine reduzierte Rate

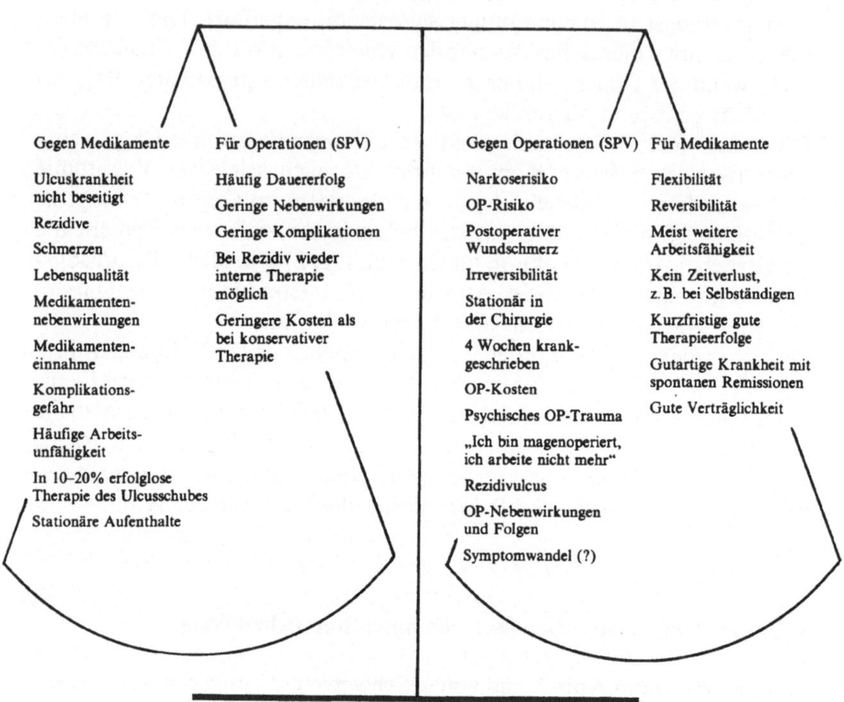

Abb. 2. Gesichtspunkte, die vor einer Operationsentscheidung zu überdenken sind

von postoperativen Rezidivulcera. Die Rezidivhäufigkeit von 20–30% 10 Jahre nach SPV nach neueren Studien [2, 15] ist nur dann akzeptabel, wenn man beachtet, daß die Operation erst nach Versagen der medikamentösen Therapie durchgeführt wurde. *Man muß also die Empfehlung ernst nehmen, nur dann ein Ulcus duodeni operieren zu lassen, wenn die medikamentöse Therapie erfolglos war.* Eine weitere Beobachtung der prospektiven Vagotomie- und Cimetidinstudien muß die Frage nach den jeweiligen Folgen und Rezidivraten klären. Der Vervollkommnung der Technik der SPV muß ebenso Beachtung geschenkt werden wie der Entwicklung potenter antacid wirkender Substanzen auf dem Gebiet der H_2-Receptorantagonisten und der substituierten Benzimidazole (s. Kap. 24). Zur Zeit läßt sich folgendes Konzept aufstellen:

Nach erfolgloser, konservativer Therapie wird eine SPV durchgeführt und beim Rezidivulcus dann wieder konservativ behandelt. Wenn dies

wiederum erfolglos bleibt, kann eine Antrumresektion erfolgen. *Operative und medikamentöse Therapie* konkurrieren demnach nicht, *sie ergänzen sich*, indem sie auf verschiedenen Wegen die Säuresekretion des Ulcusmagens reduzieren.
Was gibt es bei der Entscheidung für oder gegen eine Operation beim Ulcus duodeni noch zu berücksichtigen?
Der Dauererfolg der Operation wird durch die *Irreversibilität* der chirurgischen Maßnahme möglich. Dies mag für manchen, der sich nicht festlegen will, von Bedeutung sein. Außerdem hat der Arzt zu bedenken, ob in der Tat durch eine Operation z. B. die Arbeitsfähigkeit wieder hergestellt werden kann; manche Patienten empfinden die Operation als eine Bestätigung der Ernsthaftigkeit ihrer Krankheit.
Strittig ist, ob nach einer Operation ein *Symptomwandel* eintreten kann. Wenn man bei bestimmten Patienten eine irreversible psychische Konstellation als Ursache des Ulcusleidens annimmt, die Vagotomie ein Ulcus aber unwahrscheinlich macht, dann ist nicht ausgeschlossen, daß postoperativ der psychosomatische Leidensdruck sich anderen Organen zuwendet. Der Patient leidet statt an Ulcus duodeni dann an Verwachsungsbeschwerden, einem irritablen Colon mit Durchfällen und Verstopfung, an einer Herzneurose etc. Die Möglichkeit eines solchen Symptomwandels ist mit dem Patienten präoperativ zu besprechen. Eventuell muß man versuchen, dieses Problem psychosomatisch abklären zu lassen. Bei Neurotikern ist nicht nur der Erfolg konservativer Maßnahmen, sondern auch der einer Operation geringer als bei psychisch stabilen Patienten [17]. So sollte eine unangemessene Operationswilligkeit den Arzt zur Zurückhaltung veranlassen. Andererseits ist bei Patienten mit einem niedrigen Intelligenzquotienten, die die Natur der Erkrankung und die konservativen Maßnahmen nicht verstehen können, eine Operationsindikation eher zu stellen [6].
Was bedeutet es für die Operationsindikation, wenn man den Verdacht hat, daß der Patient die ärztlichen Ratschläge nicht befolgt und Medikamente nicht eingenommen hat (niedrige *Compliance* des Patienten)?
Wenn der Patient *trotz* Aufklärung über die Risiken bei seinem Verhalten bleibt und das Ulcus fortbesteht oder rezidiviert, ist nach den angeführten Kriterien das Versagen der konservativen Therapie anzunehmen. Für den behandelnden Arzt ist die interne Therapie dann erfolglos.

Folgerungen

Wie soll beim Einzelpatienten verfahren werden?
Voraussetzung einer Operation ist eine erfolglose konservative Ulcustherapie. Nach *unzureichender* konservativer Therapie braucht eine Operati-

on des unkomplizierten Ulcus nicht diskutiert zu werden. Es ist auch unerläßlich, daß vor einer geplanten Operation durch Gastrinbestimmung ein Zollinger-Ellison-Syndrom ausgeschlossen wird. Eine weitere unabdingbare Voraussetzung ist der *sichere* Nachweis mehrerer Ulcera. Eine Operation im Intervall bei abgeheiltem Ulcus ist nicht empfehlenswert, da man nie ausschließen kann, daß dem letzten Ulcus keine weiteren mehr folgen werden. Beim unkomplizierten Ulcus duodeni steht man mit der Operation nicht unter Zeitdruck.

Versuch der Entscheidungshilfe

Wenn nach erfolgloser konservativer Therapie unter Berücksichtigung der allgemeinen Gesichtspunkte (Abb. 2) eine Entscheidung für oder gegen eine Operation zu fällen ist, kann der behandelnde Arzt eine Abwägung der verschiedenen Gesichtspunkte nach Abb. 3 durchführen: Zu einer Meinungsbildung addiert er die Punke oberhalb der Querlinie und subtrahiert davon die unterhalb der Querlinie entstandenen Zahlen. Ist das Ergebnis positiv, so spricht es für die Durchführung einer selektiv-proximalen Vagotomie, denn nur hierfür ist die Bewertung versucht worden. Ist das Resultat null oder negativ, wird man eine weitere konservative Therapie, z. B. Langzeitbehandlung mit Antacida oder H_2-Receptorantagonisten, durchführen.
Mehrere Begriffe wie „Beeinträchtigung der Lebensqualität" und „psychische Abnormität" sind schlecht quantifizierbar. Man wird die Punktzahl etwa in dem vorgeschlagenen Rahmen abschätzen. In anderen Fällen, beispielsweise bei Patienten vor einer Nierentransplantation, wird man in der Bewertung „Komplikationen zu befürchten" auch über diesen Rahmen hinausgehen. Bei abnormen Patienten oder bei unüberwindlichen Sprachschwierigkeiten sind subjektive Gesichtspunkte wie Leidensdruck etc. kaum feststellbar.
Nach einem vorläufigen Entschluß zur Operation werden dem Patienten die Risiken und Unannehmlichkeiten der fortgesetzten konservativen und der chirurgischen Therapie, auseinandergesetzt. Falls der Patient bei klarer Abwägung der verschiedenen Gesichtspunkte zu einer Meinung gelangt, beeeinflußt diese den weiteren Entscheidungsprozeß des Arztes. Da das unkomplizierte Ulcus letztlich gutartig verläuft, fehlen hier absolut zwingende Operationsindikationen. Bei solchen „elektiven" Operationen fließen notwendigerweise in die ärztliche Entscheidung, die sich zwar soweit wie möglich auf objektive Daten zu stützen hat, auch subjektive Gesichtspunkte und die zufällige Erfahrung des Arztes und des Patienten

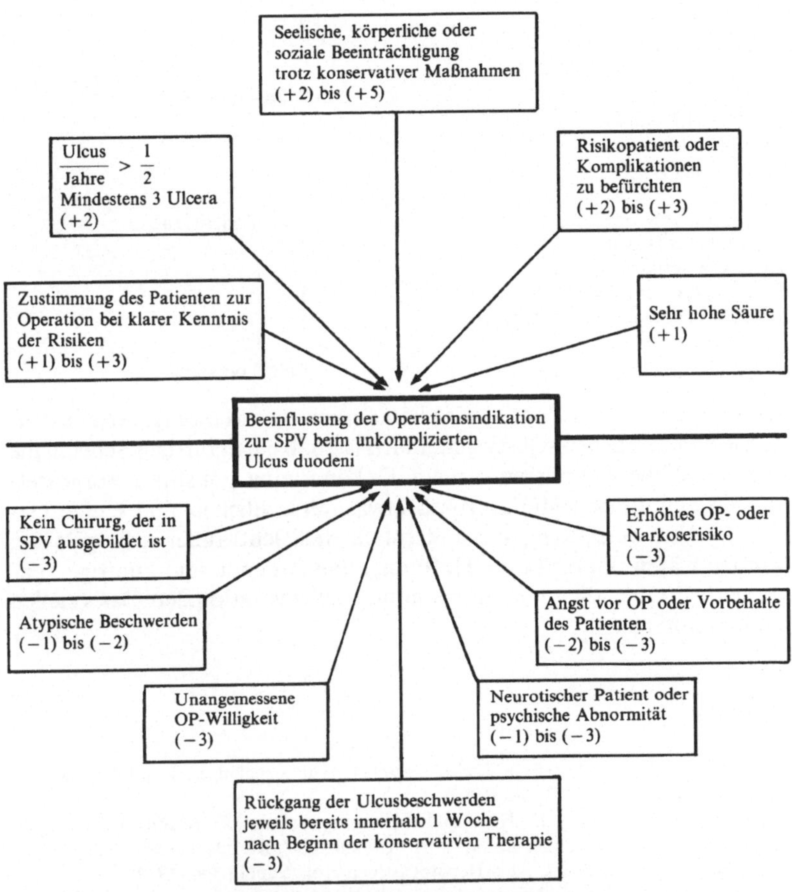

Abb. 3. Indikationsschema beim Ulcus duodeni mit dem Versuch, verschiedene Faktoren zu gewichten

ein. Ausschlaggebend muß der Leidensdruck des Patienten sein. Der Leidensdruck gibt Anstoß für die Operationsentscheidung. Andererseits vermag nur der Arzt, gestützt auf seine Kenntnisse, dem Patienten den unerläßlichen Rat für oder gegen die Operation zu geben. Die Entscheidungen von Arzt und Patient sind somit voneinander abhängig.

Folgende Beispiele sollen den Gebrauch des Schemas verdeutlichen:

3 Ulcera in 3 Jahren	+2
Deutliche Beeinträchtigung	+3
	—
	+5 Operation (SPV)
4 Ulcera in 3 Jahren	+2
Jeweils leicht verlaufend	−3
Sehr hohe Säure	+1
	—
	0 nicht operieren
4 Ulcera in 3 Jahren	+2
Deutliche Beeinträchtigung	+3
Erhöhtes Operationsrisiko	−3
Angst des Patienten vor der Operation	−3
	—
	−1 nicht operieren

Die Gewichtung der Punkte wird immer Anlaß zu Meinungsverschiedenheiten bieten; ebenso selbstverständlich ist, daß ein derartiges Schema nie alle Einzelfälle zu erfassen vermag. Es kann unter günstigen Voraussetzungen den Entscheidungsprozeß etwas versachlichen und einige Gesichtspunkte vermitteln, die andernfalls vielleicht außer acht gelassen worden wären. Es bleibt die Hoffnung, daß laufende und künftige kontrollierte Studien die Indikationsfindung auf eine rationalere Basis stellen werden können.

Literatur

1. Andersen, D.: Cost-benefit in surgical treatment of duodenal ulcer. Scand. J. Gastroenterol. [Suppl. 63] *15*, 177–180 (1980)
2. Andersen, D., Amdrup, E., Høstrup, H., Hanberg Sørensen, F.: Aarhus county vagotomy trial. Five year recurrence rate after PCV and SGV. XI. International Congr. Gastroenterology, Hamburg. Acta Hepatogastroenterol. [Suppl.] 344 (1980)
3. Bardhan, K.D.: Intermittent treatment of duodenal ulcer with cimetidine. Br. Med. J. *1980 II*, 20–22
4. Beck, I.T., Kahn, D.S., Lacerte, M., Solymar, J., Callegarini, U., Geokas, M.C.: "Chronic duodenitis": A clinical pathological entity? Gut *6*, 376–383 (1965)
5. Blum, A.L., Arnold, R., Feurle, G., Hartel, W., Herfarth,, C., Klempa, I., Koch, H., Siewert, R.: Rundtischgespräch: Ulkus-Vagus-Gastrin. Z. Gastroenterol. *14*, 123–137 (1976)
6. Blum, A.L., Hollender, L.F.: Die Behandlung des peptischen Geschwürs: Inernistisch oder chirurgisch? Internist (Berlin) *20*, 162–166 (1979)
7. Elder, J.B., Ganguli, P.C., Gillespie, I.E.: Cimetidine and gastric cancer. Lancet *1979 I*, 1005–1006
8. Feurle, G.: Effect of rising intragastric pH induced by several antacids on serum gastrin concentrations in duodenal ulcer patients and a control group. Gastroenterology *68*, 1–7 (1975)
9. Fry, J.: Peptic ulcer: A profile. Br. Med. J. *1964 I*, 809–812

10. Greibe, J., Bugge, P., Gjørup, T., Lauritzen, T., Bonnevie, O., Wulff, H.R.: Long-term prognosis of duodenal ulcer: Follow-up study and survey of doctors' estimates. Br. Med. J. *4*, 1572–1574 (1977)
11. Jönsson, B.: The social cost of peptic ulcer in Sweden. Scand. J. Gastroenterol. [Suppl. 63] *15*, 181–191 (1980)
12. Krag, E.: Pseudo-ulcer and true peptic ulcer. Acta Med. Scand. *178*, 713–728 (1965)
13. Krause, U.: Long term results of medical and surgical treatment of peptic ulcer. Acta Chir. Scand. [Suppl.] *310* (1963)
14. Levant, J.A., Walsh, J.H., Isenberg, J.I.: Stimulation of gastric and gastrin release by single oral doses of calcium carbonate in man. N. Engl. J. Med. *289*, 555–558 (1973)
15. Madsen, P., Kronborg, O.: Recurrent ulcer 5½-8 years after highly selective vagotomy without drainage and selective vagotomy with pyloroplasty. Scand. J. Gastroenterol. *15*, 193–199 (1980)
16. Novis, B.H., Marks, I.N., Bank, S., Sloan, W.: The relation between gastric acid secretion and body habitus, blood groups, smoking, and subsequent development of dyspepsia and duodenal ulcer. Gut *14*, 107–112 (1973)
17. Overbeck, G., Eckensberger, D., Möhlen, K., Troidl, H., Rohde, H., Lorenz, W.: Der Operationserfolg bei chronisch Ulkuskranken in seiner Abhängigkeit von psychosozialen Faktoren. Therapiewoche *28*, 1435–1447 (1978)
18. Pauker, S.G., Kassirer, J.P.: Therapeutic decision making: A cost-benefit analysis. N. Engl. J. Med. *293*, 229–234 (1975)
19. Pool, B.L., Eisenbrand, G., Schmähl, D.: Biological activity of nitrosated cimetidine. Toxicology *15*, 69–72 (1979)
20. Siewert, R., Blum, A.L.: Gastro-Duodenal-Ulcus: Indikation zur Operation. Langenbecks Arch. Chir. *345*, 193–201 (1977)
21. Sonnenberg, A., Fritsch, A., Sierp, D., Horisberger, B.: Was kostet ein Ulkus? S. Kap. 13 in diesem Buch
22. Stolte, J.B.: Gross bleeding from digestive tract; frequency of manifest bleeding in peptic ulcer, with regard to duration of disease and to age of diseased. Acta Med. Scand. *116*, 584–593 (1944)

Kapitel 44

Konsequenzen

A. L. Blum und J. R. Siewert

1 Therapieziele

Das Wunschziel der Ulcustherapie, nämlich die risikofreie Heilung der Ulcuskrankheit, läßt sich heute nicht erreichen. Aus diesem Grunde ist es nötig, Einzelziele zu formulieren, wie Beschleunigung der Ulcusheilung, Schmerzlinderung und Rezidivverhütung. Jedes dieser Einzelziele läßt sich mit den heutigen therapeutischen Mitteln oft, aber keineswegs immer, erreichen, und die therapeutischen Maßnahmen sind in keinem Fall frei von Risiken. Die meisten therapeutischen Probleme bei der Ulcuskrankheit sind in der Frage begründet, wieviele Risiken bei der Bekämpfung einer gutartigen, relativ harmlosen Erkrankung in Kauf genommen werden dürfen.
Ein realistisches Behandlungsziel der Ulcuskrankheit besteht im Vermeiden von Hospitalisationen. Hospitalisationen bei der Ulcustherapie können unter 3 Umständen verordnet werden, nämlich zur internistischen Therapie eines sonst schlecht heilenden Geschwürs, zur Therapie einer Komplikation und zur Durchführung eines elektiven chirurgischen Eingriffes. Unter adäquater Führung sollte es heute bei einer überwiegenden Mehrzahl von Patienten möglich sein, auf solche Hospitalisationen zu verzichten und den Leidensdruck durch wiederkehrende Ulcusschübe auf einem erträglichen Minimum zu halten.

2 Praktische Durchführung der Therapie

Die Sekretionshemmung beherrscht heute weitgehend die Ulcustherapie, sowohl bei der internistischen Schubtherapie und Rückfallprophylaxe als auch bei der chirurgischen Therapie. In dem vorangehenden Kapitel sind konzise Empfehlungen zur Art und Indikation der möglichen therapeutischen Prinzipien gegeben worden; im folgenden sollen die wichtigsten, noch nicht beantworteten Fragen aufgeworfen werden.

a) Welches ist der Stellenwert der Sekretionshemmer bei Therapie und Rezidivprophylaxe des *Ulcus ventriculi*? Ist bei Ulcus duodeni und Ulcus ventriculi die therapeutische Wirksamkeit der Sekretionshemmer in jedem Fall parallel dem Ausmaß der Sekretionshemmung? Ist somit eine *möglichst vollständige Sekretionshemmung* anzustreben, oder genügt die Senkung unter ein gewisses Niveau?

b) Gibt es bestimmte Patienten mit Ulcus duodeni oder Ulcus ventriculi (z. B. Frauen, sehr alte Patienten, Patienten mit sehr hoher bzw. sehr niederer Magensekretion, Raucher etc.), die *besonders gut auf die eine und besonders schlecht auf die andere Therapie reagieren*? In diesem Zusammenhang interessiert vor allem der Stellenwert protektiv wirkender Medikamente wie Sucralfat und Prostaglandine.

c) Ist die *Kombination* eines Sekretionshemmers mit einem protektiven Medikament wirksamer als die Therapie mit nur einem der beiden Prinzipien?

d) Verändert die Langzeitverabreichung von Sekretionshemmern den *natürlichen Verlauf der Ulcuskrankheit*, oder muß nach Abbrechen einer prophylaktischen Therapie mit einer auch noch nach Jahren unveränderten Rezidivhäufigkeit gerechnet werden?

Praktische Therapie der Ulcuskomplikationen

Kapitel 45

Problemstellung

J. R. Siewert und A. L. Blum

Komplikationen entstehen im Verlauf einer Ulcuskrankheit immer dann, wenn ein Ulcus penetrierend die Organgrenzen überschreitet. Je nach Lokalisation des Ulcus – Vorder- oder Hinterwand – führt diese Penetration zur *Blutung* und/oder zur *Perforation*. Eine andere Komplikation, vor allem der Ulcus-duodeni-Krankheit, ist die *Magenausgangsstenose*. Diese ist aber praktisch nie Anlaß für einen Notfalleingriff, sondern macht lediglich einen operativen Eingriff dringend, d. h. der Eingriff erfolgt zum frühestmöglichen Zeitpunkt, aber unter den günstigsten Bedingungen, so daß die Magenausgangsstenose nicht den Charakter einer vitalgefährdenden Komplikation hat.

Die *„maligne Entartung"* eines primär benignen Ulcus ventriculi ist nach den inzwischen vorliegenden Daten so selten – wenn es sie überhaupt gibt, daß sie nicht unter den Ulcuskomplikationen abgehandelt werden soll. Hier handelt es sich eher um ein diagnostisches Problem, das in den entsprechenden Kapiteln ausführlich besprochen wurde.

Es muß den nun folgenden Kapiteln vorangestellt werden, daß für die Ulcuskomplikationen die therapeutisch relevanten Fragen, nämlich wann die konservative Therapie abgebrochen werden muß bzw. wann und wie operiert werden muß, bislang noch nicht abschließend durch kontrollierte Studien beantwortet werden können. Die in den folgenden Kapiteln aufzuzeigende Problematik erklärt, warum derartige Studien so schwer durchführbar sind. Auf der anderen Seite haben die ersten kontrollierten Studien Fakten ergeben, die den Spontanverlauf und die Effizienz medikamentöser Maßnahmen bei der Ulcusblutung besser beurteilen lassen.

Kapitel 46

Ulcusperforation

E.H. FARTHMANN und R. KIRCHNER

Als *Ulcuskomplikationen* werden üblicherweise die freie Perforation, die Penetration, die Blutung und die Magenausgangsstenose bezeichnet (Ulcus ventriculi und maligne Entartung s. Kap. 3). Davon werden in diesem Kapitel die Perforation, die Blutung und die Stenose behandelt. Die Penetration, definiert als ein Überschreiten der Organgrenzen von Magen oder Duodenum, bedarf keiner eigenen Besprechung. Sie ist weniger eine eigenständige Komplikation als ein bestimmter Ausprägungsgrad des Ulcus. In Abhängigkeit von der Lage, Tiefe und Geschwindigkeit der Penetration sind Schmerz, Blutung und Stenose die Folge.

Als *Indikationen* bei den Ulcuskomplikationen werden Kriterien für die Entscheidung verstanden,

- welcher Patient,
- zu welchem Zeitpunkt,
- nach welcher Methode

operiert werden soll. Sie umfassen mithin die Anzeigestellung zur Operation (Indikation im engeren Sinne), die Bestimmung des Interventionszeitpunkts und die Methodenwahl.

Die Erarbeitung von Indikationskriterien für die Ulcuskomplikationen wird durch einen Mangel an prospektiven kontrollierten Studien erschwert. Die Notsituation des Kranken und die interindividuelle Streubreite der Komplikationen engen den Ermessensspielraum bei der Anzeigestellung und Methodenwahl weiter ein. Trotz theoretischer Bedenken muß sich die kritische Analyse von Behandlungsergebnissen daher vorwiegend auf retrospektive Untersuchungen und Sammelstatistiken stützen.

Häufigkeiten: Die absoluten und relativen Häufigkeiten der Komplikationen weisen nur geringe Unterschiede für das Magen- und Duodenalgeschwür auf. Bei beiden Ulcustypen führt die Blutung vor der Perforation und der Stenose, sie ist die häufigste ulcusbedingte Todesursache. Relativ

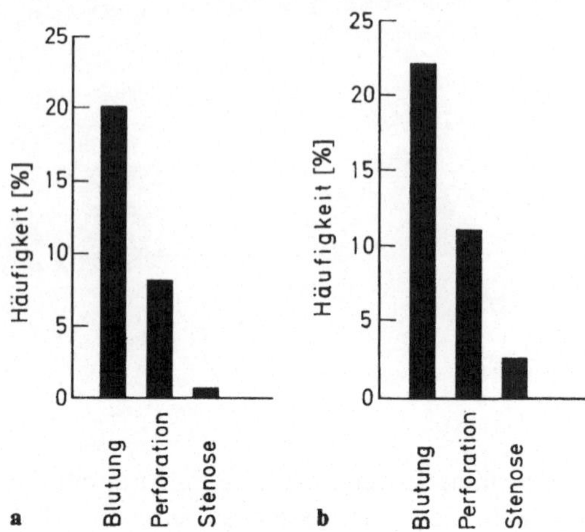

Abb. 1a, b. Häufigkeiten der Komplikationen des Ulcus ventriculi (**a**) und des Ulcus duodeni (**b**) bei 3939 bzw. 8707 operierten Patienten. (Nach [9])

sind Perforation und Stenose beim Ulcus duodeni häufiger (Abb. 1 a, b). Bezogen auf die Operationsindikation kann sich die Häufigkeitsverteilung ändern. In einer Zusammenstellung über das Duodenalgeschwür nahm bei Männern die Perforation die erste Stelle vor der Blutung und Stenose ein. Bei Frauen führte die Stenose vor der Blutung und der Perforation [6]. Solche Angaben sind nur bedingt übertragbar, da sie geographische Besonderheiten reflektieren.

1 Verlauf unter konservativer Therapie

Es besteht ein weitgehender Konsens, daß die freie Ulcusperforation eine Indikation zum operativen Vorgehen darstellt. Die konservative Behandlung bleibt seltenen Fällen veralteter Perforationen vorbehalten, in denen eine allgemeine Inoperabilität besteht. Die Frage der Indikation bei der Perforation engt sich somit auf die Methodenwahl ein. Diese wird durch Letalität und Langzeitergebnisse bestimmt.

2 Verfahrensspektrum

Es stehen zwei prinzipielle Wege der Therapie zur Verfügung:
– Die alleinige Versorgung der Komplikation „Perforation": Dies erfolgt am raschesten durch einfache Übernähung, gegebenenfalls durch Excision des perforierten Ulcus und direkten Verschluß des Defektes.

– Die gleichzeitige endgültige Versorgung des Ulcusleidens durch Vagotomie, Resektion oder Kombinationsverfahren.

3 Indikationsstellung

3.1 Patient und Erkrankung

Trotz einer erheblichen Streubreite der Einzelangaben lassen große Zusammenstellungen erkennen, daß die Sterblichkeit der Perforation beim Magengeschwür doppelt so hoch ist wie beim Duodenalulcus [1, 3, 14]. In diesem Befund drücken sich weniger unterschiedliche Behandlungsverfahren als heterogene Patientengruppen aus, kenntlich u. a. an der Altersverteilung.

Als diskriminierender Faktor für die Prognose hat sich die *Anamnese* vor der Perforation erwiesen. Ein entsprechend untersuchtes Krankengut zeigte ohne Berücksichtigung der Anamnese die gleiche Häufigkeit von Beschwerdefreiheit, Residualsymptomen und Reoperationen. In der Gruppe ohne Ulcusvorgeschichte blieben hingegen mehr als $^2/_3$ beschwerdefrei, während von den Kranken mit einer Anamnese ein gleichgroßer Anteil Beschwerden behielt oder reoperiert werden mußte (Abb. 2a–c). Die Häufigkeit der Residualsymptome ist von der Dauer der Geschwürsanamnese abhängig [2, 10, 17].

Der *Ulcustyp* scheint für die Häufigkeit weiterbestehender Symptome nicht verantwortlich zu sein. Beim Magengeschwür und Duodenalulcus weisen Beschwerdehäufigkeit und Reoperationsfrequenz die gleiche Größenordnung auf. Zur Art der Beschwerden zeigen Einzeluntersuchungen bei gleicher Frequenz von Rezidivulcus, Reperforation und Stenose eine höhere Blutungshäufigkeit nach Übernähung eines Magengeschwürs [22, 23].

Als gesichert ist die Abhängigkeit der Sterblichkeit vom *Zeitintervall* zwischen Perforation und Operation anzusehen. Die vorliegenden Untersuchungen stimmen darin überein, daß die Letalität innerhalb der ersten 24 h um ca. 2% je Stunde auf über 50% ansteigt [1, 4, 11, 19, 20].

3.2 Verfahrenswahl

Zum *operativen Vorgehen* weisen retrospektive kumulative Analysen Letalitätsziffern aus, die für die Übernähung eines perforierten Ulcus doppelt so hoch liegen wie für die primäre Resektion [7, 10, 11, 14, 19]. Daraus kann jedoch nicht auf die Überlegenheit der Resektion geschlossen werden. Man muß vielmehr davon ausgehen, daß sich in solchen Sammel-

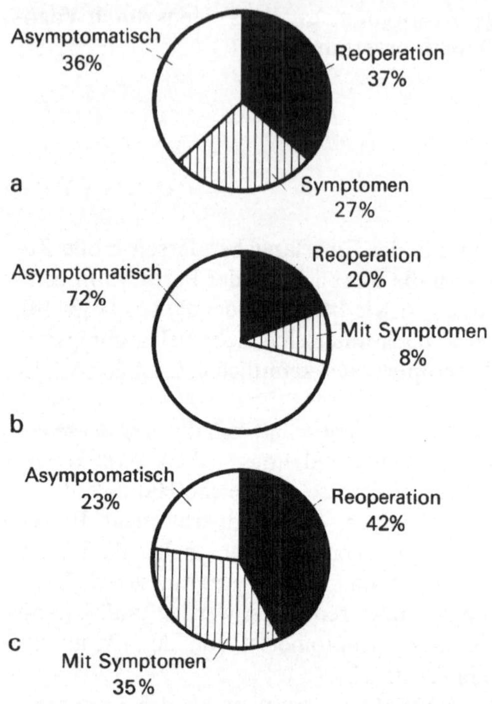

Abb. 2 a–c. Nachuntersuchungsergebnisse bei Patienten nach Übernähung eines perforierten Ulcus duodeni (alle Patienten, **a**), ohne Ulcussymptome vor der Perforation (**b**) und mit früherer Ulcusanamnese (**c**). (Nach [25])

statistiken ein Selektionsprinzip ausdrückt, nach dem die primäre Resektion Patienten mit einem geringeren Risiko vorbehalten blieb.

Diese Interpretation wird gestützt durch eine Differenzierung der Behandlungsresultate nach dem Ulcustyp: Aufgeschlüsselt nach Ulcus ventriculi bzw. Ulcus duodeni unterscheiden sich die Letalitätsziffern für Übernähung und Resektion nicht.

Über die Spätresultate nach Übernähung und primärer Resektion liegen umfangreiche retrospektive Untersuchungen vor. Danach erreichen die Ergebnisse der *Resektion* mit bis zu 80% Beschwerdefreiheit nicht ganz die Resultate nach elektiver Operation [1, 14, 19]. Eine vergleichende Untersuchung ergab eine auffallend hohe Rezidivrate nach Resektion [26]. Andererseits besteht bei nur lokaler Maßnahme (Übernähung) das Risiko einer Blutung aus einem gleichzeitig bestehenden Ulcus der Duodenalhinterwand [3, 5, 18, 27]. In einem Vergleich zwischen *Vagotomie mit Antrektomie* und *Vagotomie mit Drainageoperation* bei der Perforation waren die

postoperativen Beschwerden im wesentlichen gleich [15]. Die bisher mitgeteilten Resultate der *selektiven proximalen Vagotomie* in Verbindung mit eine Übernähung zeigten gute Langzeitergebnisse bei niedrigem Risiko an [8, 13, 15, 16, 21, 24, 25].
Aus diesen Daten ist zu schließen, daß bei einem kurzen Zeitintervall nach der Perforation Eingriffe zur definitiven Sanierung der Ulcuskrankheit mit vertretbarem Risiko durchgeführt werden können. Die Resultate erreichen nicht immer die der elektiven Operation, wahrscheinlich als Folge unzureichender Indikationskriterien auf Grund einer fehlenden präoperativen Analyse der Ulcuskrankheit. Für die *Übernähung* ist aus umfangreichen Untersuchungen bekannt, daß in einem unausgewählten Krankengut etwa $^1/_3$ der Patienten beschwerdefrei bleiben, $^1/_3$ konservativ behandelbare Ulcussymptome behalten und $^1/_3$ sich einer Reoperation unterziehen müssen [1, 12, 17–19, 22].

4 Schlußfolgerungen

Die ausgewerteten und wiedergegebenen Resultate bilden die Grundlage des taktischen Konzepts für die Behandlung der Ulcusperforation (Tabelle 1):

– Die Behandlung ist grundsätzlich operativ. Die konservative Therapie bleibt seltenen Ausnahmen (verschleppte Perforation, hohes Lebensalter) vorbehalten.
– Ein perforiertes Ulcus kann bei leerer Anamnese übernäht werden, das Magengeschwür nach Excision zur histologischen Untersuchung.
– Die primäre Resektion ist für das chronische Ulcus ventriculi bei kurzem Zeitintervall zwischen Perforation und Operation geeignet.
– Das perforierte Duodenalgeschwür kann bei entsprechender Vorgeschichte mit Aussicht auf gute Langzeitergebnisse durch Übernähung in Verbindung mit einer selektiven proximalen Vagotomie behandelt werden, ohne daß durch die Erweiterung des Eingriffs das Risiko merklich erhöht wird.

Tabelle 1. Taktisches Konzept für die operative Behandlung der Ulcusperforation

	Übernähung	+SPV	Resektion
Ulcustyp	Duodeni	Duodeni (Ventriculi)	Ventriculi
Anamnese	Leer	Kurz	Lang
Risiko	Hoch	Mäßig	Gering

Literatur

1. Becker, H.D.: Die Perforation des gastro-duodenalen Ulcus. In: Das komplizierte gastro-duodenale Ulcus. Häring, R. (Hrsg.). Stuttgart: Thieme 1978
2. Berndt, V., Konrad, R.M., Biermann, B., Grabensee, B.: Katamnestische Beurteilung der Übernähung perforierter Magen- und Zwölffingerdarmgeschwüre. Chirurg *41*, 549–553 (1970)
3. Berne, C.J., Rosoff, L.S.: Acute perforation of peptic ulcer. In: Surgery of the stomach and duodenum, 3rd edn. Nyhus, L.M., Wastell, C. (eds). Boston: Little, Brown (1977)
4. Blaszczyk, N., Kleinau, W., Schulz, A.: Perforation des peptischen Magen- und Duodenalgeschwürs. Zentralbl. Chir. *100*, 369–373 (1975)
5. Booth, A.D., Alexander-Williams, J.: Mortality of perforated duodenal ulcer treated by simple suture. Br. J. Surg. *58*, 42–44 (1971)
6. Buckwalter, J.A., Ratermann, L.: Surgical duodenal ulcer. A disease entity? Arch. Surg. *93*, 154–160 (1966)
7. Coutsoftides, T., Himal, H.S.: Perforated gastroduodenal ulcers. Factors affecting morbidity and mortality and the role of definitive surgery. Am. J. Surg. *132*, 575–576 (1976)
8. Eisenberg, M.M.: Physiologic approach to the surgical management of duodenal ulcer. Curr. Probl. Surg. *14*, 1 (1977)
9. Fratkin, L.B.: A review of surgical therapy for peptic ulcer disease: 1942–1968. Am. Surg. *39*, 470–474 (1973)
10. Froidevaux, A., Buchs, J.B.: Résultats à long terme des ulcères gastroduodénaux perforés. Helv. Chir. Acta *46*, 693–696 (1979)
11. Fux, H.D., Blindow, D., Blindow, B., Kienzle, H.-F.: Das perforierte gastroduodenale Ulcus. Klinik und Diagnose sowie Behandlung und Ergebnisse. Fortschr. Med. *97*, 1421–1428 (1979)
12. Griffin, G.E., Organ, C.H.Jr.: The natural history of the perforated duodenal ulcer treated by suture plication. Ann. Surg. *183*, 382–385 (1976)
13. Johnston, D., Lyndon, P.J., Smith, R.B., Humphrey, C.S.: Highly selective vagotomy without a drainage procedure in the treatment of haemorrhage, perforation and pyloric stenosis due to peptic ulcer. Br. J. Surg. *60*, 790–797 (1973)
14. Jordan, G.L.Jr., DeBakey, M.E., Duncan, J.M.: Surgical management of perforated peptic ulcer. Ann. Surg. *179*, 628–633 (1974)
15. Jordan, P.H.Jr., Korompai, F.L.: Envolvement of a new treatment for perforated duodenal ulcer. Surg. Gynecol. Obstet. *142*, 391–395 (1976)
16. Jordan, P.H., Hedenstedt, S., Korompai, F.L., Lundquist, G.: Vagotomy of the fundic gland area of the stomach without drainage. A definitive treatment for perforated duodenal ulcer. Am. J. Surg. *131*, 523–526 (1976)
17. Kay, P.H., Moore, K.T.H., Clark, R.G.: The treatment of perforated duodenal ulcer. Br. J. Surg. *65*, 801–803 (1978)
18. Kirkpatrick, J.R., Bouwmann, D.L.: A logical solution to the perforated ulcer controversy. Surg. Gynecol. Obstet. *150*, 683–686 (1980)
19. Latka, H., Braunsdorf, M., Häring, R.: Ergebnisse der operativen Versorgung des akut perforierenden Gastroduodenalulcus. M. M. W. *120*, 1301–1304 (1978)
20. Mattingly, S.S., Ram, M.D., Ward, O., Griffen, P.D.Jr.: Factors influencing morbidity and mortality in perforated duodenal ulcer. Am. Surg. *46*, 61–66 (1980)
21. Müller, C., Heberer, M., Allgöwer, M.: Proximal-selektive Vagotomie beim perforierten Gastroduodenalulcus (Kongreßbericht). Langenbecks Arch. Chir. *352*, 524 (1980)
22. Nemanich, G.J., Nicoloff, D.M.: Perforated duodenal ulcer; long term follow-up. Surgery *67*, 727–734 (1970)
23. Rees, J.R., Thorbjarnarson, B.: Perforated gastric ulcer. Am. J. Surg. *126*, 93–97 (1973)

24. Sawyers, J.L., Herrington, J.L.Jr.: Perforated duodenal ulcer managed by proximal gastric vagotomy and suture plication. Ann. Surg. *185*, 656–659 (1977)
25. Sawyers, J.L., Herrington, J.L., Mulherin, J.L., Whitehead, W.A., Mody, B., Marsk, J.: Acute perforated duodenal ulcer. Arch. Surg. *110*, 527–530 (1975)
26. Skarstein, A., Hoisaeter, P.A.: Perforated peptic ulcer: A comparison of long term results following partial gastric resection or simple closure. Br. J. Surg. *63*, 700–703 (1976)
27. Stabile, B.E., Hardy, H.J., Passaro, E.Jr.: "Kissing" duodenal ulcer. Arch. Surg. *114*, 1153–1156 (1979)

Kapitel 47

Ulcusblutung

E. H. Farthmann und R. Kirchner

1 Vorbemerkungen

Bei der Ulcusblutung ist zu entscheiden, ob der Kranke durch die Blutung gefährdeter ist als durch einen operativen Eingriff, wann die konservative Therapie durch eine Operation abgelöst werden muß und nach welcher Methode operiert werden soll. Kriterien dieser Indikationsstellung können am natürlichen Verlauf der Erkrankung und an Behandlungsergebnissen entwickelt werden, soweit diese bekannt und nachprüfbar sind.

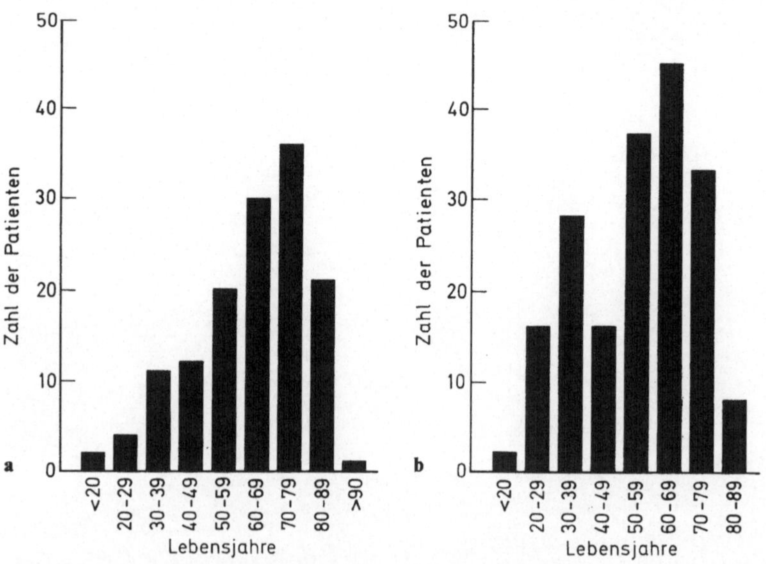

Abb. 1 a, b. Altersverteilung der Blutungen bei Ulcus ventriculi (**a**) und Ulcus duodeni (**b**). (Nach [10])

Blutungsrisiko: Der Häufigkeitsgipfel der Altersverteilung ist beim blutenden Magengeschwür gegenüber dem Duodenalulcus nach rechts verschoben (Abb. 1 a, b). Vor dem 30. Lebensjahr ist in zwei Dritteln der Fälle ein Ulcus duodeni Ursache der Blutung.

Das Blutungsrisiko steigt mit der Anamnesedauer nahezu linear an (Abb. 2). Eine Blutung in der Vorgeschichte erhöht das Risiko bei Männern und Frauen in allen Altersgruppen (Abb. 3). Durch eine Zweitblutung wird das Risiko verdoppelt. Für den einzelnen Ulcusschub zeigt die Erfahrung, daß der Verlauf entweder bereits im Beginn kompliziert oder im Gesamtschub unkompliziert ist, d. h. daß der Erstbefund für den Verlauf des einzelnen Ulcusschubes repräsentativ ist.

Prognose: Die Prognose der gastrointestinalen Blutung wird in erster Linie von der Blutungsintensität bestimmt [7]. Diese Erfahrung gilt für die klinisch definierte Blutungsstärke bei konservativer und operativer Therapie (Abb. 4 a, b) ebenso wie für die Transfusionsmenge als Maß für den Blutverlust [29].

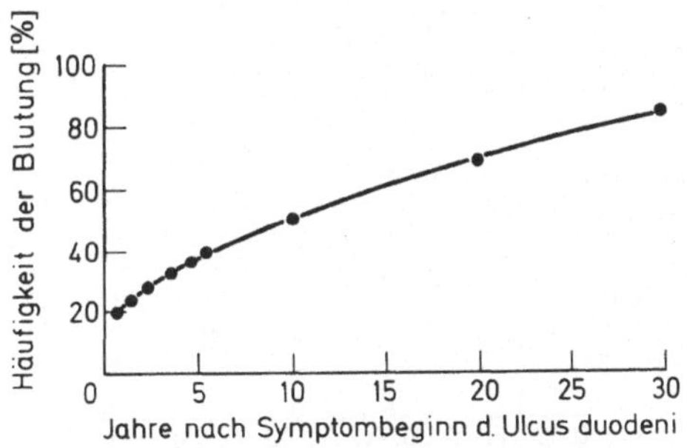

Häufigkeit der Blutung [%]
100
80
60
40
20
0
5
10
15
20
25
30
Jahre nach Symptombeginn d. Ulcus duodeni

Abb. 2. Blutungshäufigkeit des Ulcus duodeni in Abhängigkeit von der Anamnesedauer. (Nach [31])

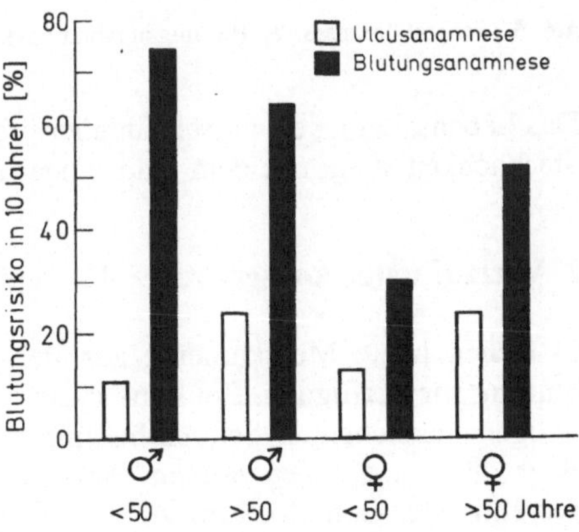

Abb. 3. Blutungsrisiko in 10 Jahren bei Patienten mit Ulcusanamnese und Blutungsanamnese. (Nach [33])

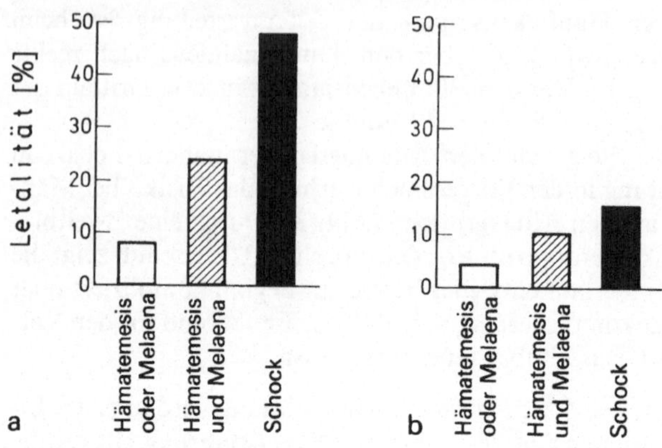

Abb. 4 a, b. Letalität der konservativen (**a**) bzw. chirurgischen (**b**) Therapie des blutenden Ulcus ventriculi in Abhängigkeit von der Blutungsintensität. (Nach [20])

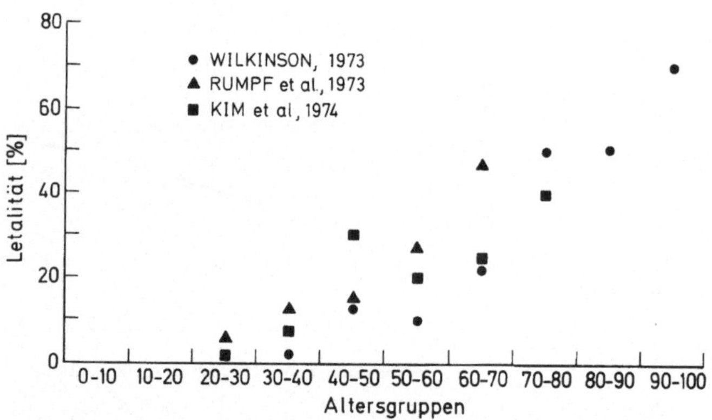

Abb. 5. Letalität der massiven Blutung in Abhängigkeit vom Lebensalter. (Nach [23, 28, 34])

Das Lebensalter ist ein entscheidender prognostischer Faktor [1, 32]. Die Sterblichkeit steigt mit dem Alter linear an [Abb. 5].

2 Verlauf unter konservativer Therapie

Es stehen heute Medikamente zur Behandlung der gastrointestinalen Blutung zur Verfügung. Ein konservativer Therapieversuch unter gleichzeitiger ausreichender Schocktherapie ist vertretbar, wobei man unter einer adäquaten konservativen Therapie die Behandlung mit Cimetidin, Secretin oder Somatostatin zu verstehen hat. Für das Cimetidin liegen mehrere kontrollierte Studien vor, die die Wirksamkeit dieser Therapie beurteilen lassen [3, 6, 11, 16, 24, 25, 27]. Vergleichbare Angaben für das Secretin oder Somatostatin finden sich nur vereinzelt. Aus den vorliegenden Untersuchungen über *Cimetidin* können global folgende Schlüsse gezogen werden:

1. Ein therapeutischer Effekt auf die Ulcusblutung selbst ist nicht gesichert [6, 11, 16, 24, 27].
2. Wenn die Blutung zum Stehen kommt, lassen sich möglicherweise Blutungsrezidive vermeiden [16, 24, 30].
3. Belegt ist der prophylaktische Effekt bei Patienten mit großer Streßulcusgefährdung [3, 25].

Über die Wirksamkeit von *Somatostatin* beim blutenden Ulcus wurden gute Ergebnisse mitgeteilt [21]. In einer vergleichenden kontrollierten Studie mit sehr kleiner Fallzahl war die Behandlung mit Somatostatin erfolgreicher als mit Cimetidin [22].

Weitere bei der Ulcusblutung verwendete Medikamente werden in Kap. 58, Tabelle 2, aufgeführt. Wichtigster Gesichtspunkt der konservativen Therapie bei an sich operablen Patienten ist, daß der Umsteigezeitpunkt zur operativen Therapie im Bestreben, einen konservativen Behandlungserfolg zu erzielen, nicht verpaßt wird [30].

3 Verfahrensspektrum

Die Therapieziele des chirurgischen Vorgehens bei der gastrointestinalen Blutung sollten in der

- lokalen Blutstillung und
- Therapie der Grundkrankheit

gesehen werden. In diesem Sinne steht beim Ulcus duodeni die sachgerechte Umstechung, beim Ulcus ventriculi die Excision oder notfalls ebenfalls die Umstechung im Vordergrund der Maßnahmen. Die Therapie der Grundkrankheit kann dann durch Vagotomie oder Resektion angeschlossen werden.

4 Indikationsstellung

Kriterien der Indikationsstellung zum operativen Vorgehen sollen Risikogruppen definieren und den Zeitpunkt bestimmen, an dem die konservative Therapie durch die operative ersetzt werden muß. Für diese Entscheidung müssen Merkmale des Patienten, der Erkrankung und der Behandlung herangezogen werden (Abb. 6a, b).

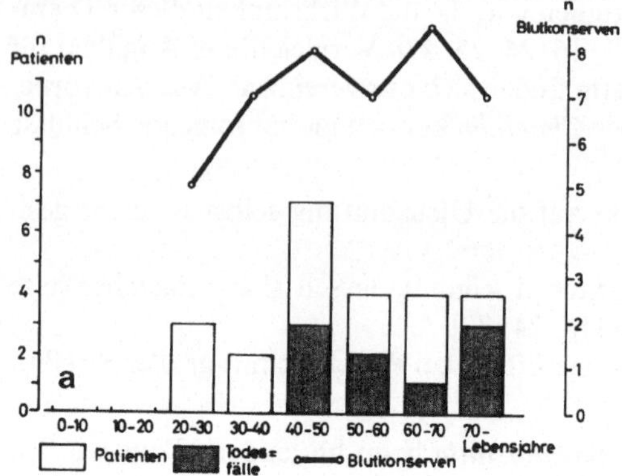

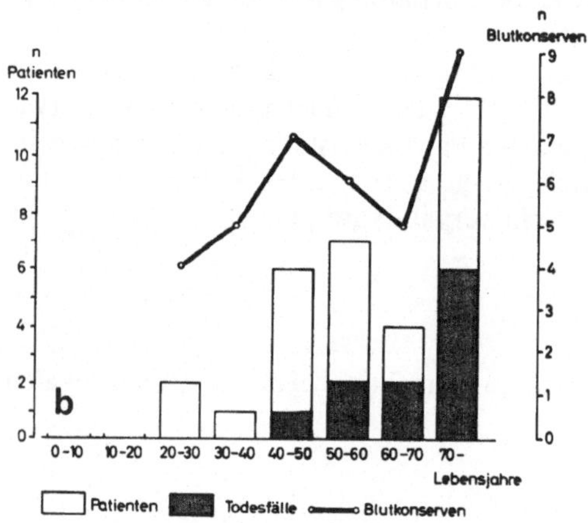

Abb. 6a, b. Letalität der Ulcusblutung in Abhängigkeit von Lebensalter und Transfusionsmenge (**a**) bei Ulcus duodeni und (**b**) bei Ulcus ventriculi

4.1 Patient und Erkrankung

- *Blutungsintensität:* Als verläßliches und praktikables Maß hat sich der Transfusionsbedarf erwiesen. Er muß in Relation zur Zeit gesetzt werden (Grenze bei 4–6 Konserven) [7].
- *Lebensalter:* Mit zunehmendem Lebensalter steigt das Risiko infolge der Blutung überproportional zum allgemeinen Operationsrisiko (Altersgrenze 60 Lebensjahre) [1, 2, 26, 32].
- *Mehrfacherkrankungen:* Komplizierende Zweiterkrankungen erhöhen das Risiko der Blutung. Sie fördern daher bei gegebener Operabilität den Entschluß zur chirurgischen Intervention.

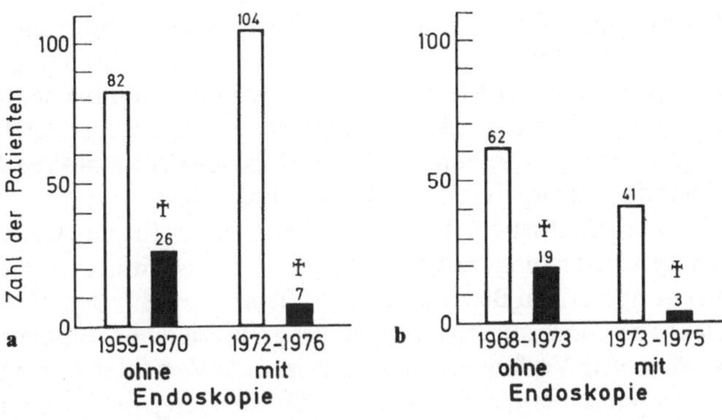

Abb. 7 a, b. Letalität der Blutung ohne und mit Notfallendoskopie im gesamten (**a**) und operativ behandelten (**b**) Krankengut. (Nach [8, 17])

- *Ulcusanamnese:* Eine längere Vorgeschichte, vor allem mit früheren Blutungsepisoden, spricht für eine frühzeitige Indikationsstellung, vor allem bei der frühen Rezidivblutung.
- *Ulcuslokalisation:* Bei gleicher Blutungsintensität erfordert die schlechtere Prognose des Ulcus ventriculi eher die operative Intervention als beim Ulcus duodeni [32].
- *Ulcuskomplikation:* Eine Koinzidenz von Ulcuskomplikationen (Blutung und Stenose) fordert die Frühindikation.

In einigen Mitteilungen ist der Einfluß einer unverzüglichen Lokalisationsdiagnostik der Blutung durch routinemäßige Notfallendoskopie zu erkennen: Verkürzung des präoperativen Intervalls, Reduktion der Transfusionsmenge, Ausrichtung der Operationstaktik, Senkung der Operationsletalität, Verkürzung der Verweildauer [1, 13–15, 18, 19]. Wenn die Ergebnisse der Notfallendoskopie Eingang finden in die Indikationsstellung im Sinne der Frühoperation, nähern sich die Behandlungsergebnisse denen der elektiven Operation (Abb. 7a, b). Trotz gegenteiliger Mitteilungen [5] wird daher die Notfallendoskopie wegen ihres hohen Informationswertes und der Förderung der Frühoperation empfohlen [12, 17]. Die Ausweitung der operativen Behandlung auf nicht unmittelbar lebensbedrohende Butungen ist gerechtfertigt durch die Resultate und durch das Risiko der Rezidivblutung (s. Kap. 49).

4.2 Verfahrenswahl

Die mitgeteilten Resultate der operativen Behandlung bei der Ulcusblutung sind nicht geeignet für eine vergleichende Wertung der verschiedenen

Operationsverfahren. Die retrospektiven Untersuchungen unterscheiden sich in den Indikationskriterien zur operativen Behandlung, in den Selektionsprinzipien der Methodenwahl und in den komplementären Behandlungsmöglichkeiten. Eine Gegenüberstellung aus den letzten 20 Jahren zeigt eine breite Streuung und Überdeckung der Letalitätsziffern für resezierende und organerhaltende Verfahren [9].

Mit Vorbehalt ist ein Trend zu erkennen, der für das Ulcus duodeni die lokale Umstechung mit einer Vagotomie favorisiert.

In der operativen Behandlung der Ulcusblutung finden die Methoden der elektiven Ulcuschirurgie Anwendung: resezierende, organerhaltende und kombinierte Verfahren. Nichtresezierende Verfahren unter Belassung des Ulcus werden ergänzt durch seine Umstechung. Sie erfordert beim Ulcus duodeni aufgrund der Gefäßanatomie eine exakte Technik [4].

Taktische Ziele der Methodenwahl sind:

- sichere Blutstillung,
- Verhinderung des Blutungsrezidivs durch Sanierung der Ulcuskrankheit,
- geringes Operationstrauma und Risiko.

In die Entscheidung gehen daher sowohl allgemeine Faktoren wie Alter und Allgemeinzustand des Patienten als auch lokale wie Lokalisation und Chronizität des Ulcus ein. Hinzu kommen die Erfahrung des Operateurs und seine Vertrautheit mit den verschiedenen Verfahren. Nicht zu empfehlen ist das Verlassen einer bewährten Methode aus dem Anlaß einer Ulcuskomplikation wie der Blutung. Die Vielfalt der angewandten Verfahren ist sowohl Ausdruck einer gewissen Ergebnisunsicherheit wie auch des Bemühens um eine Individualisierung der Therapie.

5 Schlußfolgerungen

Therapieempfehlungen für die Ulcusblutung haben eine empirische Basis. Es muß bezweifelt werden, ob prospektive Studien einen höheren Aussagewert haben. Mit diesen Vorbehalten wurde ein taktisches Konzept entwickelt (Tabelle 1).

- Die *Indikationsstellung* zum operativen Vorgehen sollte im Sinne der Frühoperation erfolgen. Als Grenzwert wird ein Transfusionsbedarf von 4–6 Konserven/24 h angesehen. Perakute Blutungen müssen unmittelbar operiert werden, die Notfallendoskopie kann während der Operationsvorbereitung durchgeführt werden.
- Die *selektive proximale Vagotomie* (SPV) kommt für erosive Magenblutungen in Betracht, wenn diese nicht wegen ihrer Intensität oder bei

Tabelle 1. Taktisches Konzept für die operative Behandlung der Ulcusblutung

	SPV	Vagotomie + Umstechung	Resektion
Läsion	Erosion	Ulcus duodeni	Ulcus ventriculi
Blutungsintensität	Leicht	Mäßig-stark	Mäßig-stark
Blutungsanamnese	Leer	Kurz	Rezidivierend
Patientenrisiko	Hoch	Mäßig	Gering

einem Rezidiv eine resezierende Behandlung bis zur Gastrektomie erfordern.

- Die *Vagotomie mit Ulcusumstechung* ist die Methode der Wahl beim blutenden Ulcus duodeni. Sie zeigt sich hier der Resektion überlegen, vor allem wenn sie im Sinne der Frühoperation angewendet wird. Die Möglichkeit einer SPV mit Erhaltung der Antruminnervation hängt davon ab, ob bei der Ulcusumstechung der Pylorus geschont oder rekonstruiert werden kann.
- Die *Magenresektion* bleibt dem chronischen Ulcus vorbehalten, vor allem bei einer Lokalisation im Magen. Sie kann beim penetrierenden Duodenalgeschwür aufgrund des In-situ-Befundes erforderlich werden.

Literatur

1. Allan, R., Dykes, P.: A comparison of routine and selective endoscopy in the management of acute gastrointestinal hemorrhage. Gastrointest. Endosc. *20*, 154–155 (1974)
2. Athanasiadis, S., Eisele, R.: Chirurgische Behandlung blutender gastroduodenaler Ulcera bei über 70jährigen Patienten. Chir. Prax. *27*, 75–81 (1980)
3. Basso, N., Bagarani, M., Materia, A., Fiorani, S., Lunardi, P., Speranza, V.: Cimetidine and antacid prophylaxis of acute upper gastrointestinal bleeding in high risk patients. Controlled, randomized trial. Am. J. Surg. *141*, 339–341 (1981)
4. Berne, C.J., Rosoff, L.: Peptic ulcer perforation of the gastroduodenal artery complex. Clinical features and operative control. Ann. Surg. *169*, 141–144 (1969)
5. Dronfield, W.M., McIllmurray, M.B., Ferguson, R., Atkinson, M., Langman, M.J.S.: A prospective, randomized study of endoscopy and radiology in acute upper-gastrointestinal tract bleeding. Lancet *1977 I*, 1167–1169
6. Eden, K., Kern, F. Jr..: Current status of cimetidine in upper gastrointestinal bleeding. Gastroenterology *74*, 466–467 (1978)
7. Eichen, R., Eckert, P.: Bluttransfusion und Komplikationen bei großen Blutungen aus Magen und Zwölffingerdarm. Zentralbl. Chir. *103*, 285–290 (1978)
8. Eichfuss, H.P., Farthmann, E.H., Horatz, K., Schreiber, H.W.: Die große Blutung aus Magen und Zwölffingerdarm. Dtsch. Med. Wochenschr. *101*, 753–755 (1976)
9. Farthmann, E.H., Männl, H.F.K.: Ulcusblutung. In: Das komplizierte gastroduodenale Ulcus. Häring, R. (Hrsg.). Stuttgart: Thieme 1978

10. Fiedler, H., Thiele, G.: Gastrointestinale Blutungen im internistischen Krankengut eines Bezirkskrankenhauses. Eine retrospektive Studie aus den Jahren 1965–1974. Z. Gesamte Inn. Med. *31*, 574–579 (1976)
11. Galmiche, J.P., Colin, R., Hecketsweiler, P., et al.: Traitement des hémorrhagies digestives ulcereuses par la cimetidine. Résultat d'une étude contrôlée en double aveugle. Gastroenterol. Clin. Biol. *2*, 771–776 (1978)
12. Graham, D.Y.: The value of endoscopy in the management of acute upper gastrointestinal bleeding: A prospektive controlled randomized study. Gastroenterology *74*, 1125 (1978)
13. Griffiths, W.J., Neumann, D.A., Welsh, J.D.: The visible vessel as an indicator of uncontrolled or recurrent gastrointestinal hemorrhage. N. Engl. J. Med. *300*, 1411 (1979)
14. Himal, H.S., Perrault, C., Mzabi, R.: Upper gastrointestinal hemorrhage: Aggressive management decreases mortality. Surgery *84*, 448–454 (1978)
15. Hoare, A.M.: Comparative study between endoscopy and radiology in acute upper gastrointestinal haemorrhage. Br. Med. J. *1975 I*, 27–30
16. Hoare, A.M., Bradby, G.V.H., Hawkins, C.F., Kang, J.Y., Dykes, P.W.: Cimetidine in bleeding peptic ulcer. Lancet *1979 II*, 671–673
17. Huber, P., Filippini, L.: Prognose der akuten oberen Gastrointestinalblutung vor und nach Einführung der Notfallendoskopie. Dtsch. Med. Wochenschr. *102*, 1621–1624 (1977)
18. Hunt, P.S., Hansky, J., Korman, M.G.: Mortality in patients with haematemesis and melaena: A prospektive study. Br. Med. J. *1979 I*, 1238–1240
19. Hunt, P.S., Korman, M.G., Hansky, J., Marshall, R.D., Peck, G.S., McCann, W.J.: Bleeding duodenal ulcer: Reduction in mortality with a planned approach. Br. J. Surg. *66*, 633–635 (1979)
20. Jensen, H.E., Amdrup, E., Christiansen, P., Fenger, C., Lindskov, J., Nielsen, J., Damgaard-Nielsen, S.A.: Bleeding gastric ulcer. Surgical and non-surgical treatment of 225 patients. Scand. J. Gastroenterol. *7*, 535–402 (1972)
21. Kayasseh, L., Gyr, K., Stalder, G.A., Allgöwer, M.: Konservative Therapie der akuten Ulkusblutung mit Somatostatin. Schweiz. Med. Wochenschr. *108*, 1083–1084 (1978)
22. Kayasseh, L., Gyr, K., Keller, U., Stalder, G.A., Wall, M.: Somatostatin and cimetidine in peptic-ulcer haemorrhage. A randomized controlled trial. Lancet *1980 I*, 844–846
23. Kim, U., Dreiling, D.A., Kark, A.E., Rudick, J.: Factors influencing mortality in surgical treatment for massive gastroduodenal hemorrhage. Am. J. Gastroenterol. *62*, 24–35 (1974)
24. La Brooy, S.J., Misiewicz, J.J., Edwards, J., et al.: Controlled trial of cimetidine in upper gastrointestinal haemorrhage. Gut *20*, 892–895 (1979)
25. MacDougall, B.R.D., Bailey, R.J., Williams, R.: H_2 receptor antagonists and antacids in the prevention of acute gastrointestinal haemorrhage in fulminant hepatic failure. Two controlled trials. Lancet *1977 I*, 617–619
26. Michel, D.: Chirurgie des Gastroduodenalulcus beim alten Menschen. Chirurg *52*, 254–260 (1981)
27. Pickard, R.G., Sanderson, J., South, M., Northfield, T.C.: Controlled trial of cimetidine in acute upper gastrointestinal bleeding. Br. Med. J. *1979 I*, 661–662
28. Rumpf, P., Hoffmann, E., Jacobs, G., Kremer, K.: Operationsindikation bei der akuten massiven Gastrointestinalblutung mit besonderer Berücksichtigung der Magen-Duodenalblutung. Zentralbl. Chir. *98*, 1531–1539 (1973)
29. Schiller, K.F.R., Truelove, S.C., Williams, D.G.: Haematemesis and melaena, with special reference to factors influencing the outcome. Br. Med. J. *1970 II*, 7–14
30. Siewert, R., Schattenmann, G., Lepsien, G., Lüdtke, F.E.: Chirurgische Therapie der gastrointestinalen Blutung. In: Die gastrointestinale Blutung. Schreiber, H.W. (Hrsg.) Stuttgart: Thieme 1978

31. Stolte, J.B.: Gross bleeding from the digestive tract. 2. The frequency of manifest bleeding in peptic ulcer with regard to the duration of the disease and to the age of the diseased. Acta Med. Scand. *116*, 584–593 (1944)
32. Walker, C.O.: Complications of peptic ulcer disease and indications for surgery. In: Gastrointestinal disease. Sleisenger, M.H., Fordtran, J.S. (eds.). Philadelphia: Saunders 1978
33. Wastell, C.: Chronic duodenal ulcer. London: Butterworth 1972
34. Wilkinson, R.H.: Management of acute upper gastrointestinal hemorrhage. Can. J. Surg. *16*, 92–96 (1973)

Kapitel 48

Benigne Magenausgangsstenose

A. H. Hölscher und J. R. Siewert

1 Definitionen

1.1 Benigne Magenausgangsstenose (MAst)

Unter einer benignen Magenausgangsstenose (MAst) versteht man eine organische Einengung im Bereich von distalem Magen, Pylorus oder proximalem Duodenum als Folge einer gutartigen Grundkrankheit, die zu einer klinisch relevanten Verzögerung der Magenentleerung führt.
Da die benigne Stenose selten im eigentlichen Pyloruskanal lokalisiert ist, sondern sich meistens postpylorisch findet, sollte man nicht mehr von einer Pylorusstenose, sondern von einer Magenausgangsstenose sprechen.
In einer Zusammenstellung von 885 Patienten mit einer stenosierenden gastroduodenalen Ulcuskrankheit lagen nur 9% der Stenose direkt im Pylorusbereich, 70% dagegen im Duodenum. Ulcera ventriculi waren immerhin in 17% Ursache von Obstruktionen im Bereich des distalen Magens [24] (Abb. 1 und Tabelle 1).

1.2 Floride/narbige/funktionelle Magenausgangsstenose

Unter pathogenetischen Gesichtspunkten kann man unterscheiden zwischen

- einer floriden MAst (Folge einer entzündlichen Reaktion mit begleitendem Ödem im akuten Ulcusschub),
- einer narbigen MAst (Narbenbildung, z. B. nach Abheilung der peptischen Läsion) und
- einer funktionellen Stenose infolge einer Muskelhypertrophie von Pylorus und Antrum.

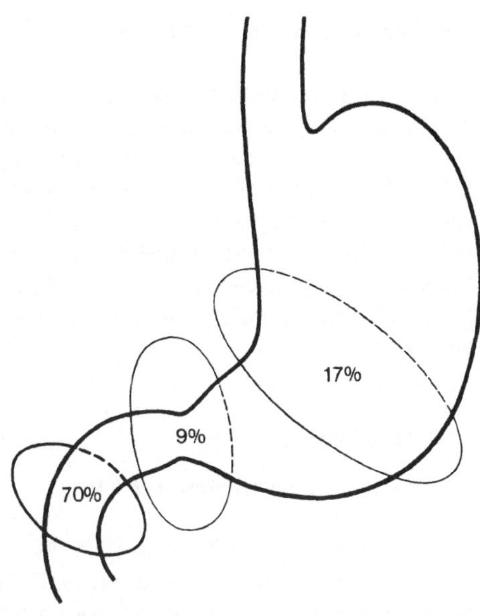

Abb. 1. Lokalisation der benignen Magenausgangsstenose. (Nach Kozoll u. Meyer [24])

Tabelle 1. Lokalisation der peptischen Läsionen, die das klinische Bild einer Magenausgangsstenose verursachten. (Nach Kozoll u. Meyer [24])

Lokalisation	Läsionen	
	Anzahl (n)	Rate (%)
Im Magen	155	17
Im Pylorus und an der pyloroduodenalen Verbindung	87	9
Im Duodenum	643	70
Kombinationen (Dragstedt)	14	2
Multiple Läsionen	15	2

1.3 Kompensierte/dekompensierte Magenausgangsstenose

Eine MAst wird solange als kompensiert bezeichnet, wie durch eine gesteigerte Peristaltik die Magenentleerung noch ausreicht, um den Magen letztendlich zu entleeren und eine orale Ernährung des Patienten zu ermöglichen. Das typische Erbrechen unverdauter Speisereste fehlt. Bei anhaltender Obstruktion folgt die Phase der Dekompensation mit zunehmender Magendilatation und Atonie; der nunmehr komplette Entleerungsstop führt zu rezidivierendem Erbrechen.

1.4 Intraoperative Klassifikation

Eine intraoperative Klassifikation der MAst erfolgt am exaktesten durch eine offene Passageprüfung mit Hegar-Stiften oder ähnlichen Dilatatoren. Eine Stenose liegt vor, wenn der Pyloruskanal nicht mit mindestens Hegar 14 (14 mm) ohne Widerstand passiert werden kann. Bei Nichtverfügbarkeit von Hegar-Stiften ist eine Prüfung mit dem Zeigefinger möglich (Durchmesser am Endgelenk ca. 15 mm). Nach Johnston et al. und Delaney ist eine Stenose von 12–13 mm Durchmesser als geringgradig, von 9–11 mm als mäßig und von unter 8 mm als hochgradig zu bezeichnen [6, 19].

2 Pathogenese

2.1 Magenausgangsstenose bei Ulcus

In der Literatur sind Ulcera in 60–91% (im Mittel 80,3%) der Fälle Ursache einer Magenausgangsstenose (s. Tabelle 2). Bei Ulcuspatienten insgesamt wird die Incidenz der Stenose mit 2–15,6% (im Mittel 9,4%) angegeben; beim Ulcus duodeni mit 8,6–28,9% (im Mittel 12,3%), beim Ulcus ventriculi mit 2,1–22,6% (im Mittel 7%) (Tabelle 2). Allerdings handelt es sich dabei vorwiegend um chirurgische Statistiken, so daß die Zah-

Tabelle 2. Incidenz der Magenausgangsstenose bei Ulcuspatienten. Zusammengestellt aus der Literatur

Autor	Fälle (n)	Ulcera insgesamt (%)	Ulcera duodoni (%)	Ulcera ventriculi (%)
Kozoll u. Meyer [24]	8451	10,5	11,1	8,9
Haubrich [16]	4971	7	8,6	2,1
Portis u. Jaffé [33]	339	11,8	–	–
Emery u. Monroe [12]	1435	11,7	–	–
Hurst u. Stewart [17]	403	15,6	–	–
Moynihan [31]	288	–	19,5	–
Moody et al. [30]	242	–	28,9	–
Berkman [2]	582/97	–	16	22,6
Balint u. Spence [1]	–	2	–	–
Couinaud	105	–	25,7	–
Dworken u. Roth [8]	3513	7	–	–
Wille-Joergensen u. Jensen [45]	384	–	24	–
Gillett u. Pheils [14]	232	25	–	–
Parke Davis u. Alexander-Williams [32]	251	–	27	–

len relativ hoch angegeben werden. Geschwüre, die direkt im Pylorusbereich liegen, führen erwartungsgemäß besonders häufig zu MAst, in einer Serie von 100 Patienten mit intrapylorischem Ulcus entwickelten 46 eine Magenretention [36].
Die Lumeneinengung im Bereich des gastroduodenalen Überganges als Folge eines peptischen Geschwürs kann durch Entzündung und Ödem sowie durch Spasmus und Muskelhypertrophie und schließlich durch Schrumpfung von Narbengewebe hervorgerufen werden. Nach Thompson [40] kann die MAst zu 2 verschiedenen Zeitpunkten im Ablauf einer Ulcuskrankheit auftreten: Einmal kann es im Verlauf eines frischen Ulcusschubes auch ohne vorbestehende Narbenbildung zu einem starken entzündlichen Ödem kommen, das zur Obstruktion führt. Diese Situation ist besonders bei Ulcerationen im Pyloruskanal möglich. Eine andere Möglichkeit ist dagegen die Narbenkontraktur nach Abheilung rezidivierend auftretender Ulcera.
In der großen Mehrzahl der Fälle findet man gleichzeitig mit der MAst auch ein manifestes Geschwür. Nur selten führt eine fibröse Narbe im ulcusfreien Intervall zur MAst. Bei 158 Patienten mit klinisch relevanter MAst im Rahmen einer Ulcuskrankheit fanden Dworken u. Roth [8] intraoperativ 85mal eine fibrotische Enge, während 43 Patienten penetrierende und 30 nichtpenetrierende frische Ulcera aufwiesen. Von den 85 Patienten mit überwiegend narbiger Stenose hatten 58 zusätzlich ein frisches Ulcus und nur 19 eine rein narbige Stenose.
Patienten mit benigner MAst haben in der Regel eine mehrjährige Ulcusanamnese. Sowohl Ellis [10] als auch Balint u. Spence [1] fanden bei etwa der Hälfte ihrer Patienten eine Vorgeschichte von 10 und mehr Jahren. Moody et al. [30] berichten bei einem ähnlichen Patientenkollektiv über eine mittlere Anamnesedauer von 12 Jahren. Dies bedeutet, daß im Regelfall mehrere Ulcusschübe abgelaufen sein müssen, bevor eine Obstruktion eintritt.
Zu bedenken ist auch, daß sich narbige Stenosen nach operativen Eingriffen im Rahmen einer Ulcuskrankheit enwickeln können. Eine besonders häufige Ursache derartiger narbiger Stenosen ist die Übernähung eines perforierten, pylorusnahen Ulcus duodeni. Im Krankengut von Wille-Joergensen u. Jensen [45] waren z. B. 25% der Patienten mit einer benignen MAst bei Ulcera duodeni (n = 94) früher wegen einer Ulcusperforation mit einer einfachen Übernähung behandelt worden.

2.2 Andere Ursachen einer MAst

Das Antrumcarcinom ist die zweithäufigste Ursache einer MAst. Weitere Ursachen sind aus Tabelle 3 zu entnehmen.

Tabelle 3. Ätiologische Aufschlüsselung von Fällen mit Magenausgangsstenose aus der Literatur

Autor	Balint u. Spence [1]	Goldstein et al. [15]	Kreel u. Ellis [26]
Fälle insgesamt	118	217	100
Ulcus duodeni inclusive intrapylorisches Ulcus	95 } (86,4%)	191 } (91%)	56 } (60%)
Ulcus ventriculi	7	7	4
Antrumcarcinom	13	13	36
Adhäsionen nach Cholecystektomie	2	–	–
Congenitales Diaphragma	1	–	–
Erwachsenenpylorushypertrophie	–	3	2
Pankreatitis	–	2	–
Pankreas anulare	–	1	–
M. Hodgin	–	–	1
Heterotopes Pankreas	–	–	1

2.3 Magenretention ohne MAst

Es kann auch ohne organische Stenose zu einer Magenretention, z. B. als Folge einer Atonie, kommen (z. B. bei Pankreatitis, Appendicitis, Peritonitis, retroperitonealem Hämatom nach stumpfem Bauchtrauma, bei retro- oder intraabdominellen Schmerzzuständen, bei Erkrankungen des ZNS und als Nebenwirkung von Medikamenten). Schließlich ist noch die Gastroparese, z. B. bei Diabetes mellitus oder auch als Folge einer Vagotomie, zu erwähnen.

3 Diagnostik

Für die Diagnose der benignen MAst kommen folgende Kriterien in Betracht:

- Anamnese,
- klinische Symptomatologie,
- Bestimmung der Magensaftmenge nach 12stündigem Fasten,
- Röntgenuntersuchung,
- Endoskopie,
- Laborparameter und der
- intraoperative Befund [10, 16, 42].

Wie bereits erwähnt, ist eine mehrjährige *Ulcusanamnese* typisch [1, 10, 30, 42]. Der akute Charakter des Ulcusschmerzes verändert sich bei der

Entwicklung einer MAst zu einem Druck- und Völlegefühl im Oberbauch, das sich mit zunehmender Magenfüllung verstärkt und durch Erbrechen sofort bessert (charakteristischer Symptomwechsel). Das schwallartige voluminöse *Erbrechen* von länger retinierten Speisen ist als Leitsymptom anzusehen und tritt bei ca. 90% der Patienten mit MAst auf [6, 26]. Es ist somit ein Symptom von hoher Spezifität und Sensitivität. Bei der klinischen Untersuchung findet sich z. T. eine durch die Bauchhaut sichtbare Magenperistaltik, ein tastbarer, dilatierter Magen und auskultatorisch nachweisbare Plätschergeräusche.

Nahezu alle Patienten berichten über eine *Gewichtsabnahme* [10, 42].

Der Nachweis einer abnorm erhöhten *Nüchternsekretmenge* (mehr als 300 ml) ist ein wichtiges Zeichen der Magenretention.

Die Magenentleerung kann durch einen einfachen Test (750 ml Kochsalzlösung werden über eine Magensonde in den zuvor entleeren Magen instilliert) geprüft werden. Ohne MAst lassen sich nach 30 min weniger als 200 ml Flüssigkeit aspirieren [16].

Eine *Hyperacidität* wird von manchen Autoren als regelmäßige Begleiterscheinung der benignen Obstruktion beschrieben (Stase – vermehrte Gastrinsekretion – Hypersekretion) [16]. Andere konnten dagegen keine vermehrte Säuresekretion des Magens nachweisen und halten dieses Kriterium für unbrauchbar [42].

Das *Röntgenbild* gibt in zweierlei Hinsicht Aufschluß über die Magenausgangsstenose. Einmal kann bereits die Abdomenleeraufnahme eine dilatierte, lufthaltige Magenblase zeigen, zum anderen können indirekte Zeichen, wie kräftige Peristaltik, verzögerte Kontrastmittelentleerung und dilatierter Magen auf eine distale Obstruktion hinweisen. Die direkten Zeichen lassen die Stenose erkennen und markieren den Ort und evtl. auch die Art der Stenose.

Endoskopisch lassen sich 4 Kriterien für die benigne Magenausgangsstenose verwerten:

- vorhandene Speisereste trotz 12 stündigen Fastens,
- großer Magen,
- deformierter Magenausgang und die
- unmögliche Passage des Endoskops in das Duodenum [16, 42].

Laborveränderungen finden sich nur bei dem heute seltenen Bild einer fortgeschrittenen, dekompensierten MAst in Form einer hyperchlorämischen, hypokaliämischen Alkalose mit Harnstofferhöhung und Hypoproteinämie [10, 26, 42].

In einer anderen Arbeit wurde die Diagnose einer relevanten MAst nur gestellt, wenn die 3 folgenden Bedingungen gleichzeitig erfüllt waren [6]:

- Klinisch: Erbrechen und signifikanter Gewichtsverlust.

- Radiologisch: große Restmenge an Magensaft, dilatierter Magen und deutliche Entleerungsverzögerung.
- Intraoperativ: eine Stenose von weniger als 9 mm Durchmesser.

4 Folgen der Magenstase (sog. Spontanverlauf)

In der frühen kompensierten Phase der MAst tritt postprandial eine schmerzhafte starke Peristaltik auf, mit der der Magen versucht, die Enge zu überwinden. Dadurch entwickelt sich im Laufe der Zeit eine deutliche Magenwandhypertrophie, die sich bis auf den unteren Oesophagus fortsetzen kann. Die schmerzhaften Kontraktionen klingen ab, wenn der Mageninhalt schließlich in den Dünndarm übertritt oder der Patient den Magen durch Erbrechen selbst entlastet. Wenn die Stenose unbehandelt bleibt oder zunimmt, verringert sich die Peristaltik und der Magen dilatiert. Damit beginnt die Phase der Dekompensation, die mit der Dekompensation des Herzmuskels bei Klappenstenose vergleichbar ist. Die genaue Ursache der Muskeldekompensation ist nicht bekannt. Mit dem Einsetzen der Atonie wird der akute Schmerz durch ein konstantes Völlegefühl ersetzt. Das klinische Bild des profusen schwallartigen Erbrechens in der Spätphase der MAst ist wahrscheinlich mehr auf das Versagen der Peristaltik als auf den eigentlichen Stenosegrad zurückzuführen [10].

Die wichtigste Folge der unbehandelten dekompensierten MAst ist der Verlust von Flüssigkeit und Elektrolyten durch rezidivierendes Erbrechen. Die resultierende Dehydratation wird durch die über die Norm erhöhte Sekretion des dilatierten Magens und die behinderte Magenentleerung noch verstärkt. Durch den Verlust von HCl entwickelt sich eine metabolische hypochlorämische Alkalose. Hinzu treten eine Hypokaliämie und Hyponatriämie durch Verluste mit dem Magensaft und dem Urin als Begleitkationen von Bicarbonat im Rahmen der renalen Kompensation [10, 16].Die weiteren Folgen der Magenstase sind in Abb. 2 dargestellt. Die behinderte Magen-Darm-Passage führt im Laufe der Zeit zur Katabolie und Kachexie mit möglichen Avitaminosen. Als Komplikation einer Dilatation des Magens wurden Magenruptur und Behinderung des venösen Rückstroms durch Druck auf die Vena cava inferior beschrieben [13, 18].

Eine Magenausgangsstenose kann auch eine *sekundäre Refluxkrankheit* des Oesophagus zur Folge haben. Kennzeichen der sekundären Refluxkrankheit ist eine besonders rasche Entwicklung einer Oesophagitis, gegebenenfalls mit Ausbildung einer terminalen Stenose. Bei peptischen Stenosen, die im Zusammenhang mit einer MAst entstehen, muß diffe-

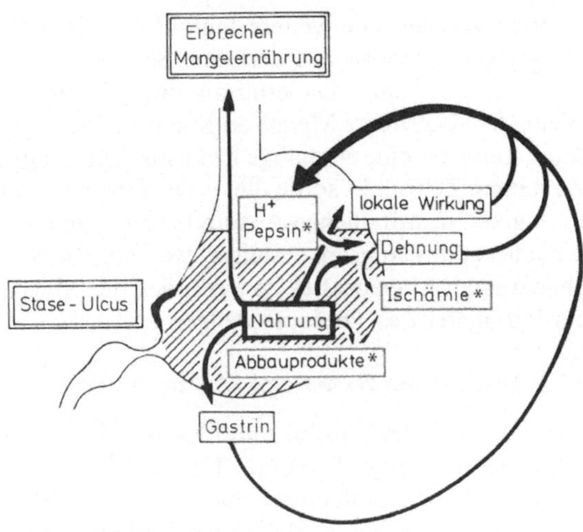

Abb. 2. Folgen der Magenausgangsstenose

rentialdiagnostisch immer eine sog. Intubationsstenose, wie sie als Folge einer lang dauernden Magensondierung entstehen kann, abgegrenzt werden [38]. Über die Entwicklung eines Staseulcus s. Kap. 3.

5 Therapie

5.1 Konservative Ersttherapie

Die konservative Therapie der MAst umfaßt folgende Maßnahmen:

- Dekompression des dilatierten Magens.
- Ausgleich des Wasser- und Elektrolythaushaltes.
- Totale parenterale Ernährung.
- Medikamentöse Therapie des Grundleidens.

5.1.1 Entlastung des Magens mit einer Sonde

Als erster therapeutischer Schritt muß der Magen mit einer Sonde entlastet werden, damit sich die Muskulatur wieder tonisieren kann. Dabei sollten initial unverdaute Nahrungsbestandteile durch Spülung mit physiologischer Kochsalzlösung über einen großkalibrigen Magenschlauch entfernt werden. Die weitere Durchführung der Dekompression ist abhängig vom Stenosegrad und dem Sekretionsvolumen. Gewöhnlich beginnt man mit einer Dauerabsaugung (Vakuumpumpe) über 1–3 Tage. Wenn die abgesaugte Menge an Magensekret weniger als 250 ml/12 h beträgt, kann auf eine einmalige Entlastung am Tage übergegangen werden. Zu diesem Zeitpunkt sollte die orale Gabe von zunächst kleinen Mengen Flüssgikeit in stündlichen Abständen einsetzen (ca. 50 ml). Diese können je nach Verlauf langsam gesteigert werden. Die Menge des intermittierend abgesaugten Magensaftes ist ein Index der Magenentleerung und damit ein Parameter des Therapieerfolges.

5.1.2 Ausgleich des Wasser- und Elektrolythaushaltes

Der Ausgleich des Wasser- und Elektrolythaushaltes erfordert die Substitution von Natrium, Kalium, Chlor und Wasser sowie die Korrektur der Alkalose. Durch Bluteindickung können die Laborwerte anfangs normal sein, das entsprechende Defizit wird oft erst nach Flüssgkeitsersatz vollständig erkennbar.

5.1.3 Parenterale hochcalorische Ernährung

Die in überwiegend schlechtem Ernährungszustand befindlichen Patienten sollten gleichzeitig parenteral hochcalorisch ernährt werden.

5.1.4 Therapie der Ulcuskrankheit

Da in den meisten Fällen von benigner MAst ein florides Ulcus duodeni vorliegt, ist es ein weiteres Ziel der konservativen Therapie, auch die Grundkrankheit günstig zu beeinflussen. Zur Therapie der Ulcuskrankheit kommen hierbei die H_2-Rezeptorblocker (s. Kap. 20 u. 21) zur Anwendung.

5.2 Indikation zur operativen Therapie

5.2.1 Ergebnisse der konservativen Therapie

Eine konservative Therapie wird erfolglos bleiben, wenn die MAst hauptsächlich durch unnachgiebiges Narbengewebe (narbige Stenose) hervorgerufen wird. Entweder bildet sich die Verengung gar nicht zurück, oder es verbleibt eine funktionell bedeutsame Reststenose. In einer Patientengruppe mit organischer Stenose ging die Magenretention unter konservativer Therapie nur in 25% der Fälle zurück [8]. Eine Obstruktion, die vorwiegend durch ein entzündliches Ödem eines frischen Ulcus bedingt ist (floride Stenose), kann dagegen gut medikamentös beeinflußt werden und zeigt nach kurzer Zeit eine Besserung.

5.2.2 Wann und bei wem Operation?

Jede chirurgische Therapie der MAst erfordert eine Operationsvorbereitung, die die oben genannten konservativen Maßnahmen umfaßt. Die benigne MAst ist nie als ein chirurgischer Notfall anzusehen, so daß eine Notfallindikation entfällt und genügend Zeit für die Schaffung elektiver Operationsbedingungen bleibt. Nach 5–7 Tagen kann anhand des klinischen Verlaufes, des gastroskopischen und radiologischen Befundes und der im folgenden genannten Kriterien über das weitere Vorgehen entschieden werden. Lediglich Thompson sieht bereits dann eine Operationsindikation, wenn der oben genannte Füllungstest nach 3 tägiger Dekompression noch pathologisch ausfällt [40]. Unseres Erachtens stellt das Versagen der konservativen Therapie jenseits des 5.–7. Tages eine Indikation zur Operation dar. Bei Patienten, die eine Rückbildung der Obstruktion unter konservativer Behandlung zeigen, hängt die Indikation zum chirurgischen Vorgehen insbesondere von der Dauer der Ulcuskrankheit ab. Im übrigen gelten die Indikationen der elektiven Ulcuschirurgie (s. Kap. 32). Der Nachweis einer überwiegend narbigen Stenose läßt die Operationsindikation dringender erscheinen, während das Vorliegen einer weitgehend entzündlich ödematös bedingten Enge durch ein frisches Ulcus eher eine abwartende Haltung erlaubt. Eine Koincidenz von verschiedenen Ulcuskomplikationen, z. B. Stenose und Blutung, verlangt eine aktive Indikationsstellung zur Operation (s. Kap. 32).

5.2.3 Operative Verfahrenswahl

Die therapeutischen Ziele des chirurgischen Vorgehens bei der benignen MAst sind die Behebung der Stenose und die gleichzeitige Therapie der Grundkrankheit. Für die Therapie der Stenose steht die Pyloroplastik, die Dilatation, die GE und die (distale) Magenresektion zur Verfügung. Da jede Pyloroplastik den Magenausgang irreversibel zerstört, sollte der Pylorus, wenn immer möglich, geschont werden. Diese Möglichkeit bietet das Verfahren der offenen oder geschlossenen Dilatation. Untersuchungen haben gezeigt, daß das Ausmaß der intraoperativen Dilatation keine organischen, z. B. narbige Veränderungen verursacht [41]. Die Durchführung dieser Methode wurde bereits bei der Passageprüfung des Magenausgangs besprochen. Die meisten Autoren dilatieren den Magenausgang offen bis zu einer Weite von 15 mm, entsprechend dem Durchmesser des Zeigefingerendgelenkes [6, 19, 28, 35]. Die ersten Ergebnisse zeigen, daß die Dilatation bei geringeren Nebenwirkungen von gleicher therapeutischer Effektivität ist wie die Pyloroplastik [6, 19, 28, 35, 41, 43]. Gelingt die Dilatation auf Grund starrer Narbenverhältnisse nicht oder kommt es dabei zur Ruptur, so muß eine Pyloroplastik vorgenommen werden.

Dabei garantiert vor allem die Finney-Plastik eine ausreichende Passage. In Fällen hochgradig ausgeprägter Vernarbungen am Magenausgang oder bei Vorliegen eines stenosierenden Ulcus ventriculi kann eine distale Magenresektion angezeigt sein. Scheint die MAst reversibel zu sein (floride Stenose), so sollte die Anlage einer temporären GE erwogen werden. Auf diese Weise bleibt die Pylorusfunktion nach Rückbildung der Stenose ebenso wie die Duodenalpassage erhalten. Die GE kann jederzeit wieder aufgelöst werden.
Die chirurgische Therapie der Grundkrankheit erfolgt bei der MAst nach den üblichen Kriterien der Ulcuschirurgie (s. Kap. 32).

6 Schlußfolgerungen

Zusammenfassend ergibt sich folgendes Konzept für die Behandlung der benignen MAst (Abb. 3):

- Die MAst stellt keine Indikation für einen chirurgischen Notfalleingriff dar.

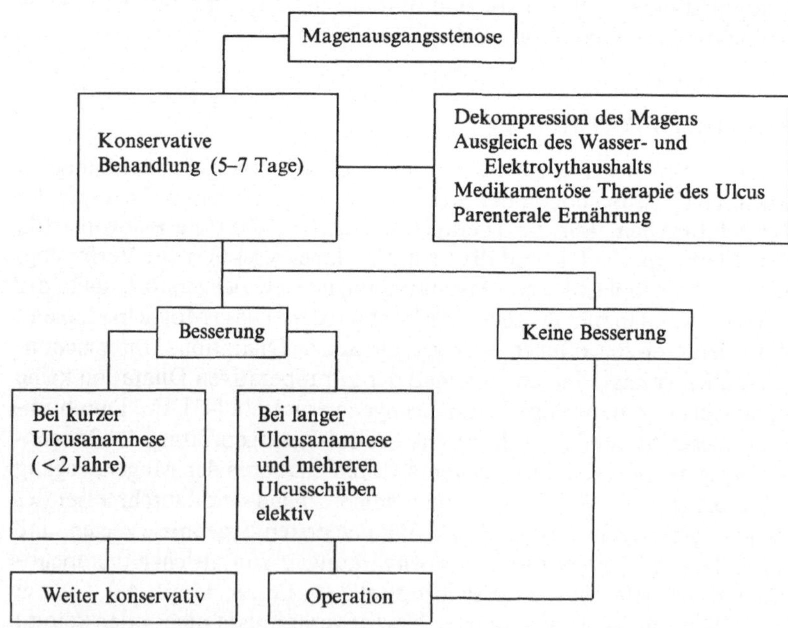

Abb. 3. Taktisches Konzept für die Behandlung der benignen Magenausgangsstenose

- Sie erfordert in jedem Fall zunächst eine konservative Behandlung bzw. Operationsvorbereitung mit Dekompression des Magens, Ausgleich des Wasser- und Elektrolythaushaltes, parenteraler Ernährung und medikamentöser Ulcustherapie.
- Kommt es zu einer Besserung der Passage, so sollte bei langjähriger (mehr als 2 Jahre) evtl. komplizierter Ulcusanamnese die Indikation zum elektiven Eingriff unter den üblichen Gesichtspunkten der Ulcuschirurgie überprüft werden. Tritt nach 5–7 Tagen keine Rückbildung der Stenose unter konservativer Therapie ein, besteht eine Operationsindikation. Die chirurgische Behandlung der Grundkrankheit erfolgt nach den üblichen Gesichtspunkten der Ulcuschirurgie. Als Therapie der Stenose ist die Dilatation der irreversiblen Pyloroplatik vorzuziehen, gegebenenfalls sollte auch die Anlage einer Gastroenterostomie (reversibler Eingriff) alternativ zur distalen Magenresektion erwogen werden.

Literatur

1. Balint, J.A., Spence, M.P.: Pyloric stenosis. Br. Med. J. *I*, 890–894 (1959)
2. Berkman, D.M.: Gastric retention: Its treatment and surgical mortality. Coll. Papers Mayo Clin. *15*, 92 (1923)
3. Cerise, E.J., Busuttil, R.W.: Stomal obstruction after vagotomy in the treatment of obstructing peptic ulcer. Am. J. Surg. *122*, 371–373 (1971)
4. Couinaud, C., Cerceau, F.: Pyloroplastie ou duodenoplastie au cours de la vagotomie suprasélective dans le traitement des ulcères duodenaux. Chirurgie *104*, 553–556 (1978)
5. Couinaud, C., Goddio, A.: Nécessité d'élargir la sténose ulcèreuse lors de l'exécution d'une vagotomie supra-sélective, siège de cette sténose. Chirurgie *105/7*, 517–519 (1979)
6. Delaney, P.: Peroperative grading of pyloric stenosis: A long term clinical and radiological follow-up of patients with severe pyloric stenosis treated by highly selective vagotomy and dilatation of the stricture. Br. J. Surg. *65*, 157–160 (1978)
7. DeMatteis, R.A., Hermann, R.E.: Vagotomy and drainage for obstructing duodenal ulcers. Importance of adequate drainage. Am. J. Surg. *127*, 237–240 (1974)
8. Dworken, H.J., Roth, H.P.: Pyloric obstruction associated with peptic ulcer. A clinicopathological analysis of 158 surgically treated cases. J. A. M. A. *180*, 1007–1010 (1962)
9. El Katib, Y., Mashhoor, N.: Highly selective vagotomy and drainage for duodenal ulcer stenosis. Br. J. Surg. *61*, 241–243 (1974)
10. Ellis, H.: Pyloric stenosis. In: Surgery of the stomach and duodenum, 3rd edn. Nyhus, L.M., Wastell, C.S. (eds.), pp. 459–471. Boston: Little, Brown 1977
11. Ellis, H., Starer, F., Venables, C., Ware, C.: Clinical and radiological study of vagotomy and gastric drainage in the treatment of pyloric stenosis due to duodenal ulceration. Gut *7*, 671–676 (1966)
12. Emery, E.S., Monroe, R.T.: Peptic ulcer: Nature and treatment based on a study of 1435 cases. Arch. Intern. Med. *55*, 271 (1935)
13. Fleming, L.B., Horton, J.A.G., Wagget, J.: Spontaneous rupture of the stomach. A rare complication of pyloric stenosis. Br. J. Surg. *53*, 384–387 (1966)
14. Gillett, D.J., Pheils, M.T.: The surgical treatment of pyloric obstruction due to peptic ulceration. Aust. N. Z. J. Surg. *38*, 252–255 (1969)

15. Goldstein, H., Janin, M., Schafiro, M., et al.: Gastric retention associated with gastric duodenal disease. A study of 217 cases. Am. J. Dig. Dis. *11*, 887 (1966)
16. Haubrich, W.S.: Complications of peptic ulcer disease. In: Gastroenterology. Bockhus, H.L. (ed.), pp. 720–762. Philadelphia, London, Toronto: Saunders 1974
17. Hurst, A.F., Stewart, M.J.: Gastric and duodenal ulcer. London: Oxford University Press 1929
18. Incani, A.V.: Death from bloat. Med. J. Aust. *2*, 537–538 (1978)
19. Johnston, D., Lyndon, P.J., Smith, R.B., Humphrey, C.S.: Highly selective vagotomy without a drainage procedure in the treatment of haemorrhage, perforation, and pyloric stenosis due to peptic ulcer. Br. J. Surg. *60*, 790–797 (1973)
20. Jordan, P.H.: An interim report on parietal cell vagotomy versus selective vagotomy and antrectomy for treatment of duodenal ulcer. Ann. Surg. *189/5*, 643–653 (1979)
21. Jordan, P.H.: Our first 35 patients studied five years after parietal cell vagotomy. Arch. Surg. *114*, 528–535 (1979)
22. Judd, D.R., Simmons, R.D., Kelley, W., Newton, W.T.: Gastric outlet obstruction due to peptic ulcer. Arch. Surg. *100*, 90–93 (1970)
23. Kennedy, T.: Duodenoplasty with proximal gastric vagotomy. Ann. R. Coll. Surg. Engl. *58*, 144–146 (1976)
24. Kozoll, D.D., Meyer, K.A.: Obstructing gastroduodenal ulcers: General factors influencing incidence and mortality. Arch. Surg. *88*, 793–799 (1964)
25. Kozoll, D.D., Meyer, K.A.: Obstructing gastroduodenal ulcers: Symptoms and signs. Arch. Surg. *89*, 491–498 (1964)
26. Kreel, L., Ellis, H.: Pyloric stenosis in adults: A clinical and radiological study of 100 consecutive patients. Gut *6*, 253–261 (1965)
27. Lam, S.K., Chan, P.K.W., Cheng, F.C.Y., Ong, G.B.: The interrelationship between bleeding, perforation, and stenosis in duodenal ulceration. Aust. N.Z.J. Surg. *48*, 152–155 (1978)
28. McMahon, M.J., Greenall, M.J., Johnston, D., Goligher, J.C.: Highly selective vagotomy plus dilatation of the stenosis compared with truncal vagotomy and drainage in the treatment of pyloric stenosis secondary to duodenal ulceration. Gut *17*, 471–476 (1976)
29. Meves, M., Beger, H.G.: Die Magenentleerung beim Duodenalgeschwür. Leber Magen Darm *9/6*, 310–314 (1979)
30. Moody, F.G., Cornell, G.N., Beal, J.M.: Pyloric obstruction complicating peptic ulcer. Arch. Surg. *84*, 462 (1962)
31. Moynihan, B.G.A.: Duodenal ulcer, 2nd edn. Philadelphia: Saunders 1912
32. Parke Davis, N., Alexander-Williams, J.: Duodenal ulcer stenosis with gastric dilatation. Treatment by vagotomy and pyloroplasty. Am. J. Surg. *121*, 260–262 (1971)
33. Portis, S.A., Jaffé, R.W.: Study of peptic ulcer based on necropsy records. J.A.M.A. *110*, 6 (1938)
34. Rachlin, L.: Vagotomy and Heineke-Mikulicz pyloroplasty in the treatment of pyloric stenosis. Am. Surg. *36*, 251–253 (1970)
35. Rossi, R.L., Braasch, J.W., Cady, B., Sedgwick, C.E.: Parietal cell vagotomy for intractable and obstructing duodenal ulcer. Am. J. Surg. *141*, 482–486 (1981)
36. Ruffin, J.M., Johnston, D.H., Carter, D.D., Baylin, G.J.: Clinical picture of pyloric channel ulcer: Analysis of 100 consecutive cases. J.A.M.A. *159*, 668 (1955)
37. Sawyers, I.L., Herrington, J.L., Burney, D.P.: Proximal gastric vagotomy compared with vagotomy and antrectomy and selective gastric vagotomy and pyloroplasty. Ann. Surg. *186/4*, 510–515 (1977)
38. Siewert, J.R., Blum, A.L. (Hrsg.): Refluxtherapie. Berlin, Heidelberg, New York: Springer 1981

39. Siewert, J.R., Müller, C.: Operative Therapie des unkomplizierten Ulcus duodeni. In: Chirurgische Gastroenterologie. Allgöwer, M., Harder, F., Hollender, L.F., Peiper, H.-J., Siewert, J.R. (Hrsg.), S. 460–480. Berlin, Heidelberg, New York: Springer 1981
40. Thompson, J.C.: The stomach and duodenum. In: Textbook of surgery. Sabiston, D.C. (ed.), pp. Philadelphia, London, Toronto: Saunders 1977
41. Thomson, J.D., Galloway, J.B.W.: Vagotomy and pyloric dilatation in chronic duodenal ulceration. Br. Med. J. *I*, 1453–1455 (1979)
42. Troidl, H., Lorenz, W., Rohde, H., et al.: Pathophysiologie, Diagnostik und Operationsvorbereitung bei benignen Magenausgangsstenosen: Eine prospektive Studie an 209 Patienten mit peptischem Ulcus. In: Das komplizierte gastroduodenale Ulcus. II. Symposion „Aktuelle Chirurgie" Berlin. Häring, R. (Hrsg.), S. 174–192. Stuttgart: Thieme 1978
43. Verhaeghe, P.J., Stoppa, R.E., Henry, X.F., Myon, Y.L.: Pyloric stenosis: Organic or functional? The need for an intraoperative test in peptic ulcer surgery. Int. Surg. *65/4*, 301–303 (1980)
44. Wastell, C.: Gastric drainage-pyloroplasty or gastrojejunostomy. In: Chronic duodenal ulcer. Wastell, C. (ed.), pp. 259–269. London: Butterworth 1974
45. Wille-Joergensen, P., Jensen, N.E.: Selective gastric vagotomy and drainage in the treatment of duodenal ulcer with pyloric stenosis. Dan. Med. Bull. *26/7*, 346–349 (1979)

Kapitel 49

Praktische Konsequenzen

J. R. Siewert und A. L. Blum

1 Ulcusblutung

Trotz der aufgezeigten, vielleicht etwas enttäuschenden Zwischenbilanz sind in den letzten Jahren in medikamentösen Therapiestudien Fakten erarbeitet worden, die es festzuhalten gilt:

- Akute Blutungen aus einem Ulcus kommen in bis zu 90%, durchschnittlich in 63% der Fälle *spontan* bzw. unter einer Placebobehandlung endgültig *zum Stillstand.*
- Etwa 5% bluten massiv weiter oder zeigen eine persistierende Sickerblutung, so daß eine *Operation unter Notfallbedingungen* notwendig wird.
- Bei den übrigen Patienten (ca. 30%) steht die Hämorrhagie vorübergehend, um später wieder einzusetzen (sog. Frührezidiv).
- Über 90% der frühen Blutungsrezidive treten innerhalb der ersten zwei bis drei Tage nach der Erstblutung auf [13, 19]. Auffallend ist die hohe, mit dem Frührezidiv verbundene Letalität.
- Die Häufigkeit der Rezidivblutung nimmt mit der Intensität der Erstblutung, der Aktivität der Blutung und dem Alter des Patienten zu. So ist z. B. in 56% mit einem Blutungsrezidiv zu rechnen, wenn bei der Erstendoskopie eine aktive Blutung aus einem Ulcus duodeni nachgewiesen worden ist; steht die Blutung zum Zeitpunkt der Erstendoskopie bereits spontan, ist nur in 5% mit einer Rezidivblutung zu rechnen [5].
- In den vorliegenden medikamentösen Therapiestudien war insgesamt als Operation unter Notfallbedingungen bei der Erstblutung oder beim Frührezidiv eine chirurgische Intervention in etwa 10–35% der Fälle notwendig.

Mehr Klarheit in die Diskussion – insbesondere um die Grenzen der konservativen Therapie und um die chirurgische Verfahrenswahl – können künftig nur Studien bringen, die folgende wichtige Fakten berücksichtigen:

- Blutungsintensität.

Der Begriff Blutungsintensität versucht, den Schweregrad der akuten Ulcusblutung wiederzugeben. Die Quantifizierung des stattgehabten oder stattfindenden Blutverlustes zum Zeitpunkt der stationären Aufnahme ist nicht leicht. So läßt sich die Blutungsintensität nur sehr indirekt vom Hb-Wert zum Zeitpunkt der Diagnosestellung ableiten. Die Zahl der zur Kreislaufstabilisierung notwendigen Konserven stellt in dieser Hinsicht einen besseren Parameter dar. Die Letalität solcher Patienten, die z. B. innerhalb der ersten 24 h mehr als 6 Konserven benötigen, liegt doppelt so hoch wie die solcher Patienten, die weniger als 6 Konserven benötigen [2, 9].

- Blutungsaktivität.

Die Aktivität einer Ulcusblutung läßt sich am sichersten endoskopisch beurteilen. Die Einteilung nach Forrest hat sich dabei prognostisch als wertvoll erwiesen [4].

- Risikofaktoren.

Auf Grund verschiedener retro- und prospektiver Studien lassen sich patientenbezogene Risikofaktoren definieren [9, 20]. Zu dieser Risikogruppe gehören vor allem Patienten mit hoher Blutungsintensität, außerdem sind Patienten, die das 60. Lebensjahr überschritten haben bzw. bei denen prognostisch bedeutsame Begleiterkrankungen bestehen, besonders gefährdet.

Das bedeutet für kontrollierte Studien, daß Untergruppen gebildet werden müssen. Nur für jede einzelne dieser Untergruppen kann die jeweilige Frage nach dem geeigneten therapeutischen Procedere geklärt werden. Ein weiterer wichtiger Gesichtspunkt, der in derartigen Studienprotokollen Berücksichtigung finden muß, ist die Wahl des Erfolgskriteriums. Wählt man für eine solche kontrollierte Studie das Überleben des Patienten als Erfolgskriterium, so ist die Situation relativ einfach. Wählt man dagegen z. B. das Kriterium der frühen Rezidivblutung, so stößt man auf Probleme der Verifizierung einer derartigen Blutung. Thon et al. [21] haben die Schwierigkeit dieser Diagnostik aufgezeigt. Es ist klar, daß bei Anlegen dieser Maßstäbe gesicherte Fakten, die die therapeutischen Entscheidungen bei der Ulcusblutung erleichtern könnten, bislang kaum zu finden sind.

Auf Grund der wenigen vorliegenden Fakten kann das Vorgehen beim akut blutenden Ulcus derzeit wie folgt empfohlen werden:

- Einleiten einer adäquaten Schocktherapie.

Die Wahrscheinlichkeit eines spontanen Blutungsstillstandes ist relativ groß; in zwei Dritteln der Fälle ist die Blutung bei der stationären Aufnahme spontan zum Stillstand gekommen.

- Abschätzung der Blutungsintensität auf Grund von Hämoglobin, Hämatokrit, und Konservenbedarf.

Eine Operationsindikation ist gegeben, wenn die Blutung so intensiv ist, daß eine Kreislaufstabilisierung nicht gelingt oder die notwendige Blutsubstitution 3000 ml überschreitet.

- Endoskopie innerhalb der ersten 24 h zur Abklärung der Blutungsaktivität.

Dabei muß zwischen realer und nur potentieller Blutungsquelle unterschieden werden. Endoskopisch gibt sich die reale Blutungsquelle durch eine aktive Blutung zu erkennen bzw. dadurch, daß der Läsion ein Blutcoagel oder Hämatin aufliegt bzw. ein Gefäßstumpf sichtbar ist (s. Kap. 34).
Die Operationsindikation ist gegeben, wenn eine aktive Blutung vom Typ Ia vorliegt. Eine in diesem Sinne strenge Operationsindikation ist gerechtfertigt, da in einer kontrollierten Studie gezeigt werden konnte, daß in einer Klinik mit hoher Notoperationsfrequenz die Letalität höher ist als in einer Klinik mit geringer Operationsfrequenz [3] bei allerdings fehlender statistischer Signifikanz.

- Wenn sich bislang keine Operationsindikation ergeben hat, dann wird eine Prophylaxe der Frührezidivblutung, z. B. mit Cimetidin oder Antacida, eingeleitet. Eine derartige Prophylaxe ist beim Ulcus duodeni auf Grund einer vorliegenden Studie weniger erfolgreich als beim Ulcus ventriculi [10].
- Verlaufskontrolle zur rechtzeitigen Erfassung einer Frührezidivblutung.

Die Art der Verlaufskontrolle ist noch umstritten. Sie kann mit Hilfe einer Magensonde oder auch durch tägliche Kontrollendoskopie mit einem pädiatrischen Instrument erfolgen.
Eine aggressive chirurgische Indikation in dieser ersten Elektivphase findet ihre Unterstützung in einer prospektiven Studie [16]. Von 33 Patienten, die nach Stabilisierung sofort operiert wurden, verstarb keiner. Die Komplikationsrate betrug 36%, und die Anzahl benötigter Blutkonserven betrug 8. Da es sich in allen Fällen um eine massive, aktive Blutung handelte, kam es bei 20 von 26 für die konservative Therapie randomisierten Patienten zum Therapieversagen. Von diesen 20 sekundär einer Notoperation unterzogenen Patienten verstarben 6, die benötigte Blutmenge betrug im Mittel 15 Konserven und die Komplikationsrate 60%.

Für das chirurgische Vorgehen lassen sich derzeit folgende Konsequenzen ziehen:

- Entscheidend für die Prognose ist die sichere, die frühe Rezidivblutung verhindernde lokale Blutstillung. Diese ist z. B. beim großen, die Organgrenzen weit überschreitenden postpylorischen oder postbulbären Ulcus duodeni technisch oft schwierig, auf der anderen Seite ist sie beim Ulcus ventriculi relativ einfach.
- Gelingt die lokale Blutstillung einwandfrei, ist die Anhebung des pH-Wertes eine weitere wichtige Voraussetzung für die Vermeidung einer frühen Rezidivblutung [6]. Für die Beeinflussung des pH-Wertes stehen theoretisch 3 Wege zur Verfügung:
  - *Medikamentös;* diese Maßnahme erscheint in Anbetracht potenter Sekretionshemmer (Antacida, Cimetidin, Secretin, Somatostatin, Pirenzepin, Ranitidin) theoretisch gut möglich, praktisch ist sie aber noch unbelegt. Zieht man die Ergebnisse der präoperativen medikamentösen Rezidivprophylaxe heran, erscheint dieses Vorgehen unsicher, allerdings ist eine chirurgische Blutstillung in diesen Fällen vorangegangen. In jedem Fall ist eine postoperative fortlaufende Kontrolle des pH-Wertes notwendig.
  - *Vagotomie (PGV);* dieses Verfahren ist bezüglich der günstigen Beeinflussung des pH-Wertes unter der Voraussetzung der Vollständigkeit der Vagotomie sicherer. Trotzdem sind auch hier postoperative pH-Kontrollen wünschenswert. Sollte nach Vagotomie eine ausreichende Anhebung der pH-Werte nicht eintreten, ist eine medikamentöse Ergänzung, z. B. durch Cimetidin, möglich.
  - *Distale Magenresektion;* bezüglich der Verhütung von Frührezidivblutungen ist die Resektion theoretisch von Vorteil. Kann das Ulcus reseziert werden (pylorische, präpylorische Ulcera, eigentliches Ulcus ventriculi), ist die Rezidivblutungsgefahr sogar eliminiert. Auch wenn das Ulcus nur aus der Passage ausgeschaltet werden kann, d. h. im Duodenalstumpf verbleibt, ist die Blutungsgefahr nach korrekter lokaler Umstechung wesentlich reduziert, weil das Ulcus nicht mehr den aggressiven Faktoren des Magens ausgesetzt ist. Die im Schrifttum publizierten Zahlen zeigen allerdings, daß dieser theoretische Vorteil nicht immer zum Tragen kommt.

2 Ulcusperforation

Entscheidender Unterschied zur Blutungskomplikation ist die relative Einfachheit der lokalen Versorgung des perforierten Ulcus. Frührezidive sind nicht zu befürchten. Darüber hinaus ist die Indikation zur operativen Therapie der Grundkrankheit weniger zwingend, z. T. (Ulcusanamnese kürzer als ein Jahr) sogar unnötig. In besonders ungünstigen, zeitlich verschleppten Fällen können allerdings die Folgen der Ulcusperforation (Peritonitis) in den Vordergrund treten und für die Prognose bestimmend werden. Die dennoch insgesamt günstigere Situation dokumentiert sich in einer Gesamtletalität von 5–10% im Vergleich zu einer Letalität bei der Ulcusblutung von 15–30%.

Literatur

1. Carstensen, H.E., Bülow, S., Hart Hansen, O., et al.: Cimetidine for severe gastroduodenal haemorrhage: A randomized controlled trial. Scand. J. Gastroenterol. *15*, 103 (1980)
2. Crook, J.N., Gray, L.W., Nance, F.C., Cohn, I.: Upper gastrointestinal bleeding. Ann. Surg. *175*, 771 (1972)
3. Dronfield, M.W., Atkinson, M., Langman, M.J.S.: Effect of different operation policies on mortality from bleeding peptic ulcer. Lancet *1979 I*, 1126–1128
4. Forrest, J.A.H., Finlayson, N.D.C., Shearman, D.J.C.: Endoscopy in gastrointestinal bleeding. Lancet *1979 II*, 394
5. Foster, D.N., Miloszewsky, K.J.A., Losowsky, M.S.: Stigmata of recent haemorrhage in diagnosis and prognosis of upper gastrointestinal bleeding. Br. Med. J. *1979 I*, 1173
6. Green, F.W., Kaplan, M.M., Curtis, L.E., Levine, P.H.: Effect of acid and pepsin on bleed coagulation and platelet aggregation. Gastroenterology *74*, 38 (1978)
7. Griffen, C.E., Organ, C.H.: The natural history of the perforated duodenal ulcer treated by suture plication. Ann. Surg. *183*, 382 (1973)
8. Häring, R. (Hrsg.): Das komplizierte Gastroduodenalulcus. Stuttgart: Thieme 1978
9. Himal, H.S., Watson, W.W., Jones, C.W., Miller, L., Maclean, L.D.: The management of upper gastrointestinal hemorrhage: A multiparametric computer analysis. Ann. Surg. *179*, 489 (1974)
10. Hoare, A.M., Bradby, G.V.H., Hawkins, C.F.: Cimetidine in bleeding peptic ulcer. Lancet *1979 II*, 671
11. Jordan, G.L., DeBakey, M.E., Duncan, J.M.: Surgical management of perforated peptic ulcer. Ann. Surg. *179*, 628 (1974)
12. Kristensen, E.S.: Conservative treatment of 155 cases of perforated peptic ulcer. Acta Chir. Scand. *146*, 180 (1980)
13. Northfield, T.D.: Factors predisposing to recurrent haemorrhage after acute gastrointestinal bleeding. Br. Med. J. *1971 I*, 26
14. Pichlmaier, H., Junginger, T. (Hrsg.): Selektiv proximale Vagotomie. Stuttgart: Thieme 1979
15. Pulvertaft, C.N.: Comments on the incidence and natural history of gastric and duodenal ulcer. Postgrad. Med. J. *44*, 597 (1968)
16. Read, R.C., Huebl, H.D., Thal, A.P.: Randomized study of massive bleeding from peptic ulceration. Ann. Surg. *162*, 561 (1965)
17. Reimers, J.: Perforating gastric and duodenal ulcers. Acta Chir. Scand. *33*, 68 (1976)
18. Siewert, J.R., Castrup, H.J.: Notfalleingriffe beim Ulcus duodeni. Chirurg *53*, 16 (1982)

19. Siewert, J.R., Blum, A.L., Farthmann, E.H., Lankisch, P.G. (Hrsg.): Gastrointestinale Notfalltherapie. Berlin, Heidelberg, New York: Springer 1982
20. Silvertein, F.E., Gilbert, D.A., Tedesco, F.J., Buenger, N.K., Persing, J.: The national ASGE survey on upper gastrointestinal bleeding. II. Clinical prognostic factors. Gastrointest. Endosc. *27*, 80 (1981)
21. Thon, K., Ohmann, C., Rohde, H., Lorenz, W.: Die obere Gastrointestinalblutung. Wie zuverlässig läßt sich eine Rezidivblutung anhand klinischer Blutungszeichen ermitteln? Langenbecks Arch. Chir. [Suppl.] (1981)

Praktische Therapie des postoperativen Rezidivulcus

Kapitel 50

Problemstellung

J. R. Siewert und A. L. Blum

„Das postoperative Rezidivulcus ist der überzeugendste Beweis eines Therapieversagens." Diese Ansicht erscheint logisch und konsequent. Allerdings bleibt dabei unberücksichtigt, daß bestimmte chirurgische Verfahren – gemeint ist die Vagotomie – offenbar den Spontanverlauf und damit die klinische Bedeutung der Ulcuskrankheit ändern können. Ein postoperatives Rezidivulcus nach Vagotomie kann z. B. ganz zufällig anläßlich einer Routineendoskopie entdeckt werden, ohne daß der Patient davon wußte oder gar unter dem Ulcus gelitten hätte. Diese Situation ist beim postoperativen Rezidivulcus nach Magenresektion wiederum ganz anders. Hier zeigt die Erfahrung, daß mit einem ungünstigen Spontanverlauf zu rechnen ist. Derartige Erfahrungen müssen in die Diskussion um die postoperativen Rezidivulcera eingehen und vor allem bei der Bewertung solcher postoperativer Rezidivulcera als Therapieversager berücksichtigt werden.

Nicht nur die klinische Bewertung postoperativer Rezidivulcera hat somit individuell zu erfolgen, noch viel mehr müssen individuelle Gesichtspunkte bei der Therapiewahl berücksichtigt werden. Welche Gesichtspunkte sind dies aber nun bzw. gibt es nicht doch allgemein gültige Richtlinien, an denen sich der praktisch tätige Gastroenterologe orientieren kann? Derartige Orientierungshilfen herauszuarbeiten ist die schwierige Aufgabe der folgenden Kapitel.

Kapitel 51

Erfolgskontrollen nach chirurgischer Therapie

G. FEIFEL

1 Definitionen

Therapieerfolg und Besserung nach operativer Therapie werden einheitlich definiert:
Die dauerhafte Heilung des Ulcusleidens ohne Beschwerden und keine oder geringe operationsbedingten Nebenwirkungen (Visick I und II) kennzeichnen den *Erfolg*.
Eine *Besserung* liegt vor bei nur zeitweiser Abheilung des Ulcusleidens oder/und Beschwerdefreiheit im verlängerten Intervall. Zur Gruppe der durch chirurgische Therapie gebesserten Patienten sind auch jene zu zählen, die eine Symptomfreiheit trotz Ulcusnachweis erkennen lassen.
Als *Therapieversager* werden Patienten mit persistierendem oder rezidivierendem Ulcus und entsprechender Symptomatik, Patienten mit Ulcussymptomatik ohne Ulcus oder schweren operationsbedingten Funktionsstörungen (Visick III/2 und IV) gerechnet (vgl. Tabelle 4).
Die Bedeutung eines postoperativen *Symptomwechsels*, der bei entsprechendem Ausmaß auch als Therapieversager einzuordnen ist, wird von Blum in Frage gestellt. Nach eigenen Untersuchungen besteht kein Zweifel, daß es dieses postoperative Symptom „Symptomwechsel“ gibt, dessen schwere Formen mit 10–15% Häufigkeit gefunden werden [30]. Die Bestätigung dieser durch retrospektive Analyse gewonnenen Zahlen bleibt prospektiv zu erarbeiten. Ungeklärt ist, ob psychodynamische und soziale Faktoren beteiligt sind, deren Berücksichtigung präoperativ möglich gewesen wäre [5, 12, 18, 36, 38]. Bei der Definition des Therapieversagers sollte aber der enttäuschte und unzufriedene Patient miteinbezogen bleiben.

2 Zweck der Kontrolluntersuchung

Die Erfolgskontrolle nach einer operativen Behandlung unterscheidet sich von der nach einer konservativen Therapie insofern, als mögliche Nebenwirkungen der Operation zu berücksichtigen sind. Das objektivierte Operationsergebnis dient deshalb gleichzeitig der Sicherheit des Patienten und der Kontrolle des Operateurs. Eine so definierte Erfolgskontrolle ist nicht nur indiziert, sondern auch mit ihren Belastungen vertretbar. Eine Bewertung von Operationsmethoden in der Ulcuschirurgie ist hierdurch allerdings nicht möglich; sie bleibt klinischen Studien vorbehalten, die von geeigneten Zentren durchgeführt werden müssen. Die unkontrollierte Anwendung neuer Operationsmethoden oder die Beschränkung derselben auf spezielle Zentren verhindern eine sinnvolle Entwicklung in der Ulcuschirurgie.

Um die häufig vermißte Vergleichbarkeit von Operationsergebnissen zu gewährleisten, muß ein minimaler Konsens zur Frage standardisierter Nachuntersuchungen getroffen werden.

Zur Selbstzufriedenheit besteht in der Ulcuschirurgie kein Anlaß. Die Absolutzahlen der Mißerfolge sind in Anbetracht einer benignen Grunderkrankung noch immer hoch; z.B. wird die Zahl der Patienten mit Ulcusrezidiven in England und Wales auf jährlich 1750 geschätzt [17]. Der einzelne Operateur kann sich nicht damit begnügen, den Patienten postoperativ nur ein- oder zweimal zu sehen. Zur Beurteilung seiner eigenen Operationsergebnisse kann er sich auch nicht auf die Resultate ausgewählter Studienbedingungen berufen, so wertvoll sie zur Orientierung sein mögen. Schließlich liegen verwertbare Studien in ausreichender Zahl nur für das unkomplizierte Ulcusleiden vor; sie erstrecken sich selten über einen Zeitraum von mehr als 5–10 Jahren. Regelmäßige und fortlaufende Therapieerfolgskontrollen sind vor allem wegen der speziellen Rezidivproblematik in der Ulcustherapie notwendig. Sie sollten in Zukunft fester Bestandteil der klinischen Patientenbetreuung sein.

Bereits bei der postoperativen Entlassung ist der Kontrolltermin mit dem Patienten zu vereinbaren und dem einweisenden Kollegen mitzuteilen. Die Forderung nach einer vergleichbaren Erfolgsbeurteilung für Patient und Operateur ist optimal erfüllt, wenn folgende Voraussetzungen gegeben sind:

1. Einheitliche Definition von Zielkriterien,
2. Standardisierte Untersuchungsmethoden,
3. Differenzierung der Therapiekontrolle nach der Grunderkrankung, Beschwerdekomplex und Operationsmethode, da hierdurch Art, Umfang und Zeitpunkt der Nachuntersuchung bestimmt wird,
4. Organisation.

Tabelle 1. Kriterien der Erfolgsbeurteilung nach einer operativen Ulcustherapie

---

I. Letalität
II. Allgemeinzustand
III. Lokalbefund
  1. Ulcusrezidiv
  2. Mucosaveränderungen
IV. Funktionszustand
  1. Sekretion
  2. Passage und Motilität
    a) Retention
    b) Diarrhoe
    c) Dumping
    d) Dysphagie
    e) Reflux
  3. Stoffwechselfunktion

---

3 Kriterien der Erfolgsbeurteilung (Tabelle 1)

Die Beurteilung des Operationserfolges umfaßt zunächst eine Analyse der Todesursachen unter Berücksichtigung operationstechnisch bedingter Ursachen. Unabhängig von der durchgeführten Operation ist die Bewertung des Allgemeinzustandes, bei Beschwerden die Überprüfung des Lokalbefundes, ggf. von Nebenbefunden, sowie des Funktionszustandes vorzunehmen. Wie die Tabelle 2 zeigt, ist die Forderung nach standardisierten Untersuchungen noch nicht bei allen Methoden erfüllt, z.B. bei Feststellung eines Stenosegrades und der Entleerungszeit.

4 Praktische Durchführung der Kontrolluntersuchung

4.1 Untersuchungsmethoden nach Resektion

Die Kontrolluntersuchung nach Magenteilresektion (Hemigastrektomie, $^2/_3$–$^4/_5$-Resektion) – gleichgültig ob eine Gastroduodenostomie (B I) oder Gastrojejunostomie (B II) vorliegt – wird vom Beschwerdekomplex und vom zeitlichen Intervall zur Operation bestimmt. Praktisch alle Störungen nach einer Magenteilresektion (Postgastrektomiesyndrom) finden in charakteristischen Beschwerden ihren Ausdruck. Zu warnen ist vor dem Begriff „psychische Überlagerung" und seiner Anwendung, bevor nicht alle Untersuchungsmethoden ausgenützt wurden, um operationstechnisch bedingte Störungen auszuschließen.

Tabelle 2. Faktoren der Nachuntersuchung

Kriterium	Definition	Methode	Klassifizierung
I. *Letalität*	Klinikletalität	Leistungsstatistik mit Differenzierung der Todesursachen	In Prozent
II. *Allgemeinzustand*	Körperliches und psychisches Befinden	Anamnese Exploration	Sehr gut Gut Befriedigend Unbefriedigend Schlecht
III. *Lokalbefund*			
1. Ulcusrezidiv	Nachweis oder Ausschluß eines peptischen Ulcus	Endoskopie, (Radiologie?)	Positiv Negativ Verdacht
2. Mucosaveränderung	Atrophie Dysplasie	Biopsie	Histologisch
IV. *Funktionszustand*			
1. Sekretion	HCl- und Gastrinverhalten	Sekretionsanalyse Gastrinbestimmung	BAO, MAO Säurereduktion (%)
2. Passage/Motilität			
a) Retention	Entleerungszeit	Radiologisch Szintimetrisch Endoskopisch	Stenosegrad bzw. Entleerungszeit
b) Diarrhoe	Häufige, ungeformte Stuhlentleerung	Anamnese	Nach Schweregrad und Dauer
c) Dumping	Gastrointestinal-kardiovasculäre Funktionsstörung p.c.	Anamnese	Nach Intensität Früh- und Spätform
d) Dysphagie/Reflux	Gastrooesophageale Funktionsstörung	Radiologie/Endoskopie pH-Metrie	Nach Schweregrad Dauer Histologie
3. Stoffwechselfunktion	Je nach Symptomatik		

Tabelle 3. Leitsymptome (kursiv), Zusatzsymptome und Ursachen der häufigsten Störungen nach einer Magenteilresektion (Postgastrektomiesyndrom)

Symptome	Häufigste Ursachen
Druck- und Völlegefühl/Erbrechen Vorwiegend gallig, Gewichtsverlust Schmerzerleichterung durch Erbrechen	Reservoirverlust Duodenogastraler Reflux Afferent und Efferent-loop-Syndrom Stenosen
Schmerzen Erbrechen	Ulcusrezidiv
Schwäche, Übelkeit p. c. Schwindel, Schwitzen, Zittern, Herzklopfen, Darmkollern, Durchfall p. c.,	Dumping-Syndrom (Früh- oder Spätsyndrom)
Gewichtsverlust Kräfteverfall Diarrhoe, Erbrechen Anorexie	Gastro-colische Fistel Malabsorption, Malnutrition Stagnant-loop-Syndrom Sturzentleerung
Diarrhoe Gewichtsverlust Steatorrhoe	Sturzentleerung Dumping, pancreato cibiale Asynchronie
Adynamie Paraesthesien Steatorrhoe Knochenschmerzen	Malnutrition Resorptionsstörungen (Anämie, Hypoproteinämie, Osteoporose)

4.1.1 Anamnese und Fragebogen

Der Mittelpunkt einer effizienten Nachuntersuchung ist daher die Anamnese. Die Erfassung von so wichtigen Kriterien der Erfolgsbeurteilung wie Allgemeinzustand, Diarrhoe oder Dumping ist ausschließlich von der Sorgfalt, mit der sie erhoben wird, abhängig. Obligat sind Fragen nach charakteristischen Symptomen der häufigsten operationstechnisch bedingten Mißerfolge zu stellen [5, 11, 27, 43]. Die Leitsymptome und Ursachen des sog. Postgastrektomiesyndroms sind in Tabelle 3 aufgeführt. Die Gefahr einer groben Fehleinschätzung von seiten des Untersuchers und des Patienten kann durch Benützung eines Fragebogens verringert werden [4, 7, 36]. Hierbei ist auch nach postoperativ neu aufgetretenen körperlichen und psychischen Beschwerden zu fragen. Es empfiehlt sich, daß der Patient mit dem ausgefüllten Fragebogen zur Nachuntersuchung kommt, wo er aus ärztlicher Sicht erneut befragt wird. Dadurch soll eine einseitige Beurteilung verhindert werden. Ein derartiger Fragebogen ist auf S. 649 wiedergegeben.

4.1.1.1 Klassifizierung der Ergebnisse

Die Klassifizierung der gewonnenen Ergebnisse kann oft nur qualitativ oder semiquantitativ angegeben werden. Bislang fehlt eine Vereinbarung über einheitliche Bewertungsmaßstäbe, z.B. den diagnostischen Index beim Dumping-Syndrom oder der Schweregrad und die Dauer einer Diarrhoe [8, 41]. Einigkeit besteht in der Frage der Gesamtbeurteilung des Therapieerfolges, die nach Visick vorgenommen wird [8, 44]. Im Interesse einer vergleichbaren Beurteilung der Ergebnisse schlagen wir für die wichtigsten Kriterien folgende Klassifizierung vor (s. auch Tabelle 2):

1. Gesamtbeurteilung des Operationserfolges

Abgesehen von einigen Modifikationen der Originalbeurteilung hat sich das *Visick-grading* international durchgesetzt. Diese Beurteilung – allein aus der Sicht des Untersuchers gewonnen – wird jedoch der Situation des Patienten nicht gerecht. Oft sind Patienten bereit, postoperative Störungen wie z.B. Durchfälle in Kauf zu nehmen, wenn nur Schmerzfreiheit u.ä. erzielt wird. Cay u. Mitarb. [7] haben die Diskrepanz zwischen der Visickschen Klassifikation und der Selbstbeurteilung durch den Patienten eindrucksvoll belegt. Demnach sollte das subjektive Befinden mit Hilfe einer Selbsteinschätzung zur Gesamtbeurteilung des Therapieerfolges herangezogen werden. In Tabelle 4 wird ein derartiges Diagramm vorgeschlagen. Nach der erwähnten Untersuchung ist nur in den schraffierten Feldern, d.h. bei eindeutig guten oder schlechten Ergebnissen, eine hohe Übereinstimmung der beiden Bewertungsmaßstäbe zu erwarten.

Tabelle 4. Gesamtbeurteilung des Therapieerfolges durch Kombination von Visicks Klassifikation und Selbstbeurteilung durch den Patienten. Die schraffierten Felder zeigen die zu erwartende gute Übereinstimmung beider Beurteilungsmethoden. Mit zum Teil stark divergierenden Ergebnissen ist in den nicht schraffierten Feldern zu rechnen

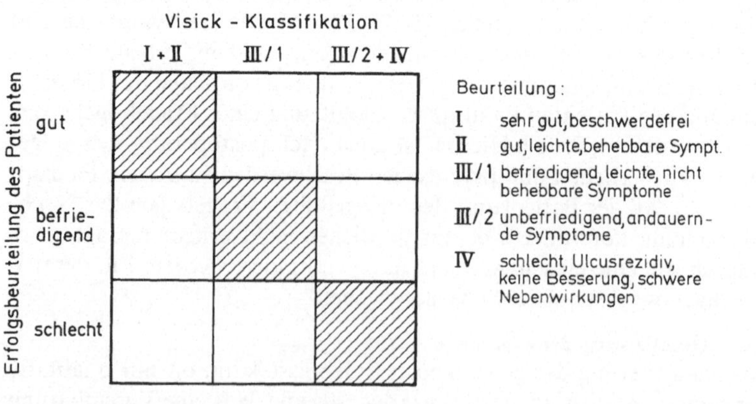

2. Sekretionsanalyse

Angaben der Meßergebnisse in Basal-Acid-Output (BAO) und Maximal-Acid-Output (MAO) in mval/Std.

3. Dumping

Gebräuchlich ist die Einteilung in leichte, mittelschwere und schwere Formen. Entsprechend den Angaben von Sigstad [41] empfiehlt sich ein klinisch-diagnostischer Index nach der in Tabelle 5 aufgeführten Bewertung.

4. Magenentleerung

Radiologisch ist die Beschreibung einer Sturzentleerung bzw. die Zeitangaben über im Magen verbleibendes Kontrastmittel möglich (vgl. Abschn. 4.2.1).

5. Diarrhoe

Eine Klassifizierung erfolgt nach Schweregrad (leicht, mittel, schwer) sowie nach Auftreten und Dauer (vorübergehend, episodisch, andauernd).

Tabelle 5. Bildung eines klinisch diagnostischen Index für das Dumping-Syndrom auf der Basis klinischer Symptome [41], 30–60′ p.c. Werte über +7 sprechen für, Werte unter 4 gegen ein Dumping-Syndrom

Klinische Symptome	Beurteilung
Schock, synkopaler Anfall	+5
Bewußtlosigkeit	+4
Bedürfnis zu liegen	+4
Atemnot	+3
Schwäche/Erschöpfung	+3
Schläfrigkeit, Gähnen, Apathie	+3
Herzklopfen	+3
Unruhe	+2
Schwindelgefühl	+2
Kopfschmerzen	+1
Wärmegefühl, Schwitzen, Blässe	+1
Übelkeit	+1
Völlegefühl, Meteorismus	+1
Darmkollern	+1
Aufstoßen	−1
Erbrechen	−4

6. Gastrooesophagealer Reflux
Histologische Klassifizierung oder durch Langzeit-pH-Metrie.

7. Stoffwechselfunktion
Hypoproteinämie bei Werten unter 6.5 g-% Serum-Eiweiß.
Hypalbuminämie bei Werten weniger als 3 g-%.
Nach Gastrektomie muß mit relativ häufig auftretender Anämie gerechnet werden, die im weitesten Sinne des Wortes auf eine mangelhafte Ernährung zurückzuführen ist und selten allein durch Eisenmangel, Vitamin B_{12}- oder Folsäure-Defizit zu erklären ist [6]. Von einer Anämie wird ausgegangen bei Männern bei weniger als $4{,}0 \times 10^6$ mm^3 Erythrocyten bzw. einem Hämoglobinwert von weniger als 13,5 g/100 ml; bei Frauen von weniger als $3{,}8 \times 10^6$ mm^3 Erythrocyten bzw. weniger als 11,5 g Hb/100 ml.

8. Körpergewicht
In Kilogramm unter Vergleich präoperativer Werte, am besten unter Angabe des Normalgewichts.

4.1.2 Endoskopie/Radiologie

Am operierten Magen ist die endoskopische Untersuchung der radiologischen Methode überlegen [9, 43]. Bezüglich der Entleerungsfunktion und bei Verdacht auf eine Fistelbildung ist die radiologische Klärung vorzuziehen. Bestehen Zweifel an der Abheilung eines Geschwürs oder ergeben sich anamnestisch oder radiologische Hinweise auf ein Rezidivgeschwür oder einen gastrooesophagealen Reflux, so wird einhellig die Indikation zur Endoskopie befürwortet. Insbesondere jeder unklare Befund an der gastralen Schleimhaut erfordert die bioptische Klärung. Die Indikation zur Endoskopie besteht weiterhin bei Patienten mit Zustand nach Übernähung eines perforierten Geschwürs.

4.1.2.1 Bioptische Kontrollen im Restmagen

Nach einer Magenteilresektion wurde mit zunehmendem Intervall häufiger eine atrophische Gastritis im Magenrest festgestellt. 2 Jahre nach einem operierten Ulcus ventriculi fand sich z.B. in 73%, nach einem Ulcus duodeni in 46% eine atrophische Gastritis [39]. Mit dieser Beobachtung kann gelegentlich die nach B II auftretende *Eisenmangelanämie* erklärt werden. Andererseits zwingt der Nachweis einer atrophischen Gastritis oder einer schwere *Dysplasie* der Magenschleimhaut zu bioptischen Kontrollen wegen der Möglichkeit der malignen Entartung [37]. Grundsätzlich sollten Patienten mit einem Intervall von mehr als 15 Jahren seit einer Magenteilresektion jährlich endoskopiert werden, um ein *Magenstumpfcarcinom* auszuschließen.

4.1.3 Passage und Motilität

Hinweissymptome auf *Nahrungsmittelretention*, *Sturzentleerung*, *gastrooesophagealen Reflux* oder *Dysphagie* werden radiologisch untersucht.

4.1.4 Stoffwechselfunktion (Tabelle 2 u. 3)

Unabhängig von Operation, Beschwerdekomplex oder Grunderkrankung ist bei jeder Nachsorge das *Körpergewicht* zu bestimmen. Ein starker Gewichtsverlust ist oft der einzige und brauchbarste Index für eine schwere Funktionsstörung, die durch Spezialuntersuchungen wie Stuhlfettbestimmungen oder eine Pankreasfunktionsdiagnostik weiter geklärt werden muß [6, 8, 27, 28]. Bei allen Patienten nach einer Magenoperation, insbesondere nach Resektionsverfahren, ist die Bestimmung von Hämoglobin und Erythrocyten angezeigt, um rechtzeitig eine Anämie erkennen und differenzieren zu können. Jeder Hinweis auf eine Malabsorption oder ungeklärte Extremitätenschmerzen vor allem bei älteren Patienten erfordert die Überprüfung des Serum-Calcium und Phosphor, der alkalischen Phosphatase sowie eine Röntgenuntersuchung zum Ausschluß einer Osteomalacie [8].

4.2 Erfolgskontrollen nach Vagotomie

Auch nach einem nicht-resezierendem Eingriff hängt die objektive Erfolgskontrolle entscheidend von einer sorgfältigen Anamnese und Befunderhebung ab. Es gilt hierfür das auf S. 633 Gesagte. Leitsymptome und Ursache der häufigsten Störungen nach Vagotomieverfahren s. S. 370ff., 672ff. Die Klassifizierung der Ergebnisse erfolgt wie bei der Resektion entsprechend Tabelle 4. Stoffwechselfunktion s. Abschn. 4.1.4.

4.2.1 Endoskopie/Radiologie

Bei beschwerdefreien Patienten nach selektiv proximaler Vagotomie ist im Rahmen der Nachuntersuchung die endoskopische Kontrolle nicht notwendig. Gerade bei dieser Gruppe von Patienten sind jedoch asymptomatische Ulcusrezidive beobachtet worden, über deren Verlauf wenig bekannt ist [47]. Es wäre daher wünschenswert, auch diese Patienten regelmäßig endoskopisch zu kontrollieren, zumindest bis mehr Erfahrungen über deren Verlauf, insbesondere zur Frage von Langzeitveränderungen der Schleimhaut, vorliegen.

Wie bei den Resektionsverfahren werden Hinweissymptome auf Ulcusrezidiv, Nahrungsmittelretention, gastrooesophagealen Reflux oder Dysphagie endoskopisch/radiologisch untersucht. Eine quantitative Erfassung der Entleerungskinetik des Magens ist nuklearmedizinisch mit einer halbflüssigen Testmahlzeit im Sitzen möglich. Die Beurteilung erfolgt entweder in Prozent × Entleerung pro min oder als 50%-Entleerungszeit (50%) [32].

4.2.2 Sekretionsanalyse

Von den zahlreichen Verfahren, intraoperativ die Vollständigkeit einer Vagotomie zu beweisen, konnte sich weder die intraoperative Nervenfärbung nach Lee, die pH-Metrie nach Grassi noch der Burge-Test bisher allgemein durchsetzen [1, 16, 20, 21]. Stattdessen steht die postoperative Sekretionsanalyse immer noch im Mittelpunkt aller Diskussionen über Erfolgskontrollen nach einer Vagotomie [40, 50]. Dies erscheint logisch, baut doch die Vagotomie auf dem pathogenetischen Prinzip der Säuretheorie auf und hat eine möglichst große Säurereduktion zum Ziel. Alle Teilnehmer des Seminars waren sich jedoch einig, daß das klinische Therapieziel nicht in der Säurereduktion – so wichtig sie als therapeutisches Prinzip sein mag – gesehen werden kann, sondern, daß es ausschließlich der *rezidivfreie* und *beschwerdefreie* Patient ist. Davon ausgehend ist die Indikation zur postoperativen Sekretionsanalyse kritisch zu überprüfen und zu fragen, welche sinnvolle Möglichkeiten der Vagotomie-Kontrolle zur Verfügung stehen.

4.2.2.1 Insulintest

Die breiteste Anwendung hat der Insulin-Test nach Hollander gefunden, der unter dem Einfluß einer Hypoglykämie zu einer Vaguserregung führt, deren Wirkung an der Säureantwort des Magens gemessen wird [19, 23]. Die Vielzahl von Interpretationskriterien, die angegeben wurden, sind bereits ein Hinweis auf die beschränkte Aussagekraft dieses Testes [14]. Auch bei Anwendung des neuesten korrigierten und standardisierten Kriteriums werden immer noch 3% falsch negative und 30% falsch positive Ergebnisse festgestellt, abgesehen davon, daß der Insulin-Test unter Berücksichtigung des Sekretionsverlustes über den Pylorus bzw. der Messung von duodenalem Reflux für eine breite Anwendung zu kompliziert geworden ist [13, 35]. Die Spezifität des Insulin-Tests hängt nicht nur von der Wahl der Interpretationskriterien ab, sondern auch vom postoperativen Untersuchungszeitpunkt. Ein Jahr nach einer Vagotomie zeigen 60–80% der Insulin-Teste ein positives Ergebnis [26, 33]. Der einzig sinnvolle Zeitpunkt für den Insulin-Test besteht deshalb 8–10 Tage postoperativ.

4.2.2.2 Potentielle Gefährdung durch Hypoglykämie

Daß eine Hypoglykämie die normale elektrische Hirnaktivität beeinträchtigt, ist zwar seit langem bekannt, fand jedoch im Rahmen der Diskussionen um den Insulin-Test bisher keinen Ausdruck [10, 42].

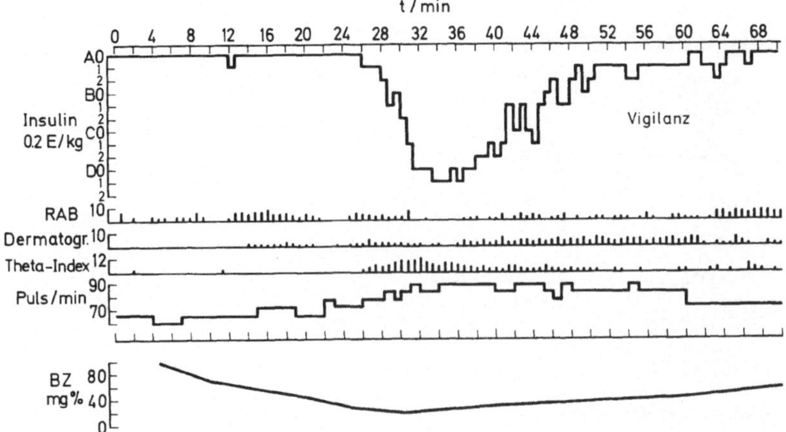

Abb. 1. Stadienfolge wechselnder Vigilanz bei einem 51jährigen Patienten während des Insulintestes. Ao-D2 als Einheit der awakefulness. 30 min nach Insulin mittlere, 33–37 min nach Insulin tiefe Schlafstadien mit Bewußtseinsminderung. RAB: Index rascher Augenbewegungen. Dermatogramm als Ausdruck von Schwankungen des Hautwiderstandes. Theta-Index: Maßzahl langsamer Wellen. Pulsfrequenzänderungen über QRS-Komplexe ausgezählt. t = Zeit in Minuten, BZ: Blutzuckerkonzentration (Hexokinasemethode) in mg-%

Trotz einer erstaunlichen Adaptationsbreite gesunder Versuchspersonen an Blutzuckerwerte bis unter 30 mg-% ist zu berücksichtigen, daß die Toleranzbreite des Gehirns bei älteren oder vorgeschädigten Kranken geringer ist [42].

In einer *eigenen Untersuchung* an 21 vagotomierten und bezüglich kardialer Risikofaktoren vorselektionierten Patienten wurden Serum-Kalium-, EKG- und EEG-Veränderungen unter einer Insulinhypoglykämie geprüft und einer Kontrollgruppe von 7 Patienten unter Pentagastrin gegenübergestellt. Das Serum-Kalium der Insulingruppe sank von 4,4 ± 0,2 mval/l auf 3,1 ± 0,2 mval/l und erreichte am Ende des Testes wieder den Normalbereich [15]. EKG-Veränderungen traten bei 2 Patienten in Form supraventriculärer und ventriculärer Extrasystolen sowie einer Verlängerung der QT-Zeit auf [19]. Die fortlaufende EKG-Registrierung zeigte unter Pentagastrin keine Veränderungen. Über gefährliche Rhythmusstörungen beim Insulin-Test liegen inzwischen zahlreiche Mitteilungen vor [14, 45].

Bei der Auswertung der *EEG-Befunde* wurde ein *Hypnogramm* zur Erfassung von Vigilanzänderungen in 40 sec-Epochen erstellt. Abbildung 1 zeigt die graphische Darstellung von Stadien wechselnder Vigilanz bei einem 56jährigen Patienten, wobei die stärkste Bewußtseinsminderung mit der stärksten Erniedrigung der Blutzuckerwerte zusammenfällt. Abbildung 2 zeigt die zu diesem Zeitpunkt zu beobachtenden bilateralen Deltawellen als Ausdruck einer reversiblen Encephalose mit Rückkehr zum Ausgangsverhalten zwischen der 63. und 70. min. Bei Patienten unter Pentagastrin wurden derartige Veränderungen nicht beobachtet. Ausführliche Methodik und weitere Befunde siehe [19, 31].

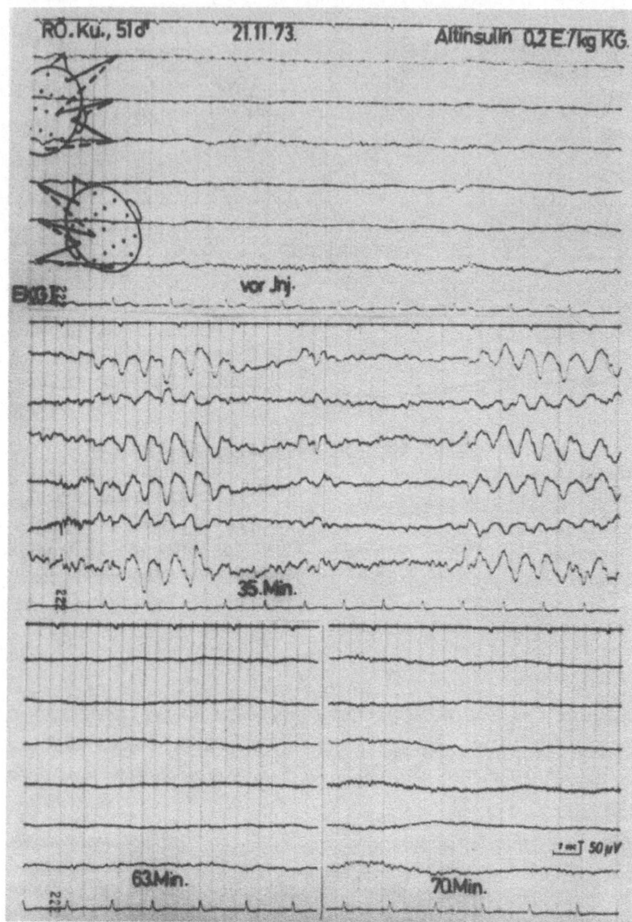

Abb. 2. Patient Rö., Ku., 51 J. Normales Ausgangsverhalten im EEG und EKG bei einem 51jährigen Patienten vor Altinsulin (oberer Bildteil). In der 35. min nach 0,2 E/kg KG Altinsulin hohe langsame Wellen in bilateralen Serien, sowie im EKG Pulsbeschleunigung (mittlerer Bildteil). Von der 63.–70. min Rückkehr zum Ausgangsverhalten (unterer Bildteil)

Die Indikation zum *Insulin-Test* kann daher auf Grund seiner erwiesenen potentiellen Gefährlichkeit nur unter strengsten Sicherheitsvorkehrungen bei vorselektionierten Patienten gestellt werden [14]. Sie ist nur für wissenschaftliche Fragestellungen und bei vorhandener Einverständniserklärung des Patienten gegeben. Als Therapieerfolgskontrolle nach Vagotomie ist der Insulin-Test nicht geeignet, da sich keine Konsequenzen für den Patienten ableiten lassen. Als Erfolgskontrolle für den Operateur ist er zu gefährlich.

4.2.2.3 Pentagastrin-Test

Beim beschwerdefreien Patienten nach einer Resektion oder Vagotomie ist eine Sekretionsanalyse als Therapieerfolgskontrolle nicht erforderlich. Liegt ein Rezidivverdacht vor, sollte der ungefährliche Pentagastrin-Test durchgeführt und das *Serum-Gastrin* bestimmt werden. Dieses Vorgehen bietet zwei Vorteile:

1. Der Pentagastrin-Test übt eine gewisse *Kontrollfunktion* aus, indem er bei Patienten nach einer SPV – präoperative Ausgangswerte vorausgesetzt – eine relevante Säurereduktion erkennen läßt. Bei Werten zwischen 50 und 70% herabgesetzter stimulierter Säureproduktion kann nicht von einem chirurgisch-technischen Mißerfolg der Vagotomie gesprochen werden [1, 2, 16, 21, 40]. Vielmehr ist nach anderen Ursachen zu suchen.
2. Zur diagnostischen Hilfe wird der Pentagastrin-Test nicht nur bei Patienten mit Ulcus pepticum jejuni, sondern auch nach SPV, indem eine erhöhte Säuresekretion kombiniert mit erhöhtem Serum-Gastrinspiegeln den Ausschluß eines Zollinger-Ellison-Syndroms veranlassen muß. Hierfür sprechen auch die Beobachtungen von Bauer [3], der den postoperativen Pentagastrintest als eine Möglichkeit zur Erfassung anderer Geschwürsursachen, z. B. einer antralen G-Zell-Hyperplasie, ansieht.

4.2.3 Intraoperativer Elektrostimulationstest (Burge-Test)

Bei Abwägen der zahlreichen gegen den Elektrostimulationstest vorgebrachten Einwände und seiner Vorzüge (Tabelle 6) scheint er trotzdem die zur Zeit beste Möglichkeit der intraoperativen Erfolgskontrolle zu sein [26].

4.2.3.1 Technik und Kollektiv

Wir haben den Burge-Test mit dem Vagorec 4 bzw. 5[1] seit 1974 bei 245 Patienten durchgeführt (Abb. 3). In rund 4% aller Messungen war eine Auswertung wegen technischer Störungen nicht möglich. Die exakte Einstellung der Null-Linie erwies sich als das schwierigste technische Problem. Wie Abb. 4 zeigt, wird die Beurteilung des Vagotomieerfolges je nach Sorgfalt bei der Feststellung der Null-Linie beeinflußt. Jeder Druckanstieg über 2 mm wird definitionsgemäß als inkomplette Vagoto-

1 Fa. Straumann AG, CH-4437, Waldenburg.

Tabelle 6. Argumente zum Burge-Test

Kontra	Pro
Methodik theoretisch angreifbar (compliance)	Zeitgerechte, intraoperative Kontrolle
Indirekter Rückschluß von Motilität auf Sekretion	Erzieherischer Wert für den Operateur
Zeitverlust	
Störanfälligkeit	
Vermehrter operativer und technischer Aufwand	
Eingeschränkte Narkose (kein Anticholinergicum)	
Interpretationsschwierigkeiten	

mie befundet. Das Kollektiv der getesteten, nicht selektionierten Patienten (Ulcus duodeni/SPV) läßt eine Unterteilung in 2 Gruppen zu und erlaubt eine Aussage sowohl über das operative Training als auch über die Monitorfunktion des Burge-Testes. Patienten der Gruppe I ($n = 90$) wurde von 2 Operateuren operiert oder assistiert. Patienten der Gruppe II ($n = 155$) wurden von 15 Operateuren operiert.

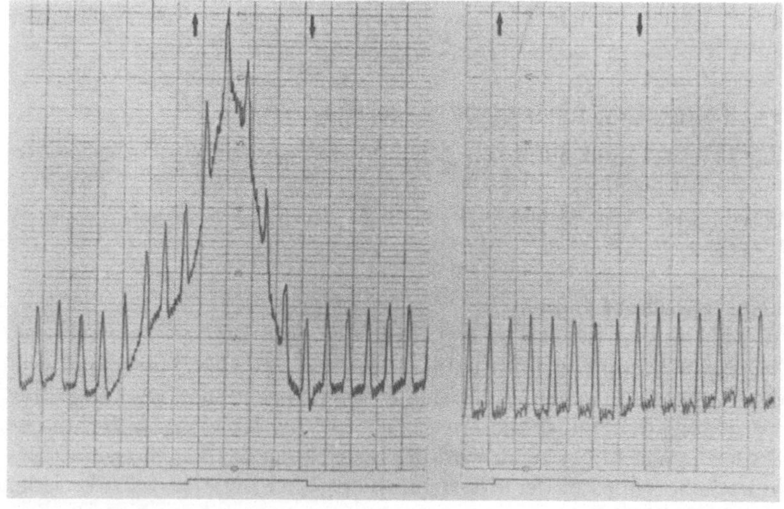

Abb. 3. Intraoperative Druckmessung (mmWS) links vor, rechts nach selektiv proximaler Vagotomie bei einer 38jährigen Patientin mit Ulcus duodeni. Die Pfeile bezeichnen Beginn und Ende der Stimulation

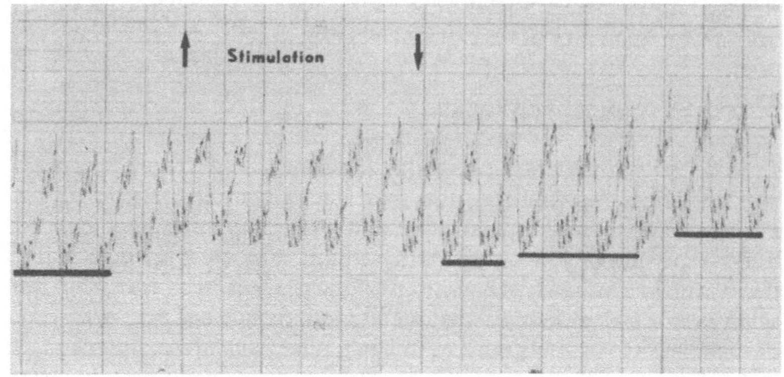

Abb. 4. Bedeutung einer exakten Einstellung der 0-Linie bei der Auswertung einer intraoperativen Druckmessung mit dem Vagorec 5

4.2.3.2 Bewertung und Ergebnisse

Bezüglich der Meßergebnisse wurden 4 Möglichkeiten definiert:

I. Kein Anstieg bei der 1. Messung = komplett.
II. Kein Anstieg nach einer Nach-Vagotomie = komplett.
III. 1–2 mm Anstieg = fraglich komplett.
IV. Mehr als 2 mm = inkomplett, trotz Nachvagotomie.

Aus der Tabelle 7 sind die Unterschiede der beiden Gruppen ersichtlich. Die Bedeutung des operativen Trainings kommt zum Ausdruck durch den höheren Anteil primär kompletter Ergebnisse in Gruppe I. Das bemerkenswerteste Resultat sehen wir in der Tatsache, daß in beiden Gruppen der Burge-Test in einem relativ hohen Prozentsatz (17,7 bzw. 20,7%) den Operateur zur Nachvagotomie veranlaßte. Vergleicht man diese Ergebnisse mit neueren Mitteilungen in der Literatur [25, 26], so ist festzuhalten, daß der Elektrostimulationstest zumindest für den Ler-

Tabelle 7. Ergebnisse des Elektrostimulationstestes bei 245 Patienten nach SPV

Druckanstieg	mm		Gruppe I			Gruppe II		
			n	%		*n*	%	
I	0	(komplett)	59	65,6	83,3 %	72	46,4	67,1 %
II	0	(komplett bei Nachvagotomie)	16	17,7		32	20,7	
III	1–2	(fraglich inkomplett)	13	14,5		38	24,5	
IV	>2	(inkomplett)	2	2,2		13	8,4	

nenden eine brauchbare Hilfe zur Vervollständigung seiner Vagotomie-Technik darstellt und somit von erzieherischem Wert ist [24–26, 34, 35].

4.3 Organisation der Nachsorge

Für die Organisation einer effizienten Nachsorge sind wenige, aber wichtige Voraussetzungen zu beachten. Die Nachsorge sollte in jeder chirurgischen Klinik klar in den Arbeits- und Zeitablauf eingeplant sein. Sie erfordert entweder eine eigene Sprechstunde oder sie wird im Rahmen der Ambulanz zeitlich festgelegt. Wichtig ist, daß der Operateur sich selbst vom Zustand seines Patienten überzeugt. Nur auf dem Weg einer direkten Rückkoppelung wird es möglich sein, Fehlentwicklungen rasch zu erkennen und zu beheben. Nachsorge kann also nicht dem Jüngsten oder dem, der gerade Zeit hat, überlassen bleiben. Ob sich Internisten, speziell Gastroenterologen, direkt bei der Untersuchung beteiligen, oder ob sie die erforderlichen Untersuchungen durchführen, wird regional zu entscheiden sein. Eine Therapieerfolgskontrolle ist nur aussagefähig, wenn sie vollständig durchgeführt wird und alle operierten Patienten erfaßt werden. Patienten, die nicht zur Nachuntersuchung kommen, sollten angeschrieben werden. Ein guter Kontakt zum Hausarzt ist für die Vollständigkeit der Nachuntersuchung der wichtigste Faktor. Über den zeitlichen Ablauf orientiert Tabelle 8a u. b.

5 Schlußfolgerungen

Die wichtigste postoperative Kontrolluntersuchung ist bei allen Patienten eine sorgfältige Anamnese in Kombination mit einem standardisierten Fragebogen (s. S. 649). Die Endoskopie ist am operierten Magen die zuverlässigste Methode. Sie ist indiziert bei allen persistierenden oder neu aufgetretenen Beschwerden nach Vagotomie, Beschwerden nach Billroth II-Resektion einschließlich der Vorsorgeproblematik, sowie bei Patienten nach Übernähung eines Geschwürs. Grundsätzlich bestimmt der Beschwerdekomplex Art und Umfang der Nachsorge, sowie der weiteren diagnostischen Klärung. Sekretionsuntersuchungen sind nur bei Patienten mit Rezidivbeschwerden angezeigt. Der Insulintest wird wegen seiner potentiellen Gefährlichkeit als Routinekontrolle abgelehnt zugunsten des Pentagastrintests.

Für die Therapieerfolgskontrolle nach einer operativen Ulcus-Therapie können in der täglichen Praxis nicht die strengen Maßstäbe einer klinischen Studie angelegt werden. Der offensichtliche Mangel an vergleichbaren Kriterien in der Erfolgsbeurteilung macht es jedoch erforderlich,

Tabelle 8a. Nachuntersuchung beim beschwerdefreien Patienten nach operativer Ulcusbehandlung

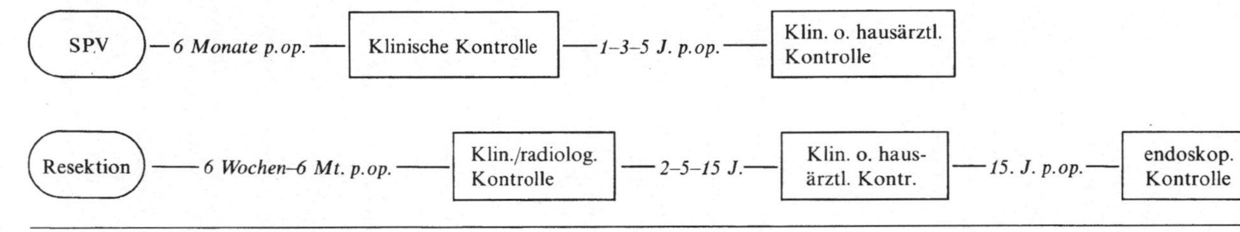

Tabelle 8b. Nachuntersuchung bei Patienten mit Beschwerden nach operativer Ulcusbehandlung

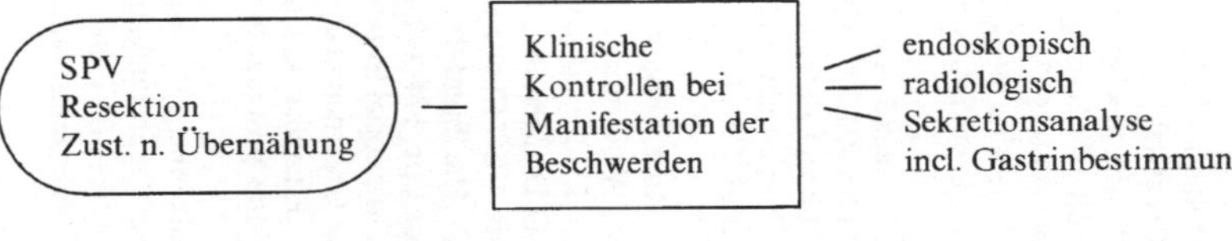

daß eine Übereinstimmung in den wichtigsten Fragen gefunden wird. Ausschlaggebend für die Art und den Umfang der Nachsorge ist die Festlegung des Zielkriteriums *Rezidivfreiheit*; d.h. daß nicht die Säurereduktion, sondern der rezidivfreie und beschwerdefreie Patient angestrebt wird. Alle Teilnehmer des Seminars waren sich ferner darüber einig, daß eine Erfolgskontrolle bei SPV prinzipiell zum Zeitpunkt der Operation wünschenswert ist, da hier noch die Möglichkeit zur Verbesserung besteht. Der Elektrostimulationstest erscheint von den intraoperativen Kontrollmethoden trotz zahlreicher Mängel und unvollständigen prospektiven Langzeitergebnissen ein Weg, diesem Ziel näher zu kommen. Die wichtigste Voraussetzung für ein gutes Operationsresultat bleibt die solide Operationstechnik.

Literatur

1. Alexander-Williams, J.: How to be an adequate vagotomist. Surgery *75*, 308–311 (1974)
2. Arnold, R., Creutzfeldt, W.: Präoperative Untersuchungen bei Rezidivulkus im operierten Magen. Dtsch. med. Wschr. *102*, 1684–1687 (1977)
3. Bauer, H., Holle, F.: Hypergastrinaemia expecting ulcer recurrence. Acta hepato-gastroent. *24*, 487–489 (1977)
4. Bennett, G.: Scientific medicine? Lancet *1974 II*, 453–456
5. Braasch, J.W., Brooke-Cowden, G.L.: Disability after gastric surgery. Surg. Clin. N. Amer. *56*, 607–611 (1976)
6. Bradley, E.L., Isaacs, J.: Postresectional anemia. Arch. Surg. *111*, 844–847 (1976)
7. Cay, E.L., Philip, A.E., Small, W.P.: Patient's assessment of the result of surgery for peptic ulcer. Lancet *1975 IV*, 29–31
8. Clark, C.G.: Nutritional and metabolic complications of partial gastrectomy. In: Vagotomy on trial. Cox, A.G., Alexander-Williams, J. (eds.), pp. 53–65. London: Heinemann 1973
9. Cotton, P.B., Rosenberg, M.T., Axon, A.T.R., Davis, M., Pierce, J.W., Price, A.B., Stevenson, G.W., Waldram, R.: Diagnostic yield of fibre-optic endoscopy in the operated stomach. Brit. J. Surg. *60*, 629–632 (1973)
10. Creutzfeldt, O.D., Meisch, J.J.: Changes of cortical neuronal acitivity and EEG during hypoglycemia. EEG Clin. Neurophysiol. Suppl. *24*, 158–160 (1963)
11. Drasar, B.S.: The blind loop syndrome. In: Human intestinal flora. Drasar, B.S., Hill, M.J. (eds.), pp. 174–177. Acad. Press 1974
12. Engel, G.L.: Memorial lecture: The psychosomatic approach to individual susceptibility to disease. Gastroenterology *67*, 1085–1091 (1974)
13. Faber, R.G., Russell, R.C.G., Parkin, J. v., Whitfield, P., Hobsley, M.: The predictive accuracy of the postvagotomy insulin test: A new interpretation. Gut *16*, 337–342 (1975)
14. Feifel, G., Falkenberg, P., Kemkes, B., Geier, E.: Die Problematik des Insulin-Tests als postoperative Vagotomiekontrolle. Münch. med. Wschr. *116*, 995–1000 (1974)
15. Feifel, G., Kemkes, B., Geier, E., Heimann, A.: Klinische Untersuchungen zur Problematik und Gefährdung beim Insulintest. Langenbecks Arch. Chir. Suppl. Forum *1974*, 107–111
16. Feifel, G.: Gastro-duodenale Ulcera und Erosionen. In: Chirurgie der Gegenwart. Zenker, R., Deucher, F., Schink, W. (Hrsg.), S. 1, Beitr. 23. München, Berlin, Wien: Urban & Schwarzenberg 1976

17. Fawcett, A. N., Johnston, D., Duthie, H. L.: Revagotomy for recurrent ulcer after vagotomy and drainage for duodenal ulcer. Brit. J. Surg. *56*, 111–116 (1969)
18. Freyberger, H.: Die Psychosomatik des Ulkuskranken. In: Vagotomie. Burge, H., Farthmann, E. H., Grassi, G., Hedenstedt, St. B., Hollender, L. F., Schreiber, H. W., Tanner, N. C. (Hrsg.), S. 197–199. Stuttgart: Thieme 1976
19. Geier, E.: Der Insulintest. Indikation – Technik – Interpretation. Diss. München 1975
20. Grassi, G.: A new test for complete nerve section during vagotomy. Brit. J. Surg. *58*, 187–189 (1971)
21. Grossman, M. I.: Some minor heresies about vagotomy. Gastroenterology *67*, 1016–1019 (1974)
22. Heberer, G., Feifel, G., Zumtobel, V., Wagner, S.: Operations-technisch bedingte Mißerfolge bei der Behandlung des Ulcus duodeni durch Vagotomieverfahren. Act. chir. aust. Suppl. *1976*, 95–99
23. Hollander, F.: The insulin test for the presence of intact nerve vagotomy. Gastroenterology 7, 607–609 (1946)
24. Hollanders, D.: Electrical stimulation and insulin tests used with bilateral selective vagotomy. Gastroenterology *12*, 629–631 (1971)
25. Inberg, K. R., Möller, C., Tavela, K., Kekomäki, M. P.: The burge test for completeness of vagotomy. Acta. chir. scand. *139*, 66–71 (1973)
26. Jacobs, G., Baumgartner, H., Feifel, G., Martinoli, S.: Proximal-selektive vagotomy. Langenbecks Arch. Chir. *345*, 217–220 (1977)
27. Johnston, I. D. A.: The metabolic consequences of peptic ulcer surgery. In: Surgical forum – gastric surgery. Smith, R. (ed.), p. 85. London, Boston: Butterworths 1975
28. Kamer, v. de, J. H., Huinink, H. T. B., Weijers, H. A.: Rapid method for the determination of fat in feces. J. Biol. Chem. *177*, 347–349 (1949)
29. King, Ch. E., Toskes, P. P.: Malabsorption following gastric resection. In: Postgastrectomy syndromes. Bushkin, F. L., Woodward, E. R. (eds.), pp. 129–146. London, Toronto, Philadelphia: Saunders 1977
30. Köhle, M.: Das Phänomen des Symptomwandels. Diss. München 1982
31. Kugler, J., Feifel, G., Kemkes, B.: Vegetative Zustandsänderungen und Vigilanzbestimmungen beim Insulintest. (In Vorbereitung)
32. Leisner, B.: Nuklearmedizinische Funktionsdiagnostik der Magenentleerung. Münch. med. Wschr. *20*, 695–696 (1977)
33. Lyndon, P. J., Greenall, M. J., Smith, R. B., Goligher, J. C., Johnston, D.: Serial insulin tests over a five-year period after highly selective vagotomy for duodenal ulcer. Gastroenterology *69*, 1188–1195 (1975)
34. Maybury, N. K., Faber, R. G., Hobsley, M.: Post-vagotomy insulin test: improved predictability of ulcer recurrence after corrections for height and collection errors. Gut *18*, 449–456 (1977)
35. Maybury, N. K., Russell, R. C. G., Faber, R. G., Hobsley, M.: A new interpretation of the insulin test validated and then compared with the Burge test. Brit. J. Surg. *64*, 673–676 (1977)
36. McColl, I., Drinkwater, J. E., Hulme-Moir, I., Donnan, S. P. B.: Prediction of success or failure of gastric surgery. Brit. J. Surg. *58*, 768–771 (1971)
37. Morson, B. C.: Precancer in the gastro-intestinal tract. Intern. Conf. Gastrointest. Cancer, Tel Aviv 6.–11. 11. 1977. Late-arrival abstracts 16, Nr. 3 (1977)
38. Overbeck, G.: Probleme der prognostischen Beurteilung und Therapie-Indikation bei chronisch Ulkuskranken. Münch. med. Wschr. *116*, 1865–1870 (1974)
39. Pulimood, B. M., Knudsen, A., Coghill, N. F.: Gastric mucosa after partial gastrectomy. Gut *17*, 463–470 (1976)

40. Seidel, W., Troidl, H., Lorenz, W., Rohde, H., Richter, H., Drews, H., Hamelmann, H.: Eine prospektive, kontrollierte Studie zur selektiven Vagotomie beim chronischen Duodenalulkus: Frühergebnisse mit einer standardisierten Operationsauswahl und Operationstechnik. Klin. Wschr. *51*, 477–485 (1973)
41. Sigstad, H.: A clinical diagnostic index in the diagnosis of the dumping syndrome. Acta. med. scand. *188*, 479–486 (1970)
42. Spatz, R., Kollmannsberger, A., Holzer, P.: Elektroenzephalographische Veränderungen bei Tolbutamid-induzierter Hypoglykämie
43. Stadelmann, O.: Die Endoskopie des operierten Magens. Langenbecks Arch. Chir. *345*, 307–308 (1977)
44. Visick, A. H.: A study of the failure after gastrectomy. Ann. Coll. Surg. *23*, 266–284 (1948)
45. DeVries, B. C., Holtkamp, H. C., Leeuwerik, P. J. J., Müller, H.: The insulin infusion test: a safe procedure? Brit. J. Surg. *65*, 121–122 (1978)
46. Witte, J., Zumtobel, V., Rattenhuber, U., Londong, W., Feifel, G., Lang, G., Hempen, C. H.: Manometrische Untersuchungen zum Einfluß der selektiven proximalen Vagotomie auf den unteren Oesophagussphinkter. Gastroenterologie *4*, 231–236 (1977)

Fragebogen für Magenoperierte

Name, Vorname . . . . Geburtsdatum . . . .

Adresse . . . . Telefon . . . .

Beruf . . . .

	Ja	Nein	Nicht sicher
1. *Sind Sie mit dem Erfolg Ihrer Magenoperation zufrieden?*	☐	☐	☐

2. *Welcher Zustand trifft für Sie zu?*
   - ☐ Ich fühle mich völlig gesund
   - ☐ Ich habe zeitweise Beschwerden
   - ☐ Ich habe starke Beschwerden und benötige eine Behandlung
   - ☐ Ich bin wegen meiner Beschwerden invalide

2. *Falls Sie sich nicht völlig gesund fühlen:*
   - ☐ Ich habe Beschwerden von seiten der Verdauung bzw. des Magens
   - ☐ Es besteht ein Leiden anderer Art (z. B. eine Herzkrankheit)
   - ☐ Ich bin häufig traurig, nervös oder abgespannt

3. *Wie verhielt sich Ihr Körpergewicht nach der Operation?*
   - ☐ Es blieb etwa gleich wie vor der Operation
   - ☐ Es hat stark abgenommen
   - ☐ Es hat stark zugenommen

Mein jetziges Gewicht ist _____ kg, meine jetzige Größe ist _____ cm.

5. *Hatten Sie während längerer Zeit folgende Beschwerden:*
   (Bitte jede einzelne Frage beantworten)

	Nein noch nie	Nur vor Operation	Erst seit Operation	Vor und nach Operation
a) Leibschmerzen oder Druckgefühl nach dem Essen	☐	☐	☐	☐
b) Leibschmerzen, die sich durch Essen bessern	☐	☐	☐	☐
c) Appetitlosigkeit, Übelkeit, Brechreiz	☐	☐	☐	☐
d) Sodbrennen, Brennen hinter Brustbein	☐	☐	☐	☐
e) Aufstoßen von Luft oder Säure	☐	☐	☐	☐
f) Völlegefühl schon nach kleinen Mahlzeiten	☐	☐	☐	☐
g) Erbrechen der Nahrung	☐	☐	☐	☐
h) Erbrechen von galliger Flüssigkeit	☐	☐	☐	☐
i) Müdigkeit oder Schwitzen nach dem Essen	☐	☐	☐	☐
k) Durchfall	☐	☐	☐	☐
l) Verstopfung	☐	☐	☐	☐
m) Magen- bzw. Verdauungsstörungen anderer Art	☐	☐	☐	☐

	Regelmäßig	Gelegentlich	Nie
6. *Rauchen Sie?*	☐	☐	☐
Trinken Sie Alkohol?	☐	☐	☐

7. *Nennen Sie uns die Adresse Ihres Hausarztes* . . . .

. . . .

8. *Welche Medikamente nehmen Sie zur Zeit ein?* . . . .

. . . .

Ort . . . . Datum . . . .

Kapitel 52

Die internistische Behandlung von Rezidivulcera nach Magenteilresektion und nach Vagotomie

M. Frey

1 Definition

Ein postoperatives Rezidivulcus ist eine objektivierte, im Anschluß an einen chirurgischen Eingriff wegen einer gastroduodenalen Ulcuskrankheit neu auftretende oder über 6 Monate persistierende Ulceration im Magen, Duodenum oder Jejunum [22, 28].

2 Einleitung

Die noch vor 6 Jahren geäußerte Ansicht über das postoperative Rezidivulcus besagt, daß diese Form des Geschwürs einen besonders bösartigen Verlauf nehme und deshalb immer chirurgisch behandelt werden müsse [28]. In der letzten Zeit sind in bezug auf die Behandlung Zweifel an dieser Ansicht aufgetreten. Konsequente endoskopische Nachkontrollen nach Vagotomien und prospektive Studien von Patienten mit postoperativen Rezidivulcera haben gezeigt, daß diese Ulcera einen gutartigen, komplikationsfreien, sogar asymptomatischen Verlauf nehmen und sogar spontan, ohne jegliche Therapie, abheilen können. Therapeutische Studien mit Cimetidin haben ferner gezeigt, daß viele Ulcera, auch solche nach Magenresektion, unter einer internistischen Therapie zur Abheilung gebracht werden können. Diese Beobachtungen sind bedeutungsvoll, da bei der chirurgischen Therapie der Ulcuskrankheit immer häufiger die proximal-gastrische Vagotomie angewandt wird, welche, verglichen mit den klassischen resezierenden Methoden, eine relativ hohe Rezidivrate aufweist. Angesichts der zunehmenden Häufigkeit des Problems erscheint uns die Kenntnis einer internistischen Alternative besonders wichtig.

3 „Natural history" des postoperativen Rezidivulcus

Symptomatische Rezidivulcera finden sich in 2–4% der magenresezierten Patienten [12, 21]. Die truncale Vagotomie mit Drainage weist nach 5 Jahren 6–14% [19, 24], die proximal-gastrische Vagotomie (PGV) 8–26% [19, 22] symptomatische Rezidive auf. Wird die Beobachtungszeit ausgedehnt, so steigt bei der truncalen Vagotomie diese Rate noch weiter [5, 26]. Aufgrund neuer Langzeitergebnisse steigt auch bei der PGV die Rezidivrate nach 5 Jahren weiter linear an [1 a]. Diese Beobachtung steht im Gegensatz zur bisherigen Meinung, Rezidivulcera nach PGV würden innerhalb dreier Jahre auftreten [5, 15, 17, 19].

Über die Häufigkeit *asymptomatischer* Ulcera ist noch wenig bekannt. Im Falle der PGV wissen wir von einer Studie mit 524 prospektiv über 5 Jahre endoskopisch nachkontrollierten Patienten, daß 60% aller Rezidive unabhängig ihrer Lokalisation und hypothetischen Genese asymptomatisch verlaufen [22]. Die totale Rezidivrate für Ulcera duodeni beträgt in diesem Kollektiv 14%. Ähnliche Daten sind für resezierende Operationsverfahren nicht greifbar. Folgende Beobachtung zeigt, daß auch nach Magenresektion asymptomatische Ulcera existieren müssen. Von 360 gastrojejunalen Rezidivulcera waren 11% völlig schmerzfrei und manifestierten sich erst als akute obere Gastrointestinalblutung [34]. Sie müssen als asymptomatische Ulcera vorbestanden haben. Da kaum alle schmerzlosen Ulcera bluten, muß die Häufigkeit asymptomatischer Rezidive nach Resektion noch höher liegen.

Das *Rezidivulcus nach Magenresektion* zeigt eine relativ hohe Komplikationsrate: Anastomosenulcera bluten statistisch signifikant häufiger als die zur Operation führenden Primärulcera (39% vs. 27%, $p<0{,}02$); dafür finden sich seltener Perforationen (8% vs. 21%, $p<0{,}001$) [7]. Anastomosenulcera weisen unter Placebo innerhalb von 4–8 Wochen eine Spontanheilungsrate von 23% auf (vgl. Tabelle 1), und eine konservative Behandlung mit Antacida führt nur in einem Drittel der Fälle zu guten Resultaten [14, 28]. In über 40% persistiert das Ulcus. In weiteren 11% ist das Rezidivulcus die Todesursache [28].

Das *Rezidivulcus nach PGV* dagegen verursacht nur in 7% akut bedrohliche Komplikationen: Perforationen in 3%, Blutungen in 4% [22]. Diese Komplikationsrate ist von der gleichen Größenordnung wie jene des primären Ulcusleidens [22]. Asymptomatische Rezidive nach PGV sind daher nicht potentiell gefährlicher als die primäre Ulcuskrankheit. Analog der primären Ulcuskrankheit weisen Rezidivulcera nach PGV eine Spontanheilungsrate von 65% auf [22]. Spontan oder unter verschiedenen konservativen Therapien (Antacida, Cimetidin, Pirenzepin) heilten unabhängig ihrer Lokalisation 48% definitiv, 12% rezidivierten und 17% persistierten. Weitere 23% wurden reoperiert, wobei keine einheitlichen

Richtlinien für die Indikation zum Zweiteingriff vorlagen. Ulcusbedingte Todesfälle wurden keine beobachtet.

4 Pathogenese des postoperativen Rezidivs

Die Reduktion der aggressiven peptischen Faktoren ist der pathomechanistische Ansatzpunkt der Ulcuschirurgie. Wird dieses Ziel nicht erreicht, so häufen sich Rezidive: Unter 840 Duodenalulcuspatienten fand sich nach Resektionen von weniger als 50% des Magens eine Rezidivrate von 36%, nach Resektion von 50–70% des Magens dagegen eine Rezidivrate von nur 12% [11]. Ähnliche Verhältnisse bestehen nach Vagotomie: Gelingt eine Reduktion des Peak-Acid Outputs unter die von Baron angegebene Schwelle von 15 mmol/h [2], so zeigt die Analyse der Daten von Alexander-Williams et al. [1] eine Rezidivrate von 18% (6/32), andernfalls von 88% (14/16, $p<0{,}001$). Die Arbeiten anderer Autoren zeigen ähnliche Tendenzen [18, 19].
Speranza et al. fanden bei 67 Patienten mit Anastomosenulcera in 4% einen ausgeschalteten Antrumrest im Duodenalstumpf und in 22% eine ungenügende Resektion mit einem „retained antrum" und Hypergastrinämie [27]. In anderen Serien ist das ausgeschaltete Antrum wesentlich seltener. Ein Zollinger-Ellison-Syndrom ist eine extreme Rarität. Eine morphologische oder funktionelle Magenentleerungsstörung kann Ursache eines gastrischen Rezidivs nach Vagotomie sein. Als weitere mögliche Ursachen sind exogene Noxen aufzuführen (Nicotin, Alkohol, ulcerogene Medikamente etc.).

5 Resultate der internmedizinischen Behandlung von Rezidivulcera

Tabelle 1 faßt die Behandlungsergebnisse mit Cimetidin bei postoperativen Rezidivulcera zusammen: Beim *Rezidivulcus nach Resektion* bringt Cimetidin in einer Dosis von 1 g (bis 2 g) pro Tag innerhalb von 8 Wochen (4–16 Wochen) 76% der Ulcera zur Abheilung. Dabei ist seine Wirkung einer Placebo- [9, 13] oder hochdosierten Antacidabehandlung (Pufferkapazität 7 × 80,5 mmol HCl) [14] signifikant überlegen. Placebo und hochdosierte Antacida unterscheiden sich dagegen nicht signifikant voneinander.
Beim *Rezidivulcus nach Vagotomie* heilen unter einer Tagesdosis von 1 g (bis 2 g) Cimetidin während 8 Wochen (4–16 Wochen) 66% der Fälle. Die einzige kontrollierte, doppelblinde Studie [16] konnte jedoch gegenüber der Placebogruppe keine statistische signifikante Überlegenheit sichern.

Tabelle 1. Die Behandlung des postoperativen Recidivulcus mit Cimetidin

Autor	Cimetidindosis (g/Tag)	Therapiedauer (Wochen)	Heilungsrate		Rezidivrate	
			Cimetidin	Placebo	Mit Langzeitcimetidinprophylaxe	Ohne Prophylaxe
A. Postvagotomierezidive						
Clark et al. [6]	1,0	bis 16	16/19		3/12	2/3
Girodet et al. [10]	1,0	4	0/2			
Kennedy u. Spencer [16]	1,0	6	6/11	4/10		
Saunders et al. [25]	1,0	12	8/8			
Thomsen et al. [31]	1,0	8	8/16		1/2	5/9
Wastell et al. [33]	1,0	6	4/8			
Total	1,0	4 bis 16	42/64 (66%)	4/10 (40%)	4/14 (28%)	7/12 (58%)
B. *Postresektionsrezidive*						
Delle Fave et al. [8]	bis 1,6	8	9/10			
Festen et al. [9]	1,0	8	8/12 [a]	1/9	3/19	
Girodet et al. [10]	1,0	4	6/12			
Gugler et al. [13]	1,0	8	7/7 [a]	1/8		
Holtermüller et al. [14]	1,0	4	8/9 [a]	3/9	0/6	2/5
Saunders et al. [25]	1,0	bis 12	3/4			0/3
Toussaint et al. [32]	1,0	6	4/5	2/4		
Total	1,0–1,6 g	4 bis 12	45/59 [b] (76%)	7/30 (23%)	3/25 (12%)	2/8 (25%)
C. *Art des chirurgischen Eingriffes unbekannt*						
Bradby et al. [4]	1,0	6 bis 12	22/23		1/14	
Stage et al. [29]	1,0	12	22/23		0/13	0/6
Total	1,0 g	6 bis 12	42/46 (91%)		1/27 (4%)	0/6

[a] $p < 0{,}05$
[b] $p < 0{,}001$ verglichen mit der Placeboheilungsrate

Resultate *gemischter Kollektive* resezierter und vagotomierter Patienten ergeben unter identischer Therapieschemata die hohe Heilungsziffer von 91%. Diese ungewöhnlich guten Resultate dürften durch eine entsprechende Selektion von Patienten zustande gekommen sein.

Zusammenfassend heilt die Mehrzahl der Ulcera unter 1 g Cimetidin pro Tag innerhalb von 8 Wochen ab. In einzelnen Fällen bringt eine Dosissteigerung auf 1,6 g/Tag und eine Prolongation der Kurativbehandlung auf 12 bis 16 Wochen die nach 8 Wochen therapieresistenten Ulcera doch

noch zur Abheilung. Die optimale Cimetidindosierung und die optimale Dauer der kurativen Behandlung können aufgrund der bisherigen Studien noch nicht sicher eruiert werden.
Angaben über *Rezidivraten* nach einer erfolgreichen internistischen Kurativbehandlung sind spärlich. Tabelle 1 suggeriert die Möglichkeit, daß eine Langzeitprophylaxe mit abendlich 0,4 g Cimetidin Rezidive verhüten kann.
Erste Mitteilungen zeigen, daß der neue Säureblocker *Ranitidin*, in einer Dosis von 2 × 150 mg während 4 Wochen eingenommen, 16/19 = 84% aller Rezidivulcera eines gemischten Kollektivs zur Abheilung bringt. Durch eine Dosissteigerung auf 2 × 300 mg und eine Prolongation der Behandlung läßt sich eine Erfolgsquote von 95% erreichen [30] (vgl. auch Kap. 21).
Therapieerfahrungen bei postoperativen Recidivulcera mit *anderen Substanzen*, z. B. kolloidalen Wismutpräparaten oder Sucralfat, fehlen.

6 Vergleich der Ergebnisse chirurgischer und internmedizinischer Therapie

Bei der Gegenüberstellung der in Tabelle 2 gezeigten älteren Arbeiten mit den in den letzten Jahren publizierten neueren Studien (Tabelle 1) ergibt sich, zumindest auf den ersten Blick, eine Überlegenheit der internistischen gegenüber der chirurgischen Therapie. Diese Ansicht muß jedoch in mehrfacher Hinsicht relativiert werden.
– Es sind bisher *keine Langzeitstudien* an internistisch behandelten Patienten durchgeführt worden; die angeblich so niedere Mortalität bezieht sich in den meisten Fällen auf Beobachtungsphasen von wenigen Monaten. Die Langzeitmortalität unter alleiniger internistischer Therapie kann heute bestenfalls geschätzt werden: Unter der Annahme, daß ein Viertel der Postresektionsrezidivulcera unter der Cimetidintherapie nicht abheilen und daß 10% der nicht heilenden Ulcera zu tödlichen Komplikationen führen, wäre eine Gesamt*mortalität* von 3% zu erwarten.
– Auch die *Chirurgie* hat in den letzten Jahren *Fortschritte* zu verzeichnen. Einzelne besonders erfahrene Chirurgen können bei Zweiteingriffen eine „Nullmortalität“ vorweisen [2]. Im Durchschnitt dürfte diese Mortalität jedoch 4–5% betragen.
– Aufgrund der Kurzzeitstudien ist die *Qualität des Therapieerfolges*, gemessen durch die Visick-Graduierung, bei konservativer Behandlung besser als bei chirurgischer [23]. Falls es sich jedoch herausstellen sollte, daß die konservativ behandelten Patienten schließlich doch einer Operation bedürfen [31], bedeutet die internistische Therapie bloß ein Hinausschie-

Tabelle 2. Resultate der chirurgischen Behandlung des Rezidivulcus nach partieller Magenresektion oder Vagotomie. (Daten nach [28])

Primäroperation	n	Resultat der Reintervention				
		Sehr gut/ gut (%)	Mittel/ schlecht (%)	Rerezidiv/ Persistenz (%)	Operative Mortalität (%)	Nicht nach-kontrolliert (%)
Partielle Magenresektion	1270	804 (63)	128 (10)	182 (14)	47 (4)	109 (9)
Vagotomie + Drainage	216	137 (63)	22 (10)	36 (17)	7 (3)	14 (7)
Total	1486	941 (63)	150 (10)	218 (15)	54 (4)	123 (8)

ben einer letztendlich notwendigen Operation. In welchem Ausmaß dies zutrifft, kann nur durch sorgfältige Langzeitstudien beurteilt werden.
– Mit einem chirurgischen Eingriff läßt sich eine *definitive* Reduktion der Magensekretion erzielen; Säurehemmer dagegen müßten, um das gleiche Ziel zu erreichen, für die Dauer des gesamten Lebens täglich eingenommen werden. Die *Langzeittoxicität* dieser Substanzen ist jedoch noch ungeklärt.
– Die medikamentöse Therapie stellt beim Rezidivulcus nach Resektion eine auch dem Chirurgen willkommene Alternative dar, denn die chirurgische Behandlung dieses Rezidivtyps ist und bleibt schwierig und undankbar. Beim *Postvagotomierezidiv* dagegen stehen dem Chirurgen zahlreiche *wirksame operative Methoden* zur Verfügung. Andererseits scheint gerade das Postvagotomierezidiv einen besonders gutartigen Spontanverlauf zu nehmen und auf Sekretionshemmer günstig anzusprechen.
Welche Behandlungsmodalität schließlich die bessere *Rezidivprophylaxe* bringt, kann aufgrund der vorliegenden Daten noch nicht entschieden werden. Es läßt sich heute folgendes festhalten:

1. Das Rezidivulcus nach partieller Magenresektion oder Vagotomie ist einer effizienten internmedizinischen Behandlung mit Cimetidin zugänglich.
2. Im ungünstigen Fall bewirkt die medikamentöse Therapie das Hinauszögern eines letztlich doch unvermeidlichen operativen Eingriffs, im günstigsten Fall kann der gefährliche Zweiteingriff vermieden werden. Näheres zur Indikationsstellung findet sich in Kapitel 54.
3. Falls eine internistische Therapie des postoperativen Rezidivulcus durchgeführt wird, ist eine endoskopische Erfolgskontrolle unerläßlich. Bei Ulcuspersistenz muß eine operative Sanierung durchgeführt werden. Dies gilt vor allem beim Postresektionsrezidivulcus.

7 Welche Faktoren können die Therapiewahl beeinflussen?

Tabelle 3 faßt einige Faktoren zusammen, welche die Entscheidung für eine chirurgische oder internistische Behandlung beeinflussen können. Leider lassen sich für viele der aufgezählten Faktoren keine „harten" Daten anführen.
Individuelle Risikofaktoren, wie hohes Alter, schwere Zweiterkrankungen und zusätzliche, chirurgisch schwer angehbare postoperative Syndrome, z. B. das Dumpingsyndrom, erhöhen die perioperative Morbidität und Mortalität und sind in allen Fällen gewichtige Argumente für eine internistische Behandlung.
Lebensbedrohliche *Komplikationen* (Blutung, Perforation) sind Indikationen für eine primäre chirurgische Sanierung.

Tabelle 3. Faktoren, welche die konservative Therapie beeinflussen können

Ursachen der Rezidiv-Ulcera	*Konsequenzen für die Therapie*
Nach Vagotomie und Resektion möglich	
Zollinger-Ellison-Syndrom	Sekretionshemmer (Histaminantagonist) sehr hoch dosiert, evtl. kombiniert mit Pirenzepin
Magenausgangsobstruktion mit Stase	Konservative Therapie wenig erfolgversprechend
Massiver enterogastraler Reflux	Konservative Therapie wenig erfolgversprechend
Nur nach Vagotomie beobachtet	
Inkomplette Vagotomie	Sekretionshemmer (Histaminantagonist)
„Reinnervation“	Sekretionshemmer (Histaminantagonist)
Denervationsstase	Metoclopramid oder Domperidon mit Sekretionshemmer (Histaminantagonist) kombinieren
G-Zell-Hyperplasie und/oder Hyperfunktion	Sekretionshemmer (Histaminantagonist) sehr hoch dosiert, evtl. kombiniert mit Pirenzepin
Nur nach Resektion beobachtet	
Ungenügende Resektion	Sekretionshemmer (Histaminantagonist)
Ausgeschaltetes Antrum im Duodenalstumpf	Sekretionshemmer (Histaminantagonist) möglich; die Diagnose dieses sehr seltenen Syndroms sollte präoperativ gestellt werden (Gastrin, Szintigraphie)
Klinischer Aspekt	
Zusätzliche chirurgisch schwerangebare postoperative Syndrome (z. B. Dumping)	Medikamentöse Therapie bevorzugen
Zusätzlich Blutung	Chirurgische Therapie bevorzugen
Risikofaktoren	
Hohes Alter	Chirurgische Therapie eher vermeiden
Zweiterkrankungen	Chirurgische Therapie eher vermeiden

Eine *erhöhte Säuresekretion* als Folge einer ungenügenden Resektion, eines ausgeschalteten oder retinierten Antrumrestes oder einer inkompletten Vagotomie läßt sich zwar zumindest zeitlich begrenzt mit Cimetidin unterdrücken; eine definitive Sanierung ist jedoch nur chirurgisch möglich. Die mechanische oder funktionell fixierte *Magenentleerungsstörung* nach Vagotomie und der *duodenogastrale Reflux* nach Resektion oder Pyloroplastik lassen sich nur chirurgisch beheben. Die *Denervationsstase* nach Vagotomie ist dagegen oft ein passageres Phänomen, so daß in diesen Fällen eine medikamentöse Behandlung (Metoclopramid, Domperidon) meist zum Ziele führt.

Die „Natural History" weist das postoperative *Rezidivgeschwür nach Magenresektion* als chronische Erkrankung mit schlechter Heilungstendenz, hoher Komplikationsrate und Mortalität aus. Bei jungen Patienten ohne Risikofaktoren ist daher die chirurgische Behandlung vorzuziehen, besonders dann, wenn ein klar erkennbarer operationstechnischer Fehler vorliegt (z. B. großer Restmagen bei ungenügender Resektion, Stenose im Anastomosenbereich, Antrumrest im Duodenalstumpf).
Das postoperative *Rezidivgeschwür nach Vagotomie* dagegen zeigt dem primären Ulcusleiden ähnliche Charakteristika und sollte bevorzugt konservativ-medikamentös behandelt werden.

8 Praktische Empfehlungen für die medikamentöse Behandlung des postoperativen Rezidivgeschwürs

- Die *Diagnose* eines postoperativen Rezidivgeschwürs muß endoskopisch gesichert werden.
- Eine internistische Behandlung mit 3 × 0,2 g *Cimetidin* zu den Hauptmahlzeiten und 0,4 g abends vor dem Schlaf oder mit je 150 mg *Ranitidin* zum Frühstück und Abendessen sollte für 8 Wochen durchgeführt werden. Ulcerogene Noxen sind zu eliminieren.
- Zeigt eine *Kontrollendoskopie* nach 8 Wochen keine vollständige Heilung, so ist beim resezierten Patienten, falls keine Kontraindikationen bestehen, eine operative Therapie angezeigt. Beim vagotomierten Patienten empfiehlt sich die Fortführung der medikamentösen Therapie für weitere 8 Wochen. Dabei soll die Cimetidindosis auf 4 × 0,4 g erhöht werden. Bei ranitidinbehandelten Patienten wird die Dosis auf 600 mg/Tag verdoppelt.
- Nach völliger Abheilung würden wir eine *Langzeitprophylaxe* mit 0,4 g Cimetidin oder 150 mg Ranitidin abends vor dem Schlafen während 12 Monaten durchführen.
- Jedes *Rerezidiv nach Magenresektion*, ob unter der Langzeitprophylaxe oder nach deren Beendigung, ist eine Indikation für eine Reoperation. Bei fehlender Dringlichkeit würden wir vor diesem Eingriff jedoch eine erneute kurative Cimetidintherapie durchführen und einen Elektiveingriff nach erneutem Abheilen planen.
- Ein *Rerezidiv nach Vagotomie* unter einer Cimetidinprophylaxe ist eine Indikation für eine Reoperation. Eine Rerezidiv nach Vagotomie im Anschluß an die Beendigung einer Langzeitprophylaxe kann erneut medikamentös behandelt werden. Der Nachteil einer lebenslangen Medikamenteneinnahme ist gegenüber den Vor- und Nachteilen einer Reoperation zu erwägen.

Literatur

1. Alexander-Williams, J., Hoare, A.M.: Partial gastric resection. Clin. Gastroenterol. *8/2*, 335 (1979)

1a. Andersen, D., Amdrup, E., Høstrup, H., Hanberg Sørensen, F.: Aarhus county vagotomy trial. Five-year recurrence rate after PCV and SGV. Acta Hepato-gastroenterol. (Stuttg.) [Suppl.] *27*, 344 (1980)

2. Baron, J.H.: Gastric function tests. In: Chronic duodenal ulcer. Wastell, C. (ed.), p. 99. London: Butterworths 1972

3. Baron, J.H., Alexander-Williams, J., Benett, J.R.: Medical controversies: Cimetidine and duodenal ulcer. Br. Med. J. *1979 I*, 169–173

4. Bradby, G.V.H., Hoare, A.M., Hawkins, C.F., Alexander-Williams, J.: Long-term treatment with cimetidine of ulcers recurring after gastric operations. Gut *21*, 463 (1980)

5. Christiansen, J., Jensen, H.E., Ejby-Poulsen, P., Bardram, L., Henrikson, F.W.: Prospective controlled vagotomy trial for duodenal ulcer. Ann. Surg. *193*, 49–55 (1981)

6. Clark, C.G., Boulos, P.B., Haggie, S.J., McDonald, A.M.: H_2-antagonists in the treatment of recurrent ulceration after vagotomy. Br. J. Surg. *66*, 409–411 (1979)

7. Condon, J.R., Tanner, N.C.: Retrospective review of 208 proved cases of anastomotic ulcer. Gut *9*, 438–441 (1968)

8. Delle Fave, G.F., Paoluzi, P., Bergozini, L., de Magistis, L., Sparvoli, C., Carratu, R.: Cimetidine and postgastrectomy recurrent ulcer. Rend. Gastroenterol *9*, 150–151 (1977)

9. Festen, H.P.M., Lamers, C.B.H., Driessen, W.M.M., van Tongeren, J.H.M.: Cimetidine in anastomotic ulceration after partial gastrectomy. Gastroenterology *77*, 83–85 (1979)

10. Girodet, J., Toutounji, M., Rougier, P.H., Mignon, M., Lambert, R., Bonfils, S.: Traitement des ulcères anastomotiques par la cimétidine. Nouv. Presse Med. *9*, 3241–3243 (1980)

11. Gobbel, W.G., Shoulders, H.H.: Gastric resection. In: Results of surgery for peptic ulcer. Postlethwait, R.W. (ed.), pp. 142–168. Philadelphia: Saunders 1963

12. Goligher, J.C., Pulvertraft, C.N., Irvin, T.T., et al.: Five to eight-year results of truncal vagotomy and pyloroplasty for duodenal ulcer. Br. Med. J. *1972 I*, 7–13

13. Gugler, R., Lindstaedt, H., Miederer, S., Möckel, W., Rohner, H.G., Schmitz, H., Szekessy, T.: Cimetidine for anastomotic ulcers after partial gastrectomy. N. Engl. J. Med. *301*, 1077–1080 (1979)

14. Holtermüller, K.H., Herzog, P., Weis, H.J., Rothmund, M.: Cimetidine or intensive antacid therapy for gastrojejunal ulcer. Gastroenterology *80*, 1178 (1981)

15. Junginger, T.H., Pichlmaier, H.: Ergebnisse nach selektier proximaler Vagotomie wegen Gastroduodenalulkus. Dtsch. Med. Wochenschr. *104*, 127–132 (1979)

16. Kennedy, T., Spencer, A.: Cimetidine for recurrent ulcer after vagotomy or gastrectomy: A randomised controlled clinical trial. Br. Med. J. *1978 I*, 1242–1243

17. Liavag, I., Roland, M.: A seven-year follow-up of proximal gastric vagotomy. Scand. J. Gastroenterol. *14*, 49–56 (1979)

18. Liavag, I., Roland, M.: A seven-year follow-up of proximal gastric vagotomy. Secretory studies. Scand. J. Gastroenterol. *14*, 409–416 (1979)

19. Madsen, P., Kronborg, O.: Recurrent ulcer 5½–8 years after highly selective vagotomy without drainage and selective vagotomy with pyloroplasty. Scand. J. Gastroenterol. *15*, 193–199 (1980)

20. Martin, D.F., Hollanders, D., May, S.J., Ravenscraft, M., Tweedle, D.E.F., Miller, J.P.: Difference in relapse rates of duodenal ulcer after healing with cimetidine or tripotassium dicitrato bismuthate. Lancet *1981 I*, 7–10

21. McKeown, K.C.: A prospective study of the immediate and longterm results of polya gastrectomy for duodenal ulcer. Br. J. Surg. *59*, 849–868 (1972)

22. Mueller, C.: Recurrent peptic ulcer after proximal gastric vagotomy. In: Verdict on vagotomy, Proceedings. London: Butterworths 1981
23. Muscroft, T.J., Taylor, E.W., Deane, S.A., Alexander-Williams, J.: Reoperation for recurrent peptic ulceration. Br. J. Surg. *68*, 75–76 (1981)
24. Postlethwait, R.W.: Five year follow-up results of operations for duodenal ulcer. Surg. Gynecol. Obstet. *137*, 387–392 (1973)
25. Saunders, J.H.B., Cargill, J.M., Peden, N.R., Wormsley, K.G.: Maintenance treatment of duodenal ulcer with cimetidine. Br. Med. J. *1978 I*, 1619
26. Schrock, T.R.: Vagotomy in the elective treatment of duodenal ulcer. Gastroenterology *68*, 1615–1628 (1975)
27. Speranza, V., Basso, N., Lezoche, E., Materia, A., Bagarani, M., Paduos, A.: Management and long-term results in patients with two-thirds gastrectomy and stomach ulcer. Am. J. Surg. *141*, 26–50 (1981)
28. Stabile, B.E., Passaro, E.: Recurrent peptic ulcer. Gastroenterol. *70*, 124–135 (1976)
29. Stage, J.G., Henriksen, F.W., Kehlet, H.: Cimetidine treatment of recurrent ulcer. Scand. J. Gastroenterol. *14*, 977–979 (1979)
30. Stage, J.G., Friis, J., Nielsen, O.V.: Ranitidine treatment of patients with post-operative recurrent ulcer. Proceedings of symposium on "The Clinical Use of Ranitidine". London 1981. Med. Int (to be published)
31. Thomsen, F., Kjaergaard, J., Jensen, H.E.: Cimitidine treatment of recurrent ulcer after vagotomy. Acta Chir. Scand. *146*, 35–39 (1980)
32. Toussaint, J., Boyazis, M., Cremer, M.: Etude en double aveugle de la cimetidine dans l'ulcère anastomotique. In: Second National Symposium on Cimetidine, Brussels, 1979. Dresse, A. et al. (eds.), pp. 1–4. Amsterdam: Excerpta Medica 1980
33. Wastel, C., McGregor, G.P., Hale, J.: Treatment of recurrent duodenal ulcer after vagotomy with cimetidine. Br. J. Surg. *65*, 367 (1978)
34. Wychulis, A.R., Priestley, J.T., Foulk, W.: A study of 360 patients with gastrojejunal ulceration. Surg. Gynecol. Obstet. *122*, 89–99 (1966)

Kapitel 53

Indikationen beim postoperativen Rezidivulcus nach Vagotomie

CH. HERFARTH und N. MERKLE

1 Definitionen

Unter einem postoperativen Rezidivulcus nach Vagotomie versteht man jedes Ulcus, das nach einer trunculären Vagotomie, nach einer selektiv-gastralen Vagotomie oder nach einer selektiv-proximalen Vagotomie nachweisbar ist. Es ist nicht notwendig, daß das Ulcus wieder an der gleichen Stelle entsteht. Nach einer Vagotomie wegen eines Ulcus duodeni kann das Ulcus entweder an gleicher Stelle persistieren, an gleicher oder anderer Stelle neu auftreten oder es kann sich ein Ulcus ventriculi entwikkeln.

2 Häufigkeit

Die Angaben über die Häufigkeit eines Rezidivulcus nach Vagotomie schwanken außerordentlich, in der Literatur finden sich Angaben zwischen 1 und 25%. Wegen der unterschiedlichen Definitionen und Nachbeobachtungszeiten ergeben sich zwangsläufig unterschiedliche Angaben, eine realistische Einschätzung der Rezidivulcushäufigkeit nach Vagotomie liegt bei ca. 5–15%. Die Rückfallquote nach einer trunculären Vagotomie mit Pyloroplastik ist höher als jene nach selektiv-gastraler Vagotomie mit Pyloroplastik, diese wiederum höher als nach selektiv-proximaler Vagotomie mit oder ohne Pyloroplastik (s. auch Kap. 28).
Die Rezidivquote nach einer Vagotomie mit gleichzeitiger Antrumresektion ist mit 0–3,5% die geringste.
Das Zeitintervall zwischen der Erstoperation und dem Auftreten des postoperativen Rezidivulcus nach Vagotomie schwankt beträchtlich. Es liegt zwischen wenigen Wochen und ca. 10 Jahren. Die überwiegende Zahl der Ulcusrezidive tritt wahrscheinlich in den ersten 5 postoperativen Jahren nach der Primäroperation auf.

Tabelle 1. Ursachen eines Ulcusrezidivs nach Vagotomie (s. auch Kap. 28)

A.	Inadäquates chirurgisches Vorgehen 1. Inkomplette Vagotomie 2. Antrumstase nach Vagotomie
B.	Hypersekretion 1. Zollinger-Ellison-Syndrom 2. Hypercalciämie 3. G-Zell-Hyperfunktion
C.	Exogene Noxen
D.	Falsche Indikation

3 **Ursachen** (Tabelle 1) (s. auch Kap. 28)

3.1 Inadäquates chirurgisches Vorgehen

3.1.1 Inkomplette Vagotomie

Ursache eines Ulcusrezidivs nach einer Vagotomie ist in vielen Fällen eine inkomplette Vagotomie [4]. Die Ursache für die relativ hohe Rezidivrate nach Vagotomie für Ulcera ad pylorum [1] ist nicht bekannt. In der Literatur schwanken die Angaben darüber, welches Vagotomieverfahren mehr zu Rezidivulcera führt. Die selektive Vagotomie, insbesondere die selektiv-proximale Vagotomie, scheint günstiger abzuschneiden als die trunculäre Vagotomie [11]. Die Rezidivrate nach Vagotomie beim Ulcus ventriculi scheint ebenso höher zu sein als beim Ulcus duodeni. Da der Wirkungsmechanismus der Vagotomie beim Ulcus ventriculi nicht eindeutig geklärt ist, stellt dieses Verfahren beim Ulcus ventriculi bisher kein zu empfehlendes operatives Prinzip dar.
Die Vagotomie kombiniert mit einer Antrektomie zeigt die geringste Rezidivquote. Die guten Spätergebnisse bei diesem Verfahren sind sicherlich darauf zurückzuführen, daß einmal die vagalen und extravagalen parasympatischen Fasern auf der Magenoberfläche unterbrochen werden und gleichzeitig die Gastrinausschüttung aus der Antrummucosa wegfällt.
Es ist unklar, ob durch Teste eine Voraussage über die Wahrscheinlichkeit eines Rezidivulcus nach Vagotomie gelingt. Eine gewisse Bedeutung wird immer noch dem in der unmittelbar postoperativen Phase durchgeführten Insulintest beigemessen. Über die Aussagekraft des intraoperativen Elektrostimulationstestes nach Burge hinsichtlich einer Senkung der Rezidivrate herrscht Uneinigkeit. Als praktikable und wenig belastende Methode zur postoperativen Vagotomieerfolgskontrolle eignet sich die Bestimmung der Reduktion der pentagastrinstimulierten Säureproduktion, die allerdings einen präoperativen Pentagastrintest voraussetzt [13].

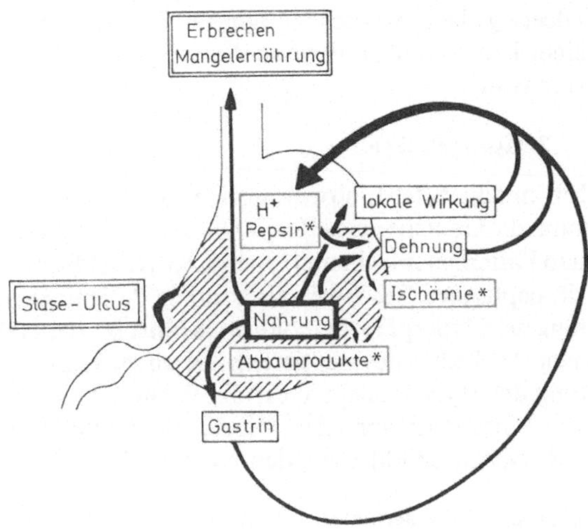

Abb. 1. Magenstase nach Vagotomie. * ulcerogen

3.1.2 **Antrumstase** (Abb. 1)

Nach trunculärer als auch selektiv-gastraler Vagotomie kann es zur gastralen Retention kommen, wenn die Drainageoperation unterlassen oder nicht ausreichend angelegt wird. Prospektive Studien, die die Vagotomie mit Gastroenterostomie und die Vagotomie mit Pyloroplastik verglichen, haben keinen Unterschied in der Häufigkeit der Rezidivulcusrate gezeigt. Betrachtet man jedoch die Pyloroplastik isoliert, so ist die nach Finney u. Jaboulay günstiger für die Antrumdrainage als die entsprechende nach Heineke-Mikulicz. Dies trifft vor allen Dingen für große, bereits dilatierte Mägen zu. Es ist aber festzuhalten, daß für die meisten Patienten das Heineke-Mikulicz-Verfahren ausreicht [8].

3.2 Hypersekretion

3.2.1 Zollinger-Ellison-Syndrom

Die eindrucksvollste und dramatischste Ursache für ein Rezidivulcus nach Vagotomie ist das Zollinger-Ellison-Syndrom infolge eines gastrinproduzierenden Tumors im Bereich des Pankreas oder Duodenums. Insgesamt macht jedoch dieses Syndrom nur einen Bruchteil der Ursachen von Rezidivgeschwüren aus. In einer Sammelstatistik liegt die Häufigkeit bei nur 1,8% (14 Gastrinome unter 795 Fällen) [14]. An ein Zollinger-Ellison-Syndrom sollte bei atypischer Ulcuslokalisation bzw. bei multiplen

Ulcera gedacht werden. Möglicherweise führt eine bessere Diagnostik zu einer häufigeren Erkennung dieses Syndroms als Ursache eines Rezidivgeschwürs.

3.2.2 Hypercalciämie

Ein anläßlich der Erstoperation nicht erkannter Hyperparathyreoidismus kann die Ursache eines Rezidivulcus nach Vagotomie sein. Es ist bekannt, daß Patienten mit einem Hyperparathyreoidismus etwa zehnmal häufiger ein peptisches Geschwür als gesunde Patienten entwickeln [3]. Eine Heilung des Hyperparathyreoidismus führt bei der Hälfte der Patienten zu einem Ausheilen des peptischen Geschwürs. Letzthin ist aber die Bedeutung der Hypercalciämie für die Entstehung eines Rezidivgeschwürs unklar. Dies trifft vor allen Dingen für multiple endokrine Adenome wie z. B. Nebenschilddrüsenadenome mit einem Gastrinom zu.

3.2.3 G-Zell-Hyperfunktion (s. Kap. 28)

3.3 Arzneimitteleinwirkung (s. Kap. 3 u. 5)

Ulcerogene Medikamente wie Acetylsalicylsäure, Indometacin, Corticosteroide, Phenylbutazon und Reserpin können ein peptisches Ulcus mit verursachen und somit auch Teilursache eines wiederauftretenden Rezidivulcus nach Vagotomie sein.

4 Notwendige Diagnostik

4.1 Anamnese

In vielen Fällen sind wiederauftretende Oberbauchschmerzen das erste Zeichen eines Rückfallgeschwürs. Weitere Symptome sind eine Blutung (akute gastrointestinale Blutung oder chronische Blutung), Erbrechen, Übelkeit, fehlender Appetit.
Bei der Rezidivquote ist zu berücksichtigen, daß ein Teil der Rezidivulcera symptomlos verläuft und nur per Zufall entdeckt wird.

4.2 Endoskopie und Röntgen

Die endoskopische Untersuchung stellt die Schlüsseluntersuchung zum Nachweis eines Rezidivgeschwürs dar. Die röntgenologische Untersuchung ist jedoch unerläßlich, daß sie eine evtl. vorhandene Entleerungsstörung des Magens gut nachzuweisen vermag.

4.3 **Spezielle Funktionsdiagnostik** (Abb. 2a–c)

Der Pentagastrintest objektiviert am ehesten den Vagotomieerfolg. Die durchschnittliche Reduktion der durch Pentagastrin stimulierten Säuresekretion (MAO) sollte nach Vagotomie über 50% betragen, der durch

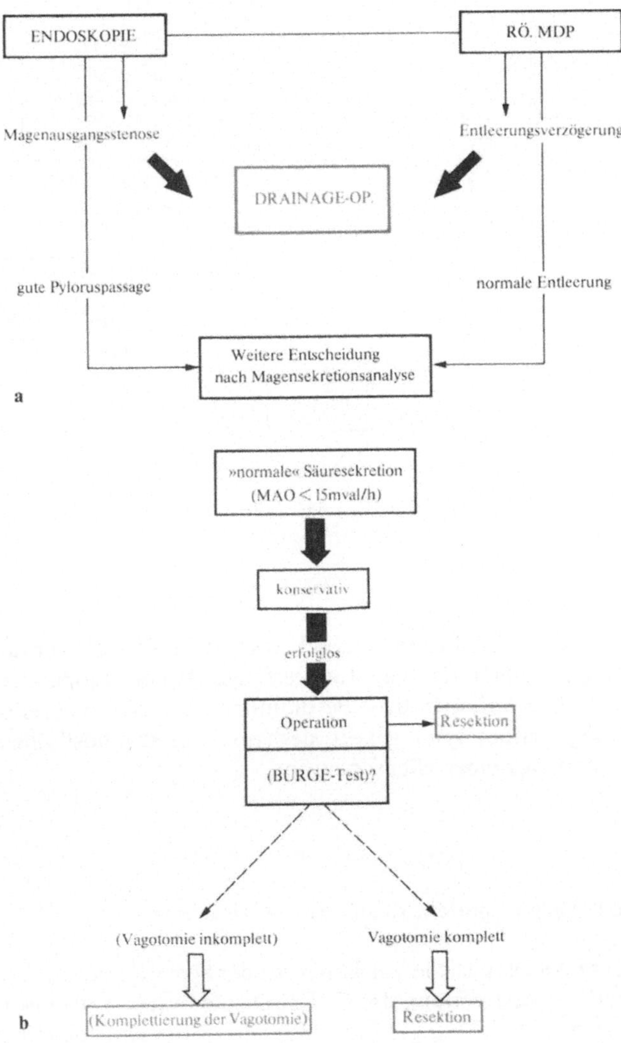

Abb. 2 a–c. Vorgehen beim postoperativen Ulcusrezidiv nach Vagotomie

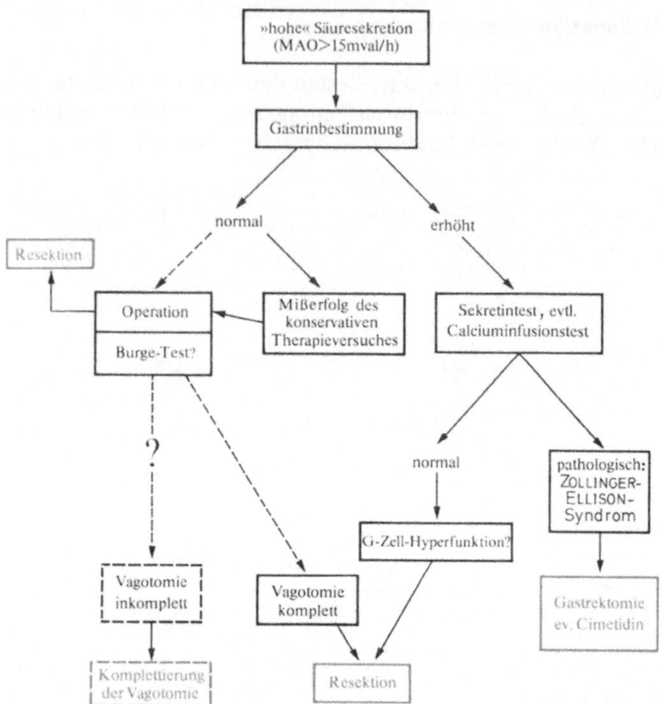

Abb. 2c

Histamin stimulierten Säuresekretion etwa 70% [1]. Voraussetzung für eine Beurteilung des Vagotomieerfolges ist ein präoperativer Vergleichstest. Die präoperative Bestimmung der Säuresekretionsverhältnisse (Magensaftanalyse) gehört deshalb zum diagnostischen Routineprogramm vor einer Ulcusoperation.

4.4 Andere spezielle diagnostische Verfahren

Zusätzliche spezielle Verfahren wie der Secretintest, Calciuminfusionstest und die Bestimmung der G-Zell-Dichte in der Antrumschleimhaut sind geeignet, das Zollinger-Ellison-Syndrom von anderen mit einer Hypergastrinämie einhergehenden Krankheitsbildern zu unterscheiden. Einzelheiten hierüber s. Kap. 5 und die Arbeiten von Creutzfeld et al. [6, 7].

5 Indikationsstellung

Das Rezidivulcus nach einer Vagotomie ist, verglichen mit dem Rezidivulcus nach Magenresektion, durch einen weniger komplizierten Verlauf gekennzeichnet, eine Behandlung ist jedoch prinzipiell indiziert.

5.1 Zur konservativen Therapie

Nach röntgenologischem bzw. endoskopischem Ausschluß eines groben operationstechnischen Fehlers sollte beim Rezidivulcus nach Vagotomie zunächst ein konservativer Therapieversuch durchgeführt werden [5, 10, 12].

5.2 Zur Operation

Bei der Indikationsstellung zur operativen Therapie eines Rezidivulcus muß davon ausgegangen werden, daß das Risiko des Wiederholungseingriffes größer ist als das der Erstoperation, wobei erhebliche Unterschiede in Abhängigkeit vom operativen Verfahren bestehen. Das vermehrte Risiko ist einerseits in dem u. U. aufwendigeren operativ-technischen Verfahren, andererseits aber auch im reduzierten Allgemeinzustandes des Patienten, insbesondere bei komplizierten Rezidivulcera, zu sehen.
Die Operationsindikation ist im wesentlichen von den vorhandenen Ulcusbeschwerden und ihrer Beeinflußbarkeit durch eine medikamentöse Therapie abhängig. Insoweit stellt sie vorwiegend der behandelnde Hausarzt bzw. Internist, weniger der behandelnde Chirurg.
Im einzelnen ist die Operationsindikation unter folgenden Bedingungen zu stellen:

- Nachweis eines operationstechnischen Fehlers mit mechanischen Folgen, die gleichzeitig als Ursache des Rückfallgeschwürs anzusehen sind, wie z. B. Magenausgangsstenose, funktionell oder mechanisch nach Vagotomie.
- Vorliegen eines komplizierten Rückfallgeschwürs mit Penetration, Perforation oder Blutung.
- Erhebliche chronische therapieresistente Beschwerden mit Ulcuspersistenz bzw. -rezidivierung (trotz adäquater konservativer Therapie).

6 Verfahrenswahl

Das chirurgische Vorgehen beim Rezidivgeschwür nach Vagotomie ist von der operativen Methode bei der Primäroperation, der Lokalisation des Erst- und des Rezidivulcus, den Funktionstesten und nicht zuletzt vom Allgemeinzustand des Patienten abhängig. Im übrigen beruht unsere Verfahrenswahl vorwiegend auf pathophysiologischen Überlegungen und eigenen Erfahrungen.

Beim Rückfallgeschwür nach Vagotomie muß zunächst endoskopisch und röntgenologisch eine Magenausgangsstenose mit Entleerungsverzögerung ausgeschlossen werden (Abb. 2). Liegt ein derart topographisch zu registrierender Fehler vor, so ist eine Drainageoperation zu empfehlen. Bei Ausschluß eines grob technischen Mangels mit normaler Magenentleerung und guter Pyloruspassage ist die Schlüsseluntersuchung die Magensekretionsanalyse. In Abhängigkeit von ihrem Ergebnis sind zwei Vorgehen möglich:

- Bei „normaler" Säuresekretion (MAO unter 15 mval/h) ist eine konservative Therapie zur Behandlung des Rezidivulcus angezeigt. Eine Operationsindikation sollte nur bei den oben angegebenen Kriterien gestellt werden.

Die Operation sollte die Vollständigkeit der früher durchgeführten Vagotomie überprüfen. Dies kann technisch sehr schwierig sein, da sich meist eine breite Verlötung des kleinkurvaturwärtigen Anteiles des Magens mit der Leberunterfläche findet. Die Anwendung des Burge-Testes kann hier ebenso wie bei der Primäroperation hilfreich sein. Erweist sich dann die Vagotomie als inkomplett, so sollte durch Präparation die Komplettierung der Vagotomie versucht werden. Auch dies kann technisch sehr schwierig sein und gelingt nicht in allen Fällen. Findet sich eine komplette Vagotomie im Burge-Test, bleibt als einzige Korrekturmaßnahme zur Behandlung des Ulcus die Resektion im Sinne einer B-I- oder B-II-Resektion. Ist der Burge-Test aus technischen Gründen nicht durchführbar oder liefert er keine aussagekräftigen Werte, so gilt als Verfahren der Wahl die Resektion.

- Unter den Bedingungen einer erhöhten Säuresekretion (MAO über 15 mval/h) muß eine Gastrinbestimmung erfolgen. Bei nur leicht erhöhtem Gastrinwert besteht der dringende Verdacht auf eine inkomplette Vagotomie bei der Voroperation. Das Therapieverfahren der Wahl nach einem Therapieversuch mit Cimetidin ist die erneute Operation mit Überprüfung der Komplettheit der Vagotomie durch Burge-Test und entsprechender Revagotomie bei nicht ausreichend durchgeführter Voroperation. Auch hier können der Revagotomie erhebliche operationstechnische Schwierigkeiten entgegenstehen. Erweist sich die Voroperation als ausreichend, so muß eine Resektion durchgeführt werden.

Ganz allgemein ist festzuhalten, daß bei einer Reoperation bei Ulcusrezidiv nach Vagotomie im Zweifel immer eine B-I- oder B-II-Resektion notwendig ist, falls der intraoperative Befund über die Komplettheit der Vagotomie zweifelhaft ist.

Tabelle 2. Ergebnisse nach Operationen wegen Rezidivgeschwür nach Vagotomie und Drainage. Literaturübersicht 1950–1974. (Nach [14])

Operation wegen Ulcusrezidiv	Anzahl Patienten	Operationsmortalität [%]	Zweitrezidiv [%]	Visick I+II [%]	Visick III+IV [%]	Unbekannt [%]
Revagotomie	76	1,3	22,4	61,8	7,9	6,6
Resektion	131	4,6	13,7	64,9	12,2	4,6
Revagotomie + Resektion	9	0	11,1	55,6	0	33,3

Ebenso sollte ein Rezidivgeschwür im Bereich des Magens nach einer Vagotomie prinzipiell reseziert werden.

Die Mehrzahl der deutschen Chirurgen bevorzugt beim Ulcusrezidiv nach einem Vagotomieverfahren die Magenresektion als adäquaten Korrektureingriff [9]. Ob hier tatsächlich mehr die Überzeugung einer primär kompletten Vagotomie oder aber die Unsicherheit vor einem technisch komplizierten und schwierigen Reeingriff mit unsicherem Ausgang den Operateur meist zur Resektion führt, bleibt dahingestellt. Die Erfahrungen anderer Autoren sprechen für den Einsatz nichtresezierender Methoden auch nach primärer Vagotomie [9, 14].

In einer Sammelstatistik, die allerdings wegen kleiner Zahlen nur bedingt verwertbar ist, hat die Revagotomie gegenüber der Resektion die niedrigere Letalitätsquote mit 1,3% gegenüber 4,6% (Tabelle 2).

Finden sich deutlich erhöhte Gastrinwerte, muß durch einen Secretin- und evtl. Calciuminfusionstest ein Zollinger-Ellison-Syndrom ausgeschlossen werden. Schließlich besteht der Verdacht auf eine G-Zell-Hyperfunktion, die durch Endoskopie mit Antrumbiopsie und Auszählung der G-Zell-Dichte ausgeschlossen werden muß [7]. Beim Nachweis einer G-Zell-Hyperfunktion – gegebenenfalls auch ohne eine histologische Sicherung – ist die Antrektomie angezeigt. Bei pathologischem Ausfall des Secretin- und Calciuminfusionstests ist die Gastrektomie erforderlich.

7 Schlußfolgerungen (Tabelle 3)

Das Ulcusrezidiv nach Vagotomie ist wegen seiner geringeren Komplikationsneigung einer konservativen Therapie zugänglich.

Beim Versagen einer konservativen Therapie bzw. bei vorhandenen Ulcuskomplikationen ist eine operative Behandlung indiziert.

Das Behandlungsprinzip der chirurgischen Rezidivtherapie ist beim Ulcusrezidiv im Duodenum wie bei der Primärtherapie der definitive säurereduzierende Eingriff. Die größte Sicherheit bietet dabei die Magenresek-

Tabelle 3. Therapiewahl beim Ulcusrezidiv nach Vagotomie

Voraus-gegangener Eingriff	Ulcusrezidiv	Empfohlener Eingriff	Ausnahmen
SPV	Im Duodenum	Komplettierung der Vagotomie (?), sonst B-I/B-II-Resektion	Drainage bei Passagestörung
SPV	Im Magen	(B-I)-Resektion	–
SPV	G-Zell-Hyperplasie	Antrektomie	–
SPV	ZES	Gastrektomie (Cimetidin)	–

tion. Lediglich beim Nachweis eines chirurgisch-technischen Fehlers bei der Voroperation ist die Beseitigung dieser Mängel primäres Operationsanliegen, d. h. die Revagotomie.

Das Rezidivulcus im Magen sollte prinzipiell reseziert werden.

Als seltene Ursache eines Rezidivgeschwürs sind die G-Zell-Hyperplasie und das Zollinger-Ellison-Syndrom anzusehen, deren chirurgische Behandlung sind Antrektomie bzw. totale Gastrektomie.

Literatur

1. Anderson, D., Hoøstrup, H., Amdrup, E.: The Aarhus County vagotomy trial. II. An interim report on the reduction of acid secretion and ulcer recurrence rate following parietal cell vagotomy. World. J. Surg. *2*, 91–100 (1978)
2. Arnold, R., Creutzfeldt, W.: Präoperative Untersuchungen bei Rezidivulcus im operierten Magen. Dtsch. Med. Wochenschr. *102*, 1684–1688 (1977)
3. Barreras, R.F.: Calcium and gastric secretion. Gastroenterology *64*, 1168–1184 (1973)
4. Bauer, H., Holle, F.: Komplettierung der Vagotomie oder Resektion; Münch. Med. Wochenschr. *118*, 453–456 (1976)
5. Clark, C.G., Boulos, P.B., Haggie, S.J., McDonald, A.M.: H_2-antagonists in the treatment of recurrent ulceration after vagotomy. Br. J. Surg. *65*, 409–411 (1979)
6. Creutzfeldt, W., Arnold, R., Creutzfeldt, C., Track, N.S.: Pathomorphological, biochemical, and diagnostic aspects of gastrinomas (Zollinger-Ellison syndrome). Hum. Pathol. *6*, 74–86 (1975)
7. Creutzfeldt, W., Arnold, R., Creutzfeldt, C., Track, N.S.: Mucosal gastrin concentration, molecular forms of gastrin, number, and ultrastructure of G-cells in patient with duodenal ulcer. Gut *17*, 745–754 (1976)
8. Hayden, W.F., Read, R.C.: A comparative study of the Heineke-Mikulicz and Finney pyloroplasty. Am. J. Surg. *116*, 755–758 (1968)
9. Heberer, G., Feifel, G.: Reinterventionen beim Ulcusrezidiv. Langenbecks Arch. Chir. *345*, 237–244 (1977)
10. Hoare, A.M., Jones, E.L., Hawkins, C.F.: Cimetidine for ulcers recurring after gastric surgery. Br. Med. J. *1978 I*, 1325–1326

11. Holle, F., Andersson, S.: Vagotomy. Latest advances. Berlin, Heidelberg, New York: Springer 1974
12. Kennedy, T., Spencer, A.: Cimetidine for recurrent ulcer after vagotomy or gastrectomy: A randomised controlled trial. Br. Med. J. *1978 I*, 1242–1243
13. Lorenz, W.: Die intra- und postoperative Vagotomiekontrolle. In: Selektive proximale Vagotomie. Aktuelle Probleme. Pichlmaier, H., Junginger, T. (Hrsg.). Stuttgart: Thieme 1979
14. Stabile, B.E., Passaro, E.: Recurrent peptic ulcer. Gastroenterology *70*, 124–135 (1976)

Kapitel 54

Indikationen beim postoperativen Rezidivulcus nach Resektion

CH. HERFARTH und N. MERKLE

1 Definitionen

Jedes nach einer Magenresektion auftretende Ulcus wird als postoperatives Rezidivulcus bezeichnet. In der Regel handelt es sich hierbei um neue, an einer anderen Stelle auftretende Ulcera, da der das Primärulcus tragende Ort bereits beseitigt ist.
Typisch für das Ulcus nach einer B-I-Resektion ist die peptische Läsion im Duodenum, direkt an der Anastomose, in Ausnahmefällen am Magen an der kleinen Kurvatur.
Nach einer B-II-Resektion läßt sich das peptische Ulcus im Bereich des Anastomosenrings bzw. dessen unmittelbarer Umgebung nachweisen, in der Regel im Jejunalschleimhautbezirk, meist zwischen zu- und abführender Schlinge. Eine Ausnahme stellt das weiter proximal gelegene Ulcus ventriculi nach B-II-Resektion dar.
Postoperative Rezidivulcera nach Magenresektionen sind also in der Regel Anastomosengeschwüre. In diese Gruppe der Rückfallgeschwüre läßt sich auch das Anastomosenulcus nach alleiniger Gastrojejunostomie einordnen.

2 Häufigkeit

Die Quoten über die Rezidivulcushäufigkeit nach magenresezierenden Verfahren schwanken in der Literatur zwischen 0,5 und 15% [8,9], die meisten Statistiken geben sie allerdings mit 1–5% an [2]. Der Großteil der Rückfallgeschwüre entsteht nach einer Operation wegen eines Ulcus duodeni, weniger nach Eingriffen wegen eines Magengeschwürs. Während die alleinige Gastroenterostomie wegen eines Ulcus ventriculi oder duodeni in 25–30% zu Rezidivgeschwüren führt [8], ist die Rückfallquote nach

Tabelle 1. Ursachen eines Ulcusrezidivs nach Magenresektion

A. Inadäquates chirurgisches Vorgehen
   1. Ungenügende Magenresektion
   2. Zurückgelassenes Antrum am Duodenalstumpf nach Billroth-II-Resektion („excluded antrum")

B. Hypersekretion
   1. Antrumrest
   2. Zollinger-Ellison-Syndrom
   3. Hypercalciämie

C. Exogene Noxen?

einer Vagotomie und gleichzeitiger Resektion bzw. Antrektomie mit 0–3,3% die geringste [9].
Das Zeitintervall zwischen der Erstoperation und dem Auftreten des postoperativen Ulcus nach Resektion schwankt beträchtlich, im Durchschnitt liegt es nach Resektion zwischen 5 und 7 Jahren [7, 8].

3 Ursachen (Tabelle 1)

3.1 Inadäquates chirurgisches Vorgehen

3.1.1 Nichtausreichende Magenresektion

Die häufigste Ursache eines Ulcusrezidives nach Magenresektion ist eine ungenügende Reduktion der Parietalzellmasse und damit der Säuresekretion. Nur wenn $^2/_3$ des Magens reseziert werden, kommt es ohne zusätzliche Vagotomie zu einer ausreichenden Säurereduktion, die etwa zwischen 50 und 90% beträgt. Wird nur die Hälfte des Magens reseziert, so kommt es zu einer Rezidivquote von 36% gegenüber einer von 12% nach einer Magenresektion mit einem Ausmaß von 50–70%. Schwierigkeiten bereitet allerdings die Beurteilung des operierten Magens, ob primär eine ausreichend hohe Resektion durchgeführt wurde.

3.1.2 Ausgeschaltetes Antrum

Ein zurückgelassener Antrumrest im Bereich des Duodenalstumpfes nach einer B-II-Resektion wird durch den fehlenden Säurekontakt bzw. durch die Exposition mit alkalischem Duodenalinhalt laufend stimuliert und verursacht eine hohe Gastrinausschüttung. Ein schmales Antrumsegment proximal oder distal bei der B-I-Resektion scheint dagegen keine wesentliche ulcerogene Bedeutung zu haben.

3.2 Hypersekretion

3.2.1 Antrumrest

Der zurückgelassene Antrumrest im Bereich des Duodenalstumpfes nach einer B-II-Resektion ist im höchsten Grade ulcerogen. Bei der Resektion ist zu bedenken, daß die Antrumschleimhaut bis 0,5 cm über den Pylorusmuskel hinaus nach aboral reichen kann, so daß bei einer B-II-Resektion ausreichend Duodenum mitentfernt werden muß. In großen Serien macht die zurückgelassene Antrumschleimhaut ca. 5% der Ursachen für ein Rezidivulcus aus. Diese Zahlen erscheinen jedoch zu hoch, in der eigenen Serie ließ sich dieser Befund nur in 2% der Rezidivgeschwüre nachweisen.

3.2.2 Zollinger-Ellison-Syndrom und Hyperparathyreoidismus

Rezidivgeschwüre infolge eines Zollinger-Ellison-Syndroms bzw. Hyperparathyreoidismus sind nicht die Folge operativer Behandlung, sondern Folge einer nicht erkannten ulcerogenen Grundkrankheit. Die Säurehypersekretion mit Hypergastrinämie ist hier Leitsymptom (s. a. Kap. 52, Absatz 3.2.1 bzw. 3.2.2).

3.3 Arzneimitteleinwirkung (s. Kap. 3 u. 5)

Es ist nicht gesichert, ob ulcerogene Medikamente bei ausreichender Säurereduktion durch die vorausgegangene Magenresektion noch ein Rezidivulcus verursachen können.

4 Notwendige Diagnostik

4.1 Anamnese

Rezidivierende Oberbauchbeschwerden nach der Operation, Druck- und Völlegefühl sowie epigastrische Schmerzen können Hinweise auf ein Rezidivgeschwür nach Magenresektion sein. Nicht selten treten Rezidivgeschwüre nach Resektion als komplizierte Ulcera auf in Form einer freien bzw. gedeckten Perforation oder als massive Gastrointestinalblutung. Dramatisch und eindrucksvoll ist das Auftreten von Diarrhoen unverdauter Kost bei gastrojejunocolischen Fisteln. Sie machen in großen Serien nur 1% aus.

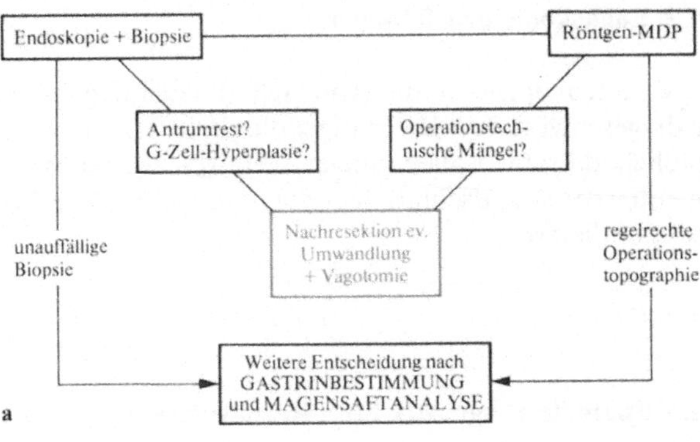

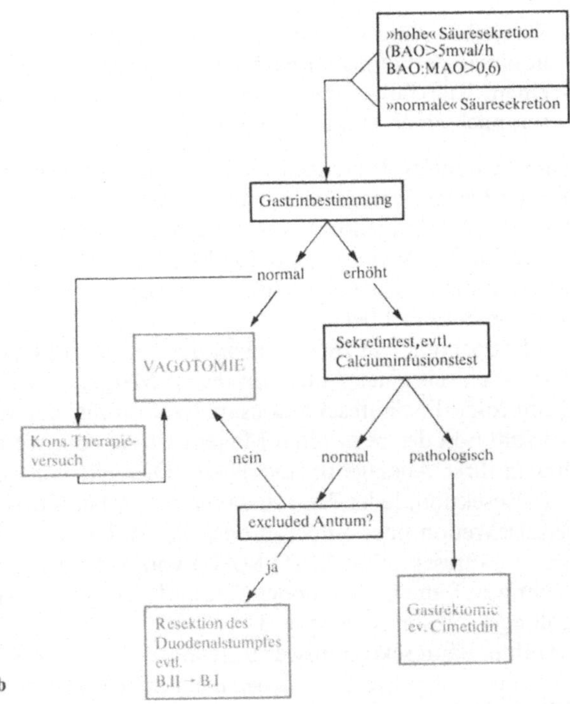

Abb. 1 a, b. Vorgehen beim postoperativen Rezidivulcus nach Magenresektion

4.2 Endoskopie und Röntgen

Die Endoskopie stellt die Schlüsseluntersuchung zum Nachweis eines Rezidivgeschwürs dar. Die röntgenologische Untersuchung ist jedoch unerläßlich, da sie vor allen Dingen beim resezierten Magen einen gut dokumentierbaren Aufschluß über die topographischen Folgen der Magenresektion liefert.

4.3 Spezielle Diagnostik beim Rezidivulcus nach Resektion (Abb. 1)

Beim Nachweis eines Rezidivulcus nach einer Resektion ist die erste diagnostische Maßnahme die Überprüfung der postoperativen Topographie, um grobe technische Fehler auszuschließen, die die Funktion beeinflussen können. Hier ist grundsätzlich zwischen zwei Situationen zu unterscheiden:

- Dem Rückfallgeschwür bei eindeutig operationstechnisch nicht adäquaten Verhältnissen nach einer Magenresektion und
- einem Rückfallgeschwür bei topographisch unauffälligen Verhältnissen nach einer Magenresektion.

Zum Ausschluß grober technischer Mängel müssen eine röntgenologische Magen-Darm-Passage und eine Endoskopie mit Biopsie durchgeführt werden. Die röntgenologische Untersuchung kann operationstechnische Mängel in Form eines zu großen Magens, einer Magenausgangsstenose, eines Syndroms der zuführenden Schlinge oder einer fehlangelegten Anastomose dokumentieren.
Die Endoskopie mit Biopsie dient der Befunddokumentation, aber auch dem Nachweis eines Antrumrestes im Magen oder Duodenalstumpf.
Dann folgt die Säuresekretionsanalyse. Infolge der verminderten Reservoirfunktion des resezierten Magens ist die Analyse technisch schwierig und in ihrer Aussage unzuverlässig. Dies gilt vor allen Dingen für die B-II-Resektion. Jeder Wert ist daher mit großer Kritik zu beurteilen. Eine Basalsekretion über 5 mval/h oder ein Verhältnis von basaler zu stimulierter Säuresekretion (BAO/MAO) von mehr als 0,6 sind dennoch verdächtig auf einen im Duodenalstumpf belassenen Antrumrest oder ein Zollinger-Ellison-Syndrom [3].
Erhöhte Säuresekretionswerte zwingen zu einer Gastrinbestimmung. Normale Gastrinwerte schließen nach einer B-II-Resektion ein Zollinger-Ellison-Syndrom und einen zurückgelassenen Antrumrest weitgehend aus [1].

4.4 Andere spezielle diagnostische Verfahren

Andere spezielle Verfahren sind identisch mit jenen bei Rezidivulcera nach Vagotomie (s. hierzu Kap. 53, Abschn. 4.4).

5 Indikationsstellung

Es ist bekannt, daß das unbehandelte Rezidivulcus nach einer Magenresektion häufig kompliziert und dann für den Patienten besonders gefährlich in Erscheinung tritt. Eine Behandlung ist deshalb beim Nachweis eines Rezidivulcus nach Resektion immer indiziert.

5.1 Zur konservativen Therapie

Auch beim Rezidivulcus nach resezierenden Verfahren sollte nach Ausschluß grober technischer Fehler zunächst ein konservativer Therapieversuch durchgeführt werden. Da die Hauptursache von Rezidivgeschwüren nach resezierenden Eingriffen Folge einer ungenügenden Magenresektion und damit einer ungenügenden Säurereduktion ist, bieten sich für ein konservatives Vorgehen Medikamente an, die in der Lage sind, die Magenrestsäure weitgehend zu eliminieren, so z. B. Histamin-H_2-Receptor-Antagonisten [4–6, 9] (s. a. Kap. 20 u. 21).

5.2 Zur Operation

Die Operationsindikation ist im wesentlichen von dem Nachweis operativ-technischer Fehler oder erheblichen Beschwerden abhängig bzw. vom Vorliegen eines komplizierten Rezidivulcus. Insoweit stellt die Operationsindikation sowohl der behandelnde Chirurg als auch der behandelnde Hausarzt bzw. Internist. Im einzelnen ist die Operationsindikation ähnlich wie bei Rezidivulcera nach Vagotomie unter folgenden Bedingungen zu stellen:

- Nachweis eines technischen Fehlers bei der Voroperation mit Belassen eines ulcerogenen Prinzips als Ursache des Rückfallgeschwürs (z. B. ausgeschaltetes Antrum, belassener Antrumrest, zu geringe Magenresektion, G-Zell-Hyperplasie, Zollinger-Ellison-Syndrom).
- Nachweis eines technischen Fehlers mit mechanischen Folgen, die gleichzeitig als Ursache des Rückfallgeschwürs anzusehen sind, wie z. B. Magenausgangsstenose, Syndrom der zuführenden Schlinge nach

B-II-Resektion, Anastomosenstenose nach B-I- oder B-II-Resektion. In der Regel liegt hier ein Ulcus ventriculi vor.

- Vorliegen eines komplizierten Rückfallgeschwürs mit Penetration, Perforation, Blutung oder Ausbildung einer gastrocolischen Fistel.
- Erhebliche chronische therapieresistente Beschwerden, auch bei fehlendem Nachweis technischer Fehler.

6 **Verfahrenswahl** (Abb. 1)

Das chirurgische Vorgehen beim Rezidivgeschwür nach Magenresektion ist von der ursprünglichen operativen Methode, der Lokalisation und Ausdehnung der Ulcera, dem Nachweis bzw. Fehlen ulcerogener Faktoren und nicht zuletzt dem Allgemeinzsutand des Patienten abhängig. Beim Nachweis eines operationstechnischen Mangels sollte die Nachresektion bei der B-I- und B-II-Resektion, evtl. auch die Umwandlungsoperation bei einer B-II-Resektion, unter gleichzeitiger totaler gastraler Vagotomie erfolgen.

Anders ist die Situation, wenn sich weder endoskopisch noch röntgenologisch morphologische Mängel nachweisen lassen. Hier ist bei „normaler" Säuresekretion zunächst ein konservatives Vorgehen zu empfehlen. Nur bei Vorliegen eines komplizierten Ulcus (Ulcuspenetration, Ulcusstenose, rezidivierende Blutung) ist eine Vagotomie durchzuführen. Ist die Säuresekretion nach einer Magenresektion als erhöht anzusehen, so hängt das weitere Vorgehen vom Ergebnis der Gastrinbestimmung ab. Bei normalen Gastrinwerten ist eine Vagotomie zu empfehlen. Zeigt die Gastrinbestimmung erhöhte Werte, so muß durch einen Secretintest und Calciuminfusionstest ein Zollinger-Ellison-Syndrom ausgeschlossen werden. Bei normalem Ausfall dieser Teste kann ein Antrumrest im Duodenalstumpf vorliegen. Es ist dann eine Nachresektion des Magenstumpfes bzw. bei Vorliegen einer B-II-Resektion eine Duodenalstumpfrevision mit Umwandlung in eine B-I-Resektion zu empfehlen. Findet sich intraoperativ kein Anhalt für einen Antrumrest, so reicht die alleinige Vagotomie aus.

Bei begründetem Verdacht auf ein Zollinger-Ellison-Syndrom ist die Indikation zur Gastrektomie zu stellen, wenn es nicht gelingt, das Gastrinom zu lokalisieren. Als Alternative zur Gastrektomie besteht in ausgewählten Sonderfällen heute auch die Möglichkeit einer Cimetidintherapie mit bisher günstigen Behandlungsergebnissen.

Bezüglich des Vagotomieverfahrens beim Ulcusrezidiv ist nach Möglichkeit eine selektive, d. h. für den resezierten Magen totale gastrale Vagotomie anzustreben. Seltener kann auch die thorakale trunculäre Vagotomie beim Ulcus pepticum angezeigt sein; allerdings können die örtlichen Ver-

Tabelle 2. Ergebnisse nach Operationen wegen Rezidivgeschwür nach Magenresektion. Literaturübersicht 1950–1984. (Nach [9])

Operation wegen Ulcusrezidiv	Anzahl Patienten	Operations-mortalität [%]	Zweit-rezidiv [%]	Visick I+II [%]	Visick III+IV [%]	Unbekannt [%]
Vagotomie	624	1,0	12,0	66,2	11,2	9,6
Nachresektion	366	6,8	20,2	58,2	9,3	5,5
Vagotomie +Nachresektion	225	5,3	8,0	67,1	8,9	10,7

hältnisse nicht ausreichend eingesehen werden, und eine operative Korrektur evtl. vorhandener topographischer Mängel ist nicht möglich. Ein Rezidivgeschwür im Bereich des Magens nach Magenresektion sollte durch Nachresektion behandelt werden. Bei Ausschluß einer Magenausgangsstenose ist die Acidität als wesentlicher pathogenetischer Faktor eher unwahrscheinlich, so daß eine Vagotomie nicht notwendig erscheint. Eher sind als Ursachen des Rezidivgeschwürs Durchblutungsstörungen im Gefolge der Voroperation anzusehen.

Problematisch sind rezidivierende Geschwürsleiden nach Vagotomie und technisch einwandfreier Magenresektion – ein äußerst seltenes Vorkommen. Findet sich bei der Operation die Vagotomie adäquat, so muß die totale Gastrektomie in Erwägung gezogen werden, auch wenn das Serumgastrin nicht erhöht ist.

Die Ergebnisse einer Sammelstatistik nach Operationen wegen eines Rezidivgeschwürs nach einer Magenresektion bekräftigen dieses Vorgehen bezüglich der Verfahrenswahl [9].

In Tabelle 2 ist ersichtlich, daß die Vagotomie als Korrektureingriff beim Ulcusrezidiv nach Magenresektion eine Letalität von 1,0% hat, die deutlich unter der mit 6,8% bei Reresektion bzw. 5,3% bei Vagotomie und Reresektion liegt. Erneute Rezidive traten in 12% nach alleiniger Vagotomie und in 8% nach kombiniertem Vorgehen auf. Die Reresektion allein führte in 20% der Fälle zu einem Rezidivulcus. Aus diesen Zahlen ist ersichtlich, daß die Vagotomie allein ausreichend effektiv ist in der Behandlung eines Rezidivgeschwürs nach technisch einwandfreier Magenresektion.

7 Schlußfolgerungen

Das nicht komplizierte Ulcusrezidiv nach Magenresektion sollte zunächst konservativ mit H_2-Receptorenblockern behandelt werden. Wegen seiner

höheren Komplikationsgefahr (verglichen mit dem Ulcusrezidiv nach Vagotomie) ist die Indikation zu einer operativen Therapie eher gegeben. Das Behandlungsprinzip der chirurgischen Rezidivtherapie ist wie bei der Primärtherapie der definitive säurereduzierende Eingriff, hauptsächlich in Form der Vagotomie. Lediglich beim Nachweis eines chirurgisch-technischen Fehlers bei der Voroperation (z. B. zu großer Magenrest) ist die Beseitigung dieses Mangels primäres Operationsanliegen.
Das Rezidivulcus im Magenstumpf sollte prinzipiell nachreseziert werden. Ebenso wie beim Rezidivulcus nach Vagotomie kommen auch beim Rezidivulcus nach Resektion seltene Ursachen wie G-Zell-Hyperplasie und Antrummanschette im Duodenalstumpf und Zollinger-Ellison-Syndrom in Frage.

Literatur

1. Arnold, R., Creutzfeldt, W.: Präoperative Untersuchungen bei Rezidivulcus im operierten Magen. Dtsch. Med. Wochenschr. *102*, 1684–1688 (1977)
2. Beyer, J., Rueff, F.L.: Ulcus nach Magenresektion. Münch. Med. Wochenschr. *117*, 531–536 (1975)
3. Creutzfeldt, W., Arnold, R., Creutzfeldt, C., Track, N.S.: Pathomorphological, biochemical, and diagnostic aspects of gastrinomas (Zollinger-Ellisonsyndrome). Hum. Pathol. *6*, 74–86 (1975)
4. Festen, H.P.M., Lamers, C.B.H., Driessen, W.M.M., van Tongeren, J.H.M.: Cimetidine in anastomotic ulceration after partial gastrectomy. Gastroenterology *76*, 83–85 (1979)
5. Gugler, R., Lindstaedt, H., Miederer, S., Möckel, W., Rohner, H.-G., Schmitz, H., Székessy, T.: Cimetidine for anastomotic ulcers after partial gastrectomy. N. Engl. J. Med. *301*, 1077–1088 (1979)
6. Holtermüller, K.-H.: Konservative Therapie des Ulcus jejuni pepticum nach Magenoperation. Symposium on Pathogenesis and Therapy of Ulcer Disease. Munich, March 13–14, 1980
7. Lüders, K., Fellmann, E., März, E.: Die operative Behandlung des Anastomosengeschwürs. Fortschr. Med. *98*, 204–208 (1980)
8. Mühe, E., Schwemmle, K., Kirndörfer, D.: Anastomosenulcus — vermeidbare Ursachen und chirurgische Therapie. Klinikarzt *5*, 383–390 (1976)
9. Stabile, W.E., Passaro, E.: Recurrent peptic ulcer. Gastroenterology *70*, 124–135 (1976)

Kapitel 55

Konsequenzen

J. R. Siewert und A. L. Blum

In Hinblick auf die Therapie postoperativer Rezidivulcera ist es nötig, sich zunächst auf eine Definition dessen zu einigen, was unter postoperativem Rezidivulcus zu verstehen ist:

Ein postoperatives Rezidivulcus ist eine objektivierte, d. h. möglichst endoskopisch nachgewiesene, im Anschluß an einen chirurgischen Eingriff wegen einer gastroduodenalen Ulcuskrankheit neu auftretende oder über 6 Monate persistierende Ulceration im Magen, Duodenum oder Jejunum.

Die vorangegangenen Kapitel zeigen deutlich, daß in Hinblick auf Spontanverlauf und Prognose des postoperativen Rezidivulcus eine Unterscheidung zwischen einem Recidivulcus nach Vagotomie und einem nach Magenresektion notwendig ist.

Rezidivulcus nach Magenresektion

Symptomatische Ulcusrezidive finden sich relativ selten, d. h. nur in 2–4% der magenresezierten Patienten. Bei den Nachuntersuchungen nach Vagotomie hat es sich aber gezeigt, daß es notwendig ist, zwischen symptomatischen und asymptomatischen Rezidivulcera zu trennen (s. Kap. 28). Vergleichbare Daten liegen für resezierende Operationsverfahren z. Z. noch nicht vor. Wie die Ausführungen in Kap. 50 zeigen, darf man davon ausgehen, daß es auch nach Magenresektion asymptomatische Ulcera gibt.
Alle bislang vorliegenden Daten deuten darauf hin, daß der Spontanverlauf des Rezidivulcus nach Magenresektion offenbar ungünstig ist und eine relativ hohe Komplikationsrate zeigt: Anastomosenulcera bluten statistisch häufiger als die zur Operation führenden Primärulcera (39:27%), dafür finden sich seltener Perforationen (8:21%). Anastomosenulcera weisen unter Placebo innerhalb von 4–8 Wochen nur eine Spontanheilungsrate von 23% auf. Die Reduktion der aggressiven peptischen Fakto-

ren ist, wie wiederholt ausgeführt, der entscheidende Ansatzpunkt der Ulcuschirurgie. Wird dieses Ziel nicht erreicht, so häufen sich Rezidive. Diese Aussage gilt auch für die Magenresektion. Wie in Kap. 50 ausgeführt, läßt sich eine gute Korrelation zwischen Ausmaß der Resektion und Höhe der Rezidivquote herstellen. Es besteht kein Zweifel, daß die technisch unzureichende Resektion die häufigste Ursache postoperativer Rezidivulcera ist. Nur selten kommen andere Ursachen in Frage, wie z. B. ein ausgeschalteter Antrumrest, ein Zollinger-Ellison-Syndrom oder exogene Noxen.

Erfreulich und auch für den Chirurgen hoffnungsvoll ist, daß Cimetidin in einer Dosierung von 1–2 g/tgl. innerhalb 8 Wochen 76% dieser Ulcera zur Abheilung bringen kann. Verbleibt die konservative Therapie erfolglos oder treten Re-Rezidive auf, so wird der Entschluß zur operativen Revision nicht zuletzt dadurch beeinflußt, ob operationstechnische Fehler bei der Erstoperation nachweisbar sind oder nicht. Derartige Fehler können z. B. sein:

- ein zu großer Magenrest,
- Anastomosen- bzw. Schlingenprobleme,
- belassener Antrumrest im Duodenalstumpf.

Diese Zustände können mit guter Aussicht auf Erfolg chirurgisch angegangen werden. Dabei steht die operative Korrektur des Fehlers im Vordergrund (Nachresektion, Duodenalstumpfrevision etc.). Zusätzlich sollte eine gastrale oder ggf. trunculäre Vagotomie vorgenommen werden, um ein Höchstmaß an Sicherheit gegen das Auftreten erneuter Rezidivulcera zu erreichen.

Lassen sich keine operativtechnischen Fehler bei der Erstoperation aufzeigen (kleiner Magenstumpf ohne Schlingenprobleme, Gastrinspiegel regelrecht), wird man sich eher zu einer weiteren medikamentösen Therapie entschließen, evtl. mit höherer Dosis oder mit einer Kombinationstherapie (z. B. Cimetidin + Pirenzipin). Nach erfolgreicher Schubtherapie sollte eine Langzeittherapie angeschlossen werden. Alternativ zur medikamentösen Langzeittherapie oder bei nicht abheilendem Ulcus kann die Vagotomie des Magenstumpfes vorgenommen werden. Da die selektiv-gastrale Vagotomie transabdominell schwierig sein kann, ist eine transthorakale trunculäre Vagotomie zu erwägen.

Postoperative Rezidivulcera nach Vagotomie

Postoperative Rezidivulcera sind je nach Vagotomietyp unterschiedlich häufig zu erwarten (s. Kap. 28). Es sei noch einmal betont, daß nur 40% aller postoperativen Ulcera nach Vagotomie – Ulcera ventriculi wie Ulcera duodeni — klinische Symptome aufweisen, d. h. zwei Drittel aller Rezidive nach Vagotomie bleiben klinisch unbemerkt. Denkbar wäre es, daß

ein stummes, symptomlos verlaufendes Recidivulcus durch die plötzliche Entwicklung von lebensbedrohlichen Komplikationen besonders gefährlich sein könnte. Diese Bedenken scheinen unbegründet, nur in 13% der symptomlosen Ulcera ist mit Komplikationen zu rechnen (Müller 1981), wobei die Entwicklung von Magenausgangsstenosen im Vordergrund steht. Blutungen und Perforationen sind dagegen selten.
Häufigste Ursache der Rezidivulcera nach Vagotomie ist wie bei der Magenresektion die ungenügende Säurereduktion (s. Kap. 28 u. 50). Eine seltene Rezidivursache kann die G-Zell-Hyperfunktion sein. Auch hier gilt es, extragastrale Rezidivursachen, wie das Zollinger-Ellison-Syndrom, eine Hypercalciämie oder exogene Noxen, auszuschließen.
Analog der primären Ulcuskrankheit und im Gegensatz zum Ulcus nach Magenresektion weisen Rezidivulcera nach Vagotomie eine gute Spontanheilungsrate auf. Unter einer Tagesdosis von 1–2 g Cimetidin heilen während 8 Wochen 66% der Ulcera ab.
In Anbetracht des in jedem Fall erhöhten Operationsrisikos sollte die Indikation zur chirurgischen Revision beim postoperativen Rezidivulcus nach Vagotomie nur beim Versagen der konservativen Therapie gestellt werden. In einer vergleichenden offenen Studie konnte Alexander-Williams zeigen, daß die Langzeitergebnisse bei chirurgischer Revision schlechter sind als bei konservativer Langzeittherapie. Eine unmittelbare Operationsindikation ergibt sich natürlich bei der Entwicklung von Ulcuskomplikationen.
Das Prinzip der chirurgischen Therapie ist beim Ulcusrezidiv im Duodenum wie bei der Primärtherapie der nunmehr möglichst definitiv säurereduzierende Eingriff. In diesem Sinne kann die Kenntnis des Ausmaßes der postoperativen Säurereduktion durch die erste Vagotomie interessant sein, ist aber oft ohne entscheidende therapeutische Relevanz. Eine Revagotomie ist in der Regel technisch schwierig und unzuverlässig. Die größere Sicherheit und bessere Effektivität bietet die distale Magenresektion. Sie sollte – wenn möglich – als Billroth-I-Resektion durchgeführt werden (Erhaltung der Duodenalpassage), bei schwierigen Duodenalverhältnissen aber auch als Billroth II. Natürlich ist beim Nachweis eines chirurgisch-technischen Fehlers bei der Voroperation (z. B. narbige Pylorusstenose nach Pyloroplastik) die Beseitigung dieses Mangels primäres Operationsanliegen. Es sollte aber noch einmal betont werden, daß die unvollständige Vagotomie nicht als technischer Fehler zu gelten hat.
Das Rezidivulcus im Magen nach Vagotomie sollte, wenn die Indikation zur Operation gestellt wird, reseziert werden.
Trotz dieser orientierenden Feststellungen muß die Entscheidung beim postoperativen Rezidivulcus mehr als sonst individuell erfolgen. Gerade diese Situation macht die ärztliche Entscheidung oftmals schwierig und besonders verantwortungsvoll.

Prophylaxe und Therapie gastroduodenaler Läsionen

Kapitel 56

Problemstellung

A. L. Blum und J. R. Siewert

Im Gegensatz zum unkomplizierten Ulcus duodeni und Ulcus ventriculi stellt die unkomplizierte akute gastroduodenale Läsion kein klinisches Problem dar. Das entscheidende Problem ist die Blutung aus der Läsion und ihre wirksame medikamentöse Prophylaxe. Ein zweiter Gegensatz zur Ulcuskrankheit besteht in der Einmaligkeit des Risikos. Die Gefahr besteht nur solange, als die externe Noxe – eine Läsion des Zentralnervensystems, ein Polytrauma, eine Verbrennung oder die Einnahme eines die Magenschleimhaut schädigenden Medikamentes – fortdauert. Diese beiden Punkte sind für Prophylaxe und Therapie der akuten gastroduodenalen Läsionen von großer Bedeutung.

Kapitel 57

Prophylaxe der akuten gastroduodenalen Läsionen

L. Kayasseh und K. Gyr

Unter Prävention der akuten Läsionen sollen in diesem Kapitel, falls nicht speziell erwähnt, die Maßnahmen zur Verhütung der „Streßulcus"-Blutung verstanden werden und zwar unabhängig von Aetiologie (wie Curling-, Cushing-Ulcus) und Charakter der Läsionen (Erosion, Ulcus). Klinisch von geringer Relevanz sind unkomplizierte akute gastroduodenale Läsionen. Die Prävention solcher Läsionen wird deshalb nur am Rande erwähnt.

1 Definition

1.1 Streßulcus

Der Begriff der akuten gastroduodenalen Läsion bzw. des Streßulcus wurde in Kap. 6 u. 7 definiert. Wir unterscheiden klinisch latente, praktisch nur endoskopisch faßbare Läsionen von der bei einer durch Blutung oder seltener Perforation klinisch manifesten Läsion.

2 Prinzipien der Prophylaxe akuter gastrointestinaler Läsionen

2.1 Allgemeine Maßnahmen

2.1.1 Grundversorgung

Zu jeder Prophylaxe gehört bei entsprechend gefährdeten Patienten (Schock, Schädeltrauma, Polytrauma, Sepsis, Verbrennung, respiratorische, renale und hepatische Insuffizienz) die Behandlung der Grundkrankheit. Zudem ist der optimalen Ernährung und dem Ausgleich metabolischer Störungen besondere Bedeutung beizumessen. Parenterale Hyperalimentation während der Streßperiode senkt die Ulcushäufigkeit [5, 16, 41, 52, 55]. Ferner ist eine optimale psychologische Führung der Patienten von größter Bedeutung; sie kommt auf den Intensivstationen oft zu kurz.

2.1.2 Puffern von Magensäure durch Milch

Auch wenn die Milch in vielen kleinen Portionen über den Tag verteilt gegeben wird, ist ihre Pufferkapazität jener von 3 normalen Mahlzeiten unterlegen.
In einer prospektiven aber unkontrollierten Studie von 582 Kindern mit Verbrennungen berichteten Watson u. Abston [59] über eine Blutungsinzidenz von 1,2% bei prophylaktischer Gabe von 100–200 ml Milch pro kg KG und die zusammen mit Valium (6stündlich) und einer guten psychologischen Betreuung. Zum Vergleich dienten mehrere retrospektive Arbeiten, vor allem diejenige von Bruck u. Pruitt [4] mit einer Ulcusincidenz von 13% und einer Blutungshäufigkeit von 7% bei 477 verbrannten Kindern. Die gleichzeitige Gabe von Valium schränkt die Aussagekraft der Studie von Watson u. Abston [59] bezüglich der prophylaktischen Anwendung von Milch ein.

2.1.3 Psychopharmaka (Sulpirid)

Die Erfahrung mit Sulpirid (Dogmatil) zur Streßulcusprophylaxe wurde in einer nicht kontrollierten Studie von Heinkelein [22] an 50 streßulcusgefährdeten Patienten einer chirurgischen und internistischen Intensivstation als günstig beschrieben. Die Resultate der Studie sind jedoch nicht schlüssig.

2.2 Antacidumgele

Da die Anwesenheit von Säure für die Entstehung von Streßläsionen und die damit verbundene Blutung erforderlich ist, sollte eine Neutralisation des Mageninhalts mit Anhebung des intragastralen pH die Ausbildung dieser Läsionen verhindern [20, 33, 44].
Ob Antacida die Entstehung streßbedingter Läsionen zu verhindern vermögen, ist im Tierexperiment nicht schlüssig belegt. Beim Ferkel [14] lassen sich unter gewissen experimentellen Bedingungen sogar mehr streßinduzierte Schleimhautläsionen beobachten, wenn Antacida verabreicht werden. Die meisten Autoren verlangen für eine erfolgsversprechende Antacidaprophylaxe, daß der pH-Wert des Mageninhalts mehr als 5 beträgt [12, 21, 36, 44, 53, 54]. Mit der intragastralen Gabe von 30 ml Antacida alle 2 h gelingt es, den pH über 12 h zwischen 4 und 6 zu halten [23].

Bei Instillation von 60 ml Antacida in der Stunde kann der intragastrale pH sogar über 7 gebracht werden [12, 36].
Obwohl vor der Cimetidinära praktisch auf allen Intensivstationen Antacida gegeben worden sind, meist in ungenügender Dosierung, existieren nur wenig kontrollierte Studien, die sich mit der Wirksamkeit der Antacida zur Verhütung gastroduodenaler Blutungen befassen (Tabelle 1).
In die kontrollierte, randomisierte Studie von McAlhany et al. [36] wurden 48 Patienten mit einer Verbrennung von mehr als 35% der Körperoberfläche aufgenommen. 24 erhielten über eine Magensonde 60–120 ml (246–492 mval) Antacida mit dem Ziel, den intragastralen pH-Wert über 7 zu halten. 24 Patienten erhielten keine Antacida und dienten als Kontrollgruppe. Während nur 1 Patient der Antacidagruppe blutete, kam es bei 7 Patienten der Kontrollgruppe zu gastroduodenalen Komplikationen: 6 Blutungen und 1 Magenperforation. Als einzige Komplikation der Antacidaprophylaxe wird 1 Patient mit metabolischer Alkalose erwähnt.
In der Studie von Hastings et al. [21] wurde die Wirkung von Antacida bei 100 schwerkranken Patienten mit respiratorischer Insuffizienz, Sepsis, Peritonitis, Ikterus, Niereninsuffizienz und Schock geprüft. 51 Patienten erhielten stündlich über eine Magensonde 30 ml eines Antacidums (123 mval), wodurch der Magen-pH auf Werte über 3,5 angehoben wurde. Bei 49 Patienten der Kontrollgruppe wurde der Mageninhalt 4 stünd-

Tabelle 1. Streßblutungsprophylaxe mit Antacida; p = Signifikanzschranke

Autoren	Grundleiden	Patienten n	Antacida (A) Kontrolle (K) Cimetidin (CMT)	Blutung [%]	p
Deweese x13] [a]	Verbrennung	61	A	7	–
McAlhany et al. [36] [a]	Verbrennung	24	A 60–120 ml/h	4	< 0,02
	> 35%	24	K	25	
MacDougall et al. [31] [b]	Leberversagen	13	A 20 ml/4 h	23	N.S.
		12	K	50	
Hastings et al. [21] [b]	Schwerkranke	51	A 30–60 ml/h	4	< 0,05
	Patienten	49	K	24	
Priebe et al. [41] [b]	Schwerkranke	37	A 30 ml/h	0	< 0,01
	Patienten	38	CMT 4 × 300 mg	18	
McElwee et al. [37] [c]	Verbrennung	14	A 30 ml/2 h	0	N.S.
	> 30%	13	CMT 6 × 400 mg	0	
Speranza et al. [56] [b]	Schwerkranke	52	A 10 ml/h	2	N.S.
	Patienten	60	CMT 4 × 200 mg	0	
		56	K	14	< 0,01

[a] Offene Studie
[b] Prospektiv kontrollierte Studie
[c] Doppelblindstudie

lich abgesaugt, jedoch kein Placebo verabreicht. Die Anwesenheit von Frischblut oder ein positiver Guajaktest in 3 aufeinanderfolgenden Aspiraten innerhalb von 12 h wurde als gastrointestinale Blutung gewertet. Endoskopien wurden nicht durchgeführt. Bei 2 Patienten der Antacidagruppe und 12 Patienten der Kontrollgruppe kam es zu einer gastrointestinalen Blutung. Minimale Nebenwirkungen der Antacida, wie Diarrhoe, wurden in ca. 25% beobachtet. 1 Fall von Hypermagnesiämie wurde beschrieben.

Zwei weitere unkontrollierte Arbeiten bei 49 Patienten mit Sepsis und Trauma [53] sowie bei 61 Patienten mit Verbrennungen [13] zeigten eine den Autoren gering erscheinende Blutungsincidenz unter Antacidagabe. Im Gegensatz zu den erwähnten Arbeiten fand MacDougall [31] bei 25 Patienten mit akutem Leberversagen keine signifikante Veränderung der Blutungsrate unter Antacida (20 ml/4 h). Die in dieser Studie verwendete Antacidadosis war sehr klein. Sie wird von manchen Autoren als wirkungslos betrachtet, da mindestens 30 ml Antacida stündlich zu verabreichen sind, um den intragastralen pH-Wert über 3,5 zu halten. Weitere Studien von Priebe et al. [41], McElwee et al. [37] und Speranza et al. [56] werden unter Abschn. 2.3 besprochen.

2.3 Cimetidin

Die Bildung von experimentell erzeugten Streßläsionen beim Hund konnte vermindert werden, wenn 45 min vor einem Blutungsschock Cimetidin verabreicht wurde [47]. Bei der Ratte konnte die Streßulcusbildung sogar erst dann reduziert werden, wenn Cimetidin mindestens 2 Tage zuvor gegeben wurde [57]. In anderen Experimenten hatte Cimetidin eine sofortige Wirkung und konnte, auch wenn es erst nach der Noxe verabreicht wurde, Blutungen verhindern [40 a]. Auch am Menschen sind die Beobachtungen widersprüchlich. Konnten Silvestri et al. [51] in einer kontrollierten Studie an 20 Patienten mit Kopfverletzungen durch Endoskopien am 6. Behandlungstag zeigen, daß Cimetidin die Ausbildung von Läsionen verhindert. Cartier et al. [8] beobachteten in einer kontrollierten Studie, daß durch Cimetidin die endoskopisch nachgewiesenen Läsionen am 1. Tag nach dem Streß reduziert werden konnten, hingegen fand sich am 8. Tag kein Unterschied mehr gegenüber der Kontrollgruppe. In einer kontrollierten Studie von Halloran et al. [20] fand sich in der mit Cimetidin behandelten Gruppe kein Unterschied gegenüber einer Kontrollgruppe in bezug auf die endoskopisch feststellbaren Läsionen.

Alle weiteren Studien befassen sich mit der Prophylaxe der Blutung aus streßbedingten Ulcera und Erosionen (Tabelle 2). Die erste kontrollierte Studie stammt von MacDougall et al. [31]. Von 50 Patienten mit akutem

Tabelle 2. Streßblutungsprophylaxe mit Cimetidin; Resultate kontrollierter Studien; p = Signifikanzschranke

Autoren	Grundleiden	Patienten n	Cimetidin (CMT) Kontrolle (K) Antacida (A)	Blutung [%]	p
MacDougall et al. [31]	Leberversagen	26	CMT 100 mg/h	4	<0,001
		24	K	54	
Fischer et al. [15]	Respiratorische Insuffizienz Polytrauma	10	CMT 6 × 200 mg	0	N.S.
		10	K	10	
Lorenz et al. [30]	Polytrauma	14	CMT 6 × 200 mg	0	<0,025
		14	Placebo	35	
Halloran et al. [20]	Kopfverletzung	26	CMT 6 × 300 mg	19	<0,05
		24	K	75	
Cartier et al. [8]	Schwerkranke Patienten	58	CMT 6 × 200 mg	2	<0,01
		61	Placebo	15	
Priebe et al. [41]	Chirurgische Intensivstation Patienten	38	CMT 4 × 300 mg	18	<0,01
		37	A 30 ml/h	0	
McElwee et al. [37] [a]	Verbrennung >30%	13	CMT 6 × 400 mg	0	N.S.
		14	A 30 ml/2 h	0	
Speranza et al. [56]	Schwerkranke Patienten	52	A 10 ml/h	2	N.S.
		60	CMT 4 × 200 mg	0	
		56	K	14	<0,01

[a] Doppelblindstudie

Leberversagen (Grad IV) erhielten 26 einen Histaminantagonisten (zuerst Metiamid, später Cimetidin 100 mg/h als Infusion) und 24 Placebo. Nur bei einem Patienten in der Cimetidingruppe, jedoch bei 13 Patienten in der Kontrollgruppe, kam es zur Blutung aus Magenerosionen ($p < 0,001$).

Fischer et al. [15] berichteten über eine Untersuchung bei 20 Patienten mit Polytrauma und respiratorischer Insuffizienz: 10 Patienten erhielten 200 mg Cimetidin 4stündlich für 5 Tage und dann 5 × 200 mg p. o. für weitere 9 Tage. Zweimal kam es zu einer Blutung in der Kontrollgruppe, während unter Cimetidin niemand blutete. Die kleinen Zahlen lassen hier keine definitive Aussage zu.

In die einfach-blinde Sequentialstudie von Lorenz et al. [30] wurden 28 Patienten mit schwerem Polytrauma aufgenommen. 14 Patienten erhielten Cimetidin (200 mg/4 h) und 14 Placebo. Bei den Zeichen einer intestinalen Blutung wurde endoskopiert. In der Cimetidingruppe traten keine Läsionen auf, während es in der Kontrollgruppe zu 4 Blutungen und zu einer Perforation kam. Die Studie wurde vor Erreichen der vorgesehenen Signifikatsgrenze abgebrochen und mit Hilfe des Fisher-Tests analysiert ($p < 0,025$).

Halloran et al. [20] untersuchte in einer Doppelblindstudie während 2 Jahren 50 Patienten mit schwerer Kopfverletzung. Cimetidin (300 mg/4 h) oder Placebo wurden i. v. verabreicht. Eine Blutung wurde dann angenommen, wenn das Aspirat aus dem Magen entweder Frischblut enthielt oder wenn die Guajakprobe im Aspirat 4mal hintereinander positiv war. 5 von 26 Patienten in der Cimetidingruppe und 18 von 24 Patienten der Kontrollgruppe bluteten. Dieser Unterschied war signifikant ($p < 0,05$).

Weitere kontrollierte Studien [37, 41, 56] verglichen den Effekt von Cimetidin mit dem von Antacida.

Priebe et al. [41] untersuchten 75 Patienten einer chirurgischen Intensivstation; 37 erhielten Antacida 30 ml/h und 38 Cimetidin 4 × 300 mg i. v. Die Antacida waren dem Cimetidin in dieser Studie überlegen. Während es 7mal unter Cimetidin zu einer – allerdings sehr geringen – Blutung kam, trat bei keinem der Patienten der Antacidagruppe eine Blutung auf. Speranza et al. [56] berichteten über eine Untersuchung bei 168 schwerkranken Patienten. 60 Patienten erhielten Cimetidin in einer Dosis von 200 mg/6 h, 52 erhielten ein niedrig dosiertes Antacidumgel (10 ml/h) und 56 erhielten weder Antacida noch Cimetidin. Während es bei 8 Patienten in der Kontrollgruppe blutete, trat in der Cimetidin- und der Antacidagruppe keine Blutung auf. In der Doppelblindstudie von McElwee et al. [37] an Patienten mit schwerer Verbrennung von über 30% der Körperoberfläche zeigten weder die Patienten mit Antacidumprophylaxe (30 ml/2 h), noch diejenigen der Cimetidingruppe (400 ml/4 h i. v.) eine Blutung. Dies ist die einzige Studie, in der alle Patienten am 1., 3. und 10. Tag endoskopiert worden sind. Somit kann mit Cimetidin in hohen Dosen kein wesentlicher Vorteil gegenüber einer konsequenten Antacidaprophylaxe erzielt werden.

In offenen Untersuchungen wurden von Jones et al. [25] bei Nierentransplantierten, von Zumtobel et al. [62] bei mehrfach organinsuffizienten Patienten mit Sepsis und von Forster et al. [16] bei Patienten mit Polytrauma, Kopfverletzungen und Verbrennung ein positiver Effekt der Cimetidinprophylaxe postuliert. Hingegen fand Martin et al. [34] bei Patienten einer chirurgischen Intensivstation eine hohe Blutungsincidenz [28%] unter der Verabreichung von 1 × 200 mg Cimetidin/24 h. Diese Studien sind unkontrolliert und nicht optimal durchgeführt worden.

Mit Ausnahmen von 8, 30, 56 wurde in allen Studien, in denen eine Verminderung der Streßblutungsincidenz beobachtet wurde, Cimetidin in hoher Dosierung angewandt (1800–2400 mg/24 h).

Tabelle 3. Streßblutungsprophylaxe mit Pirenzepin; p = Signifikanzschranke

Autoren	Grundleiden	Patienten *n*	Pirenzepin (P)	Blutung [%]	p
Mattes et al. [35]	Polytrauma	11	P 30 mg Bolus + 3 × 10 mg/24 h	0	< 0,01
		11	Placebo	64	

2.4 Pirenzepin

Die Wirksamkeit von Pirenzepin zur Prophylaxe von gastroduodenalen Streßläsionen und von Streßulcusblutungen ist bis jetzt nur in einer einzigen Doppelblindstudie von Mattes et al. [35] untersucht worden (Tabelle 3). 22 Patienten mit Polytrauma oder mit Sepsis wurden randomisiert. 11 Patienten erhielten 30 mg Pirenzepin als Bolus, gefolgt von 10 mg/8 h intravenös, und 11 Patienten erhielten entsprechende Mengen Placebo. Alle Patienten in der Placebogruppe hatten endoskopisch nachweisbare Streßläsionen in Form multipler Erosinen oder Ulcera, während von den pirenzepinbehandelten Patienten 7 von 11 Patienten solche Läsionen zeigten. Eine manifeste Blutung war bei 7 Patienten zu beobachten, sie gehörten ausschließlich der Placebogruppe an. Die Resultate dieser Studie sind zwar sehr ermutigend, müssen jedoch durch weitere Studien mit größerer Patientenzahl belegt werden.

2.5 Cholestyramin

Die Förderung der Entstehung von Streßläsionen durch duodenalgastralen Reflux wird in zahlreichen Tierexperimenten belegt.
Durch chirurgische Umleitung des Galleflusses konnte die Häufigkeit dieser Läsionen beim Tier gesenkt werden [6, 39, 49, 61]. Über den Wert von Cholestyramin zur Streßblutungsprophylaxe beim Menschen gibt es bis jetzt nur die Studie von Schumpelick u. Grossner [50]. Sie wurde prospektiv, aber nicht doppelblind durchgeführt. Von 68 Patienten einer chirurgischen Intensivstation wurden 44 Patienten mit Cholestyramin (2 g in 20 ml H_2O/2 h) und 24 Patienten mit einem Antacidum (10 ml/h) behandelt. Die Aussage dieser Studie wird dadurch eingeschränkt, daß in der Cholestyramingruppe zu einem späteren Zeitpunkt zusätzlich ein Antacidum (10 ml/h) verabreicht wurde. In der Antacidagruppe (n = 24) kam es 2 mal zur Blutung aus einem Ulcus. In der Gruppe, die nur mit Cholestyramin behandelt wurde (n = 8), kam es 1 mal zu einer Blutung

aus Erosionen, und in der Gruppe, in der Cholestyramin und Antacida verabreicht wurde, trat bei keinem der 36 Patienten eine Blutung auf. Diese Unterschiede sind statistisch nicht signifikant.

2.6 Vitamin A

Der Vitamin-A-Spiegel im Serum ist bei Versuchstieren im Streß sowie bei Patienten mit Streßulcus deutlich erniedrigt [9, 34]. In der prospektiven Studie von Kasper et al. [26] wurde bei einem Kollektiv von Polytraumatisierten (32 Patienten), Schädelhirnverletzten (27 Patienten) und Patienten mit gynäkologischen Operationen (15 Patienten) das Verhalten der Serumkonzentration von Vitamin A mit den präoperativ ermittelten Werten verglichen. Die Vitamin-A-Konzentration war in den 3 Gruppen erniedrigt.

Im Tierexperiment sind die Berichte über die Streßulcusprophylaxe mit Vitamin A kontrovers. Während Rasche u. Butterfield [42] und Wedell et al. [60] keine Verminderung bezüglich Häufigkeit und Größe der entsprechenden Ulcera zeigten, berichteten mehrere Autoren über günstige Resultate [29, 34, 43]. Dieser positive Effekt wird auf eine Stabilisierung der Magenschleimhautbarriere durch die hoch dosierte Behandlung mit Vitamin A zurückgeführt [9]. Die Resultate kontrollierter Studien am Menschen sind in Tabelle 4 ersichtlich. Chernov et al. [9] berichtet in einer mangelhaft randomisierten Studie über positive Resultate mit der prophylaktischen Gabe von 2 × 100000 E Vitamin A/24 h bei Patienten mit Verbrennungen von über 25% Körperoberfläche. 2 von 14 Patienten in der Vitamin-A-Gruppe und 14 von 22 der Kontrollgruppe bluteten. Bei

Tabelle 4. Streßblutungsprophylaxe mit Vitamin A; p = Signifikanzschranke

Autoren	Grundleiden	Patienten *n*	Vitamin A Kontrolle	Blutung [%]	p
Chernov et al. [9]	Verbrennung 25%	14	Vitamin A 2 × 100000 E/24 h	14	[a]
		22	Kontrolle	68	
Chernov et al. [10]	Verbrennung 25%	22	Vitamin A 2 × 100000 E/24 h	18	[a]
	Schwerkranke	30	Kontrolle	63	
Schellerer et al. [48]	Schwerkranke	50	Vitamin A 4 × 100000 E/24 h	8	N.S.
		50	Placebo	12	

[a] Von Autoren nicht angegeben

einem Patienten der Kontrollgruppe kam es sogar zur Perforation. Die gleichen Autoren [10] berichteten über eine randomisierte Studie bei 52 Patienten mit schweren Verbrennungen oder anderen schweren Erkrankungen; 22 erhielten Vitamin A und 30 Patienten dienten als Kontrollen. Während es in der Vitamin-A-Gruppe nur bei 4 Patienten zu einer Blutung kam, bluteten in der Kontrollgruppe 19 Patienten.

Im Gegensatz zu den positiven Resultaten von Chernov et al. [9, 10] konnte von Schellerer et al. [48] in einer Doppelblindstudie bei 100 Patienten einer Intensivstation kein signifikanter Unterschied gefunden werden. 4 Patienten der Vitamin-A-Gruppe 6 der Placebogruppe bluteten. Vitamin A wurde in einer Dosis von 4 × 100 000 E/24 h verabreicht. Diese Studien können vorsichtig so interpretiert werden, daß bei Verbrennungen möglicherweise der Einsatz von Vitamin A von Nutzen ist, daß aber Allgemeinpatienten einer Intensivstation nicht wesentlich von einer größeren Vitamin-A-Gabe profitieren. In der Studie von Schellerer fällt auf, daß die Blutungshäufigkeit auch in der Kontrollgruppe sehr niedrig ist.

2.7 Sucus liquiritiae deglycirrhizinisatum (SLD) und Tragantsulfat (TGS)

Süßholzextrakt (Sucus liquiritiae deglycirrhizinisatum, SLD) und der Pepsinhemmer Tragantsulfat (TGS) waren in der Lage, bei der Ratte die durch Streß, Pylorusligatur und andere Mechanismen induzierten Ulcera zu verhüten [1–3]. 1977 zeigte Nussbaumer et al. [40] in Doppelblindstudien, daß die beiden Substanzen am Menschen bezüglich Prophylaxe der postoperativen Streßblutung wirkungslos waren (Tabelle 5).

2.8 Prostaglandine (PG)

Es konnte im Tierversuch gezeigt werden, daß durch rechtzeitige Gabe von Prostaglandin sowie deren methylierter Analoga die Entstehung me-

Tabelle 5. Streßblutungsprophylaxe mit Sucus liquiritiae deglycirrhizinisatum (SLD) und Tragantsulfat (TGS); p = Signifikanzschranke

Autoren	Grundleiden	Patienten *n*	SLD TGS	Blutung [%]	p
Nussbaumer et al. [40] (Triemli-Spital)	Chirurgisches Risiko Patienten	217	SLD 4 × 3 Kapseln	9,6	N.S.
		215	Placebo	9,6	
Nussbaumer et al. [40] (Waid-Spital)	Chirurgisches Risiko Patienten	58	TGS 3 × 10 Sirup	13	N.S.
		61	Placebo	16	

dikamentös induzierter Veränderungen der Magen- und Dünndarmschleimhaut sowie die HCl- und Gallensäure-induzierte hämorrhagische Gastritis verhindert werden kann [7, 27, 32, 38, 45, 46]. Dieser protektive Effekt der Prostaglandine konnte auch beim Menschen nachgewiesen werden [11, 17, 24]. Klinische Studien über die Prävention der Streßblutung liegen bis jetzt nicht vor.

2.9 Gastrointestinale Hormone (Secretin, Somatostatin)

Secretin und Somatostatin eignen sich wenig für die Prophylaxe, da sie per Dauerinfusion appliziert werden müssen und zudem noch teuer sind. Somatostatin [28] eignet sich zur Therapie akuter gastroduodenaler Läsionen (vgl. Kap. 56).

3 Cost-Benefit-Rechnung

Von den bisher erwähnten Medikamenten, die zur Streßblutungsprophylaxe eingesetzt werden können, ist nur die Wirksamkeit von Antacida und Cimetidin anhand von mehreren kontrollierten Studien bewiesen. Die Kosten für eine wirksame Prophylaxe mit Antacida und Cimetidin sind in Tabelle 6 aufgeführt. Aufgrund der Behandlungsresultate von MacAlhany et al. [36] und Hastings et al. [21] kann mit Antacida im Vergleich zur Kontrollgruppe bei 21 von 100 Patienten mit schweren Allgemein-Erkrankungen und Verbrennungen eine Blutung verhindert werden. Daraus errechnet ein Kostenaufwand pro verhinderte Blutung von sfrs 2400,–, wenn Antacida in einer Dosis von 30 ml/h [21, 41] während 14 Tagen gegeben werden. Für Cimetidin in einer Dosis von 300 mg/4 h [20] ergibt sich entsprechend eine Summe von sfrs 2772,–.

Tabelle 6. Cost-Benefit-Rechnung für Antacida [19] und Cimetidin (Preise sind aus der Schweizer Spezialitätenliste 15. 3. 80 entnommen)

	Nach Literatur wirksame Dosis	Kosten während 14 Tagen pro Patient (sFrs)	Kosten pro verhinderte Blutung[a] (sfrs)
Antacida	30 ml/h [21, 41]	504	2400
Cimetidin	300 mg/4 h [20]	582	2772

[a] Grundlagen zur Berechnung s. Tabelle 1 [21, 36]

4 Schlußfolgerung

Die vorliegenden Daten erlauben den Schluß, daß die Komplikationen der Streßläsion, vor allem die Blutung, durch prophylaktische Maßnahmen zu einem großen Teil verhindert werden können, nicht aber die Entstehung der Läsionen als solche.

Eine Reduktion der Blutungsincidenz läßt sich erreichen mit Antacida, 30 ml 1- bis 2stündlich, oder mit Cimetidin, 300 mg intravenös alle 4 h. Bei der Wahl der beiden Behandlungsarten müssen die Nebenwirkungen mitberücksichtigt werden. Bei Verbrennungen darf evtl. Vitamin A empfohlen werden.

Literatur

1. Aarsen, P.N.: Standardization method of deglycyrrhizinized liquorice on experimental gastric ulcer in rats. Arzneim. Forsch. *23*, 1346–1348 (1973)
2. Andersson, S., Barany, F., Cabodo, J.L.F.: Protective action of deglycyrrhizinized liquorice on the occurrence of stomach ulcer in pylorusligated rats. Scand. J. Gastroenterol. *6*, 683–686 (1971)
3. Bianchi, R.G., Cook, D.L.: Antipeptic and antiulcerogenic properties of a synthetic sulfated polysaccharide (SN-2363). Gastroenterology *46*, 409–414 (1964)
4. Bruck, H.M., Pruitt, B.A.: Curling's ulcer in children: A 12–year review of 63 casers. J. Trauma. *12*, 490 (1972)
5. Byrd, H.S. Lazarus, H.M., Thorma, M.J.: Parenteral alimention. Am. J. Surg. 688–693 (1975)
6. Cameron, A., Rovelstand, R.A., Carlson, H.C.: Cholestyramine and gastric ulcer. Lancet *9*, 963–964 (1972)
7. Carmichael, H.A., Nelson, L., Russell, R.I., Lyon, A., Chandra, V.: The effect of the synthetic prostaglandin analog 15 (R) 15 methyl-PGE2 methyl ester on gastric mucosal hemorrhage induced in rats by taurocholic acid and hydrochloric acid. Dig. Dis. *22*, 411–414 (1977)
8. Cartier, F., Gauthier-Lafave, F., Larenc, L., Mottin, J., Cara, M., Passelece, J.: Cimetidine in patients at risk of stress ulcer: A multi-center controlled trial (abstract). Intensive Care Med. *6/54*, 117 (1980)
9. Chernov, M.S., Hale, H.W., Wood, M.: Prevention of stress ulcers. Am. J. Surg. *122*, 674–677 (1971)
10. Chernov, M.S., Cook, F.B., Wood, M., Hale, H.W.: Stress ulcer: Apreventable disease. J. Trauma *12*, 831–833 (1972)
11. Cohen, M.M.: Mucosal cytoprotection by PGE_2. Lancet *1978 II*, 1253
12. Curtis, L.E., Simonian, S., Buerk, C.A., Hirsch, E.F., Soroff, H.S.: Evaluation of the effectiveness of controlled pH in management of massiv upper gastrointestinal bleeding. Am. J. Surg. *125*, 474–476 (1973)
13. Deweese, M.S.: Gastrointestinal ulceration. J. Trauma *7*, 115 (1976)
14. Doertenbach, J.G., Hottenrott, C., Büsing, M., Gerstenbergk, L.V., Ruf, W.: Über den Einfluß von Antacida auf Streß induzierte Magen-Schleimhautläsionen beim Ferkel. M.M.W. *119*, 151–154 (1977)

15. Fischer, M., Lorenz, W., Reimann, H., Roidl, H., Rohde, H., Schwarz, B., Haimelmann, H.: Cimetidine prophylaxis of acute gastroduodenal lesion in patients at risk. International symposium on histamine H 2. Receptor antagonists. Excerpta medica 280–290 (1977)
16. Forster, A., Maurer, J., Stalder, R., Suter, P.: Does the critically ill patient benefit from a prophylactic treatment with cimetidine (abstract)? Intensive Care Med. *6/54*, 117 (1980)
17. Gibinski, K., Rybicka, J., Mikos, E., Nowak, A.: Double-blind clinical trial on gastroduodenal ulcer healing with prostaglandin E 2 analogues. Gut *18*, 636–639 (1977)
18. Grund, F.N., McCelland, R.M.: Trauma workshopreport. The gastric intestinaltrakt in trauma. J. Trauma *2*, 1089 (1970)
19. Güller, R.: Pufferkapazität und Kosten der flüssigen Antazida. Schweiz. Med. Wochenschr. *107*, 807–810 (1977)
20. Halloran, L.G., Zfass, A.M., Gayle, W.E., Wheeler, C.B., Miller, J.D.: Prevention of acute gastrointestinal complications after severe head injury. A controlled trial of cimetidine prophylaxis. Am. J. Surg. *139*, 44–48 (1980)
21. Hastings, P.R., Skillmann, J.J., Bushnell, L.S., Silen, W.: Antacid titration in the prevention of acute gastrointestinal bleeding. A controlled randomized trial in 100 critically ill patients. N. Engl. J. Med. *289*, 1041–1045 (1978)
22. Heinkelein, J.: Streßulcer-Prophylaxe mit Sulpirid. M. M. W. *121*, 283–285 (1979)
23. Herrmann, V., Kaminski, D.L.: Evaluation of intragastric pH in acutely ill patients. Arch. Surg. *114*, 511–514 (1979)
24. Johannsson, C., Kollberg, B., Nordemar, R., Bengström, S.: Mucosal protection by PGE_2. Lancet *1979 I*, 317–318
25. Jones, R.H., Rudge, C.J., Bewick, M., Parsons, V., Weston, M.J.: Cimetidine prophylaxis against upper gastrointestinal haemorrhage after renal transplantation. Br. Med. J. *1978 I*, 398–400
26. Kasper, H., Brodersen, M., Schedel, R.: Concentration of vitamin A, retinolbinding protein to the prevention of stress ulcer by means of vitamin A. Acta Hepato-Gastroenterol. (Stuttg.) *22*, 403–408 (1975)
27. Kawarade, Y., Lambek, J., Matsumoto, T.: II prostaglandine E 1 and microcirculatory responses in stress ulcer. Am. J. Surg. *129*, 217–222 (1975)
28. Kayasseh, L., Gyr, K., Keller, U., Stalder, G.A., Wall, M.: Somatostatin and cimetidin in peptic-ulcer haemorrhage. A randomised controlled trial. Lancet *1980 I*, 844–846
29. Lee, H.M.: The effect of vitamine A on the formation of steroid induced gastric ulcers. Surg. Forum *22*, 322–324 (1971)
30. Lorenz, W., Fischer, M., Rohde, H., Troidl, H., Reimann, H.J., Ohmann, C.: Histamine and stress ulcer: New components in organizing a sequential trial on cimetidine prophylaxis in seriously ill patient and definition of a special group at risk. Klin. Wochenschr. *58*, 653–665 (1980)
31. MacDougal, B.R.D., Bailey, R.J., Williams, R.: H_2-receptor antagonists and antacids in the prevention of acute gastrointestinal haemorrhage in fulminat hepatic failure. Lancet *1977 I*, 617–619
32. Mann, N.S.: Bile-induced acute erosive gastritis its prevention by antacid, cholestyramine and prostaglandin E 2. Dig. Dis. *21*, 89–92 (1976)
33. Martin, L.F., Stalocher, D.K., David, R.N., Simonowitz, A., Dellinger, E.P., Martin, H.M.: Failure of cimetidine prophylaxis in the critically ill. Arch. Surg. *114*, 492–496 (1979)
34. Martin, M.S., Lambert, R., Martin, R., Andrec: Effect protecteur de la Vitamine A sur l'ulcer de contrainte durat. C. R. Soc. Biol. (Paris) *161*, 2527–2530 (1967)
35. Mattes, P., Person, G., Herfarth, C.: Streßulcus-Prophylaxe mit Pirenzepin – eine kontrollierte Studie. Gastroenterology *6*, 325–327 (1980)

36. McAlhany, J.C., Czaja, A.J., Pruitt, B.A.: Antacid control of complications from acute gastroduodenal disease after bruns. J. Trauma *16*, 645–649 (1976)
37. McElwee, H.P., Sivinek, K.R., Levine, B.A.: Cimetidine alfords protection equal to antacids in prevention of stress ulceration following thermal injury. Surgery *86*, 620–626 (1980)
38. Miller, T.A., Jacobson, E.D.: Gastrointestinal cytoprotection by prostaglandins. Gut *20*, 75–87 (1979)
39. Norton, L., Mathews, D., Avrum, L., Eisemann, B.: Pharmocological protection against swine stress ulcer. Gastroenterology *66*, 503–508 (1974)
40. Nussbaumer, U., Landot, M., Röthlisberger, G., et al.: Postoperative Streßblutung: Unwirksame Prophylaxe mit einem Pepsininhibitor und einem glycyrrhinzinsäurefreien Süßholzextrakt. Schweiz. Med. Wochenschr. *107*, 276–279 (1977)
40a. Owen, D.A.A., Parsons, M.E., Farrington, H.E., Blakemore, R.: Rednetion by Cimetidine of acute gastric hemorrhage caused by reinfusion of blood after exposure to exoglucons acid during gastric ischemia in rats. Gastroenterology *77*, 979–985 (1979)
41. Priebe, H.J., Skillman, J.J., Bushnell, L.S., Long, P.C., Silen, W.: Antacid versus cimetidine in prevent in acute gastrointestinal bleeding. N. Engl. J. Med. *302*, 426–430 (1980)
42. Rasche, R., Butterfield, W.C.: Vitamin A pretreatment of stress ulcer in rats. Arch. Surg. *106*, 320–321 (1973)
43. Requena, R., Forte, R., Knopf, M., Scherrer, J., Kirschner, J., Levowitz, B.S.: Intra cellular Ptassium and vitamin A in the prevention of stress ulcers. Surg. Forum *23*, 388–389 (1972)
44. Robbins, R., Idjadi, F., Stahl, W.M., Essiet, G.: Studies of gastric secretion in the stressed patients. Ann. Surg. *175*, 555–562 (1972)
45. Robert, A.: An intestinal disease produced experimentally by a prostaglandin dificieny. Gastroenterology *69*, 1045 (1975)
46. Robert, A., Nezamis, J.E., Lancaster, C., Hanchar, A.J.: Cytoprotection by prostaglandins in rats. Prevention of gastric necrosis produced by alcohol, HCL, NAOH, hypertonic Nacl and thermal injury. Gastroenterology *77*, 433–443 (1979)
47. Safaie-Shirazi, S., Forsten, L.D., Hardy, B.M.: The effect of metiamide, an H_2-receptor antagonist, in the prevention of experimental stress ulcers. Gastroenterology *71*, 421–425 (1976)
48. Schellerer, W., Wagner, W., Klinger, M.: Vitamin A und Streßulcus. M.M.W. *117*, 1701–1704 (1975)
49. Schumpelik, V.: Der Einfluß der Galle auf das Streßulcus der Ratte. Langenbecks Arch. Chir. *338*, 265–267 (1975)
50. Schumpelik, V., Grossner, D.: Erste klinische Erfahrung mit Cholestyramin zur Streß-ulcus-Prophylaxe. M.M.W. *119*, 1329–1332 (1977)
51. Silvestri, N., Curzio, M., Motta, U., Depietri, P., Bonacina, F., Minoja, G.: Cimetidine to prevent stress ulcers. Lancet *1980 I*, 885
52. Simonian, S.J., Curtis, L.E.: Treatment of hemorrhagic gastritis by antacid. Ann. Surg. *184*, 429–433 (1976)
53. Simonian, S.J., Stratoudakis, A., Lawrence, M., Mungas, J., Blackstone, M.O.: Nonsurgical control of massive acute gastric mucosal hemorrhage with antacid neutralisation of gastric content. Surg. Clin. North Am. *56*, 21–27 (1976)
54. Skillmann, J.J., Silen, W.: Stress ulceration in the acutely ill. Annu. Rev. Med. *27*, 9–22 (1976)
55. Solem, L.D., Strate, R.G., Fischer, R.P.: Antacid therapy and nutritional supplementation in the prevention of curling's ulcer. Surg. Gynecol. Obstet. *148*, 367–370 (1979)
56. Speranza, V., Basso, N., Bogarani, Fiorani, S., Bianchi, E., Materia, A.. Prophylaxing of acute gastroduodenal lesions: A controlled trial H_2 – antagonists european symposion. Experta Mediaca 155–158 (1980)

57. Strauss, R.J., Stein, T.A., Wise, L.: Prevention of stress ulceration using H_2-receptor antagonists. Am. J. Surg. *135*, 120–126 (1978)
58. Voitk, A.J., Chiu, C.J., Gurd, F.N.: The prophylactic effect of an elemental diet on procine stress ulcers. Surg. Forum *22*, 328–329 (1971)
59. Watson, L.D., Abston, S.: Prevention of upper gastrointestinal hemorrhage in 582 burned children. Am. J. Surg. *132*, 790–793 (1967)
60. Wedell, J., Grobe, R., Nagel, B.: Zur prophylaktischen Wirkung einer Langzeittherapie mit Vitamin A beim Streß-Ulcus. Dtsch. Med. Wochenschr. *101*, 243–245 (1976)
61. Zike, W.L., Safaie-Shirazi, S., Paluska, G., Denbesten, L.: The role of cholestyramine in the prevention of stress ulcer. Gastroenterology *64*, 826–829 (1973)
62. Zumtobel, V., Teichmann, R.K., Inthorn, D.: Zur Prophylaxe und Therapie gastroduodenaler Streßblutung bei intensiven Patienten mit dem Histamin H_2-Receptoren-Antagonisten Cimetidin. Chir. Forum Exp. Klin. Forsch. 247–250 (1979)

Kapitel 58

Medikamentöse Therapie der akuten gastroduodenalen Läsion

L. KAYASSEH und K. GYR

1 Verlauf und Prognose der Blutung aus akuten gastroduodenalen Läsionen

Die Häufigkeit der schweren oder gar tödlichen Blutung aus akuten gastroduodenalen Läsionen wird oft überschätzt. Gemäß endoskopisch kontrollierten, prospektiven Studien scheinen 75–90% der Blutungen unter konservativer Therapie zum Stehen zu kommen [32, 33, 50, 51]. Die Letalität schwankt je nach Autor zwischen 0 und 14% [27, 32, 33, 42]. Im Falle von medikamentös verursachten Blutungen sind die Aussichten auf eine spontane Hämostase besonders groß: In einer großangelegten amerikanischen Studie [30] waren Transfusionen nur bei einem Siebentel der blutenden Patienten notwendig, und chirurgische Maßnahmen kamen sehr selten zur Anwendung. Falls jedoch eine Blutung aus einer akuten gastroduodenalen Läsion – gleich welcher Ätiologie – durch konservative Maßnahmen nicht kontrolliert werden kann, ist die Operationsmortalität sehr hoch und beträgt 40–50% [42, 60].

2 Ziel und Indikation der medikamentösen Therapie

Jede konservative Therapie muß danach zielen, die Blutung ungeachtet der Ursache zum Stillstand zu bringen, ohne den Patienten durch zu langes Hinauszögern der Operation oder gar Verkennen einer primär chirurgischen Situation zu gefährden. Besonders gefährdet sind Patienten von über 60 Jahren mit massiven Blutungen, die zum hypovolämischen Schock führen, Patienten mit einem Blutungsrezidiv in den ersten 48 h, sowie Patienten, bei denen die Blutung durch eine Kombination von Streß und medikamentöser Läsionen verursacht wurde [18].

Im folgenden werden die medikamentösen Behandlungsmöglichkeiten analysiert. Eine Zusammenfassung findet sich in Tabelle 1. Leider wird in

Tabelle 1. Medikamentöse Therapie der *blutender Magenerosion* bzw. „erosiven Gastritis"

Medikament	Autor(en)	Anzahl Pa- tienten	Blutstillung (%)		
			End- gültig	Vorüber- gehend	Keine
Unkontrollierte Studien					
Antacidumgel 60 ml/h	Simonian [58]	49	90	0	10
Antacidumgel 120 ml/h	Curtis [16]	25	92	0	8
Cimetidin 1000–1800 mg/Tag	Sammelstatistik [3, 8, 9, 20, 45, 46, 56]	161	82	2	16
Kontrollierte Studien					
Cimetidin 1200–1600 mg/Tag	Sammelstatistik [10, 21, 22, 24, 37, 47, 51, 62]	80	76	5	19
Versus Placebo		64	67	6	27

vielen Arbeiten nicht unterschieden zwischen Blutungen aus akuten gastroduodenalen Läsionen und aus Ulcera. Deshalb wird hier auch über die medikamentöse Therapie der Ulcusblutung berichtet (Zusammenfassung in Tabelle 2).

3 Eiswasserlavage

Die Magenspülung mit Eiswasser wird seit der Untersuchung von Wangensteen [65] bei der oberen Magen-Dünndarm-Blutung verwendet. Nach neueren experimentellen Studien scheint die Magenspülung mit Eiswasser die Blutung eher zu verlängern [53]. Am geeignetsten erscheint deshalb die Ableitung des Blutes aus dem Magen ohne Spülung.

4 Antacidumgele

4.1 Pathophysiologische Grundlagen, Wirkungsmechanismus

Green et al. [25] haben auf die *antihämostatische Wirkung von Säure* und Pepsin bei der akuten gastroduodenalen Blutung hingewiesen. Sie konnten in vitro zeigen, daß sowohl die Thrombocytenaggregation als auch die Plasmacoagulationsfaktoren pH-abhängig sind. Beide Coagulationssysteme haben ihr Optimum bei einem pH von über 6,8. Unter einem pH

Tabelle 2. Medikamentöse Therapie der *Ulcusblutung*

Medikament	Autor(en)	Anzahl Patienten	Blutstillung (%)[a]		
			Endgültig	Vorübergehend	Keine
Unkontrollierte Studien					
Cimetidin 900–1500 mg/Tag	Sammelstatistik [4, 9, 10, 47, 21, 61] [3, 8, 9, 43, 56]	280	76	5	19
Secretin 0,3 E/h i.v.	Becker [5]	48	72	24	4
Vasopressin 0,05–0,4 E/min i.a.	Sammelstatistik [2, 31, 55, 57]	118	60	8	32
Levarterenol 4–16 mg/h p.o.	Sammelstatistik [19, 36, 38]	41	63	8	32
Kontrollierte Studien					
Cimetidin 1200–1600 mg/Tag i.v.	Sammelstatistik [10, 21, 22, 24, 29, 37, 43, 51, 52]	297	73	13	13
Versus Placebo		296	65	20	15
Cyclocapron 1–1,5 g/8 h p.o.	Sammelstatistik [6, 13]	178	88	1	11
Versus Placebo		172	75	3	22
Secretin 0,5 E/kg KG/h i.v.	Wagner [63]	10	(9)	(1)	(0)
Versus Cimetidin 1 mg/kg KG/h		10	(3)	(1)	(6)
Somatostatin 250 mg/h i.v.	Kayasseh [34]	10	(8)	(0)	(2)
Versus Cimetidin 1200 mg/Tag i.v.		10	(1)	(0)	(9)
Vasopressin 0,05–0,4 E/min i.a.	Conne [12]	12	(5)	(4)	(3)
Versus Placebo		18	(4)	(3)	(11)

(in Klammern: Anzahl Patienten in Studien mit kleiner Fallzahl)

von 5,4 sind die Gerinnungsverhältnisse gestört. Die Neutralisation des Mageninhalts kann durch die Instillation von mindestens 60 ml Antacidumgel pro Stunde erzielt werden. Dabei wird der intragastrale pH-Wert auf Werte von über 7 gebracht [16, 37].

4.2 Klinische Wirksamkeit

Im Gegensatz zur Prophylaxe von Streßblutungen, wo sich Antacidumgele in kontrollierten Studien als effektiv erwiesen haben [27, 37, 48, 52, 59], ist deren Wirkung auf die Therapie der Blutung nicht gesichert. In unkontrollierten Studien [16, 58] kam bei 90% der Patienten mit nachgewiesener hämorrhagischer Gastritis die Blutung zum Stillstand.

4.3 Nebenwirkungen

Die häufigste Nebenwirkung der gebräuchlichen Antacidumgele sind die Durchfälle. Bei der Anwendung von 500–2000 ml eines Antacidumgels pro Tag treten bei fast allen Patienten Durchfälle auf; bei einem Fünftel der Behandelten sind sie massiv und bedrohlich.

4.4 Praktische Durchführung

Eine Magensonde wird angelegt, der blutige Mageninhalt leeraspiriert, und anschließend werden 60 ml Antacidumgel durch die Magensonde instilliert. Die Magensonde wird für 15 min abgeklemmt. Danach wird eine Probe zur pH-Bestimmung entnommen. Falls der pH-Wert unter 7 liegt, werden weitere 30 ml Antacidumgel verabreicht, die Magensonde wird nochmals für 15 min abgeklemmt und anschließend der pH-Wert bestimmt. Dieses Vorgehen wird so lange wiederholt, bis errechnet werden kann, wieviel Antacidumgel pro Stunde verabreicht werden muß, um den intragastralen pH-Wert auf Werten von $\geqq 7$ zu halten. Die benötigte Menge Antacida beträgt 60–180 ml/h, bei gleichzeitiger Verabreichung von Cimetidin 30–60 ml/h. Danach wird die Magensonde über die Dauer von 1 h abgeklemmt, und die errechnete Menge wird in stündlichen Intervallen instilliert. Vor jeder Instillation wird der intragastrale pH-Wert gemessen.

5 Cimetidin

5.1 Pathophysiologische Grundlagen, Wirkungsmechanismus

Säurehemmung, Reduktion der Mucosadurchblutung im Magen sowie Hemmung des splanchnischen Durchflusses bilden die pathophysiologischen Grundlagen bei der Verabreichung von Cimetidin.
Im Gegensatz zu den Antacidumgelen kann jedoch durch die intravenöse Gabe von Cimetidin auch bei sehr hoher Dosierung der *intragastrale pH-Wert* nicht über 5 gehoben werden [28, 46].
Über die *Reduktion der Mucosadurchblutung* mit Cimetidin liegen widersprüchliche Mitteilungen vor [18, 42]. Während es beim Schwein zu einer signifikanten Reduktion der Mucosadurchblutung kommt [39], zeigen die

Untersuchungen am Hund keine Änderung der Mucosadurchblutungsrate [17].
Die *Reduktion der splanchnischen Durchblutung* wurde erstmals bei gesunden Probanden unter der regelmäßigen Einnahme von 1 200 mg täglich für die Dauer von 7 Tagen beschrieben [25]. Weitere Mitteilungen liegen noch nicht vor.

5.2 Klinische Wirksamkeit

Im Gegensatz zur Wirksamkeit bei der Prophylaxe von Streßblutungen [11, 26, 41, 44, 48] ist die Wirksamkeit von Cimetidin bei der Therapie der Blutungen nicht erwiesen, weder bei der akuten gastroduodenalen Läsion (Tabelle 1) noch bei der Ulcusblutung (Tabelle 2). In kontrollierten Studien ließ sich kein Unterschied zwischen Cimetidin und Placebo feststellen [10, 21, 22, 24, 29, 37, 43, 51, 52].

5.3 Nebenwirkungen

Verwirrtheitszustände können bei alten Patienten mit eingeschränkter Nierenfunktion auftreten. Weitere Nebenwirkungen wie Galaktorrhoe werden bei der Kurzzeitanwendung nicht beobachtet. Eine Ulcusperforation trat einmal unter einer Cimetidintherapie auf [23].

5.4 Praktische Durchführung

Die einfache intravenöse Applikationsform von Cimetidin macht seine Anwendung bei der Magen-Dünndarm-Blutung verlockend. Cimetidin wird alle 4–6 h in Dosen von 200–300 mg i.v. verabreicht. Cimetidin kann auch als Dauerinfusion (1 200–1 800 mg/24 h) verabreicht werden. Empfehlenswert ist die gleichzeitige Verabreichung von Cimetidin und Antacidumgel. Bei eingeschränkter Nierenfunktion ist eine Dosisreduktion zu berücksichtigen. Bei einer Kreatininclearance von unter 15 ml/min sollten nicht mehr als 400 mg/24 h verabreicht werden.

6 Secretin

6.1 Pathophysiologische Grundlagen, Wirkungsmechanismus

Secretin führt zur *Hemmung der Säuresekretion* und zur *Stimulierung der Bicarbonatsekretion* in Pankreassaft und Galle [5].

Becker et al. [5] haben bei einem Patienten gezeigt, daß 30 min nach Beginn einer Secretininfusion ein intragastraler pH-Wert zwischen 6 und 7 im Magen erreicht und anschließend gehalten wird.

6.2 Klinische Wirksamkeit

Wagner et al. [63] haben in einer prospektiven alternierenden Studie von sehr kleiner Fallzahl eine Überlegenheit von Secretin gegenüber Cimetidin gezeigt. Untersucht wurden Patienten mit frischen, nicht arteriell blutenden Ulcera oder hämorrhagischen Erosionen. Günstige Resultate wurden auch in einer unkontrollierten Kasuistik beobachtet [5]. Schlüssige Studien mit großer Fallzahl liegen noch nicht vor.

6.3 Nebenwirkungen

In der Studie von Becker et al. [5] wurde bei 5 der 67 Patienten eine Acidose beobachtet. Londong et al. [40] berichten über wäßrige Durchfälle, Diuresesteigerung sowie eine Erhöhung von Lipase, Trypsin und Natrium im Serum bei Verabreichung von hohen Secretindosen. Eine Anwendung von Secretin außerhalb von kontrollierten klinischen Studien ist z. Z. deshalb nicht empfehlenswert.

6.4 Praktische Durchführung

Secretin wird in einer Dosis von 0,2–0,5 E/kg KG/h mittels eines Perfusors für die Dauer von 48 h verabreicht.

7 Somatostatin

7.1 Pathophysiologische Grundlagen, Wirkungsmechanismus

Somatostatin *hemmt die Magensäure- und Pepsinsekretion* nach Stimulation mit Mahlzeiten, Pentagastrin, Histalog, Cerulein, Insulin und Urecholin dosisabhängig bis über 90% [15]. Ferner hemmt Somatostatin die basale und stimulierte Gastrinfreisetzung [54]. Eine ca. 30%ige *Reduktion der splanchnischen Durchblutung* mit einer Dosis von 250 µg/h wurde von Wahren [64] beobachtet. Mit einer Dosierung von 500 µg/h konnte diese Wirkung nicht verstärkt werden [35].

7.2 Klinische Wirksamkeit

Eine randomisierte und kontrollierte Studie mit kleiner Fallzahl an unserer Klinik [34] hat ergeben, daß mit Somatostatin ca. 80% der vorher nicht beherrschbaren Ulcusblutungen gestillt werden können. Bei 2 weiteren Patienten mit vorher unstillbarer Blutung aus erosiver Gastritis konnten wir ebenfalls eine Hämostase erzielen. Bei 6 von 8 Patienten mit massiver Streßulcusblutung, die unter der Prophylaxe mit Cimetidin auftraten, konnte die Blutung mit Somatostatin gestillt werden [61]. Bauer u. Schmidt [4] berichten über die erfolgreiche Therapie bei 4 Patienten, deren akute gastroduodenale Blutung durch die alleinige Cimetidingabe nicht hatte gestillt werden können.

7.3 Nebenwirkungen

Die Verabreichung von Somatostatin kann zu einem geringen Abfall der Blutglucose führen, doch werden nie die Grenzen einer Hypoglykämie erreicht [35]. Dagegen kann bei insulinbedürftigen Diabetikern die gleichzeitige Verabreichung von Somatostatin und Insulin zur Hypoglykämie führen. Die ursprünglichen Bedenken gegenüber Somatostatin in bezug auf den Hämostasemechanismus sind unberechtigt. Es konnten weder bei Bolusinjektion oder bei Applikation als Infusion Gerinnungsstörungen beobachtet werden [44]. Vereinzelt wurden Bauchkrämpfe beschrieben [34].

7.4 Praktische Durchführung

Die optimale Wirkung von Somatostatin kann mit einer Dosis von 250 μg/h erreicht werden [35]. Eine konstante Infusionsrate mittels eines Perfusors ist wegen der sehr kurzen Halbwertszeit von 1,1–3 min erfolgreich. Eine initiale Bolusinjektion von 250 μg/h ist nicht unbedingt notwendig.

8 Intraarterielle Applikation von Vasopressin

8.1 Pathophysiologische Grundlagen, Wirkungsmechanismus

Die Angiographie ermöglicht die Lokalisation der Blutung und die selektive Zufuhr von vasoaktiven Substanzen, wie Vasopressin, zum Blutungsherd. Die Infusion von Vasopressin in die A. gastrica sinistra führt zu einer *Vasoconstriction* der Arteriolen [55]. Der portale Druckabfall beträgt nur knapp 10% und ist für die hämostatische Wirkung des Vasopressins nur zum kleinen Teil verantwortlich [49].

8.2 Klinische Wirksamkeit

Eine kontrollierte Studie von Conn et al. [12] zeigte günstige Ergebnisse. Die Resultate unkontrollierter Beobachtungen [2, 31, 55, 57] sind weniger überzeugend.

8.3 Nebenwirkungen

Mit der intraarteriellen Applikation sind die systemischen Nebenwirkungen, wie Steigerung des Blutdrucks, Abfall des Herzminutenvolumens, Myokardischämie, verminderte Diurese und Nausea, weniger ausgeprägt als bei der intravenösen systemischen Applikation. Genaue Zahlen über den Prozentsatz solcher Nebenwirkungen liegen bei der intraarteriellen Applikation nicht vor. Im übrigen sind die Komplikationen der Angiographie zu beachten. Sie sind besonders bei intraarteriellen Verweilkathetern nicht unerheblich.

8.4 Praktische Durchführung

Die intraarterielle Infusion mit Vasopressin bleibt wegen des dazu notwendigen Einlegens eines Arterienkatheters sehr aufwendig und kann nur an Zentren mit optimaler radiologischer Einrichtung und großer angiographischer Erfahrung eingesetzt werden. Vasopressin sollte mittels eines Perfusors in steigender Dosierung von 0,05–0,2 E/min verabreicht werden, bis die Vasoconstriction angiographisch nachgewiesen werden kann. Die wirksame Dosis sollte dann über die Dauer von 24 h weiter verabreicht werden.

9 Glypressin

Es handelt sich um N-Triglycyl-8-Lysin-Vasopressin-Acetat-Pentahydrat (TGLVP). Durch langsame Abspaltung der Triglycyl-Seitenkette entsteht im Organismus das vasopressorisch aktive Lysin-Vasopressin. Die Halbwertszeit der hämodynamischen Wirkung des Glypressins beträgt mindestens 2 h, im Gegensatz zur Halbwertszeit des Vasopressins von ein paar min [1]. Das neue Hormon besitzt eine minimale Kardiotoxicität und antidiuretische Wirkung, dagegen eine deutliche bronchospastische Wirkung. Wegen der kontrahierenden Wirkung auf die Gefäße im Splanchnicusbereich wurde TGLVP (6 × 20 µg/kg KG) unkontrolliert bei Sickerblutung im Magen und Duodenum eingesetzt. Brieler u. Thiele [7] veröffentlichten eine Sammelstatistik unkontrollierten Studien, bei denen bei 35 von 42 Patienten (83%) die Sickerblutung definitiv gestoppt wurde. Kontrollierte Studien sind bisher nicht durchgeführt worden; der klinische Nutzen der Therapie ist noch nicht bekannt.

10 Levarterenol

Bei lokaler intragastrischer Applikation zeigen die Vasoconstrictoren, selbst in großen Dosen, keine systemische Nebenwirkungen, weil diese Substanzen bei der Leberpassage zerstört werden [38].
Levarterenol wurde in einer Dosis von 4–16 mg, aufgelöst in 100–250 ml Kochsalzlösung, stündlich durch eine Magensonde verabreicht.
Die derzeit vorliegenden unkontrollierten Studien zeigen keine überzeugende Wirksamkeit [19]. Kontrollierte Studien liegen nicht vor.

11 Cyclocapron

Die lokale Instillation des Hämostypticums Cyclocapron geht auf Arbeiten von Cox et al. [14] zurück. Die Autoren fanden intraoperativ vermehrt Plasminogenaktivatoren und freies Plasmin in den Magenvenen von Patienten mit Ulcusblutung. Daraus wurde postuliert, daß Patienten mit Hämatemesis von einer antifibrinolytischen Therapie mit Cyclocapron profitieren könnten.
In einer Doppelblindstudie an 150 nicht endoskopierten Patienten mit Hämatemesis und/oder Melaena fand sich kein Vorteil von Cyclocapron gegenüber von Placebo [13]. In einer weiteren Doppelblindstudie [6] wurden 200 Patienten mit gastroduodenaler Blutung randomisiert. Die Cyclocapron- und Placebogruppe unterschieden sich nicht bezüglich der Anzahl der benötigten Bluttransfusionen, doch war die Zahl der operierten Patienten in der Placebogruppe signifikant höher (19% gegenüber 4%). Aufgrund dieser widersprüchlichen Ergebnisse erscheint eine klinische Wirksamkeit von Cyclocapron fragwürdig, aber nicht ausgeschlossen.
Cyclocapron wird gut vertragen, außer Nausea und Erbrechen bei wenigen Patienten wurden keine weiteren Nebenwirkungen angegeben.
Die Dosis von Cyclocapron beträgt 1,0–1,5 g/8 h. Das Medikament kann oral, in Tablettenform oder via Magensonde verabreicht werden. Gleichzeitig ist auch eine intravenöse Verabreichung möglich (1 g/8 h). Die Therapiedauer beträgt 48–72 h.

12 Schlußfolgerungen

Eine Zusammenfassung des Angriffspunktes der diskutierten Medikamente findet sich in Tabelle 3. Eine therapeutische Wirksamkeit ist nur für Somatostatin, Secretin und intraarterielle Vasopressingabe durch kontrollierte Studien belegt. Die Aussagekraft dieser Studien wird durch die kleine Fallzahl geschmälert. Die arterielle Vasopressininfusion erfordert einen große instrumentellen Aufwand. Die Nebenwirkungen von Secretin und Vasopressin sind beträchtlich. Im Falle von Vasopressin kommen zu den Nebenwirkungen durch das Medikament noch die Komplikationen des arteriellen Verweilkatheters hinzu. Alle 3 Behandlungsarten sind teuer, im Falle von Somatostatin und Secretin wegen der Medikamentenkosten und im Fall von Vasopressin wegen der selektiven Arteriographie. Insgesamt erscheint uns der primäre Einsatz dieser Methoden problematisch.

Einfach in der Anwendung und gut verträglich ist Cimetidin, doch muß die Anwendung von Cimetidin allein in einer Dosis von 1–2 g pro Tag als wirkungslos betrachtet werden. Die alleinige Anwendung von Antacidumgelen ist bezüglich ihrer Wirksamkeit nicht kontrolliert geprüft worden und verursacht starke Nebenwirkungen. Vertretbar bezüglich Kosten, Aufwand und Verträglichkeit ist die kombinierte Anwendung von Cimetidin und Antacidumgelen unter Kontrolle des intragastralen pH. Auch über diese Behandlungsmethode, obwohl zur Zeit recht populär und in eigener Erfahrung von guter hämostatischer Wirksamkeit, liegen keine kontrollierten Studien vor.

Tabelle 3. Angriffspunkt der bei gastrointestinalen Blutungen verwendeten Medikamente

Medikament	Hemmung der Magensekretion	Pufferung der Säure	Stimulation der Pankreas- und Gallensekretion	Reduktion der Mucosadurchblutung	Reduktion des splanchnischen Blutflusses	Korrektur der gestörten Hämostase
Antacidumgel p.o.		+				+
Cimetidin i.v.	+			(+)		
Antacidum + Cimetidin	+	+		(+)		+
Secretin i.v.	+		+	(+)		
Somatostatin i.v.	+			(+)	+	
Vasopressin i.a.	(+)			(+)	(+)?	
Glypressin i.v.	+			(+)	(+)?	
Levarterenol p.o.				?		
Cyclocapron p.o.						?

13 Praktische Empfehlung

1. Behandlung der Grundkrankheit; *Blutersatz; Intensivpflege.*
2. *Absaugen* des Mageninhalts.
3. Beginn einer *Cimetidininfusion* (im üblichen Fall 1600 mg/24 h).
4. Intragastrale Instillation von *Antacidumgel* mit entsprechenden pH-Kontrollen. Das Ziel dieser Behandlung ist es, den intragastralen pH-Wert ständig auf Werten von $\geqq 7$ zu halten. Bis zur Errechnung der stündlich benötigten Antacidummengen wird das Gel in 15minütigen Abständen instilliert, anschließend in 1stündigen Abständen.
5. Kommt unter der Kombination von Antacida und Cimetidin die Blutung nach 24 h nicht zum Stillstand, oder werden mehr als 6–8 Blutkonserven benötigt, so ist die Gabe von *Somatostain* 250 µg/h oder eventuell Secretin 0,3–0,5 E/kg KG/h zu empfehlen. Als Alternative, bei genügender Erfahrung und entsprechender technischer Voraussetzung, ist die intraarterielle Applikation von Vasopressin in die A. gastrica sinistra zu diskutieren.
6. Operatives Vorgehen vgl. Kapitel 59.

Literatur

1. Aronsen, K.F., Wetterlin, S., Emas, S., Voijtisek, V., Milder, J.L., Cort, J.H.: Die Wirkungen von Triglycyl-Lysin-Vasopressin auf Kontrollpersonen und Patienten mit Blutungen des oberen Gastrointestinaltraktes. Klin. Wochenschr. *53*, 747–753 (1975)
2. Athanasoulis, C.A., Baum, S., Waltman, A.C., Ring, E.J., Imbembo, A., Van der Salm, T.J.: Control of acute gastric mucosal hemorrhage, intra-arterial infusion of posterior pituitary extract. N. Engl. J. Med. *290*, 597–603 (1974)
3. Bauer, H.: Cimetidin in der präoperativen Behandlung akut blutender gastroduodenaler Läsionen. M. M. W. *121*, 1085–1088 (1979)
4. Bauer, H., Schmidt, G.F.: Tierexperimentelle und klinische Untersuchungen zur Kombination von Cimetidin und Somatostatin. Z. Gastroenterol. *18*, 314–319 (1980)
5. Becker, H.D., Schafmyer, A., Börgen, H.W.: Die Behandlung der Blutung aus akuten Schleimhautläsionen des Magens und Duodenums durch Sekretin. Chirurg *50*, 87–90 (1979)
6. Biggs, J.C., Hugh, T.B., Dodds, A.J.: Tranexamic acid and upper gastrointestinal hemorrhage – a double-blind trial. Gut *17*, 720–734 (1976)
7. Brieler, H.S., Thiede, A.: Zur Wirkung vasopressorischer Substanzen auf blutende Oesophagusvarizen und andere intestinale Blutungen. Zentralbl. Chir. *104*, 1337–1344 (1979)
8. Bubrick, M.P., Wetherille, R.E., Onstad, G.R., Andersen, C.R., Hitchcok, C.R.: Control of acute gastroduodenal hemorrhage with cimetidine. Surgery *84*, 510–518 (1978)
9. Burland, W.L., Parr, S.N.: Experiences with cimetidine in the treatment of seriously ill patients. Proceedings of the second international sympsium on H_2-receptor-antagonhistamine. Excerpta Medica: 345–355. Amsterdam-Oxford-Princeton (1977)
10. Carstensen, H.E., Bülow, S., Hansen, O.H. et al.: Cimetidine for severe gastroduodenal hemorrhage: I. Randomized controlled trial. Scand J Gastroenterol *15*, 103–105 (1980)

11. Cartier, F., Geuthier-Lafave, F., Larene, L., Mottin, J., Cara, M., Passelece, J.: Cimetidine in patients at risk of stressulcer: a multi-center controlled clinical trial. Intensive Care Med. *6*, 54 (1980)
12. Conn, H.O., Ramsby, G.R., Storer, E.H., et al.: Intraarterial vasopressin in the treatment of upper gastrointestinal hemorrhage: a prospective controlled clinical trial. Gastroenterology *68*, 211–221 (1975)
13. Cormack, F., Chakrabart, R.R., Johar, A.J., Fearnley, G.R.: Tranexamic acid in upper gastrointestinal hemorrhage. Lancet *1973 I*, 1027–1028
14. Cox, H.T., Poller, L., Thomson, J.M.: Gastric fibrinolysis: a possible aetiological link with peptic ulcer. Lancet *1967 I*, 1300–1302
15. Creutzfeldt, W., Arnold, R.: Somatostatin and the stomach: exocrine and endocrine aspects. Metabolism *27* [Suppl.] 1309–1315
16. Curtis, L.E., Simonian, S., Buerk, C.A., Hirsch, E.F., Soroff, H.S.: Evaluation of the effectiveness of controlled pH in management of massive upper gastrointestinal bleeding. Am. J. Surg. *125*, 474–476 (1973)
17. Delaney, J.P., Michel, H.M., Bond, J.: Cimetidine and gastric blood flow. Surgery *84*, 190–193 (1978)
18. Desmond, A.M., Reynolds, K.W.: Erosive gastritis: its diagnosis, management and surgical treatment. Br. J. Surg. *59*, 5–13 (1972)
19. Douglas, H.O.: Levarterenol irrigation control of massive gastrointestinal bleeding in poor-risk patients. JAMA *230*, 1653–1657 (1974)
20. Dunn, D.S., Silvis, S., Onstaad, G., Fischer, R., Howard, R.J., Delany, J.P.: The treatment of hemorrhage gastritis with the H_2-blocking antihistamine, cimetidine. Gastroenterology *72*, 1053 (1977)
21. Dykes, P.W., Kong, J.Y., Hoare, A., Hawkins, C.F., Mils, J.G.: Treatment of upper gastrointestinale hemorrhage with cimetidine. In proceedings of the second international symposium on H_2-receptor-antagonist. Excerpta Medica, Amsterdam, p. 334–337 (1977)
22. Dykes, P.W., Hoare, A.M., Hawkins, C.F., Kang, J.X.: The treatment of upper gastrointestinal hemorrhage with cimetidin. In: Wastell, C. (ed.) The Westminster Hospital Symposium. Livinstonge, Edingburgh, Harlow, New York, p. 180–190 (1978)
23. Ellis, D.M., Hamer, J.D., Baker, S.E.: Perforation of duodenal ulcer during treatment with cimetidine. Br. Med. J. *II*, 1583 (1977)
24. Galmiche, J.P., Colin, R., Veyrac, M., Hecketsweiler, P., Ouvry, D., Teniere, P., Ducrotte, P.: Double-blind controlled trial of cimetidine in bleeding peptic ulcer. European Symposium, H_2-Antagonists. Excerpta Medica, Amsterdam, pp. 164–171 (1979)
25. Green, F.W., Kaplan, M.M., Curtis, L.E., Levine, P.H.: Effect of acid an pepsin on blood coagulation and platelet aggregation. A possible contribution to prolonged gastroduodenal mucosal hemorrhage. Gastroenterology *74*, 38–43 (1978)
26. Halloran, L.G., Zfan, A.M., Gayle, W.E., Wheeler, C.B., Miller, J.D.: Prefention of acute gastrointestinal complications after severe head injury. A controlled trial of cimetidine prophylaxis. Am. J. Surg. *139*, 44–48 (1980)
27. Hastings, P.R., Skillmann, J.J., Bushnell, L.S., Silen, W.: Antacid titration in the prevention of acute gastrointestinal bleeding. A controlled randomized trial in 100 critically ill patients. N. Engl. J. Med. *298*, 1041–1045 (1978)
28. Hermann, V., Kaminski, D.L.: Evaluation of intragastric pH in acutely ill patients. Arch. Surg. *114*, 511–514 (1979)
29. Hoare, A.M., Bradley, G.V.H., Hawkins, C.F., Kang, J.Y., Dykes, P.W.: Cimetidine in bleeding peptic ulcer. Lancet *1979 II*, 671–673
30. Jick, H., Porter, J.: Drug-induced gastrointestinal bleeding. Report from the Boston collaborative drug surveillance program, Boston University Medical Center. Lancet *1978 II*, 87–89

31. Johnson, W.C., Widrich, W.C.: Efficacy of selctive splanchnic arteriography and vasopressin perfussion in diagnosis and treatment of gastrointestinal hemorrhage. Am. J. Surg. *131*, 481–489 (1975)
32. Kamada, T., Fusamoto, H., Kawano, S. et al.: Gastrointestinal bleeding following head injury: A clinical study of 433 cases. J. Trauma *17*, 44–47 (1977)
33. Kamada, T., Fusamoto, H., Kawano, S., Noguchi, M., Hiramatsu, K., Masuzaw, A.M., Sato, N.: Acute gastroduodenal lesions in head injury. Am. J. Gastroenterol. *68*, 249–253 (1977)
34. Kayasseh, L., Gyr, K., Keller, U., Stalder, G.A.: Somatostatin and cimetidin in peptic ulcer hemorrhage. A randomised controlled trial. Lancet *1980 I*, 844–846
35. Keller, U., Sonnenberg, G.E., Kayasseh, L., Gyr, G.K., Perruchoud, A.: Dosisabhängigkeit der Wirkung von Somatostatin auf splanchnische Durchblutung beim Menschen. Schweiz. Med. Wochenschr. *109*, 595-596 (1979)
36. Kiselow, M., Wagner, M.: Intragastric instillation of levarterenol. Arch. Surg. *107*, 387–389 (1973)
37. La Brooy, S.J., Misiewicz, J.J., Edwards, J. et al.: Controlled trial of cimetidine in upper gastrointestinal hemorrhage. Gut *20*, 892–895 (1979)
38. Le Veen, H.H., Falk, G., Diaz, C. et al.: Control of gastrointestinal bleeding. Am. J. Surgery *123*, 154–159 (1972)
39. Levine, B.A., Schwesinger, W.H., Sirinek, K.R., Jones, D., Pruitt, B.A.: Cimetidine prevents reduction in gastric mucosal blood flow during shock. Surgery *84*, 113–119 (1978)
40. Londong, W., Londong, V., Hanssen, L.E., Schwanner, A.: Gastric effects and side effects of synthetic secretin in man. Regulatory peptide *214*, 231–244 (1981)
41. Lorenz, W., Fischer, M., Rohde, H., Troidl, H., Reimann, H.J., Ohmann, C.: Histamine and stress ulcer: New components in organizing a sequential trial on cimetidin prophylaxis in seriously ill patient and defination of a special group at risk. Klin. Wochenschr. *58*, 653–665 (1980)
42. Lucas, C.E., Sugarawa, C., Riddle, J., Rector, F., Rosenberg, B., Walt, A.J.: Natural history and surgical dilemma of "stress" gastric bleeding. Arch. Surg. *102*, 266–273 (1971)
43. MacDonald, B.R.D., Williams, R.: The role of cimetidine in the management of bleeding in liver disease. In: Wastel, C. (ed.): Cimetidine: The Westminster Hospital Symposiom. Livingstone, Edinburgh, Harlow, New York, pp. 180–190 (1978)
44. MacDougal, B.R.D., Bailey, R.J., Williams, R.: H_2-receptor antagonists and antacids in the prevention of acute gastrointestinal hemorrhage in fulminant hepatic failure. Lancet *1977 I:* 617–619
45. Macklon, A.F., Roberts, S.H., James, O.: Cimetidine in bleeding peptic ulcer. Lancet *1979 II*, 1135–1136
46. Martin, L.F., Stalocher, D.K., Davin, R.N., Simonowitz, A., Dellinger, E.P., Martin, H.M.: Failure of cimetidine prophylaxis in the critically ill. Arch. Surg. *115*, 492–496 (1979)
47. McAlhany, J.C., Czwaja, A.J., Pruitt, B.A.: Antacid control of complication from acute gastroduodenal disease after burns. J. Trauma *16*, 645–649 (1976)
48. McElwee, H.P., Sivinek, K.R., Levine, B.A.: Cimetidine affords protection equal to antacids in prevention of stress ulceration following thermal injury. Surgery *86*, 620–628 (1980)
49. Millette, B., Huet, P.M., Lavoie, P., Viallet, A.: Portal and systemic effects of selective infusion of vasopressin into the superior mesenteric artery in cirrhotic patients. Gastroenterology *69*, 0–12 (1975)
50. Palmer, E.D.: The vigorous diagnostic approach to upper-gastrointestinal tract hemorrhage. A 23-year prospective study of 1400 Patients. JAMA *207*, 1477–1480 (1969)

51. Pickard, R.G., Sanderson, I., South, M., Kirkham, J.S., Northfield, T.C.: Controlled trial of cimetidine in akute upper gastrointestinal bleeding. Br. Med. J. *3*, 661–662 (1979)
52. Priebe, H.J., Skillman, J.J., Bushnell, L.S., Long, P.C., Silen, W.: Antacid versus cimetidine in prevention of acute gastrointestinal bleeding. N. Engl. J. Med. *302*, 661–662 (1979)
53. Ponsky, J.L., Hoffmann, M., Swayngim, D.S., Saline irrigation in gastric hemorrhage: The effect of temperature. J. Surg. Res. *28*, 204–205 (1980)
54. Raptin, S., Dollinger, H.C., Berger, L., von, Schlegel, W., Schröder, K.E., Pfeiffer, E.F.: Effect of somatostatin on gastric secretin and gastrin release in man. Digestion *13*, 15–26 (1975)
55. Rösch, J., Dotter, C.T., Antonovic, R.: Selective vasoconstrictor infusion in the management of arterio-capillary gastrointestinal hemorrhage. Am. J. Roentgenol. Radium Ther. Nucl. Med. *116*, 279–288 (1972)
56. Schulz, F., Schiessel, R.: Therapie von Streß-Ulcusblutung mit Cimetidin. Dtsch. Med. Wochenschr. *104*, 1845–1848 (1979)
57. Sherman, L.M., Shenoy, S.S., Cerra, F.B.: Selective intra-arterial vasopressin. Clinical efficaly and complications. Am. Surg. *189*, 298–302 (1979)
58. Simonian, S., Curtis, L.F.: Treatment of hemorrhage gastritis by antacid. Ann. Surg. *184*, 429–434 (1976)
59. Speranza, V., Basso, N., Bogarani, M., Fiorani, S., Bianchi, E., Materia, A.: Prophylaxis of acute gastroduodenal mucosa lesions: a controlled trial. In: Torsoli, A. (ed.): H_2-antagonists, European Symposium. Experta medice, Amsterdam (1980)
60. Stremple, J.f., Elliott, D.W.: Hemorrhage due to diffuse erosive gastritis. Arch. Surg. *110*, 606–612 (1975)
61. Teichmann, R.K.: Der Einfluß von Somatostatin auf Streßulcusblutungen. (1981)
62. Terés, J., Bordas, J.M., Rimola, A., Bru, C., Rodes, J.: Cimetidine in acute gastric mucosal bleeding: Results of a double-blind randomized trial. Dig. Dis. Sci. *25*, 92–96 (1980)
Somatostatin: Klinische und experimentelle Ergebnisse. Münstersche Allgemeinchirurgische Symposien 29.5.81. Falk-Foundation 55–60
63. Wagner, P.K., Rothmund, M.: Effekt von Cimetidin und Sekretin bei akuten Blutungen aus Magen und Duodenum. Ergebnisse einer prospektiven alternierenden Studie. Z. Gastroenterol. *18*, 337–341 (1980)
64. Wahren, J., Felig, P.: Influence of somatostatin on carbonylhydrate disposal and absorption in diabetes mellitus. Lancet *1976 II:* 1213–1216
65. Wangensteen, O.H., Root, H.D., Jenson, C.B., Imamoglu, K., Salmon, P.A.: Depression of gastric secretion and digestion by gastric hyperthermia: its clinical use in massive hematemesis. Surgery *44*, 265–274 (1958)

Kapitel 59

Indikation und chirurgische Verfahrenswahl bei den akuten gastroduodenalen Läsionen

J. R. Siewert

Dieses Kapitel hat nicht mehr die Bedeutung, die es noch vor wenigen Jahren hatte; als Folge einer effektiven Prophylaxe akuter gastroduodenaler Läsionen ist die Notwendigkeit zur chirurgischen Intervention glücklicherweise selten geworden. Dennoch sind zwei Fragen unverändert von Interesse:

- Wann wird ein operativer Eingriff notwendig?
- Welches operative Verfahren ist in diesen Fällen zu wählen?

1 Wann wird ein operativer Eingriff notwendig?

Überlegungen zur operativen Indikation haben davon auszugehen, daß bei allen Erfolgen in der medikamentösen Prophylaxe vergleichbare Ergebnisse in der medikamentösen Therapie blutender akuter gastroduodenaler Läsionen bislang nicht erreichbar waren. Es ist deswegen wichtig, im Bestreben einen konservativen Therapieerfolg zu erzielen, nicht den geeigneten Zeitpunkt für einen Umstieg auf die operative Therapie zu versäumen.

Entscheidend für die Indikationsstellung ist die *Intensität der Blutung*, wobei diese am zuverlässigsten durch den Konservenverbrauch erfaßt wird. Zur Erfassung *der Aktivität einer Blutung* ist die Einteilung nach Forrest praktikabel (Forrest I: Aktive arterielle oder venöse Blutung; Forrest II: Läsion mit Zeichen einer stattgehabten Blutung; Forrest III: Vorhandene Läsion ohne nachweisbare Blutung) [9].

Grundsätzlich gilt: Je schwerer der Blutverlust, um so eindeutiger wird die Operationsindikation. Im einzelnen lassen sich folgende Indikationen definieren [13]:

- Persistierender Schockzustand trotz initialem Blutersatz von etwa 2000 ml.

- Blutverlust von mehr als 3–4 l/24 h.
- Endoskopisch verifizierte arterielle Blutung aus einer oder multiplen Erosionen (Forrest I).

Diese Indikationen sind dann in Frage zu stellen, wenn die Prognose der Grundkrankheit aufgrund objektivierbarer Fakten (z. B. mehrfaches Organversagen) infaust ist.
Weniger eindeutig zu fassen ist die Indikation bei kontinuierlichen oder intermittierenden, nicht so massivem Blutverlust, der auf der einen Seite keine akute Hypovolämie verursacht, auf der anderen Seite aber immer wieder Bluttransfusionen erfordert. In dieser Situation haben die Möglichkeiten der endoskopischen Blutstillung, ergänzt durch eine medikamentöse Rezidivprophylaxe, ihre Berechtigung. Bei der meist komplizierten Gesamtsituation ist eine verbindliche Angabe zum Operationszeitpunkt bei diesen Patienten sehr schwer. Nach Hubert et al. [12] steigt die Letalität nach einem Gesamtblutverlust von 17 Konserven unabhängig von der Art der durchgeführten Operation erheblich an, so daß nach Gabe von 6–8 Konserven die Operation zu diskutieren, nach 10–12 Konserven jedoch meist dringend indiziert ist.
Ist die Prognose der zugrunde liegenden Erkrankung günstig, so sollte die Indikation zur Operation aktiver gestellt werden.
Eine sorgfältige Endoskopie derartiger Patienten ist notwendig, um einmal die Diagnose der akuten gastroduodenalen Läsionen zu verifizieren, zum anderen aber auch, um Mehrfachläsionen auszuschließen. Derartige Mehrfachläsionen (z. B. Kombination von akuten Gastroduodenalläsionen und Ulcus duodeni oder von Läsionen und Oesophagusvaricen) sind nicht selten.

2 Welches operative Verfahren ist zu wählen?

Ziel des operativen Eingriffes ist die möglichst dauerhafte Blutstillung bei geringem Risiko und niedriger postoperativer Morbidität. Priorität hat die definitive Blutstillung, da jeder weitere Blutverlust die Gesamtprognose verschlechtert und jede erneute Operation mit hoher Letalität belastet ist [12]. Das Spektrum der zur Verfügung stehenden Verfahren reicht von der alleinigen Umstechung bis zur totalen Gastrektomie. Allen Methoden gemeinsam ist eine hohe postoperative Letalität, meist als Folge der Grundkrankheit, und, abgesehen von der Gastrektomie, eine hohe Rezidivblutungsrate [15]. Ein Vergleich dieser Verfahren miteinander ist nur mit Einschränkungen möglich, da Grund- und Begleiterkrankungen, Alter des Patienten, Operationszeitpunkt und Blutverlust mitentscheidend für das Therapieergebnis sind, entsprechende Untergruppen aber in den meisten Publikationen nicht gebildet sind.

2.1 Alleinige Umstechung

Die alleinige Umstechung der blutenden Läsionen nach Gastroduodenostomie als kleinstmöglicher Eingriff beeinflußt nicht spätere Blutungen aus anderen Läsionen bei fortbestehender Grunderkrankung. Dies erklärt den hohen Prozentsatz von Blutungsrezidiven (63%) [1, 21]. Obwohl vereinzelt auch über positive Erfahrungen mit dieser Methode berichtet wurde [21], ist die alleinige Umstechung nicht empfehlenswert.

2.2 Vagotomie

Die Vagotomie wurde unter 2 Gesichtspunkten in die Behandlung der akuten gastroduodenalen Läsionen eingeführt [25]: einmal zur Säurereduktion, zum anderen zur Minderung der Schleimhautdurchblutung des Magens durch Eröffnung submucöser arteriovenöser Anastomosen. Der Effekt der Vagotomie auf die Magendurchblutung wird aufgrund experimenteller Untersuchungen allerdings unterschiedlich beurteilt [13]. Olsen et al. [17] konnten am Hund eine Minderung der Mucosadurchblutung nur für 30 min nachweisen, Hottenrott et al. [11] von 60 min nach trunculärer Vagotomie am Ferkelmagen eine verminderte Mucosadurchblutung von Corpus und Fundus, während Seitz et al. [22] 3 Wochen und 6 Monate nach selektiv-proximaler Vagotomie eine signifikant höhere Mucosadurchblutung als bei Kontrolltieren feststellten. Klinisch erbringt die Vagotomie ohne gleichzeitige Umstechung der blutenden Läsionen ungünstigere Resultate [28], mit Umstechung werden bessere, teilweise aber konträre Ergebnisse berichtet (Tabelle 1).

2.3 Subtotale distale Magenresektion

Bei der subtotalen distalen Magenresektion wird ein großer Teil der effektiven und potentiellen Blutungsquellen entfernt, der Magenfundus und das Duodenum bleiben jedoch erhalten, was die relativ hohe Rezidivblutungsrate erklärt (Tabelle 1).

2.4 Totale Gastrektomie

Die totale Gastrektomie schließlich schaltet die Magenschleimhaut als Blutungsquelle komplett aus und verhindert damit sicher Rezidivblutungen. Infoge des höheren Operationsrisikos hat die Anwendung dieses Verfahrens als Ersteingriff bislang nur vereinzelt Befürworter gefunden [18]. Eine Indikation wurde lediglich bei einer Rezidivblutung als letzte thera-

Tabelle 1. Operationsergebnisse der chirurgischen Therapie blutender akuter gastroduodenaler Läsionen. (Nach [13])

	Magenresektion			Vagotomie, Drainage, Übernährung		
	n	Rezidivblutung	Gesamtletalität	n	Rezidivblutung	Gesamtletalität
Pruitt et al. (1970)	20	–	12 (60%)	4	–	3 (75%)
Drapanas et al. (1971)	81	42 (52%)	24 (30%)	118	34 (29%)	22 (19%)
Drapanas et al. (1971)	10	5 (50%)	5 (50%)			
Lucas et al. (1971)	6	4 (66%)	5 (83%)	20	8 (40%)	8 (40%)
Crawford et al. (1971)				6	4 (66%)	3 (50%)
Raithel et al. (1972)				8	4 (50%)	4 (50%)
Byrne u. Guardione (1973)	25	8 (32%)	9 (36%)	28	11 (39%)	10 (35%)
Dinstl (1975)				44	9 (20%)	24 (55%)
Stremple u. Elliot (1975)				15	3 (20%)	7 (45%)
Lindkaer-Jensen et al. (1976)	100	37 (37%)	36 (36%)	152	47 (31%)	37 (24%)
Richardson u. Aust (1977)	19	7 (37%)	12 (63%)	18	11 (61%)	10 (55%)
Moody u. Cheung (1976)				21	2 (10%)	5 (24%)
Coody u. Wichern (1977)	7	4 (57%)	3 (43%)	16	4 (25%)	6 (38%)
Hubert et al. (1980)	9	6 (33%)	–	21	12 (43%)	–

– Keine Angaben

peutische Möglichkeit gesehen. Dieser Standpunkt bedarf einer Überprüfung, seit Operationstechniken der totalen Gastrektomie zur Verfügung stehen, die nur mit einem geringen postoperativen Risiko einhergehen (Oesophagojejunoplicatio) [23]. Zudem wird die Indikation zur Operation in Anbetracht der verbesserten konservativen Therapiemöglichkeiten heute nur noch selten gestellt, d.h. eine Operation wird nur noch bei einem möglicherweise negativ ausgewählten Krankengut ausgeführt. Es wäre denkbar, daß dieses Patientenkollektiv dann auch einer besonders aggressiven, eine Rezidivblutung sicher verhindernden chirurgischen Therapie bedarf. In diesem Zusammenhang ist es erwähnenswert, daß Cody u. Wichern [3, 12] über 11 Patienten, bei denen eine Gastrektomie durchgeführt worden war, berichtete. In diesem Kollektiv traten keine Rezidivblutungen auf, Zweiteingriffe wurden nicht notwendig, und die Letalität war mit 18% vertretbar.

2.5 Kombinierte Anwendung von Vagotomie und subtotaler Resektion

Die kombinierte Anwendung von Vagotomie und subtotaler Resektion verbindet die Vorteile beider Verfahren: Die humorale und vagale Säurestimulation entfällt, das blutungsgefährdete Areal wird verkleinert, und die Fundusdurchblutung wird – sofern ein vagaler Einfluß und eine Abhängigkeit von der Säureproduktion besteht – reduziert. Dies hat zur Empfehlung des kombinierten Verfahrens als Regeleingriff geführt [4, 6, 7, 13, 14, 21, 24]. Die klinischen Resultate bestätigen diese Strategie durch die geringere Rezidivblutungsrate bei gegenüber der Vagotomie nicht nennenswert erhöhter postoperativer Letalität [12].

2.6 Devascularisation des Magens

Richardson u. Aust [19] und Rittenhouse et al. [20] haben die Devascularisation des Magens vorgeschlagen. Bei 21 Patienten mit unterschiedlicher Grundkrankheit war die Rezidivblutungsrate gering (2 von 21 Patienten), die Letalität betrug 38%. Bisher nur vereinzelt angewendet [2, 5, 16, 27], ist eine definitive Beurteilung dieses Vorgehens nicht möglich. Unabhängig davon bleibt das Risiko einer Magenwandnekreose insbesondere bei Patienten im Schockzustand bei Vierpunktligatur zu bedenken und läßt das Verfahren derzeit als nicht empfehlenswert erscheinen.

2.7 Verfahrenswahl

Bei multiplen gastroduodenalen Läsionen empfiehlt sich aufgrund der vorliegenden Literaturergebnisse als Regeleingriff die Vagotomie, kombiniert mit der subtotalen distalen Magenresektion. In jedem Fall sollte der Magen zur Lokalisation der Blutungsquellen eröffnet werden, die Resektionslinie sollte so gewählt werden, daß möglichst viele bestehende Läsionen in Wegfall kommen. Finden sich weitere blutende Läsionen im Magenfundus, sollten diese zusätzlich umstochen werden. Kann mit diesem Verfahren die Blutung nicht kontrolliert werden, hat die Gastrektomie ihre Berechtigung.

2.8 Vorgehen bei Sondersituationen [26]

Perforation akuter Läsionen: Handelt es sich um eine Perforation, so ist die Therapie der Wahl die Übernähung ohne Vagotomie mit postoperativer medikamentöser Therapie (Tagamet 2 g/die).
Blutung aus akutem, isolierten Ulcus ohne Anamnese: Bei einer Blutung aus einem Ulcus ohne Ulcusanamnese sollte das therapeutische Konzept aus einer Umstechung, evtl. unter Verzicht auf die Vagotomie, und einer postoperativen medikamentösen Therapie mit Tagamet 2 g/die über 4–6 Wochen bestehen.

Blutung aus akutem, isolierten Ulcus mit Anamnese (reaktivierte Ulcuskrankheit): Handelt es sich um eine Blutung oder eine Perforation eines akuten Ulcus mit Ulcusanamnese, wird die Therapie der Wahl eine Durchstechung bzw. Übernähung mit Vagotomie (proximal-gastrale Vagotomie) sein.
Mehrfachläsionen: Handelt es sich um Mehrfachläsionen, d.h. um Kombination von verschiedenen tatsächlichen oder möglichen Blutungsquellen im oberen Intestinaltrakt, dann bestimmen der Ort und die Art, aber auch die Kombination der Läsionen das therapeutische Konzept. Bei einer Blutung aus Magenerosionen und einem Ulcus duodeni, das nicht blutet, wird man die selektiv-gastrale Vagotomie mit einer Ulcusdurchstechung kombinieren. Bei einer Kombination von blutenden gastroduodenalen Läsionen und Oesophagusvaricen wird man neben der selektiv-proximalen Vagotomie z. B. eine transmurale Varicenumstechung ausführen.

Literatur

1. Beil, A.T., Mannix, M., Beal, J.M.: Massive upper gastrointestinal hemorrhage after operation. Am. J. Surg. *108*, 324 (1964)
2. Berndt, V.: Operative Behandlung gastroduodenaler Streßläsionen. In: Streßläsionen im Magen-Darm-Trakt. Götz, E. (Hrsg.), Stuttgart, New York: Thieme 1981
3. Cody, H.S., Wichern, W.A.: Choice of operation for acute gastric mucosal hemorrhage. Report of 36 cases and review of literature. Am. J. Surg. *134*, 322 (1977)
4. Crawford, F.A., Hammon, J.W., Shingleton, W.W.: The stress ulcer syndrom. Am. J. Surg. *121*, 644 (1971)
5. Desmond, A.M., Reynolds, K.W.: Erosive gastritis: Its diagnosis, management and surgical treatment. Br. J. Surg. *59*, 5 (1972)
6. Dunphy, J.E., Mikkelsen, W.P., Moody, F.G., Silen, W.: Massive gastrointestinal bleeding. Arch. Surg. *107*, 367 (1973)
7. Feifel, G., Heberer, G.: Die Problematik der akuten oberen gastrointestinalen Blutung. Chirurg *48*, 204 (1977)
8. Fogelman, M.J., Garvey, J.M.: Acute gastroduodenal ulcer incident to surgery and disease. Am. J. Surg. *112*, 651 (1966)
9. Forrest, J.A.H.: Encoscopy in gastrointestinal bleeding. Lancet *1974 II*, 394
10. Griffiths, W.J., Neumann, D.A., Welsh, J.D.: The visible vessel as an indicator of uncontrolled or recurrent gastrointestinal hemorrhage. N. Engl. J. Med. *300*, 1411 (1979)
11. Hottenrott, C., Seufert, R.M., Becker, H., Encke, A.: Der Einfluß von Vagus und Sympathicus auf die Durchblutung des Ferkelmagens. Langenbecks Arch. Chir. [Suppl.] S. 37 (1978)
12. Hubert, J.P., Kiernan, P.D., Welch, J.S., Remine, W.H., Beahrs, O.H.: The surgical management of bleeding stress ulcers. Ann. Surg. *191*, 672 (1980)
13. Junginger, T.: Akute gastroduodenale Läsionen, chirurgische Therapie. In: Notfalltherapie. Siewert, R., Blum, A.L. (Hrsg.), S. 279. Berlin, Heidelberg, New York: Springer 1982
14. Lindkaer-Jensen, S., Nielsen, O.V., Pagel, J., Christiansen, L.: Acute hemorrhagic gastritis – diagnosis and treatment. Acta Chir. Scand. *142*, 246 (1976)
15. Moody, F.G., Cheung, L.Y.: Stress ulcus: Their pathogenesis, diagnosis and treatment. Surg. Clin. North Am. *56*, 1469 (1976)

16. Ojara, E.A.: Gastric devascularisation in gastroduodenal hemorrhage. East Afr. Med. J. *56*, 226 (1979)
17. Olsen, W.R., Foley, W.J., Simon, M.A.: Vagotomy, gastric blood flow, and hemorrhage from gastritis. Am. J. Surg. *119*, 183 (1970)
18. Palmer, E.D.: Hemorrhage from erosive gastritis and its surgical implications. Gastroenterology *36*, 856 (1959)
19. Richardson, J.D., Aust, J.B.: Gastric devascularization: A useful salvage procedure for massive hemorrhagic gastritis. Ann. Surg. *185*, 649 (1977)
20. Rittenhouse, M., McFee, A.S., Aust, J.B.: Gastric devascularization: An alternate approach to the surgical treatment of massive, diffuse, hemorrhage from gastritis. South Med. J. *69*, 892 (1976)
21. Schellerer, W.H.: Untersuchungen zur Klinik und Pathophysiologie des Streßbedingten Ulcus. Habilitationsschrift, Universität Erlangen-Nürnberg 1974
22. Seitz, W., Grimm, W., Badenheim, W.: Die Durchblutung der Magenschleimhaut nach selektiver proximaler Vagotomie – eine experimentelle Studie am Hund. Chir. Forum Exp. Klin. Forsch. *185*, 185 (1980)
23. Siewert, R., Peiper, H.-J.: Technik und Ergebnisse der Oesophago-Jejunoplicatio. Langenbecks Arch. Chir. *343*, 45 (1976)
24. Skillman, J.J., Silin, W.: Stress ulceration in the acutely ill. Annu. Rev. Med. *27*, 9 (1976)
25. Sullivan, R.C., Rutherford, R.B., Wadell, W.R.: Surgical management of hemorrhagic gastritis by vagotomy and pyloroplastic. Ann. Surg. *159*, 554 (1964)
26. Troidl, H., Lorenz, W., Fischer, F.: Indikationen bei den akuten Ulcerationen. In: Ulcustherapie, 1. Aufl. Blum, A.L., Siewert, R. (Hrsg.), S. 341, Berlin, Heidelberg, New York: Springer 1978
27. Turner, F.P.: Gastric devascularization with preservation of the left gastric artery for control of massive hemorrhage. J. Maine Med. Asoc. *71*, 215 (1980)
28. Zimmermann, F., Larena, A.: Beitrag zur Pathogenese und Klinik des Streß-Ulcus. Leber Magen Darm *3*, 73 (1973)

Kapitel 60

Konsequenzen

A. L. Blum und J. R. Siewert

Ein Fortschritt von entscheidender Bedeutung stellt die wirksame Streßulcusprophylaxe mit Cimetidin dar. Sie ist gegenüber der ebenfalls wirksamen Verabreichung von Antacidumgelen einfach und wird vom Patienten gut toleriert. Für die Verabreichung der zur wirksamen Prophylaxe notwendigen hohen Antacidumdosen ist oft eine Magensonde notwendig, eine unseres Erachtens unnötige zusätzliche Beeinträchtigung mancher Schwerkranker [1]. Es interessiert in diesem Zusammenhang wenig, ob Cimetidin die Entstehung der Läsionen vollständig verhindert oder ob es nur der Blutung aus den Läsionen entgegenwirkt: Erst durch Komplikationen gewinnt die akute gastroduodenale Läsion klinische Relevanz. Ob sich die mit Cimetidin erzielten Resultate noch verbessern lassen, z. B. durch die Kombination von Cimetidin mit Antacida, durch die alleinige Verabreichung von Antacida in besonders hohen Dosen oder durch Ranitidin, ist ebenfalls eine Frage von sekundärem Interesse.

Wesentlich schwieriger liegen die Dinge bei der Therapie der blutenden Läsion. Unbestritten sind hier einzig die wichtige Rolle der Intensivüberwachung und Intensivpflege mit adäquatem Volumenersatz sowie die Notwendigkeit einer zeitgerechten Indikationsstellung zur chirurgischen Therapie. Von den zahlreichen zur Verfügung stehenden Medikamenten ist nur das Somatostatin bei vertretbar geringen Nebenwirkungen in einer Studie kontrolliert geprüft und dabei wirksam, doch wird dieses Medikament wegen seiner hohen Kosten zur Zeit nur zurückhaltend verordnet. Zudem läßt diese Studie viele Wünsche offen (s. auch Kap. 48). Eine auf Reduktion der Acidität abzielende Therapie ist wahrscheinlich dann wirkungsvoll, wenn sie das intragastrale pH dauernd auf Werten von 7 und darüber hält. Dies gelingt mit sehr hohen Dosen von Antacidumgel – schlecht vertragen wegen der dadurch hervorgerufenen Durchfälle – oder mit Cimetidin plus Antacidumgel, nicht in allen Fällen mit Cimetidin allein. Die Verabreichung von Somatostatin, allenfalls auch von Secretin, und die intraarterielle Infusion von Vasopressin sind Maßnahmen, die

nur in Fällen mit therapierefraktärer, auf Cimetidin plus Antacida nicht ansprechender Blutung erwogen werden sollen.
Ein weiteres großes Problem stellt die chirurgische Verfahrenswahl dar. Die Operationsmortalität ist wegen der schweren Grundkrankheit extrem hoch. Die an sich wirksamste Operationsmethode, nämlich die totale Gastrektomie, verbietet sich deshalb als ein dem Allgemeinzustand des Patienten nicht angepaßter, zu großer Eingriff. Als bester Kompromiß wird die subtotale Gastrektomie mit Vagotomie empfohlen. Glücklicherweise müssen Operationen dieser Art heute nur noch sehr selten durchgeführt werden.

Literatur

1. Du Moulin, G.C., Paterson, D.G., Hedley-White, J., Lisbon, A.: Aspiration of gastric bacteria in antacid treated patients: a frequent cause of postoperative colonisation of the airway. Lancet *1982 I:* 242–245

Sachverzeichnis